FUNDAMENTAL PATHOLOGY

기초병리학 3판

한국임상병리학과 조직 · 세포학교수회 편

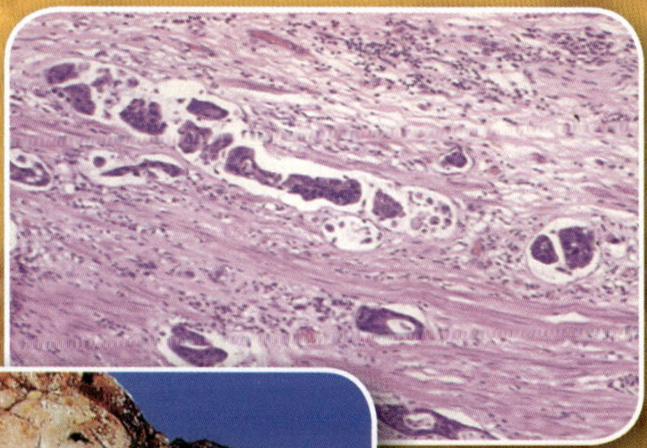

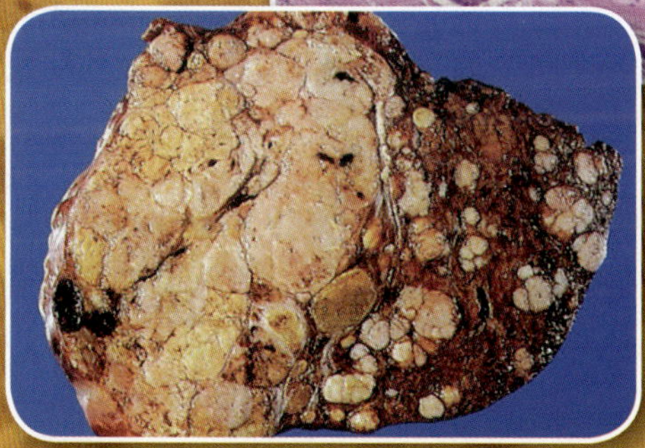

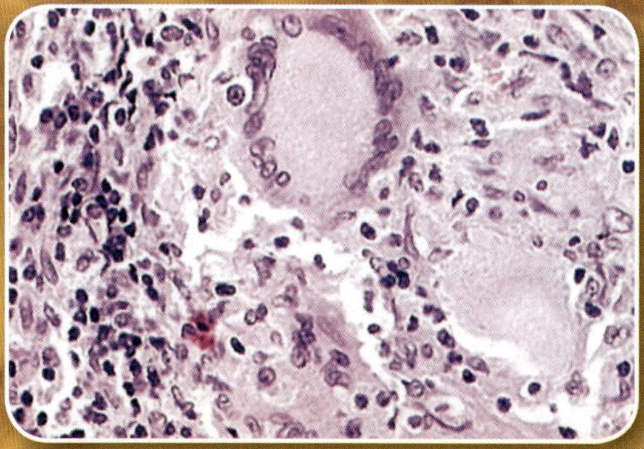

고려의학
KOMB Korea Medical Book Publishing Company

집필진

공동저자

강지언(나사렛대학교)
강진석(남서울대학교)
강효진(호남대학교)
김극준(대경대학교)
김다현(대구한의대학교)
김은정(상지대학교)
김은중(충북보건과학대학교)
김인정(대전과학기술대학교)
김재경(단국대학교)
김종완(동의과학대학교)
김진목(마산대학교)
김진수(대전보건대학교)
김진희(청주대학교)
박　호(원광보건대학교)
박미숙(김해대학교)
박정연(진주보건대학교)
박충무(동의대학교)
신재호(을지대학교)
안승주(대구보건대학교)
우계형(세명대학교)
우명수(전주기전대학교)
우현준(세명대학교)
유영빈(건양대학교)
윤대위(중원대학교)
이경배(서영대학교 파주)
이기종(연세대학교)
이동섭(혜전대학교)
이순신(순천향대학교)
이은령(경운대학교)
이혜자(신성대학교)
장재현(안산대학교)
전승환(수원과학대학교)
정경아(광주보건대학교)
정상봉(대경대학교)
조민호(경동대학교)
최완수(인제대학교)
하화정(동남보건대학교)
한경희(신한대학교)
현혜진(대구보건대학교)
황다현(호서대학교)

(가나다 순)

머리말

병리학은 의학의 한 전문 분야로 질병에 관한 기초의학적 정보를 제공할 뿐만 아니라 의학적 처치와 치료 및 예방 그리고 질병의 진단과정에서 중요한 역할을 하고 있습니다. 그러므로 병리학은 질병의 본질을 규명하기 위해 정상과는 각기 다른 질병에서 세포, 조직, 장기에 발생하는 형태학적 · 기능적 변화에 대해 연구하는 학문입니다.

이 책을 정리하면서 내용과 지적 수준을 어느 선에 맞추어야 하는지 고민이 많았습니다. 학교 교육 과정에서 제한된 시간에 병리학을 배우고 익히기에는 방대한 내용과 난해한 설명으로 이루어져 있어 많은 인내와 노력이 필요하였고, 또한 가르치는 데에도 어려움이 있었습니다.

그동안 병리학 교수들이 후학들을 가르치면서 어려웠던 부분을 해결하기 위하여 담당 교수들이 주축이 되어 여러 차례 편집회의를 하였습니다. 여러 작업을 거쳐 내용을 보완하여 이번에『기초병리학』개정판을 발간하게 되었습니다. 추후에도 강의 중 미비한 문제점들을 파악하고 정리하여 지속적으로 수정 · 보완해 나갈 것을 여러분에게 약속드립니다.

이 책이 나오기까지 수고해 주신 조직 · 병리 · 세포학 교수님들과 고려의학 최병진 사장 및 편집실 직원들에게 깊은 감사를 드립니다.

2019. 2. 14.

한국임상병리학과 조직세포학교수회 일동

CONTENTS

1 개요(Introduction) / 1

2 세포손상과 적응(Cellular injury and adaptation) / 13

3 염증(Inflammation) / 57

4 수복과 재생(Repair and regeneration) / 95

5 순환장애(Circulatory disturbance) / 119

11 조혈 및 림프 질환(Diseases of hematopoietic tissues and lymphatic organs) / 327

12 호흡기 질환(Respiratory diseases) / 377

17 내분비계 질환(Diseases of endocrine system) / 611

18 피부 질환(Integumentary diseases) / 653

19 근골격 질환(Musculoskeletal diseases) / 683

20 신경 질환(Diseases of nervous systems) / 719

찾아보기 / 757

Chapter 01

개요 (Introduction)

1. 병리학의 개요 및 정의(introduction and definition of pathology)

병리학은 의학(medicine)의 한 전문 분야로 질병에 관한 기초의학적 정보를 제공할 뿐만 아니라, 동시에 의학적 처치와 치료 및 예방에 관한 임상의학 분야에서도 질병의 진단 과정에 중요한 역할을 하고 있다. 그러므로 병리학은 질병의 본질을 규명하기 위해, 정상과는 다른 각 질병에서 세포, 조직, 장기에 발생하는 형태학적 · 기능적 변화에 대해 연구하는 학문이다.

연구 방법은 정상 구조(normal structure)를 연구하는 해부학(anatomy), 조직학(histology), 세포학(cytology), 정상 기능을 연구하는 생리학(physiology), 발생학(embryology), 정상 구성성분을 연구하는 생화학(biochemistry), 세포생물학(cell biology) 등과 그 외 미생물학, 조직검사학, 분자생물학과 같은 다른 기초학문과의 관계를 통해 이루어진다. 병리학은 이와 같은 학문들을 통해서 각종 질병에 관한 본질적인 지식을 제공하고, 질병에서 발현되는 증상(symptom)과 징후(sign)가 왜 나타나는지를 설명하며, 적절한 치료에 관한 명확한 기초정보를 제공하기 때문에 기초의학과 임상의학에 모두 포함되어 있다.

병리학(pathology)의 어원은 그리스어의 pathos (felling or suffering; 느낌 또는 고통)와 logos (study; 학문)에서 비롯되었다. 병리학의 정의는 생체 내에서 발병하는 각종 질병의 원인 및 기전과 그 결과로 인하여 변형된 병적인 형태 구조를 분석하고 종합하여 질병을 이해하고 연구하는 학문이다. 그러므로 병리학에는 병인(etiology), 질병의 발병기전(pathogenesis), 기능 및 형태학적 변화(function and morphologic change), 임상증상(clinical manifestation), 예후(prognosis) 등을 종합적으로 다루게 된다.

의학은 질병을 치료하는 학문이라고 정의할 때 병리학이 의학 분야에서 차지하는 비중은 매우 크다고 할 수 있다. 병리학은 총론과 각론으로 구성되어 있는데 총론은 공통된 병적 변화를 장기 · 조직의 차이를 구분하지 않고 다루는 것이고 각론은 장기별로 고유한 질병을 독립적으로 다루는 것이다.

2. 병리학의 역사(histology of pathology)

의학은 고대 그리스의 의사이자 의학의 아버지라 불리며 오늘날 의학의 창시자로 추대되는 히포크라테스(Hippocrates, 460~377 B.C.)부터 시작되었다. 그는 질병의 증상을 관찰한 후 기록을 남겼으며, 인체의 액체성분을 황색담즙, 흑색담즙, 점액, 혈액으로 구분하였고, 이들의 부조화로 인해 질병이 발생한다는 체액론인 액체병리설을 주장하였다.

그 후 그리스의 의학자인 갈레누스(Claudius Galenus, 129~201 A.D.)가 히포크라테스의 영향을 받아 액체병리설을 집대성하였으며, 벨기에의 해부학자이자 외과의사인 베살리우스(Andreas Vesalius, 1514~1565)는 해부학을 창시하고 인체해부학에 관한 저서를 출판하였다.

근대 병리학의 출발점이 된 학자는 이탈리아의 해부학자이자 병리학자인 모르가니(Giovanni Battista Morgagni, 1687~1791)였다. 모르가니는 수많은 부검(autopsy)을 시행 · 정리하였으며, 질병의 발생부위를 지칭하는 병소(lesion, 병의 위치)라는 용어를 처음 사용하였다. 질병은 그 종류에 따라 신체의 특정한 장기에 일정한 병소를 형성하고 이 병소 때문에 임상증상이 나타난다고 하는 장기병리학(organ pathology)을 주장하였다. 또한『해부로 인해 검색된 질병의 위치와 원인에 관하여』 등을 저술하여 병리해부학의 아버지라 불리기도 한다.

프랑스의 해부학 및 외과학자인 샤비에르 비샤(Marie Francois Xavier Bichat, 1771~1802)는 병리학에 조직학을 도입한 학자로 질병을 관찰하는데 있어 조직 단위로 관찰해야 한다고 주장하였으며, 결합조직, 혈관, 뼈, 연골 등으로 조직을 분류하여 조직학을 탄생시켰다. 이를 토대로 현미경을 사용하여 조직의 특성을 21개의 유형으로 구분하였다. 비샤는 모르가니, 비르효와 함께 현대 병리학 창설의 삼총사로 불리며『막에 대하여』와『해부학 총론』,『생명과 죽음에 관한 생리적 연구』 등을 출판하였다.

19세기에는 독일 출신의 의사이자 병리학자, 생물학자인 비르효(Rudolf Virchow, 1821~1902)는 현미경을 사용하여 생체의 구성 단위인 세포의 병변을 관찰하였으며, “모든 질병은 세포에서 유래한다”고 주장하여 모든 질병의 기원은 세포에서 일어난다고 하는 세포병리설(cytopathology)을 창시하였다.

이와 같은 과학자들의 업적으로 19세기 중반 이후 의학의 각 기초과목이 정립되었으며 본격적인 발달이 이루어졌다. 전자현미경(electron microscope)의 개발로 세포와 조직의 형태학 및 기능학 분야에서 비약적인 발전을 이루었다.

현재는 생명현상을 분자(molecular) 수준에서 해결하려는 분자생물학(molecular biology)의 발전으로 질병도 분자 수준에서 해명하려는 분자병리학(molecular pathology)으로 발전하게 되었다. 질병의 이해도 형태학적으로는 육안 수준에서 광학 현미경적인 조직과 세포 수준, 전자현미경을 이용한 미세소기관 수준까지 더 나아가서 점차 유전자 수준으로 향해 가고 있다.

예를 들면, DNA 분석에 의한 대사 이상의 본태 해석, 결합 조직의 분자 구성과 유전성 결함에 의한 질병의 추구, DNA 크로닝(DNA cloning) 또는 단크론 항체(monoclonal antibody) 등을 이용한 면역 현상이나 면역 이상의 규명, 감염증의 분자생물학적인 해석, 발암 유전자와 악성 종양의 발암 기전 및 진전과의 상관성 이해를 시도하는 것 등이 그것이다. 현재 인체의 유전자 지도가 완성되어 앞으로는 유전적인 질병을 미리 예방할 수 있게 될 것이며 암발생 인자를 찾아 예방의 길을 모색할 것이다. 실제로 최근에는 DNA chip을 이용하여 질병 유전인자를 미리 알고 예방하는 차원으로 가고 있다.

이와 같이 형태학적 방법을 수단으로 연구하는 병리학에도 최근에는 유세포 분석(flow cytometry), 레이저를 이용한 confocal microscope, 화상 분석(image analysis)을 이용한 형태계측학(morphometry)과 분자병리학 등 다양한 분야가 추가되고 있다. 특히 최근에 분자 생물학의 발달로 분자 병리학 분야가 새롭게 주목받고 있다.

3. 질병의 형성 과정(development of diseases)

병리학의 주요 내용이라 할 수 있는 질병의 발생 기전은 개괄적으로 4단계로 나눈다(그림 1-1).

제1단계는 병인(etiology)으로 질병 발생의 원인과 배경인자에 대한 개념으로 질병을 일으킬 수 있는 모든 원인을 포함할 수 있다. 병인은 개체(숙주, host) 내부에서 기원하여 그 개체에게 질병을 일으키는 내인성 요인(intrinsic factor)과 개체의 외부에서 숙주 내로 들어와 질병을 일으키는 외인성 요인(extrinsic factor)으로 구분한다.

내인성 요인에는 소인(disposition), 나이(age), 성별(sex), 인종(race), 영양(nutrition), 면역(immunity), 유전(heredity)적 요인이 속한다.

소인은 어떠한 병인이 가해졌을 때 질병에 걸리기 쉬운 정신적 · 육체적 성질을 말하며, 소인을 반영하는 신체와 심적 상태가 사람에 따라 다르다. 소인은 나이, 성별, 인종 등의 일반적 소인(general disposition)과 유전적 요소인 개인적 소인(individual disposition)으로 분류한다.

나이에 따라 호발하는 질병이 다를 수 있다. 즉 고령자의 경우 죽상경화증(atherosclerosis), 고

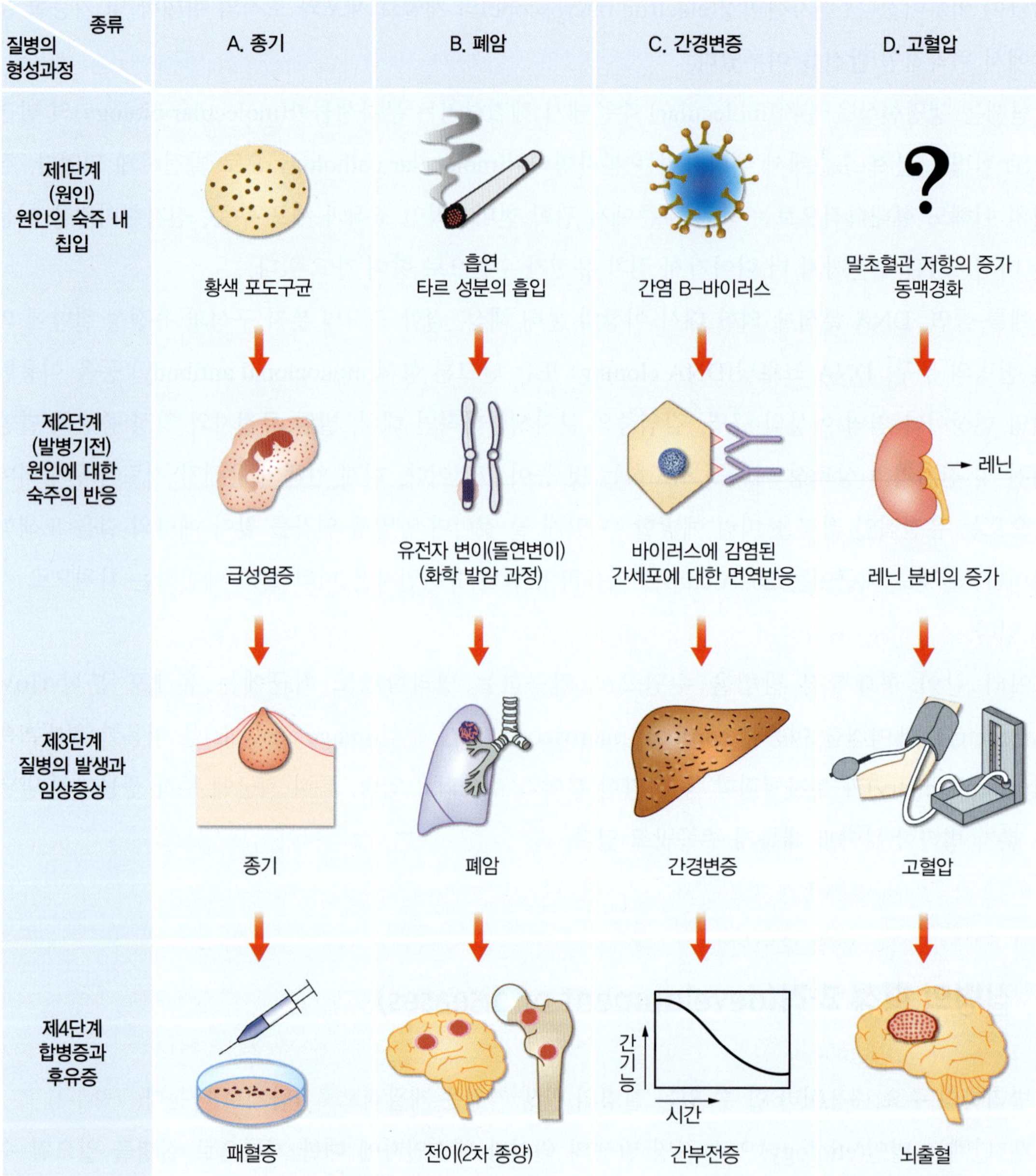

그림 1-1. 질병의 형성 과정. 원인, 발병기전, 병리 및 임상소견(임상증상), 합병증과 후유증 등의 상호관계가 비교적 흔한 질환, 즉 A. 종기, B. 폐암, C. 간경변증, D. 고혈압을 예로 들어 설명함

혈압(hypertension), 뇌졸중(brain stroke)과 같은 순환기 질환(cardiovascular disease), 당뇨병(diabetes mellitus), 암(cancer) 등이 많이 발생하고 소아는 구루병(rickets), 소아마비(polio), 수족구병(hand-foot-and-mouth disease)과 유전적으로 물려받은 질환인 각종 선천성 질환(congenital disease) 등이 많이 발생한다. 성별로는 남성은 죽상경화증, 통풍(goat)이 많이 발생하며, 여성은 갑상샘 기능항진증(hyperthyroidism) 등의 그레이브스 질환(Graves' disease)과 방광염(cystitis) 등

이 많이 발생한다. 인종간 차이에 있어 아시아 여성은 유방암, 자궁경부암, 악성 흑색종 등의 발병이 백인이나 흑인보다 낮은 비율로 발생한다. 또한 한국인은 위암의 발병률이 높지만 백인은 대장암의 발병률이 높다. 이러한 원인으로는 유전적 원인도 있지만 생활습관과 환경의 차이도 관여하고 있으며, 이는 우라나라의 식단이 서구화로 인해 대장암 발병이 높아지고 있는 것을 미루어 알 수 있다. 영양에 의한 요인으로는 영양 섭취 부족에 의한 영양실조(malnutrition), 비타민 결핍증(vitamin deficiency) 등이 있으며, 면역과 관련된 질병은 후천성 면역결핍증(acquired immunodeficiency syndrome, AIDS), 알레르기(allergy), 자가면역질환(autoimmune disease) 등이 있다.

개인적 소인은 일정한 개인에 한해 나타나는 병적 성상으로, 흔히 체질이라고도 한다. 체질은 선천적으로 물려 받은 요소와 환경에 의해 획득하는 후천적 요소가 합쳐져서 만들어진다. 과민증, 페니실린 쇼크, 위궤양 등은 체질과 밀접한 관련이 있음은 잘 알려진 사실이다. 또한 유전질환(hereditary disorders)은 염색체를 구성하는 DNA 이상을 말하며 염색체 수나 구조 이상에 기인한 유전질환인 다운증후군(Down's syndrome), 터너증후군(Tunner's syndrome), 클라인펠터증후군(Klinefelter's syndrome), 반음양(Hermaphroditism)과 단일 유전자 이상에 기인한 유전질환인 혈우병(hemophilia), 색맹 등이 있다.

외인성 요인으로는 첫째로 세균, 바이러스, 프리온, 진균, 리케차, 기생충 등 미생물에 의한 생물학적 인자, 둘째로 기계적 외상, 온도에 의한 화상이나 동상, 기압에 의한 고산병이나 잠수병, 전기에 의한 전기 쇼크, 방사선에 의한 요인인 물리적 인자, 셋째로 공해, 각종 독극물, 약물 등에 의한 화학적 인자와 영양장애가 포함된다. 그러나, 현재는 유전학의 진보에 따라 병인을 유전적 요인, 환경적 요인, 유전과 환경 요인의 상호작용 등 세 가지로 나누어 생각하는 경향도 있다.

제2단계에서는 질병의 원인이 될 수 있는 요소가 인체 내에서 질병과 그 증상이 만들어내는 과정인 발병기전(pathogenesis)을 과학적으로 분석 · 종합하여 질병의 형성과정과 경시적인 질병의 추이를 설명하는 것이다. 최근에는 이 단계에서 돌연변이 유전자를 분자생물학적 기법으로 검출하고 돌연변이가 어떻게 단백의 발현과 질병으로 이어지는지 해석하기도 한다.

제3단계는 일단 질병이 성립된 상태에서 장기의 형태학적인 변화(morphologic changes)를 이차적으로 초래하게 되는 과정으로 임상에서는 질병에 의한 임상증상(clinical manifestation)이 나타나게 되는 단계일 때 질병이 발생되었다고 한다.

제4단계에서는 질병의 원인이 숙주 내로 들어와 질병을 발생시키는 과정에서 나타나 병적인 기능 변화인 임상증상과 그 후에 초래될 수 있는 합병증과 후유증까지도 포함하게 된다.

4. 세포의 구조(cell structures)

병적 상태인 질병을 공부하기 전에 먼저 정상 세포의 구조와 기능, 세포 내에 존재하는 여러 가지 소기관과 생리적 기능에 대한 이해를 하여야 한다.

생체를 구성하는 세포는 각각 고유한 기능을 발휘하기 위해서 특유한 구조를 가지고 있다. 이 구조상의 유기적인 관계는 질병의 경과상에서도 큰 의미가 있다. 따라서 여러 조직에 고유한 구조를 잘 알고 있는 것은 각각의 내장기관과 조직의 질병을 충분히 이해하는 데 중요하다. 장기나 조직이 다르더라도 그것을 구성하는 세포에는 몇 가지 공통된 기본 구조가 있어 여러 병적 변화에도 상당한 공통 현상을 관찰할 수 있다.

세포막, 미토콘드리아 등과 같은 기본적인 세포의 구조는 기능과 관련이 있다(그림 1-2).

1) 세포막(cell membrane)

세포 표면을 싸고 있는 막으로 지질 2중층 내외에 단백입자가 비대칭적으로 매몰되어 있는 형태로 존재하며, 단위막이라고 불린다. 세포막으로 싸인 세포 내부에는 이하에서 언급되는 소위 소기관이라고 불리는 여러 구조가 관찰된다.

2) 미토콘드리아(mitochondria)

내외 두층의 단위막으로 싸인 장타원체로 산화인산화가 일어나고 ATP를 생산하는 소기관이다. 따라서 산소 결핍 시에는 미토콘드리아에 일찍부터 종창성 변화가 나타난다.

3) 리보솜(ribosome)

RNA로 구성된 작은 과립으로 세포질그물막에 붙어 있거나 세포질 내에 자유롭게 존재하기도 한다. 기능은 단백질 합성이다.

4) 세포질그물(endoplasmic reticulum, ER)

단위막에 싸인 납작한 주머니 모양 내지 관모양이 서로 겹쳐진 구조이다. 과립세포질그물(rough endoplasmic reticulum, rER)은 막 표면에 단백질과 RNA가 혼재하는 과립상의 구조인 리보솜이 부착되어 있는 구조물로 여기서 단백질을 합성한다. 무과립세포질그물(smooth endoplasmic reticulum, sER)은 리보솜이 존재하지 않는 구조물이다.

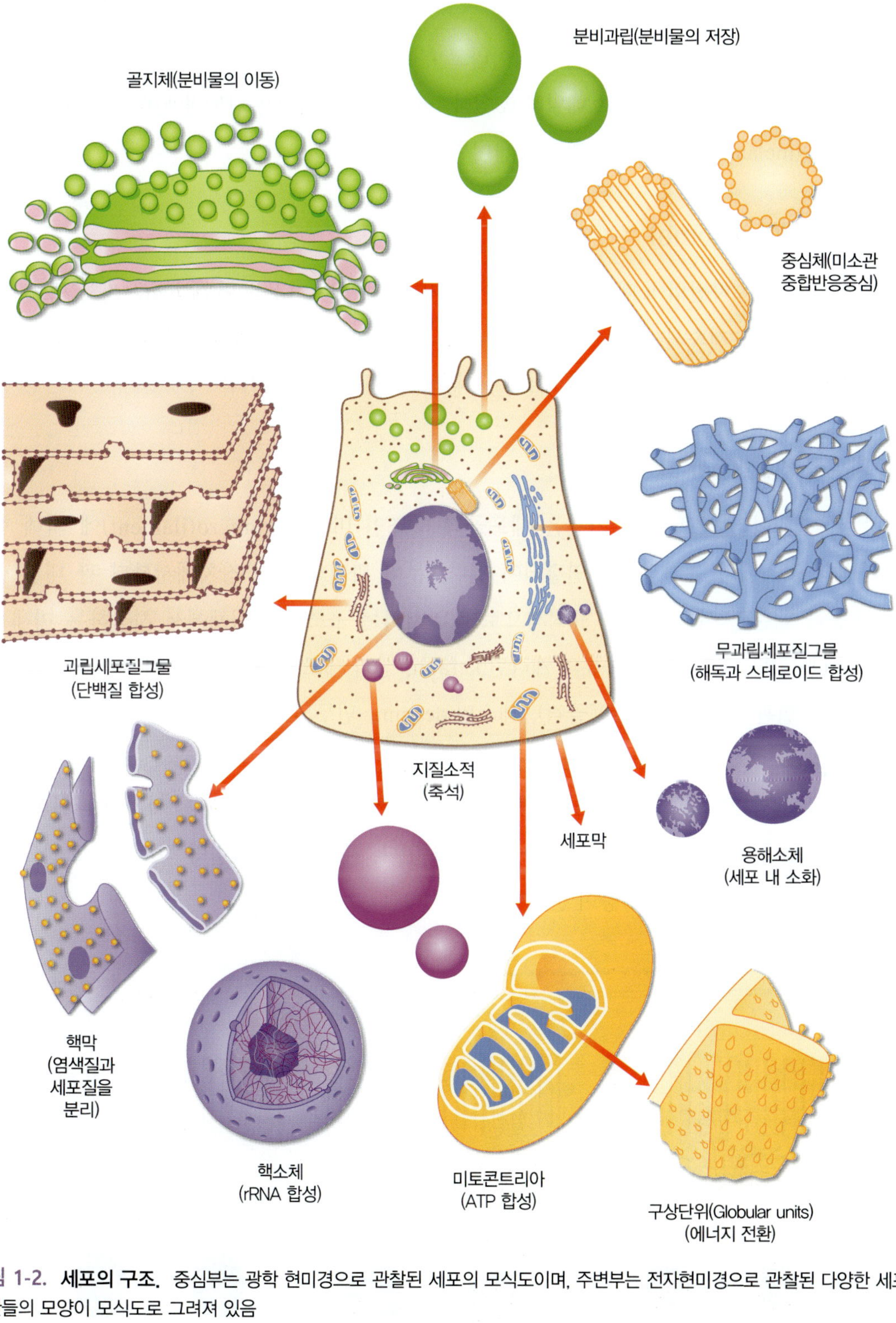

그림 1-2. 세포의 구조. 중심부는 광학 현미경으로 관찰된 세포의 모식도이며, 주변부는 전자현미경으로 관찰된 다양한 세포소기관들의 모양이 모식도로 그려져 있음

5) 골지장치(golgi apparatus)

막, 공포(내용물을 포함하는 경우는 과립이라고 부른다), 소포 등 3개의 구성 요소로 이루어지고 핵의 근처에 위치하며, 층판상으로 배열하고 있다. 골지장치의 기능은 단백질 분비과립, 1차 용해소체, 멜라노좀(melanosome)의 분비 과정에 관여한다.

6) 용해소체(lysosome)

외래성 이물 또는 자신의 노폐물이 포체 내에 생기면, 세포는 이것을 단위막으로 싸서 세포 내 환경에서 격리한 다음 계속해서 1차 용해소체가 세포 내로 이입된 그 소체에 부착하고(2차 용해소체), 가지고 있던 소포 내 효소를 이용하여 내용물을 분해(소화)하여 처리한다.

7) 세포골격(cellular skeletons)

이상 서술한 여러 세포 내 소기관은 세포골격 구조인 미세섬유(microfilament)에 의해 형성된 3차원의 구조에서 유기적으로 연결되어 있다. 분비 과립의 골지 장치에서부터 관 내강 방향으로 이동과 핵분열 시 염색사를 규칙적으로 배열시키는 구조는 중심체에서 시작하는 미세소관(microtubule)이다. 또한, 약 20종류의 케라틴(keratin, 상피 세포의 세포골격), 비멘틴(vimentin, 섬유세포 또는 혈관 내피세포의 세포골격), 데스민(desmin, 민무늬근세포의 세포 골격), 신경미세섬유(neurofilament, 신경 세포의 세포골격) 등이 알려져 있으며, 이러한 미세섬유는 직경이 10 nm 전후로, 미세소관(약 25 nm, microtubule)과 미세섬유(약 5 nm)의 중간 굵기를 가지기 때문에, 중간미세섬유(intermediate filament)로 일괄하여 부르고 있다. 세포, 특히 형질막 직하부에 포함되는 가장 가는 미세섬유인 액틴(actin) 등이 존재한다(그림 1-3).

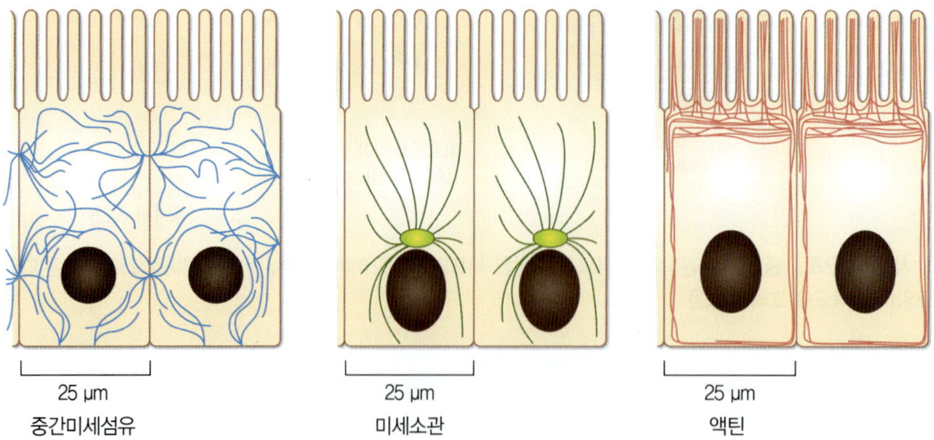

그림 1-3. 세포의 주요골격. 중간미세섬유, 미세소관, 액틴으로 구성되고 세포의 구조와 기능을 유지할 수 있도록 해줌

8) 핵(nucleus)

핵은 살아 있는 세포 구성물 중 가장 필수적인 구조물이다. 핵막(nuclear envelop)으로 싸여 있고 핵막은 과립세포질그물과 연결되어 있다. 핵은 핵산, 즉 데옥시리보핵산(DNA)과 리보핵산(RNA), 핵 단백으로 구성되어 있다. 사이기(interphase)에서는 염색질(chromatin)과 핵소체로 관찰되며, 분열할 때는 염색체(chromosome) 형태로 나타난다. 염색체에는 유전 정보를 가지는 DNA가 존재하며, 장기에 따라서 발현되는 유전자가 달라 세포의 고유 기능을 해당 조직 내에서 수행할 수 있게 해준다. 세포 내외의 정보에 따라 해당되는 단백질이 합성에 중요한 역할을 한다(그림 1-4).

5. 진단을 위한 병리학적 검사 방법(pathological examination for diagnosis)

1) 임상 진단학의 개념으로 본 병리학

현대의 의료는 예방, 진단, 치료, 재활의 네 가지 근간으로 이루어져 있다. 이들 중 근래에는 특히 예방의학의 중요성이 강하게 강조되고 있다. 그 이유는 대부분의 질환이 진단되었을 때는 이미 충분한 치료 효과를 기대할 수 없는 경우가 적지 않기 때문이다. 즉, 위험이 예측되는 사람들에 대해서 미리 예방을 할 수 있다면 질병의 발병을 미연에 방지할 수 있기 때문이다. 예를 들면, 흡연에 의

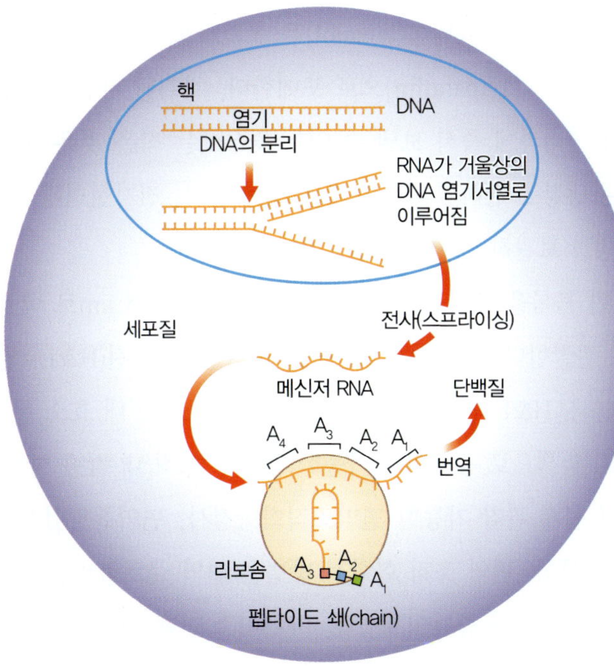

그림 1-4. 단백질 합성과정. 핵산의 구조는 실선에 염기를 대표하는 돌출된 작은 선으로 표시하고 있다. DNA의 염기서열에 이상이 오면 변형된 단백질을 합성하거나 단백질 합성이 되지 않음

해 질병발생이 촉진된다고 알려져 있는 폐암은 금연으로 암의 발생률을 상당히 저하시킬 수 있어 폐암으로 인한 사망을 줄일 수 있다. 또한 공장의 폐수를 잘 처리하면 중금속에 의한 중독증을 예방할 수도 있다. 허혈성 심질환도 위험 인자를 가진 사람들을 미리 위험 인자를 제거해 주어 심장질환에 의한 사망률을 줄일 수 있을 것이다. 그러나 급속도로 진보하고 있는 의학으로도 유감스럽게 아직 모든 질병을 예방할 수는 없다. 그래서 차선책은 질병의 조기 발견과 조기 적정 치료, 그 전제로 요구되는 정확한 진단이다.

정확한 진단을 하기 위해서는 의사의 진단 능력과 적절한 진단 방법의 선택이 필요 불가결한 요소이다. 진단을 위해서는 생화학적, 혈액학적, 면역혈청학적, 미생물학적, 생리학적, 병리학적(조직 및 세포학적 검사)검사 등의 소위 다양한 임상 검사가 포함되어야 한다. 이들 중 가장 확실한 진단을 줄 수 있는 검사가 병리학적 검사이므로 좋은 병원과 환자의 적정 진료를 위해서는 병리과의 역할이 대단히 중요하다.

2) 조직병리 검사(histopathological examination)

병리학 검사의 방법으로는 조직과 세포 검사로 크게 나눌 수 있다. 병리조직학적 진단(histopathologic diagnosis)은 부검(autopsy) 또는 생검(biopsy)으로 얻은 조직으로 표본을 만들고, 여기서 관찰된 형태학적 변화를 근거로 질병을 진단하는 방법이다. 일반적으로 수술 처치로 얻는 생검조직을 다루게 되므로 외과 병리학이라고도 한다.

채취된 조직 재료는 통상 10% 중성완충 포르말린으로 고정한 후 병변 부위에서 조직 절편을 얻고 그 조직 절편을 70%에서 100% 에탄올(ethanol)을 통과하는 탈수과정과 자일렌(xylene)을 통과하는 투명 단계 과정을 거쳐 파라핀(paraffin)으로 포매한다. 채취된 가검물 조직은 신속하게 병리과에 전달하는 것이 좋으나 병리과에 즉시 보낼 수 없는 경우에는 작은 것은 10% 중성완충 포르말린 용액에 고정하고 큰 것은 냉장 보관하였다가 보내는 것이 좋다. 전자현미경 검사를 위해서는 2.5% glutaraldehyde 용액에 냉장 보관하였다가 보내야 한다.

이렇게 만들어진 파라핀 블록을 조직절편기(microtome)에서 4~5 μm로 박절하고 염색하여 조직절편을 광학 현미경으로 관찰한다. 염색법으로는 헤마톡실린-에오진(H&E) 염색이 가장 기본적이지만, 필요한 경우 특수염색, H&E 염색으로 증명이 불가능한 조직 내 효소 등을 관찰할 수 있는 효소조직화학적 염색, H&E 염색으로 증명이 불가능한 세포나 조직 내 각종 항원이나 단백질, 바이러스 등을 항체로 표지하여 쉽게 관찰 가능한 면역조직화학검사, 면역형광검사 등 여러 가지 염색법을 수행하는 경우도 있다. 특히, 면역 조직 화학적 방법은 면역 글로불린을 통해 호르몬, 신경 분비과립, 세포 골격을 이루는 액틴이나 중간미세섬유, 바이러스 단백 등을 선택적으로 염색해 낼 수 있기 때문에 근래 자주 이용된다.

수술 검체와 같이 신속 진단이 필요한 경우에는 동결 절편(frozen section)을 이용한 H&E 염색 표본을 신속히 제작하여 15~20분 안에 병리조직학적 진단을 내릴 수 있지만, 조직침투과정 없이 바로 염색하여 파라핀 염색 표본보다는 질적으로 떨어지고 표본 제작이나 병리조직학적 진단에 숙련을 필요로 한다. 또 수술자와도 긴밀한 연락과 의견 교환이 필요할 때도 많다. 따라서 꼭 필요한 경우에 실시하는 것이 바람직하다.

여기서 하나 강조해 두고 싶은 것은 조직의 생검 재료는 대부분의 경우 2번 채취하는 것이 곤란하다는 점이다. 그래서 채취된 조직 재료를 포르말린으로 고정하기 전에 다른 검사, 예를 들면 세균배양, 생화학 검색, 세포검사의 병용 등을 필요로 하지 않을지 미리 검토하는 습관을 몸에 익혀 두는 것이 중요하다. 또한, 내분비 질환, 대사 질환, 콩팥질환 등에서는 조직이나 세포의 미세구조를 관찰해야 감별이 가능하므로 전자현미경적 검사를 하여야 정확한 진단이 결정되는 때도 있다. 전자현미경 검사를 위한 조직 재료의 고정에는 전자현미경용 고정액(예를 들면, 2.5% 글루타르알데히드)을 사용하기 때문에 이 경우도 역시 포르말린 고정 전에 염두해 둘 필요가 있다.

3) 세포병리 검사(cytological examination)

세포 검사는 특히 악성 종양의 조기 발견에 중요하다. 자궁경부 등의 찰과물, 객담과 소변, 흉수 · 복수, 유방 · 갑상샘 · 림프절 등의 천자(흡인)액 등을 슬라이드 글라스에 도말 · 고정하여 염색한 후 세포의 형태 변화를 현미경으로 관찰하여 암과 그 외 병변의 존재유무를 진단하는 방법이다. 이 경우도 조직 검사와 마찬가지로 세포를 고정하고 염색을 실시한 후 광학 현미경으로 관찰하여야 한다. 다만, 파라핀 포매와 박절의 과정은 불필요하다. 현재 가장 많이 사용하는 염색은 파파니콜로우 염색(Papanicolaou 염색, Pap 염색)와 김자(Giemsa) 염색이다. 세포와 조직 검사의 병용은 특히 암 환자의 확진율을 높일 수 있다.

4) 분자병리 검사(molecular pathological examination)

최근에 발달한 분자생물학의 도움으로 분자병리가 발전하여 세균이나 바이러스의 유전자 검출, 암조직이나 암세포 자체에서 DNA 변화를 확인하여 진단하기도 한다.

Chapter 02

세포손상과 적응 (Cellular injury and adaptation)

Ⅰ. 세포 손상(Cellular injury)

1. 세포손상의 정의(definition)

정상세포는 언제나 기능과 생존력을 유지하기 위하여 자기 스스로 감당할 수 있는 범위 내의 요구에 대해서만 부응할 수 있는 상태인 항상성 안정상태(homeostatic steady state)를 이루고 있다. 항상성(homeostasis)이란 몸의 내부 환경을 조절하고 온도나 pH와 같은 속성이 안정되고 비교적 일정한 조건을 유지하는 것을 말한다.

세포는 주위 환경으로부터 변화 요구와 세포 밖 스트레스에 대해 계속해서 적응하면서 적극적으로 대응한다. 세포가 생리학적 스트레스 혹은 병적 자극을 받음에 따라 새로운 안정상태로 되거나, 생존 능력과 기능을 유지하는 쪽으로 적응(adaptation)을 하게 된다. 세포의 적응이란 세포가 안정상태를 유지하다가 세포에 과도한 생리적 자극이나 병적 자극이 가해지면 이 자극을 견디어 내기 위한 수단으로 자극에 대항할 수 있는 새로운 안정상태에 도달하는 상태이다.

세포가 주어진 자극이 적응능력의 한계를 초과하거나 외부 스트레스가 본질적으로 유해하여 적응반응이 불가능한 상태가 되면 세포손상(cell injury)을 야기한다. 세포손상은 자극이 세포적응 능력의 한계를 벗어난 경우로 비정상적인 자극이 세포에 가해지면 형태학적 · 기능적인 변화가 나타나게 되는 현상이다. 세포손상의 원인이 특정 범위 내에서 가역적(reversible)이면 세포는 안정 기준으로 돌아오지만, 치명적이거나 끊임없는 스트레스는 비가역적(irreversible) 손상의 결과로 세포의 죽음(cell death)을 야기한다(그림 2-1). 세포의 죽음은 형태학적으로 괴사(necrosis)와 세포자멸사(apoptosis)의 두 가지 유형이 있다.

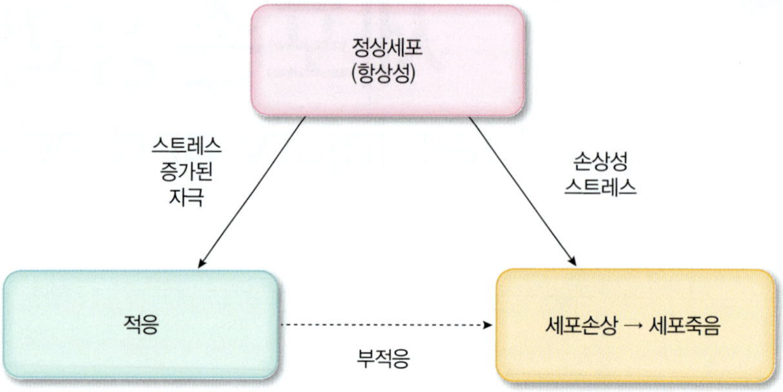

그림 2-1. 항상성, 세포적응 및 세포손상의 관계

2. 세포손상의 원인(causes)

세포손상을 일으키는 원인은 물리적 힘과 같은 외적요인과 정상 대사기능을 저해하는 효소의 유전적 결함과 같은 내적 원인에 이르기까지 다양하며 크게 7가지로 분류할 수 있다(표 2-1).

표 2-1 세포 손상의 원인

저산소증	동맥경화, 혈전증, 색전증, 빈혈, 일산화탄소 중독
감염성 인자	세균, 진균, 바이러스, 원충류, 프리온
물리적 요인	기계적 손상, 과열, 한냉, 자외선, 방사선
화학적 요인	약물, 화학물질, 독소, 중금속
유전적 장애	대사장애, 선천성 질환
비정상적 면역반응	과민반응, 자가면역질환
영양 불균형	비만, 당뇨, 영양결핍

이와 같은 세포손상의 원인 중 산소결핍(oxygen deprivation)으로 인한 저산소증(hypoxia)이 가장 흔하고 주된 원인 중 하나이며, 죽상경화증이나 혈전에 의한 혈액의 양이 감소된 허혈(ischemia), 심폐기능부전으로 인한 혈액 내 산소분압의 감소, 빈혈 또는 일산화탄소 중독 같은 산소 운반 능력의 감소 등으로 인해 저산소증을 일으키는 주된 요인이 된다. 감염 요인(infectious agents)으로는 바이러스, 세균, 리케차, 프리온, 진균, 기생충 등이 있으며 이들 원인체의 감염에 의해 세포나 조

직의 손상이 발생한다. 물리적 요인(physical agents)으로 외상, 고온에 의한 화상, 극한적 온도, 방사선 노출, 전기 쇼크, 대기압의 급속한 변화 등이 있다. 화학적 요인(chemical agents)으로 포도당(glucose)이나 소금과 같은 독성이 없는 물질도 충분히 농축되었을 경우 삼투압의 교란을 일으켜 세포손상이나 세포죽음이 유발되고 비소, 시안화물, 수은염 같은 독극물들은 막투과성 삼투압 항상성을 변화시켜 세포손상을 유발하며 효소와 보조인자를 변화시켜 손상에 이르게 한다. 그 외 화학적 요인으로 대기오염, 살충제, 일산화탄소, 석면, 에탄올, 치료약물 등이 세포손상을 야기할 수 있다. 세포손상을 유발하는 인자는 다양하며, 세포손상을 야기하는 기타 요인으로 면역 또는 염증반응에 관여하는 호중구, 호산구, 림프구, 큰포식세포와 같은 여러 세포가 있고 자가면역반응과 알레르기와 같이 면역반응으로 인한 손상, vitamin과 같은 영양 불균형, 노화(aging) 등이 있다.

3. 세포손상의 일반적 특성과 형태 변화(general characteristics and morphological changes)

세포 손상을 유발하는 원인 및 기전은 서로 다르지만, 세포의 손상을 유발할 수 있는 몇 가지 공통적인 특징이 있다.

1) 일반적 특성(general characteristics)

첫째, 세포 내에는 손상받기 쉬운 구조나 성분들이 존재하며, 세포의 전해질 이동을 조절하는 세포막, ATP 생산에 중요한 산화-인산화과정, 세포 내 구조단백 합성 과정과 유전자(DNA) 등이 손상을 받기 쉬운 부분이다.

둘째, 세포 구조의 손상으로 인해 생화학 변화가 발생한다. 어느 특정 부위의 손상은 곧 세포 내 다른 부위에 이차적으로 광범위한 영향을 미친다. 예로 산소가 부족하면 먼저 ATP 생산에 장애가 오며, 그 결과 에너지의 부족으로 세포막에 있는 나트륨 펌프가 가동할 수 없어 세포의 이온 및 수분 조절에 실패한다. 결과적으로 세포 내 물이 고이게 되는 수포 변성과 같은 형태학적 변화가 일어난다. 세포 손상의 형태 변화는 생화학적 변화 후에 관찰된다.

셋째, 세포 손상 정도는 자극의 종류, 지속시간과 강도에 따라 다르다. 소량의 독극물이나 짧은 기간의 허혈은 가역적인 손상을 일으키지만 같은 독극물이라도 양이 많거나 허혈의 기간이 길어지면 비가역적 세포 손상을 일으키게 되므로 세포 손상의 정도는 상황에 따라 다양하게 나타난다.

넷째, 세포 손상 정도는 세포나 장기의 적응능력에 따라 다르게 나타난다. 세포의 적응 능력은 세포의 영양 상태 및 대사 요구량 등에 따라 좌우되며 이 능력은 해당 세포의 손상 정도를 결정하는데 중요한 요소이다. 예로 심장의 가로무늬근(횡문근) 세포는 사지의 뼈대근 세포보다 혈액차단(산소

공급)에 민감하여 허혈성 괴사가 쉽게 발생한다. 또 같은 농도의 사염화탄소(CCl_4)에 노출된 경우에도 사람에 따라 CCl_4의 대사 능력이 다르므로 간세포의 손상 정도가 다르다.

2) 세포 미세구조의 형태 변화(morphological changes)

세포가 손상을 받으면 손상을 받은 장기나 세포의 적응 능력이 서로 다르므로 손상의 원인이나 그 밖의 여러 인자에 따라 형태 변화 정도는 세포종류와 장기마다 다소 차이가 있다. 그러나 일반적인 순서는 생화학 변화가 먼저 일어난 다음 형태 변화가 뒤따라 일어나고 형태 변화는 전자현미경으로 인지할 수 있는 변화가 먼저 일어나고 그 후에 광학 현미경으로 인지할 수 있는 변화가 일어난다.

세포손상으로 인한 세포 내 미세구조의 변화는 초기에 관찰되는 세포의 초미세 구조의 형태 변화로 세포막 손상에 의한 이차 변화가 일어나게 된다. 저산소증 시 이러한 변화는 ATP의 고갈로 인한 이온 및 수분 이동의 조절 장애에 기인한 것이다. 수분의 내부 이동 및 축적으로 인하여 세포 종창, 원형질막 수포, 과립세포질그물의 확장으로 세포질 내 수포 형성, 미세융모의 변형, 용해소체의 흩어짐, 리보솜 내 미엘린상의 형성 및 세포 간 접합부의 이상, 핵응축 등이 출현한다(그림 2-2). 이 정도의 변화는 아직 회복 가능한 손상의 변화이나 이후 세포나 세포소기관, 특히 용해소체를 둘러싸고 있는 막이 파괴되면 가수분해 효소의 세포 내 방출로 비가역성 손상을 일으키게 된다.

미토콘드리아는 저산소 상태에서 민감하게 손상받는 세포소기관이므로 형태 변화가 비교적 초기에 나타나게 된다. 대부분의 세포에서는 저산소증 후 30분 정도 경과하면 미토콘드리아는 종창되고 비가역적 손상으로 진행되면, 결국 미토콘드리아는 종창이 심해져 미토콘드리아의 막이 터지고 소

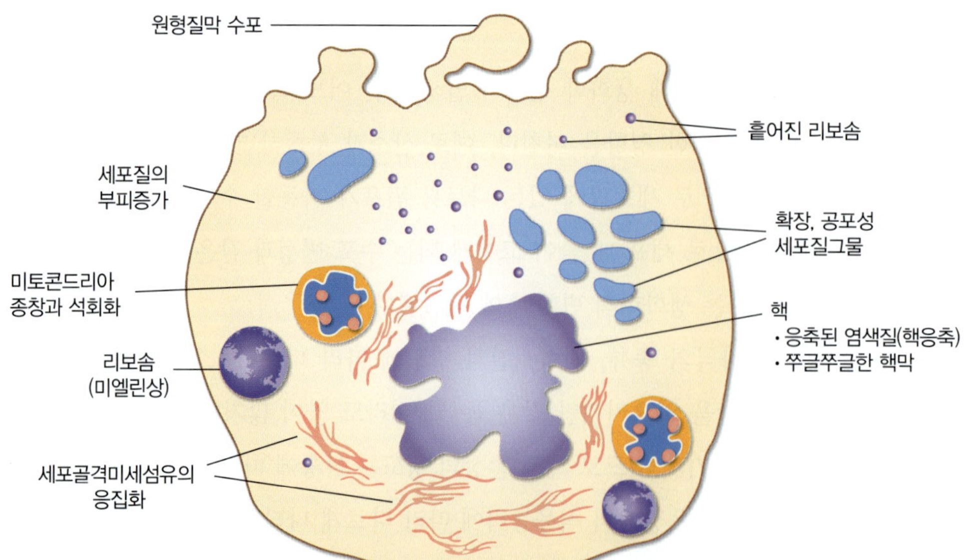

그림 2-2. 세포의 손상으로 세포질내 수분 증가에 의한 세포종창, 수포변성을 일으킨 세포

실된다.

세포질그물도 세포 손상 초기에 심한 확장을 나타내며 이어서 리보솜의 탈락과 폴리솜(polysome)의 분산이 일어나므로 단백질 합성이 저하된다. 이러한 반응은 가역적이나 이보다 더 진행되면 세포질그물은 파괴되어 크고 작은 공포를 만들고 미엘린상이 세포 내에 축적된다.

세포가 비가역적 손상을 입어 죽음을 맞이하게 되면 초기에 핵소체, 리보솜 등이 소실되며 미토콘드리아와 세포질그물이 현저하게 종창된다. 그 후 핵은 응축되고 세포질 내의 공포(vacuole)가 형성되며 세포소기관의 막이 파열되어 그 결과 용해소체 내의 단백 및 가수분해효소가 방출된다. 이로 인해 핵은 소실되고 세포막은 파괴되며 세포는 괴사 또는 융해되어 소멸된다.

용해소체(lysosomes)의 변화는 일반적으로 후기에 나타나며 세포 내 용해소체의 종창은 있으나, 형태가 분명하고 효소의 유출이 없으면 아직은 가역적이다. 그러나 계속 진행하여 용해소체가 파괴되어 구조가 소실되며 세포 내·외로 단백 및 가수분해 효소가 방출되어 세포 내 여러 종류의 기능적 및 구조적 단백을 분해하게 되면 비가역적 손상을 입어 세포는 죽게 된다.

4. 세포손상의 기전(mechanism)

세포 손상의 기전을 종합해 보면 저산소성(허혈성) 손상, 자유라디칼(유리기)에 의한 손상, 화학적 손상, 감염원에 의한 손상, 면역학적 손상 등으로 크게 분류할 수 있으며, 그 외에 대사산물의 결핍, 물리적 손상, 대사 장애 등도 세포 손상을 일으킬 수 있다. 그리고 이들에 의한 손상부위는 핵(DNA), 원형질막, 단백질의 합성 장애 등에서 주로 발견된다.

1) 허혈성 및 저산소성 손상(ischemic or hypoxic damages)

저산소증에 의한 손상의 첫 공격 지점은 세포 내 에너지원인 ATP (adenosine triphosphate) 생산에 중요한 호기성 호흡, 즉 미토콘드리아에서 일어나는 산화적 인산화 과정을 손상시킨다. 세포 내의 산소분압이 감소하여 산화적 인산화가 소실되면, 세포의 에너지인 ATP의 생산이 감소하거나 중지되게 되므로 세포막의 항상성을 유지하는 '나트륨 펌프(sodium pump)'의 기능이 소실되어 칼륨(potassium)이 세포 밖으로 확산되어 방출되고 나트륨과 염소이온이 세포 내에 물과 함께 저류되게 된다. 이로인해 초기에는 세포가 부풀어 오르는 세포종창(cell swelling)과 혐기성 당분해작용(glycolysis)이 일어나고 이어서 단백 및 지질분해 효소가 방출되어 세포막 손상이 발생하게 되며, 결과적으로 세포는 죽게 된다(그림 2-3).

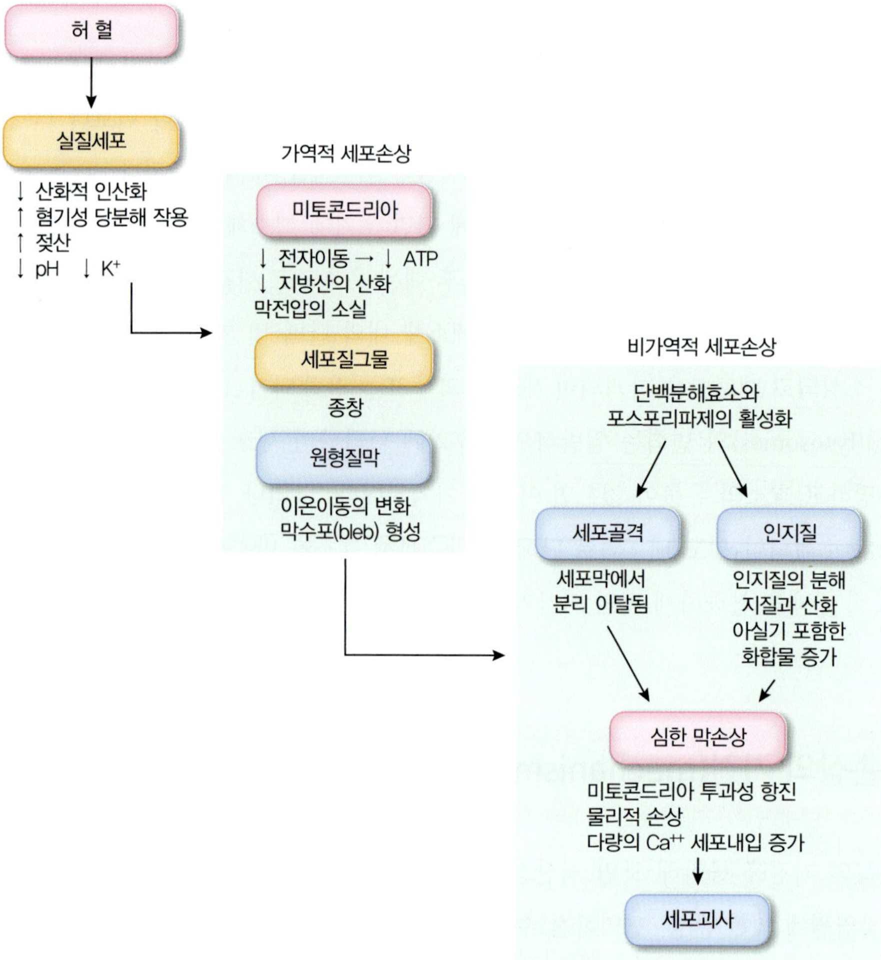

그림 2-3. **저산소성 또는 허혈성 세포손상의 기전.** 저산소성 손상에서는 세포내 소기관인 미토콘드리아가 가장 먼저 손상을 받음

(1) 세포종창(cellular swelling)

세포는 나트륨(sodium) 및 다른 이온들의 농도를 세포 외보다 세포 내에서 훨씬 낮게 유지해야 하므로 세포막에 있는 나트륨 펌프가 에너지원인 ATP를 사용하여 끊임없이 나트륨을 세포 밖으로 내보내고 대신 칼륨(potassium)을 세포 내로 끌어들이는 능동적인 물질 이동이 일어나야 한다. 그러나 저산소증으로 인하여 ATP가 감소되면 능동적 물질이동에 장애가 발생하여 세포 내 칼륨은 세포 밖으로 확산되어 나가고 나트륨과 염소 이온은 세포 내에 증가하게 되며 결과적으로 수분은 세포내로 이동하게 된다.

세포 내로 이동한 수분 및 전해질은 다시 세포 소기관 내로 이동하여 세포질그물의 확장이 일어나며 미토콘드리아와 골지장치에도 수분 이동으로 인한 종창을 동반하여 형태학적으로 세포 종창 또는 수포 변성을 일으킨다.

(2) 혐기성 당분해작용(anaerobic glycolysis)의 증가

세포 내 ATP의 감소와 함께 분해산물인 AMP (adenosine monophosphate)가 증가하게 되면 글리코겐으로부터 직접 ATP를 생산하는 혐기성 당분해작용이 증가되며 그 결과 생성된 대사산물인 무기인산염, 젖산(lactic acid), 퓨린(purine), 뉴클레오타이드(nucleotide) 등이 세포 내에 축적되므로 세포 내 삼투압이 더욱 증가하여 종창이 심해지며, 세포 내의 pH를 감소시켜 핵 염색질의 응축이 일어나게 된다. 따라서 현미경으로 보이는 핵 염색질의 응축은 세포 내 pH 감소로 의한 초기 변화라고 할 수 있다. 에너지가 감소되면 과립세포질그물(rER)의 리보솜 결합력이 감소되어 탈과립 현상이 일어나고 폴리솜(polysome)의 해리가 일어난다. 이렇게 되면 세포는 결국 필요한 단백을 생산할 수 없게 되며, 특히 지방 결합 단백질의 부족으로 세포 내 지방이 세포 외로 이동하지 못하여 세포 내에 축적(지방변성)될 수도 있다. 또 세포막의 투과성이 증가하고 미토콘드리아 기능이 더 감소하면 세포 골격의 변화로 세포 표면에 수포가 생긴다. 미세융모를 가진 세포라면 미세융모의 구조가 사라지기도 하며, 미토콘드리아, 과립세포질그물은 물론 세포 전체가 심하게 부풀어 오른다. 그러나 이러한 모든 변화는 가역성이며 산소 공급이 재개되면 다시 정상 형태로 돌아오게 된다.

(3) 단백 및 지질분해 효소의 방출(enzyme secretion)

저산소상태가 계속 지속되면 가역적 손상에서 비가역적 손상으로 이행하는데, 비가역적인 손상, 즉 세포죽음으로 이행하는 시점의 형태변화는 미토콘드리아의 심한 공포화와 세포막의 광범위한 손상 및 용해소체의 심한 종창 등이 오면 비가역적 손상을 받았다는 기준으로 삼고 있다. 점차 투과성이 항진된 막을 통해 단백질, 필수효소 및 핵산 등의 유실이 계속되고 동시에 점진적인 pH의 감소는 용해소체 막에 손상을 주어서 그 안에 있던 RNase, DNase, 단백질 분해 효소, 포스파타제(phosphatase), 카뎁신(cathepsin) 등과 같은 산성 가수분해 효소들이 세포질 내로 방출된다. 이 산성 가수분해효소들은 세포 내 낮은 pH로 인해 활성화되며 세포의 여러 성분들을 소화시키므로 세포는 자가융해(autolysis)되고 소실된다.

세포가 죽으면 세포 구조를 이루는 단백성분들은 점차 분해되고 세포막이 손상되며 세포내 효소들은 세포 밖으로 흘러나오는 반면에, 세포 밖에 있던 고분자물질들은 죽어가는 세포 내로 유입되어 인지질의 덩어리로 변하게 된다. 이런 지방산의 찌꺼기들은 비누화 현상을 일으키며 석회화(calcification)되기도 한다. 이러한 까닭에 괴사된 조직에 석회화가 잘 일어나게 된다.

(4) 세포막의 손상(damage of cell membrane)

허혈성 손상 때 비가역적 손상으로 진행하는데 가장 치명적인 변화로는 세포막의 손상이 가장 큰 원인이다. 용해소체 내의 단백분해효소(protease)와 포스포리파제(phospholipase)가 활성화되면 세포 골격의 손상, 인지질의 감소와 지질분해 산물에 의한 세포막 구조 및 기능의 심한 장애가 오게 되며, 칼슘의존성 효소의 활성 증가로 핵산, 인지질, 단백질 등의 분해 또는 결합, 세포골격의 분해 또는 응집의 증가를 초래하여 심한 세포막의 손상으로 인하여 세포의 3차원 구조를 파괴하게 된다. 궁극적으로 막손상에 의한 수포 형성 및 세포막 파열을 일으키게 되므로 세포가 회복될 수 없는 비가역적 세포 손상을 초래한다. 그중에서도 제일 치명적인 형태 손상은 세포막 손상이다(그림 2-3).

허혈 또는 저산소 상태에서 비가역적 손상으로 진행하는데 가장 치명적인 변화는 산소 공급이 재개된 후에도 미토콘드리아의 기능이 회복되지 못하여 산화적 인산화 및 ATP를 생산할 수 없는 상태와 심한 막 기능의 장애이다.

저산소증이 세포 손상을 일으키는 기전은 초기에는 산화적 인산화 반응을 억제시켜 ATP 합성 및 공급에 영향을 미치게 하지만, 후에 나타나는 막손상은 치사적인 세포 손상을 일으키는 데 결정적 역할을 하고 이 과정에서 생화학적 반응의 중요한 매개체로는 칼슘이 작용한다고 할 수 있다.

2) 자유라디칼에 의한 세포 손상(cell damage by free radical)

저산소증에 의한 세포 손상 외에 화학적, 물리적, 감염성 인자 면역성 등에 의한 손상의 기전은 자유라디칼(free radical)에 의해 유발되며 주로 세포막에 손상을 일으켜 비가역적 손상을 일으킨다. 그 외에도 방사선 손상, 산소와 다른 가스독성, 노화, 탐식 세포에 의한 미생물의 살균작용, 염증성 손상, 큰포식세포에 의한 종양세포의 파괴 등과 같은 여러 다양한 과정들에서 모두 자유라디칼이 관여하고 있다고 알려짐으로써 최근에는 자유라디칼에 의한 세포 손상의 기전을 일반적인 세포 손상 과정의 공통적인 경로로 여기고 있다.

자유라디칼이란 물질을 구성하고 있는 원자나 분자의 최외각 전자 궤도에 외부로부터 여분의 전자를 한 개 받거나 내주어서 쌍으로 존재하지 않는 전자가 한 개 이상 있는 원자단이다. 이 자유라디칼은 짝을 이루지 못한 전자를 내주거나 받아서 안정 상태를 이루려고 하기 때문에 반응성(공격성)이 매우 높다. 따라서 쉽게 주위의 무기 혹은 유기 화학물질–단백질, 지질, 탄수화물, 특히 막과 핵산 내의 중요한 분자들과 반응하여 자유라디칼로 해당 세포 또는 주변 단백질이나 이물질을 파괴하게 된다(그림 2-4).

자유라디칼은 세포 내에서 방사선 에너지의 흡수(예 : 자외선 및 X–선), 정상적인 대사 과정, 특히 산화반응 과정(산소 유래 라디칼, 지질과산화 라디칼), 외인성 화학제와 약물(예 : CCl_3, CCl_4의 산물)의 효소대사 과정 등에서 형성된다.

자유라디칼과 반응한 물질 그 자체가 다시 자유라디칼로 변하여 주위로 계속해서 퍼져 나가는 자가 촉매반응을 일으킨다. 자유라디칼에 의한 손상은 화학적 손상, 방사선 손상, 산소 및 다른 가스 독성, 세포성 노화, 큰포식세포에 의한 미생물의 살균 작용, 염증 손상, 큰포식세포에 의한 종양세포의 파괴 등 다양한 과정에 관여한다.

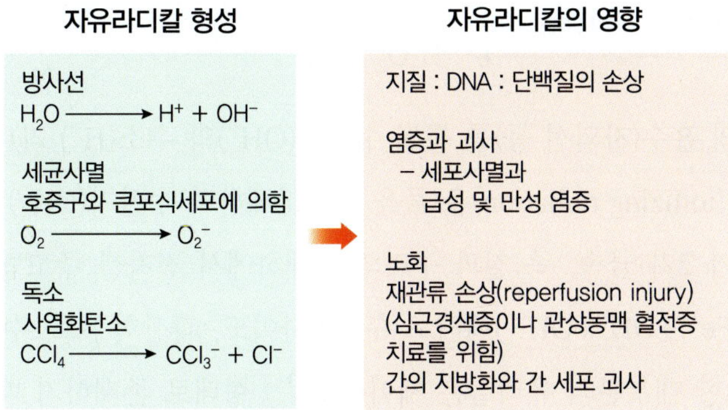

그림 2-4. 자유라디칼의 형성과 관련된 세포손상

(1) 산소-유래 라디칼 생성과 세포 손상(radical production and cell damage)

미토콘드리아 내에서 호흡 대사를 통한 정상적인 대사과정에서 호기성 호흡대사를 통해 산소가 전자를 받아서 물로 환원되는 과정 중 활성산소종(activated oxygen species)인 슈퍼옥사이드(superoxide, O_2^-), 과산화수소(H_2O_2), 수산기이온(hydroxyl ions, $OH^\bullet$) 등이 생성된다. 이들을 산소 유래 라디칼(oxygen-derived radicals) 또는 활성산소(oxygen free radical)라고 한다. 이들은 세포질, 미토콘드리아, 용해소체, 과산화소체(peroxisome) 등에서 여러 산화 효소들에 의해서도 생길 수도 있다. 이 중에서 과산화수소는 매우 불안정하여 쉽게 수산기 이온으로 변하므로 자유라디칼로 취급하고 있다(그림 2-5).

슈퍼옥사이드(superoxide, O_2^-)는 미토콘드리아 내의 산화 과정 중이나 세포질 내에 존재하는 xanthine oxidase, cytochrome P450, 그 외 다른 산화효소(oxidase)에 의해 직접 생성될 수 있다. 이렇게 생긴 superoxide 라디칼은 superoxide dismutase (SOD)나 산화효소에 의해 H_2O_2를 형성한다.

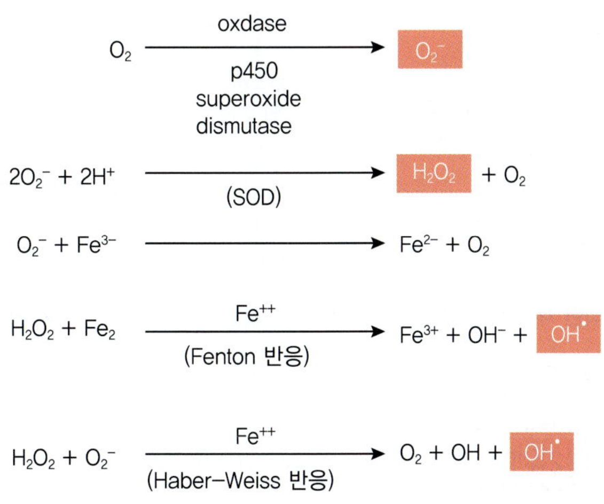

그림 2-5. 반응성 산소 대사물(산소 유래 라디칼)의 생성 기전

$$O_2^- + O_2^- \xrightarrow{\text{SOD 또는 Oxidase}} H_2O_2$$

물은 방사선 에너지의 흡수(자외선 등)를 통해 수산기(OH^-)와 수소(H^+) 라디칼로 분해되게 된다. 예를 들면, 전리방사선(ionizing radiation)은 물을 가수분해하여 수산기(OH^-)와 수소(H^+) 라디칼을 생성하며, 과산화수소가 2가 금속, 즉 철과 구리의 존재하에서 전자를 주고받는 펜톤 반응(Fenton 반응 : $Fe^{2+}+H_2O_2 \rightarrow Fe^{3+}+OH^{\bullet}+OH-$)에서도 슈퍼옥사이드, 과산화수소, 수산기($OH^-$) 등의 자유라디칼을 생성한다. 또한 대부분의 유리철은 제이철(Fe^{3+}) 형태로 존재하기 때문에 펜톤 반응에 활용되기 위해서는 제일철(Fe^{2+}) 형태로 환원되어야 한다. 이러한 환원은 슈퍼옥사이드에 의해 촉진되기 때문에 금속과 슈퍼옥사이드는 산화성 세포손상에 중요한 역할을 한다. 이들은 산소의 존재하에서 세포막과 세포소기관막에서 지질과산화를 일으켜 소포체(microsome)와 미토콘드리아 등의 세포소기관 손상과 세포 괴사를 유발한다(그림 2-6).

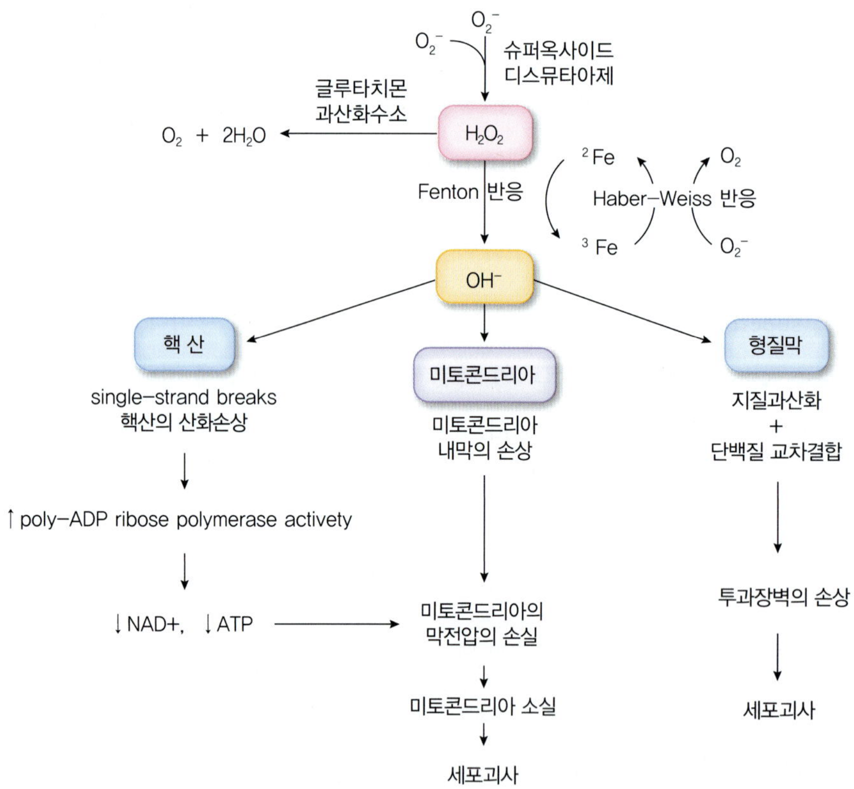

그림 2-6. 산소유래 라디칼에 의한 세포 손상의 기전. 라디칼의 손상은 핵산, 미토콘드리아, 막손상순으로 진행됨

(2) 지질과산화 라디칼 생성(lipid peroxide radical production)과 세포 손상(cell damage)

자유라디칼에 의한 세포손상의 기전의 하나로 세포막 인지질의 불포화 지방산에서 수산기가 수소

원자 한 개를 가져오면서 지질과산화(lipid peroxidation) 반응이 시작된다. 그 결과 수산기에서 여분의 전자를 받은 지질은 지질라디칼이 되고 이것은 곧 산소와 반응하여 지질과산화 라디칼(lipid peroxy radical)이 된다. 지질과산화 라디칼은 다시 자유라디칼로 작용하여 다른 인지질을 자유라디칼로 만들고 그 자신은 지질과산화물이 되거나, 작은 분자량의 알데히드인 에탄(ethane)과 펜탄(pentane), 말론디알데하이드(malondialdehyde), 4-하이드록시알케날(4-hydroxyalkenal) 등으로 분해되는 자가촉매 연쇄반응을 시작하여 세포막의 주성분인 불포화 지방산의 상실을 초래하게 되며, 결과적으로 비가역적인 막손상을 초래하게 된다(그림 2-7).

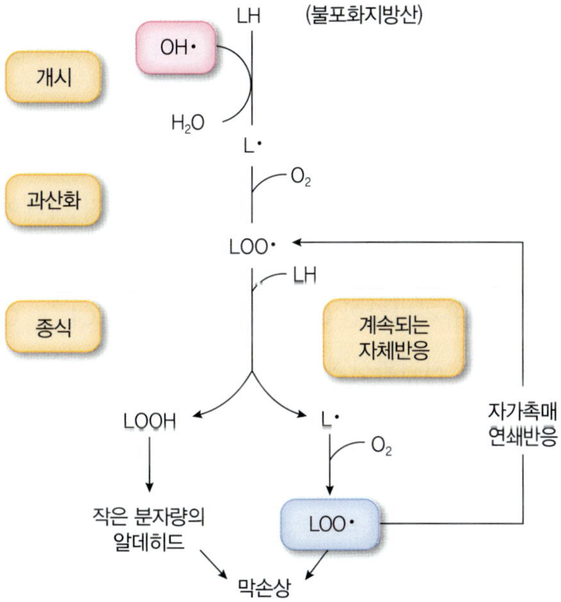

그림 2-7. 히드록실(hydroxyl) 라디칼에 의해 시작되는 지질과산화 과정

(3) 자유라디칼의 제거(elimination of free radicals)

자유라디칼은 세포 손상의 주된 역할을 하므로 세포 내에서는 여러 가지 다양한 방법으로 자유라디칼을 제거하여 손상을 최소화하기 때문에 제거하는 과정도 생성 과정 못지않게 중요하다.

일단 형성된 자유라디칼은 불안정하기 때문에 자연히 소실될 수도 있다. 예를 들면, 슈퍼옥사이드는 불안정하여 물속에서 산소와 과산화수소로 자연 분해된다. 그러나 인체는 슈퍼옥사이드 디스뮤타아제(SOD), 글루타치온 과산화효소(glutathione peroxidase), 카탈라아제(catalase) 등의 항산화제(antioxidant) 반응으로 자유라디칼을 불활성화하거나 없어지게 된다.

3) 화학적 세포손상(chemical damage of cell)

화학 물질이 세포손상을 유발하는 데는 2가지 기전으로 나누어 볼 수 있다. 첫째로, 화학물질은 세포 내 중요한 구성 성분이나 세포 소기관과 직접 결합하여 손상을 유발한다. 예를 들면 수은 중독은 수은이 세포막이나 그 외의 단백질에 있는 설프히드릴기(sulfhydryl group, −SH)와 결합하여 막의 투과성을 증가시키거나 ATPase를 불활성화시켜 ATPase에 의한 물질의 이동을 억제함으로써 세포 독성을 나타낸다. 이런 경우에 주요 손상은 그 화학 물질을 이용, 흡수, 분비 또는 농축하는 세포에서 일어나며, 수은 중독에서 주요 손상을 받는 장기는 위장관과 콩팥이다.

둘째로, 화학물질 그 자체로는 독성이 없으나 세포 내에서 독성 대사물로 전환된 후 표적세포에 손상을 주는 물질이 있다. 이들 대사물은 직접 막단백질이나 지질과 직접 공유결합하거나 또는 자유라디칼에 의한 지질과산화로 막손상과 세포 손상을 일으키며, 사염화탄소에 의한 세포손상이 좋은 예이다.

사염화탄소(CCl_4)에 의한 세포손상으로 자유라디칼 손상의 가장 특징적인 모델은 간에서 유발되는 사염화탄소에 의한 막 손상이다. 사염화탄소의 독성은 CCl_4 분자 자체에 있는 것이 아니고, 간세포의 무과립세포질그물(sER) 내에서 약제나 기타 화합물의 대사에 관여하는 cytochrome P-450에 의해 매우 반응성이 높은 독성 자유라디칼인 $CCl_3^{\cdot}$($CCl_4 + e \rightarrow CCl_3^{\cdot} + Cl^-$)로 전환되어 세포손상을 일으킨다. $CCl_3^{\cdot}$는 수산기처럼 지질과산화를 유발하는 강력한 물질이다. 사염화탄소 투여 후 30분 이내에 간세포의 단백질합성이 저하되며 세포질에 지질이 축적된다. 이들이 축적되는 이유는 간세포의 단백질합성 저하로 지질수용단백(lipoprotein, lipid binding protein)의 생산이 감소하여 간세포 내에서 트리글리세라이드가 밖으로 이동하지 못하기 때문이다. 따라서 CCl_4 중독으로 인해 트리글리세라이드가 대량으로 세포 내 축적되어 특징적인 지방간이 형성된다(그림 2-8).

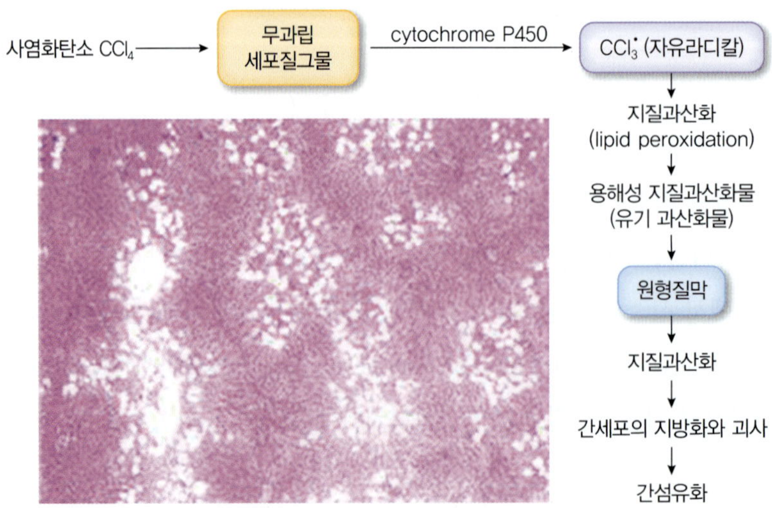

그림 2-8. 사염화탄소에 의한 화학적 세포손상의 기전과 심한 간 지방변성

그러므로 자유라디칼, 유전자이상, 독소 등에 의하여 일어나는 세포 손상의 기전을 종합하면 가역성과 비가역성 손상이 있고 비가역성 반응은 용해소체 효소의 세포 내 방출에 의한 세포막 파괴라고 할 수 있다(그림 2-9). 세포 손상 시 관찰되는 세포의 형태 변화는 그전에 이미 생화학 변화가 일어났다는 것을 의미하고 세포 내의 특정 계통에 변화가 오면 곧 다른 계통에도 영향을 미친 결과라고 할 수 있다. 비가역성 손상은 세포 손상의 정도가 자극의 종류에 상관없이 결국 해당 자극에 대한 세포의 대응 능력의 한계를 넘어섰을 때 일어나게 된다.

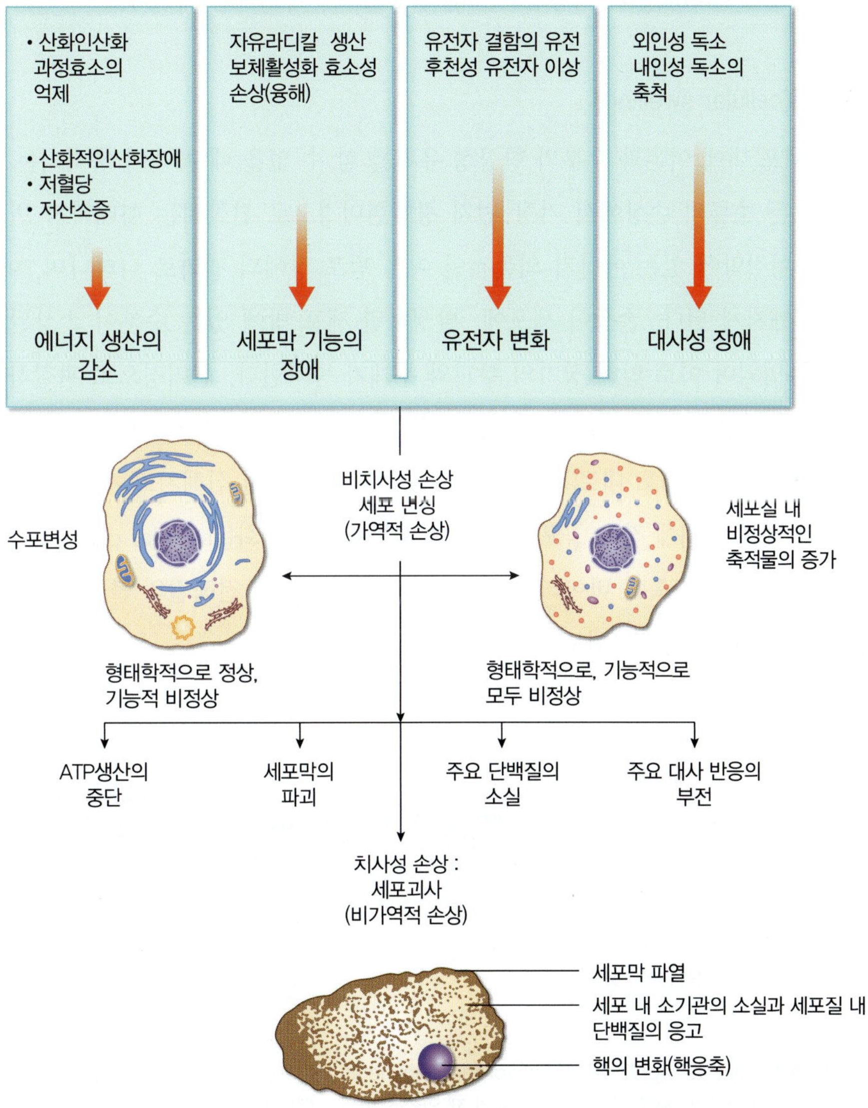

그림 2-9. 세포의 변성과 괴사를 일으키는 손상 기전의 요약

5. 세포손상의 분류(classification of cell damages)

1) 가역적 세포손상(reversible cell injury)

세포에 주어진 자극이 적응상태를 넘으면 세포손상이 일어나는데 상해를 일으키는 자극이 가볍고 지속시간이 짧을 때 자극이 소멸되면 세포가 다시 상해 이전의 기능적 · 형태적 상태로 회복되어 안정상태로 돌아올 수 있으며 이를 가역적 세포손상이라고 한다. 정도가 심해지거나 계속적인 자극이 지속되면 비가역적으로 진행될 수 있다. 가역적 세포 손상의 결과로 인해 세포의 형태학적 변화로는 세포종창(cellular swelling)과 지방변화(fatty change)가 대표적인 예이다.

(1) 세포종창(cellular swelling)

세포종창은 세포 내에 이온과 수분의 항상성 유지를 할 수 없을 때 체액이 축적되는 현상이며, 세포에 가해진 모든 종류의 손상에서 가장 먼저 광학현미경으로 관찰되는 형태학적 변화이다. 세포종창의 기전은 형질막에 있는 에너지 의존적인 이온 펌프 장애의 결과로 나타나며, 이온과 액체의 항상성 유지가 깨지게 된다. 손상이 세포에 발생하면 세포 밖에 있는 수분이 손상된 세포막을 통해 세포 내로 유입되며 이로 인해 장기의 부피와 무게가 증가한다. 현미경으로 관찰하면 세포가 커져 있고, 세포질의 수분증가로 투명성이 증가한다(그림 2-10). 이러한 변화를 수포변성(hydropic degeneration)이라 한다. 세포 내로 수분이 계속 축적되면 종창이 심해지고 세포질그물이 확장되거나 떨어져 나와 세포질 내에 작은 공포가 생기기 때문에 공포변화(vacuolar change)라 부르기도 한다. 세포종창은 주로 감염(특히 바이러스성 간염)된 간세포에서, 전해질의 불균형 상태인 저칼륨혈증 시 콩팥의 근위곡세뇨관 상피세포(그림 2-11)에서 쉽게 관찰된다.

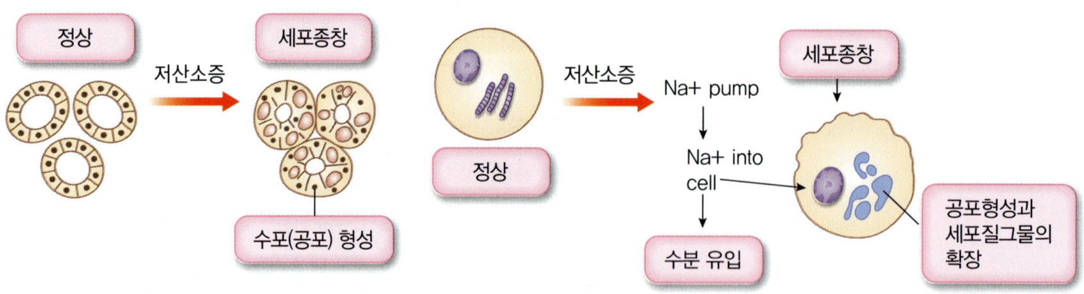

그림 2-10. 세포종창(cell swelling)과 수포변성(hydropic degeneration). 세포 내에 수분이 유입되어 일어나는 변화로 미토콘드리아의 손상에서 기인한 ATP 부족으로 나트륨 펌프가 제 역할을 못하기 때문임

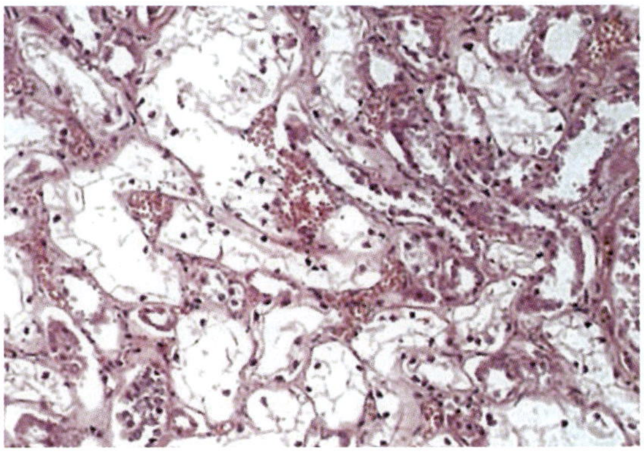

그림 2-11. **세포종창**(cell swelling). 콩팥의 요세관 상피에서 심한 수포변성이 관찰된다. 세포 내에 수분이 가득차게 되므로 세포는 종창되고 세포질은 투명하게 됨. H&E 염색

(2) 지방변화(fatty change)

지방변화는 가역적 손상의 다른 표지자로서 세포 내에 트리글리세라이드(triglyceride)가 축적되어 발생한다. 이런 변화는 혈중 산소 감소, 다양한 형태의 독성, 대사 손상에 의해 나타나며, 세포질 내에 작거나 큰 지방 공포가 출현한다. 지방변성은 모든 세포에 광범위하게 공통적으로 나타나는 소견은 아니고 간, 콩팥, 뼈대근, 심근세포 등에서 발생하며, 이는 알코올과 같은 화학물질, 빈혈, 심부전, 영양결핍 등에 의해 나타난다.

2) 비가역적 세포 손상(irreversible cell injury)

비가역적 세포 손상은 세포에 작용하는 자극이 강하고 장기간 지속되어 세포의 적응 한계를 넘어서서 발생하는 것으로 세포는 자극이 중단되어도 기능이 정지되어 원래대로 회복되지 못하고 죽게 되는 현상이다. 저산소증이 지속되면 막 손상과 핵용해가 특징인 비가역적 손상이 초래되고 결국 세포의 죽음이 일어난다. 세포죽음에는 괴사(necrosis)와 세포자멸사(apoptosis)가 있다(그림 2-12).

(1) 괴사(necrosis)

괴사는 심하고 갑작스런 손상으로 인하여 세포가 죽을 때 나타나는 형태학적 변화로서 세포막과 핵이 파괴된다. 즉 괴사는 살아 있는 조직이나 기관에서 세포가 죽은 후 기능이 완전히 정지되고 죽은 세포들은 붕괴나 융해가 일어나 소실되는 상태이다. 괴사의 형태학적 변화는 단백질의 변성과 효소성 소화에 의해서 발생한다. 소화 과정에는 효소의 기원에 따라 첫째는 자가융해(autolysis), 즉 세포 자체의 효소가 활성화되어 발생하는 세포 자체 효소성 소화 및 붕괴 과정이고, 둘째는 타가융해(heterolysis), 즉 주위의 조직액, 백혈구에서 유출되는 분해효소 등의 작용으로 일어나는 수동적 붕괴 및 소화 과정으로 나누고 있다. 그러므로 괴사의 형태학적 변화로서 미토콘드리아의 공포화(vacuolization), 광범위한 세포막의 손상, 용해소체(lysosome)의 심한 종창으로 인한 효소 방출 등의 작용으로 괴사가 진행된다(그림 2-13).

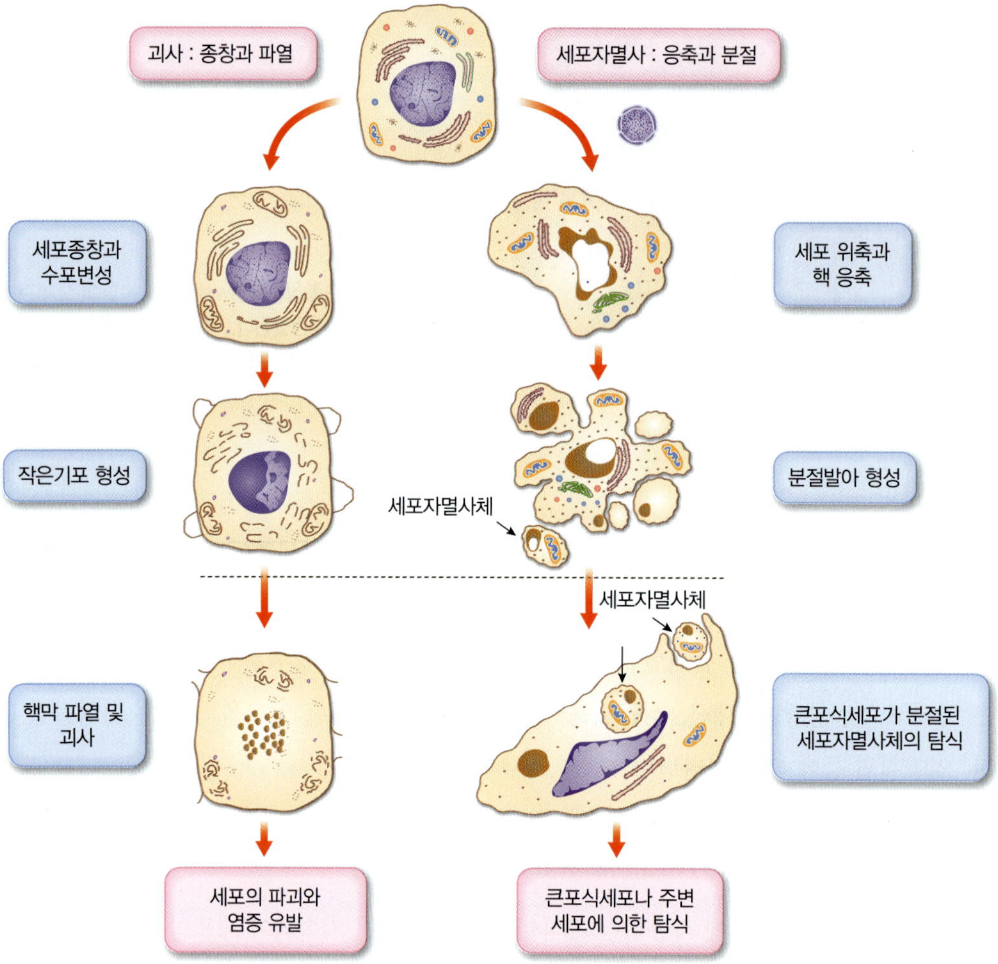

그림 2-12. 세포죽음(cell death). 괴사(necrosis)와 세포자멸사(apoptosis)에 대한 비교 모식도

① 괴사의 형태학적 변화(morphological changes of necrosis)

Ⓐ 세포질의 변화(alteration of cytoplasm)

세포질내 단백질이 변성되고 H&E 염색에서 세포질 내 RNA에 의한 호염기성이 상실되고 호산성이 증가하여 붉게 염색된다. 또한 세포질 내 미토콘드리아는 팽창되고, 정상 세포의 과립상을 유지하고 있는 글리코겐 입자가 소실되므로 과립상에서 유리같이 투명한 균질상으로 변화된다. 괴사가 더 진행되면 용해소체 내 단백분해효소의 방출에 의해 세포소기관이 소화되어 세포질 내 공포(vacuole)가 나타나고, 칼슘이 침착하기도 한다. 그 후 용해소체(lysosome)가 파열되어 가수분해효소가 방출되면 세포막이 파괴된다(그림 2-14).

Ⓑ 핵의 변화(alteration of nucleus)

핵의 변화는 DNA의 비특이적인 파괴로 발생되며, 손상 받은 세포는 핵이 점진적으로 수축하고

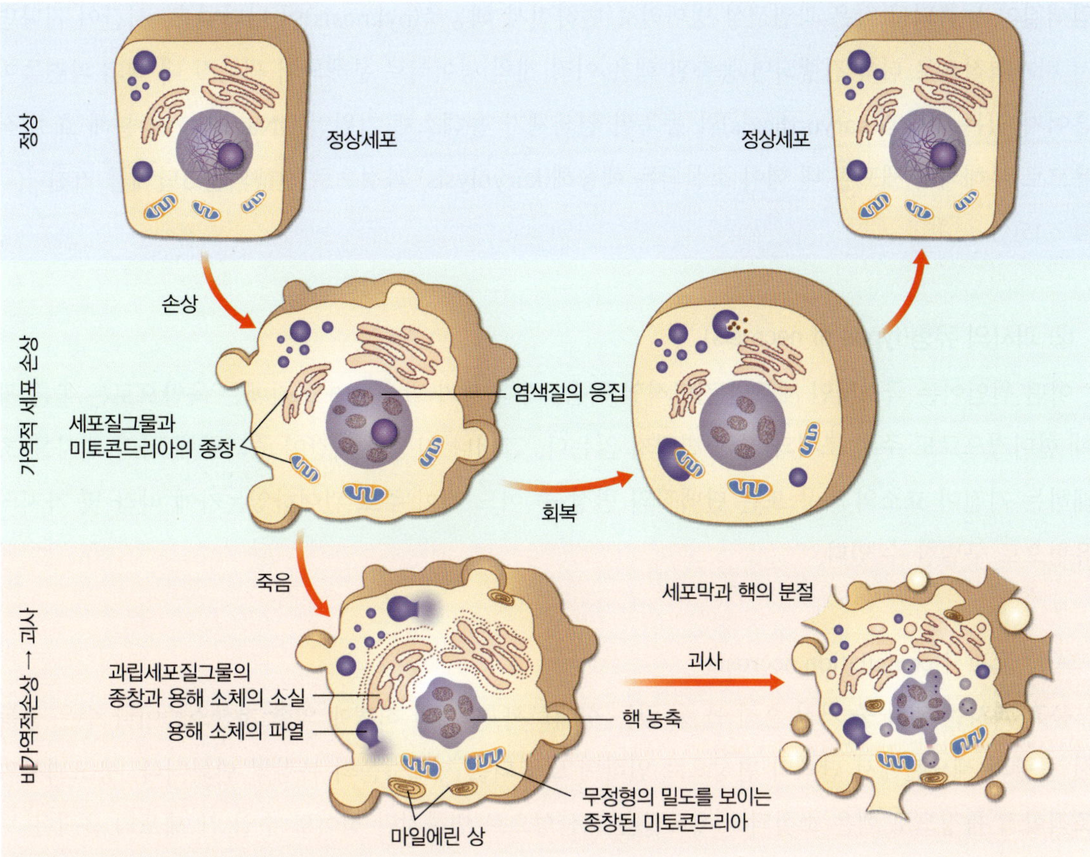

그림 2-13. 가역적 및 비가역적 세포 손상. 가역적 세포 손상 후에 세포는 복원될 수 있으나 손상 지극이 지속되면 세포죽음이 일어날 수 있다. 세포 사가 나타날 때는 세포막이 파괴되는 구조적 변화를 괴사라고 함

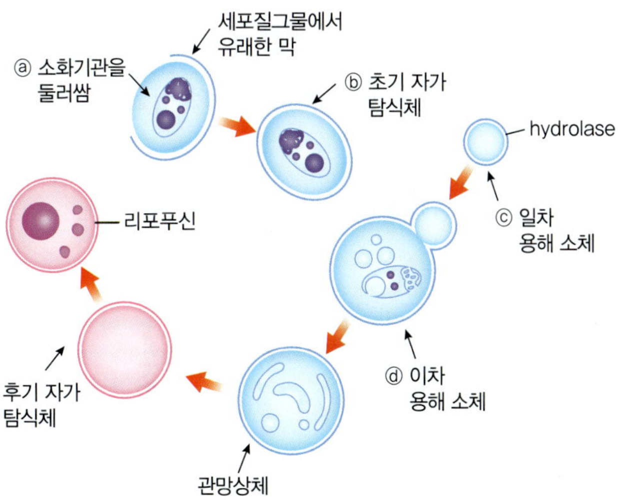

그림 2-14. 용해소체(lysosome)의 자가탐식과 변화과정. ⓐ 필요없는 소기관을 세포질그물(ER)에서 유래한 막으로 둘러싼다. ⓑ 초기 자가탐식체를 만든다. ⓒ 일차 용해소체와 결합(용해소체 내에는 hydrolase가 포함되어 있음) ⓓ 막성 구조물이 남아 있다(관망상체, tubulovesicular body) ⓔ 후기 자가탐식체 ⓕ 최종잔류물질 리포푸신(lipfuscin)이 남음

염색질이 농축되어 작은 과염색상 덩어리로 변하면서 핵농축(pyknosis)이 나타나고, 시간이 지나면서 비가역적으로 더욱 진행되면 농축된 핵은 여러 개의 덩어리로 분해되어 세포질 내 핵의 파편들이 흩어져 있는 핵붕괴(karyorrhexis)와 농축된 염색체가 용해소체 기원인 DNase의 가수분해 효소 작용으로 분해되어 세포질 내 핵이 소실되는 핵융해(karyolysis) 과정으로 진행되는 3단계를 거친다(그림 2-15).

② 괴사의 유형(types of necrosis)

어떤 원인이든 국소적인 세포의 집단적인 죽음, 즉 괴사가 발생하면 초기에는 육안으로는 물론 광학 현미경으로도 주위 조직과 잘 구별되지 않는다. 그러나 일정한 시간이 경과함에 따라 괴사를 초래하는 기전이 효소의 작용 또는 단백질의 변성 중 어느 것이 주로 관여하였는가에 따라 몇 가지의 유형으로 구별할 수 있다.

Ⓐ 응고괴사(coagulation necrosis)

응고 괴사는 괴사 중 가장 흔히 볼 수 있는 형태로서, 경색과 허혈에 의한 저산소증이나 수은 중독 시 콩팥의 세뇨관에서 단백의 변성으로 인하여 발생되는 세포죽음의 특징적 변화이다. 응고괴사의 조직학적 특징으로 핵은 소실되고 세포질은 호산성으로 변하지만 적어도 수일 간 세포의 윤곽은 보존되어 원래 조직의 구조를 형태학적으로 인식할 수 있다. 결과적으로 호산성의 핵이 없는 세포가 수주간 관찰된다는 점이 특징이다(그림 2-16). 경색(infarction)이 발생한 부위를 현미경으로 관찰하여도 세포의 구분이 가능하며 세포를 식별할 수 있다. 이러한 현상이 나타나는 이유는 구조 단백질뿐만 아니라 단백질을 분해하는 효소도 저산소증에 의하여 기능이 약화 또는 변성이 일어나므로 세포 내 단백질 분해가 약화 또는 차단되어 세포 구조를 어느 정도 시간까지는 유지할 수 있기 때문이다. 그러나 응고 괴사를 일으킨 세포는 일정 시간 경과 후에 침윤된 백혈구의 포식작용이나 주변의

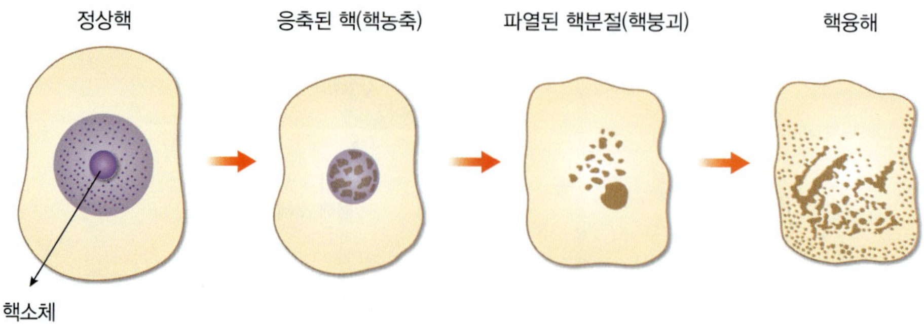

그림 2-15. 세포의 괴사 과정에서 핵의 변화. 세포의 괴사 과정에서 핵의 변화. 손상을 입어 괴사가 되는 세포의 핵은 처음에는 핵이 작게 응축된다. 이때 헤마톡실린에 진하게 염기성으로 염색되는데 이것을 핵농축이라고 한다. 핵은 분절되며(핵붕괴), 그 후 핵융해가 된다. 세포괴사의 정도는 세포의 종류와 상태, 적응능력에 따라 다름

손상된 세포 자체에서 생긴 단백질 분해효소의 작용으로 용해되고 제거된다(그림 2-16).

응고괴사는 전형적으로 콩팥과 심장에서 많이 관찰되며, 혈전이 혈류의 흐름을 막아 조직의 허혈을 초래해서 경색(infarction)을 동반한 경우에 잘 보인다. 심장, 콩팥, 부신 등의 기관에 빈혈성 경색이 일어나는 경우 잘 관찰되며, 뇌를 제외한 모든 조직에서 나타날 수 있다. 병리학적으로 심근경색(myocardial infarction)과 콩팥경색(renal infarction)에서 잘 나타난다.

Ⓑ 액화괴사(liquefaction necrosis)

액화괴사는 국소적으로 백혈구를 강하게 유인하는 세균의 감염에서 흔히 볼 수 있다. 백혈구 이입이 이루어진 후 백혈구의 강한 가수분해 효소의 작용으로 단백질 변성보다 용해소체의 작용이 먼저 발생하여 세포가 자가용해로 인해 죽은 세포나 주변 조직이 액체화되어 농(고름, pus)을 형성하는 조직괴사의 한 형태이다.

흔히 포도모양 알균과 같은 화농성 세균의 감염에 의하여 백혈구(호중구)의 침윤이 현저한 화농성 염증 병소에서 잘 나타난다. 이러한 농이 모여 있는 곳을 농양(고름집, abscess)이라고 한다. 액화괴사는 예외적으로 뇌조직이 허혈성 손상을 받으면 응고괴사를 일으키는 것이 아니라 액화괴사를 보인다. 그것은 뇌조직에서 허혈성 괴사(뇌경색) 후 그 부위에 탐식세포의 침윤으로 액화괴사가 일어나고 액화된 뇌조직이 흡수되면 그 공간은 염증산물과 조직 잔재가 포함된 낭성 구조 소위 열공(lacune)이라고 하는 형태로 변하게 되는데, 이것은 뇌경색이 흔적으로 인정되며 노인에서 흔히 발견된다(그림 2-17). 액화괴사는 또한 농양이 있는 폐에서도 발생할 수 있다.

Ⓒ 건락괴사(caseous necrosis)

건락 괴사는 결핵 병소인 육아종(granuloma)의 중앙부에서 볼 수 있는 특징적인 괴사로써 약간의 액화괴사를 동반한 응고괴사의 특징을 나타낸다.

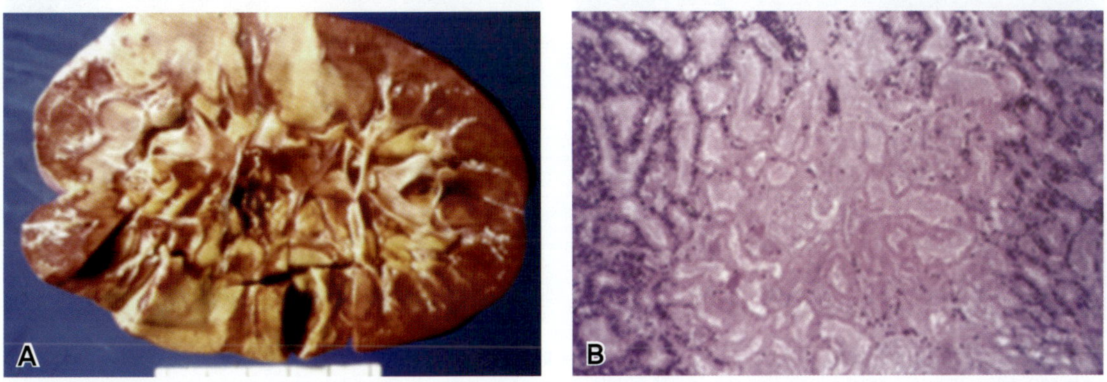

그림 2-16. 콩팥경색(응고 괴사). A. 할단면에 유황색조의 주위와 뚜렷하게 구분되는 부위가 백색경색에 의한 응고 괴사가 일어난 곳이다. B. 현미경 소견으로 중심부에 사구체와 세뇨관의 구조가 형태만 남아 있고 구조를 알 수 없는 상태로 호산성으로 염색되어 있음. H&E 염색

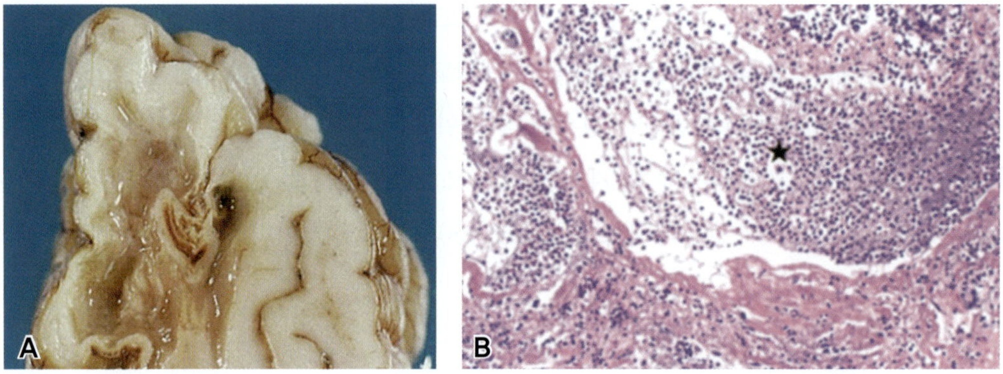

그림 2-17. **뇌의 액화괴사**(liquefaction necrosis of brain). A. 뇌혈관의 폐색으로 인한 허혈성 응고괴사 후 괴사된 조직의 액화가 일어나고 있으며 뇌실질의 손실이 관찰된다. 이러한 경색 후 발생하는 액화괴사는 특히 뇌에서 잘 관찰된다. B. 수많은 다형핵 백혈구와 섬유소가 관찰되는 조직의 액화괴사(별표)로 정상조직의 구조를 알아볼 수 없음. H&E 염색

이 괴사의 기전은 세포성면역 중 지연성 세포성면역기전에 의해 발생되는 괴사이므로 이때 침윤된 큰포식세포에서 방출된 여러 가지의 소화 효소에 의해 주변 조직이 괴사된 결과로 나타난다. 육안으로는 치즈덩어리처럼 연하고, 부스러지기 쉬운 회백색의 밀가루 반죽 또는 치즈같이 보이므로 건락(치즈모양)괴사라고 묘사하고 있다. 죽은 조직이 백색의 크림과 같은 모양으로 관찰되는 것은 결핵균 세포벽에 있는 왁스성 지질성분이 부분적으로 소화되어 나타나기 때문이다(그림 2-18).

이 괴사는 결핵균에 대한 면역 반응으로 변형된 큰포식세포인 상피모양세포(epithelioid cell)에서 기원한 단백분해효소에 의한다. 광학현미경학적으로 중심부의 조직은 완전히 액화되지는 않았으나 윤곽이 파괴되어 무구조의 과립성 물질이 육아종성 염증벽으로 둘러싸여 있으며, 허혈성 응고괴사에서와 다르게 조직구조가 완전히 소실된다(그림 2-19).

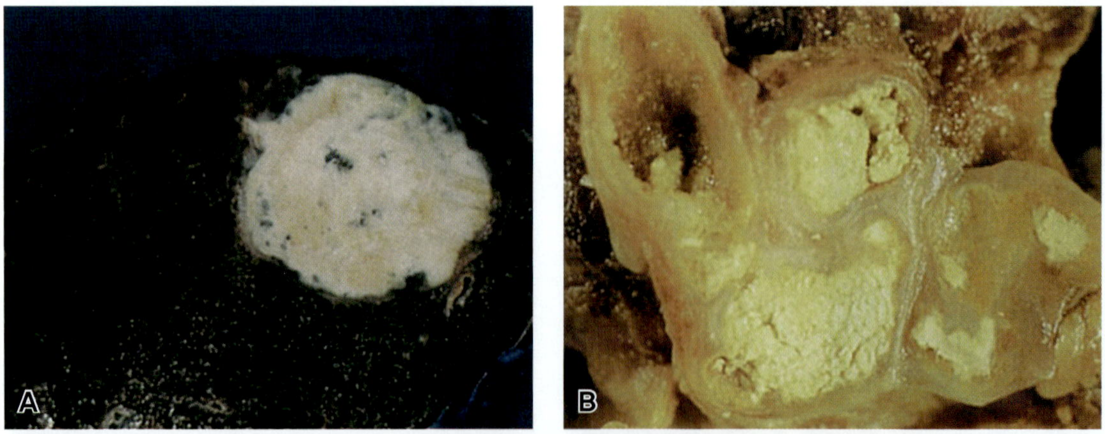

그림 2-18. **건락괴사**(caseous necrosis). A. 결핵에 감염된 폐의 단면으로 육안으로 치즈 모양의 황백색 괴사물이 관찰되며 이 종괴는 주위 폐조직의 실질과 경계가 뚜렷하다. 폐실질조직 내에는 석탄가루의 침착이 관찰된다. B. 결핵균 감염으로 인하여 폐의 주기관지 내에 황색의 치즈와 같은 물질로 가득 차 있으며 동시에 주변의 림프절(lymph node)에도 결핵으로 인하여 황색 과립상을 보이는 치즈괴사가 관찰됨

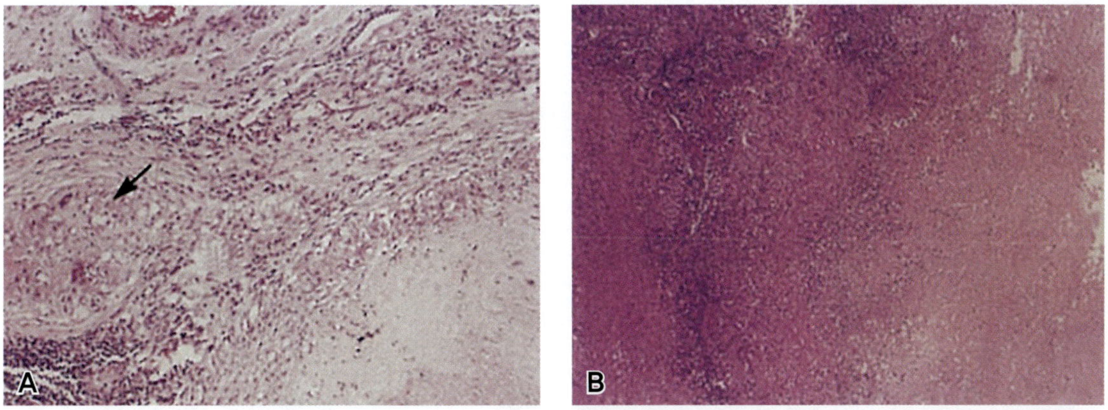

그림 2-19. 건락괴사(caseous necrosis)의 병리조직학적 소견. A. 폐의 결핵병변의 병리조직학적 소견으로 오른쪽에 호산성의 괴사가 중심부에서 관찰되고 주위로 상피모양세포, 거대세포, 림프구가 둘러싸고 있는 것이 관찰된다. 화살표는 아직 치즈괴사를 일으키지 않은 초기단계의 육아종도 관찰된다. B. 림프절에 결핵이 심하여 하나의 커다란 육아종을 만들고 있어 중앙부에는 광범위한 호산성 괴사인 치즈괴사가 나타나 있으며 주변에 상피모양세포, 림프구의 침윤이 있고 림프절의 정상적인 구조는 남아 있지 않음. H&E 염색

Ⓓ 지방괴사(fat necrosis)

지방괴사는 지방조직에서 발생하는 세포죽음의 특수한 형태로 기원에 따라 효소성과 비효소성으로 나눈다. 효소성 지방괴사(enzymatic fat necrosis)는 리파제(lipase)와 같은 지방분해 효소에 의해 지방 조직이 괴사를 일으키는 것이다. 염증성 병변으로 인한 이자의 손상으로 활성화된 리파제가 방출되면 이자와 그 주위에 있는 지방세포의 원형질막이 파괴되고 저장된 트리글리세라이드(triglyceride)를 가수분해하여 유리 지방산(free fatty acid)을 생성하게 된다. 방출된 지방산은 점차 칼슘과 결합하므로 육안으로 괴사부위에는 불투명한 흰 백색의 분필모양의 병변인 지방비누화(saponification) 현상이 관찰된다. 현미경학적으로 지방세포의 윤곽은 남아서 그림자처럼 보이고 무구조 과립상의 칼슘이 침착되어 호염기성으로 보인다. 지질은 분해되며 병소는 염증세포의 침윤으로 둘러싸인다(그림 2-20). 이러한 괴사는 흔하지 않으나 급성 이자염(acute pancreatitis)에서 흔히 나타난다.

비효소 지방괴사의 대표적인 경우가 외상성 지방괴사(traumatic fat necrosis)이다. 유방의 지방조직에서는 외상에 의해 물리적인 지방세포의 괴사와 이때 동반되는 염증반응이 잘 발생한다. 그러나 항상 외상이 확인되는 것은 아니고 원인을 모를 때도 적지 않다.

Ⓔ 섬유소성 괴사(fibrinoid necrosis)

섬유소성 괴사는 혈관(혈관중막)에 면역 복합체의 침착으로 인한 염증반응으로 혈관이 파괴되는 괴사성 혈관염이 일어난 혈관에서 혈중 섬유소와 같은 물질의 침착으로 발생한다. 이때 침착되는 물질은 섬유소(fibrin)를 포함하는 변성된 단백이며 이러한 물질의 침착을 동반하는 조직의 괴사를

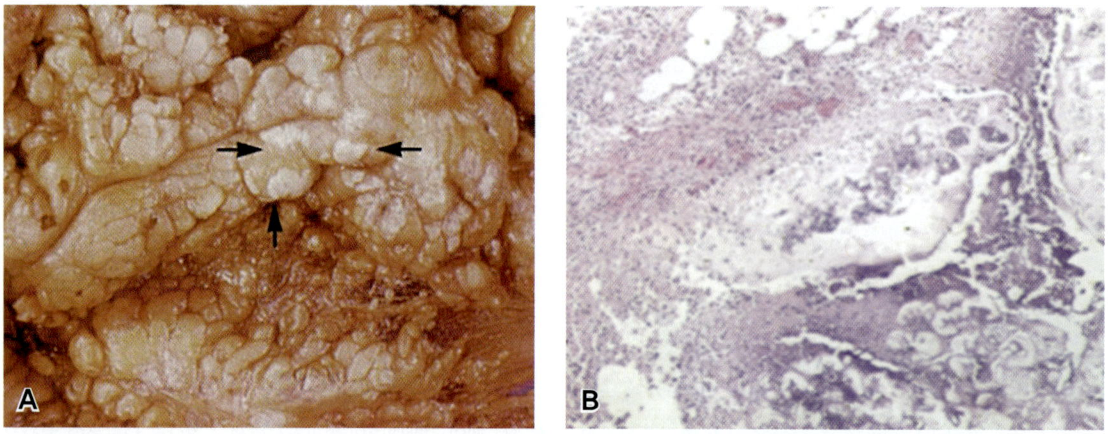

그림 2-20. **지방괴사(fat necrosis).** A. 이자주위지방. 이자의 지방분해효소가 이자관 밖으로 새어나와서 그 주변의 지방조직을 소화하여 나타나는 괴사, 즉 효소에 의한 지방괴사이다. 그 결과 지방조직 내에는 다발성 작은 흰색 결절들이 관찰된다(화살표). B. 급성 이자염 후 발생한 효소성 지방괴사이며 지방세포의 소실과 호염기성 물질의 침착이 있음. H&E 염색

섬유소성 괴사라고 한다. 따라서 혈관염을 동반한 면역성 질환에서 흔히 관찰된다. 세포나 조직의 괴사와 함께 혈장 단백도 주로 혈관벽과 그 주변에 침착된다.

Ⓕ 괴저성 괴사(gangrenous necrosis)

괴저성 괴사는 사지, 특히 하지에서 자주 관찰되며, 팔과 다리에 혈액 공급이 상실된 후 혐기성 세균의 감염이 중복된 경우에 일어난다(그림 2-21). 조직은 혈액 공급이 차단되어 허혈성 손상으로 먼저 응고괴사가 일어나고 그 후에 2차적으로 혐기성 세균의 감염이 중복되어 세균에서 만들어진 독소와 백혈구의 액화 작용으로 손상 부위에 이차 조직변형이 일어난다. 응고괴사의 소견이 우세하면 이를 건성괴저(dry gangrene)라고 하고, 반대로 액화괴사가 더 현저하면 습성괴저(wet gangrene)라

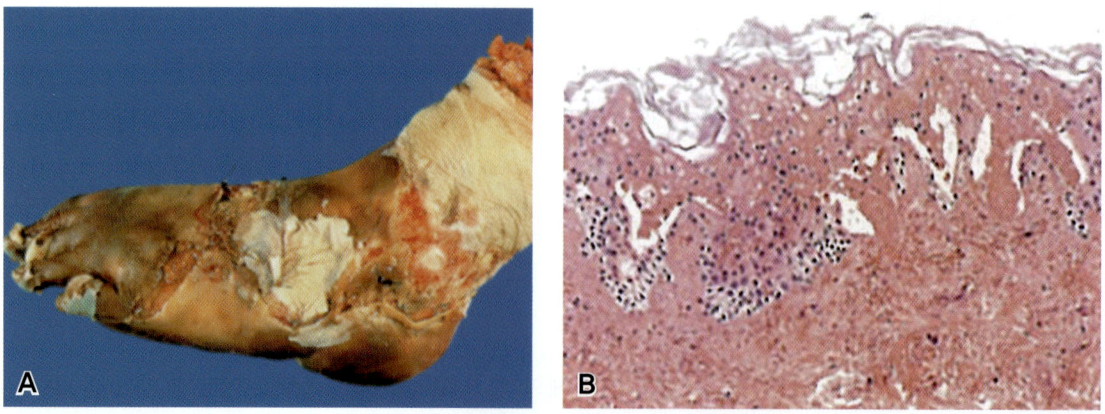

그림 2-21. **괴저.** A. 발과 다리에 혈액 공급이 차단되어 검게 변색된 심한 괴저상태이다. B. 피부의 표피 및 진피에 심한 괴사와 출혈이 관찰되는데, 이러한 출혈 괴사는 혈관폐색으로 발생한 것이다. 표피의 괴사된 상피세포는 호산성으로 염색되고, 핵은 작아지고 농염되며 염색질은 농축되어 있음. H&E 염색

고 부른다. 또 가스를 만드는 세균에 의한 감염으로 심한 괴사와 함께 가스 형성이 동반된 경우를 가스괴저(gas gangrene)라고 한다. 당뇨병 환자의 동맥경화증에 의한 괴저를 발가락에서 볼 수 있으며, 장간막 혈관의 폐쇄로 장의 괴저가 발생하며 병변부는 흑색으로 변한다.

(2) 세포자멸사(apoptosis)

세포자멸사는 세포죽음의 특수한 형태로 정상적인 세포의 소실 및 재생 과정에서 정상적으로 발생하는 세포의 자살로서 능동적으로 일어나는 세포죽음이다. 외부인자의 자극이나 내적인 변화에 의해서 그 세포들이 자발적으로 죽음에 이르는 프로그램된 세포죽음(programmed cell death)으로서 조직집단에서 세포의 수를 조절하거나 조직손상과 세포 과형성을 억제시킬 수 있도록 신체 내에서 시도되는 생리적 또는 병적 상태에서 발생하는 과정이다. 생물체의 발생 과정 중에 효용성을 상실한 세포, 종양세포, 바이러스에 감염된 세포, 자가면역세포, 조직이식 거부반응 등과 같이 불필요하거나 위험한 세포들의 제거 기전으로 사용된다.

세포자멸사의 유도 기전은 첫째로 배아발생(embryogenesis) 중 태아의 발달 단계에서 조직의 구조를 만들어 나가기 위해 기관의 발생과 유지에 관여하며, 둘째로 성인에게 있어 호르몬에 의한 퇴화에도 관여한다. 자궁 내막처럼 호르몬 의존성 위축을 일으키는데 관여하기도 하며 수유 중단 후 유방의 퇴화, 고환 절제 후 전립샘의 변화 등을 들 수 있다. 셋째로 과형성되는 세포군에서 세포의 제거 기전이다. 소화관에서 장상피세포의 수를 일정하게 유지하거나 종양 내에서 심한 과형성과정 중 상대적으로 저산소증이나 영양 부족으로 인한 암세포의 세포죽음이 이에 속한다. 네 번째는 림프구의 발달 과정 중 가슴샘에서 자가반응 T 세포의 제거나 세포독성 T 세포에 의한 면역세포의 세포죽음이다.

세포자멸사의 형태학적인 변화 순서는 핵 염색질의 농축이 먼저 일어나고 핵과 세포질의 분절을 일으키며 작은 구조물로 분리 해체된 후 큰포식세포나 주변세포에 의해 탐식되어 소멸되는 과정을 거친다. 세포자멸사는 괴사와는 달리 염증을 유발하지는 않지만, 헤마톡실린과 에오신 염색(H&E 염색)에서 소량의 조밀한 염색질 조각을 가지는 둥글거나 난원형의 강한 호산성 세포질 덩어리로 관찰된다. 이런 조각들은 큰포식세포나 인접한 세포에 의해서 탐식되어 주변에 염증성 변화를 일으키지 않고 소실된다는 점이 괴사와는 다른 점이다(그림 2-12, 표 2-2). 카스파제(caspase), 트란스글루타미나제(transglutamiase), 엔도뉴클레아제(endonuclease)가 이 과정에 중요하게 관여하는 효소로 알려져 있다(그림 2-22).

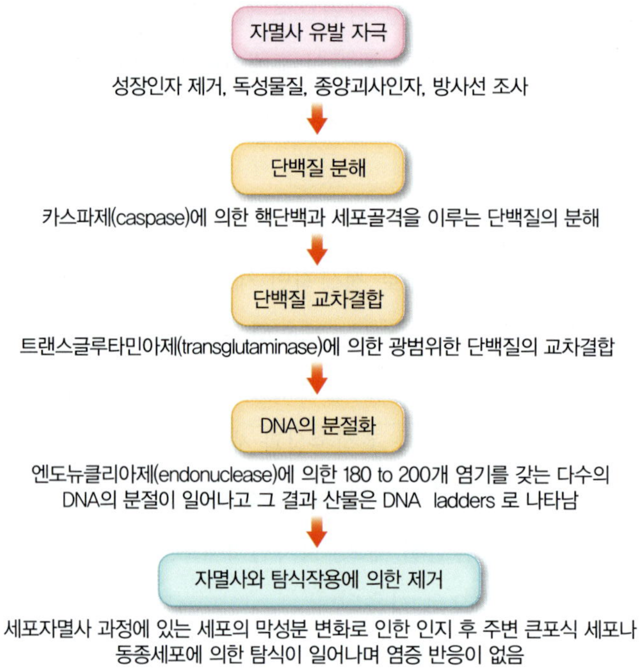

그림 2-22. **세포자멸사의 기전.** 손상받기 쉬운 표적세포에서 다양한 자극과 적절치 못한 환경은 세포자멸사를 유발하게 된다. 사이토카인, 호르몬, 성장인자에 대한 세포표면의 수용체 활성 또는 비활성화는 2차 메신저의 경로를 자극하여 caspase, transglutaminase, endonuclease와 같은 효소의 활성화가 일어난다. 또 다른 경로로는 방사선조사, 독성 물질에 의한 직접적인 DNA 손상은 염색체 구조를 변화시켜 새로운 유전자의 전사를 유도하게 됨

표 2-2. **괴사(necrosis)와 세포자멸사(apoptosis)의 비교**

특징	괴사	자멸사
자극	저산소증, 독소	생리적, 병적
초기 변화	세포종창	위축
핵의 변화	응축, 붕괴, 용해	분절, 응축
세포막 유지	분절 및 파열	기능적 유지
죽는 세포의 수	군집	개별
결과	파열 및 해체	세포자멸사체 형성
	용해	탐식됨
	잔재물 남음, 염증 유발	잔재 없음, 염증 없음

세포자멸사는 형태학적으로 세포 수축(cell shrinkage), 단백질 분열(protein cleavage), 세포막의 기포 형성(membrane blebbing), 염색질의 농축(chromatin condensation), DNA의 분해 등과 같은 독특한 특징을 보여준다. 세포자멸사체(apoptic body)는 큰포식세포나 주변세포에 의해 탐식된다(그림 2-23).

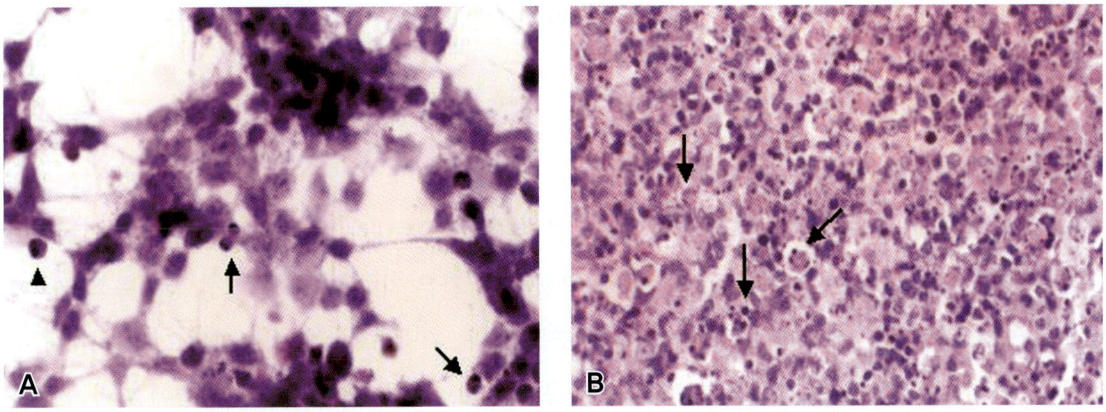

그림 2-23. **세포자멸사의 병리조직학적 소견.** A. 세포배양에서 세포자멸사가 발생하여 여러 개의 핵이 응축되고 분절된 세포자멸사체(apoptotic bodies, 화살표)가 관찰된다. B. T-림프구에 의하여 많은 림프구가 세포자멸사를 일으켜 흩어진 많은 세포자멸사체와 세포자멸사체들을 탐식하고 있는 큰포식세포(macrophage, 화살표)가 관찰됨. H&E 염색

6. 세포 내 물질 축적(intracellular accumulation)

세포에서 물질대사 교란(metabolic derangement) 징후의 하나로 여러 가지 물질이 비정상적으로 세포 내에 축적될 수 있다. 내인성 요인인 세포의 대사 장애가 원인이거나 세포 내 이상 물질이 출현할 경우 또는 정상적인 물질이라도 비정상적인 부위에 다량으로 출현하여 축적된 물질에 의해 세포에 손상을 초래하여 세포가 형태학적으로 변하거나 기능에 비정상적인 변화가 오는 것을 의미한다. 그리고 탄소분자나 규소입자 등과 같이 외인성 물질이 축적되는 경우도 있다.

비정상적 축적물질의 종류에는 지방(lipids), 단백질(proteins), 글리코겐(glycogen), 색소(pigments), 병적 석회화 등이 있다.

1) 지방 축적(fatty accumulation)

지방축적은 지방변성이라고도 하며, 실질세포 내에 트리글리세라이드(triglyceride)가 비정상적으로 축적된 것을 말한다. 지방이 축적된 조직은 지방증(steatosis)이라고 하며 세포 내에 중성지방이 광학현미경으로 관찰 가능할 정도로 증가하는 상태이다. 모든 장기들에서 지방변화는 실질세포 내에 투명한 공포(clear vacuoles)로 나타난다.

조직에서 지방변화는 축적의 원인과 형태학적 변화 정도에 의해 경미할 경우 세포 기능에는 전혀 영향이 없지만 지방변화가 심할 경우 일시적으로 세포의 기능 장애를 일으킬 수 있다. 세포 내 중요한 과정에 비가역적인 손상이 초래되지 않는다면 지방변화는 가역성 변화의 표지자이다.

지방변화는 모든 세포에서 광범위하게 나타나는 것은 아니며 주로 지방대사와 관계가 깊은 실질장기에서 발생한다. 간(liver)에 주로 호발하며 그 외 심장, 콩팥, 이자 등에서 잘 나타난다. 지방증의 원인으로는 독소, 단백질의 부족, 당뇨병 등이며 개발도상국에서 지방변화의 주요 원인은 알코올의 남용이다.

(1) 간의 지방변성(fatty degeneration of liver)

간의 지방화는 지방간(fatty liver)이라고 한다. 간의 실질 세포 내에 비정상적으로 트리글리세라이드(triglycerides, 중성지방)가 축적되는 경우에 발생하며, 간은 지방변화가 진행성으로 축적됨에 따라 육안으로 간종대와 지방침착에 의한 노란 색조를 띤다. 지방변화는 광학현미경으로 관찰 시 초기에는 핵 주위의 세포질 내에 지방 과립이 작은 공포 형태로 관찰되며, 더욱 진행됨에 따라 공포가 서로 합쳐져서 핵을 세포 주변으로 밀어내고 지방방울이 점점 커져 큰 공포를 형성한다(그림 2-24).

지방간은 굶거나 당뇨병 시 지방조직의 이동 증가, 알코올에 의하여 간세포 내 지방산이 트리글리세라이드로 변화되는 과정의 증가, 트리글리세라이드가 acetyl CoA와 케톤체(ketone bodies)로 산화되는 과정의 감소(빈혈과 저산소증), 지방단백(lipoprotein) 합성의 감소, 사염화탄소나 인산과 같은 간독성 물질에 노출(사염화탄소나 인산) 또는 단백영양소 결핍 등 많은 원인에 의해서 발생한다. 그러나 임상적으로는 지방침착이 상당히 심해도 심한 간기능 장애를 일으키지 않는 경우가 대부분이다. 지방간은 음주와 관계가 깊다.

(2) 심장의 지방침착(fatty infiltration of heart)

심장의 지방변화는 저산소증이 지속되면 손상된 심근과 손상되지 않은 심근이 교대로 배열되고 심장 근육 사이 간질 조직 내에 지방이 축적되어 육안으로는 얼룩무늬 형태로 보인다. 심한 저산소증이나 일부 심근염에서는 두 경우 모두 지질이 심근세포 내에 작은 방울 형태로 나타난다(그림 2-25).

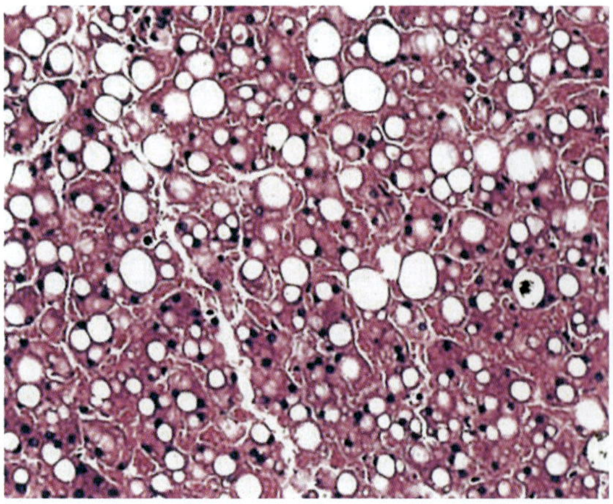

그림 2-24. **간의 지방변화(fatty change of liver).** 간세포 내에 지방성분인 트리글리세라이드가 과도하게 축적되어 발생한다. 지방 공포들은 둥글게 나타나며 다양한 크기를 보이고 있으며 간세포들은 자주 찌그러진 모양을 보인다. 지방공포들이 간세포의 핵을 밀고 있다. 일반적인 조직 제작과정에서 지방은 용해되므로 투명한 공간으로 남게 됨. H&E 염색

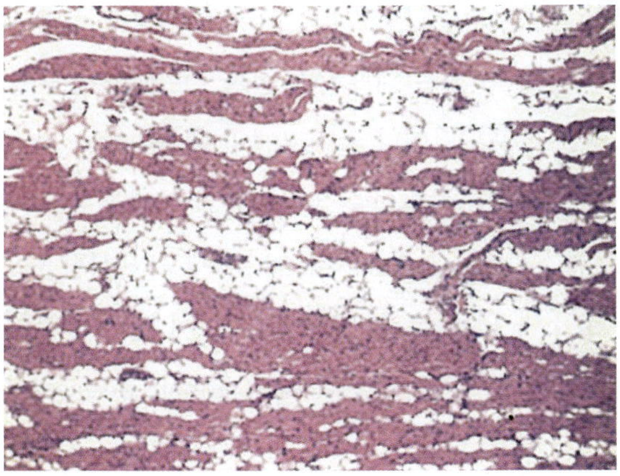

그림 2-25. **심장의 지방침윤**(fatty infiltration of heart). 조직 내의 지방침윤이 세포 내에 축적되지 않고 간질조직 내에 침투하는 경우이다. 심장근 사이 간질에 과량의 지방조직 침윤이 관찰되고 있다. 사이사이에 있는 근육세포는 정상임. H&E 염색

2) 단백질의 축적(protein accumulation)

세포 내 단백질이 과잉 축적되는 경우로 단백질이 형태학적으로 구별될 수 있을 정도로 축적되는 경우는 지질에 비해 드물지만 세포 내 다량으로 존재하면 관찰할 수도 있으며 형태학적으로 작은 방울(droplet)로 관찰된다. 이는 주로 콩팥의 토리쪽 곱슬세관(근위곡세뇨관, proximal convoluted tubule), 콩팥상피세포(epithelial cell), 형질세포(plasma cell) 내에서 관찰된다. 사구체신염(glomerulonephritis) 시 단백뇨(proteinuria)가 계속되면 콩팥의 토리쪽 곱슬세관에서 단백질 재흡수가 증가되며, 세포질 내에 단백질이 축적되어 H&E 염색에서 분홍색의 유리질 모양으로 관찰된다. 단백질이 세포 내에 축적되더라도 세포의 기능은 손상받지 않으며, 단백뇨의 원인이 제거되면 가역적 반응으로 단백질 작은방울은 대사되어 사라져 정상적인 상태로 회복된다.

염증이나 암 상태의 형질세포에서는 자신이 합성한 면역글로불린이 과립세포질그물(rER) 내에 축적되어 있는 균질상의 호산성봉입체(homogeneous eosinophilic inclusions)인 러셀소체(Russell body)를 볼 수 있다(그림 2-26).

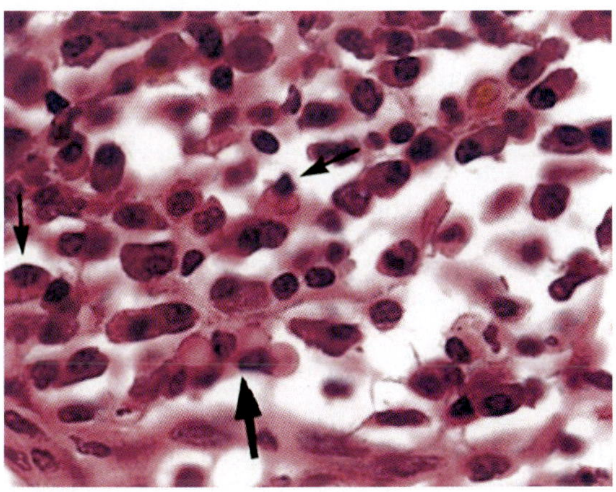

그림 2-26. **형질세포의 러셀소체**(Russell body of plasma cell). 많은 수의 균질한 세포 내에 작고 둥근 러셀소체(화살표)가 형질세포의 세포질 내에서 관찰되며 과잉의 면역글로불린이 세포 내에 축적된 것임. H&E 염색

3) 글리코겐의 축적(glycogen accumulation)

세포 내 포도당(glucose)이나 글리코겐의 과잉 축적을 볼 수 있는 대표적인 질환으로 당뇨병을 들 수 있다. 당뇨병은 혈중의 포도당 농도가 높아지는 것으로 포도당이나 글리코겐의 대사이상을 가진 사람의 세포 내에서 글리코겐이 축적되는 것을 볼 수 있고 주로 콩팥의 근위곡세뇨관 상피세포 내에서 축적되며(그림 2-27), 그 외 간세포, 이자의 랑게르한스섬(Langerhans islets) β–세포와 심장근육 세포에서도 축적이 일어난다. 글리코겐을 분해하는 효소가 없는 유전질환에서도 인체 여러 부분에 비정상적으로 많은 양의 글리코겐이 축적되며, 이를 글리코겐 저장병(glycogen storage disease)이라 부른다.

축적된 글리코겐은 광학현미경에서 관찰 시 세포질 안에 투명한 공포(vacuole)로 나타난다. 글리코겐은 수용성 물질이므로 무수고정액(예, 무수알콜, carnoy 용액)을 사용하여 고정할 경우 용해되거나 소실되지 않고 보존되어 증명이 가능하다. periodic acid Schiff (PAS)의 특수염색에서는 글리코겐이 적색으로 보여서 증명할 수 있다.

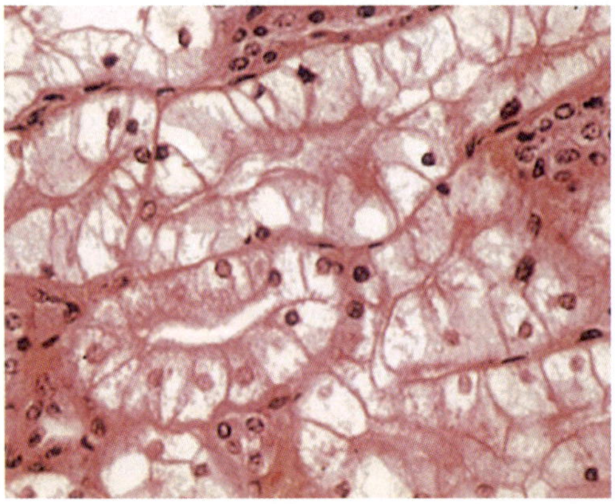

그림 2-27. **글리코겐의 세포 내 축적물**(intracellular accumulation of glycogen). 대표적인 글리코겐 축적병인 폰기엘케병 환자 콩팥의 병리조직학적 소견이다. 세포 내 글리코겐을 함유하는 투명한 요세관 상피세포가 관찰된다. 상피 내의 글리코겐도 통상적인 염색에서 일부가 용해되어 소실되므로 투명하게 나타남. H&E 염색

4) 색소의 축적(pigments accumulation)

색소는 색이 있는 물질을 일컫는 용어로 세포의 정상적인 색소로는 멜라닌(melanin) 등이 있으며, 비정상적인 색소로는 특별한 상황에서 생성되는 리포푸신(지방갈색소, lipofuscin) 등이 있다. 색소는 인체 외부에서 유래한 탄분(carbon)과 같은 외인성 색소(exogenous pigments)와 인체에서 합성된 리포푸신, 멜라닌(melanin), 혈철소(hemosiderin), 빌리루빈(bilirubin)과 같은 내인성 색소(endogenous pigments)로 구분된다.

(1) 외인성 색소의 축적(accumulation of exogenous pigments)

외인성 물질은 탄소, 규소, 알코올, 약물, 중금속, 감염성 질환의 원인균 등을 포함한다. 대기 중

의 탄분(carbon)을 흡입하여 체내로 호흡기를 통해 폐로 들어오면 탄소입자를 폐의 폐포(alveoli) 내에 존재하는 큰포식세포(macrophage)가 탐식하며, 이를 소화하지 못하고 큰포식세포 내에 계속 존재하거나 림프관을 따라 주변 림프절(lymph node)로 옮겨져 폐와 림프절이 검게 변하는 현상을 탄분증(anthracosis, black lung)이라고 한다(그림 2-28).

탄분이 폐에 심하게 침착되면 섬유모세포 반응(fibroblast reaction)에 의하여 섬유화나 염증을 일으키며 점차 진폐증(pneumoconiosis)으로 진행한다. 탄광이나 비석 만드는 석공에게서는 규폐증(silicosis)이 흔히 발생하고 탄분증은 주로 공해나 매연에 의해서 발생한다. 중금속으로는 수은, 납, 카드뮴 중독 등이 유명하다. 문신(tattoo), 특히 색조 문신을 통하여 탄소나 중금속이 체내(국소)로 들어와 미량의 중금속으로 인하여 염증을 일으키는 경우도 있다.

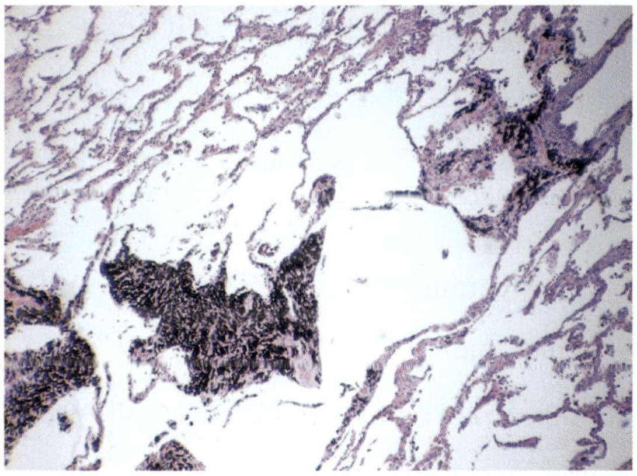

그림 2-28. 탄분증(anthracosis). 담배나 공해 속에 포함된 식딘가루의 흡입으로 인하여 석탄기루기 폐 니에 침착한다. 폐기종 환자의 폐 간질 조직 내에 검은 탄분색소가 관찰된다. 심한 석탄가루증은 광부에서 흔히 관찰할 수 있는 소견임. H&E 염색

(2) 내인성 색소의 축적(accumulation of endogenous pigments)

① 리포푸신(지방갈색소, lipofuscin)

리포푸신은 물에 녹지 않는(insoluble pigments) 황갈색 과립상의 세포 내 물질(yellow-brown, finely granular intracytoplasmic figments)로써, 심장, 간, 뇌에 축적되며 흔히 위축 또는 노화와 동반되어 노화색소(aging pigment)라고도 한다. 또한 육안으로 장기의 위축 시 잘 동반되기 때문에 갈색위축(brown atrophy)이라고도 부른다(그림 2-29).

이 색소는 세포막의 불포화성 인지질이 지질과산화 작용에 의해 형성되며, 세포 내 지방성분이 소화될 때 변성된 물질이 소화되지 못하고 남아서 만들어지는 갈색색소로 퇴행성 변화를 보이는 세포 내에서 관찰된다. 리포푸신은 세포 자체나 기능에 장애를 주지 않지만 자유라디칼(활성산소)에 의한 손상이나 지질과산화(lipid peroxidation)가 발생하였다는 증거가 되기 때문에 중요하다.

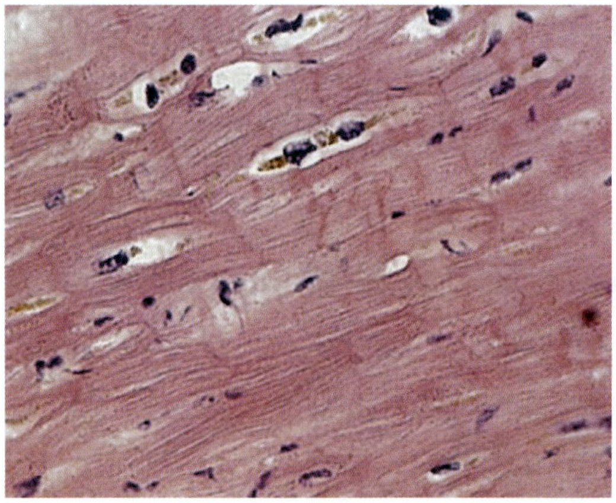

그림 2-29. **심장의 리포푸신 색소**(lipofuscin pigment of heart). 리포푸신 색소는 세포구조물의 잔재물로 핵주위 극부위에 축적되어 황갈색으로 나타나고 있다. 이것은 노화를 나타내는 색소로 알려져 있으며 이러한 물질의 축적이 심해지면 조직이 육안으로도 갈색을 띠게 됨

② 멜라닌(melanin)

멜라닌은 비혈액유래성 색소로 그리스어의 melas (black)에서 유래되었다. 피부, 모발, 망막 등에 있는 내인성 흑갈색의 색소(endogenous brown-black pigments)로 멜라닌 세포(melanocyte)에 있는 DOPA (dihydroxyphenylalanine)는 tyrosinase 효소의 촉매작용으로 tyrosine의 산화에 의해 생성되며, 자외선으로부터 피부를 보호한다.

멜라닌은 정상적으로 표피(epidermis)의 기저세포나 진피(dermis) 내의 큰포식세포 내에 축적되지만(그림 2-30) 정상적으로 존재하는 부위 외에 특히 장(intestine) 조직에 침착되었을 경우 악성 흑색종(malignant melanoma)이 유발되며, 부신겉질부전증 환자에서는 멜라닌 합성 증가로 피부에 색소침착이 증가하는 애디슨병(Addison disease)을 유발한다.

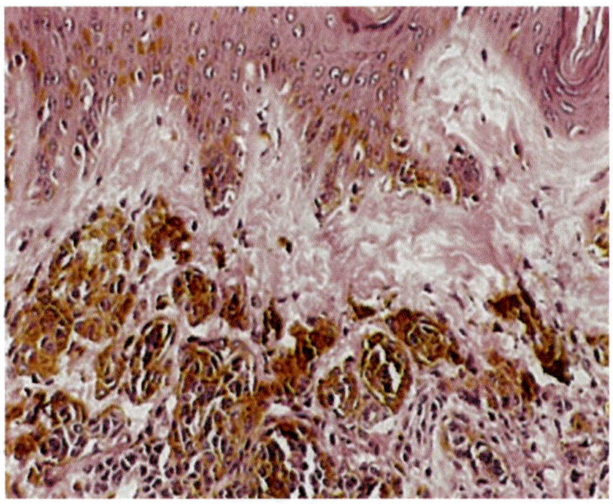

그림 2-30. **피부의 멜라닌 색소**(melanin pigment of skin). 색소성 모반의 병리조직학적 소견으로 진피 내 모반세포들이 흑갈색을 보이는데 그것은 멜라닌 세포에서 생산되는 멜라닌 색소를 세포질 내에 갖고 있기 때문이다. 상피의 기저세포도 멜라닌 색소에 의해서 갈색으로 관찰됨

③ 혈철소(hemosiderin)

혈철소는 혈색소에서 유래(hemoglobin derived)된 갈색의 과립상 색소(brown pigments)로 페리틴단백질(ferritin protein)과 철(iron)의 결합물이다. 철은 정상적으로 트랜스페린(transferrin)이라

는 운반 단백질에 의해 이동되며, 세포 내에 있는 아포페리틴(apoferritin)과 결합하여 페리틴 미포(ferritin micelles)의 형태로 저장된다. 혈철소는 페리틴 미포의 큰 집적상태인 페리틴 과립(ferritin granules)의 형태로 광학현미경에서 쉽게 관찰된다(그림 2-31). 정상적인 상태에서도 적은 양의 혈철소가 골수, 지라, 간 등의 큰포식세포에 나타나며, 이는 모두 적혈구의 파괴와 관계가 있다.

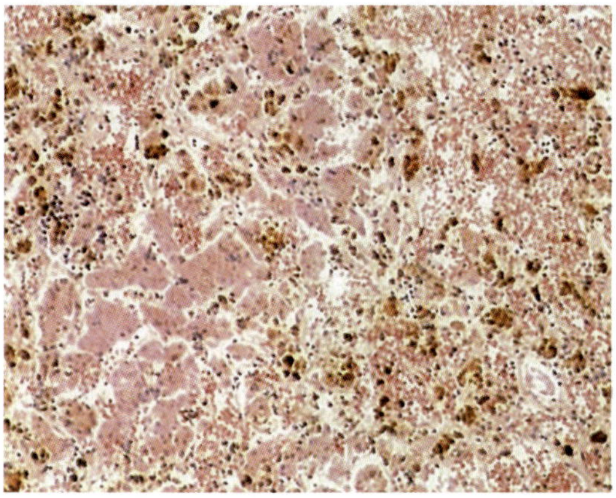

그림 2-31. 간의 혈철소증(hemosiderosis of liver). 간 내에 갈색의 혈철소가 침착되어 있고 간의 구조가 심하게 파괴되며 일부에서는 섬유화가 진행되어 있다. 갈색색소는 쿠퍼세포에 주로 들어 있다.

철은 국소적으로나 전신적으로 과잉상태에 있는 경우 세포와 조직 내에 축적될 수 있다. 인체 내에 철의 총량이 증가하는 질환에는 혈철소증(hemosiderosis)과 혈색소증(hemochromatosis)이 있다.

과잉의 철이 생체 내에서 페리틴(ferritin)과 결합한 형태인 혈철소(hemosiderin)가 다량으로 큰포식세포(조직구) 내에 축적되지만 인체 내 실질세포의 괴사를 초래하지 않는 경우를 혈철증이라고 한다. 혈철소가 세포 내 또는 조직 내 침착된 철은 프러시안 블루(prussian blue)와 같은 철염색을 통해 쉽게 발견할 수 있다(그림 2-32). 혈철소증은 국소성과 전신성으로 구별할 수 있다. 국소성 혈철소증은 출혈 부위의 조직에서 발생하며 비교적 흔하게 관찰된다. 일단 출혈되면 헤모글로빈이 분해되고 철이 국소적으로 큰포식세포나 결합조직 내에 혈철소로 침착된다. 특히 폐에서 울혈이 발생하면 큰포식세포가 폐포(alveoli) 내로 빠져나온 적혈구를 탐식하였을 경우 이를 심부전세포(심장기능상실세포, heart failure cell)라 하며, 조직화학염색 중 프러시안 블루(청색) 염색으로 증명이 가능하다(그림 2-33). 반면에 전신성 혈철소증은 비교적 드물며, 여러 번의 수혈을 받은 후, 철분이 많은 음식을 섭취한 경우, 용혈성 빈혈 시 철의 과잉흡수 등으로 혈중 철이 과잉될 때 발생한다. 혈철소가 온몸의 큰포식세포 내, 특히 골수, 간, 지라에 축적된다. 골수와 간생검으로 진단할 수 있다. 혈중 철의 과잉을 의미하는 것 외에 특별한 임상적 의의는 없다.

유전질환인 혈색소증(hemochromatosis)은 아주 드물다. 원인을 모르게 선천성으로 올 수 있고 이차적으로 심한 철분의 과잉으로 발생한다. 혈철소증과 다른 점은 과잉철이 다량이고 실질세포의 손상 및 괴사가 관찰된다는 점이다. 세포의 괴사 기전은 세포 내에서 2가 철이온이 축적되면 철이온으

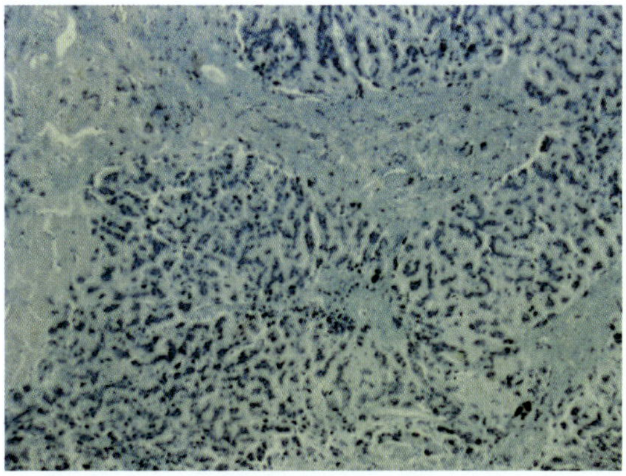

그림 2-32. 간의 혈색소증(hemochromatosis of liver). 혈색소증으로 간경변증을 일으킨 간조직이다. 간세포뿐만 아니라 간세포 결절 사이의 섬유화된 부위에 푸른색으로 염색되는 것은 그 부위에 심한 철성분의 침착이 있다는 것을 알 수 있다. 프루시안 블루 특수염색으로 증명할 수 있음

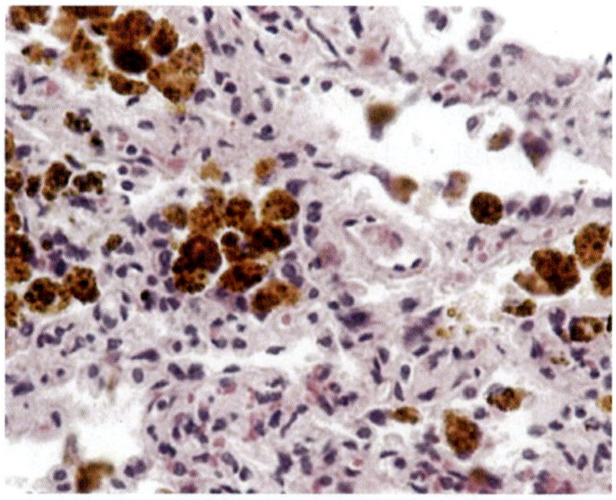

그림 2-33. 폐의 혈철소(hemosiderin pigment of lung). 만성 울혈의 병리조직학적 소견으로 허파꽈리 내로 빠져나온 적혈구의 파괴로 유리되는 혈철소는 갈색의 과립성 색소이며 큰포식세포에 의해 탐식된 것을 심부전세포라 함

로 환원되면서 만들어진 산소 유래 라디칼에 의한 조직손상이 발생한다. 가장 심하게 철이 축적되는 곳은 간, 심장, 이자이므로 간세포와 이자세포의 괴사로 인한 간경변증과 당뇨병이 발생된다.

④ 빌리루빈(bilirubin)의 축적

혈중에 빌리루빈이 증가하는 것을 황달(jaundice)이라고 한다. 적혈구의 분해 산물인 헤모글로빈(혈색소)은 간에 존재하는 탐식세포인 쿠퍼(Kupffer) 세포에서 다시 빌리루빈으로 바뀌어 혈액으로 유출되며 이것이 간세포 내에 들어가면 무과립세포질그물 내에서 글루크론산의 접합(conjugation, 공유결합)된 후, 담즙으로써 담관을 통하여 장관으로 배설된다. 바이러스성 간염에서는 간세포의 기능저하로, 담관폐색의 경우에 빌리루빈 배설장애로 인하여 담관 내에 빌리루빈이 축적된다. 빌리루빈은 조직상에서 녹황색으로 관찰된다(그림 2-34). 글루크론산과 결합한 빌리루빈은 정상적 조건하에서는 혈중에 출현하지 않으나, 암과 결석 등으로 담도계가 폐색되어 빌리루빈의 통과 장애가 일어나면 혈액 속으로 역류하여 혈중에 증가한다. 혈장 중 빌리루빈 농도가 2 mg/dl을 넘으면, 빌리루빈은 조직 내에 침착하고, 그 결과 각막, 피부, 점막 등이 외관상 황색으로 보이게 된다. 이와 같은 상태를 황달이라고 한다. 피부, 공막, 내부 장기를 노란색으로 물들이게 되나 기능 장애는 일으키지 않는다.

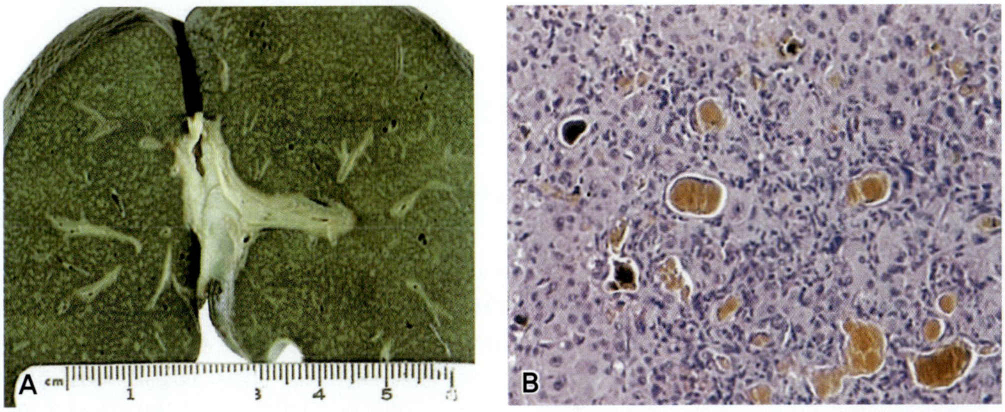

그림 2-34. **간의 빌리루빈 색소**(bilirubin pigment of liver). A. 담도폐색 환자에서 담즙색소가 증가됨으로 인해 빌리루빈의 축적이 심하게 일어난 간조직이다. 간의 단면이 광범위하게 녹색으로 보이는 것은 빌리루빈이 포르말린 고정에 의한 산화로 인하여 황색이 녹색으로 변하였기 때문이다. B. 담관 내에 다수의 크고 작은 황록색의 담즙 정체가 보이며 심한 경우는 대부분 간외 담즙관 폐색에 의한 이차적인 병변임

5) 석회화(calcification, 칼슘의 세포 내 축적)

생체 내에는 결핵 등 여러 질환의 병소에서 칼슘의 이상 침작된 석회화를 자주 볼 수 있다. 폐결핵의 최초 감염소에서는 병소의 칼슘 침착이 X-선 사진에서 진한 음영으로 나타나 진단을 내리는 데 도움을 준다.

칼슘의 이상 침착에는 2개의 유형이 있다. 첫째는 부갑상샘 호르몬이 과잉으로 분비된 경우나 암에 의해 뼈가 파괴되어 혈중에 칼슘이 대량으로 방출되어 증가되는 경우, 콩팥부전(renal failure), 비타민 D 중독(vitamin D intoxication) 등에서 정상 조직에 발생하는 칼슘의 침착인 전이성 석회화(metastatic calcification)이다. 그 원인이 칼슘 대사의 이상으로 발생하며, 혈중 칼슘 농도가 상승하는 과칼슘혈증을 동반한다. 칼슘침착(축적)은 어디에도 일어날 수 있지만, 자주 볼 수 있는 곳은 혈관벽, 폐포벽, 콩팥세뇨관 등이다. 형태학적으로 비정상조직 석회화와 유사하게 무결정 무정형성 침착이 관찰된다.

둘째는 칼슘의 침착이 괴사부위나 그 조직에 발생하는 경우로 조직이 염증과 국소부위에 동맥혈 공급 부족 등에 의해서 세포 손상 및 괴사가 일어나고 손상 받은 부위에 석회 침착이 일어나는 형태이다. 칼슘 대사는 정상이므로 과칼슘혈증이 없으며, 혈청 칼슘치도 정상이다. 이와 같이 비정상조직에 일어나는 석회화를 이영양성 석회화(dystrophic calcification)라고 한다. 결핵병소(그림 2-35) 또는 대동맥 죽상경화증(atherosclerosis) 등 심한 경우에서 볼 수 있는 이영양성 석회화는 임상에서도 중요하며, 광학현미경학적으로 둥글고 균질하며 호산성인 삼모마체(Psammoma body)가 나타난다.

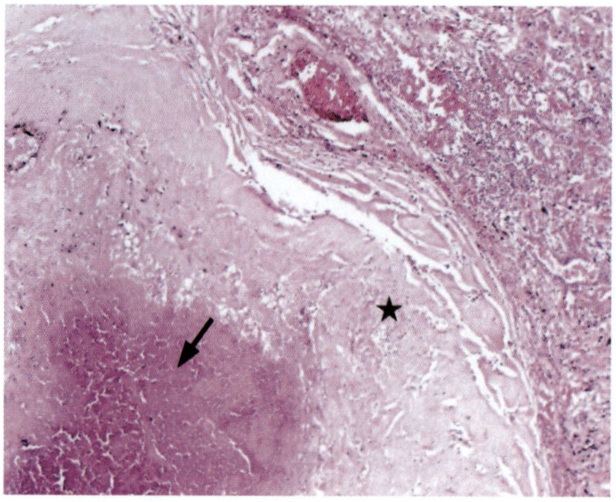

그림 2-35. 이영양성 석회화(dystrophic calcification of lung). 폐결핵 병변의 결절 내 괴사부위에 석회화가 일어난 소견으로 중심부에는 둥근 석회덩어리가 관찰된다(화살표). 석회화 주변에는 호산성으로 유리질 변성된 아교 섬유증벽(별표)으로 구성되어 있음

II. 세포적응(Cell adaptation)

세포는 정상적 상태에서 좁은 범위 내의 안정상태에 있으나 자극이 가해지면 적응이 이루어져 새로운 안정상태에 이르게 된다. 세포가 살아가는 동안 여러 가지 주변 환경의 영향에 적응하기 위해 변화된 기능을 수행하기 위한 구조와 기능 변화인 적응이 필요하다. 세포적응 반응은 세포가 주위 환경에 적절히 반응하여 손상에서 벗어나는 데 그 목적이 있다.

세포적응은 크게 호르몬이나 체내의 물질에 의한 정상 자극에 대한 반응인 생리적 적응(physiologic adaptation)과 여러 가지 이상 자극에 대한 세포 손상을 피하기 위해 세포를 변화시키면서 생기는 반응인 병리적 적응(pathologic adaptation)으로 분류된다. 세포 적응의 종류에는 세포 크기의 변화를 나타낸 위축(atrophy)과 비대(hypertrophy), 세포의 수적 변화를 나타낸 과형성(hyperplasia), 세포 분화의 이상을 나타낸 화생(metaplasia)과 이형성(dysplasia) 등으로 나눌 수 있다(그림 2-36, 37).

1. 위축(atrophy)

외적인 영향으로 조직이나 장기를 구성하고 있는 세포의 크기(size)나 수(number)가 감소하여 해당 기관의 크기가 감소하는 것을 위축이라고 한다(그림 2-38). 위축을 일으킨 세포는 세포질 내 성분의 일부가 외부의 영향으로 손실되거나 물질의 감소로 세포의 크기가 줄어들어 조직의 기능이 감소

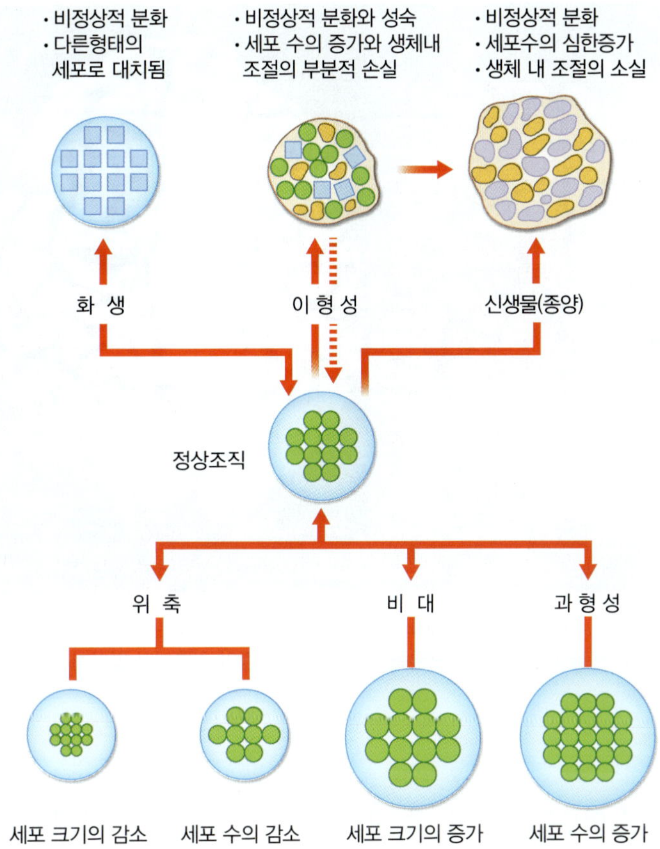

그림 2-36. 비정상 세포성장과 세포적응의 종류. 한 가지 이상의 비정상적인 형태가 중복되어 나타날 수도 있음 (예 : 호흡기 점막은 편평상피화생과 이형성이 동시에 관찰될 수 있음)

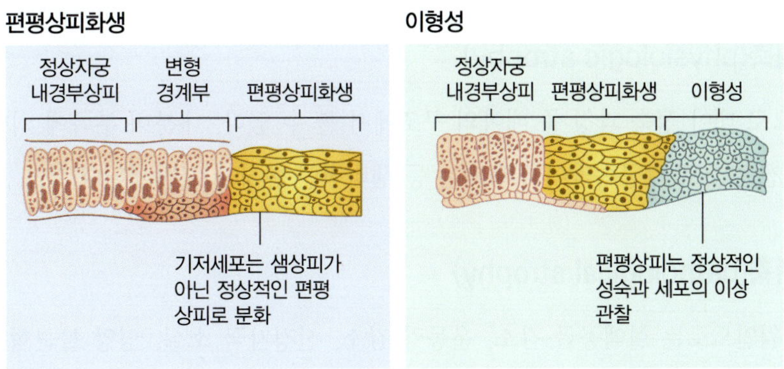

그림 2-37. 자궁의 편평상피화생과 이형성. 자궁내경부상피와 기관지 상피에서 잘 관찰됨

하는 상태이기는 하지만 죽은 것은 아니고 독성 등 외부영향에 의한 자극으로부터 세포가 살아 남을 수 있는 최소한의 크기를 유지하는 적응반응의 한 형태이다. 그 이유는 원인이 제거되어 정상적인 상태로 환원되면 위축된 세포는 세포의 크기뿐만 아니라 분화된 기능까지 원래 상태로 복귀할 수 있

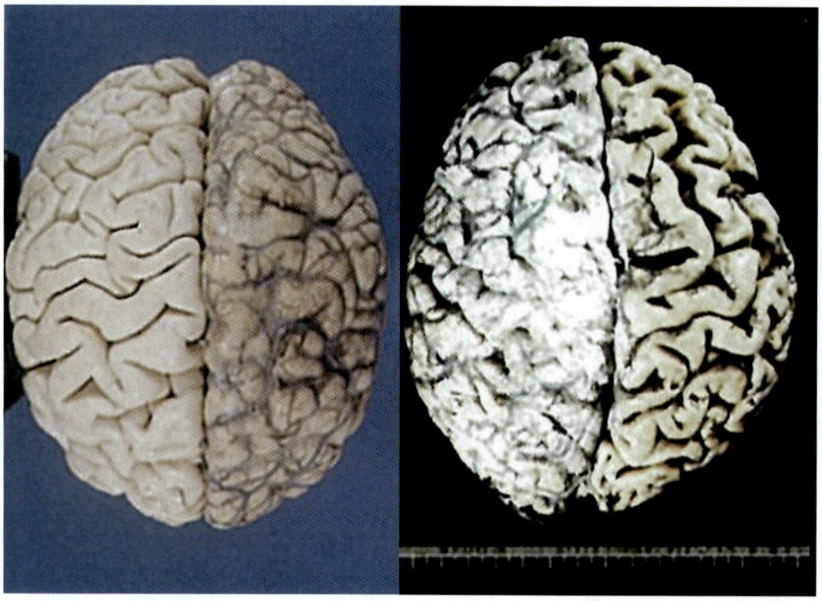

그림 2-38. **뇌의 위축(atrophy of brain).** 위축은 세포, 조직, 기관의 크기와 수가 감소되는 것으로 비교적 정상인 왼쪽 사진의 뇌는 뇌의 고랑과 이랑이 빽빽하게 붙어 있는 반면, 오른쪽 사진의 뇌는 이랑이 위축되어 얇아져 있고 고랑은 깊고 넓어져 있음

기 때문이다.

위축이 일어나면 세포를 이루는 성분인, 즉 미토콘드리아, 근미세섬유, 세포질그물 등 소기관의 양이 소실되며 그 크기가 감소된다. 위축된 세포에는 자가탐식공포가 증가하게 되며, 탐식 공포 내 물질 중 세포소기관의 막성 구조물은 소화되지 않고 잔류소체로 남게 되기도 한다. 원인에 따라 생리적 위축과 병리적 위축으로 구분된다.

1) 생리적 위축(physiologic atrophy)

위축의 원인으로 태아 성숙 과정 중 배아의 구조에서 볼 수 있다. 내분비 부족에 의한 위축은 폐경기 후 에스트로겐 감소로 자궁속막이 위축되는 등 생리적인 현상으로 발생된다(그림 2-39).

2) 병리적 위축(pathological atrophy)

병적 위축의 원인으로는 혈액공급 감소, 운동량 감소, 신경자극 소실, 영양 불균형, 내분비 자극, 소실, 노화 등을 들 수 있다. 혈액 공급의 감소로 인한 허혈성 위축(ischemic atrophy)으로, 조직 내 산소공급이 부족해도 세포의 생명을 유지할 수는 있으나 세포 내 대사가 감소되어 세포 위축이 일어난다. 부적절한 부위에 지속적인 압박 등 기계적인 자극도 순환 장애가 일어나 세포 및 장기의 위축을 초래할 수 있다. 조직이나 장기의 운동량 감소의 경우, 예를 들면 골절 치료를 위해 사지를 석고붕대로 장기간 고정했을 때 근육을 사용하지 않은 결과로 근육 세포의 위축이 일어나고 근력이 감소된다.

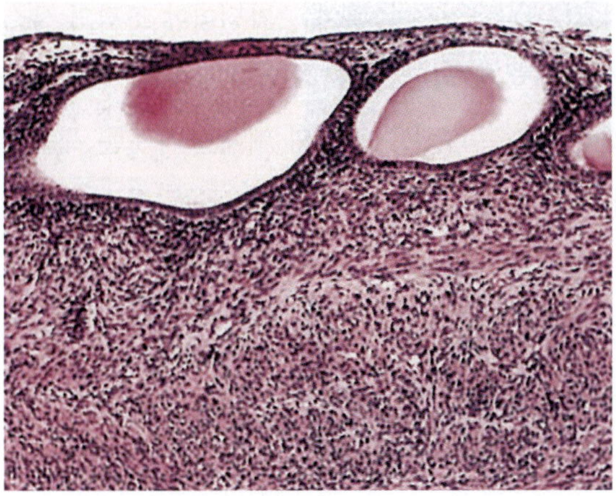

그림 2-39. **자궁속막의 위축**(atrophy of endometrium). 폐경기 이후 자궁속막의 두께가 얇고 자궁속막샘의 정상적인 과형성이 없으며 남아 있는 샘구조는 낭성 변화를 보이고 있다. 자궁속막의 버팀질은 양이 매우 적고 세포들이 빽빽이 배열하고 있음

신경자극의 소실로 근육에 분포하는 신경을 제거하여 신경-근육전달 자극이 소실되면 그 신경이 지배하는 근육을 사용하지 않게 되어 위축된다. 소아마비(poliomyelitis) 감염 후에 나타나는 근위축이 이 유형에 속한다. 부적당한 영양공급(inadequate nutrition)으로 기아나 만성 질병으로 영양섭취가 부족할 때도 세포의 기능을 유지하기 위한 영양 부족으로 전신적인 위축, 특히 뼈대근의 위축을 초래하며 성장장애도 올 수 있다. 내분비 자극(endocrine stimulation)의 소실로 인한 자극성 신호전달 감소로 위축된다. 만약 뇌하수체의 전엽이 손상되어 갑상샘 자극호르몬(TSH)과 부신 자극호르몬(ACTH) 등이 부족하게 되어 각각 갑상샘과 부신겉질의 위축이 온다. 노화(aging)는 나이가 많아지면 뇌나 심장의 세포는 점차 노화되면서 세포 내에 노폐물이 축적되며 기능이 감소하고 위축되므로 장기의 크기도 줄어든다.

2. 비대(hypertrophy)

비대는 장기나 조직을 구성하는 세포가 세포 수의 변화 없이 세포의 크기와 기능이 증가하는 상태이다. 세포 내 단백구조의 합성이나 소기관의 증가로 기관이 커지기는 하지만 세포의 수가 증가하는 것이 아니다.

비대는 생리적 비대(physiological hypertrophy)와 병리적 비대(pathological hypertrophy)로 구분된다. 생리적 비대는 상대적으로 부족한 기능의 충족을 위해 발생되는 정상적인 생리적 과정에 의해 증가된다. 주로 호르몬 자극에 의해 발생되며 사춘기 때의 성호르몬은 성기관의 생리적 비대나 이차 성징을 나타낸다. 임신부는 에스트로겐(estrogen)과 프로게스테론(progesterone)의 영향으로 인해 자궁의 민무늬근육의 비대와 과형성이 동시에 일어나고 수유기의 프로락틴과 에스트로겐의 영향으로 젖샘의 발달로 인한 유방의 비대를 보인다.

병리적 비대에는 대동맥 혈류 장애나 고혈압 등의 경우 심근의 수축력이 증가되어야 조직의 산소 요구량을 채울 수 있으므로 심장근육세포의 크기가 증가하게 되고 점차 심장의 크기가 증가한다. 그러므로 고혈압 환자에서 심장의 좌심실 비대가 일어난다(그림 2-40). 심근과 뼈대근 세포는 세포분열을 할 수 없기 때문에 과형성 없이 세포의 크기가 커진다. 또한 혈중 갑상샘 호르몬량이 감소되는 경우 이차적으로 뇌하수체의 갑상샘자극호르몬 분비가 증가하게 되고 그 결과 갑상샘의 기능항진으로 인해 비대하게 되는데 이것을 갑상샘종(goiter)이라고 한다. 그 외 전립샘 이상에 의한 방광민무늬근의 비대 등이 있다.

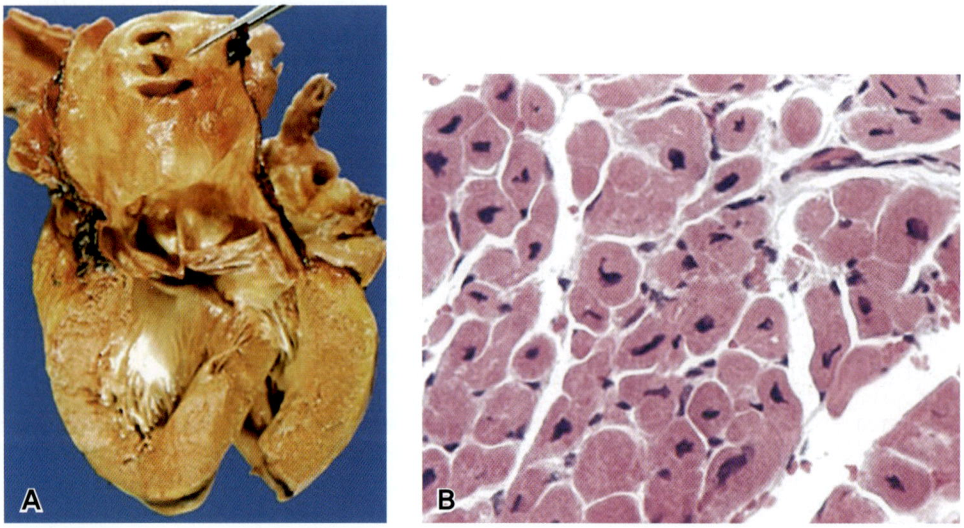

그림 2-40. 심장의 비대(hypertrophy of heart). A. 심장에 혈류나 혈압의 과부하가 있을 때 정상적인 기능을 유지하기 위해 심장근육의 벽이 두꺼워진다. 이와 같이 장기나 세포가 원래의 크기보다 더 커지는 것을 비대라고 한다. 사진은 고혈압 심장병 환자의 좌심실 근육층이 심하게 두꺼워져 있다. B. 고혈압 환자에서 심장근육의 병리조직학적 소견으로 호산성의 세포질이 팽창되어 있어 세포 전체의 크기가 현저히 증가되어 있음

3. 과형성(hyperplasia)

과형성은 세포의 크기가 증가하는 비대와는 달리 세포 수가 증가하여 조직(tissue)이나 기관(organ)이 커지는 경우로써 기능항진을 유발시키는 자극을 받았을 때 분열이 가능한 세포가 세포분열이 일어나 세포의 수가 증가되어 조직이나 장기도 커지게 된다. 상피세포로 구성된 장기에서는 장기의 비대와 구성세포의 과형성은 서로 밀접한 관계를 가지며 흔히 동시에 발생한다.

과형성의 생리적 원인으로는 첫째, 내분비 호르몬의 증가이다. 이는 호르몬 신호의 증가로 세포의

과형성을 유도한다. 예를 들면 월경주기 초기에 에스트로겐이 증가하면 자궁속막을 구성하는 속막샘 상피세포수가 증가한다. 에스트로겐은 유방을 비대하게 하는데, 그 이유는 유방 소엽의 과형성에 의한다. 둘째로, 생리적 요구의 증가로 산소 함량이 적은 고지대에 사는 사람의 경우 개개 적혈구의 운반 산소량은 일정하지만 골수 내 적혈구가 보상성으로 과형성이 발생하여 말초 혈액 내 순환하는 적혈구의 수를 증가시켜 산소의 균형을 맞춘다. 그 외 부분적 간 절제술로 인해 간조직의 세포분열이 일어나 정상크기로 회복되는 현상과 피부의 찰과상 후 치유 시에 결손부위의 과형성도 보상성 과형성이다.

병리적인 과형성은 대부분 과도한 호르몬의 자극이나 성장인자의 증가에 의하여 발생된다. 만성 콩팥부전 시 혈중 칼슘의 농도가 저하되므로 혈중 칼슘의 농도 조절을 위해 부갑상샘 호르몬의 요구량이 증가되어 부갑상샘 세포의 이차적인 과형성이 관찰된다. 또한 에스트로겐 분비의 증가는 자궁속막 과형성(endometrial hyperplasia)이 일어나 자궁 출혈을 일으킬 수도 있고 양성 전립샘 비대증(benign prostatic hyperplasia)도 호르몬의 영향으로 인한 과형성이다(그림 2-41). 성장인자의 증가에 의한 과형성으로는 피부 사마귀(wart)가 있으며, 그 외 염증 시 호중구, 호산구, 림프구의 과형성이 발생한다

일반적으로 장기가 비대해지기 위해서는 뼈대근을 제외하고 장기의 구성 세포의 과형성을 동반하게 되어 비대와 과형성은 혼동을 일으킬 수 있다. 비대는 장기 크기의 육안 변화에 초점을 주었고 과형성은 현미경 소견의 조직구조로 변화, 즉 장기를 구성하고 있는 세포의 양적 증가에 초점을 두고 있는 용어라고 생각하면 된다. 예를 들면, 전립샘 비대증은 임상에서 전립샘이 커지는 경우를 의미하며, 전립샘이 비대해진 원인을 현미경으로 보면 샘상피의 양성 과형성으로 인하여 초래되는 결절성 과형성증을 일으키거나 또는 샘암종 시에도 암세포의 과형성에 의하여 장기가 비대해질 수

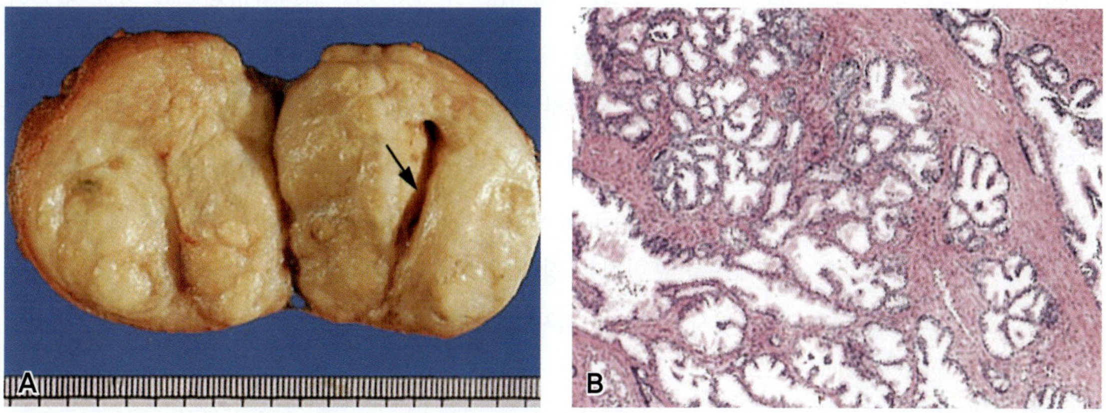

그림 2-41. **전립샘의 결절성 과형성**(nodular hyperplasia of prostate). A. 전립샘의 결절성 과형성의 단면으로 경계가 뚜렷하고 크기가 다양한 결절이 관찰된다. 이 결절들은 단면이 튀어나오고 결절 주위의 실질이 압박됨으로써 쉽게 알아볼 수 있다. 결절 부위가 샘상피의 과형성을 일으키는 부위이다. 중앙의 화살표는 요도이다. B. 전립샘의 과형성과 더불어 간질 내 섬유–근육조직의 과형성도 관찰된다. 샘의 과형성은 두 층의 세포로 피복되는 다양한 크기의 샘들이 모여 있음

있기 때문이다. 따라서 임상적으로는 전립샘이 커져 있으므로 비대라는 용어를 진단에 쓰는 경우가 많으나 병리학적으로는 샘상피의 양성 과형성이 관찰되면 과형성, 악성 과형성이 있으면 샘암종이 된다.

4. 화생(metaplasia)

화생은 생리적 또는 지속적인 자극에 의해 한 가지 유형의 성숙한 세포가 형태학적으로 다른 유형의 새로운 성숙한 세포로 전환되는 경우로 상피화생과 간질화생이 있다. 상피화생은 자극이 계속될 때 세포는 자극에 더 잘 견디어 내는 다른 종류의 세포로 바뀌는 가역적인 변화이고 주로 상피에서 관찰된다. 만성 자극에 반응하는 원주상피세포인 기관지 상피 및 속자궁목(자궁내경부) 상피에서 발생하는 편평상피화생(squamous metaplasia)에서 가장 잘 볼 수 있다. 간질화생은 지속적인 자극에 의해 결합조직에서 발생한다.

1) 상피화생(epithelial metaplasia)

편평상피화생은 섬모성 원주상피세포가 지속적인 자극에 의해 중층편평상피세포로 변하는 현상이다. 예를 들면 흡연(smoking)의 경우 담배 연기에 오랫동안 노출되면 기관지 상피는 계속적인 자극으로 인하여 만성 자극에 강한 편평상피로 변형을 일으키는 화생으로(그림 2-42) 자극은 견디어 내지만 고유 상피세포의 기능인 점액분비기능이 상실되면 여러 가지 염증성 변화 또는 감염에 약하게 된다. 더욱이 이런 자극성 환경하에서 염증이 지속되면 화생상피에서 이형성을 거쳐 암종으로 변형이 일어날 수 있다.

폐암, 자궁경부암, 위암, 방광암 등이 그 좋은 예이며, 정상적으로 편평상피세포가 없는 장기인 폐나 방광에서 편평세포암종이 발생할 수 있다는 사실은 편평상피화생이라는 단계를 거쳤다는 증거가 된다. 반면, 편평상피에서 원주상피로 변화하는 경우도 있다. 대표적인 예로 중층편평상피인 식도의 내벽이 위액(stomach acid)으로부터의 자극에 의한 세포의 변화로, 이를 바렛 식도(Barrett esophagus)라 한다. 장상피화생(intestinal metaplasia)은 만성 위염에서 위축된 위샘이 작은창자와 큰창자의 상피세포와 같은 술잔세포를 포함하는 장상피로 변화하는 현상이다(그림 2-43). 또한 만성 방광염 등에서 이행상피세포가 편평상피세포로 화생되는 경우도 있다.

2) 간질 화생(mesechymal metaplasia)

간질화생은 결합조직에 지속적인 자극에 의해 연골이나 뼈로 바뀌게 되는 현상을 말한다. 예를 들면 근육조직에 심한 외상 후 치유되면서 재생되지 않는 근육조직이 섬유모세포의 증식으로 대

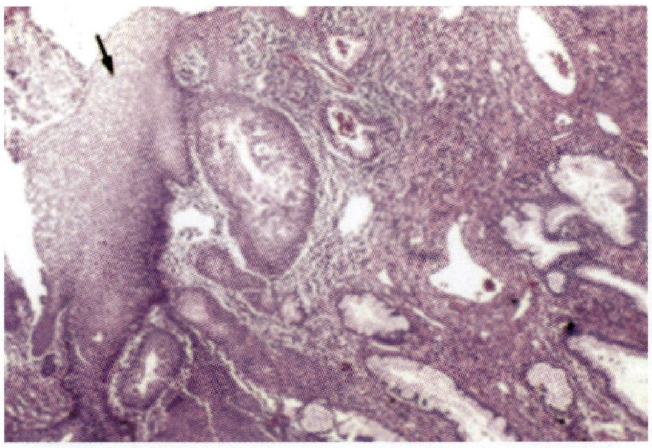

그림 2-42. **편평상피화생.** 자궁경부의 원주상피가 편평상피로 바뀌었다(↓). 자궁경부의 상피층에 만성 염증으로 인해 원래의 원주세포들이 화생을 일으켜 편평세포로 대치되어 있음

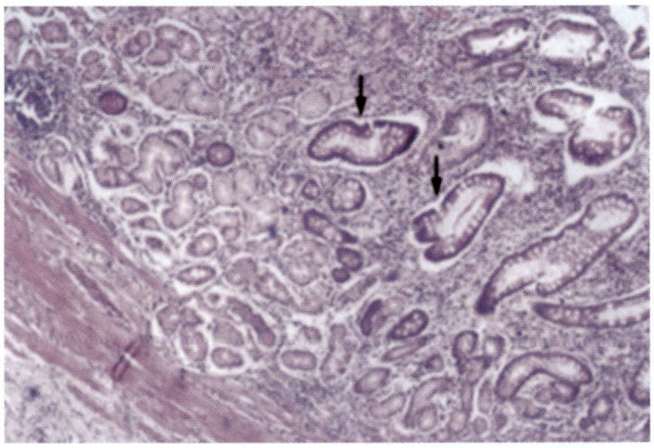

그림 2-43. **장상피화생.** 위벽의 점막상피 세포가 장상피로 바뀌어(화생) 다수의 술잔세포(화살표)도 관찰된다.

치되는 과정에서 섬유모세포의 일부가 연골이나 뼈로 바뀌게 된다. 이것을 화골성 근염(myositis ossificans)이라고 한다.

5. 이형성(dysplasia)

일반적으로 상피를 이루는 세포는 크기, 모양, 핵이 규칙적이고 세포의 배열도 규칙적이며 위층으로 갈수록 분화도가 높아진다. 이형성(dysplasia)이란 분화와 성숙 모두에 이상이 나타나는 것이다. 다시 말하면 세포의 크기와 모양이 불규칙할 뿐만 아니라 핵의 염색상도 변하여 핵은 농염되고 세포 배열이 규칙성이 소실되는 현상을 말한다.

이형성은 자외선으로 인하여 표피의 편평상피가 비정상적으로 과형성하는 피부의 전암성 병변인 광선과각화증(actinic keratosis)과 편평상피화생이 일어난 기관지나 자궁경부 상피에서 흔히 관찰된다(그림 2-44).

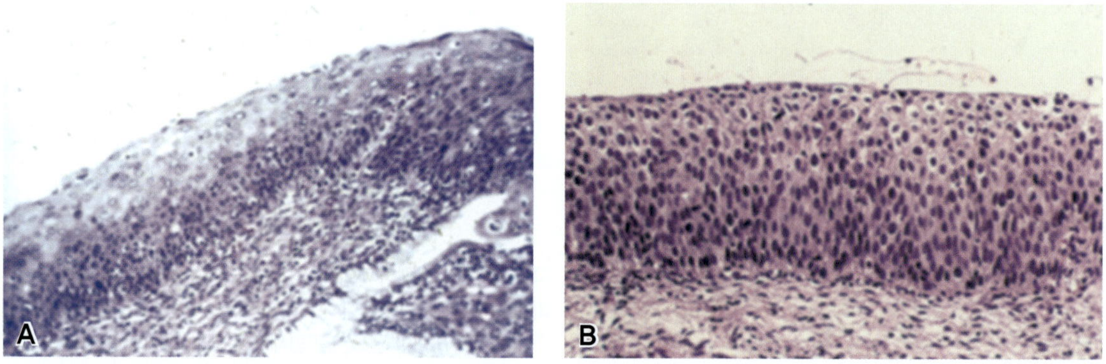

그림 2-44. **자궁 경부의 이형성.** A. 상피세포층에서 상피층의 1/2이 중등도의 이형성증을 보이고 있다. B. 고도의 세포이형성이 있으며 상피의 대부분의 층에서 이형성 세포가 관찰됨

1) 이형성의 형태학적인 특성

(1) 핵의 이상

핵의 크기가 커져서 핵 세포질의 비율(N/C ratio)이 증가한다. 동시에 염색질의 양이 증가하는 과염색질(hyperchromasia) 소견이 나타나고 불규칙한 덩어리, 즉 염색질의 응축(clumping)이 나타나며 핵막도 두꺼워진다.

(2) 세포질 이상

세포질의 정상적인 분화가 일어나지 못하여 정상적인 성질이 변하게 되어 편평상피는 분화되지 않아 각질형성이 감소하고 샘상피는 점액의 생산능력이 소실되기도 한다.

(3) 세포 과형성 증가

유사분열 수가 증가하므로 기저층 상부에서도 유사분열이 관찰된다(정상은 기저층에서만 관찰). 그러나 유사분열 형태는 정상적이고 암세포에서 관찰되는 비정상 유사분열은 없다.

(4) 세포 성숙의 이상

기저층에서 시작한 이형성 상피는 기저층에서 표층으로 이동한다. 그러나 편평상피의 경우는 각질형성 정도가 정상적이지 못하다. 또 이형성 상피들의 상피층 점유 정도에 따라 경도(1/3 이하를 점유), 중등도(2/3), 고도(4/5 이상을 점유)로 나누고 전층을 차지하면 상피내암(carcinoma in situ)이라고 한다. 이러한 현상은 자궁경부상피에서 가장 잘 관찰된다. 이들의 등급은 암이 될 수 있는 위험도와 비례한다고 할 수 있다.

2) 이형성의 임상적 의의

이형성은 편평상피에서만 발생되는 것은 아니고 위장관계 원주상피의 전암성 병변 및 대장의 염증질환인 궤양성 대장염에서도 이형성증이 관찰된다. 이형성의 정도가 경도에서는 지속적 손상에 대한 반응이며 일반적으로 담배를 끊거나 만성 경부염이 치유되면 소실될 수 있어 이 정도까지는 아직 가역적인 비정상적 적응반응이라고도 할 수 있다. 그러나 이형성의 정도가 심하면 암과 비슷한 형태학적인 변화를 보이며 이들 사이를 정확히 구별하는 것은 대단히 힘든 경우가 많다. 따라서 자궁경부의 고도 이형성과 초기 암과의 구분은 아주 어려우므로 두 질환을 같은 질환으로 생각하고 치료도 똑같이 시행한다. 이형성 세포는 부적절한 환경에서 발생하므로 초기에는 가역적이어서 적응반응의 하나로 간주할 수 있기는 하나 정도가 심하면 결국은 암으로 전환될 것이기 때문에 추적 관찰이 필요하다.

그러므로 여러 가지 다양한 자극에 대한 세포 적응, 가역적 손상, 또는 비가역적 손상 등은 서로 별개의 것이 아니라 외부 자극이나 손상에 대한 숙주의 적응 또는 방어를 하여 정상적인 기능을 수행하기 위한 변화이나 지속되면 세포의 정상 기능을 상실하게 되는 세포의 변화로 이해해야 할 것이다.

6. 노화(aging)

세포가 노화하면 세포의 기능이 떨어지므로 노인성 위축(senile atrophy) 현상이 발생한다. 위축된 세포들은 미토콘드리아에 의한 산화성 인산화가 감소되며, 수용체 단백질 및 구조 또는 효소 단백질의 합성도 감소한다. 노화된 세포는 영양물질의 흡수 및 염색체의 손상에 대한 수복능력이 떨어진다. 형태학적으로 핵은 불규칙하고 미토콘드리아는 모양이 다양하거나 수포화를 보이며 과립세포질그물은 감소하고 골지장치의 형태도 변화를 보인다. 동시에 막의 손상과 지질의 과산화로 형성된 리포푸신 색소인 지방갈색소 과립이 축적된다.

Chapter 03

염증 (Inflammation)

1. 염증의 정의(definition of inflammation)

염증이란 세포에 손상을 일으키는 다양한 자극이나 손상인자에 의하여 진행되는 조직의 복합적인 반응이며, 혈관이 있는 조직 내에서 여러 가지 염증 유발성 자극에 의하여 발생한 손상에 대한 생체의 반응이다. 그리고 생체 조직이 어떠한 원인에 의하여 손상을 받았을 때, 이 손상을 국소화하여 손상된 조직을 제거하고 정상 상태로 되돌리려는 생체의 고도로 발달된 방어기전이다.

염증에 대한 혈관의 반응은 혈관 밖의 손상된 조직 부위로 백혈구와 체액이 축적되며, 염증세포에 의해 화학 전달물질이 방출되어 염증 반응 전체를 수행하는 것이 특징이다. 결국 염증은 우리 몸을 보호하려고 하는 작용이며 해로운 자극이 우리 몸에 가해질 때 자극물질을 희석하고, 국소화하며 파괴한다. 보호반응으로 세포손상을 일으키는 원인을 제거할 뿐만 아니라, 손상의 결과로 발생한 괴사세포와 조직도 제거된다. 또한 염증에서 이어지는 일련의 과정으로 유해물질로 인해 손상받은 조직을 정상상태로 복구하려는 과정으로 연결된다. 유해한 손상에 대한 초기의 반응을 일반적으로 염증이라 한다면, 이미 형성된 염증을 치유하는 과정을 수복(repair)이라 한다. 염증과 수복은 연속적이며 중복되기 때문에 넓은 의미에서 염증반응은 손상에 대한 즉각적인 반응으로부터 수복에 이르는 일련의 모든 과정을 의미한다.

그러므로 염증반응은 상해성 자극이나 병원체가 생명을 위협하는 위험으로부터 생명체를 지키기 위한 생체의 방어반응이라고도 할 수 있다. 그러나 병원체에 대한 염증반응은 침입 국소에서만 일어나는 것이 아니라, 신경계, 내분비계, 면역계, 조혈계 등의 전신적으로 영향을 줄 수도 있다. 하지만 염증반응은 기본적으로 유해한 자극인 원인인자를 제거하고 이로부터 개체를 보호하는 기능을 하지만 약제에 대한 과민성 반응, 동맥경화증, 류마티스 관절염, 수술 후 섬유화 등과 같이 경우에 따라 개체에 해로운 결과를 초래하기도 하는 양면성을 가진 생체 반응이기도 하다.

염증의 분류로는 염증의 발현시기에 따라, 시작부터 빠르게 나타나며 지속시간이 짧아서 수 분에서 수 일 정도 염증이 지속되는 급성 염증(acute inflammation)과 상해물질이 제거되지 않아 손상이 지속되는 만성 염증(chronic inflammation)으로 구분한다.

2. 염증의 원인(causes of inflammation)

염증을 일으킬 수 있는 원인은 조직손상과 세포사를 일으키는 모든 원인이 포함된다. 저산소증, 병원성 미생물, 물리적 자극, 화학적 자극, 면역학적 자극 등과 같이 제2장에서 세포 손상을 일으킬 수 있는 원인들은 모두 염증을 일으킬 수 있기 때문이다.

1) 생물학적 요인(biological factors)

프리온(prion), 세균(bacteria), 진균(fungi), 바이러스(viruses), 기생충(parasites) 등 감염성 미생물과 그 유래 독소들이 생물학적 원인으로 가장 많은 비율을 차지한다.

2) 물리적 요인(physical factors)

방사선 물질, 자외선, 적외선, 고온으로 인한 열상과 저온으로 인한 동상 등 온도에 의한 손상, 전기적 자극, 외상(찰과), 마모 등이 이에 속한다.

3) 화학적 요인(chemical factors)

외적인 화학적 요인으로 산, 알칼리, 약물(항암제) 등 화학물질의 노출로 인한 자극과 통풍에서 나타나는 요산 결정(uric acid crystal)과 같은 내부에서 발생한 대사산물 등이 있다.

4) 면역학적 요인(immunological factors)

자가면역과 과민반응으로 인한 알레르기(allergy)는 생체 내, 외의 다양한 물질에 의해 면역계의 이상을 초래하고 염증을 발생시킨다.

5) 조직괴사(tissue necrosis)

여러 가지 원인 과정 중 허혈(ischemia)로 인한 경색으로 염증을 유발한다.

3. 염증의 증상(signs of inflammation)

염증의 증상은 임상적으로 국소증상과 전신증상으로 나타난다.

1) 국소증상(local signs, 기본증상; cardinal signs)

염증의 기본 증상은 로마시대 셀수스(Celsus)에 의해서 처음 기술되었다. 급성 염증에 의한 국소증상의 5대 특징은

(1) 발적(redness)으로 모세순환계의 혈류 증가로 인해 발생한다.

(2) 발열(fever) 또한 모세순환계의 혈류 증가로 인해 발생한다.

(3) 종창(swelling)은 혈관에서 유해자극이 있는 부위로 혈장 성분이 삼출됨으로써 나타난다.

(4) 통증(pain)은 종창으로 인하여 부분적 압력이 증가함에 따라 감각신경 말단 부위를 압박하거나 염증의 화학적 매개체의 자극에 의하여 발생한다.

(5) 기능 상실(loss of function)은 조직의 파괴와 신경장애로 부분적 기능저하나 기능상실이 일어난다. 갈레노스(Galenos)가 위의 4가지에 국소의 기능 상실을 더하여 염증의 5대 증상이라고 하였다.

2) 전신증상(systemic signs)

전신증상으로 발열, 피로, 식욕 감퇴 및 쇠약 등의 증상이 나타난다.

4. 염증과 관련된 세포(cells associated with inflammation)

염증에 관여하는 세포는 호중구(neutrophil), 호산구(eosinophil), 호염기구(basophil), 림프구(lymphocyte), 비만세포(mast cell), 단구(monocyte), 형질세포(plasma cell), 큰포식세포(macrophage) 등 다양하다(그림 3-1). 염증의 경과와 종류에 의해 염증반응에서 주역을 담당하는 백혈구의 종류가 다르다. 일반적으로 염증 초기의 급성 염증에는 호중구 등 과립구(granulocyte)가 주로 역할을 행하는 반면, 만성 염증에는 림프구, 형질세포, 큰포식세포가 이를 대신한다. 또한, 알레르기성 질환인 두드러기와 천식 등에서는 호산구와 비만세포가 주로 역할을 담당한다.

1) 호중구(neutrophil)

호중구는 단핵포식세포의 공통라인으로부터 기원되어 골수에서 생성되며, 급성 염증 초기 6~24시간 동안 주역을 담당한다. 세포질 내에 호중성의 과립을 가지고 있기 때문에 과립구(granulocyte)

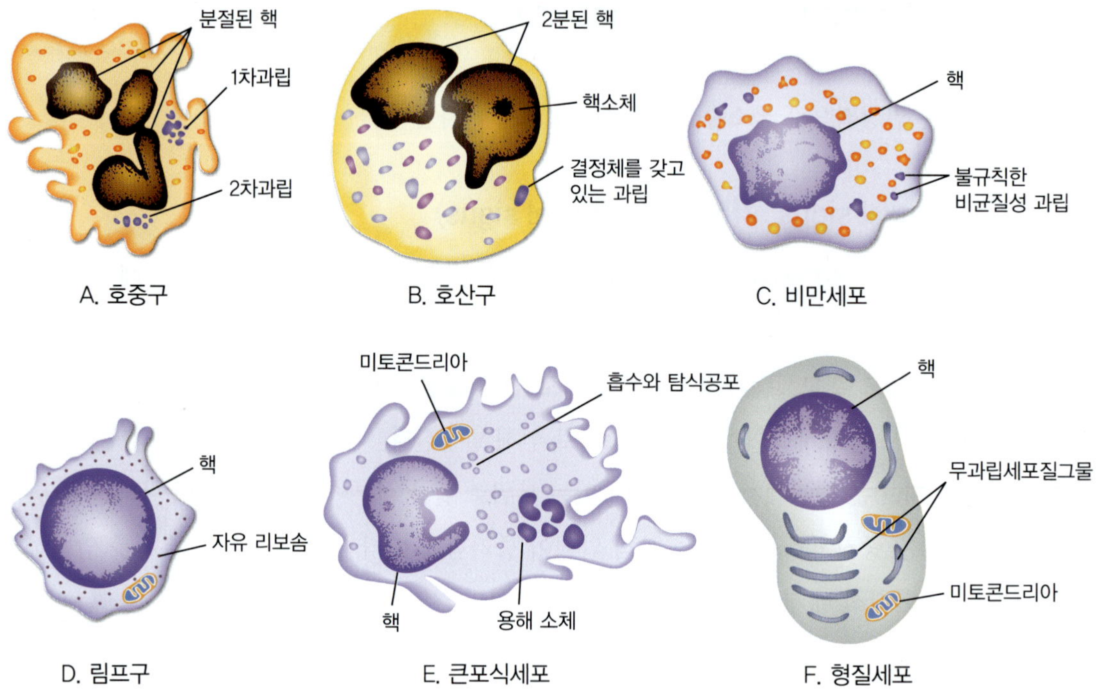

그림 3-1. 염증세포의 종류. A. 호중구(다형핵백혈구) B. 호산구 C. 비만세포 D. 림프구 E. 큰포식세포 F. 형질세로

의 일종이기도 하며 다형핵백혈구(polymorphonuclear cell, PMN cell)이기도 하다. 순환하는 과립구 중 60% 정도로 가장 많이 존재한다. 세포 내의 과립이 산성 염료나 염기성 염료에 강하게 염색되지 않아 호산구 및 호염기구와 구별된다.

호중구는 하루에 1×10^{11}개 이상 생산되는데, 이들은 단지 약 6시간에 걸쳐 혈액을 순환하며, 급성 염증 시 혈관의 내피 사이를 통과하고 혈관 외로 유주하여 화학주성에 의해 항원과 이물에 접근하여 탐식한다(그림 3-2). 세포질 내 과립은 단백질, 당, 핵산 등을 가수분해하는 아교질분해효소

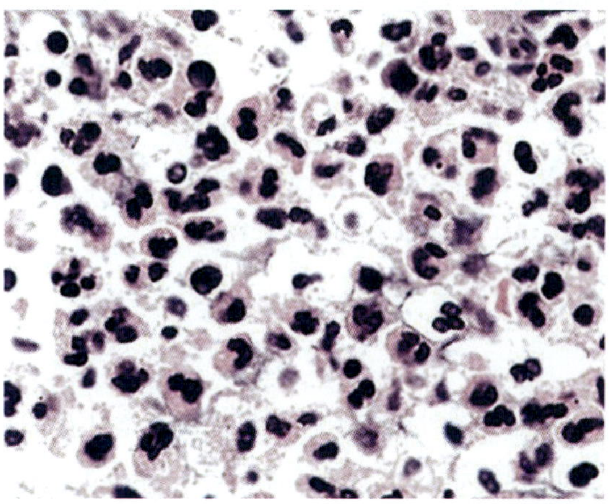

그림 3-2. 호중구(neutrophil). 세포의 핵이 여러 개로 분엽되어 있으며 세포질 내에는 H&E 염색상 중성으로 염색되는 과립을 함유하고 있어 호중구라고 한다. 이러한 종류의 백혈구는 급성 염증성 삼출물에서 특징적으로 관찰됨

(collagenase), 아주르친화과립(azurophilic granule) 및 디펜신(defensin)과 같은 살균물질들이 포함된 용해효소를 함유하고 있으며, 염증반응에서 단백분해효소를 방출하여 주변에 침착된 섬유소 또는 조직을 분해하고 지방변성을 일으켜 농(pus)을 형성한다.

2) 호산구(eosinophil)

호산구 또한 과립구이며 골수에서 기원한다. 호중구 다음으로 많이 존재하는 과립구로서 세포질의 과립에는 주요 염기성 단백질(major basic protein, MBP) 등과 같은 염기성 과립을 포함하고 있으며, 이로 인해 조직손상을 초래하기도 한다. 에오신과 같은 산성 염료(acidic dye)에 염색되어 호산구라 한다(그림 3-3).

이 세포는 기관지 천식 등의 알레르기성 질환 외에 기생충 질환 등에서 관찰된다. 이 세포는 호산구 화학주성 인자(eosinophilic chemotactic factor, ECF) 등에 의해서 염증부위로 이동하며 세포의 기능으로는 면역복합체를 탐식하는 것, 화학매개체를 억제하는 물질을 방출하는 것 등이 있다.

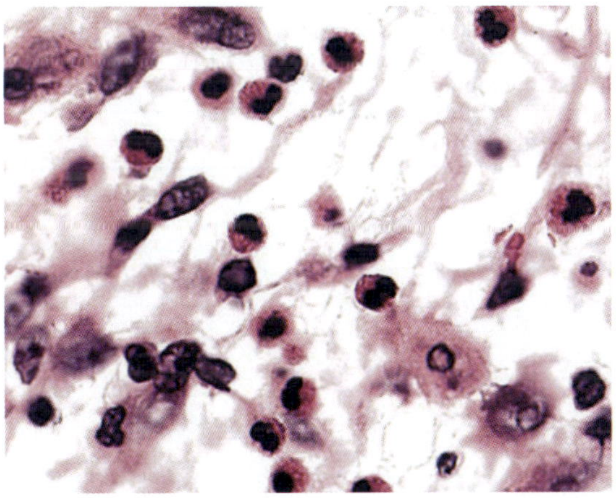

그림 3-3. **호산구**(eosinophil). 호산구는 특징적인 두 개의 엽(lobe)을 갖는 핵을 보이며 세포질은 진한 호산성이고 과립성이다. 호산구의 과립은 호중구의 과립보다 크고 호산성으로 염색되므로 호중구와 쉽게 구별된다. 알레르기 반응이나 기생충 감염 등에서 흔히 조직 및 혈액에 나타남

3) 단구(monocyte)와 큰포식세포(macrophage)

단구와 큰포식세포는 모두 골수에서 기원하며, 기능이 같아 동일시하고 있다. 단구는 무과립백혈구로서 순환혈액 백혈구 중 가장 큰 세포이며, 비교적 크고 콩팥모양(kidney bean shape)의 핵과 풍부한 용해소체(lysosome)를 지닌 세포질을 가진다.

단구는 순환혈액 중 약 2~10%를 차지하며, 이물질이나 세균과 결합하여 선택적 탐식을 수행하고, 염증이 진행되면 호중구와 같은 자극인자에 의해 혈관 밖의 조직으로 이동하여 탐식능이나 살균력이 증가하는 활성 큰포식세포로 변한다.

큰포식세포는 탐식 기능 외에 항원제시기능(항원을 탐식하여 B 림프구에게 항체를 만들 수 있도록 제시하는 능력)을 갖고 있어 선천면역과 적응면역에서 중요한 역할을 수행하고 있다. 큰포식세

포가 결합조직에 존재할 때 조직구(histiocyte)라고 하며, 신체 부위에 따라 여러 가지 명칭으로 불리고 있다(표 3-1). 큰포식세포는 급성 염증 초기부터 유주하기 시작하지만 48시간 내에 침윤이 최고에 달하기 때문에 만성 염증에서 주역을 담당하는 세포이다(그림 3-4). 큰포식세포가 활성화되면 생물학적 활성물질인 용해소체 효소, 반응성 산소, 사이토카인(cytokine), 질소유도체 등을 분비한다. 혈액에서는 하루 정도 생존할 수 있는데 반해 조직 내 큰포식세포는 수개월 또는 수년간 생존이 가능하다.

표 3-1. 단핵 포식세포계(mononuclear phagocytic system, MPS)**의 신체 조직 부위에 따른 명칭**

조직 부위	포식세포 명칭
골수(bone marrow), 혈액(blood)	단구(monocyte)
간(liver)	쿠퍼세포(별큰포식세포, Kupffer cell)
폐(lung)	폐포큰포식 세포(alveolar macrophage)
피부의 표피(epidermis)	랑게르한스 세포(Langerhans cell)
결합조직(connective tissue)	조직구(histiocyte, tissue macrophage)
뼈조직(bone tissue)	뼈파괴세포(osteoclast)
신경조직(nervous tissue)	미세아교세포(microglia)
콩팥(kidney)	혈관사이세포(mesangial cell)

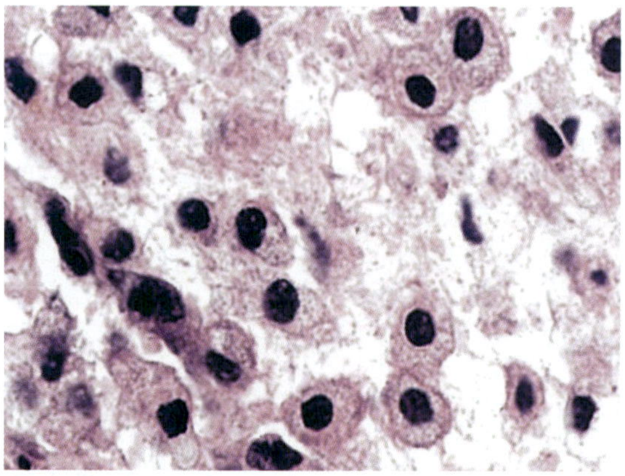

그림 3-4. 큰포식세포(macrophage)**.** 큰포식세포는 풍부한 거품모양의 세포질과 편재된 강낭콩 모양의 핵을 갖는 큰 단핵세포이다. 이것은 탐식작용이 있으며 주로 만성 염증에서 출현함

4) 호염기구와 비만세포(basophil and mast cell)

호염기구와 비만세포는 기능적으로 매우 유사하며, 모두 골수에서 유래된다. 호염기구는 혈액세포로서 순환하고 있지만, 비만세포는 순환혈액에는 존재하지 않고 피부, 결합조직, 점막조직 등 다양한 조직에 산재하여 분포하고 있다는 점이 다르며, 특히 혈관주위에 많이 분포하고 있다.

호염기구는 염기성 염료(basic dye)에 염색되는 산성의 과립을 보유하고 있으며, 순환백혈구의 약 1% 미만을 차지한다. 세포질 내 과립에는 과산화효소(peroxidase), 헤파린(heparin), 히스타민(histamine) 등의 과립들이 있어서 비만세포처럼 알레르기 반응을 유도한다. 세포막에 IgE 수용체를 보유하고 있어 IgE 항체와 결합된 항원에 의해 활성화되어, 히스타민 등과 같은 여러 가지 염증 매개물질들을 분비한다.

비만세포는 성긴결합조직(loose collagenous connective tissue)의 간질(interstitium)에서 보이는 아메바성 결합조직세포(amebic connective tissue cell)로서 기능은 염증반응과 즉시 과민반응을 중재하며 세포질 내에 수많은 과립들의 존재가 비만세포를 구별하는 특징이다. 호염기구와 같이 세포질 내 사이토카인, 히스타민 등과 같은 생리활성 물질의 과립(granule)을 많이 가지고 있으며, 세포막에는 특이 항체인 IgE 수용체(FcεRI)가 존재하여 외부 항원을 인식하고 세포막의 투과성이 변하여 세포질 과립의 생리활성 물질인 히스타민(histamine)과 프로스타글란딘(prostaglandin) 등을 분비하여 과민성 반응(음식물, 곤충의 독, 약물) 등 알레르기 반응에서 중요한 역할을 한다.

5) 림프구(lymphocyte)

림프구는 적응면역반응에서 가장 핵심적인 역할을 담당하는 세포로서 결합조직 안에 소량만이 존재하며, 지름이 8~10 μm이다. 진하게 염색된 핵은 둥글고 세포의 대부분을 차지하며, 세포질은 호염기성으로 관찰된다(그림 3-5).

면역반응에 관계할 뿐만 아니라 만성 염증 부위에 다수 존재하며, 사이토카인(cytokine)의 일종인 인터페론감마(interferon-γ)를 분비하여 큰포식세포의 활성화를 유도하기도 한다.

림프구는 분화 기원에 따라 기능적으로 T 림프구(T 세포)와 B 림프구(B 세포)로 구분된다. T 림프구와 B 림프구 모두 골수의 공통림프전구세포(common lymphoid precursor)에서 기원하지만, T 림프구는 흉선(가슴샘, thymus)에서 분화와 성숙하며 세포 매개성 면역(cell mediated immunity)에 관여하고 B 림프구는 골수에서 분화와 성숙하며, 체액성 면역(humoral immunity)에 관여한다.

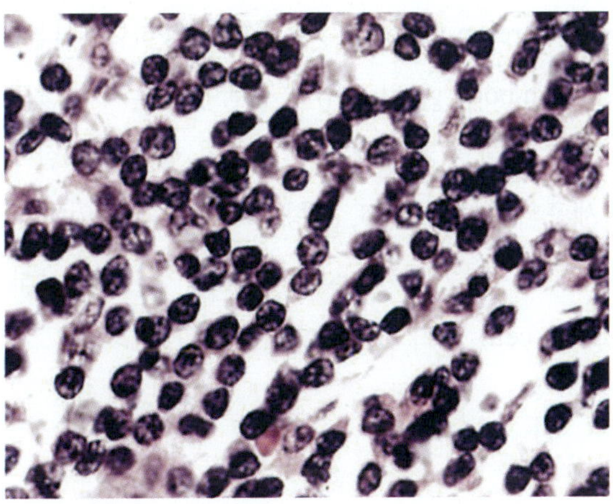

그림 3-5. **작은 림프구(small lymphocyte).** 작은 림프구는 작고 둥근 핵을 가지며 염색질은 농축되어 있고 세포질은 별로 없다. 따라서 조직소견에서 둥근 핵만 관찰된다. 만성 염증이나 면역반응에서 주로 관찰된다.

6) 형질세포(plasma cell)

형질세포는 B 림프구로부터 유래되어 최종적으로 분화된 세포로서, 결합조직 등에 분포한다. 세포의 형태는 큰 타원형으로 지름이 20 μm이며, 2~3주의 상대적으로 짧은 수명을 갖고 있다. 둥근 핵은 세포질 한쪽으로 편재되어 있으며, 중심에서 방사상으로 뻗어 있는 이질염색질(heterochromatin)을 가지고 있어 광학현미경상에서 특징적인 시계판 모양(clock face)이나 수레바퀴 살 모양(spoked)으로 보인다(그림 3-6).

큰포식세포에서 분비하는 사이토카인으로 인해 B 세포에서 분화된 형질세포는 항원과 접촉한 후 항체(antibody)인 면역글로불린(immunoglobulin)을 생성하고 분비한다. 결합조직 전체에 흩어져 있지만 소화관의 점막 고유판(lamina propria)과 림프절(lymph node), 만성 염증 부위의 조직인 육아조직(granulation tissue) 내에 가장 많이 존재한다.

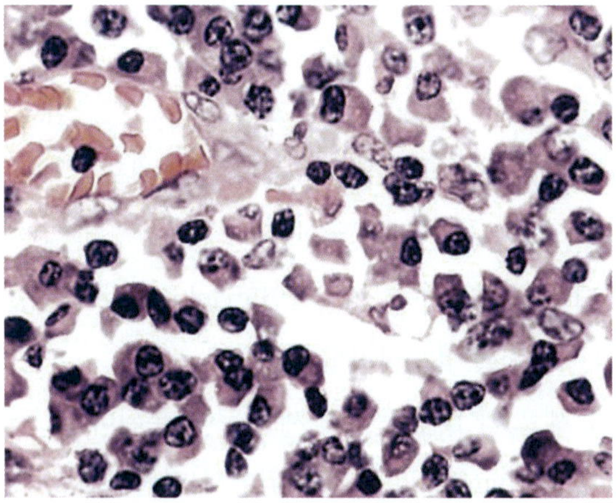

그림 3-6. 형질세포(plasma cell). 형질세포의 핵은 특징적인 수레바퀴 모양의 염색질을 보이며 핵이 세포 중심에서 벗어나 한쪽으로 치우쳐 있다. 세포질은 풍부하고 약간 호산성이며 핵 주위는 달무리가 있다. 만성 염증에서 주로 침윤된다.

7) 다핵성 거대세포(multinucleated giant cell)

거대세포는 큰포식세포에서 유래하는 조직구의 일종으로 큰 물질이나 처리하기 힘든 탐식기능이 필요한 염증 시에 나타난다. 거대세포의 종류는 이물질(foreign materials)에 흔히 반응하여 나타나는 다수의 핵이 중심에 모여 있는 이물형 거대세포(foreign body giant cell)와 결핵에서 흔히 관찰되는 랑그한스 거대세포(Langhans giant cell)로 구분된다. 이물형 거대세포는 다수의 핵이 세포질에 불규칙적으로 존재하며, 랑그한스 거대세포는 핵이 세포의 주변부에 U, C형으로 배열되어 있다(그림 3-7). 그 외 골조직의 용해를 일으키는 이물형과 비슷한 파골세포(osteoclast)와 핵이 화환형으로 배열되고 지질을 탐식하는 튜톤형 거대세포(Touton giant cell) 등이 있다(그림 3-8).

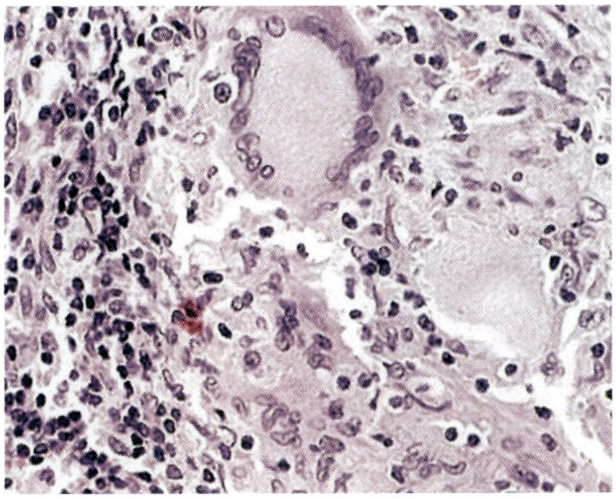

그림 3-7. **랑그한스 거대세포(Langhans giant cell).** 이 세포는 랑그한스형 다핵 거대세포로서 핵들이 말발굽 모양으로 배열하고 있는 것이 특징이다. 또 이 사진에는 조직구의 변형세포인 유상피세포가 거대세포 주변 오른쪽 아래에서 관찰된다. 왼쪽에는 림프구와 조직구의 침윤이 관찰된다.

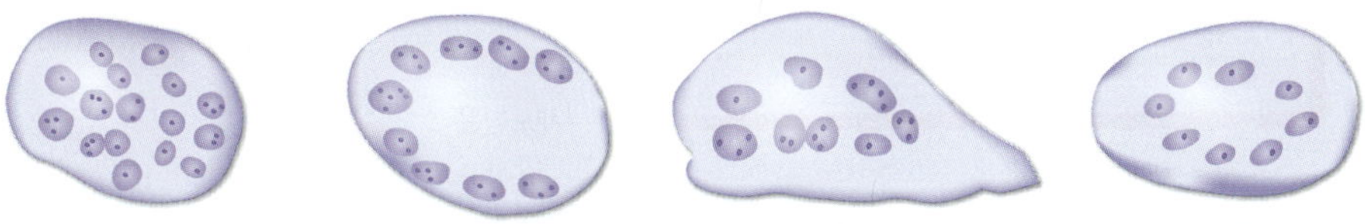

그림 3-8. **다핵 거대세포에 대한 모식도.** 이물형과 뼈파괴 세포는 다수의 핵이 중심에 불규칙하게 모여 있고, 랑그한스형은 핵들이 말발굽 모양으로 배열하고 있으며 튜톤형은 화환형으로 둥글게 핵이 배열하고 있는 형태임

5. 염증의 유형(patterns of inflammation)

염증은 발현시기와 경과에 따라 급성 염증과 만성 염증으로 구분한다.

1) 급성 염증(acute inflammation)

급성 염증은 유해인자(미생물이나 이물질 등)에 대한 개체의 즉각적인 반응으로 기간이 짧아 수분, 수시간 또는 수일 동안 지속되며 초기의 혈관반응에 이어서 일어나는 혈구의 반응이다.

(1) 특징(characteristics)

급성 염증은 손상의 원인에 따라 큰 차이가 없이 일어나는 전형적인 반응이다. 손상된 부위에 백혈구와 혈장단백질이 이주되고 이주된 백혈구는 유해인자를 청소하고 괴사물질을 탐식(소화)한다.

다양한 외부적 요인으로 인해 조직에 손상을 입게 되면 파괴된 세포나 혈소판 등에서 염증 매개물질인 히스타민(histamine), 류코트리엔(leukotriene) 등의 다양한 물질이 방출되며, 이 물질들이 염증 매개물질로 작용함으로써 염증이 발생하여 발적, 종창, 발열, 동통, 기능상실로 나타난다. 이들

징후는 혈관의 변화와 염증세포의 침윤으로 발생한다(그림 3-9).

조직학적으로 염증부위에는 세포의 괴사, 모세혈관의 확장, 부종, 염증성 세포인 다형핵백혈구(PMNs)와 큰포식세포(macrophages)의 침윤이 관찰된다(그림 3-10).

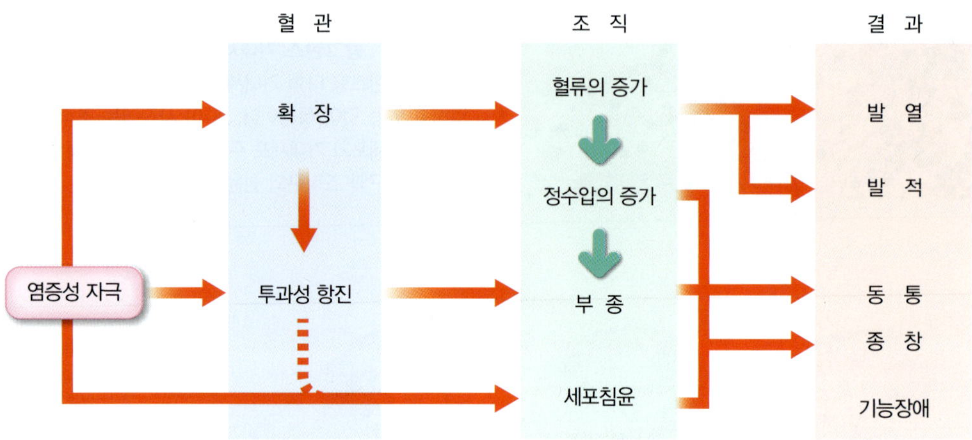

그림 3-9. 급성 염증의 기본증상과 성립 과정. 국소적 염증의 주요증상은 염증성 자극에 의한 결과로 나타나는 것임

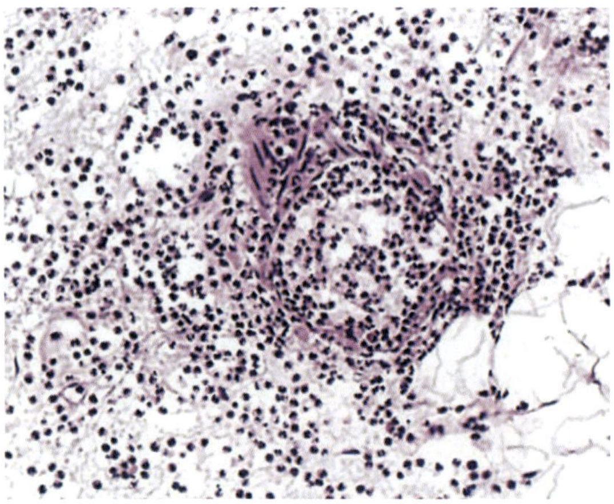

그림 3-10. 급성 염증. 주요 소견은 혈관의 확장과 백혈구의 이주이다. 이 사진에는 확장된 혈관 내에 호중구의 집합과 변연화, 주변조직으로의 삼출이 확장된 혈관으로부터 관찰되며 주 염증세포는 호중구이다.

(2) 급성 염증의 진행과정(progression of acute inflammation)

급성 염증은 크게 시간의 흐름에 따라 "세동맥의 일시적 수축 – 혈관확장 및 혈류의 증가 – 혈류 속도의 감소 – 미세혈관계의 투과성 증가 – 백혈구의 변연화(margination) 및 유주(emigration) – 내피세포에 부착 – 백혈구 누출 – 화학주성" 순으로 진행된다.

급성 염증에서 혈관의 변화는 손상 직후부터 시작된다. 혈관의 염증에 대한 반응 정도와 시간은 자극이나 조직손상의 정도에 따라 다르지만 두 가지의 주요한 구성요소가 있다. 염증의 반응에 대한 일련의 조직 변화를 보면 첫째로 혈류 및 혈관의 변화(blood flow and vascular change)인 혈액역동학적 변화(hemodynamic changes)와 두 번째로 백혈구가 유주하여 손상부위로 이동하여 축적하는 세포 변화(cellular change)의 순서에 의해 염증반응이 일어난다.

(3) 혈액역동학적 변화(hemodynamic changes)

혈역동학적인 변화는 혈관의 확장으로 인한 혈류량의 변화, 혈관의 투과성 변화, 백혈구의 변연화로 시간의 순서에 따라 구분한다.

① 혈관 확장과 혈류량의 변화(changes of vascular dilation and blood flow)

정상 세동맥을 자극하면 세동맥의 일시적 수축(vasoconstriction)이 일어나고 수초 후에 세동맥 혈관확장(vasodilation)이 진행되는데 초기에 세동맥이 확장되고 이어서 모세혈관이 확장됨과 동시에 혈류량의 증가를 초래하기 때문에 피부가 붉게 보이는 충혈(hyperemia)이 일어난다(그림 3-11). 혈류량의 증가는 임상적으로 발열(fever)과 발적(redness)을 일으키는 원인이 된다. 이는 급성 염증의 특징적인 소견이다.

② 모세혈관 투과성 증가(increase of capillary permeability)

혈관은 정상적으로 혈관 내 정수압(hydrostatic pressure)과 교질삼투압(colloid osmotic pressure)이 평형을 이루고 있다. 혈관 내 정수압이 증가하거나 혈관 내 삼투압이 감소하게 되면 혈관투과성(permeability)이 증가하여 단백질이 낮은 혈장 성분이 모세혈관 밖으로 나가게 되는데, 이 결과로 생기는 것은 여출액(transudate)이라 한다. 그러나 염증 반응에 나타나는 부종은 혈관벽이 파괴된 공간을 통하여 세포와 단백질 함량이 높은 혈장성분이 빠져나가는 것으로, 이때의 부종액을 삼출액(exudate)이라 한다(표 3-2).

표 3-2. 삼출액(exudates)과 여출액(transudates)의 차이점

	혈장	여출액	삼출액
혈관의 투과성	–	정상	증가
단백량	6~7 g/dl	0~1.5 g/dl	1.5~6 g/dl
단백의 종류	혈중 모든 단백	알부민	혈중 모든 단백
피브린	없음	없음	있음
비중	1.027	1.010~1.015	1.015~1.027
세포들	혈액세포들	없음	염증세포들

급성 염증 시 혈류량의 증가로 인해 혈관 내 정수압이 증가되어 혈액 중의 단백질 함량이 높은 혈장 성분도 혈관 밖으로 빠져나가게 되는 삼출(exudation)이 일어난다(그림 3-12). 그 결과 염증으로

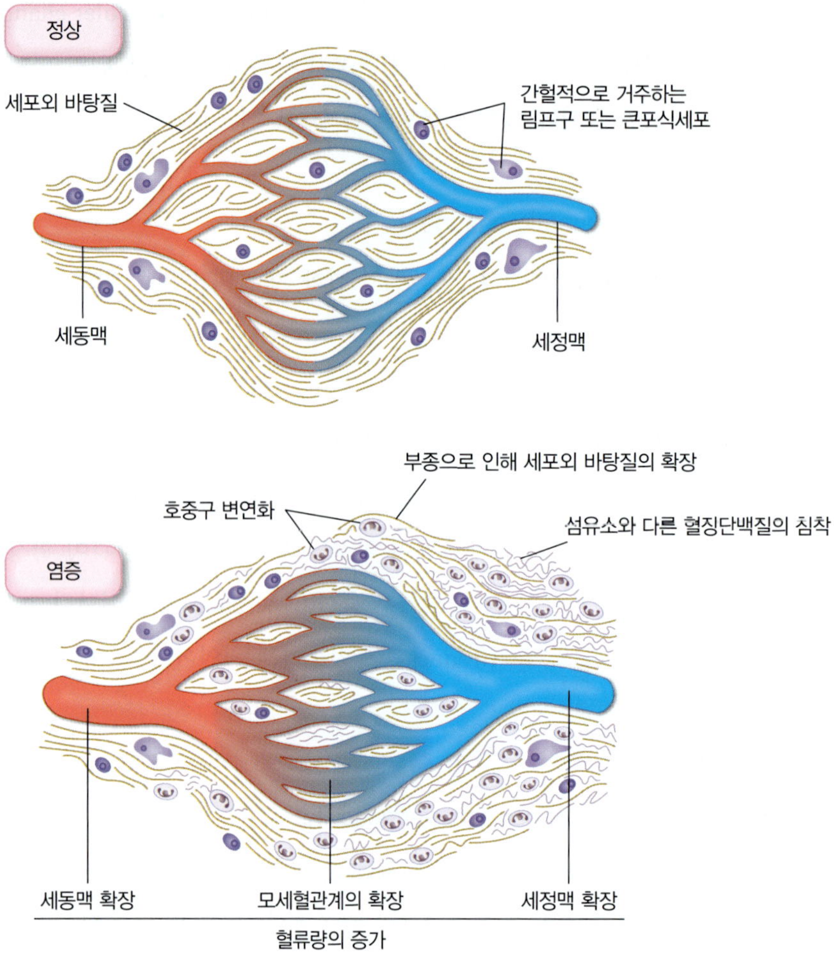

그림 3-11. 급성 염증에서 주요한 국소 소견에 대한 혈관의 변화(vascular events)를 정상과 비교한 모식도. 감염이나 손상 후 빠르게 미세혈관의 구조 변화로 인해 혈관벽의 투과성 증가로 혈장 단백과 백혈구의 삼출이 발생한다. ① 혈관 직경의 변화로 인한 혈류량의 변화(발열과 발적) ② 모세혈관의 투과성 증가(부종) ③ 백혈구의 변연화가 순차적으로 일어난다.

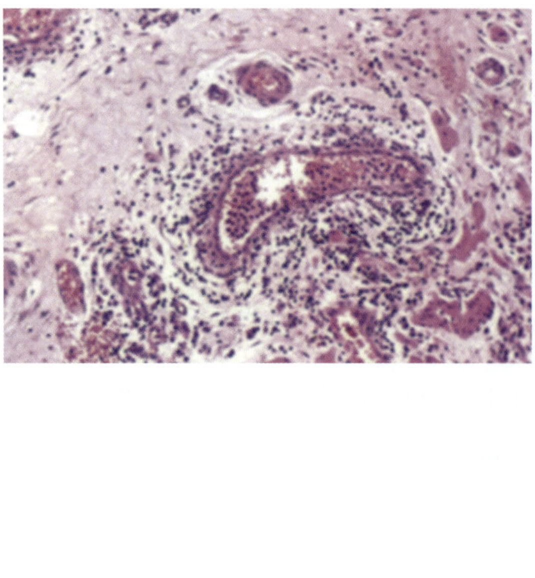

그림 3-12. 혈관확장 및 백혈구 침윤. 급성 염증에서 혈관의 확장과 혈류의 정체로 인한 간질의 부종, 혈관 내 적혈구의 정체, 염증세포의 침윤이 관찰됨

유발된 염증성 부종(edema)이 초래된다. 혈관의 투과성을 증가시키는 물질들은 투과성 인자(매개물)라고 하며 대표적인 것이 히스타민(histamine)과 프로스타글란딘(prostaglandin)이다. 국소적인 부종이 일어나면 모세혈관의 투과성이 증가하여 단백질이 풍부한 체액이 혈관 외 조직으로 이동한다. 혈장이 빠져 나감으로써 혈관 내 적혈구의 밀도가 높아지며 혈류 속도가 감소하게 되는 현상을 정체(stasis, 수동성 충혈; passive hyperemia, congestion)라 한다.

③ 백혈구 변연화(leukocyte margination)

정체가 발생하면 혈액 내 혈구의 흐름에 변화가 생겨 호중구(neutrophil)가 혈관 주변부의 내피세포에 근접하여 모이는 백혈구 변연화 현상이 발생한다(그림 3-10). 변연화한 백혈구는 혈관내피세포에 부착(leukocytic adhesion) 후 결합조직인 간질(interstitial)로 빠져나가는 백혈구 누출(diapedesis)이 이루어지고 화학주성을 따라 염증 장소로 이동하게 된다.

④ 혈관벽 투과성의 변화(change of vascular permeability)

정상적으로 혈관과 조직(간질) 사이에는 물과 분자량이 작은 물질은 자유롭게 이동할 수 있으나 분자량이 큰 혈장단백의 통과는 제한되어 모세혈관 내 혈액의 정수압과 반대방향으로 작용하는 혈장단백에 의한 삼투압의 작용으로 체액의 교환이 이루어져 유지되고 있다. 그렇지만 급성 염증에서는 히스타민(histamine), 세로토닌(serotonin), 브라디키닌(bradykinin), 보체 분해산물, 프로스타글란딘(prostaglandin) 등의 화학물질들의 매개로 혈관벽의 투과성이 증가한다. 염증반응에서 나타나는 부종(edema)은 혈관내피세포의 변화로 인하여 혈관벽을 통해 고단백의 혈장 성분이 밖으로 빠져나가기 때문에 혈관 내 삼투압은 감소되고 간질 조직 내의 삼투압이 증가하여 유발된다.

⑤ 혈관 내피세포의 역할

혈관내피세포는 혈장이 혈관 밖으로 이동하는 것을 막는 물리적 장벽으로써 중요한 역할을 평소에 하고 있으며, 또 혈관 투과성을 조절하는 물질을 분비할 수 있다. 내피세포에서 분비되는 물질로는 산화질소(nitric oxide, NO), 프로스타사이클린(prostacycline, PGI_2), 트롬복산 A_2 (thromboxane A_2), 안지오텐신 II (angiotensin II), 헤파린 유사물질이 있다.

급성 염증 시에는 혈관 내피세포에서 혈소판 활성물질(platelet activating factor, PAF)이 분비되어 혈관의 투과성이 증가되며, 산화질소 합성이 증가되어 혈관이 확장된다. 동시에 내피세포나 백혈구의 표면에 부착분자들이 발현되어 백혈구의 부착 및 이동에 관여한다. 즉 인터류킨-1(interleukin 1, IL-1)과 종양괴사인자(tumor necrosis factor, TNF)가 내피세포의 부착분자(LFA-1 또는 p-selectin, Lewis- X)의 발현을 증가시키고 내피-백혈구 부착분자-1(ELAM-1 또는 E-selectin)은 호중구의 부착을 촉진한다. 세포 간 부착분자-1(ICAM-1)은 호중구와 림프구의 부착을 촉진하고 혈관세포 부착분자-1(VCAM-1)은 림프구와 단구의 부착을 촉진한다. 동시에 다른 염증매개물, 특히 보체(complement)의 분절인 C5a는 호중구의 상대부착분자의 발현을 유도한다. 그러므로 급성 염증에서 내피세포는 혈소판활성인자(platelet activating factor, PAF)와 같은 혈관활성 물질을 분비하고 동시에 호중구의 부착 및 이동을 촉진하는 기능을 한다(그림 3-13).

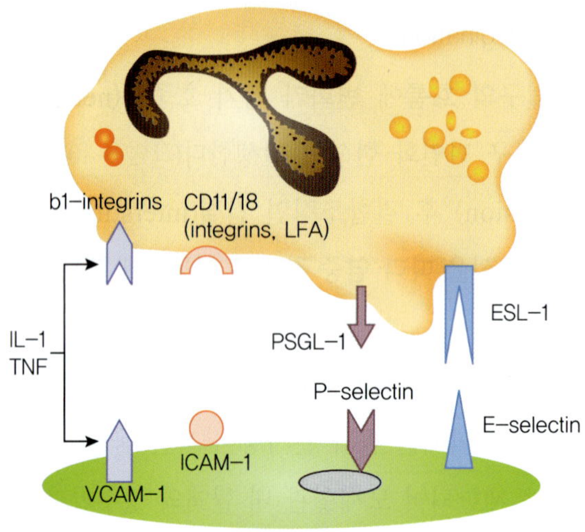

그림 3-13. 내피세포와 백혈구의 상호부착 관련물질들의 모식도. IL-1, TNF가 혈관 내피세포를 자극하여 내피세포와 백혈구의 부착 분자가 발현되며 서로 부착하여 백혈구의 이동에 관여함

(4) 세포의 변화(cellular change)

백혈구가 혈관 내강에서 간질조직으로 이동하여 손상부위에 축적되는 백혈구 삼출(leukocytic exudation)은 급성 염증 반응의 중요한 소견이다(그림 3-12). 급성 염증에 관여하는 호중구와 단구는 염증 병소에서 세균을 죽이며 괴사 조직의 파편과 이물질 등을 탐식, 분해함으로써 생체의 방어기전에 기여한다. 이 반응은 변연화(margination)와 부착(adhesion), 화학주성인자(chemotaxis)에 의한 유주(emigration), 탐식작용(phagocytosis)으로 진행하는 연속 과정으로 구분할 수 있다(그림 3-14).

① 변연화(margination)

정상일 때에는 혈구세포가 혈류의 중심부로 흐르고 있으나, 염증 시 혈류가 느려지고 정체된 상태에서는 정상 흐름이 소실되며 혈관의 중앙에는 적혈구가 밀집되어 흐르고 적혈구보다 큰 호중구는 혈관 중심의 흐름에 밀려 혈관의 벽을 따라 서서히 움직이다가 결국은 혈관내피세포(vascular endothelial cell) 표면에 호중구가 접촉하게 된다.

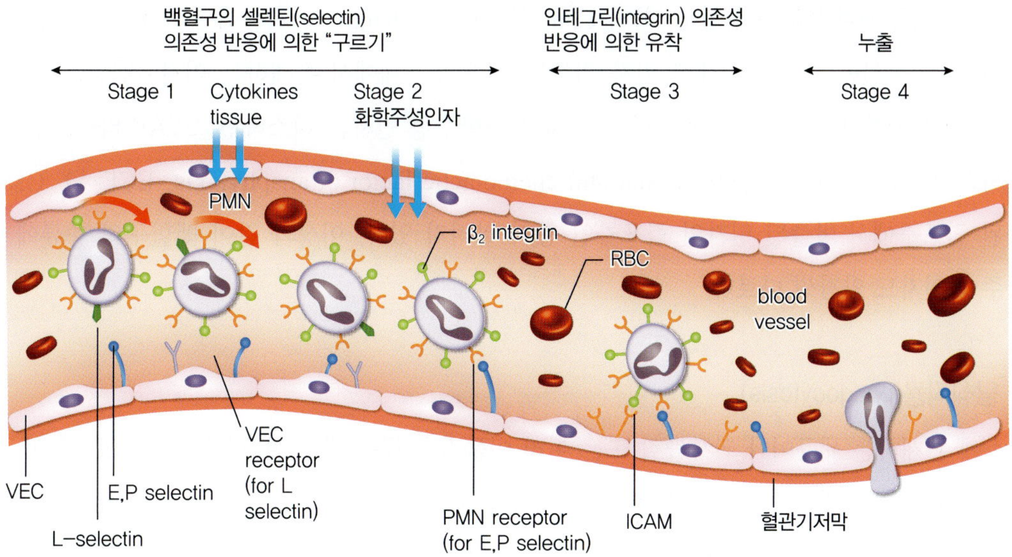

그림 3-14. 백혈구 유주의 연속적인 과정(sequential events in leukocyte emigration)의 모식도

② 구르기(rolling)와 부착(adhesion)

백혈구의 삼출은 백혈구의 혈관 내피세포의 구르기와 부착에서 시작된다. 백혈구는 내피세포에 접촉하여 구르기를 통해 속도를 줄이며 내피세포에 부착하게 되는데, 이는 백혈구와 내피세포막에 존재하는 부착분자(adhesion molecule)들인 셀렉틴(selectin), 인테그린(integrin)이 관여한다. 그 후 호중구의 부착을 촉진하는 세포 간 부착분자-1(intercellular adhesion molecule-1, ICAM-1)의 상호작용과 혈관세포 부착분자-1(vascular cell adhesion molecule-1, VCAM-1)에 의해 서로 강하게 부착한다.

③ 유주(emigration)

백혈구(호중구)의 유주현상은 백혈구가 아메바 운동에 의해 혈관 내에서 간질(사이질) 조직으로 빠져나오는 능동적인 이동을 말한다. 즉 혈관 내피에 부착한 백혈구가 내피세포 접합부와 기저막을 가로 질러 혈관주위의 간질조직으로 누출(diapedesis)되는 현상을 유주라고 한다.

④ 화학주성(chemotaxis)

혈관벽을 뚫고 나온 백혈구가 염증 부위를 향하여 이동(transmigration)하는 것은 화학주성에 의한다. 화학주성 인자에는 세균의 생성물질인 올리고펩티드(oligopeptide)와 같은 외인성 인자와 C5a, 류코트리엔(leukotriene), 인터류킨-8(interleukin-8)과 같은 내인성 인자들이 관여하고 있다. 화학주성에 의하여 모인 염증세포들 중 호중구 및 큰포식세포는 우리 몸에서 해로운 물질들을 탐식하고, 유해한 물질들을 파괴할 수 있는 성분을 분비한다. 호중구에 대한 중요한 화학주성 인자로는 세균의 생성물, 보체계의 구성성분, 특히 C5a, 류코트리엔(leukotriene)등이 있으며, 단구의 화학주성 인자로는 상기한 호중구에 대한 인자 외에도 호중구 자체에서 유래하는 인자, 활성화된 림프구에서 방출된 인자가 있다. 그리고 호산구에 대한 화학주성 인자는 히스타민, 프로스타글란딘, 아나필락시스의 호산구 화학주성인자(eosinophil chemotactic factor of anaphylaxis, ECF-A), C5a, 활성화된 림프구에서 방출된 인자인 림포카인 등이 알려져 있다. 이상과 같이 백혈구의 종류에 따라 화학주성 인자도 약간씩 다르다.

⑤ 탐식작용(phagocytosis)

병소에 존재하는 세균이나 괴사물질 또는 여러 이물질을 세포 내로 섭취하는 것을 의미하며, 백혈구 중에서는 호중구와 단구, 큰포식세포가 이 기능을 수행하고 있다. 염증 병소의 백혈구 종류는 염증의 경과 시간과 자극의 유형에 따라 다양하다. 급성 염증의 초기인 6~24시간 이내에는 호중구가 우세하고, 24~48시간 이후에는 단구(monocyte), 림프구(lymphocyte), 큰포식세포(macrophage), 형질세포(plasma cell) 등이 추가된다.

⑥ 탐식과정의 단계(phase of phagocytosis)

세 가지 단계로 나누어 볼 수 있는데, 첫째는 탐식세포가 이물질인 피탐식체를 인지하고 접근하여 그것에 부착하는 인지와 부착(recognition and attachment) 단계이고, 둘째는 이물질을 섭취하여 세포질 내에서 탐식공포를 형성하는 섭취(engulfment) 단계이며, 셋째는 탐식입자를 처리하는 살균과 분해(killing & degradation) 단계이다(그림 3-15).

Ⓐ 인지(recognition)와 부착(attachment)

호중구와 큰포식세포가 세균이나 이물질을 비특이적으로 섭취할 때도 있으나, 대부분의 미생물은 옵소닌(opsonin)과 결합한 후에야 비로소 큰포식세포에 인지되는 옵소닌 작용(opsonization)의 과정을 거친다. 주요 옵소닌으로는 IgG와 C3b (C3의 opsonic fragment)가 있다.

Ⓑ 섭취(engulfment)

탐식세포는 탐식할 물질을 인지하고 부착한 후 세포돌기인 위족(pseudopodium)을 내어 둘러 싼 후 섭취한다. 섭취한 물질들은 세포막 유래의 피막으로 둘러싸인 탐식공포(phagocytic vacuole)로 세포질 내에 존재하게 된다. 이러한 물질을 탐식소체(phagosome)라 한다. 탐식소체는 용해소체(lysosome)와 융합하여 탐식용해소체(phagolysosome)인 2차 용해소체가 되고, 용해소체 내 다양한 가수분해 효소들에 의하여 탐식물질을 소화하여 처리하게 된다(그림 3-16). 이때 백혈구도 같이 분해되어 삼출액 또는 체액과 섞여 고름(pus, 농)을 형성한다.

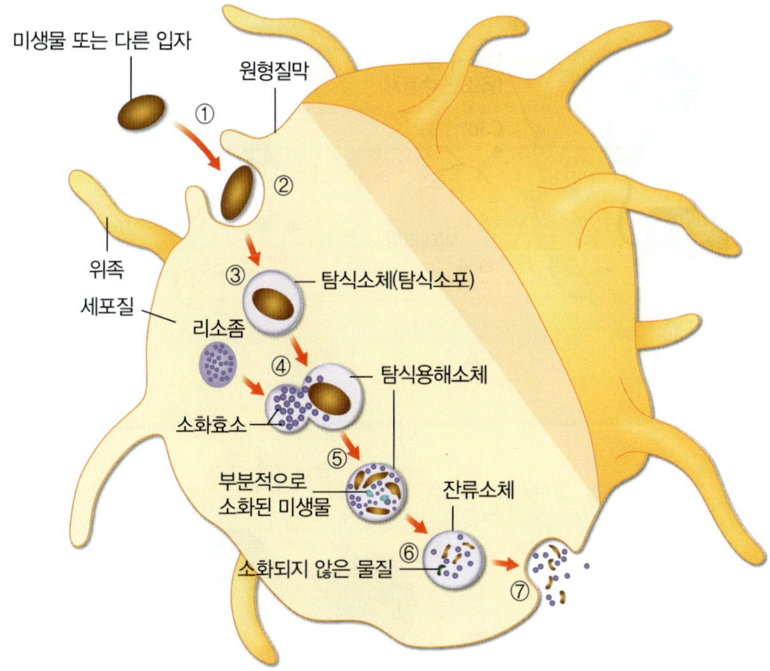

그림 3-15. **탐식과정의 단계.** ① 화학주성과 탐식세포에 미생물의 부착 ② 탐식세포에 의한 미생물의 섭취 ③ 탐식소체의 형성 ④ 탐식소체와 용해소체의 융합으로 인한 탐식용해소체의 형성 ⑤ 가수분해 효소에 의해 섭취된 미생물의 소화 ⑥ 소화되지 않은 물질을 함유한 잔류소체의 형성 ⑦ 배설물의 배출

ⓒ 살균(killing)과 분해(degradation)

탐식작용의 최종 단계로써 용해소체 효소에 의한 살균, 피탐식체의 파괴 또는 소화시키는 처리과정이다. 피탐식체는 소화되거나 변형되어 세포 밖으로 방출되는데, 이러한 살균 과정에서는 산소 의존성 살균과 산소 비의존성 방법이 있으나 산소 의존성이 더 강력하다.

산소 의존성 살균기전은 세포 내에서 생성되는 반응성 산소라디칼(reactive oxygen species, ROS)에 의존하는 에너지 의존성 살균기전이다. 이 산소라디칼 중 과산화 이온인 슈퍼옥사이드(superoxide)는 산화 효소인 옥시다제(oxidase)의 활성화에 의해 대사 과정 중에 생성되는데, 슈퍼옥사이드 라디칼은 슈퍼옥사이드 디스뮤타제(superoxide dismutase, SOD)에 의해 과산화수소(hydrogen peroxide, H_2O_2)로 전환된다. 이러한 산소라디칼은 마이엘로페록시다제(myeloperoxidase)와 함께 세균을 죽이는 역할을 하게 된다. 산소 비의존성 살균기전으로는 탐식소체가 용해소체와 융합하여 탐식용해소체(phagolysosome)가 되고 용해소체 효소가 방출되어 탐식물을 소화, 처리하는 최종단계로서 다음과 같은 여러 단백이나 효소들은 산소를 필요하지 않는 살균작용에 관여한다. 즉 BPI (bactericidal permeability increasing protein), 라이소자임(lysozyme), 락토페린(lactoferrin)과 주요 염기성 단백질(major basic protein, MBP) 등이 여기에 속한다.

호중구와 단구는 화학주성 또는 탐식작용 시 세포질 내 존재하는 탐식용해소체 내 뿐만 아니라 호

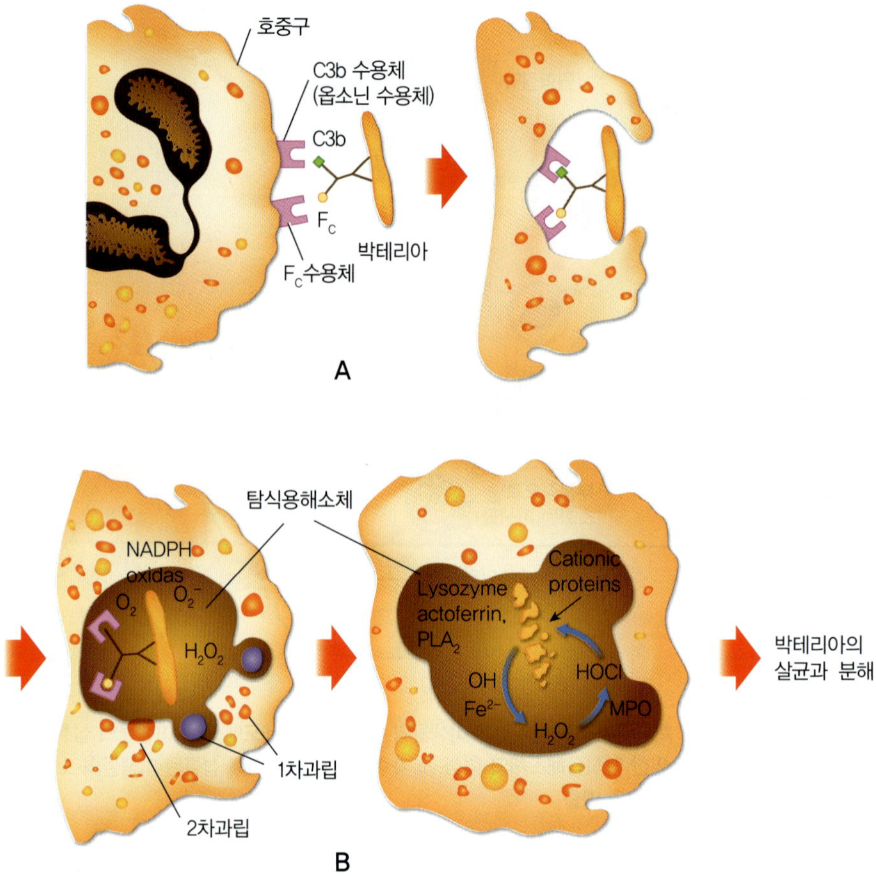

그림 3-16. **호중구의 탐식 및 살균 과정의 기전.** A. 옵소닌화와 탐식, B. 탐식과정 중에 일어나는 살균 및 분해를 위한 탈과립과 NADPH oxidase 활성화. MPO : myeloperoxidase

중구의 과립 내에 있던 용해소체 효소, 산소 대사물, 아라키돈산(arachidonic acid) 대사산물 등의 생성물질을 세포 밖으로 배출(exocytosis)한다. 이 물질들은 내피세포의 손상과 조직손상의 강력한 매개체이며 염증반응의 효과를 증대시키므로 조직 내에서 이러한 물질들의 희석이나 생성이 중단되지 않을 경우 오히려 조직손상을 초래한다.

(5) 급성 염증의 경과(outcomes of acute inflammations)

급성 염증 반응은 주로 다음의 네 가지 경과 중 하나로 귀결된다.

① 완전 수복(complete resolution, 용해)

급성 염증 병소가 완전히 정상으로 복귀되는 가장 좋은 결과이다. 손상이 짧은 기간으로 한정되었을 때, 조직손상이 없거나 최소한일 때, 비가역적으로 손상받은 조직이 대체되었을 경우 일반적으로 정상 조직의 기능이 회복된다.

② 섬유화(재생, 반흔)에 의한 치유

이 결과는 실질조직이 파괴된 후나 염증이 재생되지 않는 조직에서 발생했을 때 나타나는 상태로서, 조직이나 체강 내에 존재하는 섬유소성 삼출물이 재흡수되지 못하면 주위의 결합조직이 삼출액 내로 성장하여 들어가 섬유화(fibrosis)가 일어나는 기질화(organization) 과정이다.

③ 농양 형성(abscess formation)

많은 호중구의 침윤으로 형성되거나, 화농성 세균감염에 의한 급성 염증이 진행되어 농양(고름집)을 형성한다.

④ 만성 염증의 진행

급성 염증이 복구되지 않고 지속되면 만성 염증으로 진행된다(그림 3-17).

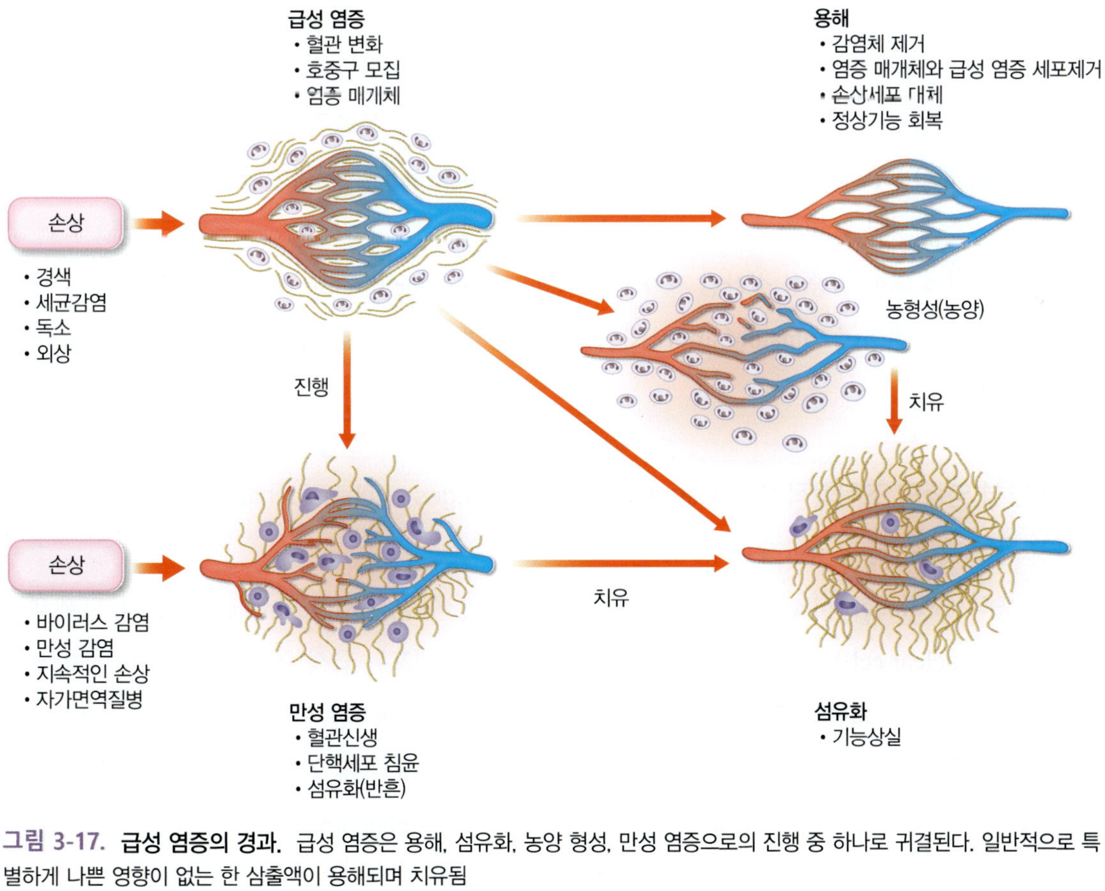

그림 3-17. 급성 염증의 경과. 급성 염증은 용해, 섬유화, 농양 형성, 만성 염증으로의 진행 중 하나로 귀결된다. 일반적으로 특별하게 나쁜 영향이 없는 한 삼출액이 용해되며 치유됨

2) 만성 염증(chronic inflammation)

(1) 만성 염증의 정의(definition of chronic inflammation)

만성 염증이란 수주 또는 수개월 동안 지속적인 염증을 유발하거나 또는 조직손상을 유발할 수 있는 세균, 바이러스, 화학적, 면역학적 염증 유발 인자에 대항하여 장기간 생체 내에서 일으키는 방어반응이라고 할 수 있다. 만성 염증의 반응으로는 한편에서는 조직의 손상 및 파괴가 계속 진행되며, 다른 한편에서는 조직 손상 요인이 제거되는 치유과정이 관찰되는 염증이라고 할 수 있다.

(2) 만성 염증의 원인(causes of chronic inflammation)

만성 염증은 서서히 일어나는 경우가 대부분이며 많은 원인이 있으나 대부분 다음의 3가지 원인으로 발생한다.

① 급성 염증을 유발하는 자극이 소멸되어 치유되지 않고 지속적으로 감염(persistent infection)이 있을 경우이다. 예로 마이코박테리아(mycobacteria, 결핵균), 바이러스(virus), 진균(fungi), 매독균(*Treponema pallidum*), 기생충(parasites)과 같이 완전한 제거가 어려운 미생물의 지속적인 감염이 있을 때 비록 독성은 낮지만 면역학적 반응을 유발해서 염증이 만성적으로 지속된다.

② 독성의 가능성이 있는 외적 또는 내적 인자에 지속적으로 노출될 경우이다. 그 예로 실리카(silica, SiO_2) 등에 의한 만성 폐질환(chronic pulmonary disease)이나 혈장의 지질 성분에 의한 죽상동맥경화증(atherosclerosis) 등이 이에 속한다.

③ 면역기전에 의한 염증성 질환인 자가면역질환(autoimmune disease)에 의한 염증이다. 그 예로 류마티스 관절염(rheumatoid arthritis)이나 전신홍반성루푸스(systemic lupus erythematosus) 등이 있다.

(3) 만성 염증의 조직학적 변화(histopathological changes of chronic inflammation)

만성 염증의 중요한 조직학적 특징으로는

① 큰포식세포(macrophages), 림프구(lymphocytes), 형질세포(plasma cell) 등의 단핵세포(mononuclear cell) 침윤이 관찰된다(그림 3-18). 큰포식세포는 급성 염증에서도 나타나지만 만성 염증에서 중요한 역할을 담당하는 세포로서 혈관에 존재하는 단구(monocyte)는 호중구의 이동에 관여하는 화학주성인자(chemotaxis)와 같은 인자에 의해 혈관 밖의 결합조직으로 누출되면 큰포식세포인 조직구(histiocyte)로 바뀌어 탐식작용(phagocytosis)을 수행한다.

② 손상된 조직을 복구하기 위하여 섬유모세포(fibroblast)와 소혈관의 증식이 관찰된다.

③ 결합 조직의 증식(섬유화)이 일어나지만, 만성 염증은 결합조직인 실질세포(parenchymal cell)와 세포외바탕질(extracellular matrix)의 구조에 지속적으로 조직손상을 야기한다. 그 결과 조

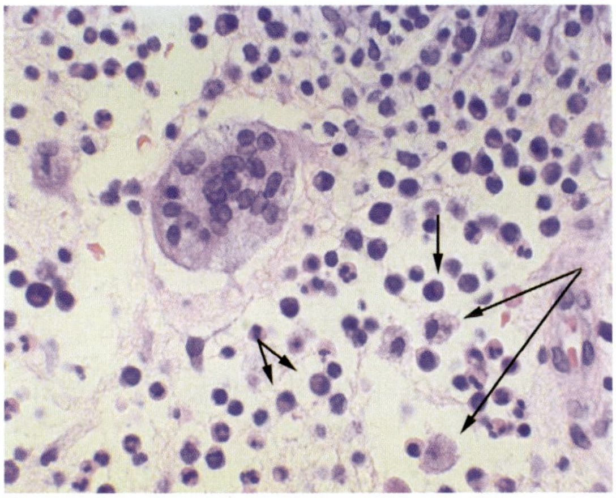

그림 3-18. **만성 염증.** 국소적으로 간질 내 부종과 함께 거대세포, 림프구, 형질세포(짧은 화살표), 큰포식세포(긴 화살표) 등의 침윤이 관찰됨

직의 실질세포가 재생능력이 있다 하더라도 그 재생능력만으로는 수복(repair)이 완벽하게 일어날 수 없기 때문에 결합조직으로 채워지게 되어 섬유화(fibrosis)인 반흔(scar)이 형성된다. 이 과정에서 혈관신생(angiogenesis), 섬유세포의 이동 및 증식, 세포 외 물질의 침착, 섬유조직의 성숙 및 기질화가 수반된다.

④ 조직의 파괴(조직 손상의 발생) 등과 같은 4가지 변화가 동시에 관찰되는 것이 특징이다. 혈관 변화와 부종, 호중구의 침윤 등을 특징으로 하는 급성 염증과는 달리 만성 염증은 이러한 조직학적 변화로 급성 염증과 구별된다(표 3-3).

표 3-3. 급성 염증과 만성 염증의 차이

차이점	급성 염증	만성 염증
지속기간	짧다(수시간~수일)	길다(수주~수개월)
염증세포	호중구, 큰포식세포	림프구, 형질세포, 큰포식세포, 섬유모세포
삼출과 부종	+	−
5대 징후	+(발열, 발적, 종창, 동통, 기능상실)	−
조직괴사	− (일반적)	+
섬유화	−	+
말초혈액 변화	호중구 증가증, 림프구 증가증	다양한 백혈구 변화, 혈장 면역글로불린 증가

(4) 만성 염증의 매개체(mediators of chronic inflammation)

만성 염증은 윗부분에서도 언급하였듯이 큰포식세포 외에 림프구, 형질세포, 호산구 및 비만세포 등의 세포들이 침윤한다. 형질세포는 염증 부위에 있는 항원이나 변형된 조직 성분에 대한 항체를 생성하며, 림프구도 항체 매개성 및 세포 매개성 면역반응뿐만 아니라 비면역성 염증반응에도 관여한다. 림프구는 면역 매개성 만성 염증에서 림포카인을 분비하여 큰포식세포의 활성과 분화를 촉진시키고 단핵세포(mononuclear cell)에 대한 화학주성 효과를 나타낸다. 호산구는 IgE에 의한 알레르기성 면역 반응이나 기생충 감염 때 특징적으로 출현하며 기생충 감염에서는 면역 또는 방어 작용을 나타내기도 하나 과민반응에서는 조직 손상을 초래하기도 한다. 호중구는 보통 급성 염증에서 특징적으로 출현하며 많은 단백분해효소를 방출하는데 지속적인 만성 염증에서도 다량으로 침윤하여 농양을 형성하기도 한다. 이러한 만성 염증의 예로서는 만성 위궤양이 좋은 예가 된다. 만성 위궤양은 표면에서는 위산에 의해 지속적으로 조직의 손상이 일어나 궤양부위 표면에 섬유소성 괴사와 염증세포의 침윤이 있고, 심부에서는 육아조직의 형성과 섬유화의 치유과정이 동시에 진행되고 있기 때문이다(그림 3-19, 20, 21).

만성 담낭염도 흔한 만성 염증으로 대개는 담석이 담낭 안에서 지속적으로 염증을 일으키고 있기 때문이다. 그러나 이때는 염증이 심하지 않아 점막에는 궤양은 없고 만성 염증세포, 특히 림프구와 형질세포의 침윤이 많다(그림 3-22).

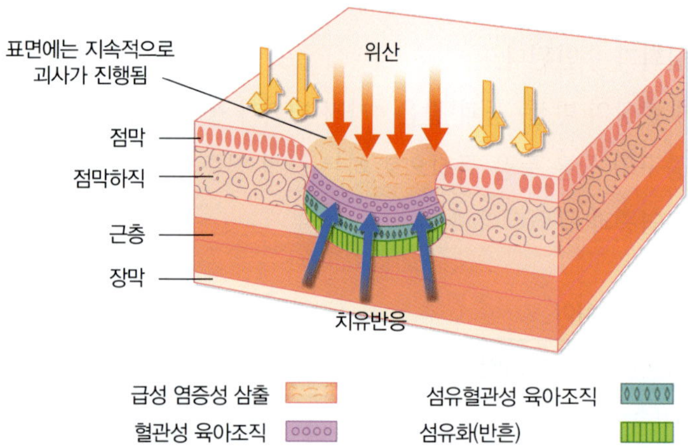

그림 3-19. 만성 염증. 위궤양으로 만성 염증이 발생하면 창상의 치유과정에서 관찰되는 여러 조직층이 생김

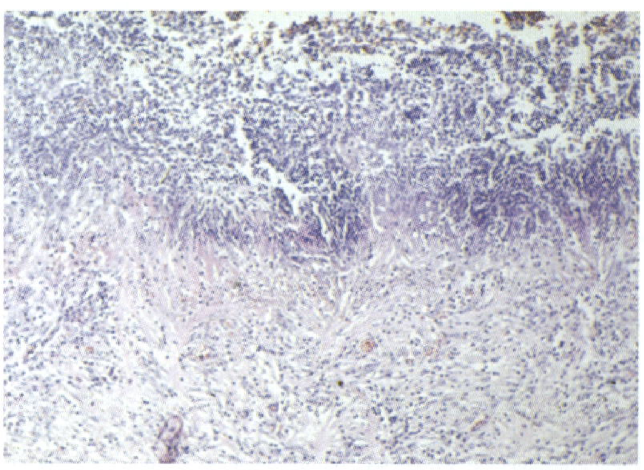

그림 3-20. 위궤양의 현미경 소견. 표층에 괴사된 조직과 삼출물이 있고 그 밑에는 육아조직이 증식하고 있음

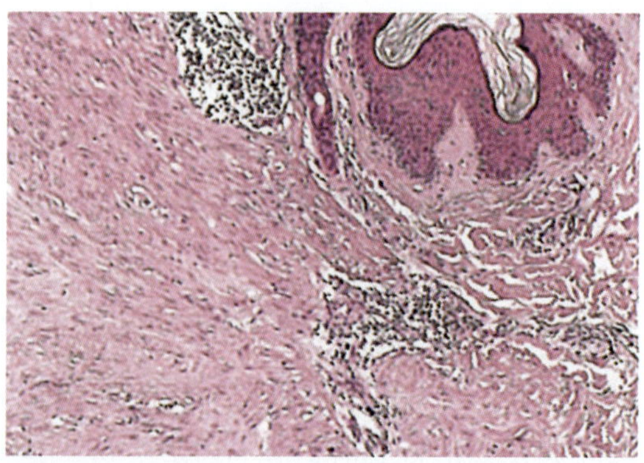

그림 3-21. 흉터(scar). 염증 후 섬유모세포의 증식이 과잉으로 일어나면 섬유세포와 콜라겐 섬유의 과잉생산으로 흉터 안에 다량의 섬유화가 일어나므로 비후성 흉터라고 한다. 피부 위로 약간 튀어 나온다. 진피 안에 섬유세포의 과잉 증식이 있고 소수의 림프구 침윤이 보임

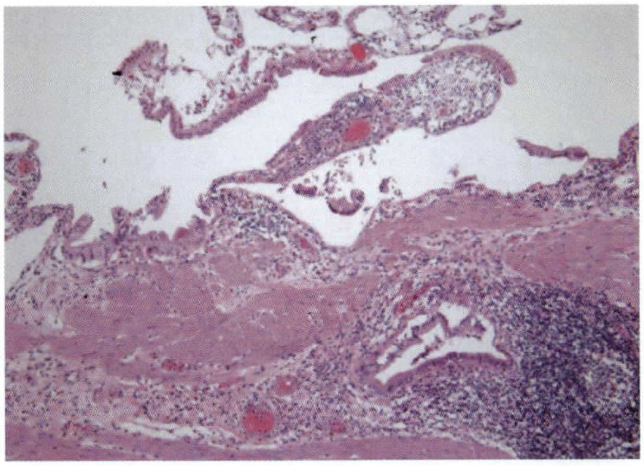

그림 3-22. **만성 담낭염.** 만성 염증으로 인하여 점막에서는 위축과 부분적인 소실이 일어나고 점막과 근육층에 림프구의 침윤이 미만성으로 관찰된다. 이 환자는 담석에 의해 만성 염증이 유발되었음

3) 육아종성 염증(granulomatous inflammation)

(1) 정의(definition)와 원인(cause)

만성 염증의 특이한 형태인 육아종성 염증은 만성 면역질환 또는 감염성 질환에서 관찰된다. 강하게 활성화된 림프구에 의해 변형된 큰포식세포인 유상피세포(상피모양세포, epithelioid cell)들의 축적을 특징으로 하는 염증인 육아종(granuloma)은 유상피세포들이 집합체를 중심으로 주위에 림프구와 형질세포의 침윤이 있으며 혈관신생(angiogenesis), 섬유세포의 증식 등이 관찰된다(그림 3-23). 유상피세포는 호산성의 풍부한 세포질을 가지고 있으며 그 모양이 편평상피를 닮았다고 하여 유상피세포라고 불리지만, 그 기원은 큰포식세포이다.

육아종성 염증의 또 다른 특징은 랑그한스형 거대세포(Langhans giant cell) 또는 이물형 거대세포(foreign body giant cell) 같은 거대세포 형성의 출현이 반드시 나타난다. 랑그한스형 거대세포는 핵들이 세포의 주변부에 말발굽 모양으로 배열되어 있으며, 이물형 거대세포는 다수의 핵들이 세포의 중심부에 불규칙적으로 모여 있고 소화가 되지 않는 물질을 함유하고 있기도 하다(그림 3-24). 만성 육아종성 염증의 진단에는 조직구 침윤과 유상피세포의 확인이 필요하다.

육아종성 염증을 보이는 질환은 다양하다. 결핵이 가장 전형적인 만성 육아종성 염증(그림 3-25)

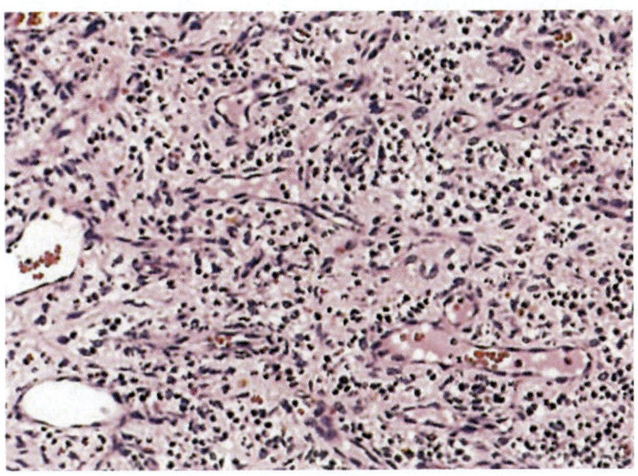

그림 3-23. **육아조직**(granulation tissue). 육아조직의 구성은 염증세포와 혈관신생, 섬유모세포의 침착이며 사진에는 림프구와 다형핵 백혈구가 관찰되고 있으며 동시에 많은 신생 모세혈관이 보임

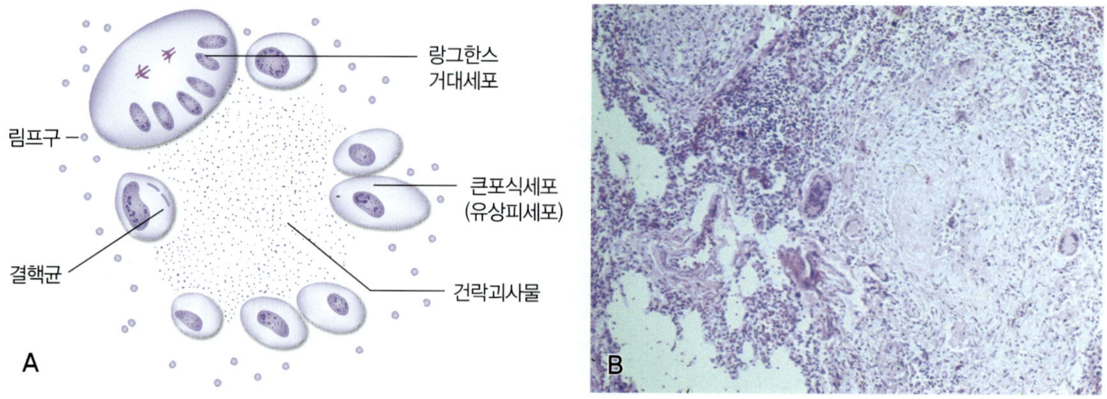

그림 3-24. 결핵결절 또는 결핵성 육아종의 모식도(A)와 병리학적 소견(B) A. 중심부에는 건락괴사가 있고 그 주변부로 거대세포성 큰포식세포(유상피세포와 랑그한스세포)와 림프구의 침윤이 있음. B. 건락괴사 주변에 랑그한스 거대세포가 있고 주위에는 유상피세포와 림프구 침윤이 있음

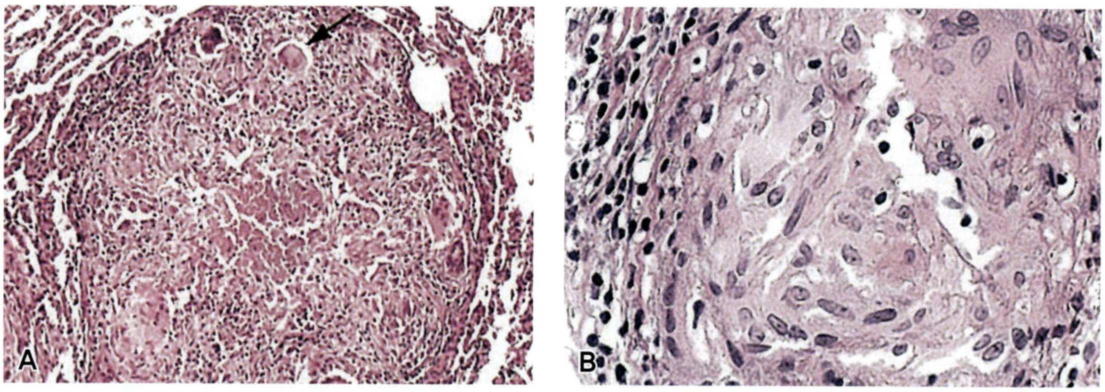

그림 3-25. 만성 육아종성 염증(chronic granulomatous inflammation). A. 허파의 결핵성 육아종이다. 육아종성 염증은 조직구나 큰포식세포의 출현을 특징으로 하는 염증 반응이다. 경계가 잘 지어지는 둥근 결절, 즉 육아종이 관찰되며 그 가운데에는 호산성 물질로 구성된 건락괴사가 있고 주변부에는 유상피세포와 랑그한스 거대세포(화살표)가 관찰됨. H&E 염색. B. 전형적인 결핵 육아종의 고배율 소견으로 중심부로부터 유상피세포와 림프구로 구성되어 있다. 유상피세포의 핵은 타원형 또는 길쭉한 콩모양이나 풍부한 세포질은 호산성임. H&E 염색

이며 이외에도 나병(leprosy), 매독(syphilis), 사르코이드증(sarcoidosis), 심부 진균의 감염((fungal infection)(그림 3-26), 기생충 감염(그림 3-27), 유육종증(sarcoidosis), 묘소병(고양이 할퀸병, cat scratch disease), 이물반응 등도 육아종성 염증(그림 3-28)을 초래한다.

결핵육아종에서는 결핵의 기본단위라고 할 수 있는 결핵결절(tubercle)이 있으며, 대량의 유상피세포의 침윤과 함께 이 중심부에는 건락괴사가 특징으로 나타난다. 건락괴사는 일부의 심부 진균 감염증을 제외한 다른 육아종성 염증에서는 거의 나타나지 않으므로 건락괴사가 관찰되면 우리나라에서는 결핵을 가장 의심해야 한다. 육아종의 형성에서 유상피세포의 출현은 세균(결핵균)에 대한 세포매개성 지연면역반응 작용에 의한다. 활성화된 T−림프구 생성물인 γ−인터페론이나 인터류킨−4(IL-4)는 세포배양에서 단구를 유상피세포나 거대세포의 변환을 증가시킨다(그림 3-29).

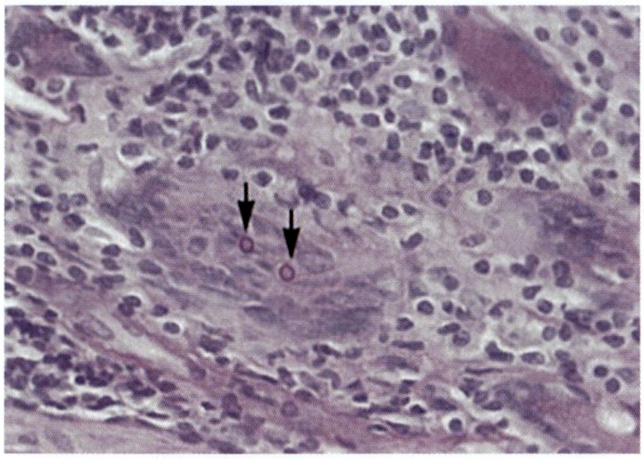

그림 3-26. **곰팡이 육아종(fungal granuloma).** 깊은 곰팡이병의 대표적인 크립토코커스(Cryptococcus spp.)(화살표)가 이물형 다핵거대세포 안에서 관찰된다. 곰팡이 감염 시 조직구(큰포식세포)의 증식과 거대세포가 출현하며 곰팡이를 탐식하는 염증반응이 특징임. PAS 염색

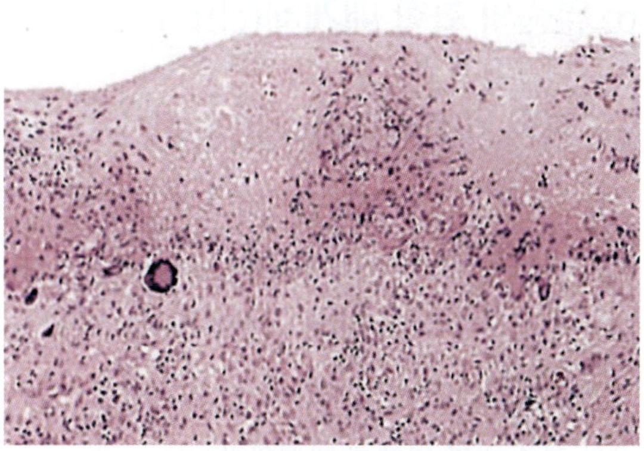

그림 3-27. **기생충 육아종(parasitic granuloma).** 기생충이 체내에 들어오면 이물반응을 나타내는데 침윤된 염증세포는 조직구와 림프구의 침윤을 일으킨다. 이 사진은 기생충 낭포벽으로서 스파르가눔증으로 인한 섬유소성 삼출물과 조직구 및 거대세포의 침윤이 관찰된다. 이러한 병터를 기생충 육아종이라고 함. H&E염색

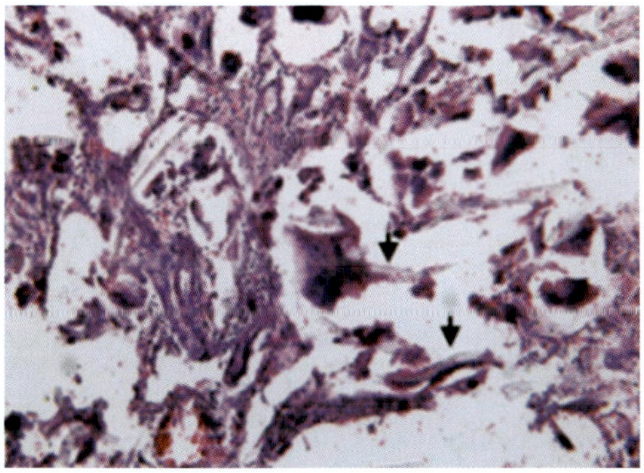

그림 3-28. **이물 육아종.** 면섬유(화살표)의 흡입에 의한 거대세포반응이 관찰됨. H&E염색

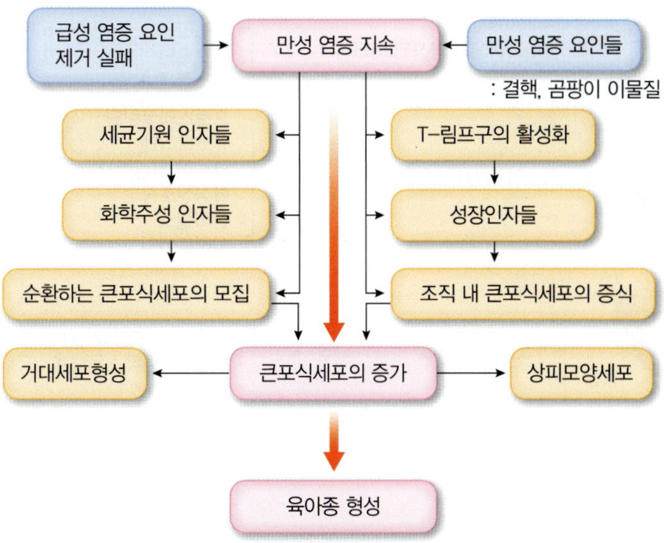

그림 3-29. **만성 염증에서 육아종 형성과 큰포식세포의 증가 기전**

6. 염증의 화학 매개체(chemical mediators of inflammation)

1) 화학 매개체의 개요(overview of chemical mediators)

염증반응은 원인이나 반응 조직의 차이에 관계없이 유사한 변화를 보이며, 조직 손상 후 생체 내 국소 부위에 유리되는 공통적인 물질요인인 화학 매개체에 의해 이루어진다. 화학 매개체는 염증의 원인이 되는 것이 아니라 생체에 증상을 주는 자극이 주어졌을 때 생체 반응의 결과로 생체 내에 생성되는 화학물질로서 여러 종류의 자극에 의하여 매개물이 활성화되며, 매우 짧은 기간 동안 작용하여 염증의 각 단계에 관여한다.

2) 화학 매개체의 특징(characteristics of chemical mediators)

(1) 염증 부위의 세포나 조직에서만 부분적으로 생산되거나 혈장에서만 존재하며 순환하는 물질로서 세포 내에는 과립의 형태로 저장되어 있어 세포가 활성화되면 빠르게 분비하거나 새로이 생성된다. 화학 매개체를 생산하는 주요 세포로는 비만세포, 호염기구, 혈소판, 호중구, 큰포식세포, 림프구 등이 있다(그림 3-30).

(2) 화학 매개체는 대개 비활성 전구체로서 염증부위에서만 활성화된다.

(3) 화학 매개체의 표적세포(target cell)의 범위는 다양하며 대부분 표적세포의 특이 수용체에 결합하여 작용하는데 표적세포 자체의 이차 매개물질 유리를 자극하고 자극에 반응하여 새로이 합성(프로스타글란딘, 사이토카인)되기도 한다.

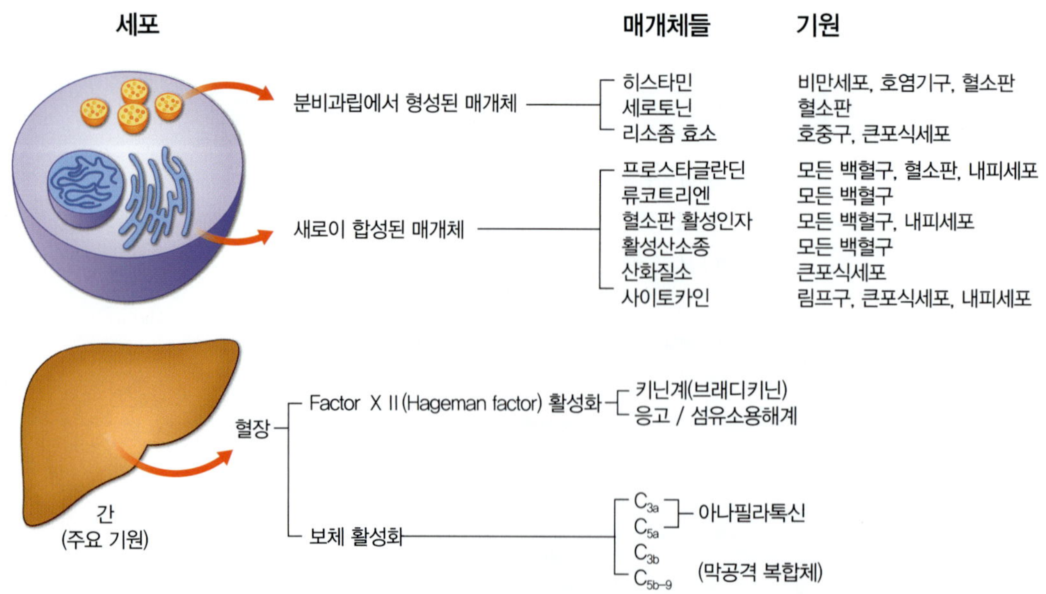

그림 3-30. 혈관의 투과성을 항진하는 염증시 화학 매개체의 기원과 종류

(4) 유리된 화학 매개체는 즉각 분해 혹은 불활성화되어 매우 짧은 기간에만 작용한다.

(5) 매개체의 종류에 따라 세포나 조직에 따라 다른 작용을 보일 수 있다.

(6) 일부는 직접적인 효소반응에 의한 손상을 유발하여 인체에 해로운 결과를 보이기도 한다.

여러 가지 화학 매개체는 단독으로 작용하기보다는 상호 긴밀한 균형을 유지하면서 염증반응에 관여한다.

3) 화학 매개체의 분류(types of chemical mediators)

(1) 세포-유래 매개체(cell derived mediators)

① 혈관활성 아민류(vasoactive amines)

혈청 속으로 방출되어 혈관 확장 작용을 하는 물질인 히스타민과 세로토닌이 이에 속한다. 혈관활성 아민류는 세포 내에 저장되어 있다가 활성화되어 혈관 확장과 혈관투과성 증가에 관여하는 물질이다. 혈관 주위에 존재하는 비만세포에 가장 많이 함유하고 있으며 혈소판, 호염기구의 과립에 저장되어 있다. 염증 초기에 작용하고 물리 · 화학적 자극, 면역학적 반응, 활성화된 보체(C3a, C5a), 백혈구 유래의 히스타민 유리단백, 신경펩티드, 사이토카인(IL-1, IL-8) 등의 자극이 가해지면 일시에 유리되어 페니실린 쇼크나 알레르기성 질환을 유발한다.

② 아라키돈산(arachidonic acid) 대사물

아라키돈산은 불포화지방산으로 리놀레인산에 의해 만들어지며 세포막 내 인지질의 구성 성분으로 세포막에 각종 자극이나 화학적 매개체에 의해 세포막에 있는 인지질 분해효소가 활성화되면 아라키돈산이 유리된다. 유리된 아라키돈산은 프로스타글란딘(prostaglandin), 트롬복산 A2 (thromboxane A2), 류코트리엔(leukotriene) 등 다양한 대사물이 생성되어 염증반응에 관여한다.

아라키돈산 대사물은 지혈 및 혈전형성에 관여하거나 혈관수축 및 혈관이완 작용, 혈관투과성 증가, 화학주성 등에 관여하며, 특히 프로스타글란딘은 염증 시 나타나는 발열과 동통에 관여한다.

아스피린은 프로스타글란딘의 형성을 억제하여 동통을 줄이고, 스테로이드 제제는 세포막에서 아라키돈산의 생성을 억제시킴으로써 항염증 작용을 나타낸다.

③ 혈소판 활성인자(platelet activating factor, PAF)

다른 인지질로부터 생성되는데 광범위하게 염증효과를 갖는 인지질 유도 매개물로서 호중구, 단구, 호염기구, 내피세포, 혈소판의 막 인지질에서 생성된다. 혈소판 응집(platelet aggregation)과 탈과립(degranulation)을 유발하고 혈관확장과 기관지 수축을 야기하는데 히스타민의 100~1,000배에 달하는 효과가 있다. 혈소판 활성인자는 낮은 농도에서 혈관투과성의 증가, 백혈구의 응집 증가 및 내피세포의 유착, 화학주성의 촉진, 탈과립, 혈소판의 자극 등 염증의 주요 부분에 모두 관여한다.

④ 사이토카인(cytokine)

사이토카인은 활성화된 림프구나 큰포식세포에서 분비되는 물질로 신체의 방어체계를 제어하고 자극하는 신호물질로 사용되는 당단백질이며, 폴리펩티드 중 하나이다. 세포면역반응에 관여하는 다른 세포들의 기능을 조절하며 염증반응에도 중요한 역할을 담당한다.

급성 염증의 주요 사이토카인은 케모카인(chemokine)이라고 하는 화학유인물질과 종양괴사인자(tumor necrosis factor, TNF; 혈관내피의 활성화와 투과성을 증가)와 인터류킨-1(interleukin-1, IL-1), 인터류킨-8(interleukin-8, IL-8)이며(그림 3-31, 32), 만성 염증에서 중요한 사이토카인은 인터페론-γ (interferone-γ, INF-r)와 인터류킨-12(IL-12)이다.

세균 대사산물, 면역복합체, 독소, 물리적 손상, 염증의 여러 과정 등이 이들의 합성을 유발하는데 인터류킨-1과 종양괴사인자는 활성화된 큰포식세포나 활성 T림프구에서 생산된다. 인터류킨-8은 강력한 화학주성을 나타내는 물질로 인터류킨-1과 종양괴사인자에 의해 유도된다.

사이토카인이 염증에 대한 중요한 작용으로 혈관내피세포에 작용하여 백혈구의 유착을 증가시키고, 다른 화학 매개체의 생성과 응고작용을 촉진하며, 섬유모세포에 작용하여 증식을 유도하여 콜라겐 합성을 촉진한다. 그 외 발열, 수면, 식욕 감소, 급성기 단백의 증가, 혈액역동학적 효과 및 백혈구의 증가 등 전신적인 급성기 반응을 유발한다.

⑤ 산소 유래 자유라디칼(oxygen derived free radicals, ROS : 활성산소종)

산소 유래 자유라디칼은 화학인자 및 면역복합체에 노출되거나 탐식작용에 의해 백혈구에서 유리되는 물질로서 세포에 손상을 주는 변형된 산소를 말하며, 수퍼옥사이드(superoxide, O_2^-), 과산화수소(H_2O_2), 수산기이온(hydroxyl ion, OH^-) 등이 대표적인 활성산소들이다.

혈관내피 세포에 손상을 주어 혈관 투과성을 증가시키고 항단백 분해효소의 불활성화로 염증의 수복과정에 관여하기도 하며, 단백분해효소의 활성화로 세포 외 기질을 파괴하고 종양세포, 적혈구 및 실질 세포의 손상을 초래하기도 한다.

⑥ 산화질소(nitric oxide, NO)

산화질소는 수용성 자유라디칼로 수초 동안의 아주 짧은 반감기를 가지는 물질로서 혈관내피세포에서 혈관 확장 작용을 하거나 산화질소 화합물 등을 만들어 조직에 상해를 초래하는 염증 매개체로 작용한다. 산화질소는 산화질소 합성효소(nitric oxide synthase, NOS)에 의해 합성되며, NOS는 n/VOS, i/VOS, e/VOS가 알려져 있다. n/VOS는 신경에서 발현되지만 염증과는 무관하다. i/VOS는 큰포식세포와 내피세포에 존재하며 염증에 의해 산화질소를 생산하는 효소로 간세포, 심근, 호흡상피에서도 발현한다. e/VOS는 내피세포에서 발현한다.

세균대사산물, 면역복합체, 독소, 물리적 손상, 사이토카인 등

↓

큰포식세포의 활성화

↓

인터루킨-1 및 종양괴사인자

급성기 반응	내피세포에 대한 효과	섬유모세포에 대한 효과
발열, 수면 항진 식욕 감소 반응성 단백증가 혈액역동학적 작용 (쇼크, 백혈구증가증)	백혈구 부착 증가 PG 합성 증가, PAF 증가 혈액응고의 활성화 항응고의 감소 (IL-1 증가)	증식 콜라겐 합성 증가 콜라겐아제 증가 프로테아제 증가 PGE 합성 증가

** PG : prostaglandin
PAF : platelet activating factor

그림 3-31. 염증 반응에서 인터루킨 1(IL-1)과 종양괴사인자(TNF)의 주요작용

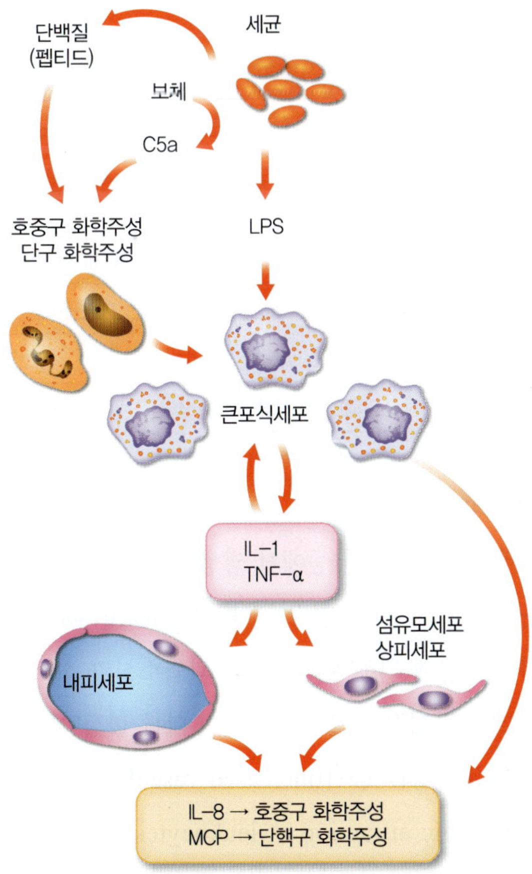

그림 3-32. 급성 염증의 사이토카인 상호작용(림포카인)
LPS : Lipid polysaccharide, MCP : Monocyte chemotactic peptide

⑦ 용해소체 성분(lysosomal constituents)

염증세포인 호중구(neutrophils)와 단핵구(mononuclear phagocytes)의 세포질 내에 많이 함유되어 있는 용해소체(lysosome)에는 강력한 효소와 각종 물질이 포함되어 있어 염증반응의 유도나 이 물질의 제거에 효과적으로 이용된다. 각각의 매개체는 서로 독립적으로 작용하는 것이 아니고 상호 긴밀한 관계를 가지고 균형을 이루면서 염증반응에 관여하며, 균형을 유지하지 못하면 인체는 염증 반응 그 자체로 인해 인체의 모든 세포, 조직, 장기는 손상을 초래하게 된다.

(2) 혈장단백-유래 매개체(plasma protein derived mediators)

혈장단백 유래 매개체는 혈장단백 분해효소(plasma prostease)로 혈장 내부에 활성화되지 않은 전구체(precursor)인 효소원(zymogen)으로 존재하고 필요에 따라 복잡한 연쇄반응에 의해 활성화되는 물질이다. 보체계(complement system), 키닌계(kinin system), 혈액응고계(clotting system) 등이 이에 속한다(표 3-4).

표 3-4. 주요 화학적 매개체의 반응

염증에서의 역할	매개체
혈관확장	프로스타글란딘, 산화질소, 히스타민
혈관 투과성 증가	혈관활성 아민류, 히스타민, 세로토닌, C3a & C5a, 브라디키닌, 혈소판 활성인자, 류코트리엔 C4
화학 주성(백혈구 모집과 활성화)	종양괴사인자, 인터류킨-1, C3a & C5a, 류코트리엔, 박테리아 생성물
발열	인터류킨-1, 종양괴사인자, 프로스타글란딘
동통	프로스타글란딘, 브라디키닌
조직손상	용해소체 성분, 반응성 산소종, 산화질소

① 보체계(complement system)

보체는 큰포식세포, 상피세포, 림프구, 간 등에서 생성되어 혈액 내에 존재하는 C1에서 C9까지 약 20여 종의 혈장단백질로 구성되어 있으며, 혈장 내 비활성(inactivation) 상태로 존재하다가 염증 시 활성화(activation)되어 미생물 침입에 의해 비만세포의 과립소실과 히스타민을 유리시킴으로써 면역학적 반응을 수행한다. 보체계는 단계적인 활성화가 되어 다른 혈장단백질이 연속적으로 생성된다.

C3a나 C5a는 혈관 확장과 투과성을 증가(increased vascular permeability)시키며, C5a는 백혈구의 화학주성을 유도(chemotactic attraction of leukocytes)하기도 한다. 또한 C3b는 옵소닌화(opsonization) 기능을 하고, C5b는 C6, C7, C8, C9와 차례로 결합하여 막공격복합체(membrane attack complex, MAC)를 형성하여 세포막을 용해(membrane lysis)시킴으로써 미생물 침입 시 방어효과를 나타낸다.

② 키닌계(kinin system)

혈액응고인자 중 Hageman 인자(Hageman factor, coagulation factor XII)에 의해 유발되는 혈장 단백계로서 강력한 혈관 투과성 항진작용이 있고 민무늬근 수축, 혈관확장 및 통증을 유발하는 물질인 브라디키닌(bradykinin)을 최종적으로 생성한다.

③ 혈액응고계(clotting system)

Hageman 인자에 의해 활성화되는 또 다른 혈장단백계이다. 최종 물질은 섬유소원(fibrinogen)이 트롬빈(thrombin)에 의해 불용성인 섬유소(fibrin)로 바뀌는 것으로 이 과정 중 생기는 섬유소성 펩티드는 혈관의 투과성을 증가시키고 백혈구에 대한 화학주성을 나타낸다. 트롬빈 역시 염증 반응을 매개하며 주로 백혈구의 유착과 섬유모세포 증식을 야기한다.

7. 염증의 형태학적 양상(morphological aspect of inflammation)

염증은 경과시간, 부위, 성질(종류) 등에 의해 여러 가지로 분류되지만, 일반적으로 삼출액(exudate)의 성상과 형태학적 유형에 의거하여 염증을 분류한다(표 3-5). 그 이유는 조직학적인 염증 소견만으로는 원인균을 알 수 없는 염증의 총칭인 비특이성 염증(nonspecific inflammation)이 대부분이기 때문이다. 삼출액(exudate)은 염증으로 인해 손상된 조직에서 분비되는 액체로서 화농성 세

표 3-5. 급성과 만성 염증의 삼출액과 형태학적 유형에 따른 분류

유형	특성	흔한 원인
장액성 염증 (체강 내의 염증)	많은 체액의 삼출	화상, 세균성 감염
카타르성 염증 (점막의 염증)	심한 점액의 분비	감염, 감기, 알레르기성 비염
섬유소성 염증	심한 피브린의 형성	독성 강한 세균의 감염
화농성 염증	심한 호중구의 침윤, 실질세포의 액화괴사, 농형성, 혈중 호중구 증가	화농성 세균, 포도상구균(포도알균), 연쇄상구균(구슬알균), 그람음성균
출혈성 염증	혈관괴사와 출혈	독성이 강한 병원체에 의한 인플루엔자, 탄저병, 허피스 감염, 페스트
괴저성 염증	심한 괴사와 출혈	독성이 강한 혐기성 세균에 의함
막성(위막성) 염증	괴사성 염증으로 점막 위로 괴사된 점막조직과 삼출액으로 위막형성	독소가 있는 세균, 디프테리아와 *Clostridium difficille*
궤양성 염증	표피나 점막이 소실되며 궤양을 형성한다.	위궤양

균이 조직 내 침투하면 거의 모든 경우에 화농성 삼출과 농양을 형성하므로 어떤 종류의 화농성 세균에 의한 감염인지 알 수 없으므로 원인균을 정확히 동정하기 위해서는 염증부위에서부터 검체를 채취하여 배양하는 수밖에 없다.

삼출액이나 형태학적인 특성에 따라 장액성 염증(serous inflammation), 카타르성 염증(catarrhal inflammation), 섬유소성 염증(fibrinous inflammation), 화농성 염증(suppurative or purulent inflammation), 출혈성 염증(hemorrhagic inflammation), 괴저성 염증(gangrenous inflammation) 등으로 구분하며, 이들은 각각 독립적으로 존재하는 경우도 있지만 대부분 혼합되어 있다.

급성 염증은 혈관확장, 혈액의 저류, 백혈구의 침윤, 세포외바탕질의 부종과 같은 공통적인 소견이 있으며 장액성 염증, 섬유소성 염증, 화농성 염증 등이 있으며, 만성 염증은 결합조직의 증식과 단핵세포의 침윤 등의 특징적인 소견이 관찰되며, 특수한 형태의 만성 육아종성 염증(chronic granulomatous inflammation)이 있다.

1) 장액성 염증(serous inflammation)

장액성 염증은 혈관의 투과성 항진에 의해 혈장성분이나 수분의 함량이 많은 저단백성 액체의 누출(effusion)이 특징이다. 손상 부위에 따라 복막강(peritoneal cavity), 흉막강(pleural cavity), 심장강(cardial cavity) 공간의 내층인 중피(mesothelium)에서 장액성 분비물을 관찰할 수 있는 염증으로 흉강이나 복강 내에 혈장 성분인 액체의 저류를 동반한다.

화상에 의한 삼출물의 축적인 물집(blister)도 장액성 삼출액이 상피 내나 상피 바로 아래에 축적되어 생기며, 감기 바이러스 감염에 의한 코점막의 묽은 콧물이나 피부의 수포 내 삼출액 등 경한 손상 시와 결핵성 늑막염의 경우에도 볼 수 있다.

2) 점액성(카타르성) 염증(catarrhal inflammation)

카타르성 염증의 기본은 장액성 염증인데 이것에 점액의 분비 과잉과 상피세포의 박리가 특징적인 것을 카타르성 염증이라고 부른다. 점막밑조직에서의 충혈, 부종, 호중구의 가벼운 침윤을 보이는 정도이지만, 감염에 대해서 상피세포의 저항이 약해지는 결과가 일어난다. 소위 콧물감기나 알레르기 비염 등이 이에 속한다.

3) 섬유소성 염증(fibrinous inflammation)

섬유소성 염증은 장액성 염증보다 중한 손상의 결과로서, 혈관 투과성이 더 커져서 삼출물 중에 큰 분자인 섬유소원(fibrinogen)을 포함한 다량의 혈장 단백질들이 함유된 삼출물의 생성이 특징이다. 혈관 내피세포 장벽을 통과하여 섬유소 덩어리를 형성하는 염증으로 내피세포나 중피세포의 심한 손상 시에 나타난다.

육안으로는 심외막 표면에 삼출된 다량의 섬유소가 심낭막이 심장의 수축과 확장에 따라 표면이 불규칙하게 변하여 회백색의 융털돌기상으로 관찰될 수 있다. 이러한 모양은 마치 버터를 빵사이에 바른 후 빵을 서로 떼어놓을 때 빵표면에 나타나는 양상과 유사하므로 일명 버터빵모양 심외막염(bread and butter pericarditis)라고도 한다(그림 3-33).

요독증과 류마티스 심장염 시에 잘 관찰된다. 현미경적으로 섬유소는 호산성의 분홍색 물질로 보인다. 섬유소성 염증의 주성분인 섬유소는 호중구, 큰포식세포의 효소에 의해 분해되어 흡수되거나 용해(resolution)되어 소실되지만, 그렇지 못하면 액성 부분은 흡수되고 섬유소 내에 섬유모세포의 증식이 일어나 섬유화된다. 조직은 기질화(organization)가 일어나고 주변조직과 유착을 초래한다(그림 3-34). 그 밖에 체강을 침범하는 염증인 중피세포의 심한 손상을 보이는 섬유소성 심낭염, 흉막염, 폐렴 등에서 관찰된다.

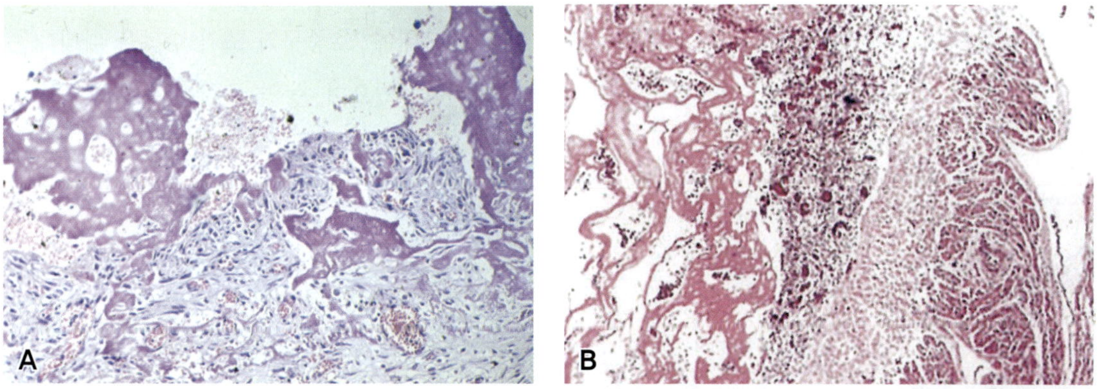

그림 3-33. 섬유소성 염증(fibrinous inflammation). A. 급성 류마티스열에 의한 심근염으로 인하여 중앙에 많은 양의 분홍색의 섬유소성 물질(유리질)의 삼출이 있다. B. 급성 섬유소심낭염(acute fibrinous pericarditis)으로 불규칙한 호산성으로 염색되는 삼출물, 즉 섬유소들이 심장의 바깥막 표면에서 관찰된다(좌). 급성 염증 삼출물이 장막표면에서 형성될 때는 많은 양의 섬유소들이 삼출하는 경우가 흔히 있다. 특히 류마티스 심장막염 시에 잘 동반됨

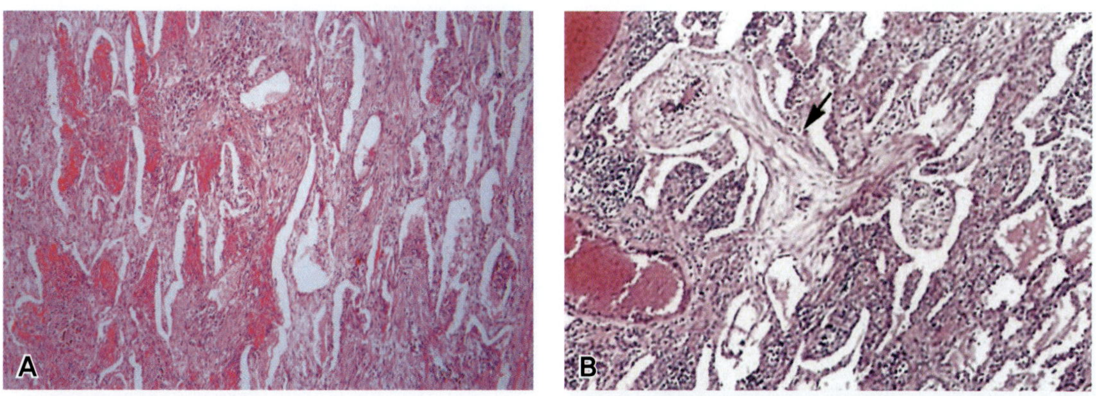

그림 3-34. 기질화. A. 폐렴 후에 폐포 내로 삼출된 피브린과 백혈구 삼출액이 섬유화되는데, 이 현상을 기질화라고 한다. B. 폐렴이 발생하면 다량의 화농성 삼출물이 폐포 내로 삼출된다. 이들의 구성은 주로 호중구와 큰포식세포가 된다. 이들의 일부에서 기질화가 일어나고 있다. 폐포 안의 삼출물들은 큰포식세포와 림프구가 구성되어 있으며 부분적으로 기질화되어 서로 연결되는 섬유띠(화살표)가 관찰됨

4) 화농성 염증(suppurative or purulent inflammation)

화농성 염증이란 액화된 조직 성분과 다량의 호중구의 삼출, 괴사된 세포, 부종액으로 구성된 염증이다. 죽은 백혈구와 탈락 괴사된 세포 등이 융해된 상태인 고름(pus)이 형성되는 화농성 삼출물이 특징이며, 화농성 염증을 일으키는 원인으로는 구균으로 포도모양알균, 연쇄모양알균이 대표적이고, 그 외 폐렴쌍구균, 수막알균(그림 3-35), 임질균 등이 있다. 간균으로는 녹농균 외에 대장균이 흔하다.

대표적인 화농성 염증인 급성 충수돌기염에서는 표면이 화농성 삼출액으로 덮여 있고 현미경적으로는 점막의 궤양과 심한 호중구의 침윤이 관찰된다(그림 3-36).

화농성 염증의 삼출액은 장액성 염증과 달라서 흡수되기 어려우므로 주변과 경계를 갖게 되어 소위 농양(abscess)을 만들게 된다. 농양은 국소적인 화농성 염증의 좋은 예로 조직학적으로 괴사된 조직과 호중구의 혼합물로 구성된다.

전형적인 농양은 중앙부에는 괴사된 세포가 있고 인접한 부위에 호중구와 초기 수복을 나타내는 섬유모세포의 증식, 혈관 확장, 실질세포의 증식으로 둘러싸여 있으며, 농양 주위는 고름이 주변부

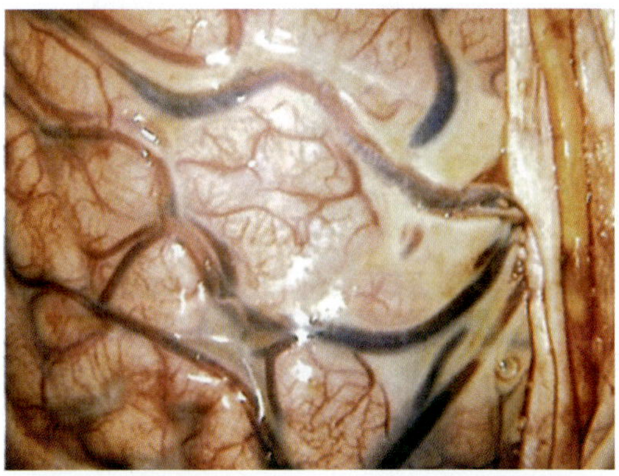

그림 3-35. 급성 화농성 뇌막염(acute suppurative meningitis). 세균성 뇌막염에서 뇌의 연질막 내에 고름이 뇌고랑을 따라 모여 있다. 화농성 세균(이 경우는 뇌막알균)의 감염으로 뇌막에 화농성 염증을 유발한다. 혈관은 확장 및 울혈되어 있고 주위의 삼출물에 파묻혀 있으며 뇌막이 혼탁되어 있음

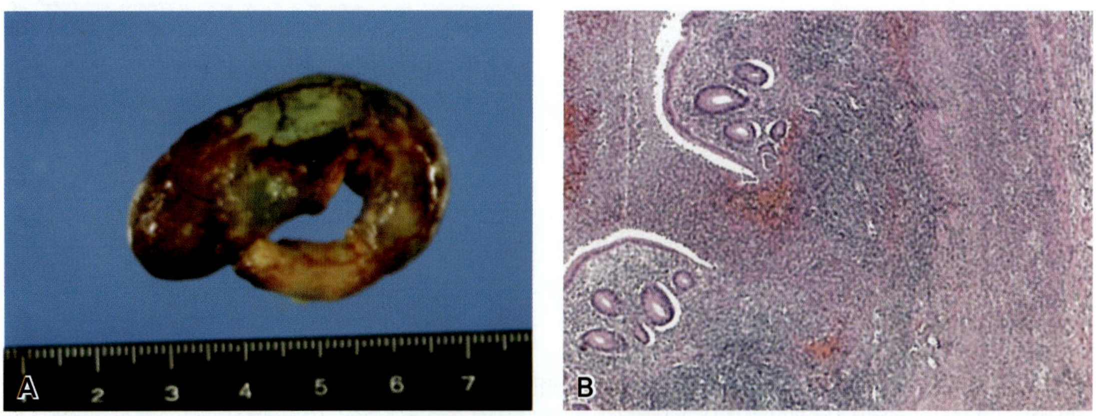

그림 3-36. 급성 충수(돌기)염. A. 급성 화농성 염증으로 충수돌기의 표면에 출혈이 있고 녹색의 화농성 삼출액으로 인해 표면이 녹색조로 관찰된다. B. 현미경적으로는 점막의 궤양과 소실, 심한 호중구의 침윤이 점막밑조직과 내강에서 관찰됨. H&E 염색

로 침투되어 가는 것을 막기 위해 시간이 경과함에 따라 피막을 형성하여 결국에는 결합조직으로 대체되기 때문에 농양 내의 농은 배출하거나 외과적인 제거로 치유하는 것이 일반적이다.

5) 출혈성 염증(hemorrhagic inflammation)

출혈성 염증은 다량의 적혈구 삼출이 동반되는 염증을 말한다. 혈관 투과성의 현저한 항진, 또는 혈관의 손상이 격심하다는 것을 시사하고 있어 혈관의 괴사성 염증을 동반하는 질환에서 흔히 관찰된다. 인플루엔자 바이러스에 의한 폐렴은 출혈성 염증의 대표적인 것이다. 이외에 탄저병, 발진티푸스 등도 출혈성 염증의 형태를 나타낸다.

6) 괴저성 염증(gangrenous inflammation)

괴저성 염증은 염증에 의한 세포, 조직의 괴사가 삼출과 증식의 변화보다 두드러지는 염증으로, 괴사성염(necrotizing inflammation)의 배경 위에 부패균의 감염이 겹쳐 조직이 붕괴와 궤양을 동반한 경우를 괴저라고 부른다. 대개는 혐기성 세균이 나오는 강한 독소에 의하며 괴저가 발생한 조직은 불결해서 악취가 심하게 난다. 괴저성 충수염과 담낭염, 다리의 괴저성 염증이 대표적인 염증이다.

8. 염증의 특수한 형태(special type of inflammation)

1) 궤양(ulcer)

염증반응에 의하여 상피나 점막이 국소적인 손상이나 함몰로 인해 정상적인 연속성이 소실된 상태를 궤양(ulcer)이라고 한다. 조직 또는 장기의 표면 가까운 곳에 염증으로 인해 괴사된 세포와 염증성 괴사조직이 탈락되어 발생한다. 이러한 궤양성 염증은 위의 소화궤양이나 십이지장궤양 등 소화기계의 궤양이 전형적인 예이다(그림 3-37). 또한 구강점막, 식도, 대장, 피부 등에서는 염증성 괴사로 인한 궤양이 잘 형성된다(그림 3-38).

궤양은 급성 염증과 만성 염증이 공존한다. 급성기에는 궤양 주위조직에 호중구가 많이 침윤되고 작은 혈관의 확장이 나타나며, 만성 궤양(chronic ulcer)에서는 궤양의 표층은 괴사된 조직 및 삼출액으로 덮이며, 궤양 주변부나 궤양의 밑바닥에 림프구, 큰포식세포, 형질세포가 많이 출현하며 섬유모세포 증식이 일어나 반흔이 생긴다.

만성 위궤양은 표면에는 위산에 의해 지속적으로 조직의 손상이 일어나 궤양부위 표면에 섬유소성 괴사와 염증세포의 침윤이 있고 심부에는 육아조직의 형성과 섬유화의 치유과정이 동시에 진행되고 있는 복합적인 염증변화라고 할 수 있으며 점막이 재생되지 않는 한 염증은 지속된다(그림 3-19, 39).

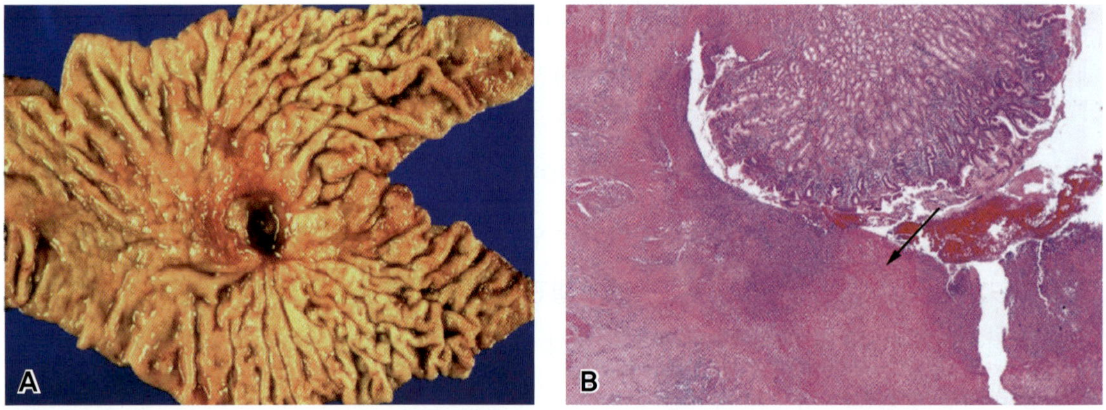

그림 3-37. **만성 궤양성 염증.** A. 국소적으로 점막이 완전히 소실되고 만성 염증이 일어나고 있는 위궤양이 위의 작은굽이에서 관찰된다. B. 현미경으로 점막소실과 궤양부 염증(화살표)이 관찰됨. H&E 염색

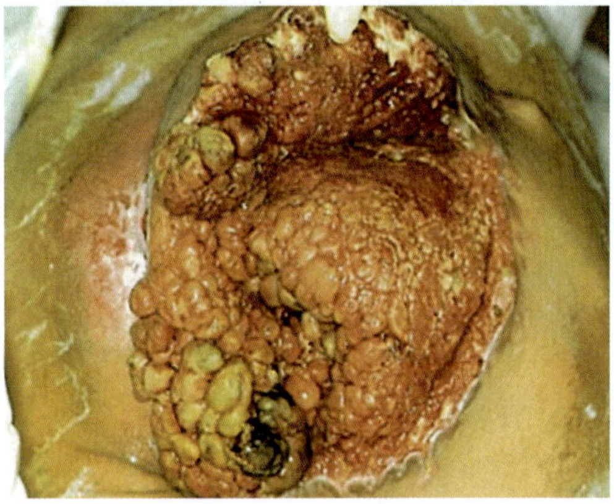

그림 3-38. **육아조직**(granulation tissue). 의식불명으로 오랫동안 침대에만 누워 있는 환자의 엉덩부에 큰 궤양이 발생하였는데, 이것을 욕창궤양이라고 한다. 표면이 과립상 또는 자갈모양으로 둥글둥글하게 보이며 적색으로 보이는 것은 활발한 육아조직 형성으로 인해 혈관증식과 섬유모세포의 증식이 있기 때문임

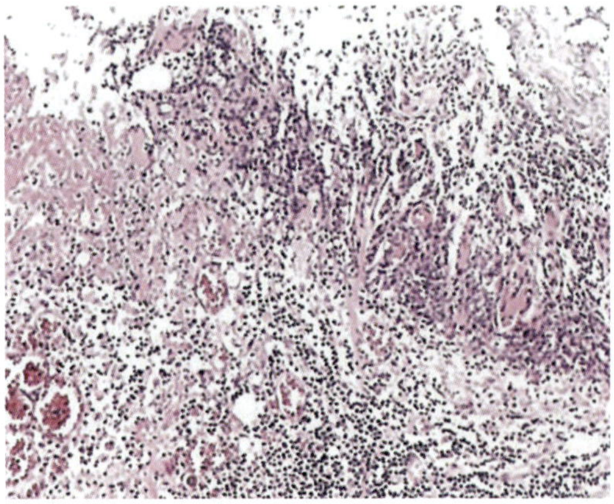

그림 3-39. **만성 위궤양의 현미경 소견.** 위의 소화궤양은 궤양 염증의 대표적인 예이며 사진에서 관찰되듯이 궤양 바닥의 표면은 소화효소의 작용으로 인해 점막소실과 함께 섬유소성 괴사와 삼출물이 있고 호중구의 침윤이 있다. 그리고 그 아래에는 육아조직과 함께 혈관의 확장 및 염증세포의 침윤이 관찰됨. H&E 염색

2) 농양(abscess)

조직 내 침윤한 호중구가 밀집되어 변성, 괴사에 빠진 호중구와 큰포식세포 등의 염증 세포에 변성된 주변 염증조직이 국소적으로 집합하여 주변과 경계가 명확해진 상태를 말한다. 호중구의 붕괴

에 의해 활성화된 단백 분해 효소의 작용으로, 국소 조직의 융해, 괴사를 가져온다. 즉 액화괴사가 일어난다. 좁은 의미로는 호중구의 군 집락을 농양(abscess)이라고 한다(그림 3-40). 농양의 중심부에 있는 액화된 조직액을 농(pus)이라고 하며, 농은 육안으로 황색 내지 황록색으로 보인다.

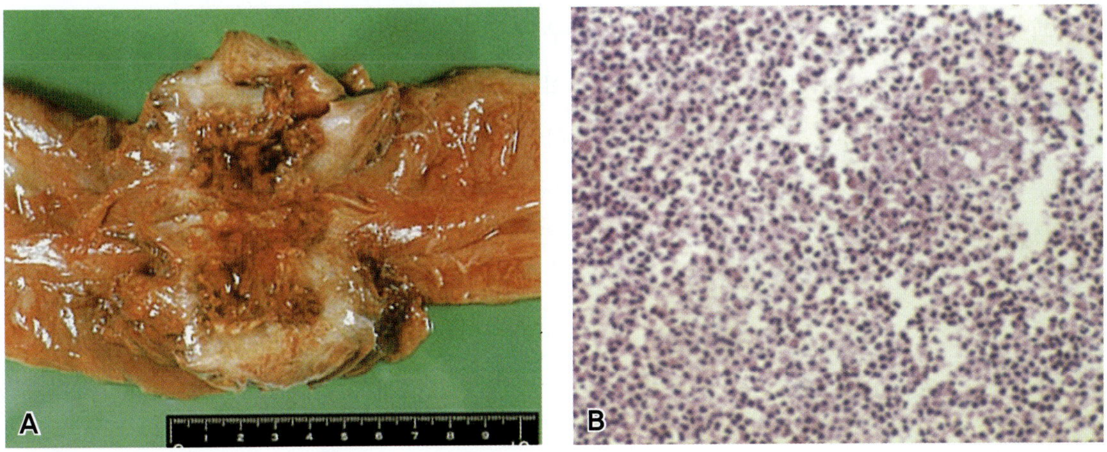

그림 3-40. 농양(abscess). A. 잘록창자 주위 고름집(pericolic abscess)으로 주변에 종괴를 형성하고 주변과 경계가 지워져 국소화한 고름집이 잘록창자의 장막면에 있고 이 고름집의 자른 면이 나타나 있다. 고름집의 내부에는 고름이 있고 주변의 섬유화된 고름집의 벽이 있다. B. 심한 화농성 염증으로 원래 조직은 소실되고 그 부위에는 대량의 다형핵백혈구(호중구)가 국소적으로 모여 있음. H&E 염색

9. 염증의 전신영향(systemic effects of inflammation)

염증 시 흔히 전신에 관찰되는 현상은 발열과 백혈구의 증가라고 할 수 있다. 우선, 염증에 의한 가장 흔한 전신적 반응은 발열이며, 특히 감염에 동반한 염증이 있을 때는 더욱 뚜렷하다. 세균이 몸 안에 들어오면 혈중에 순환하는 균혈증으로 발열이 일어나며 체온이 급격하게 상승하는 스파이크열(spike fever)이 발생할 수 있다. 염증이 발생하였을 때 전신에 관찰되는 발열과 백혈구의 증가증은 인터류킨-1(IL-1)과 종양괴사인자(TNF)가 중요한 매개물질로 작용한다(그림 3-31). 그 외의 급성기 반응에는 식욕감퇴, 단백질 소모의 증가, 저혈압, 간에서 합성되는 C-반응성 단백(C-reactive protein), 보체 및 응고단백 등의 증가, 말초 백혈구의 다양한 변화 등이 있다. 염증반응이 있을 때 말초혈액의 백혈구수 증가를 흔히 볼 수 있으며, 특히 세균의 감염이 있을 때 현저하며 백혈구 수는 1 mm^3당 15,000~20,000개 정도이나 경우에 따라 40,000개 또는 100,000개까지 증가하기도 한다. 이와 같은 백혈구의 심한 증가를 백혈병 시 백혈구가 심하게 증가하는 것과 유사하므로 유백혈병 반응(leukemoid reaction)이라고 한다.

말초 백혈구의 수는 초기에는 인터류킨-1과 종양괴사인자의 작용에 의한 골수 내에 저장된 성숙한 백혈구가 혈중으로 방출되어 그 수가 증가하나 심한 경우에는 보다 미숙한 호중구의 증가를 동

반하게 되는데 그 현상을 좌방이동(left shift. 대개 모세포를 좌측부터 쓰고 성숙된 세포는 우측으로 나열하기 때문에 좌측이동은 결국 미숙 백혈구의 혈액 출현을 의미)이라고 한다.

대부분 세균 감염으로 호중구 증가증이 초래되나, 전염성 단핵구증, 백일해, 볼거리, 풍진 등과 같이 바이러스성 감염에서는 오히려 림프구 증가증이 있다. 그리고 기관지 천식, 고초열 및 기생충 감염과 같이 알레르기와 관련있는 경우에는 호산구 증가증을 보인다.

장티푸스, 바이러스, 리케차 및 특수한 원충류의 감염이 있을 때, 파종성 암종 또는 심한 속립성 결핵에서는 반대로 백혈구 감소증이 발생하기도 한다.

Chapter 04

수복과 재생 (Repair and regeneration)

정상적으로 우리의 체표면을 싸고 있는 표피(epidermis)의 중층편평상피세포는 노화되면 탈락(exfoliation)이 일어나며 혈액 내에 있는 적혈구, 백혈구, 혈소판 등과 같은 혈구세포는 일정기간이 지나면 지라와 골수에서 파괴되어 소멸된다. 그러나 한편에서는 편평상피세포와 혈구를 매일 새롭게 재생하여 없어진 만큼 보충하여 전체적으로는 일종의 동적 균형을 유지하고 있다.

병으로 인한 조직의 결손 부위는 주변으로부터 정상세포의 증식에 의해 보충되고 원래대로 똑같이 복원되거나 다른 조직세포(예 : 섬유모세포의 증식)로 채워진다. 이들의 변화는 모두 세포라는 조직 구성 요소의 수가 증식, 성장, 분화하는 것으로 이루어진다. 정상적으로는 세포 및 조직이 본래와 같이 수복되면 세포 증식이 중단되어 정상형태 및 균형을 취하고 조절되며, 세포는 종양(tumor)과 같은 무제한의 자율적 증식을 나타내는 일은 없다.

1. 수복(repair)

수복은 이미 형성된 염증 과정 중 손상에 대한 반응 후 뒤따르는 치유(healing) 과정을 말한다. 염증과 수복은 연속적이며 중복되기 때문에 넓은 의미에서 염증반응은 손상에 대한 즉각적인 반응으로부터 수복에 이르는 일련의 모든 과정이다.

염증 반응이 시작됨과 동시에 염증 부위의 수복 과정이 시작되며, 치유 과정은 조직의 결손부가 본래대로 회복하는 현상으로 상피세포(epithelial cell)에서 보이는 재생(regeneration)과 결합조직에 의해 대치되는 반흔(scar)의 두 가지 형태로 나타난다. 대부분의 치유과정에는 이 두 가지 과정이 함께 진행되면서 손상부위의 수복이 이루어진다. 수복과 재생에 영향을 주는 요인들은 손상을 받은 세포 내 조직의 재생능력, 세포 손상의 범위 및 정도와 재생 부위에서 결합조직의 유지 상태라고 할 수 있다.

1) 정상 수복(normal repair)

인체를 구성하는 일부 세포 또는 조직은 항상 생리적으로 소멸한다. 소실된 신체의 조직 부분은 혈구, 피부 그리고 점막상피와 같이 분화(differentiation)하는 능력을 가진 세포가 분열(cell division) 및 증식(proliferation)함으로써 정상 상태에서 계속 보충되는 현상을 정상 수복 또는 생리 수복이라고 한다.

2) 병리 수복(pathological repair)

병리 수복이라는 것은 손상 받은 부위에 발생한 결손된 조직이 수복되는 경우를 말한다. 조직 결손 부위는 그 주변의 생체 조직에 존재하는 세포의 증식(proliferation)과 분화(differentiation)로 채워진다.

병리 수복 중 어떠한 원인으로 조직 일부에 괴사가 발생하였을 때 결손 부위가 매우 작은 경우와 큰 경우에는 각각 재생 방식과 결과가 달라진다. 괴사 정도가 매우 적을 때 괴사된 조직은 신속하게 큰포식세포나 호중구 등에 의해서 탐식되기도 하고, 단백분해효소에 의해 소화되어 괴사된 세포나 조직이 완전하게 제거되고 주변으로부터 정상세포의 증식이 일어나 손상 부위를 완전하게 복원한다. 복원 후에는 형태학적으로 괴사와 같은 조직 손상의 위치를 알 수 없을 뿐 아니라 기능도 완전히 회복하게 되는 유형의 재생을 완전 재생 또는 완전 복원이라고 한다.

결손 부위가 커질 경우에는 조직 소실이 많아 결손된 부분이 원래대로 회복되지 않을 뿐만 아니라 기능도 완전하게 회복하지 못하여 완전 재생은 이루어질 수 없게 되며, 조직 결손부는 신생 모세혈관을 포함하는 육아조직에 의해서 대치된다. 섬유모세포(fibroblast)의 증식과 콜라겐 섬유(collagen fiber)를 생산하여, 점차 콜라겐 섬유가 풍부한 조직(흉터 또는 반흔)으로 복원되나 손상 받기 이전과 동일한 상태는 아니다. 이와 같은 유형의 수복을 불완전 수복이라고 한다. 그 대표적인 예로는 심근경색(myocardial infarction)이 발생한 경우 심근경색 부위의 응고괴사(coagulation necrosis)를 일으키고 그 주위에는 모세혈관과 섬유모세포가 주성분인 육아조직(granulation tissue)으로 채워지며, 그 후 콜라겐이 섬유화된 조직으로 바뀌어 반흔(scar)이 남고 치유된다(그림 4-1).

3) 과잉 수복(hypertrophic repair)

외상이나 수술 등으로 상처가 발생한 부위에 재생 현상이 매우 강하여 세포와 조직이 결손 부분을 정상상태보다 과하게 증식하는 현상을 과잉 수복이라고 부른다. 과잉 수복에는 비후성 흉터

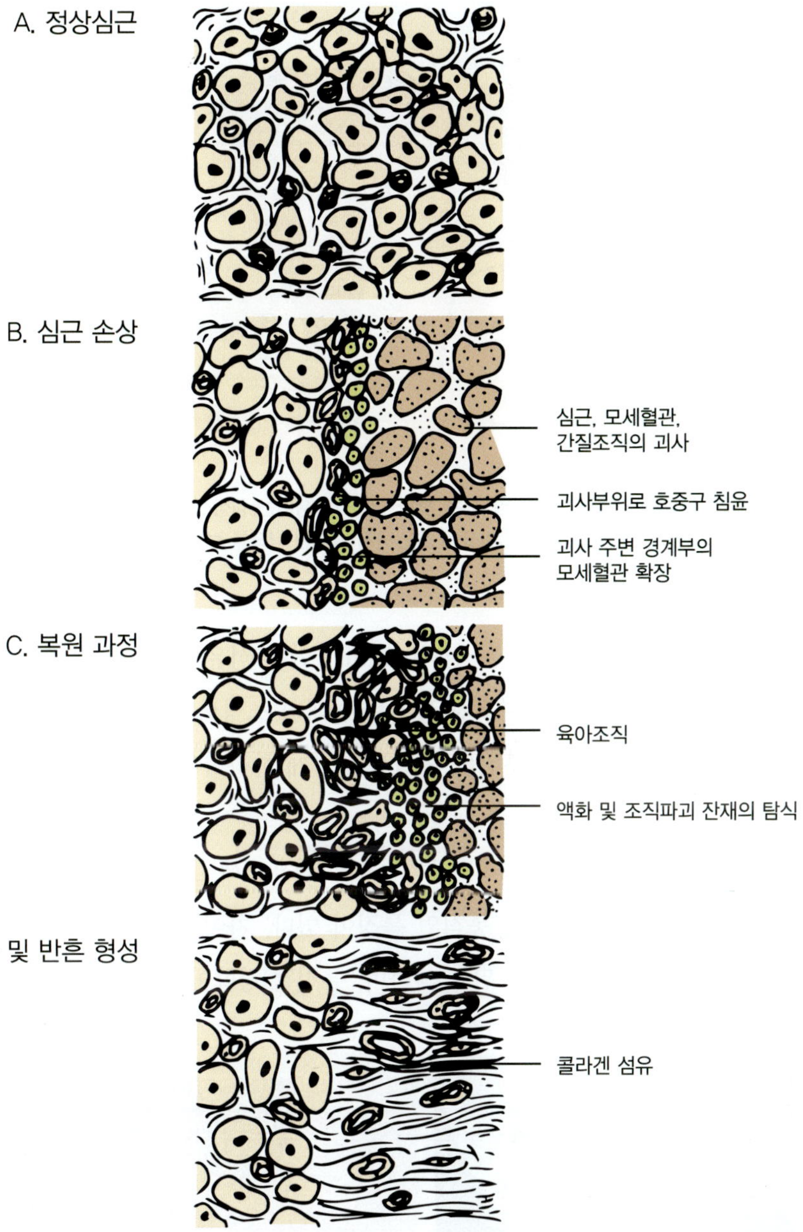

그림 4-1. 손상된 심장근육세포의 치유과정(조직상의 모식도). A. 정상 심장근육. B. 경색은 급성 염증성 변화를 일으키며 경계부에는 호중구의 침윤이 시작된다. C. 호중구는 괴사된 조직을 탐식하고 뒤이어 큰포식세포와 육아조직이 형성되기 시작한다. D. 큰포식세포에 의해 파괴된 조직의 탐식, 청소되고 괴사 부위는 섬유화되어 반흔이 된다.

(hypertrophic scar)와 켈로이드(keloid)가 있다.

비후성 흉터는 상처 부위에 과증식성 반흔이 발생하며, 재생 능력이 비교적 활발한 조직인 뼈조직의 골절 치유와 특히 피부(skin)의 창상 치유에서 자주 관찰된다. 염증 후 상처가 치유되면서 손상부위가 과잉의 섬유모세포의 증식과 섬유화의 과대 생성으로 원래의 피부 조직과는 다르게 비정상적으로 피부 위에 불거진 흉터를 형성한 경우 비후성 흉터라 한다(그림 4-2).

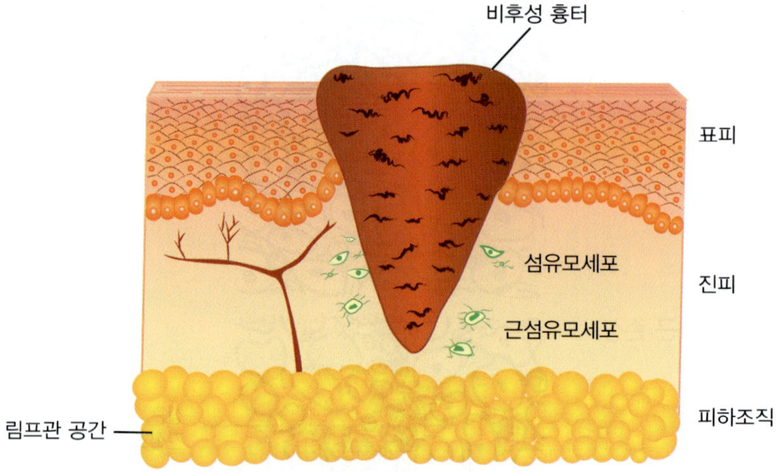

그림 4-2. **비후성 흉터(hypertrophic scar)의 치유 결과.** 비후성 흉터는 정상적인 흉터 형성과 구별되는 특징인 섬유모세포에서 분비되는 과량의 콜라겐으로 인해 흉터가 커져 표피 표면까지 돌출된 형태를 보임

비후성 흉터의 조직학적 성상으로는 진피(dermis) 안에 섬유모세포의 과잉증식이 관찰되며 소수의 림프구 침윤과 동반되고 있다. 비후성 흉터는 원래의 조직보다 더 단단하고 피부면 위로 올라오며, 표면이 붉고 불규칙하다. 상처부위를 넘어서지 않게 한정적이며, 1~2년 경과 후 점차 소멸하는 경향을 보인다(그림 4-3).

이에 비해 켈로이드는 비후성 흉터와 공통적으로 섬유모세포와 과잉의 콜라겐을 함유하고 있어 흉터조직이 부풀어 오르는 외견상 공통적인 특징이 있다. 차이점은 비후성 흉터는 손상 직후 바로 발생하지만 켈로이드는 시간이 흐른 뒤 발생하며, 유전적 경향이 있는 경우가 많고, 부풀어 오른 흉

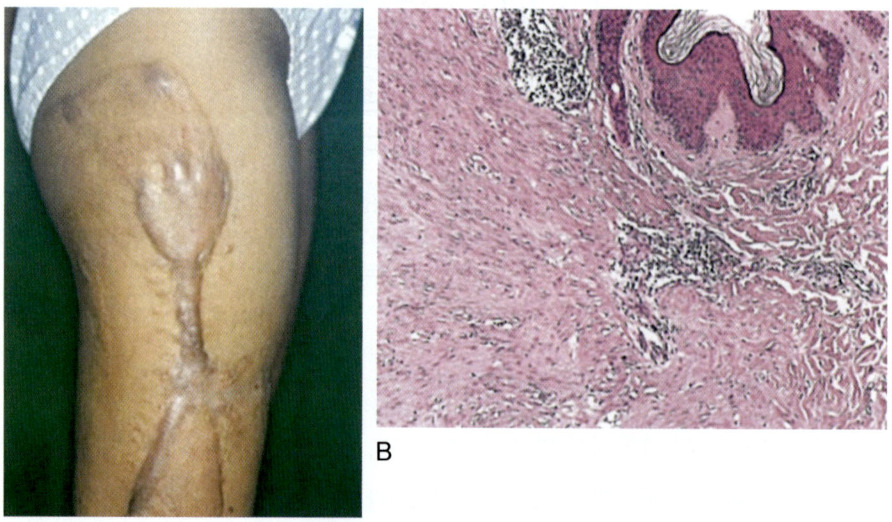
A
B

그림 4-3. **피부의 비후성 흉터.** A. 상처가 치유되면서 지나친 섬유모세포의 증식 및 섬유화로 피부 위로 불거진 흉터를 형성한 경우. B. 염증 후 섬유모세포의 증식이 과잉으로 일어나면 섬유모세포와 콜라겐 섬유의 과잉 생산으로 흉터 안에 다량의 섬유화가 일어나는 비후성 흉터가 발생한다. 진피 속에 섬유모세포의 과잉 증식이 관찰되며 소수의 림프구 침윤과 동반됨. H&E 염색

터의 범위가 상처 범위를 넘어서 증식하는 경향이 있으며, 시간이 지나면서 오히려 커지는 경과를 나타낸다(그림 4-4). 그러므로 켈로이드는 교정을 위해 재수술을 할 경우 다시 켈로이드가 발생할 수 있다.

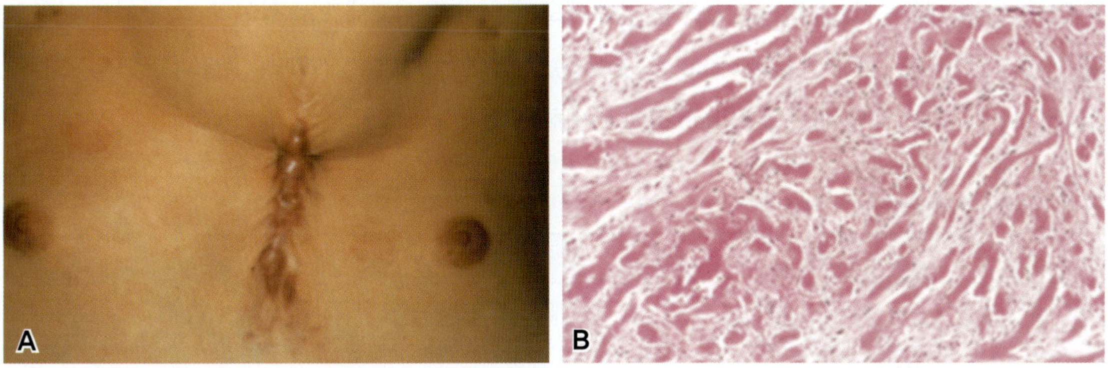

그림 4-4. **흉터, 켈로이드, 피부(Keloid, skin).** A. 상처가 치유되면서 지나친 섬유모세포와 아교질섬유의 증식이 동반되어 피부 위로 융기된다. 유전적인 요인이 있다. B. 켈로이드를 구성하는 콜라겐 섬유는 호산성의 대단히 굵은 섬유로 되어 있으며 두껍고 결절 모양으로 불규칙적으로 배열된 것이 특징이다. 고배율에서는 굵은 호산성 섬유 사이에 섬유모세포가 관찰된다. 이것은 피부 위로 상당히 튀어나오며 비후성 흉터의 경우와는 달리 지속적으로 존재함. H&E 염색

2. 재생(regeneration)

재생에 영향을 주는 인자로는 원래 그 세포가 가지고 있는 증식력 외에 주변의 체액성 인자와 신경성 인자, 또한 기계적 자극과 화학적 자극 등 여러 가지를 들 수 있다. 이 중 가장 본질적으로 중요한 것은 그 조직과 세포 자신이 가지는 재생 능력이다.

일반적으로는 동일한 조직 내에서는 세포의 분화 정도가 낮을수록 재생능력은 강하고, 분화 정도가 높을수록 그 능력은 약하다. 그리고 세포의 종류를 재생능력의 정도에 따라 줄기세포(stem cell), 영구세포(permanent cell), 안정세포(stable cell) 그리고 불안정세포(labile cell)로 분류하고 있다(표 4-1).

1) 재생능력에 따른 세포의 분류

(1) 줄기세포(stem cell)

창상치유의 기본은 세포 증식과 분화에 있다고 할 수 있다. 이러한 증식 세포를 일반적으로 줄기세포라고 한다. 각 장기에는 줄기세포가 있어 상처 후 수복 과정에서 중요한 역할을 한다. 줄기세포란 지속적으로 분열할 수 있는 세포이다. 줄기세포에는 배아줄기세포(embryonic stem cell, ES cell)와 성체줄기세포(adult stem cell, AS cell)로 나눈다.

배아줄기세포는 체세포복제나 정상적으로 수정된 난자세포에서 분열을 계속하여 32세포로 구성된 포자낭포(blastocyst)의 세포로 인체의 모든 세포로 분화할 수 있는 다능성 줄기세포(pluripotent stem cells)에 해당하며 사람의 모든 세포와 장기를 형성할 수 있는 세포이다(그림 4-5).

반면에 성체줄기세포는 성숙한 장기를 유지하기 위한 국소의 줄기세포로서 한 가지 방향으로 분화할 수 있는 세포로서, 대표적인 세포는 골수세포이며 다른 성체세포는 성인의 각 장기에 분포한다. 성체줄기세포는 간에 헤링관(canal of Hering), 피부에는 기저부와 모낭, 장상피는 크립트 세포(crypt cell) 그리고 각막에는 윤부(limbal)에 존재하고 있는 것으로 잘 알려져 있다.

표 4-1. 세포의 재생능력에 따른 분류

세포 유형	유사분열 능력	예
불안정세포	휴지기(Go)가 짧다. 언제든지 분열 가능	조혈간세포, 소화기 계통의 원주상피, 모낭세포, 비뇨기 계통의 이행상피, 피부, 구강, 자궁경부의 외피를 덮고 있는 편평상피
안정세포	휴지기(Go)가 길다. 자극을 받으면 분열 가능	실질세포(간, 콩팥, 폐, 이자, 유방, 내분비선) 간질세포(골세포, 연골세포, 섬유모세포, 내피세포, 지방세포)
영구세포	분열능 없음	중추신경계 뉴론, 말초신경의 신경절세포, 심근세포, 뼈대근세포

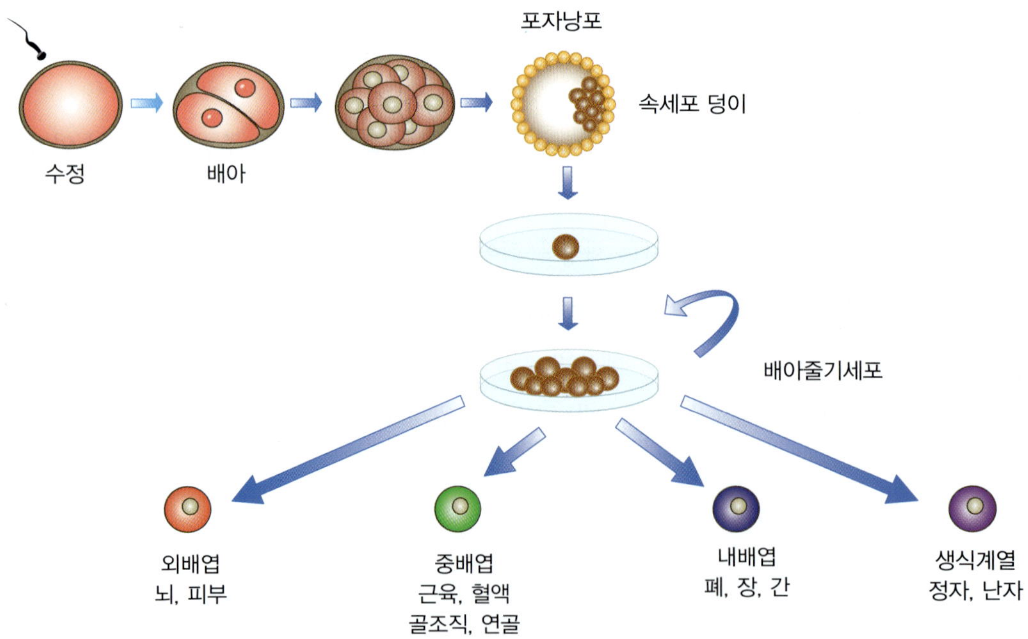

그림 4-5. 다능성 줄기세포 계(pluripotent stem cell line). 배아줄기세포는 세 배엽층의 세포로부터 형성됨

(2) 영구세포(permanent cell or nondividing cell)

영구세포는 중추신경계의 신경세포나 뼈대근육세포와 같이 한 번 손상 받으면 영원히 재생되지 않는 재생능력이 없는 조직을 구성하는 세포를 말한다. 따라서 이러한 세포로 구성된 장기는 손상을 받으면 결손부위는 섬유화되어 흉터로 남는다.

신경세포는 영구세포이므로 뇌경색과 출혈 등으로 괴사가 일어나도 완전재생은 일어나지 않으며, 결손부는 신경아교세포에 의해 손상이 수복되며 치유되는데, 이것을 일반조직에서는 흉터라고 하나 뇌에서는 신경교증(gliosis)이라고 한다. 그 결과, 결손부의 지배 영역과 일치하는 신체의 부분에 운동 장애와 지각 장애, 또는 언어 장애 등이 출현하게 된다.

심근세포의 경우 관상동맥의 폐색(obstruction)에 의한 심근경색과 심근염 등에 의해서 심근 세포에 괴사가 발생하면 결손부는 우선 육아조직으로 보충되고, 최종으로는 결합조직 섬유(콜라겐 섬유)로 변환된다. 이 흉터에는 심근과 같은 규칙적인 수축력이 전혀 없으므로 흉터가 큰 경우에는 심장에 중대한 기능 장애인 순환 장애를 초래하게 된다.

(3) 안정세포(stable cell)

안정세포는 정상에서는 분열하지 않거나 낮은 수준의 증식을 하나 일정 부분의 손상이 발생되었을 때 그 결손부위를 보충하기 위해 세포증식을 하는 재생 능력이 강하게 나타나는 세포를 말한다. 간장, 이자, 콩팥, 연골모세포, 골모세포, 혈관 내피세포와 섬유모세포 등과 같은 실질장기를 구성하는 세포가 이에 속한다. 그러나 이들의 완전 복구에는 실질세포를 지지해주는 주변 결합조직의 구조가 파괴되지 않고 남아 있어야 하는 조건이 있다.

예를 들어 위궤양(gastric ulcer)과 같은 경우 소실된 샘상피는 시간은 걸리지만 궤양 근처 점막상피부터 재생된다. 간세포의 재생 능력은 간장의 70%를 절제하더라도 원래의 용적으로 되돌아간다고 알려져 있다. 간염 바이러스(hepatitis virus)로 간세포에 괴사가 발생하면 간소엽(hepatic lobule) 주변부(lobule boundary)부터 재생이 일어난다. 이 경우 간세포삭(hepatic cords)을 구성하는 유동내피(sinus lining cell)와 간세포 벽을 유지하는 망상섬유 등의 기본 구조가 남아있으면 간세포의 완전 재생을 유도한다.

괴사가 광범한 경우에는 간세포들의 기본 구조가 파괴되어 간세포가 재생하더라도 본래대로 복원되지 않고, 간세포로 구성된 결절을 이루며 그 주변괴사에 빠진 부분은 점차 섬유화되고, 최종적으로 간경변증이 일어난다(그림 4-6). 콩팥에서는 요세관 상피의 괴사가 일어나도 기저막이 잘 유지되고 있으면 정상으로 복원된다. 그러나 콩팥이 허혈성 괴사로 인하여 요세관 상피와 기저막이 모두 파괴되면 결손부위는 반흔조직이 된다.

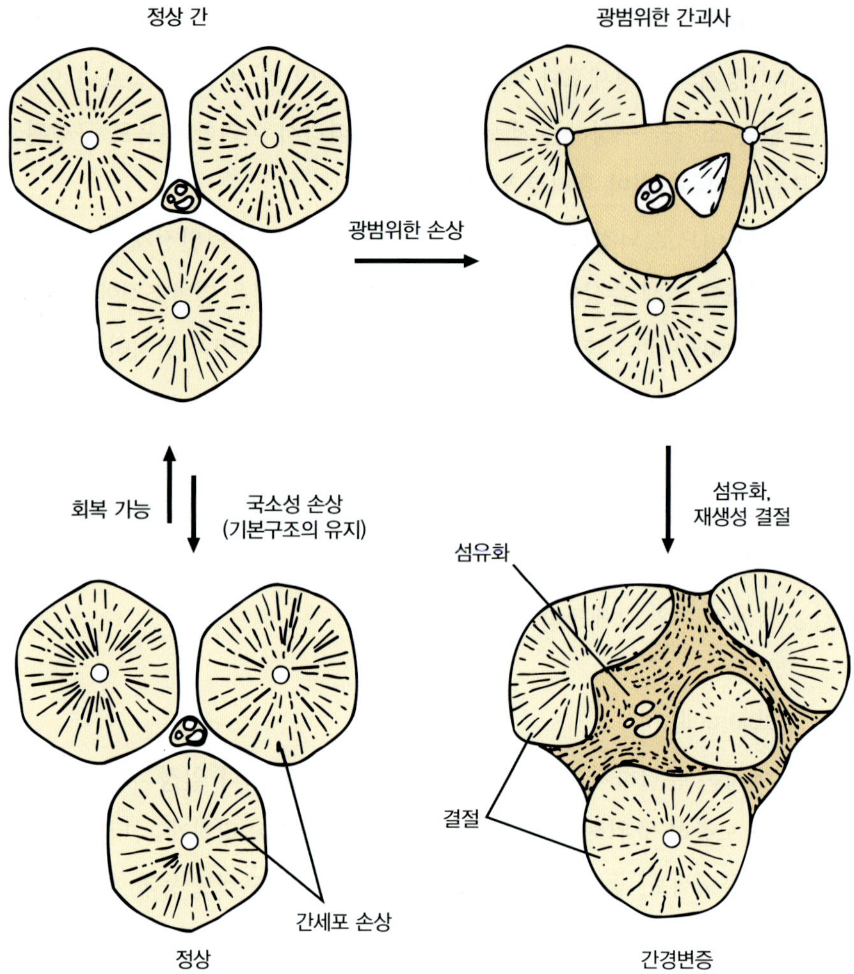

그림 4-6. 조직 손상의 범위에 따른 간 손상의 결과. 소수의 세포 손상 시에는 정상으로 회복된다. 그러나 많은 양의 간세포와 구조적 손상범위가 크면 반흔(섬유화)과 결절성 재생이 일어나며 결국 간경변증이 됨

(4) 불안정세포(labile cell or unstable cell)

불안정세포는 정상상태에서 일생동안 계속적으로 증식, 재생 능력이 강한 조직을 구성하는 세포를 말하며 탈락 또는 사멸된 세포를 채워준다.

피부, 구강, 질, 자궁경부 상피, 타액선, 이자, 담도, 위장관 그리고 요로계 점막상피 등 외피를 덮고 있는 부위의 인체 상피는 모두 이에 속한다. 조혈세포, 말초신경 등도 이에 속한다. 분화가 끝난 상피는 재생능력이 없고 기저부에 있는 줄기세포가 분열, 증식, 분화를 계속적으로 하고 있는 것이다. 예를 들면, 월경 후 자궁속막에 남아있는 기저부 자궁속막으로부터 신속히 자궁속막세포의 복원이나 출혈 후 적혈구의 골수 내 신속한 과형성 등이 있다.

말초 신경이 손상을 받으면 손상된 부위의 수초는 변성되고, 손상된 중추 측의 말단부터 재생이 일어난다. 이때 축삭(axon)이 연결되어 있으면 그 기능이 회복될 수 있다. 신경이 완전히 절단된 경우에는 외과적으로 봉합되더라도 완전 회복이 힘들다.

2) 창상 치유의 과정 및 결과(process and results of wound healing)

창상(wound)이란 세포 손상의 한 형태로서 외부의 압력에 의하여 조직의 연속성이 파괴되는 외상에 의한 조직 손상을 의미한다. 창상 치유라는 것은 이와 같은 조직 손상 후에 이어 발생되는 각종 생물학적 · 형태학적 조직 변화에 의해 병소가 완전하게 재생되거나 또는 흉터를 남기고 치유되는 과정을 포함한다.

창상 치유의 결과로 발생한 조직변화로는 육아조직(granulation)의 형성과 반흔(scar) 형성을 들 수 있다. 육아조직은 조직이 손상을 받았을 때 그 국소부위 수복의 중간 단계에 가장 중요한 역할을 하는 것이 육아조직(granulation tissue)이다. 이 조직은 창상의 표면에서 판(plaque) 모양 또는 과립상이며 적색으로 보이므로 육아조직이라고 한다(그림 4-7).

특히 증식력이 약하거나, 또는 증식력이 전혀 없는 세포로 이루어지는 조직에서는 손상 부위에 육아조직이 결손부를 보충하게 된다. 육아조직은 섬유모세포와 풍부한 신생 모세혈관의 증식을 주요 구성 성분으로 하지만 초기에는 간질 내 부종을 동반하여 큰포식세포와 호중구, 림프구 그리고 형질세포 등의 염증 세포를 포함하고 있다. 육아조직이 적색으로 관찰되는 것은 신생혈관 때문이다. 혈관의 신생은 모혈관의 기저막을 효소로 분해하고, 내피세포의 이동, 증식 성숙 그리고 분화 과정을 거쳐 모세혈관을 만든다(그림 4-8). 또 이 과정에서는 중요한 성장 인자는 큰포식세포에서 분비되는 염기성 섬유모세포 성장 인자(basic fibroblast growth factor, b-FGF)이다.

육아조직에서는 시간이 지남에 따라서 액체 성분과 괴사 물질은 흡수되고, 섬유모세포로부터 생산되는 콜라겐 섬유의 양이 증가한다. 모세혈관, 호중구 그리고 큰포식세포 등의 염증세포도 모습을 감추고, 혈관의 수도 감소하면서 점차 대부분 콜라겐 섬유만으로 이루어지는 조직이 형성된다. 이것을 반흔(흉터 scar)이라고 한다(그림 4-9).

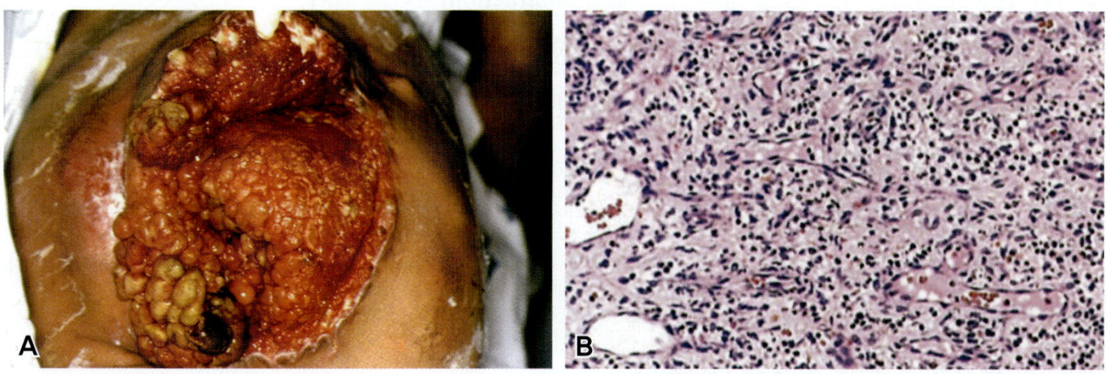

그림 4-7. **육아조직과 조직학적 성상.** A. 오랫동안 누워 있는 환자의 엉덩부에 큰 궤양이 발생하였으며, 이것을 욕창궤양(decubitus ulcer)이라고 한다. 표면이 과립상이나 자갈 모양으로 둥글둥글하게 보이며, 혈관증식과 섬유모세포의 증식으로 인해 부풀어 오른 붉은색의 육아조직이 관찰된다. B. 육아조직의 구성은 염증세포와 신생혈관, 섬유모세포이며, 사진에는 림프구와 호중구가 관찰되고 있으며 동시에 많은 신생 모세혈관이 보임. H&E 염색

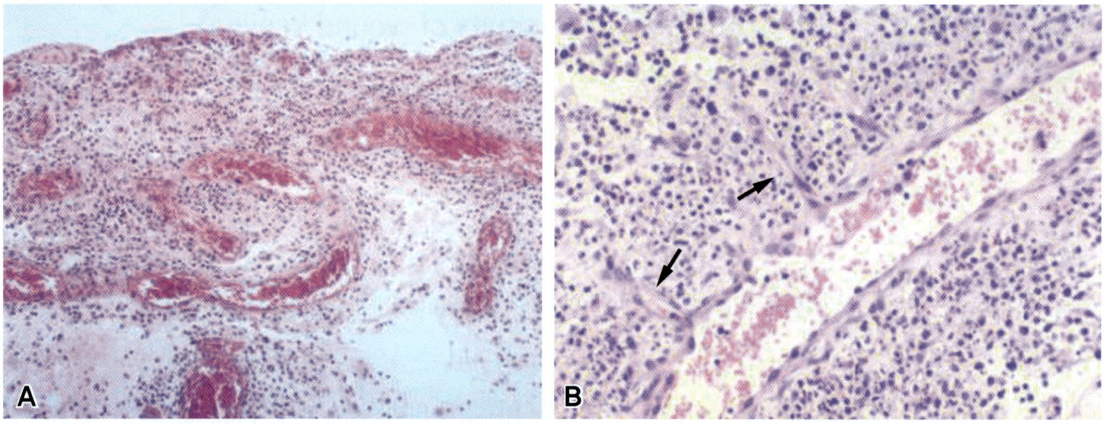

그림 4-8. **육아조직.** A. 염증 후 결손된 부위에서 복원을 위해 형성된 육아조직이며 염증세포의 침윤, 조직의 부종 그리고 확장된 혈관들로 구성되어 있다. B. 주변에는 새로운 혈관신생(angiogenesis)을 관찰할 수 있음(화살표). H&E 염색

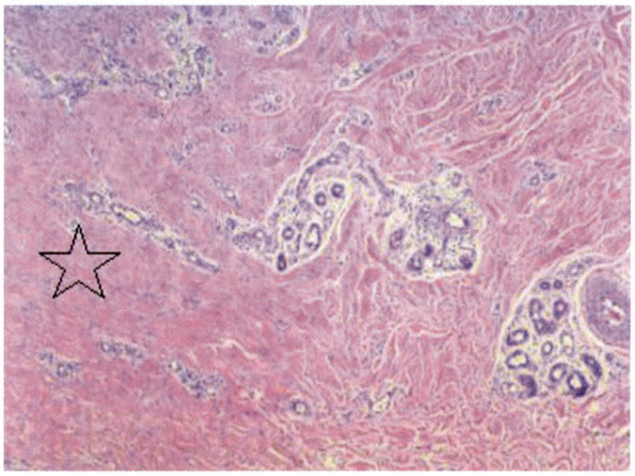

그림 4-9. **흉터.** 피부 궤양부위의 치유 후 진피층에서 다량의 콜라겐(아교) 섬유가 증식되어 있는 섬유화가 좌측(별표)에 뚜렷하게 관찰됨. H&E 염색

흉터조직에는 수축력과 신경 전달력이 없기 때문에 흉터조직이 심장과 뇌에 형성되면 기능 장애가 남는다. 또한 사지에 큰 흉터조직이 형성되면 2차적인 수축에 의한 당김 현상 때문에 주변 피부조직의 변형이 일어난다. 이것을 흉터 수축(scar contraction)이라고 한다.

조직 손상 후 치유과정을 간략히 요약하면 손상부위에 혈관 신생(angiogenesis)과 섬유모세포의 증식으로 육아조직이 형성되고 여기에 세포외기질이 침착하여 섬유화된다고 할 수 있다(그림 4-10).

육아조직을 구성하는 세포 성분은 초기, 완성기, 반흔기에 따라 변한다(표 4-2).

세포나 장기 손상이 발생한 창상부위의 경과와 치유의 결과를 손상부위의 세포 증식능력에 따른 분류, 즉 불안정세포, 안정세포, 영구세포에 따라 나타날 수 있는 창상치유의 다양한 결과가 나타난다(그림 4-11). 또, 조직 손상 후에 일어날 수 있는 임상결과도 완전재생에서 반흔, 켈로이드, 비후성 반흔, 잘 낫지 않는 궤양, 종양 등 다양하다.

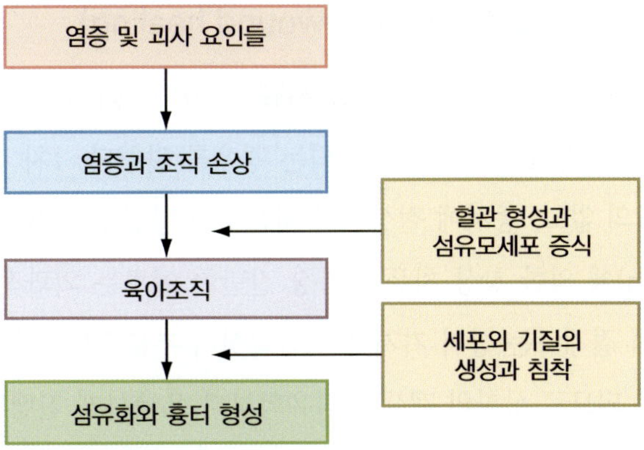

그림 4-10. 결합조직에서 염증에 의한 손상 후 섬유화 과정. 조직 손상 후 흉터가 되는 과정의 순서는 혈관생성이 일어나고 섬유모세포의 이동과 증식 세포외기질의 생성과 침착 그리고 조직의 재구성이 일어나며 치유됨

표 4-2. 육아조직 구성 성분의 변동

	초기(~수일)	완성기(수일~7~10일)	반흔기(10일~2주~)
혈관반응(혈관 확장, 부종)	+ +	+	−
호중구	+ +	+	−
큰포식세포	+	+ +	±
섬유모세포	+	+ +	−
신생모세혈관	+	+ +	±
림프구	+	+ +	±
형질세포	+	+ +	±
콜라겐 섬유	−	+	+ +

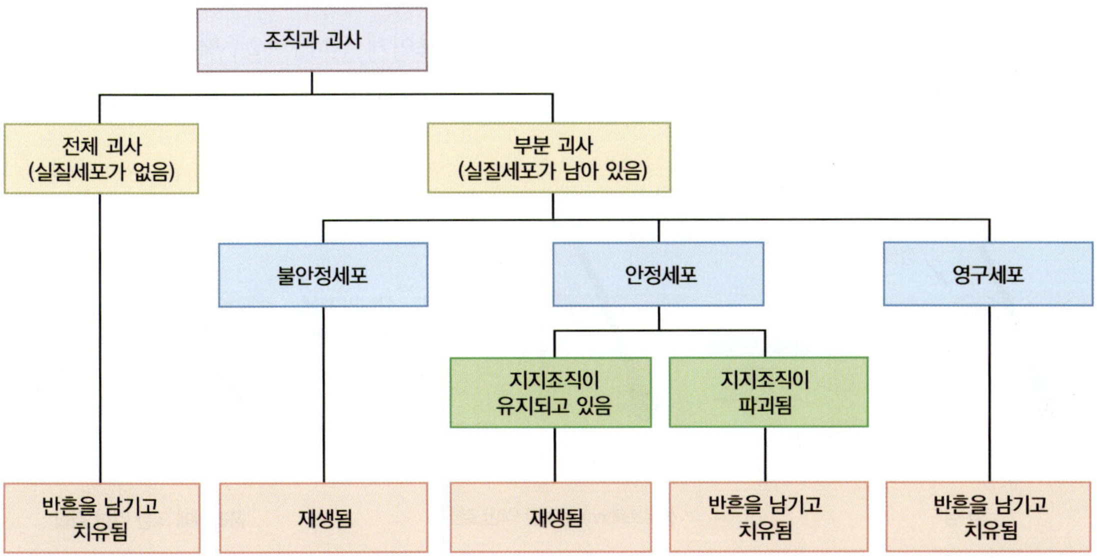

그림 4-11. 불안정세포나 안정세포를 함유한 조직 손상 후 재생 및 반흔에 의한 치유에 영향을 주는 요인들이다. 영구세포는 재생이 안되므로 반흔을 남기고 치유됨

3) 창상 치유과정의 분류(classification of wound healing)

(1) 1차 유합(primary union, 1차 유합에 의한 치유; healing by first intention)

최소한의 육아조직만으로 1차적인 치유가 완료되는 경우를 말한다. 1차 유합은 외과 수술의 봉합창과 같이 조직 결손이 거의 없고, 동시에 절상면이 처음부터 밀접한 상처인 경우로 한정된다.

1차 유합(primary union)에 의한 창상 치유의 가장 간단한 예로는 외과적 절개의 치유 과정을 들 수 있다(그림 4-12). 외과적 절개로는 상피 기저막의 연속성이 부분적으로만 파괴되며 상피와 결합조직의 세포 중 소수만 죽게 되므로 상피의 재생이 섬유화보다 우세하게 진행된다.

좁은 절개 부위의 양측 변연부를 봉합하면 세균에 의한 오염도 없고 조직 손실도 최소화되면서 치유가 된다. 이러한 치유를 1차 유합이라고 한다. 절개한 피부를 봉합할 경우 제한된 결합 조직세포와 진피의 부속기 및 상피세포들만이 파괴되고, 좁은 절개간격은 즉시 혈구가 포함된 섬유소성 응괴로 채워진다.

표면 부위의 응괴는 탈수되어 가피(딱지, scab)를 형성하여 창상부위를 보호한다. 3~24시간에 호중구가 절개면에 침윤하여 섬유소성 응괴를 향해 이동하여 손상받은 조직을 제거한다. 절개면의 상피는 기저세포가 분열하여 세포증식이 일어난다. 24~48시간 내에 양쪽 절개면에서 증식된 상피세포들이 가피 밑 진피의 절개면을 따라 이동하여 얇지만 연속적인 상피층을 형성한다. 제3일이 경과하면 호중구는 대부분 사라지고 큰포식세포로 대치되고, 육아조직이 점차로 절개 간격 내로 들어오기 시작한다. 이때 콜라겐 섬유는 절개면에서 나타나기 시작하지만 절개면을 연결시키지는 못한다. 상피세포의 계속된 증식으로 상피층이 두꺼워진다. 제5일이 되면 절개 간격은 육아조직으로 차게 되고 신생혈관은 최고조로 발달된다.

콜라겐 섬유들의 축적이 시작되면서 절개 부위를 가로질러 연결하기 시작한다. 상피의 증식이 최고도에 달하고 표층세포들이 분화하여 성숙한 상피 구조를 보이게 된다. 제2주째는 콜라겐 섬유의 축적과 섬유모세포의 증식이 계속되며 백혈구 침윤, 부종 및 혈관의 증가는 대부분 사라진다. 절개

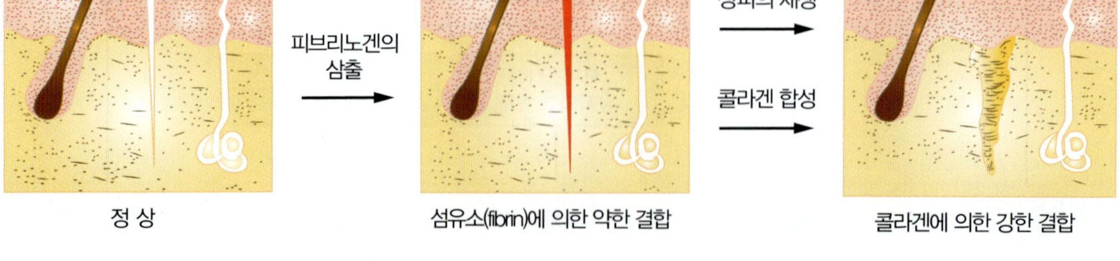

그림 4-12. 1차 유합으로 치유되는 피부절상. 조직의 소실이 조금이거나 없으므로 절상(incision) 부위가 피브린 층으로 결합되고, 후에 그 부위는 콜라겐으로 대치되고 표면은 상피로 덮힘

된 자리에 콜라겐 섬유의 축적이 증가하고 혈관의 퇴행성 변화가 동반하면 조직이 점차 창백해진다. 제1개월이 지나면 염증세포 침윤이 없는 세포성 결합조직으로 구성된 반흔이 형성되며, 세포나 혈관이 없는 반흔으로 되기까지는 약 1년이 걸릴 수 있다. 절개선에 있던 피부 부속기들은 영구히 재생이 안되지만, 절개면에서 부분적으로 손상된 것들은 재생될 수 있다. 창상의 콩팥강도는 시간이 지나면서 증가한다.

(2) 2차 유합(secondary union, 2차 유합에 의한 치유; healing by second intention)

2차 유합(secondary union)은 1차 유합에 비하여 조직의 결손이 광범위한 경우, 예를 들면 경색, 염증성 궤양, 농양 형성, 결손이 큰 체표면의 창상 등 수복 과정을 말하며 당연히 그 과정도 좀 더 복잡하다. 이 경우에는 실질세포의 재생만으로 본래 구조로 완전히 복구될 수 없고 육아조직이 자라 들어와서 커다란 조직 결손부위를 채워 큰 반흔을 남기게 된다. 이러한 형태의 치유과정을 '2차 유합'이라고 부른다(그림 4-13).

2차 유합과 1차 유합의 차이를 살펴보면 ① 조직결손이 크기 때문에 제거해야 할 섬유소, 괴사 산물 및 삼출물들이 필연적으로 더 많고 염증반응도 더 심하다. ② 조직 결손부위가 크기 때문에 훨씬 더 많은 양의 육아조직이 형성된다는 점이다.

③ 1차와 2차 융합과정에서 가장 확실히 구별되는 특징은 결손부위에 큰 육아조직의 형성과 표면의 넓은 반흔과 후유증으로 발생하는 창상 수축 현상이다. 약 40 cm^2 정도 넓이의 피부 결손은 약 6주 후에는 원래 크기의 5~10%로 줄어드는 것이 관찰되었다. 창상 수축은 창상 내 근섬유모세포

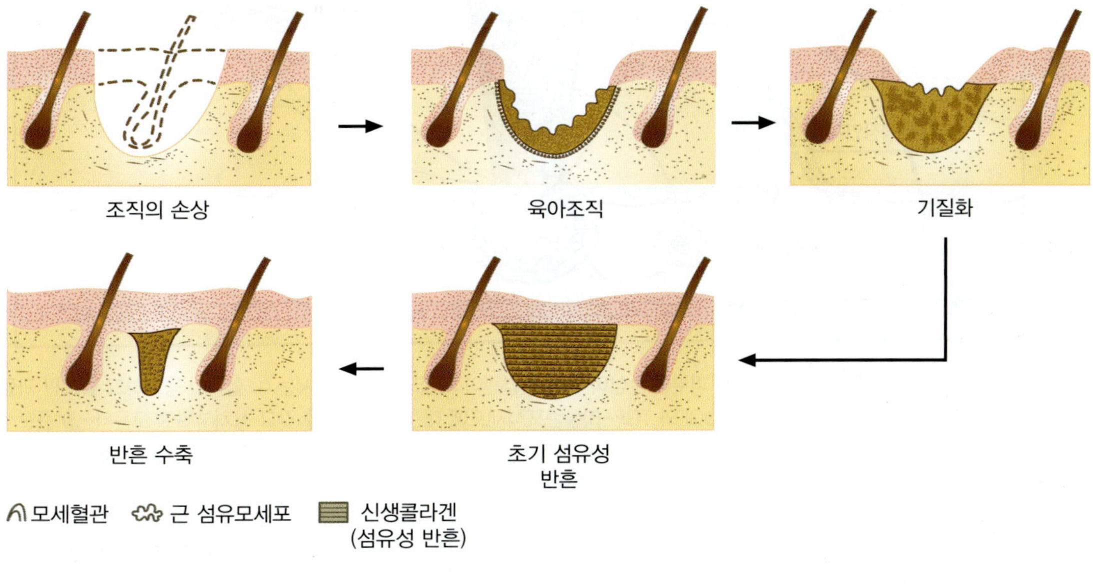

그림 4-13. 2차 유합에 의한 피부창상. 조직소실 부위는 육아조직인 콜라겐 섬유로 채워지게 되고, 이로 인해 수축이 일어나며 작은 반흔만이 남음

(myofibroblast) 때문으로 이 세포는 손상 후 약 일주일부터 증가하기 시작한다. 근섬유모세포는 알파 민무늬근 액틴을 만드는 등 수축 민무늬근세포의 미세구조와 기능을 가지는 변형 섬유모세포이다. 치유가 진행되면 이 세포는 세포자멸사에 의해 감소되며 육아조직은 반흔조직이 된다.

기전이 어떠하든 간에 창상의 수축은 표면에서 큰 결손의 크기를 줄여주는 장점이 있는 반면, 주변 장기에 나쁜 영향을 줄 수도 있다. 예를 들어, 흉벽의 광범위한 창상에 의한 이차적인 강한 수축은 호흡곤란을 일으킬 수 있고, 얼굴에서는 눈을 깜박이지 못하게 하거나 표정이 일그러지게 한다.

3. 수복의 기전(mechanism of repair)

수복 과정에서 주요한 영향을 주는 인자들을 크게 세 가지로 요약하면 성장인자들, 세포대 세포 또는 세포대 기질 간의 상호작용, 그리고 세포 외 물질의 작용과 콜라겐화(섬유화)라고 할 수 있다. 수복 과정에는 다양한 여러 인자들이 관여하고 있다(그림 4-14, 표 4-3).

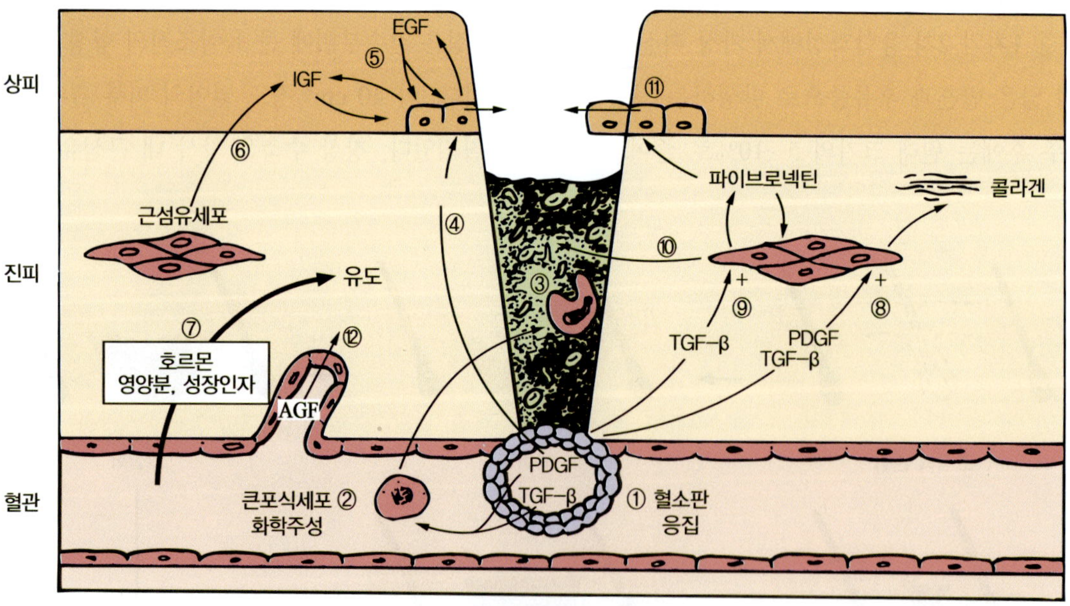

그림 4-14. 창상 치유에 관여하는 인자들. 피부에 손상이 일어나 혈관이 파열되면, 혈관에서는 ① 혈액이 응고하고 혈소판 과립이 소실되며 PDGF와 TGF–β 방출한다. ② PDGF와 TGF–β는 큰포식세포에 대한 화학주성을 갖고 상처부위로 모은다. ③ 큰포식세포는 조직 파괴물과 세균을 탐식한다. 상피에서 ④ PDGF는 기저세포가 증식되는데, 이들은 또 ⑤ IGF와 EGF에 의해 autocrine, paracrine 영향을 받는다. ⑥ 일부는 진피 내 근섬유모세포로부터 분비된다. ⑦ 영양분과 산소, 호르몬, 성장 인자들이 혈관으로부터 확산된다. 진피 내에서는 ⑧ PDGF와 TGF–β가 근섬유모세포의 분열을 돕고, ⑨ TGF–β는 이 세포에서 파이브로넥틴과 콜라겐이 합성되도록 한다. ⑩ 파이브로넥틴은 진피 내 근섬유모세포 ⑩ 그리고 상피세포 ⑪을 이동시킨다. 그리고 ⑫ 혈관신생 인자가 혈관이 상처 내로 증식하도록 도움
(AGF : angiogenesis factor, TGF–β : transforming growth factor, EGF : epidermal growth factor, IGF : insulin–like growth factor, PDGF : platelet derived growth factor)

표 4-3. 치유 기간 중 세포 증식을 조절하는 성장 인자들

인자	기원	작용
성장촉진 인자		
혈소판유래성장 인자	혈소판, 혈관내피세포, 큰포식세포	호중구와 큰포식세포의 화학주성, 모세혈관과 섬유모세포의 증식
표피세포성장 인자	다양한 샘조직	표피세포, 혈구, 섬유모세포의 증식
사이토카인	활성화된 T세포	모세혈관과 섬유모세포의 발육, 큰포식세포의 화학주성
인터루킨-1, TGF-β	내피세포, 큰포식세포	섬유모세포와 혈관내피세포의 증식
섬유모세포성장 인자	큰포식세포	섬유모세포의 증식
섬유소	혈장단백	육아조직의 침투
파이브로넥틴	혈장, 섬유모세포	모세혈관 형성을 자극, 섬유모세포의 자극
비타민 C	혈장	콜라겐 합성에 필요함
에스트로겐	혈장, 난소	자궁속막이나 유방조직과 같이 에스트로겐 의존 조직의 치유에 필요함
성장호르몬	혈장, 뇌하수체	부족하면 치유가 늦어짐
성장억제 인자		
칼론(chalone) 접촉억제	백혈구, 상피세포, 기타 모든 세포(?)	성숙한 세포에서 분비되며 이웃세포의 분열을 막음 세포 간 상호접촉이 일어나면 성장이 멈춘다. 기전은 모름

1) 성장 인자(growth factors)

정상적인 상태에서는 세포 증식이 다수의 성장 촉진인자와 억제인자들의 상호작용으로 조절되고 있다. 따라서 세포의 증식이 일어나려면 Go 상태의 세포를 세포 분열주기 내로 끌어들이는 성장인자들이 필요하다. 또 세포의 이동, 분화 그리고 조직재구성 등에 영향을 줄 수 있는 성장 인자들도 있다.

주요 성장 인자들 중 표피성장 인자(epidermal growth factor, EGF)는 상피세포와 섬유모세포의 증식을 유도한다. 혈소판 유래 성장 인자(platelet derived growth factor, PDGF)는 혈소판의 과립에 저장되어 있으며 활성화된 큰포식세포, 내피세포, 민무늬근세포 그리고 암세포에서 생산되기도 한다. 이것은 섬유모세포, 민무늬근세포, 단구의 이동과 증식에 관여하여 창상치유에 기여한다. 섬유모세포 성장인자(FGF)는 섬유모세포의 증식과 혈관신생도 일으킨다. 염기성 FGF (b-FGF)는 활성화된 큰포식세포에서 분비한다. 베타-전환성장인자(TGF-β)는 혈소판, T 세포, 내피세포, 큰포식세포에 의해서 분비되고 섬유모세포에 대한 화학주성을 가진다. 또한 콜라겐의 생산을 증가시키고 콜라겐의 분해는 감소시켜 섬유화를 촉진한다. IL-1와 TNF는 섬유모세포에 대한 화학주성과 콜라겐 합성 증가를 유도한다.

2) 세포 간 또는 세포와 기질 간 상호작용(interaction between cells and matrix)

세포대 세포 또는 세포대 기질 간의 상호작용은 창상 치유 과정 중 세포 증식이나 조직 기질화 과정에서 다음과 같이 중요한 영향을 준다.

(1) 재생세포의 증식은 손상 후에 창상이 치유되면 증식이 중단된다. : 세포 밀도에 의해서 세포의 성장과 증식이 조절되는 것을 칼론(chalone)과 접촉억제기능으로 설명하기도 하지만 어떻게 조절되는가에 대한 기전은 아직 정확히 밝혀져 있지는 않다.

(2) 세포와 세포외기질의 상호작용 : 세포의 이동, 증식, 분화에 세포외기질이 중요한 역할을 하는 것으로 알려져 있는데, 세포외기질에는 콜라겐의 여러 유형, 파이브로넥틴(fibronectin), 라미닌(laminin)이 존재한다. 세포 주변의 단백당(proteoglycan) 종류 등도 모두 창상치유에 영향을 주는 것이다.

(3) 세포의 단백들이 세포 표면 수용체와 작용 : 외부의 단백들이 세포막의 수용체와 결합한 후 세포 내 신호를 전달하여 세포의 이동, 증식 및 분화에 작용한다고 생각하는데, 이러한 수용체는 세포막을 통과하는 당단백이며, 이것은 세포골격과 연결되어 세포의 이동과 분화에 관련이 있다고 생각하고 있다. 이 수용체 중 하나가 인테그린(integrin)이다. 다수의 인테그린은 이러한 기질단백에서 공통으로 갖고 있는 특별한 아미노산 구조를 인식하는데, 그 구조는 파이브로넥틴의 arginin glycine aspartic acid이다(그림 4-14).

3) 콜라겐 합성과 창상 강도

창상치유에서 섬유모세포의 증식과 콜라겐 및 기타 세포외기질의 축적에 의해 창상 강도가 생긴다. 이 단원에서는 기질 내 결합 조직의 구성 및 그들의 형성 과정에 대해 먼저 살펴본 다음 창상 강도(wound strength)의 획득에 대해 알아보기로 한다.

(1) 콜라겐(아교질, collagen)

콜라겐(collagen)은 동물에서 가장 흔한 단백이며 모든 다세포 생물의 세포외기질을 이룬다. 콜라겐은 서로 다른 몇 가지 종류가 있으며, 섬유조직, 기저막, 골, 연골 및 각막이나 심장 판막과 같은 조직의 주된 구성 요소이다. 콜라겐의 종류는 현재 17종류가 알려져 있으나 I~V형까지가 조직내에 풍부하게 분포하고 있고, 다른 것들은 소량 분포하고 있다(표 4-4).

정상조직에서 콜라겐의 대사는 생합성과 파괴의 균형을 유지한다. 콜라겐의 기본 단위는 트로포콜라겐(tropocollagen)이라 하는 콜라겐 분자로, 300×1.5 nm 크기의 막대형이며, 이 콜라겐 분자는 세 가닥의 폴리펩타이드 알파 연쇄가 꼬여 있는 삼중나선구조로 되어 있다. I, II 및 III형의 콜라겐은 원섬유(fibril) 형태로 간질성 또는 섬유성 콜라겐이다. I형 콜라겐은 이웃하는 분자가 1/4 정도 겹치면서 묶여 있어 67 nm 띠의 가로줄 무늬를 보이는 것이 특징이다. IV형과 IX형은 원섬유형이

표 4-4. 주요 콜라겐의 특성 및 분포

콜라겐 유형	양끝의 폴리펩티드	당화	분포
Type I형	끊어짐	약간	피부, 힘줄, 뼈, 혈관, 체내 아교질의 90%
Type II형	〃	약간	연골, 각막
Type III형	〃	약간	망상조직, Type I형과 주로 같이 존재
Type IV형	붙어 있음	풍부	기저막(바닥판)
Type V형	〃	풍부	세포 표면, 모발, 태반

당화 : glycosylation, 양끝의 폴리펩티드(extension peptides)

아니라 간질조직 또는 기저막에 무정형 물질로 존재한다.

콜라겐의 합성은 해당 유전자의 DNA 전사로부터 시작하여 mRNA를 거쳐 리보좀에서 알파 연쇄가 만들어짐으로써 시작된다. 알파 연쇄는 리보좀에서 떨어져 과립세포질그물 내로 들어오고 여기서 일련의 생화학적 변화가 일어난다. 그중 하나가 proline의 hydroxylation이며, 이로써 콜라겐의 hydroxyproline의 함량(10%)이 높아지게 된다. 이 과정은 비타민 C에 의존하고 있어 창상치유에 비타민 C가 필요한 이유이다.

과립세포질그물(rER) 내에 있는 프로콜라겐(procollagen) 분자는 삼중 헬릭스로 수용성이며, 사슬의 NH_2 말단에 여분의 폴리펩타이드를 가지고 있다. 이것들이 골지장치나 공포를 통해 세포 표면으로 이동하고, 세포에서 분비 중 또는 분비 직후에 프로콜라겐은 양끝의 폴리펩타이드(cxtcnsion peptides) 연쇄가 procollagen peptidase에 의해 잘려나가 원섬유(fibril)가 된다. 결합 조직에 장력을 부여하는 것이 바로 이 콜라겐 원섬유(collagen fibril)이다(그림 4-15).

또 다른 생화학적 변화는 세포 밖에서 이루어지는 lysyl oxydation인데, 이것으로 이웃 알파 연쇄 간에 교차 결합이 이루어지고 콜라겐의 구조적 안정성을 얻게 된다. 이 과정을 억제하면 골격, 피부 및 혈관의 기형을 초래한다. Marfan's 증후군은 lysyl oxidation의 결함으로 골격의 기형이나 혈관벽의 변성이 잘 나타나는 증후군이며 좋은 예이다.

콜라겐 섬유는 원래 상태에서 일반적인 가수분해 효소에 강한 저항성이 있다. 그러나 섬유모세포, 큰포식세포, 다형핵백혈구, 골모세포 및 어떤 종류의 상피세포 등에서 분비되는 콜라겐아제(collagenase)는 콜라겐의 삼중 구조를 두 조각으로 나눌 수 있고, 이렇게 나눠진 콜라겐은 다른 당백분해 효소에 소화될 수 있다. 이들 세포 내에서는 콜라겐아제가 비활성화 상태로 존재하나 이 전구물질의 활성을 조절하는 조건에 대하여는 잘 알려져 있지 않다. 그러나 콜라겐아제가 활성화되면 염증과 창상 치유 과정에서 호중구, 큰포식세포, 섬유모세포 등에서 콜라겐아제가 분비되어 손상부위의 콜라겐을 깨끗이 청소하며, 결합 조직의 재구축에 중요한 역할을 한다.

IV형 및 V형의 콜라겐은 라미닌(laminin), 파이브로넥틴(fibronectin), 헤파란 설페이트(heparan sulfate) 등과 함께 기저막의 한 구성 성분을 이룬다.

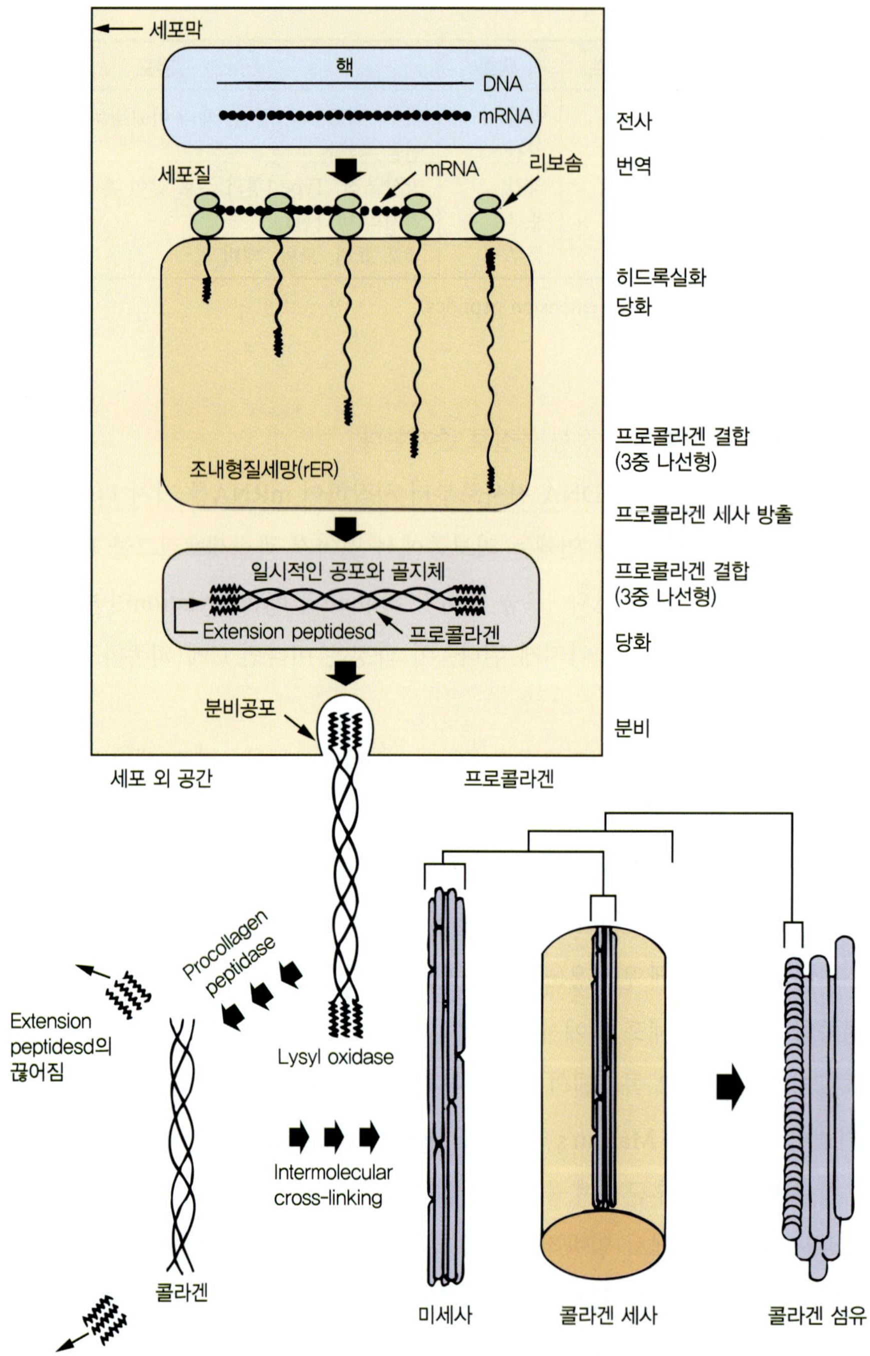

그림 4-15. 콜라겐의 합성 과정. 콜라겐을 구성하는 폴리펩타이드 체인이 다르게 단백질과 확연히 다른 구별되는 것은, 이 체인이 글리신과 프롤린의 두 아미노산만으로 서로 교차하면서 중간에 간간이 라이신 등 다른 아미노산이 구두점처럼 끼여 있다는 점이다. 콜라겐은 3차원 구조의 거대분자인데, 3개의 폴리펩타이드 체인이 로우프의 꼬인 끈(strand)처럼 나선형(helix) 구조로 서로 꼬여 콜라겐이라는 섬유(fibril)단백질이 됨

(2) 기타 세포외기질 성분

섬유모세포는 탄력섬유(elastic fiber)를 합성하며 여러 글리코사미노글리칸(glycosaminoglycan)을 비롯한 다른 세포외기질 성분을 분비한다.

① 탄력섬유

두 종류의 단백으로 구성된다. 그중 하나는 양적으로 훨씬 많은 무정형의 미세구조를 보이는 엘라스틴(elastin)이며, 다른 하나는 미세섬유로 된 탄력미세섬유(elastic microfibril)이다. 성숙한 탄력섬유는 분자량 70,000 달톤(dalton) 정도의 트로포엘라스틴(tropoelastin)이라 부르는 개개의 폴리펩타이드 연쇄로 구성되는데, 이들이 교차 결합을 이루고 있다. 엘라스틴은 반감기가 매우 길어 한 개체의 일생과 비슷하나, 염증 국소에서 세균, 호중구 및 큰포식세포에서 분비되는 탄력섬유 분해효소인 엘라스타제(elastase)에 의해 파괴되기도 한다. 지속적인 폐의 염증은 엘라스타제의 비정상적인 활성으로 폐의 정상적인 탄력성이 상실하여 폐기종이 발생한다. 즉 $\alpha 1$-anti-trypsin이 결합된 환자는 염증세포에서 나온 엘라스타제의 작용을 막지 못해 폐간질의 탄력섬유가 파괴되므로 폐기종이 젊은 나이에 나타난다

② 라미닌(laminin)

기저막 구성 성분 중에서 가장 풍부한 단백이며 800,000에서 1,000,000 달톤 정도의 분자량을 지닌 기질단백이다. 라미닌은 기저막을 가로질러 한 쪽으로는 세포의 특이 수용체와 다른 한 쪽으로는 Ⅳ형 콜라겐이나 헤파란 설페이트 등의 기질에 결합되어 있다. 라미닌은 결합조직에 세포가 접착하도록 하며, 배양 세포의 성장, 생존, 형태, 분화 및 운동에 영향을 준다. 예를 들면, 내피세포의 이동 및 분열을 자극하고, 배양 신경세포의 돌기를 형성케 한다.

③ 프로테오글리칸(proteoglycan)

단백 핵심부와 이에 결합된 헤파린(heparin), 히알루론산(hyaluronic acid), 콘드로이틴 설페이트(chondroitin sulfate), 케라탄 설페이트(keratan sulfate), 헤파란 설페이트(heparan sulfate) 등의 글리코사미노글리칸(glycosaminoglycan)으로 구성된다. 이들은 결합조직 구조와 투과성의 조절 및 세포 분화의 조절 등 다양한 역할을 보인다.

④ 파이브로넥틴(fibronectin)

440,000 달톤 정도의 분자량을 가진 다기능성 당단백으로 이황화결합(disulfide bonding)으로 연결된 이량체(dimer)로 구성되어 있다. 이는 세포 표면, 기저막, 세포주변 기질 등에 상응하여 섬유모세포, 단구, 내피세포 및 기타 세포에서 생산된다. 이것의 중요한 기능 중 하나는 한 손으로 콜라

겐, 섬유소, 헤파린 및 proteoglycan 등의 거대분자와 결합하고 다른 한 손으로 인테그린 수용체를 통해 세포와 결합하여, 세포의 접착과 퍼짐에 중요한 역할을 하는 것으로 생각된다(그림 4-16). 피부의 창상 치유에서 보면 창상 후 처음 2일 동안에는 혈장에서 유래한 파이브로넥틴이 창상의 기질에 나타나며, 이후에는 내피세포에서 왕성하게 합성된다. 창상 치유 과정에서 파브로넥틴은 아마도 세포의 이동과 조직의 기질화를 유도하리라 생각된다.

(3) 창상 강도(wound strength)

창상 강도의 정도는 창상 장소, 동물 종류, 절개의 깊이에 따라 다르나, 일반적으로 잘 봉합한 절개창은 봉합 1주 후에 봉합사를 제거하면 강도는 10% 정도이며, 다음 4주간 강도는 급격히 증가하다(30~50%), 3개월이 지나면 증가율이 둔화되면서 거의 정지된다. 이때의 강도는 정상 피부 강도의 70~80%에 달하고 일생 동안 이 상태를 유지한다. 따라서 강도 회복 정도를 그래프로 나타내면 S자형 커브를 그리고 정상피부보다 낮은 선에서 멈추게 된다. 즉, 성인 피부의 주된 콜라겐은 I형인데 비해 육아조직에 침착하는 콜라겐은 태생기 피부의 특징인 III형 콜라겐인 것이다. 반흔이 성숙함에 따라 III형 콜라겐은 성인형 I형 콜라겐으로 대치된다(그림 4-17).

창상 치유 과정 중 큰 육아조직에서 형성된 과잉의 콜라겐 섬유의 양을 콜라겐아제가 조정한다. 이 과정을 재구형성과정(remodeling process)이라고 한다. 이 과정이 잘못되면 비후성 흉터를 형성하기 쉽다. 이러한 조절과정에서 콜라겐아제인 소위 MMP(metalloproteinase)라는 콜라겐 섬유 계열의 세포외기질들을 소화하는 효소가 작용한다. 그러나 이 효소들의 과잉 작용을 막는 효소는 TIMP (tissue inhibitor of metalloproteinase)가 있어 서로 세포외기질의 양을 조절하여 정상에 가깝게 치유한다(그림 4-18).

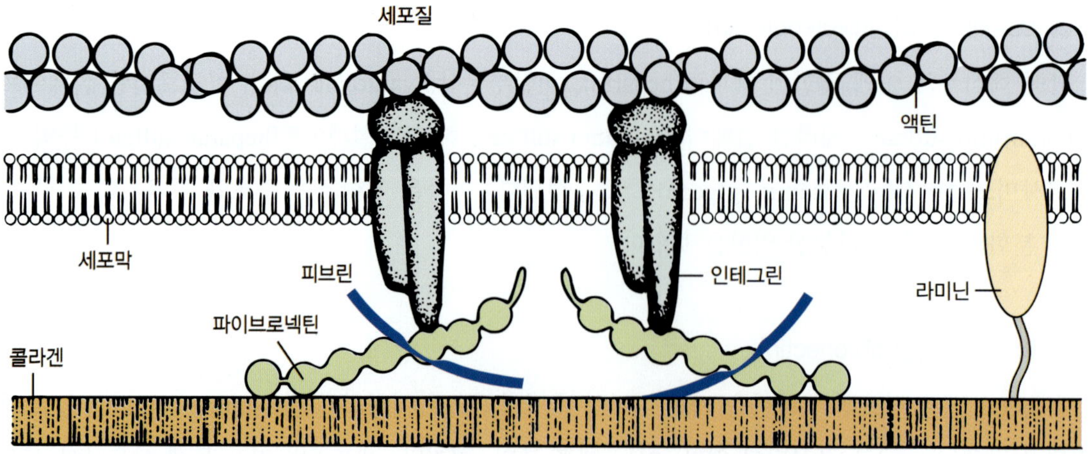

그림 4-16. 파이브로넥틴의 작용. 파이브로넥틴은 콜라겐과 세포막의 인테그린을 연결시킴으로 세포를 세포외기질에 접착시킬 뿐만 아니라 이동에도 관여함

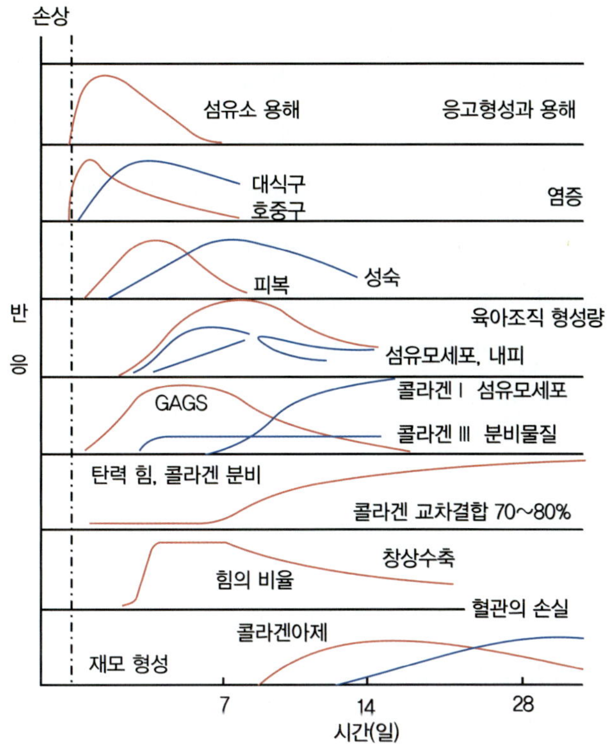

그림 4-17. 창상치유 과정의 순서. 각 곡선은 생물학적인 활성, 생화학적 또는 구조적 성분의 활성이나 농도를 상대적으로 표시하고 있음(GAGS : glycosaminoglycans)

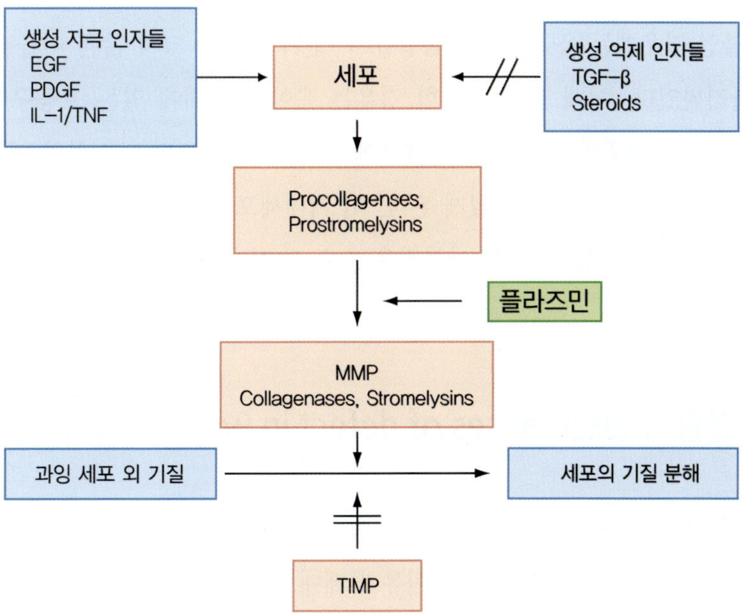

그림 4-18. MMP (matrix metalloproteinase) **조절과 조직의 재구성.** 상처 치유 후 조직 내에 생성되는 세포외기질들이 collagenase와 TIMP (Tissue inhibitor of Metalloproteinases)의 상호 양을 조절하며 흉터의 재구성(remodelling)을 하여 세포외기질의 양이 정상에 가깝도록 함

4) 이물질의 처리

(1) 용해, 흡수, 탐식(resolution, absorption, phagocytosis)

이물질이 탄분과 같이 작거나 자극성과 조직 장애작용이 부족한 경우에는 그대로 림프관에 들어가서 운반되거나, 큰포식세포 등에 의해서 탐식(phagocytosis)된다. 액상의 이물질과 괴사된 조직이 자가용해를 일으키고 액화하는 경우에는 흡수(absorption)되거나 처리된다. 그리고 섬유소성 삼출액은 섬유소의 용해가 일어나면 호중구, 탐식세포를 통해 완전히 제거되는 경우가 있는데, 이 경우를 용해(resolution)라고 한다. 따라서 용해는 가장 이상적인 치유라고 할 수 있는데, 그 이유는 조직에서 이러한 경우가 발생하면 원래의 모습으로 돌아갈 수 있기 때문이다.

(2) 기질화(organization)

이물질이 크고 고형성 물질인 경우, 이물질의 주위에 생긴 육아조직이 이물질을 주변에서 흡수, 탐식하여 국소로부터 청소해 간다. 이것이 중심까지 달하면, 이물질은 완전히 소멸함과 동시에 섬유화가 진행되고, 마침내 완전한 반흔(흉터)조직이 된다.

또한, 혈관 내에서 생긴 혈전이 섬유조직으로 치환되거나, 또는 폐렴으로 폐포 내의 삼출물, 특히 섬유소가 충분히 분해 · 흡수되지 않은 육아조직에서부터 점차 섬유조직에 의해서 치환되는 경우도 자주 있다. 이와 같은 현상을 기질화(organization)라고 한다.

(3) 거대세포형성

이물질이 고형물인 경우에는 육아조직이 침입할 수 없기 때문에 크지 않은 이물질의 경우에는 탐식세포에 의해 둘러싸인다. 이때 탐식 가능한 경우는 육아조직 내에 있는 호중구나 큰포식세포에 의해서 처리된다. 큰포식세포의 일부는 다른 세포에 비해 상당히 크며 다핵성인 이물질형 거대세포가 되어 비교적 큰 이물편도 탐식할 수 있게 된다. 이 거대세포는 통상 외래성의 이물질이 존재하는 경우에 인정되는데 가장 자주 볼 수 있는 이물질은 수술 시 사용하는 봉합사에 의한 이물 반응이다.

4. 창상 치유 결함의 원인(causes of defect in wound healing)

창상의 치유과정에는 국소인자와 전신인자가 관여하여 세포성장과 섬유화에 영향을 주며 수복의 결과뿐 아니라 치유의 기간을 결정한다. 창상치유가 제대로 되지 못하는 경우는 다양하다.

1) 국소인자(localized factors)

① 감염과 혈액공급의 장애는 치유 결함의 국소인자로서, 이 중 감염은 치유를 지연시키는 가장 중요한 요인이다. 감염으로 조직 손상이 심해지고 염증 기간이 길어지기 때문이다. 육아조직 형성에 결정적인 요소는 혈관신생 능력이므로 혈액 순환 장애가 있는 동맥경화증이나 정맥 혈류의 폐쇄로 관류가 잘 되지 않을 경우 치유도 지연된다.

② 방사선조사는 세포증식을 억제시켜 치유를 방해한다.

③ 금속, 유리, 뼈 조각과 같은 이물질도 치유를 방해하는 국소요인이다.

④ 손상받은 조직의 종류도 중요한 인자가 된다. 완전 복구는 안정세포와 불안정세포로 구성된 조직에서만 일어나기 때문이며, 영구세포로 구성된 조직은 필연적으로 반흔이 발생한다.

⑤ 손상의 부위도 중요하다. 예로 늑막강, 복막강, 활막강 같은 체강에 염증이 발생하면 삼출액이 많이 만들어지나 용해 과정을 거쳐 수복이 일어나면 정상으로 되돌아간다. 그러나 괴사가 심하면 육아조직이 형성되고 섬유조직으로 기질화된다.

2) 전신인자(systemic factors)

① 영양상태는 창상 치유에 큰 영향을 미치는 전신인자이다. 단백 결핍 때에는 치유가 잘 되지 않는다. 비타민 C는 콜라겐 합성 과정의 필수인자이므로 비타민 C가 결핍되면 콜라겐의 합성에 결함이 발생하며, 이로 인해 혈관이 약해져 쉽게 출혈이 생기며 치유가 잘 되지 않는다.

② 당질 코티코이드는 항염증 작용을 가진 약제이지만 이 약제를 투여하면 단백 합성이 감소되어 창상 치유가 억제된다.

③ 그 외 창상의 치유에 나쁜 영향을 주는 당뇨병, 백혈구의 수와 기능의 감소 그리고 부신겉질 호르몬의 분비가 과잉되는 경우에도 창상치유가 지연된다(표 4-5).

표 4-5. 창상의 치유에 나쁜 영향을 주는 인자들

국소요인	전신요인
감염	고령, 단백질 영양부족
허혈(혈액공급이 나쁨)	비타민 C 결핍, 아연 결핍
이물질의 존재	스테로이드 과용
괴사조직의 존재	호중구나 큰포식세포의 감소증
손상 부위의 움직임	당뇨병
방사선조사	세포독성 약물(항암제) 투여
손상 부위에 압박	심한 빈혈, 출혈성 질환

Chapter 05

순환장애 (Circulatory disturbance)

성인병 중 현재 3대 사인을 차지하고 있는 질병은 암(악성 종양), 심장병(특히 심근경색), 뇌졸중이며, 뒤의 두 가지가 순환 장애와 관련되어 발생하는 질환이라는 사실에서 순환 장애인 체액과 혈액역동의 이상(fluid and hemodynamic derangements)의 중요성을 알 수 있다. 순환장애의 시스템을 이루는 요소로는 심장(heart), 혈관 및 림프관 그리고 혈액 및 림프액으로 구성되어 있다.

순환 장애는 혈의 순환 장애와 림프액 순환 장애의 두 가지로 구분할 수 있고, 이 중 혈액 순환 장애는 임상적으로 부종, 충혈, 출혈, 혈전증 그리고 경색증 등으로 나타나게 된다. 순환 장애는 전신 장기에 혈액 공급의 감소를 초래하여 세포나 조직 내 산소의 결핍 상태(hypoxia)를 초래하여 결과적으로 세포나 장기에 허혈성 손상(ischemic injury)을 주며 동시에 장기의 고유 기능 및 활동을 저하시켜 전신에 나쁜 영향을 미친다.

I. 체액의 순환장애(Circulative disturbance of fluid)

1. 부종(edema)

인체를 구성하고 있는 체액(body fluid), 즉 물은 사람 체중의 약 60%(40 L)를 차지하는데, 그 중의 20%(15 L)는 세포 외에 존재하는 세포외액(extracellular fluid)이다. 세포외액은 다시 혈관 내의 혈장(plasma)과 간질 조직 내의 간질액(interstitial fluid)으로 구분된다.

체액은 세포의 대사와 물질의 운반에 중요하다. 체액의 균형은 혈관 밖과 혈관 내로 체액의 이동에 의해서 조절되고 있으며, 체액의 이동은 ① 모세혈관에서의 정수압(hydrostatic pressure), ② 혈장 단백에 의한 삼투압(plasma colloidal osmotic pressure), ③ 혈관 외 조직압, ④ 혈관 외 교질삼투압 등에 의해 지배되고 있다.

정상적인 체액의 균형은 서로 상반된 두 큰 힘, 즉 삼투압과 정수압에 의해서 유지된다. 즉, 순환계 밖으로 체액을 밀어내는 힘은 간질 조직의 삼투압(osmotic pressure)과 혈관 내 정수압(hydrostatic pressure)에 의하며, 체액을 순환계 안으로 밀어 넣는 힘은 혈장 단백의 삼투압에 의한다(그림 5-1). 따라서 이들의 상호균형이 깨지게 되는 경우에는 간질조직으로 체액 이동이 일어나 세포사이 혹은 체강(심낭강, 흉강, 복강 내)에 체액이 비정상적으로 증가된 상태를 부종(edema)이라 한다.

부종의 원인을 알기 위해서 모세혈관 부분에서 혈관과 조직 사이의 체액 변동에 대해 이해가 필요하다. 체액의 순환은 스탈링의 가설에 의하면 정상적으로 동맥부분의 모세혈관에서 동맥혈관내 정수압(35 mmHg)보다 혈장교질 삼투압의 혈관 바깥쪽 여과압이 낮기 때문에 수분이 혈관 밖으로 빠져나간다. 또 정맥 쪽의 모세혈관에서는 혈장교질 삼투압(15 mmHg)이 혈관 밖의 압력보다 높기 때문에 수분은 혈관 내로 이동한다(그림 5-1).

혈관 밖으로 빠져 나온 체액의 비중이 1.020 이상이고 단백 함유량이 4% 이상인 것을 삼출액(exudate)이라고 하고, 심장 또는 콩팥기능장애로 혈류역동학적 이상으로 비중(1.012)과 단백량이 그 이하인 것을 여출액(transudate)이라 한다.

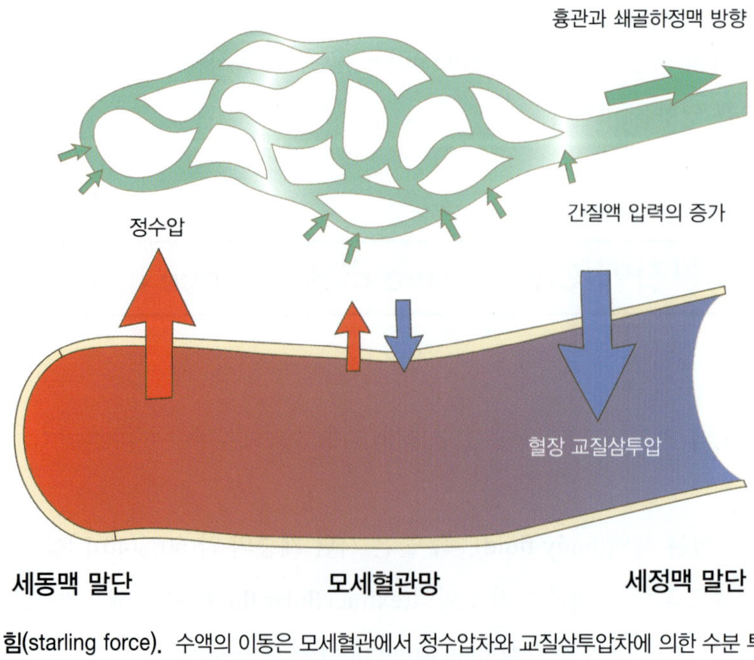

그림 5-1. 스타링 힘(starling force). 수액의 이동은 모세혈관에서 정수압차와 교질삼투압차에 의한 수분 투과성으로, 정상에서는 교질삼투압의 방향은 혈관 내로, 정수압의 방향은 혈관 밖으로 체액이 이동하게 됨

1) 부종의 원인(cause of edema)

(1) 혈관(정맥) 내 정수압의 증가로 부종이 발생한다. 이는 정맥 정수압이 증가되면 간질로 빠져 나왔던 체액이 다시 혈관으로 들어가지 못해 발생하는 부종으로 정맥 내 혈전이 형성되어 있을 경우, 정맥 외부에서 정맥을 압박했을 경우 발생한다(그림 5-2 A). 울혈성 심부전이나 정맥 폐색에서 볼 수 있다.

(2) 혈장 교질삼투압의 감소로 부종이 발생한다. 혈중 알부민의 과도한 소실 또는 합성이 감소할 경우이며, 간경변증, 신증후군 그리고 심한 영양실조 등에서 혈장삼투압 감소로 전신부종이 발생한다(그림 5-2 B).

(3) 림프관이 폐색될 경우, 즉 림프관이 종양 등으로 막힐 경우 세동맥과 세정맥 순환 사이에서 유발되는 수분이 흉관을 통해 대정맥으로 흡수되는 과정이 장애를 받아 부종이 형성된다(그림 5-2 C).

(4) 나트륨의 혈중 증가도 부종의 원인이 된다. 정상인은 소금을 많이 섭취하더라도 콩팥에서 신속히 배설되나, 콩팥 기능에 이상이 있는 경우 소금을 많이 섭취하면 혈관 내 나트륨량이 증가하며, 이로 인해 수분량과 혈액량이 증가하여 정수압이 올라가 부종이 발생하게 된다.

2) 부종의 분류(classification of edema)

부종은 발생 범위에 따라 국소부종(localized edema)과 전신부종(generalized edema, anasarca)으로 나눈다. 부종은 체강, 눈꺼풀과 외음부의 피하 조직과 같이 평소에 비어 있는 공간이나 부드러운 간질 조직 내에 나타나기 쉽다.

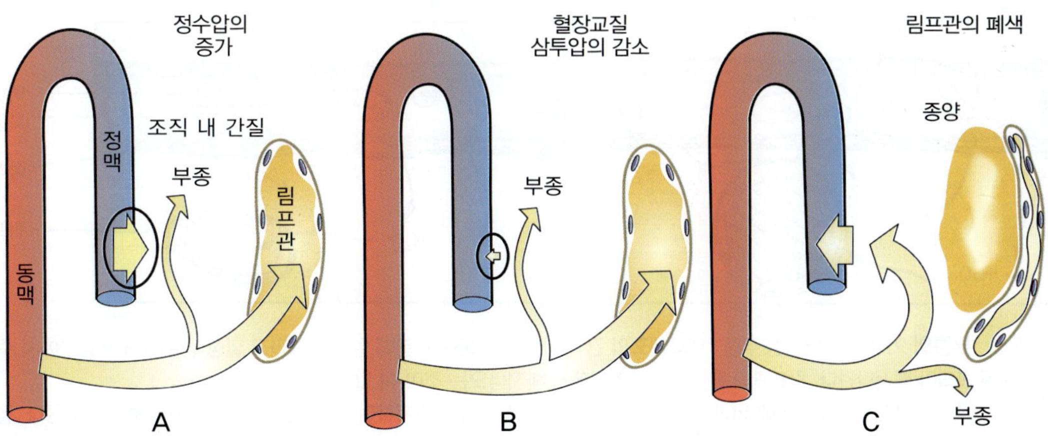

그림 5-2. 부종의 원인. A. 정수압의 증가로 정맥혈의 액체가 조직간질로 빠져 나와 부종이 발생. B. 혈장교질 삼투압의 감소로 조직간질 내의 체액이 정맥으로 들어가지 못하고 간질 내에 남아 부종이 발생. C. 종양이 림프관을 막아 림프관이 폐색되어 체액이 림프관으로 들어가지 못해 부종이 발생

복강 내에 저류하는 체액을 복수(ascites)라 하고, 삼출액이나 여출액이 모이는 부위에 따라 심낭 내에 모이면 심낭액, 흉강 내에 모이면 흉수, 관절강 내에 모이면 관절 부종, 음낭 내에 모이면 음낭 수종 등으로 부른다.

(1) 국소부종(localized edema)

국소부종은 염증(inflammation), 알레르기(allergy), 림프관의 폐색(lymphatic obstruction) 그리고 정맥폐색(venous obstruction) 등의 원인으로 소혈관 투과성이 증가해 발생한다(그림 5-3). 국소부종을 일으킬 수 있는 주요 질환은 임신, 종양, 사상충증, 정맥의 혈전염 등으로 림프관 또는 정맥의 압박 또는 폐쇄에 의한 하지부종을 들 수 있다.

① 염증성 부종(inflammatory edema)

급성 염증으로 모세혈관의 투과성이 항진되고 혈관이 확장되어 정수압이 증가하므로 국소적인 삼출액이 증가하여 부종이 발생한다.

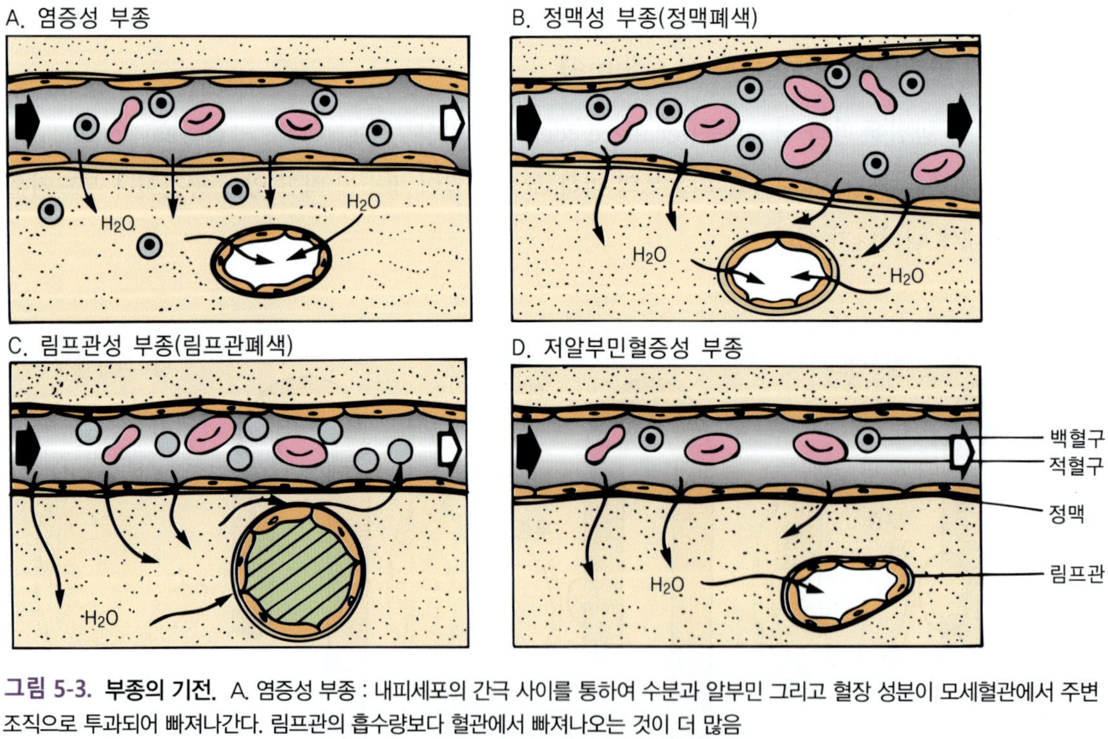

그림 5-3. 부종의 기전. A. 염증성 부종 : 내피세포의 간극 사이를 통하여 수분과 알부민 그리고 혈장 성분이 모세혈관에서 주변 조직으로 투과되어 빠져나간다. 림프관의 흡수량보다 혈관에서 빠져나오는 것이 더 많음

B. 정맥성 부종 : 심부전증이나 혈전에 의한 정맥의 흐름이 막히면 정맥압이 증가하여 모세혈관이 확장되고 울혈이 일어난다. 정맥 내 정수압이 삼투압보다 높으므로 수분은 주변 조직 내에서 혈관으로 돌아오지 못함

C. 림프관성 부종 : 종양이나 사상충으로 림프관이 막히면 혈관에서 나온 수분이 조직 내에서 혈관 내로 돌아오지 못하게 되고 부종을 일으킴

D. 저알부민혈증성 부종 : 혈관 내 알부민이 감소하면 삼투압이 감소하게 되고 정맥쪽 모세혈관에서 조직 내 수분을 흡수하지 못하게 되며, 전신 부종을 일으킴

② 알레르기성 부종(allergy edema)

알레르기 반응에 의한 부종은 혈관 확장성 물질인 히스타민의 국소적 방출로 혈관의 확장과 모세혈관의 투과성이 증가하여 삼출액 또는 여출액에 의해 국소적 부종이 일어난다. 알레르기성 비염, 피부의 두드러기(팽진, 담마진) 등이 여기에 해당된다.

③ 정맥 폐색에 의한 부종(edema by venous obstruction)

혈전증(thrombosis)이나 침윤성 암종으로 정맥이 완전히 폐색된 경우에 정맥 내 정수압의 증가로 주변 조직에 심한 부종이 일어난다. 하지부종 등이 여기에 해당된다.

④ 림프관 폐색에 의한 림프성 부종(lymphocytic edema)

림프관의 폐색으로 림프관 내 정수압이 증가되고 간질 내에는 림프액과 단백질의 축적으로 교질삼투압이 증가하여 발생한다. 초기에는 손가락으로 부종이 일어난 부위를 누르면 누른 자리가 함몰되는 현상, 특히 경골 부위에서 현저하다. 이러한 부종을 우묵부종(pitting edema)이라고 한다. 그러나 심한 경우에는 다리가 심하게 종창되면 코끼리 다리를 연상케 하므로 이 상태를 상피증(elephantiasis)이라고 한다.

(2) 전신부종(generalized edema, anasarca)

전신에 걸쳐 부종이 형성되는 경우로서 조직에 체액이 축적되는 총량이 증가한다. 전신부종을 일으키는 중요한 원인은 아래와 같다.

① 정수압 증가에 의한 부종(edema by hydrostatic increase)

혈관 내 정수압의 증가가 가장 중요한 요인으로 심장의 기능이 저하되어 일어나는 심인성인 경우가 흔하다. 예로, 울혈성 심부전증은 심장의 펌프 기능이 약해져서 몸이 필요로 하는 양의 피가 순환하지 못하는 상태를 말한다. 이들은 좌, 우심실의 기능 상태에 따라 부종이 발생하는 부위가 다르다.

좌심실 부전증인 경우 혈액이 폐혈관 내에 모이게 되어 폐정맥압 및 모세혈관 정수압이 높아지고 혈장은 폐포(alveolar)로 나가게 되어 폐포 내 수분이 모이게 되는 폐부종을 일으킨다. 그러나 우심실 부전증인 경우에는 몸에서 심장 위치보다 아랫 부분의 피하 부종이나 복수, 흉수 등이 발생한다. 오래 서 있는 경우 잠시 다리가 붓는 것도 혈관 내 정수압의 증가에 의한 것으로 심장보다 아랫부분에 부종이 온다. 따라서 발목 부종이 특징이며, 우묵부종(함요부종, pitting edema)이 일어난다(그림 5-4).

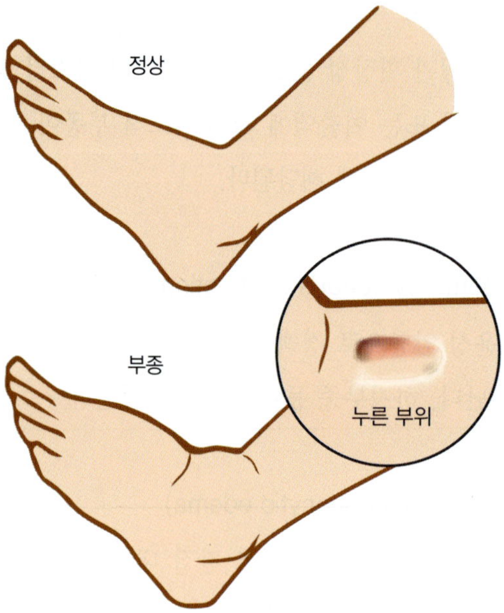

그림 5-4. **우묵부종**(pitting edema). 부종이 있으면 지압 부위의 피부가 우묵하게 함몰되는 경우이다.

② 콩팥부전(renal failure)에 의한 부종

심부전으로 심박출량이 감소하면 콩팥의 혈류도 감소하게 되고, 사구체의 여과량이 감소하면 콩팥에서는 레닌(renin)이 분비되며 그것은 혈액 내에서 안지오텐신(angiotensin)과 작용하여 혈관을 수축시키는 동시에 부신겉질에서 알도스테론(aldosterone) 분비를 촉진하여 혈액 내 나트륨과 수분이 증가되어 혈액량을 증가시키는 레닌-안지오텐신-알도스테론(renin-angiotensin-aldosterone, RAA)계가 활성화되는 것도 추가 요인이 된다(그림 5-5).

③ 저단백에 의한 부종

혈액 내 단백질, 특히 알부민(albumin)의 생산 감소나 소실로 혈중 교질삼투압이 감소하여 전신부종이 발생한다. 이때는 삼투압의 저하에 의한 부종이므로 몸의 위치에 영향을 받지 않는 전신 부종이다. 간경변증 시에는 문맥의 정수압이 높을 뿐만 아니라 알부민 생산의 감소로 혈중 알부민이 감소하고 콩팥 내 혈액이 감소하여 체내 나트륨의 증가와 림프순환의 폐쇄 그리고 간경화에 의한 림프관 폐색으로 림프관 내 정수압의 증가가 복합적으로 작용하여 복강 내 복수가 차게 된다.

또한 콩팥염이나 신증후군 시에는 혈중 알부민이 소변으로 다량 빠져나가므로 혈중 교질압이 현저히 감소되고 콩팥에서 나트륨의 재흡수로 인해 혈중 나트륨이 증가하여 전신에 부종이 더욱 심화된다. 위 두 질환에서 부종의 기전은 혈관 내 알부민 감소에 의한 혈관 내 삼투압의 감소가 가장 중요한 요소이다.

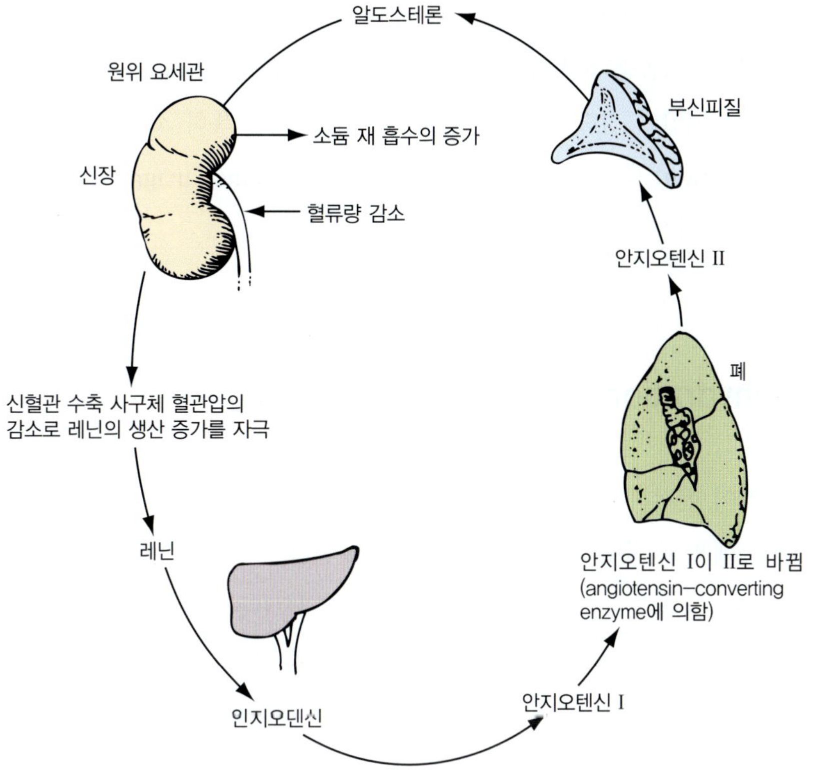

그림 5-5. **레닌-안지오텐신-알도스테론(renin-angiotensin-aldosterone, RAA)에 의한 체액 조절 기전.** RAA계는 콩팥, 폐, 간, 부신 등 체내 여러 기관이 협동하여 작동하는 혈압조절 기구이다. 혈액량이 감소하거나 출혈 등으로 혈압이 감소하면 이에 반응하여 콩팥에서 레닌이 분비되고, 이는 간에서 합성된 안지오텐시노겐을 분해하여 안지오텐신 I을 만든다. 이는 폐에 있는 인지오텐신 I 전환효소(angiotensinogen I convertase)에 의해 안지오텐신 II로 전환되고, 이는 혈관을 수축시키고 부신겉질에 작용하여 알도스테론의 합성을 자극한다. 알도스테론은 콩팥의 원위곡세뇨관(distal convoluted tubule)에 작용하여 염류와 수분의 재흡수를 증가시켜 혈액이 많아지고 혈압을 높이게 된다.

3) 부종의 임상 영향(clinical effects of edema)

대부분의 조직에서 부종은 거의 임상 증세를 일으키지 않으나 일부 장기의 심한 부종은 생명을 위협할 수도 있다. 대표적인 질환은 폐부종과 뇌부종이 있다.

(1) 폐부종(pulmonary edema)

폐는 간질의 지지조직이 별로 없어서 심부전증같이 혈류의 변동이 발생할 경우 혈관 내 정수압의 증가로 부종이 쉽게 발생할 수 있다. 부종이 일어나면 폐포 내에는 혈장액으로 가득 차게 되고 곧 기침(cough), 호흡곤란(dyspnea)과 청색증(cyanosis)을 초래하게 된다. 폐포 내 부종액에 의하여 폐의 중량이 증가하게 되고 활면상 조직 표면으로 거품을 관찰할 수 있으며 현미경으로 관찰하면 폐포 내에 미세한 과립상의 호산성 응고물이 나타난다(그림 5-6). 만져보면 정상에서 들리는 소리인 폐포 내 공기가 빠지는 소리(crepitus sound)가 들리지 않는 것이 특징이다.

(2) 뇌부종(cerebral edema)

뇌질환, 감염, 종양, 뇌졸중과 정맥의 폐색 그리고 바이러스 감염 등에 의한 부종이 올 수 있다. 부종이 심한 경우는 뇌압이 상승하여 두통, 안저의 유두부종, 특히 소뇌천막을 통한 측두엽 탈뇌(transtentorial herniation) 또는 대공을 통한 소뇌의 탈뇌(foramen magnum herniation)로 인한 뇌 연수의 심폐기능 센터의 압박과 괴사는 치명적이다.

2. 탈수증(dehydration)

탈수증이란 체액이 현저히 감소한 상태를 말한다. 피부, 콩팥, 소화관에서부터 수분이 심하게 외부로 배출될 때는 세포 내 수분의 감소로 사망하기도 한다. 여름철 야외에서 땀을 심하게 흘린 경우나 세균감염(이질, 콜레라, 식중독 등)에 의한 격심한 구토(vomiting)와 설사(diarrhea) 시에는 체내에 수분뿐만 아니라 염류도 동시에 감소하기 때문에 탈수 증상이 증가하고, 혈액은 농축되며, 소변량도 감소된다. 그 결과, 콩팥 기능이 정상이라도 혈중 비단백 질소의 혈중치가 증가하여 산혈증(acidosis : 혈중 수소이온 농도가 증가하여 혈액의 pH가 감소하는 상태)을 일으키기도 한다. 체액 15% 이상의 수분이 없어지면 사망할 수 있으며, 특히 소아와 고령자에서는 탈수가 일어나지 않도록 수분을 보충해주는 것이 중요하다.

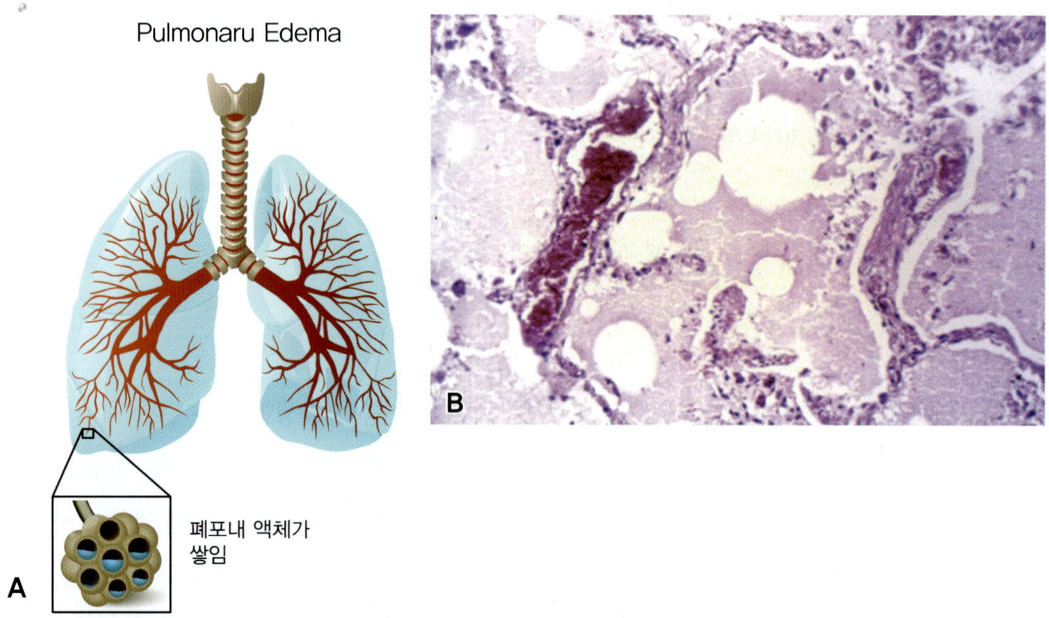

그림 5-6. 폐부종. A. 폐부종 모식도로 폐포 내에 액체가 증가하고, 그 액체가 폐로 유출되어 폐부종이 발생한다. B; 폐포 내로 혈장성분이 이동하여 호산성의 맑은 액체로 나타나며, 폐포 내에는 세포 성분이 거의 없다. 폐포벽 근처에는 소수의 큰포식세포가 존재하고 있음. H&E 염색

II. 혈액의 순환 장애(Circulative disturbance of blood)

국소적인 혈액의 순환장애에는 충혈과 울혈, 혈전과 혈전증, 출혈, 색전과 색전증 그리고 경색증 등이 이에 속한다. 전신적인 혈액의 순환장애로는 측부순환, 고혈압 그리고 쇼크 등이 이에 속한다.

1. 충혈(hyperemia)과 울혈(congestion)

장기 내 혈액은 정상적으로 동맥혈과 정맥혈의 흐름이 장기의 기능에 맞추어 균형을 이루도록 일정하게 조절되고 있다. 이 균형이 깨지면 충혈(hyperemia) 또는 울혈(congestion)이 발생하게 된다.

1) 충혈(hyperemia)

충혈은 국소적으로 조직이나 신체의 일부에 동맥과 세동맥의 혈관 확장으로 혈액의 양이 능동적으로 증가된 상태를 말한다. 내장 기관과 조직의 기능이 항진할 때 모세혈관으로의 혈류가 증가하여 빨갛게 되고, 교감신경의 자극 및 염증으로 혈관 활성물질이 유리되어 운동 후 근육과 피부에 혈관의 확장으로 충혈이 일어난다. 이를 홍반(erythema)이라 한다. 또한 안구의 결막염과 같은 염증 시에도 혈관 확장에 의한 충혈을 볼 수 있다(그림 5-7 A).

2) 울혈(congestion)

울혈은 순환장애로 조직이나 신체의 일부에 정맥 및 모세혈관이 확장되어 수동적으로 정맥혈이 정체되어 증가된 상태이다. 정맥혈의 배류 장애, 즉 정맥이 주위에서부터 종양 등에 의해 압박되거나 정맥벽이 정맥염이나 혈전증 등에 의해 내경이 좁아지거나 폐색되어 정맥 내 혈액이 증가된 경우에 일어난다(그림 5-7 B).

일반적으로 울혈은 만성적인 혈액의 정체로 일어나므로 만성 수동성 울혈(chronic passive congestion)이라고 한다(그림 5-8). 울혈 부위는 적혈구 내 헤모글로빈에 산소 함량이 감소하므로 피부에 푸른색을 띠어 청색증(cyanosis)이라고도 한다. 국소적인 울혈 시에는 국소의 모세혈관으로부터 혈액 중 액체 성분이 혈관 밖으로 빠져나가 국소부종이나 적혈구가 나오는 경우도 있다. 급성 울혈이 발생하는 경우에는 해당 장기의 정맥 내 울혈과 부종에 의한 비대나 조직이나 장기 내 출혈이 관찰된다. 울혈이 오래 계속되면 산소와 영양 공급의 부족으로 실질세포가 위축 혹은 소실된다. 모세혈관 주위에 미세출혈과 혈철소(hemosiderin)의 침착이 일어나 갈색으로 변하고 그 부위에 결합조직이 증가하여 장기는 굳어지며 위축되는 갈색경화(brown induration)를 일으킨다.

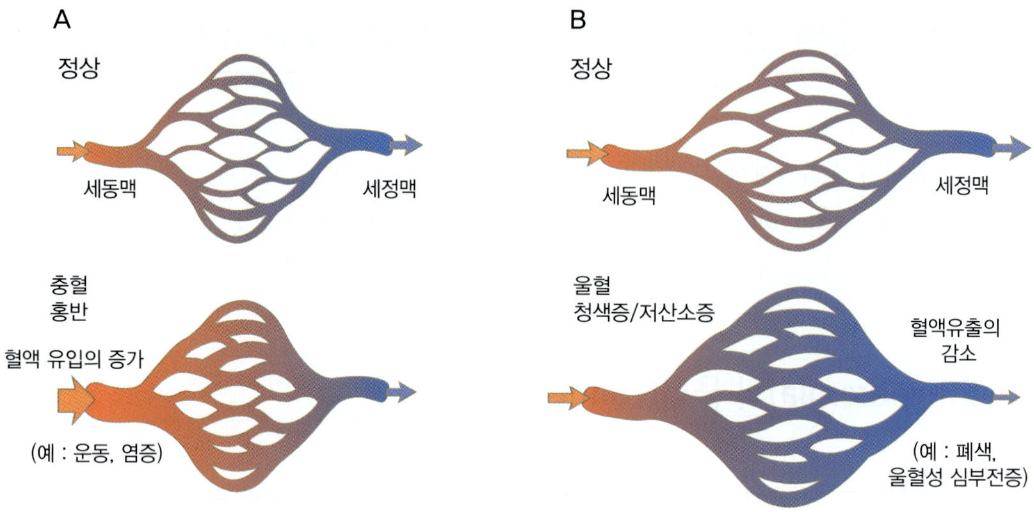

그림 5-7. A. 충혈. 국소동맥과 세동맥의 혈관확장으로 동맥 내 혈액이 증가된 상태이다. B. 울혈. 조직이나 신체의 일부에 정맥혈이 정맥 및 모세혈관에 정체된 상태임

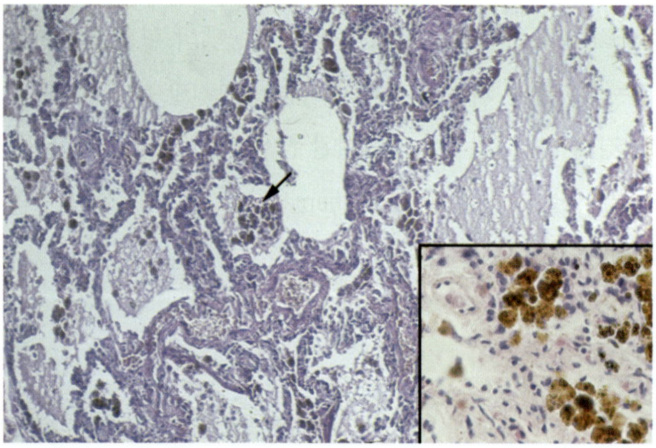

그림 5-8. **폐의 만성 수동성 울혈.** 폐포 내에 여출액과 혈철소(hemosiderin)를 갖고 있는 큰포식세포가 침윤되어 있다(화살표). 이 세포를 심부전세포(heart failure cell)라고 하며, Prussian blue 염색으로 증명할 수 있음. H&E 염색

(1) 폐울혈(pulmonary congestion)

좌심실 부전으로 일어나며 심근경색, 심근염, 류마티스 심질환에 의한 승모판막 질환 등에서 잘 관찰된다. 만성적으로 일어나므로 만성 수동성 폐울혈이라고 한다. 폐에 울혈이 오래 계속되면, 폐포(alveoli) 주변의 모세혈관이 충혈되고 혈관 내압이 증가하므로 폐포강 내에 출혈과 부종이 발생한다. 시간이 경과하면서 적혈구에서 혈철소(hemosiderin)가 분리되고 그것을 탐식한 큰포식세포가 다수 출현한다. 이를 심부전 세포(심장기능상실세포, heart failure cell)라 한다(그림 5-9).

이 상태가 지속되면 폐간질은 섬유화되고 혈철소를 포함하여 갈색경화(brown induration)가 일어나기도 한다.

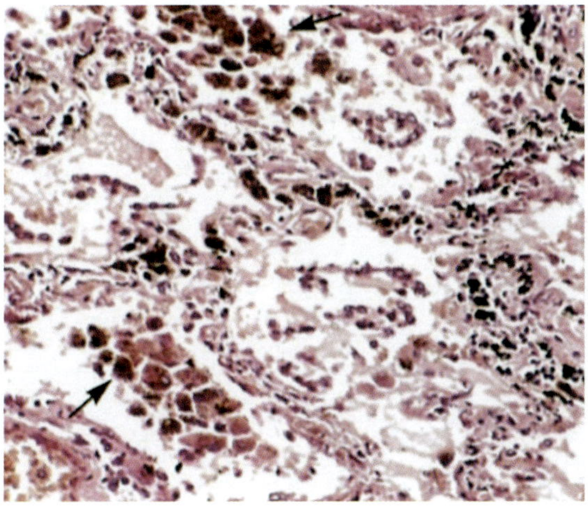

그림 5-9. 만성 울혈로 인하여 혈액 내에는 액체성분이 누출되어 흡수되는 과정 중 혈구의 용혈이 일어나며 혈철소의 침착이 발생한다. 따라서 울혈이 오래되면 폐포벽이 두꺼워지고 폐포 내 많은 혈철소를 함유한 큰포식세포인 심부전세포가 나타남. H&E 염색

(2) 간울혈(hepatic congestion)

대개는 우심실부전의 결과로 간에서 나오는 간정맥혈이 우심방으로 이동하지 못하고 유출이 방해를 받아 간 내 정체가 일어나 간은 비대해지고 소엽 중심부는 괴사가 발생한다. 드물게는 간정맥의 폐쇄에 의해서도 일어날 수 있다. 만성 울혈 간은 간소엽(hepatic lobule)의 중심 정맥주변의 동양혈관(sinusoid)의 울혈이 현저하다.

문맥(portal vein) 주변에는 울혈이 없으므로 절단면이 울혈에 의한 소엽 중심대의 암적색과 비울혈 부위의 소엽 주변대 문맥부위의 황색이 교대하는 특유의 패턴을 나타낸다. 이러한 상태의 간모양이 열대지방의 호도 모양의 열매인 육두구(nutmeg)의 절단면과 매우 유사하여 "육두구간(nutmeg liver)"이라고 불린다(그림 5-10). 이 상황이 오래 지속되면 간세포는 중심 정맥을 중심으로 위축 및 괴사에 빠지고 그 부위는 점차 섬유화되므로 간경화가 발생한다. 이것을 심인성 간경변증(cardiac cirrhosis)이라고 한다.

(3) 지라울혈(splenic congestion)

간경화 시 문맥압이 증가하므로 지라의 혈액 순환이 잘되지 못하여 만성 수동성 울혈이 일어난다. 지라도 울혈이 지속되면 장기의 중량과 크기가 정상보다 현저히 증가하여 절단면은 검붉은색을 띠게 된다. 정맥 내 및 정맥동 내 울혈이 발생하고 국소적인 출혈로 그 국소에 혈철소가 침착하고 그 부위가 기질화되면서 섬유모세포의 증식을 동반하여 혈철소를 포함한 섬유성 결절인 혈철소결절(siderotic nodule) 또는 감나간디 결절(Gamna Gandy nodule)을 만든다. 지라가 커지면 지라 내 저장된 혈구의 파괴가 증가되어 지속되면 빈혈을 초래하는 지라기능항진증(hypersplenism)이 초래될 수도 있다.

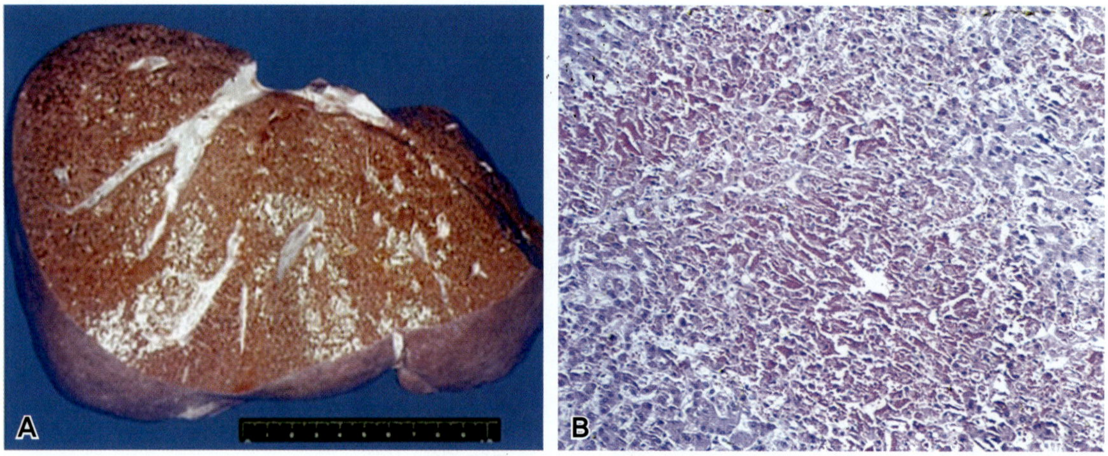

그림 5-10. **육두구간**(nutmeg liver). A. 만성 울혈이 발생한 간의 단면으로 중심정맥의 울혈로 특징적인 육두구 모양을 보이므로, 일명 육두구간이라고 한다. 이 현상은 중심정맥이 울혈되어 적색으로 보이고 문정맥은 울혈이 없어 창백하게 보여 적색과 황색이 교대로 나타나기 때문이다. B. 중심정맥을 중심으로 울혈이 있고(적색부위), 문맥강에는 울혈이 없어(창백한 부위) 독특한 형태의 패턴을 나타냄. H&E 염색

(4) 측부 순환로 울혈(collateral circulatory congestion)

장기에 측부 순환로가 있는 경우 동맥혈의 감소로 인한 허혈로 초래되는 조직 손상을 막을 수 있는 장점이 있으나, 반면에 혈액의 흐름을 바꾸어 놓을 수도 있게 된다.

예로, 간경변증이 있어서 문맥에서부터 간을 통해서 간정맥으로 가는 순환로가 방해되면 문맥의 혈압이 높아져 문맥 고혈압증(portal hypertention)이 된다. 문맥계에는 간을 통하지 않더라도 혈류가 대정맥으로 들어가는 측부로가 있다(그림 5-11). 이들 중 문맥압 항진증 시 측부로에 해당하는 정맥, 특히 식도정맥 내강이 확장되어 정맥이 굵어지는 식도정맥류(esophageal varix)가 발생한다.

(5) 식도정맥류(esophageal varix)

위 분문 정맥에서부터 식도 점막하의 정맥총을 거쳐 경정맥을 경유하여 상대정맥으로 빠지는 길로, 여기에 혈류가 많아지면 식도 점막하의 정맥총이 확장하게 되는데, 식도는 점막밑조직이 없으므로 점막 표면으로 정맥이 솟아 올라오는 상태를 말한다. 따라서 간경변증이 오래된 환자는 식도정맥류의 파열로 사망하게 되는 경우도 드물지 않다.

(6) 치핵(hemorrhoid)

곧창자 · 항문 주위 정맥총을 통하여 내장골반동맥을 지나 하대정맥으로 들어가는 순환로로, 이 부위에 혈류가 증가되며 울혈이 되어 정맥이 확장되면 정맥혈이 역류된다. 그 결과 항문주위 정맥총이 혹처럼 확장되어 돌출된 상태를 말하며, 흔히 치질이라고도 한다.

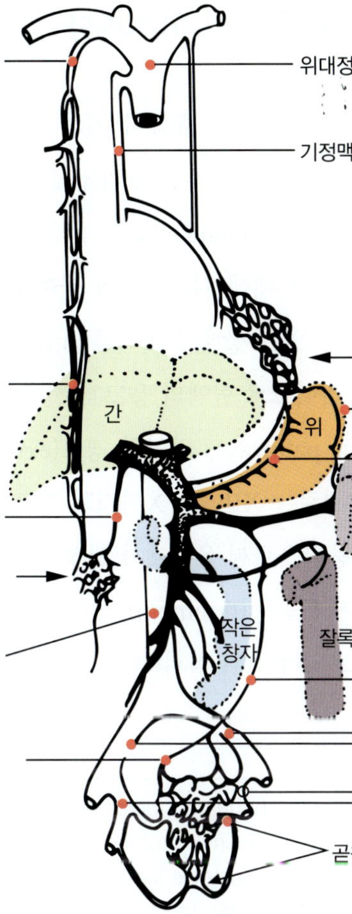

그림 5-11. 문맥의 측부로(모식도). 그 외에 문정맥과 지라정맥이 연결되어 지라의 만성 수동성 울혈도 발생한다(문합 : anastomosis).

(7) 메두사의 머리(caput medusae)

배꼽 주위 피하의 복벽 정맥총을 거쳐, 상복벽 정맥을 경유하여 상대정맥으로 빠지는 순환로로 이곳에 혈액이 순환하게 되면, 배꼽 주위에 방사상으로 정맥이 확장된다. 이 상태가 그리스 신화의 메두사 머리의 뱀의 꾸불꾸불함과 유사하여 이 이름이 붙어 있다.

혈행 이상은 여러 장기의 울혈을 동반하게 될 수도 있는데, 그 예로 간경화 시 측부순환로에 의해 일어나는 여러 부위의 울혈이다. 이 중에 특히 지라울혈이 현저하다. 이외에 다리 정맥의 확장 및 울혈을 초래할 수도 있고 다리 심부정맥 내 혈전을 만들 수도 있고, 심부전으로 생긴 전신적인 울혈은 복수와 전신부종을 유발하게 된다.

2. 혈전과 혈전증(thrombus and thrombosis)

정맥과 모세혈관에 심한 울혈이 생겨 혈액의 흐름이 거의 정지한 상태를 혈행정지 또는 정체(stasis)라고 한다. 이 상태가 오래 계속되면, 그 주변 부위에 혈관 내 정수압의 증가로 부종이나 출혈이 발생하고, 혈관 내에는 혈전(thrombus, blood clot)이 발생할 수 있다.

정상적인 경우에는 생체의 심장과 혈관 내에서는 혈액이 굳어지지 않으나 정체가 오래되면 혈전이 발생할 수 있다. 혈전이 혈관을 막고 있는 상태를 혈전증(thrombosis)이라고 한다.

혈전은 기본적으로 혈액이 응고한 것이므로 혈액의 응고 기전을 이해하는 것이 필요하다. 혈액 응고 기전은 크게 내인성 경로(intrinsic pathway), 외인성 경로(extrinsic pathway) 그리고 공통경로(common pathway)가 있다. 내인성 경로는 XII에서 X까지의 경로이며, 외인성 경로는 활성화된 조직인자(tissue factor, VII)가 X에 작용함으로써 응고계가 활성화되는 과정이다. 그 후는 공통적으로 프로트롬빈(prothrombin)에 작용하여 트롬빈(thrombin), 섬유소원(fibrinogen) 그리고 마지막 산물이 섬유소(fibrin)로 되며, 혈액은 응고되어 소위 혈괴(blood clot)를 만든다(그림 5-12).

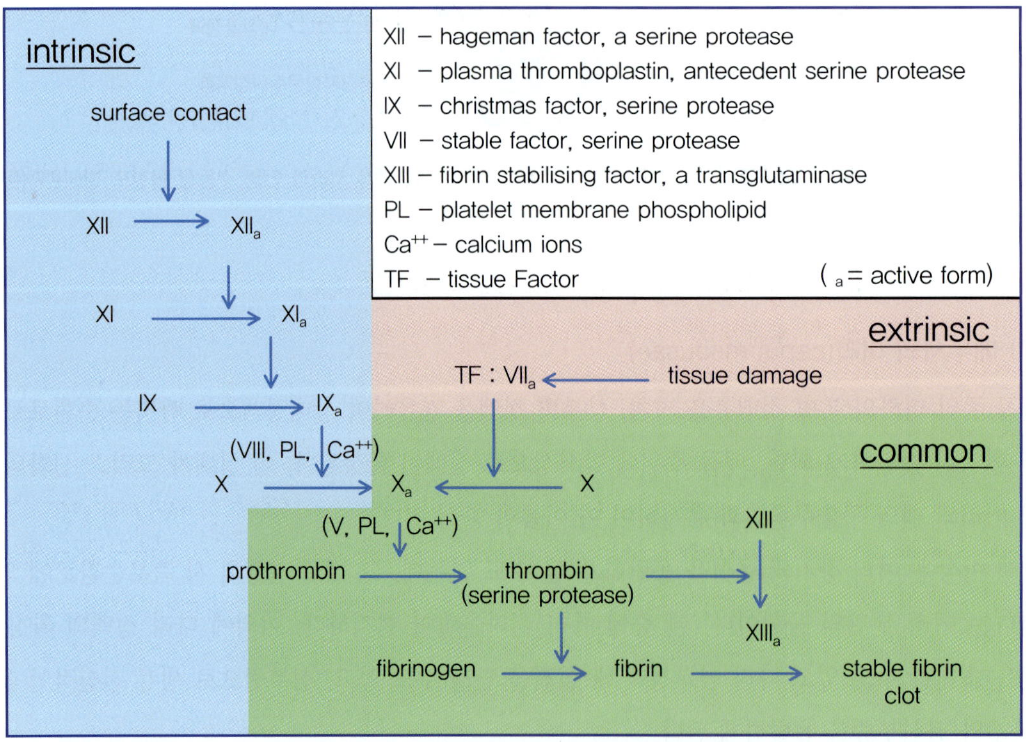

그림 5-12. 혈액의 응고단계(blood coagulation cascade). 혈액의 응고는 내인성 경로, 외인성 경로 그리고 공통 경로가 있다. 내인성 경로는 XII에서 X까지의 경로이며, 외인성 경로는 활성화된 트롬보플라스틴(VIIa)이 X에 작용함으로써 응고계가 활성화되는 과정이다. 그 후 공통적으로 프로트롬빈에 작용하여 트롬빈, 섬유소원 그리고 마지막 산물인 섬유소로 되며, 혈액은 응고되어 혈전(blood clot)을 만듬

1) 혈전증의 원인

혈전형성의 기전으로는 혈관 내피세포의 손상, 혈류의 변화 그리고 혈액 응고능의 변화 등이 중요하며, 이들을 비르효의 3조건(Virchow's triad)이라고 한다. 이들 중 특히 혈관내피의 손상이 가장 중요하다.

(1) 혈관 내피세포의 손상

혈관내피 손상의 가장 흔한 원인은 동맥경화증이며 그 외 혈관염, 외상, 방사선 조사, 세균의 독소 등에 의하여 일어날 수 있다. 혈관벽의 내면을 싸고 있는 내피 세포의 손상이 중요하며 내피가 손상되면 조직 내 트롬보플라스틴과 같은 혈전성 응고 요인들이 방출되고 아교섬유가 노출된다. 이 손상부위에 우선 혈소판이 부착되고 점차 응집하여 커진 혈소판의 덩어리에서 혈액 응고 인자가 방출되고, 그 작용으로 섬유소원이 섬유소가 되어 그물을 형성하고 혈전을 만든다(그림 5-13).

(2) 혈류의 변화

혈전은 혈관 내에서 혈류가 정체되거나 정지하였을 때, 또는 와류 등이 생기기 쉬운 부위에서 만들어지기 쉽다. 예를 들면, 동맥류, 정맥류, 정맥의 압박 부위 등이다. 그 기전은 혈소판이 혈관내피와 접촉하여 활성화되고 흐름이 느리므로 응고 인자들의 농도가 희석되지 않은 반면, 항응고인자의 농도는 증가하지 않을 뿐 아니라 와류에 의해 혈관내피가 손상 받기 쉬우므로, 이 부위가 혈전이 호

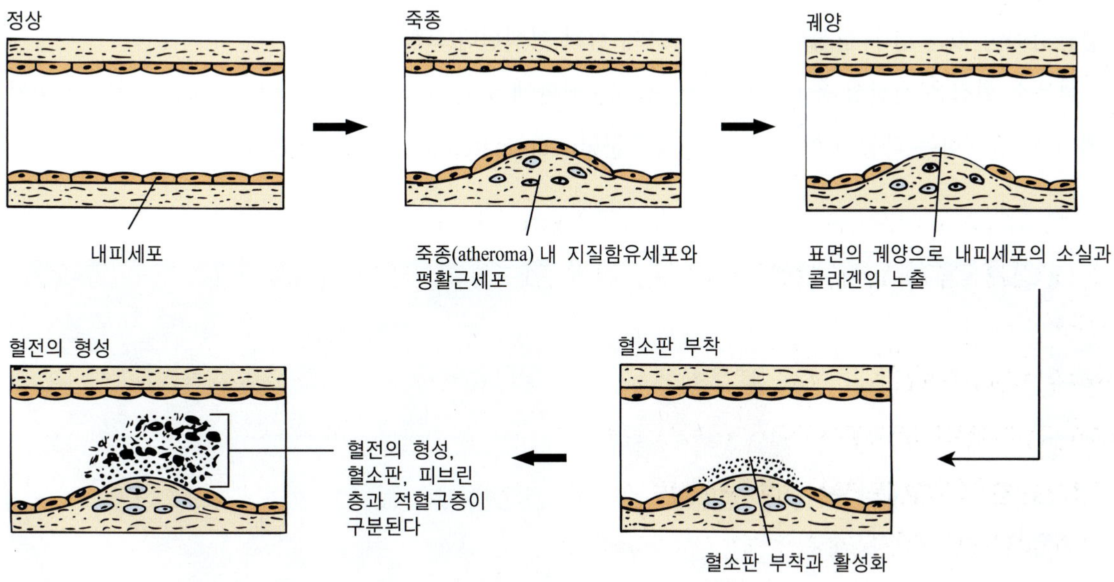

그림 5-13. 동맥경화증과 혈전증. 혈전증의 좋은 예는 동맥의 죽종판 위에서 발생되는 경우이며 비교적 흔하다. 단계별로 보면, 내피세포의 소실, 내벽의 아교섬유의 노출, 혈소판의 부착과 활성화, 여러 층으로 구성된 혈전에 의해 부분적 또는 완전 폐색 등에 순서로 일어남

발하게 된다. 치핵 정맥에서 혈전이 자주 발생하는 것도 이러한 기전에 의한다(그림 5-14 A). 혈액의 점도가 높아지는 질병, 예를 들면, 다발성 골수종 시 다량의 감마글로불린이 출현하여 혈액의 점도를 높이면 혈전이 잘 형성되며, 겸상적혈구빈혈(sickle cell anemia) 시 혈색소의 구조적 결함으로 적혈구의 형태가 초승달처럼 변형되어 혈관이 막히게 되며 쉽게 파괴되므로 혈전이 잘 형성된다.

(3) 혈액응고능의 변화

어떤 원인에 의해서 혈중에 섬유소원, 혈장 트롬보플라스틴, 조직 트롬보플라스틴, 그외 혈액 응고인자의 증가, 섬유소 용해 활성의 저하, 혈소판 점착성의 증가 등에 의해 혈액 자체의 응고성이 높아진 경우에도 혈전은 생기기 쉽다. 혈액 응고능이 증가하는 조건 또는 질병으로는 고지혈증, 악성 종양(특히 이자암), 항트롬빈 인자 III이 요중으로 배설되는 신증후군, 화상이나 조직 트롬보플라스틴 응고인자의 방출을 유도하는 외상, 수술 후, 임신 특히, 태반조기 박리 시와 피임제 복용 시에도 올 수 있다.

2) 혈전의 형태

혈전의 주요 구성 요소가 적혈구, 섬유소로 되어 있어 육안으로 붉게 보이는 적색 혈전(red thrombus), 주요 구성요소가 섬유소, 혈소판으로 구성되어 육안으로 희게 보이는 백색 혈전(white thrombus), 그리고 섬유소로 구성된 섬유소 혈전(fibrin thrombus) 등이 있다.

적색 혈전은 정맥에서 흔히 관찰되며 골반이나 다리에 생기기 쉽고 전신에 울혈이 있거나 오래 누워 있을 때 잘 발생되며, 단시간에 형성된다. 백색 혈전은 동맥에서 흔히 관찰되며 주로 동맥경화나 심근경색이 있는 경우 형성되고 오랜 시간에 걸쳐 형성된다(그림 5-13).

섬유소 혈전은 전신성 응고 장애를 일으키는 질환에서 볼 수 있는 경우가 많다. 특히 암말기 환자에서 잘 발생하는 파종성 혈관 내 응고 증후군(disseminated intravascular coagulation, DIC)에서는

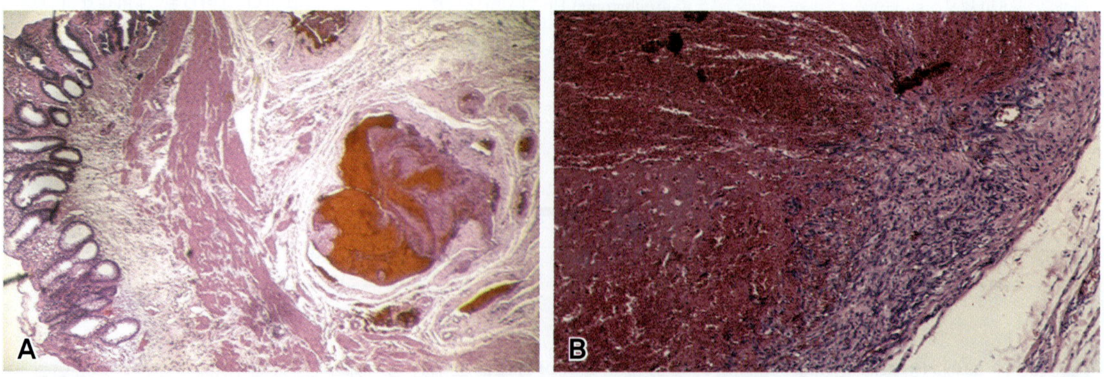

그림 5-14. 치핵 정맥에서 관찰되는 혈전의 기질화. A. 치핵정맥(hemorrhoidal vein)에 혈전이 관찰되고 있다. B. 혈전의 주변부터 섬유모세포의 증식이 일어나며 기질화되고 있음. H&E 염색

전신의 소혈관 내에 섬유소 혈전이 관찰되며, 피부에 출혈성 반점이 발생된다. 그 외에 이것들이 혼합되어 있는 경우를 혼합 혈전이라 한다.

혈전의 형태학적 소견으로 구분할 경우 혈전에 의해서 혈관 내강이 폐색되어 있는 정맥혈전증(obstructive venous thrombosis)이나 혈전성 정맥염과 같은 경우는 폐색성 혈전증이라고 하고, 혈전이 혈관벽에 부착되어 있는 경우는 벽재 혈전증(mural thrombosis)이라고 한다. 폐색성 혈전이 하지의 심부정맥에서 발생할 경우 폐동맥 색전증을 유발하므로 임상적으로 중요하며, 벽재 혈전증은 주로 심장이나 대동맥의 벽에 잘 발생하며, 동맥경화와 동반된 대동맥 혈전증(그림 5-15)과 심근경색 부위의 심내막벽에 호발하고, 심부정맥(cardiac arrythmia) 등을 유발한다. 심장판막에 세균집락을 포함한 혈전이 형성되는 경우에는 패혈성 혈전(septic thrombus)이 발생하기도 한다. 벽재 혈전증은 크기가 커지더라도 대동맥 내강 전체를 가득 채우지는 못하므로 증상이 늦게 나타난다. 혈전 생성의 인자들은 부위별로 서로 다른 인자를 갖고 있다. 동맥경화, 감염, 혈액의 흐름 및 혈액의 응고능의 변화와 호발부위가 서로 다르기 때문이다(표 5-1).

표 5-1. 여러 부위에서의 혈전형성인자

부위(장소)	혈전생성인자
동맥	동맥경화(죽종), 동맥류
심판막	감염에 의한 염증
심실	경색 후 염증, 심실류
심방	심방세동 승모판막 협착
정맥	서서히 흐름, 혈액 내 응고능의 변화(증가)
뇌정맥동	감염에 의한 염증, 혈액 내 응고능의 변화(증가)

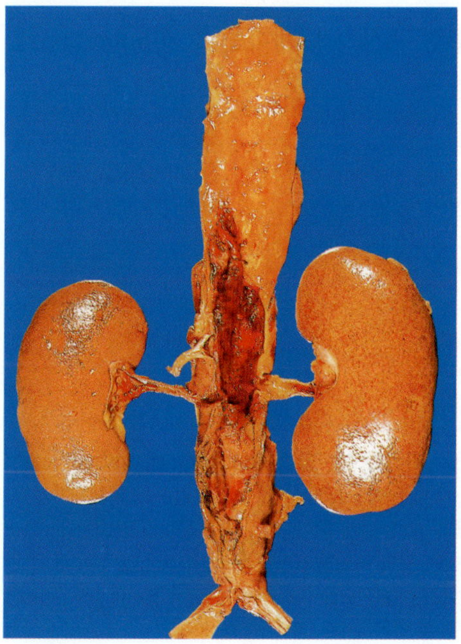

그림 5-15. 혈전증, 대동맥(thrombosis, aorta). 대동맥을 열어 보았을 때 큰 혈전이 복부 대동맥의 내막에 붙어 있는 벽재 혈전이 관찰된다. 상부의 대동맥 내벽에는 심한 죽상경화증으로 보이는 노란색 죽종판이 대동맥의 내면을 덮고 있다. 죽상동맥경화증은 혈전증을 흔히 합병

3) 혈전증의 운명

혈전증에서 신선한 작은 혈전은 섬유소 용해 효소에 의해 용해되기 쉽지만, 큰 혈전은 단백 분해 효소에 의해 연화되기도 한다. 혈전이 점점 더 커져 주요 혈관이나 분지를 폐색하거나, 정맥에 염증이 병발하기도 하여 정맥혈전염(thrombophlebitis)을 일으키기도 한다. 또 혈전에는 석회침착도 일어나 돌과 같이 되는데, 이것을 정맥석(phlebolith)이라고 한다. 정맥석은 골반 X-선 촬영 시 골반 내 정맥에서 흔히 관찰된다.

혈전증이 오래 계속되면, 혈전 부착부의 혈관벽에서 방추형의 세포(내피 세포, 민무늬근 세포)가 혈전 내로 침입하여 혈전을 흡수하고, 동시에 모세혈관과 결합조직이 증식하고 결국엔 섬유화가 되어 혈관벽에 붙어 있게 된다. 이 상태를 혈전의 기질화(organization)라고 한다(그림 5-14 B, 5-16). 폐색성 혈전의 경우에는 신생된 모세혈관이 서로 연결되고, 혈전의 양단에 혈관강이 열리게 되면 혈액이 다시 흐를 수도 있게 된다. 이 상태를 혈전의 재소통(recanalization)이라 부른다. 이와 같은 상태는 오래된 심장근육 경색부위의 심장동맥과 치핵의 항문정맥얼기 혈관 등에서 자주 관찰된다. 또 혈전이 부착부위에서 떨어져 색전증(embolism)을 일으켜 심근경색 같은 심각한 질환을 초래할 수도 있다. 폐색전증을 일으키는 경우는 다리정맥에서 떨어져 나온 혈전에 의한 경우가 가장 흔하다.

혈전의 운명은 용해(resolution, dissolution), 기질화 및 재소통(organization and recanalization), 증식(propagation), 색전형성(embolization)으로 귀결된다. 용해는 혈전이 섬유소의 용해작용(fibrolytic action)으로 제거되는 가장 좋은 결과이며, 기질화 및 재소통은 혈전이 염증과 혈관 내 섬유화(기질화)를 유도하며, 결국 혈류가 재개되어 재소통을 하게 된다. 증식은 혈전이 혈관을 폐쇄하여 혈류를 감소 또는 차단하므로 조직이나 장기의 허혈성 손상(ischemic injury)을 야기하며, 색전형성은 혈전의 일부 또는 전부가 떨어져 혈행을 따라 움직여서 다른 장소로 이동하여 혈관의 일부를 막아 혈액공급이 차단되고 색전증을 유발하여 조직의 허혈성 괴사가 발생하는 경색(infarction)을 초래하게 된다(그림 5-17).

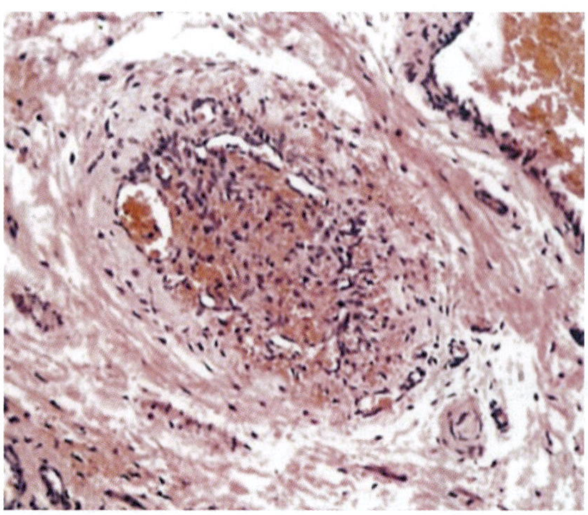

그림 5-16. 기질화하는 혈전(organizing thrombus). 혈전이 형성된 후 혈관벽으로부터 혈전 내로 혈관 내피세포가 증식하며 모세혈관을 만들게 된다. 이것을 기질화라고 하는데, 이때 혈관이 막혔던 것이 재소통되기도 한다. 이 사진은 치루에서 관찰된 기질화하는 혈전으로 재소통하는 모세혈관과 내피세포증식을 관찰할 수 있음. H&E 염색

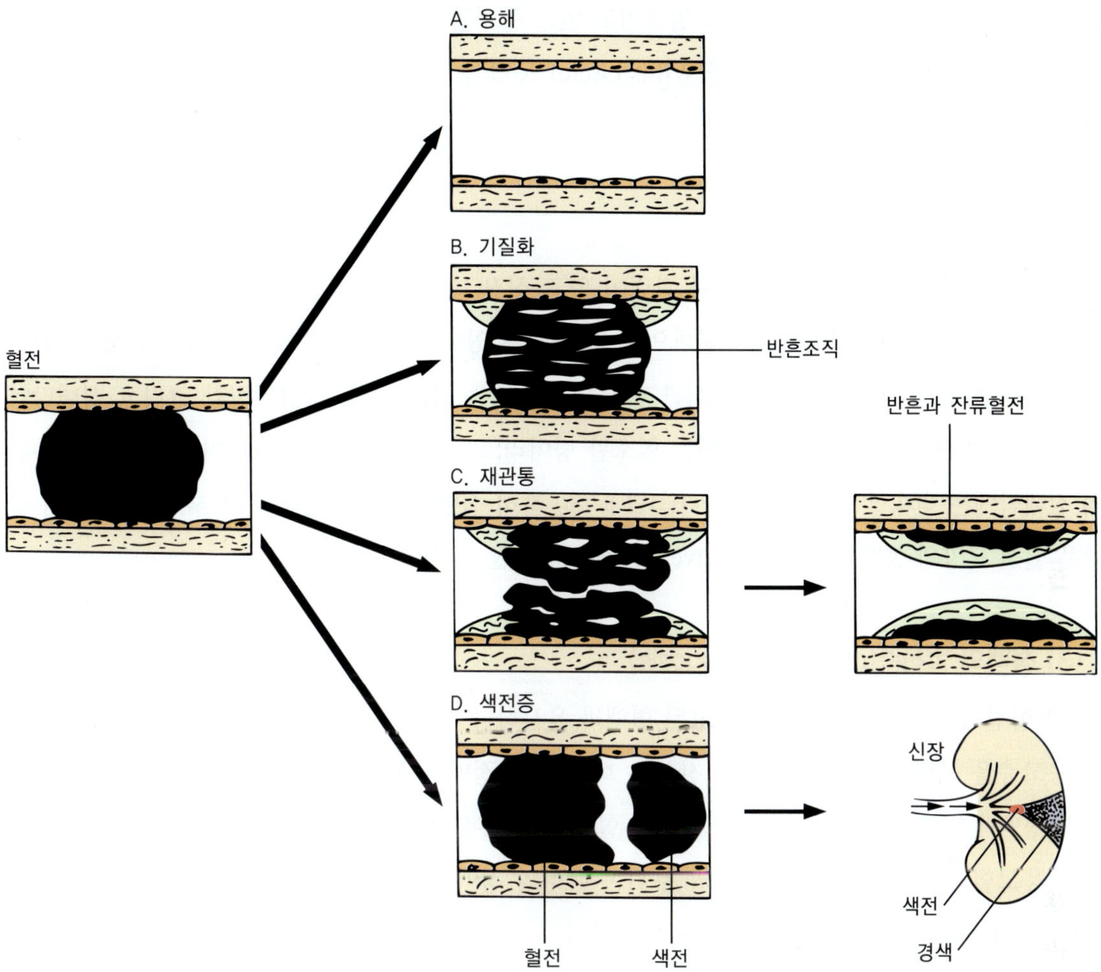

그림 5-17. 혈전의 운명. A. 혈전의 용해와 정상으로의 회복은 혈전의 크기가 작거나 섬유소 용해 활성도(예 : 프라스민)에 의존한다. B. 혈전이 기질화되면 반흔조직으로 대치되어 내강을 폐색시킬 수 있다. 그 결과 혈액은 그 주변의 측혈행(collateral)을 이용하게 된다. C. 혈전 내로 혈관이 자라 들어와 부분적이거나 완전히 재소통(recanalization)이 될 수 있다. D. 혈전의 분절이 색전증을 일으켜 타장기에 경색을 일으킬 수 있다.

4) 혈전증의 발생 장소

(1) 동맥의 혈전증

비교적 큰 혈관에서 발생하는데, 색깔은 회적색이며 피브린과 혈소판층으로 구성된 백색선과 적혈구로 구성된 적색선의 줄무늬를 볼 수 있다. 이 적색선을 잔선(line of Zahn)이라고 한다. 흔히 혈관내피세포 손상 후 발생되며, 특히 동맥경화증과 동반되어 바로 동맥경화 부위에 잘 생긴다. 동맥에 혈전이 형성되는 과정은 먼저 내피세포의 손상과 내피 하부내 아교섬유의 노출로 인하여 그 부위에 혈소판이 부착되고 혈소판에서 염증 활성물질이 방출되어 혈액이 응고되며, 그 자리에 혈전이 형성되게 된다.

동맥의 혈전증은 동맥의 혈류가 빠르므로 정상적인 조건에서는 잘 발생하지 않으며 발생되는 경우는 비교적 흔한 혈관내피에 손상을 일으키고 있는 동맥경화증부위에 잘 발생한다. 그러므로 주로 대동맥, 관상동맥, 경동맥, 윌리스환(Willis circle) 동맥 등 동맥경화가 호발하는 동맥에서 흔히 관찰된다.

(2) 심장의 혈전증

심장은 곧 바로 전신성 혈액 순환과 관련이 있고 심장 내 혈전이 심장으로부터 떨어져 색전증이 일어날 경우 대개 뇌경색이나 콩팥경색으로 이어질 수 있어 심장 혈전증의 임상적 중요성은 크다. 심장의 혈전이 잘 발생하는 경우는 심근경색증, 심방세동, 심근질환, 심판막질환 그리고 심내막염 등을 앓고 난 후 등이며, 이때 판막에는 혈소판 덩어리로 구성된 혹(vegetation)이 생기며 경색부위의 심내막에는 벽재혈전이 잘 발생한다(그림 5-18). 특히 심방세동이나 판막 질환 후에는 심방 내 공 같은 결절 모양의 볼밸브혈전(ball valve thrombus)이 잘 생긴다.

(3) 정맥의 혈전증(phlebothromobosis)

정맥혈전의 색깔은 청적색으로 응고된 혈액과 유사하다. 정맥의 혈류 속도가 낮아 혈구와 백혈구의 응고층을 구별할 수 있는 선, 즉 잔선은 희미하다. 정맥의 혈전증은 중요하고 다리의 정맥이나 골반 정맥에서 흔히 관찰된다. 대개 혈전은 혈관벽에 붙어 있어 혈관벽에서 잘 떨어지는 젤리 같은 사후 응고혈액과는 구별이 된다. 호발 부위는 다리의 정맥류성 정맥(varicose vein)과 심부정맥 그 외 자궁 난소나 전립샘 주변 정맥총에서 발생한다.

정맥 혈전의 흔한 원인은 골절 치료를 위하여 침대에 오래 누워 있는 경우, 그리고 화상, 수술, 출산, 골절 등에 의한 조직 손상, 이자암과 같은 암종, 임신 말기 또는 출산 직후, 혈관의 염증, 혈류 정체, 혈액의 응고성 항진, 연령의 증가 및 혈액질환 등과 관련이 있다(표 5-2).

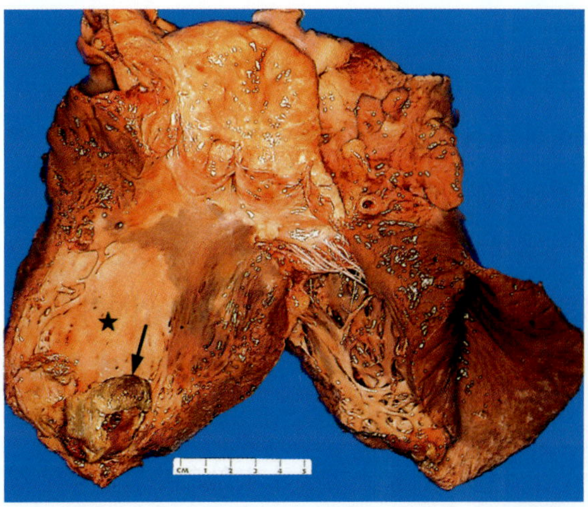

그림 5-18. 오래된 심장근육경색 부위인 심내막(별표)에서 발생한 벽재혈전(mural thrombus[화살표])

표 5-2. 다리정맥 혈전증의 임상적 위험인자 조건들

침대 위에서 절대안정 유지 및 움직이지 못할 때
임신 중 또는 산욕기
피임제 치료(고에스트로겐 농도)
신증후군
심한 화상
외상
심부전
악성 종양의 전신적 전이

I상기한 임상적 조건이 될 때는 예방적인 항응고제인 헤파린을 투여해야 함.

정맥에 염증이 없이 혈전이 생기는 것을 정맥혈전증(phlebothrombosis)이라고 하고 다리의 깊은 정맥에서 잘 일어난다. 정맥에 염증이 선행한 후 혈전이 생기는 것을 혈전정맥염(thrombophlebitis)이라 하고 다리의 가는 정맥에서 잘 일어난다. 다리의 심부정맥에 혈전증이 발생했을 때 발을 신전(배굴, dorsiflexion)하면 다리에 통증이 발생하는데, 그 현상을 임상적으로 트루소 징후(Trousseaus' sign)라고 한다.

3. 출혈(hemorrhage)

혈관이 파열되어 혈액의 성분이 혈관 밖으로 나가는 것을 출혈이라고 한다. 적혈구의 유출이 출혈 판정의 지표가 된다. 출혈이 일어나는 기전에 따라 파열성 출혈과 누출성 출혈로 구분한다.

1) 출혈의 기전에 의한 분류

(1) 파열성 출혈(rupture hemorrhage)

외상에 의한 혈관 손상이나 동맥류 파열 등과 같이 혈관이 파열되어 일어나는 출혈은 일반적으로 이 형태의 출혈이 많다. 중 · 장년의 고혈압자에게 일어나는 뇌내의 출혈은 대뇌의 기저핵에서 호발된다. 뇌내출혈의 직접 원인은 높은 압력에 의한 뇌내동맥 혈관의 파열과 괴사이다. 즉, 뇌내동맥 중막의 근세포가 고령과 고혈압의 영향으로 점차 소실되고, 내막에서 고혈압에 의한 혈관 내압의 압력에 밀려서 소동맥류를 형성하고, 마침내는 혈압을 견디지 못하고 동맥벽이 파열되어 그 결과로 뇌내 실질 조직에 커다란 혈종이 생긴다(그림 5-19).

(2) 누출성 출혈(diapedesis hemorrhage)

혈관벽의 파열이 없는 상태에서 혈관이 심하게 확장되면 모세혈관과 가는 정맥(세정맥)의 주위로 적혈구가 빠져나가는 출혈로 주로 염증이 발생했을 때 잘 관찰된다.

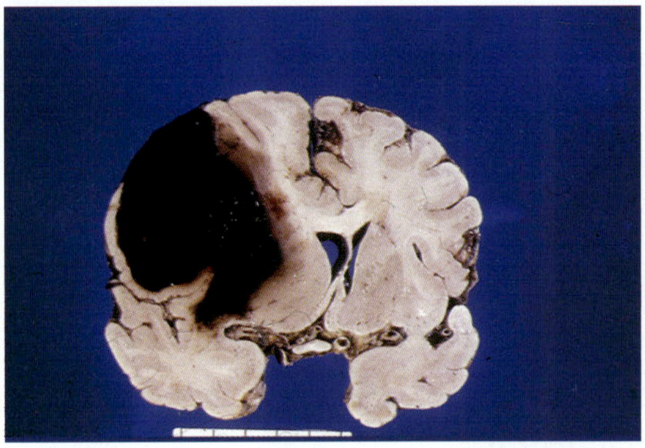

그림 5-19. **고혈압성 뇌내출혈.** 뇌의 좌측 대뇌반구에 고혈압에 의한 혈관파열로 인하여 큰 혈종이 관찰됨

2) 체내 출혈

체내 출혈은 조직 내 국소적으로 응고된 혈액이 축적되는 현상으로, 출혈한 혈액이 주위 조직을 밀어내고 덩어리 모양의 종괴를 만들면 혈종(hematoma)이라고 한다.

출혈은 크기에 따라 구분하는데, 1 mm 이내의 출혈을 점상출혈(petechia), 1 cm 이내의 작은 반점 모양의 출혈을 자색반(purpura) 그리고 1 cm 이상의 큰 출혈을 반상출혈(ecchymosis)이라고 한다(그림 5-20).

타박상 소위 좌상(contusion)에 의해 퍼렇게 멍이 든 것은 외상에 의한 피하출혈이 있기 때문이다. 체내 출혈의 명칭은 비출혈, 잇몸 출혈, 근육 내 출혈, 관절낭 내 출혈, 자궁 출혈 등과 같이 출혈한 장소의 해부학적 명칭 그 자체로 불리는 것이 일반적인데, 특수한, 이름으로서 호흡기에서의 기관지와 폐의 출혈을 객혈(hemoptysis), 상부 소화관의 출혈을 토혈(hematemesis), 요도를 통한 출혈을 혈뇨(hematuria), 하부 소화관의 출혈을 하혈(melena)이라 한다. 또한 체강내 출혈은 심낭

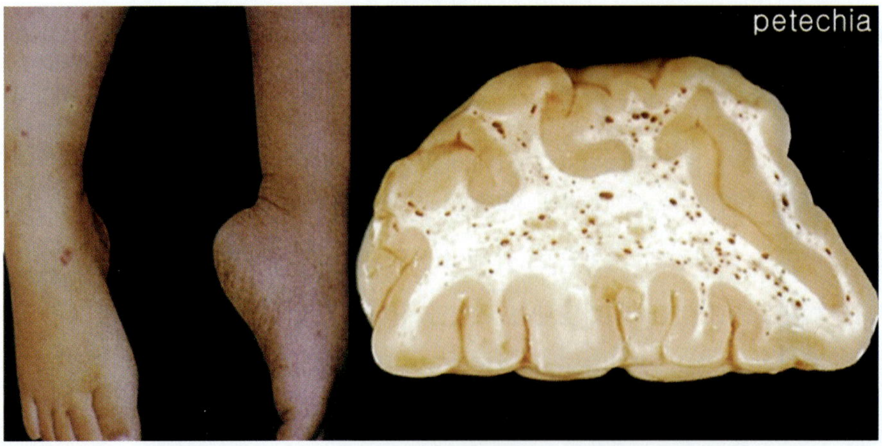

그림 5-20. **점출혈**(petechia hemorrhage). A. 피부(skin). 점출혈은 크기가 작은 붉은 반점인데(직경 1 mm 전후), 그림은 전격 수막알균혈증에서 동반되는 워터하우스-프리데릭센 증후군으로 점출혈이 다리 피부 여기 저기에 흩어져서 나타난다.
B. 패혈증으로 사망한 환자의 뇌의 백질에서 작은 점출혈이 나타난다. 이러한 출혈이 생기는 원인은 대개 파종성 혈관 내 응고병증이나 감염원, 특히 세균에 의한 모세혈관의 손상에 의함

내출혈(hemopericardium), 흉강내출혈은 혈흉(hemothorax), 복강내출혈(hemoperitoneum)이라 한다. 또한 내장기관의 실질 조직 내 대출혈은 졸중(apoplexy)이라고 불린다. 급성 출혈성 괴사를 동반한 이자염을 췌졸중이라고 하고 심한 뇌출혈이나 뇌경색 등을 뇌졸중이라고 한다.

체내출혈은 특별한 원인 없이 가벼운 외상에도 쉽게 지혈되지 않는 출혈성 소인(hemorrhagic diathesis)을 가진 사람에서 잘 발생한다. 출혈성 소인이란 출혈되기 쉽고, 출혈되면 쉽게 지혈되지 않는 상태를 의미한다. 응고인자가 결핍된 혈우병과 응고인자를 만들지 못하는 간경변증 그리고 수막알균혈증(meningococcemia) 같은 감염병 등에서 출혈성 소인이 나타난다. 즉, 혈소판의 이상, 응고인자의 이상, 섬유소 용해 증가 그리고 혈관벽 이상의 원인이 관계하고 있다.

(1) 혈소판 이상은 특발성 혈소판 감소성 자반병(idiopathic thrombocytopenic purpura)이 가장 유명하다. 이 질병 원인은 불명하지만 면역학적인 기전으로 혈소판이 파괴되므로 혈소판의 혈중치가 감소하여 출혈성 소인을 갖게 되므로 임상에서는 비출혈과 사소한 외상에도 쉽게 출혈하는 질환이다.

(2) 응고인자의 이상으로 혈우병 A는 제8인자의 선천적 결손이 있고, 혈우병 B는 제9인자의 선천적 결손이 있어 혈액이 정상적으로 응고되지 않는 질병이다. 또한 만성 질환, 특히 간경변증과 중증의 간염 등이 있으면 혈액 응고 인자를 만들지 못하여 잇몸의 출혈과 비출혈을 일으키기 쉽고, 지혈하기도 어렵다.

(3) 섬유소 용해의 증가는 파종성 혈관 내 응고증후군(DIC)이 대표적인 예이며, 이 증후군은 혈관 내에서 응고기전의 활성이 일어나 혈관 내 다수의 미세한 섬유소혈전이 형성되므로 전신 혈관에서 섬유소 혈전의 색전증이 관찰되며 혈관 내 혈소판 및 응고 인자를 다 소모하여 응고 인력이 감소한 상태가 되므로 출혈성 소인을 갖게 된다.

(4) 혈관벽의 장애(면역 복합체 혈관염)는 비타민 C 결핍에 의한 괴혈병에서는 혈관벽을 구성하는 결합조직 형성에 비타민 C가 중요한 역할을 하므로 결핍 시에는 혈관벽이 약해져 출혈이 쉽게 된다. 또 면역 복합체, 특히 Ig A에 의한 혈관염에 의해 출혈을 일으키는 헤노크-셴라인자반병(Henoch Schoenlein purpura)과 같이 면역 복합체 침착에 의한 괴사성 혈관염으로 혈관의 출혈이 동반된다. 조직으로는 혈관의 괴사와 출혈, 많은 부서진 호중구 핵의 파편(leukocytoclast)들이 혈관 주변에 많이 관찰된다.

4. 허혈(ischemia)

국소에 유입되는 동맥혈이 감소되어 조직에 필요한 혈액이 공급되지 않는 상태를 국소 빈혈 또는 허혈(ischemia)이라 한다. 허혈의 원인은 동맥경화증, 동맥염, 혈전, 색전증에 의한 동맥과 모세혈관의 내강이 좁아지거나, 폐색되거나, 또는 혈관 외부로부터의 종양에 의한 압박 그리고 화학적 · 물리적 자극에 의해 혈관벽의 민무늬근 세포가 수축하는 혈관 경련에 의해서 혈류의 감소로 허혈이 일어난다.

장기에 혈액을 공급하는 혈관 분포 및 특성에 따라서 해당 장기에 허혈을 일으키는 정도와 허혈에 의한 조직 손상에 대한 영향이 다르다.

1) 한 가지 기원의 동맥에 의한 경우

1개의 동맥이 수지상으로 분지되어 혈액을 공급하는 경우의 소동맥을 종말 동맥이라고 한다. 뇌, 지라, 콩팥, 심장의 동맥계가 여기에 속한다. 문합지가 있는 경우는 한 곳이 막혀도 다른 곳으로 혈행이 유지될 수 있으나 종말 동맥은 문합지가 없기 때문에 일단 혈행 장애가 일어나 부위가 막히면 장애 부위와 그 이하의 말초 영역은 허혈성 경색증(infarction)이 발생한다.

2) 2개의 서로 다른 기원의 혈관에 의한 경우

폐는 심장에서 기원하는 폐동맥과 대동맥에서 기원하는 기관지 동맥에 의해서 공급 받고, 간은 간동맥과 장간막 정맥과 지라 정맥이 합쳐지는 문맥이 이에 속한다. 그러므로 이러한 장기, 즉 폐와 간은 전신에 심한 허혈상태가 아니면 한 곳의 혈류가 차단되었다고 해도 다른 곳에서 혈액 공급을 받고 있으므로 경색증이 잘 일어나지 않는다.

3) 문합지(연결가지)를 가지는 동맥에 의한 경우

위장관, 피부, 내분비선 그리고 자궁 등은 많은 문합지를 갖는 동맥이 분포하고 있어 이러한 유형에 속한다. 문합지가 많으면 말초 부분의 부분적인 폐색은 장기에 아무런 영향을 주지 못한다. 동맥 또는 정맥의 혈액순환이 일부 폐색되는 경우, 그 부위에 문합(anastomosis)를 만드는 측부순환로(collateral circulation)가 있으면, 이 주변 통로에 의해 대신 혈액이 공급 받기 때문이다. 이와 같이 혈관의 지배를 받는 장기의 혈관 분포상황은 허혈과 그로 인한 조직의 후유증인 허혈성 괴사를 일으키는 정도와 비례한다.

5. 색전과 색전증(embolus and embolism)

1) 색전과 색전증의 개요

색전증이란 심장과 혈관 내에서 형성된 혈전과 고형물질, 기체성분 등과 혈관 밖에서 혈관 내로 들어온 유리된 물질이 혈류를 타고, 다른 말초 혈관내강을 폐색하는 상태를 말한다. 색전증의 원인이 되는 물질을 색전(embolus)이라 하며, 색전이 되는 이물질은 혈전, 조직조각(골수 부분, 종양 부분, 지방 부분, 양수 등), 기생충, 세균, 공기 그리고 질소 등의 기체가 있다. 특히 색전의 99%는 혈전색전증(thromboembolism)이며, 동맥성 색전증과 정맥성 색전증으로 구분된다.

동맥성 색전증은 심장기원의 혈전이 가장 많은데, 그중 빈도는 심방이나 심실내벽의 내막기원이 70~75%, 좌측판막, 즉 승모판과 반월판 기원이 5~10%, 대동맥벽의 내막에서 기원한 혈전의 순이다. 색전증의 장기 및 빈도는 하지(70~75%), 뇌(10%), 위장관(10%), 콩팥, 지라 및 심장 순으로 전신성 색전증을 일으킨다. 그외 기원을 모르는 혈전도 15% 정도나 된다.

정맥성 색전증의 대부분은, 하지의 심부정맥(95%)과 소골반 내에 생긴 혈전에 기인한 것이 많다. 일단 기원한 정맥을 떠난 혈전, 즉 색전은 대정맥, 우심방, 우심실을 지나서 폐동맥을 막아 폐색전증을 일으킨다.

정맥에서의 내압이 변화하면, 정맥혈의 방향이 바뀌므로 색전이 혈액의 흐름에 역행하여 정맥의 상류지점에서 관찰되는 것도 있다. 이것을 역행성 색전증(retrograde embolism)이라고 한다. 척추 부위에서 잘 발생하는 유형이다. 그 기전은 골반정맥 내 혈전이 척추측부정맥총(paravertebral venous plexus)과 연결되어 척추정맥(vertebral vein)으로 혈류의 역행이 일어날 때 발생할 수 있다.

우심방과 좌심방 사이에 있는 난원공이 존재해 있는 경우, 또는 심장 중격벽에 결손이 있는 경우 하지정맥에 생긴 색전이 이 부위를 통해서 우심방에서 좌심방 또는 우심실에서 좌심실로 흘러들어가 동맥계에서 색전증을 일으키는 경우가 있다. 이것을 역설적 색전증(paradoxical embolism)이라고 한다. 색전은 일반적으로는 우심방과 우심실을 통해 폐에서 걸리고 심장기형을 동반하지 않는 한 전신 순환으로 색전이 들어올 수 없으므로 역설적이라는 용어를 쓴다.

2) 색전증의 분류

(1) 혈전 색전증(thrombus emboli)

① 폐색전증(pulmonary embolism)

정맥성 색전증의 대부분은 하지의 심부정맥(95%)과 소골반 내에 생긴 혈전에 기인한 것이 많은데, 일단 기원한 정맥을 떠난 혈전, 즉 색전은 대정맥, 우심방, 우심실을 지나서 폐동맥을 막아 폐색전증을 일으킨다.

그러나 작은 혈전(60~80%)은 폐가 폐동맥과 기관동맥에 의해 이중으로 혈액을 공급 받으므로 이미 심부전증이 있는 환자가 80~85%가 아닌 정상적인 사람은 폐경색증은 잘 일어나지 않고 다만 임상적으로 약간의 각혈과 폐포 내 출혈 외에는 큰 문제를 일으키지 않는 경우가 많다. 그러나 폐문부 근처의 큰 혈관(폐동맥 기시부)을 폐색하는 대형 혈전에 의한 폐색전증(5%)이 발생하면 광범위한 폐경색증을 일으키며 급성 폐성심으로 돌연 사망하는 경우가 많다(그림 5-21).

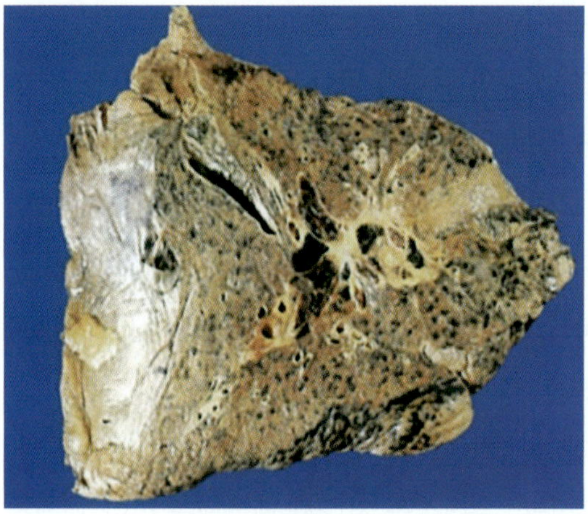

그림 5-21. **폐색전증(육안소견).** 혈전색전(사진 중앙의 폐동맥내 검은 혈전덩어리)이 우심실-폐동맥 본간-좌우폐동맥을 폐색하고 있다. 이러한 색전은 하지의 정맥성 혈전증에서 기원하는 것이 가장 흔하다. 그러나 실제로 본 사진에서는 경색부위가 관찰되지 않는다. 폐는 이중으로 혈액을 공급 받는 기관이므로 경색이 잘 일어나지 않음

② 전신성 색전증(systemic embolism)

동맥성 색전증(좌심실, 좌심방, 대동맥)은 80~85%가 심장 기원의 혈전에 의한 색전이 가장 많으며 대부분 경색증을 유발한다. 그중 빈도는 심방이나 심실내벽의 내막기원이 70~75%, 좌측판막, 즉 승모판과 반월판 기원이 5~10%, 대동맥벽의 내막에서 기원한 혈전의 순이다.

또, 이들에 의한 색전증의 장기 및 빈도는 하지(70~75%), 뇌(10%), 위장관(10%), 콩팥, 지라 및 심장 순으로 전신성 색전증을 일으킨다. 그 외 기원을 모르는 혈전도 15% 정도나 된다.

(2) 지방 색전증(fat embolism)

골절 후 골수에 풍부한 지방에 의한 색전증을 지방색전증(fat embolism)이라 한다(그림 5-22). 심한 장골 골절(fracture of long bones), 연부조직 손상 그리고 화상 등 물리적 외상에 의한 원인으로 발생한다.

경한 지방색전증의 경우에는 별증상을 일으키지 않는다. 그러나 심한 경우에는 혈소판 감소증, 결막과 피부의 점상출혈, 호흡 곤란 등이 나타나는데, 이것을 지방색전 증후군이라고 한다. 폐는 심한

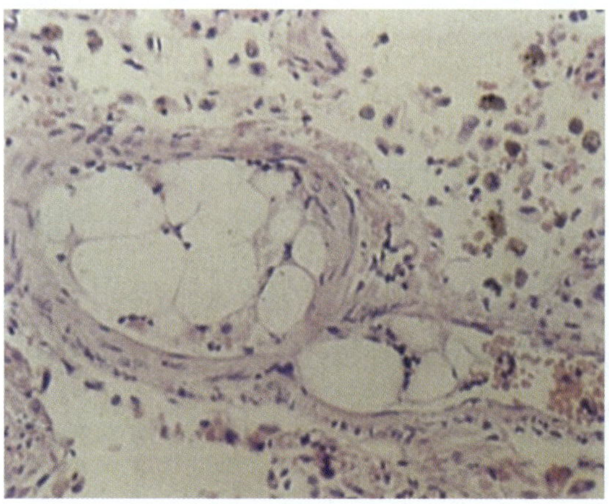

그림 5-22. **폐의 지방색전증.** 폐의 혈관 내에 들어간 지방조직이 관찰된다. 다른 장기 내의 지방조직이 혈관 내로 침투한 후 전신 순환을 거쳐 폐혈관 내로 들어가 색전증을 일으킨다. 골절 후에 골수 내 풍부한 지방조직의 유리 및 혈관 유입에 의하여 흔히 발생함. H&E 염색

부종과 폐포벽에 유리질막이 나타나고 호흡 곤란이 온다. 뇌에도 부종, 미세 출혈, 미세경색 등이 나타날 수 있다. 콩팥에는 사구체 내에 지방포말 과립이 관찰되기도 한다. 지방색전증이 의심될 경우에는 조직을 동결절편으로 지방염색을 실시하면 진단이 가능하다.

(3) 공기 또는 질소가스 색전증(air or gas embolism)

공기나 가스 색전증(air or gas embolism)은 수술 시나 외상 때 정맥이 손상을 받은 경우 다량의 공기가 혈관 내로 빨려 들어가 발생한다. 긴급 수혈 때 압력을 가하는 정맥주사에서 혈액이 없어진 경우, 공기가 혈관 내로 들어가 공기색전증을 일으키는 경우가 있어 주의가 필요하다. 또, 잠함병(caisson disease)은 잠수부가 고압의 해수 중에서 작업하고, 갑자기 평상시의 기압인 지상으로 되돌아 왔을 때, 외기압이 급격하게 저하될 때, 조직 및 혈액 중에 과량으로 녹아 있던 질소가 기포화되어 질소 공기방울에 의한 혈류 차단이 일어나 질소 공기색전증을 일으킬 수 있다.

관절과 그 주변 근육통, 뇌, 폐 색전증에 의한 질식사, 골수의 허혈성 괴사 등이 나타난다. 침범된 장기에서는 부종, 점상 출혈 및 국소 괴사가 일어난다.

(4) 양수 색전증(Amniotic fluid embolism)

임신 말기나 출산 직후의 부인에게 볼 수 있는 돌연 쇼크 상태에서 사망하는 양수 색전증(amniotic fluid embolism)이 있다. 이는 분만 중 또는 분만 직후에 양수가 산모의 손상된 정맥 내로 유입되어 발생한다. 부검소견에서 태아의 피부에서 탈락된 편평상피세포, 솜털(lanugo hair), 태지(vernix caseosa), 지방, 점액질 등이 산모의 폐동맥 내에서 발견된다.

또한, 대동맥 죽상 경화가 심한 경우에는 순환계의 동맥에 죽종성 색전증(atheromatous embolism)이 관찰되는 경우가 있다. 그 외에 종양 세포의 혈관 및 림프관 침윤과 전이에 의한 종양 색전증(tumor embolism), 즉 종양의 전이 기전에 중요하다. 그리고 세균을 포함한 색전에 의한 패혈색전증(septic embolism) 등이 있다(그림 5-23). 패혈색전증이란 세균성 심내막염에서 잘 발생하는데, 그 이유는 판막에 붙어 있던 세균을 포함한 패혈혈전(septic thrombus)이 떨어져 나가 농양을 동반한 균색전증을 여러 장기, 즉 뇌와 콩팥 등에서 일으킨다.

3) 색전증의 결과

색전의 종류, 크기, 색전이 존재한 혈관의 부위 등에 따라 다르다. 폐에서 폐동맥의 혈전색전증이 큰 경우에는 폐에 출혈성 경색을 일으켜서 사망하는 경우가 많고, 색전이 감염성인 패혈색전증의 경우 색전부위에 화농성 염증이 일어나고, 색전이 종양세포이면 암세포의 전이(metastasis)가 일어난다. 심장과 뇌에 색전증이 일어나면, 그 결과는 폐에서와 같이 심장근육경색과 뇌경색 또는 심장근육염이나 뇌농양, 전이 등이 일어나게 된다.

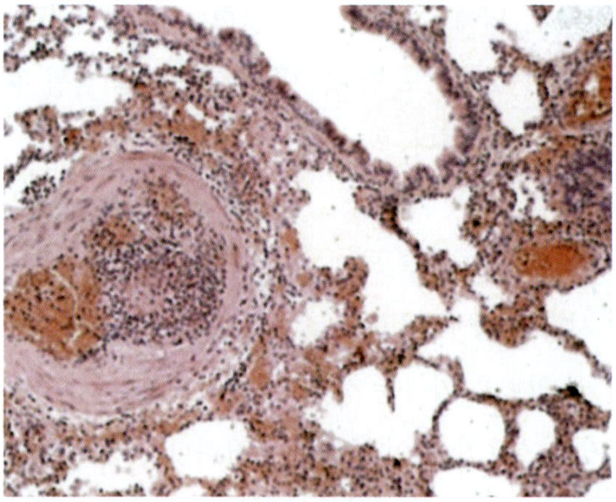

그림 5-23. **폐의 패혈색전증(septic embolism in lung).** 패혈색전증은 감염된 혈전의 색전증에 의하여 발생하므로 혈전 내에 호중구의 침윤이 현저한 것이 특징이다. 사진에서도 패혈증에 동반된 색전이 폐동맥에서 관찰되며, 그 색전은 혈전과 호중구로 구성되어 있다. 주변 조직에서는 울혈이 현저하고 경색은 관찰되지 않음. H&E 염색

6. 경색증(infarction)

경색증은 동맥이나 정맥이 폐색되어 동맥혈의 공급이나 정맥혈의 순환이 갑자기 장애를 받아 장기나 조직의 일부에 허혈성 괴사(ischemic necrosis)를 일으킨 상태이다. 원인은 동맥경화, 동맥염, 혈전증, 색전증 등 다양하며 대부분 동맥의 폐쇄에 의해 발생되나, 드물게는 정맥의 폐쇄에 의해서도 발생할 수 있다. 호발 장기는 지라, 콩팥, 폐, 위장관, 뇌 그리고 심장 등 다양하며, 조직의 종류에 따라 응고괴사(심장)나 액화괴사(뇌)의 형태를 취한다.

경색의 종류에는 허혈을 특징으로 하는 빈혈성 경색(anemic or pale infarct), 괴사 부위에 출혈이 동반되는 출혈성 경색(hemorrhagic or red infarct), 세균감염이 동반되는 패혈성 경색(septic infarct) 등으로 나눌 수 있다.

1) 빈혈성 경색(백색경색, anemic or white infarct)

지라와 콩팥에서 육안으로 관찰되는 부채꼴 모양의 쐐기상, 국소성의 회백색 괴사 부위를 빈혈성 경색이라고 하며, 혈액이 그 부위에 거의 없어 백색으로 변하여 백색 경색(white infarct)이라고 한다. 그러나 괴사부의 주변에서는 혈관의 확장으로 인하여 충혈을 볼 수 있다. 동맥의 폐색으로 발생한다. 괴사 부위는 섬유화되고, 기질화되어 흉터(반흔)가 남는다. 허혈에 특히 취약한 조직은 신경세포, 심근세포, 콩팥의 뇨세관 상피 등이며 심근경색, 뇌경색, 신경색, 지라경색 등은 빈혈성 경색의 전형적인 예이다(그림 5-24, 25). 충실조직인 지라, 콩팥 그리고 심장 등에 주로 발생한다.

(1) 심근경색(myocardial infarction)

관상동맥의 내강이 심한 동맥경화, 혈전이나 색전에 의해 막히면 심근에 허혈이 일어나며 심벽의 심근 혈관 폐색정도에 상응하는 심근경색이 발생하게 된다. 가장 흔히 막히는 부위는 전좌하 관

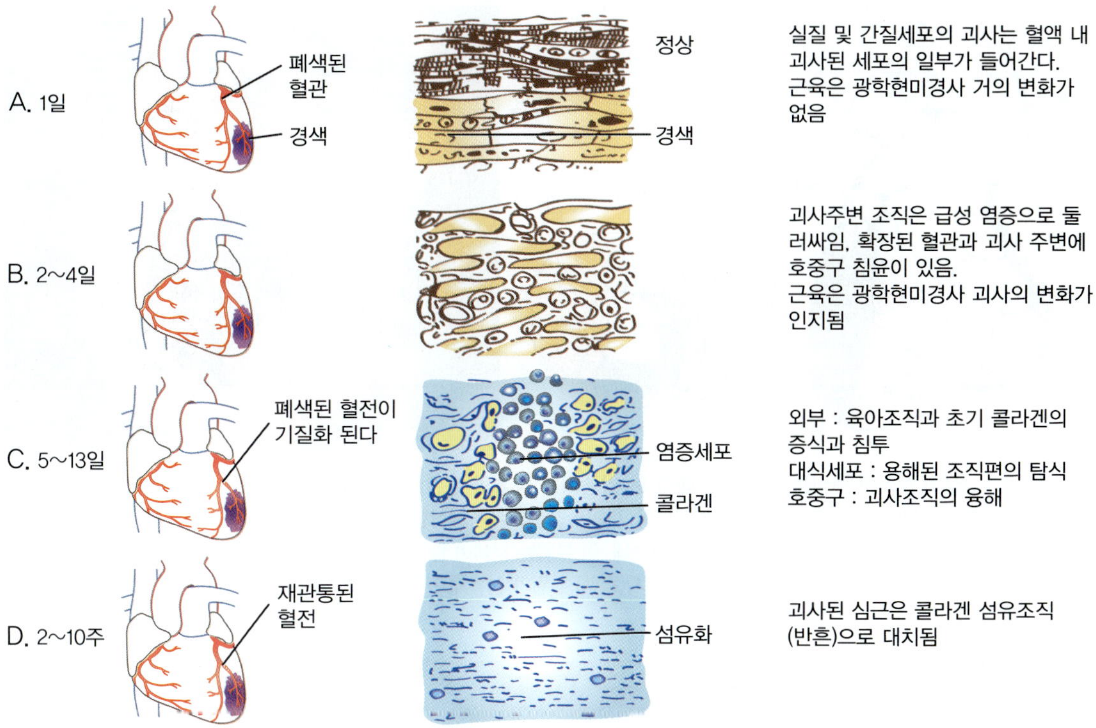

그림 5-24. 심근경색증의 병리조직학적 경과 변화

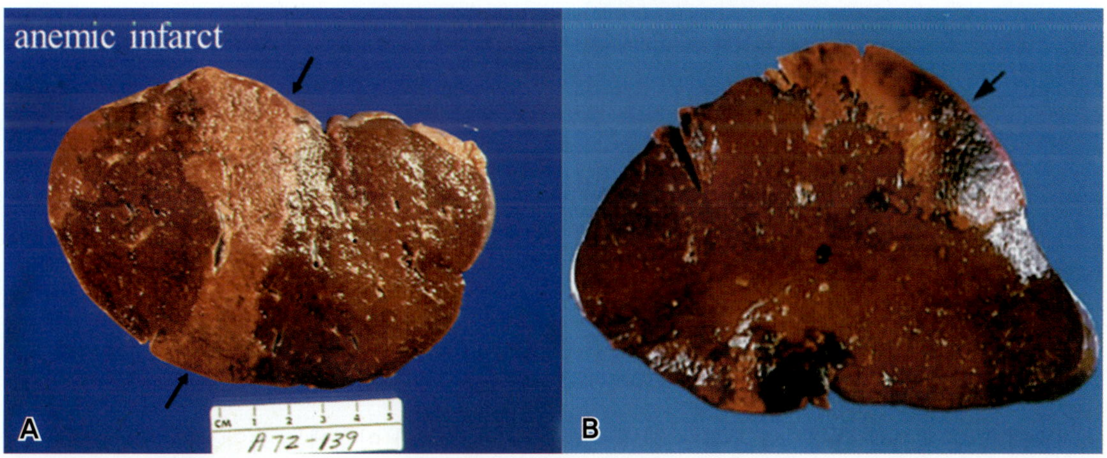

그림 5-25. 지라의 빈혈성 경색. A. 부채꼴 모양의 빈혈성 경색이 지라동맥의 색전증으로 발생되었다. B. 지라의 단면에서 여러 개의 불규칙한 모양을 가진 괴사 부위가 보인다. 이를 빈혈성 경색이라 함

상동맥이다. 그리고 그때의 경색 부위는 좌심실과 중격벽의 전방이 된다(그림 5-26). 원인은 관상동맥경화가 대부분이고 일부에서 혈전색전증에 의한 혈관폐색으로 인한 것이다(그림 5-27). 괴사가 치유되는 과정은 허혈성 응고괴사 부위에서 죽은 세포는 일차적으로 세포융해 또는 액화가 일어나고, 죽은 세포 찌꺼기의 탐식, 육아조직의 증식 그 후 섬유화의 순으로 치유과정을 거친다.

심근이 괴사에 이르는 과정을 시간별로 구분해 보면 허혈 후 10분 후에는 미토콘드리아의 종창과

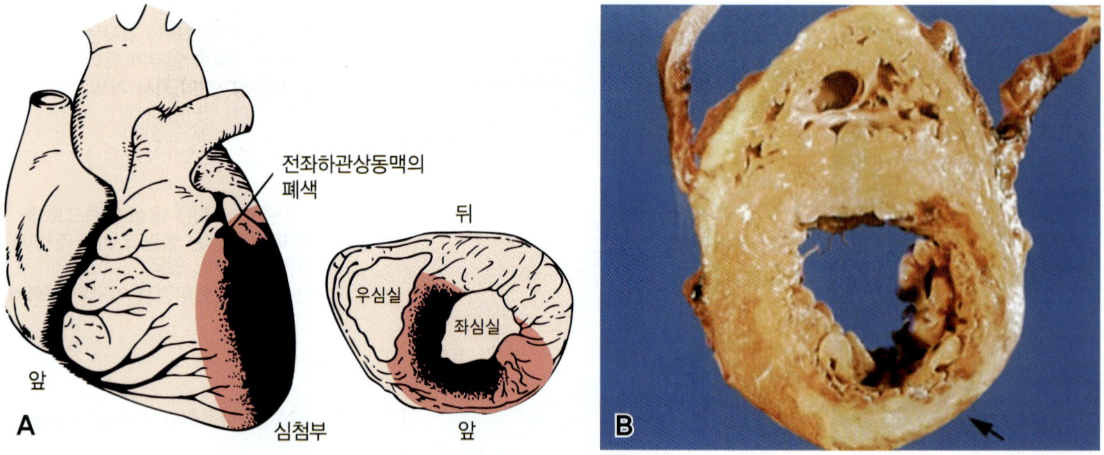

그림 5-26. 심장의 전좌하 관상동맥의 급성 폐색 후 발생되는 경색의 부위. A. 전좌하 관상동맥이 폐색되면 중격벽, 심첨부, 좌심실의 전방이 경색된다. 심장에 측혈행로가 발달되어 있으면 경색부위는 예상한 것보다 더 작아질 수도 있다. B. 심장의 횡단면에서 심장근육의 괴사부위(화살표)가 노란색으로 관찰되는데, 이 부위는 경색이 일어난 후 심근섬유의 소실, 큰포식세포의 동원, 지방 침윤, 섬유화에 의한 것이다. 이를 기질화라 하는데, 괴사(경색) 부위가 섬유세포로 대치되며 회복과정에 있음을 의미함

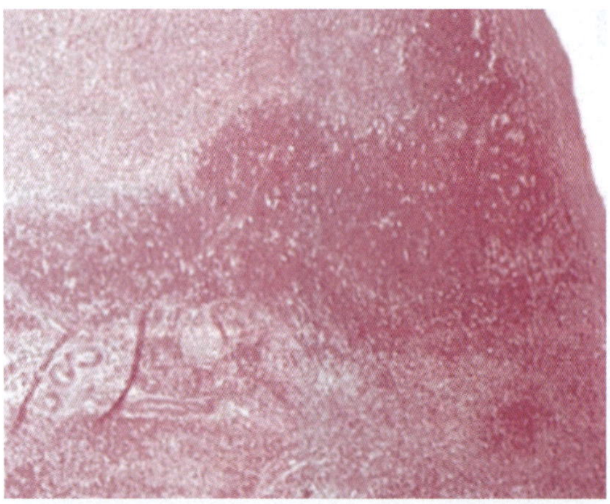

그림 5-27. 지라의 경색. 지라동맥이 색전증으로 폐색되어 생긴 빈혈경색의 현미경 소견이다. 괴사 부위에 혈액이 없어 옅은 색의 빈혈성 부위가 위쪽에서 관찰되며 정상과 경계 부위에는 약간의 출혈과 충혈이 있어 주변보다 붉게 보임. H&E 염색

글리코겐 과립이 소실되며, 20분 후에는 미토콘드리아 능(cristae)이 융해되고, 60분 후에는 세포내 소기관의 부분 괴사와 근세사의 부분 소실 등이 관찰되나, 8시간 이내에는 육안적인 근세포의 괴사성 변화는 없다.

8~12시간 후부터 심근세포 전체에 응고 괴사가 일어난다. 2~3일 후에 백혈구(호중구)의 침윤, 3~5일 후에 단핵구의 침윤, 1주 후에 백혈구 침윤과 괴사에 빠진 심근의 융해, 1~2개월 후에 괴사 부위의 기질화, 2개월 이후에는 흉터가 된다. 일반적으로 심근경색 부위가 치유되는 기간은 작은 경색은 1~2주, 큰 경색은 1~2달이 소요된다(그림 5-24, 28).

(2) 폐경색(pulmonary infarction)

약 10% 정도의 폐색전증이 폐경색을 일으킨다. 울혈성 심부전 상태에 잘 일어나고 건강한 상태에서는 잘 일어나지 않는다(그림 5-29).

(3) 뇌경색(cerebral infarction)

대부분은 동맥경화에 의한 전반적인 뇌혈류량의 감소상태에서 발생하거나 색전증으로 일어난다. 뇌도 종말동맥이므로 빈혈성 경색증이 일어난다. 회복되면 후에 괴사된 뇌 조직은 액화되고 뇌의 특수 탐식구인 미세아교세포(microglia)에 의해 흡수되고 괴사 부위는 별아교세포(astrocyte)에 의해 경계가 지어지며 낭성공간(lacune)으로 남게 된다.

(4) 장경색(intestinal infarction)

장조직의 허혈성 괴사로 인한 장의 출혈, 괴사 및 궤양이 일어나고 심하면 장천공도 일어난다.

2) 출혈성 경색(적색경색, hemorrhagic or red infarct)

경색으로 인한 괴사 부위에 출혈이 동반되는 것으로, 정맥의 폐색으로 유발되며 주로 혈액의 이중순환을 받는 장기인 간, 폐, 위장관, 난소 등에서 호발된다. 출혈성 경색(hemorrhagic infarct)은 출혈에 의해 경색 부위가 적색으로 나타나므로 적색경색(red infarct)이라고도 일컬어진다. 폐에서 울혈이 있어 색전증이 일어나면 출혈성 경색이 된다(그림 5-29). 출혈성 경색은 특히 정맥의 폐쇄가 된 경우에 잘 관찰되며, 장기가 뒤틀리게 되는 경우 혈관이 꼬여 혈류가 차단될 때(torsion), 특히 난소, 고환, 장 등에서 잘 발생된다(그림 5-30). 또 폐와 같이 조직이 연한 조직 또는 소장과 같이 이중의 문합지 순환을 하는 장기 등에서도 관찰된다. 폐에서 경색이 일어나면 일반적으로 출혈성 경색이 되는데 이유는 폐에 폐동맥과 기관지동맥(외부 1/3, 내부 2/3 공급)으로 산소와 혈액을 공급 받기 때

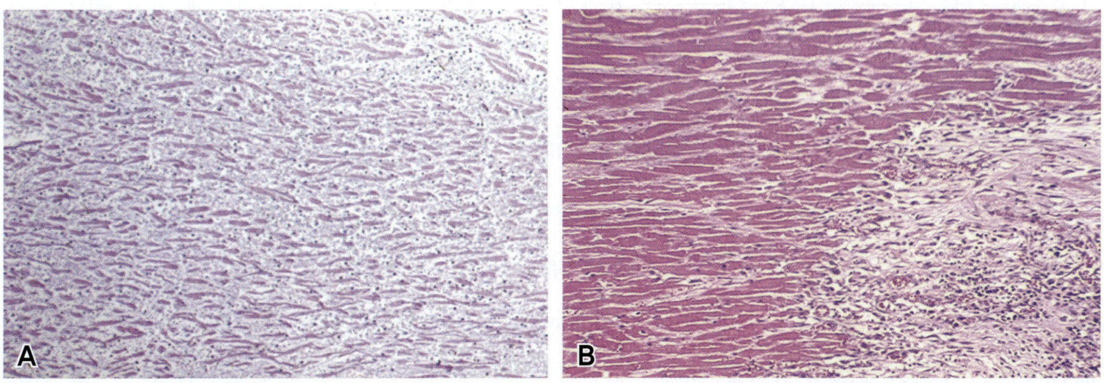

그림 5-28. 심근경색증의 경과. A. 2~4일된 심근경색이며 경색부위에는 응고괴사와 호중구의 침윤이 관찰된다. 심근의 융해가 부분적으로 시작되고 있다. B. 2주 지난 심근경색 부위이며 반흔으로 대치되고 있음. H&E 염색

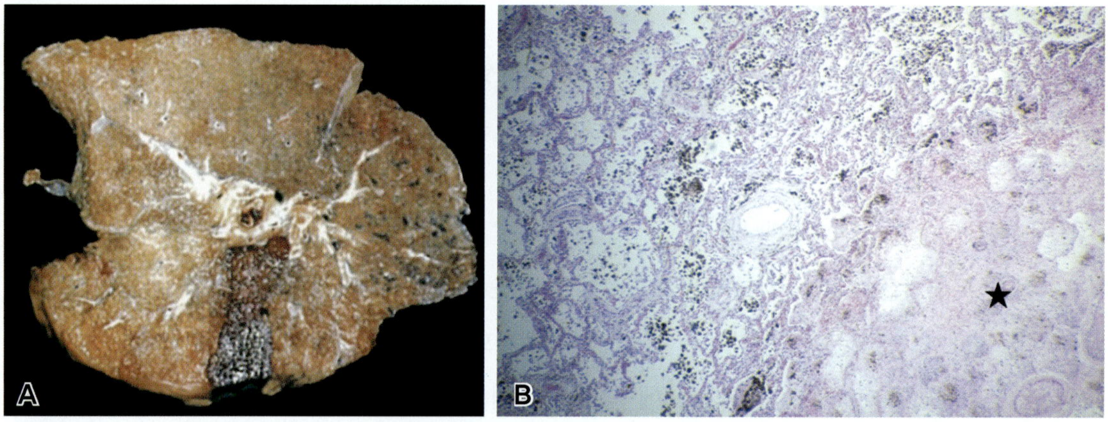

그림 5-29. **폐의 출혈성 경색.** A. 폐는 허파동맥과 대동맥으로부터 이중의 혈액을 공급받는 장기이므로 경색이 잘 일어나지 않는 장기이지만, 경색이 일어나면 출혈성 경색이 된다. 폐의 단면에서 최근 경색에 의한 쐐기 모양의 출혈성 괴사가 하단 중앙에서 관찰된다. B. 경색 부위(우측상단[별표])가 호산성으로 염색되고, 그 주변에는 혈철소를 탐식한 대식구인 심부전세포의 침윤이 있음. H&E 염색

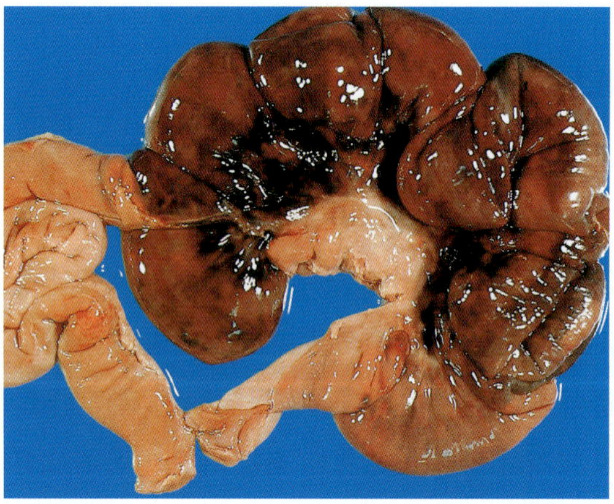

그림 5-30. **출혈성 장경색.** 소장의 긴 분절에 짙은 붉은색의 변색과 부종을 보이는 곳이 경색 부위이다. 사진에서 정상 부위와 심한 출혈성 괴사를 동반하고 있는 부위를 뚜렷이 관찰할 수 있다. 장꼬임(장염전)으로 인하여 장경색이 일어났으며, 장은 동맥과 정맥의 혈액을 동시에 공급받는 장기이므로 출혈성 경색이 일어남

문이다. 일단 경색이 일어나면 폐조직은 허혈성 괴사가 일어나고, 그 주변의 혈관도 파괴되나 혈액의 공급은 다른 쪽으로부터 계속되므로 그 경색 부위는 폐포 내로 출혈이 일어나게 되어 출혈성 괴사가 일어난다.

3) 패혈성 혈전에 의한 패혈성 경색(septic infarct)

패혈성 혈전(septic thrombus)이 떨어져 나가 발생되는 색전증에 의한 경색은 패혈성 경색(septic infarct)이라고 하며, 전신의 내장기관에 미소 농양이 나타난다. 예를 들면 아급성 세균성 심내막염에서 판막에 붙어 있던 패혈성 혈전이 떨어져나가 전신 순환에서 패혈성 색전증을 일으키고 콩팥, 장, 뇌 등 여러 장기에 혈성 경색을 일으키게 된다. 경색 부위는 세균의 증식으로 급성 염증을 일으키고 조직 내 농양을 형성하게 된다.

7. 쇼크(shock)

쇼크는 순환기계의 허탈(circulatory collapse)로 표현하며, 급성 순환장애로 세포와 조직에 필요한 혈액을 공급할 수 없어 전신의 세포와 조직이 저산소 상태가 되어, 대사 장애가 생긴 순환상태이다.

증상은 무욕, 무관심 상태, 빈맥, 혈압 저하, 피부 창백, 체온 저하, 식은 땀 등이다. 그러나 패혈성 쇼크(septic shock) 시에는 오히려 세균독성에 의해 사지혈관이 확장되어 체온이 따뜻할 수도 있다. 심한 출혈, 광범위한 외상 또는 화상, 중증의 심근경색증, 현저한 폐색전증, 세균패혈증 등 잠재적으로 치명적인 임상결과를 초래할 수 있는 경우에 공통적으로 관찰되는 최종 경로이다.

쇼크상태가 점차 개선되지 않으면 혈압의 하강, 빈맥, 호흡곤란, 대사산증, 신기능 저하가 심화되므로 결국 회복(치료)되지 못할 경우에는 비가역적인 쇼크가 되어 사망하게 된다. 사망률은 심인성인 경우에는 심장 자체의 회복이 불가능한 경우가 대부분이기 때문에 80~90% 정도이며, 감염원을 치료하면 회복이 가능하므로 패혈성인 경우에는 50% 정도이다.

1) 쇼크의 원인과 종류

쇼크의 기전은 1차성 쇼크와 2차성 쇼크로 나눈다. 1차성 쇼크는 일과성의 실신 상태를 가져오는 경우이며, 그 기전은 혈관신경성 반응(angioneurotic reaction)에 의한 것으로, 외상을 입은 뒤 혹은 갑작스런 정신적인 쇼크를 받았을 때 즉시 발생하는 경우이다.

2차성 쇼크는 말초 순환장애로 순환 혈액량의 감소, 모세혈관의 투과성 항진, 혈액농축 등이 일어난 후 발생한다. 원인으로는 심장장애, 외상, 외과 수술에 의한 출혈, 세균 또는 내독소, 알레르기, 화상, 약물 중독 등이 있다.

2) 원인별로 쇼크의 분류

쇼크가 발생되는 원인은 저혈액량, 말초혈관의 확장, 심인성 그리고 폐색성 쇼크가 있다(그림 5-31).

(1) 저혈액량 쇼크(hypovolemic shock)

급격하게 대량의 혈액을 잃어 혈관 내 효과적인 혈량이 감소함으로써 발생하는 쇼크이며 그 원인은 심한 설사, 심한 구토, 화상, 탈수, 열사병 등에 의한 심한 수분의 소실, 그리고 외상에 의한 내장파열과 동맥의 파열 등과 같은 급격한 대출혈 등을 들 수 있다.

(2) 말초혈관의 확장 쇼크(hypotonic shock) 또는 독성 쇼크(septic shock)

독소나 알레르기 반응에 의하여 전신적으로 말초 혈관의 확장이 나타나는 것이 특징이다. 그 결과 말초 혈관에 혈액이 과량 모여 있음으로 혈관 내 효과적인 혈류량이나 심박출량이 감소하는 경우가 되어 쇼크가 일어난다.

원인은 감염병소에서 세균으로부터 내독소와 자유 라디칼 또는 혈관활성아민류(vasoactive amines), 보체활성(아나필라독소) 등이 혈액 중에 방출되어 일어난다. 내독소 쇼크나 아나필락시스 쇼크 등이 있다.

(3) 심인성 쇼크(cardiac shock)

심질환에 의해 심박출량이 현저히 감소하여 전신 장기에 혈액 공급이 제대로 안되므로 발생하는 쇼크이다. 원인은 급성 심근경색증, 부정맥 등 심장 기능이 현저히 저하되는 경우에 발생한다.

(4) 폐색성 쇼크(obstructive shock)

혈류의 폐색으로 혈액순환이 차단되어 일어난다. 원인은 심한 폐색전증, 심낭 탐폰, 심방혈전증 등에서 발생한다.

3) 쇼크의 병태생리

순환혈액량의 감소로 인한 미세순환계의 장애로 혈압 저하, 심장박출량 저하를 초래하여 신체의 대리보상기전으로 하여 카테콜아민(catecholamine) 분비의 증가로 혈관 수축이 일어나 조직의 혈액량이 감소된다. 그 때문에 조직으로의 산소 공급이 부족하여, 세포의 대사와 기능이 장애 받아 혐기성 해당작용이 일어나 혈액 내 젖산이 축적되어 대사산증의 상태가 되며 정도에 따라 세포 손상 및 괴사를 일으킨다. 혈관의 내피가 손상 받으면 혈액 중 액체 성분이 혈관 밖으로 새어나가며, 더욱 더 순환 혈액량은 감소하고, 점차 혈압이 감소하는 악순환이 일어나며, 쇼크 상태는 점점 더 악화된다. 쇼크의 시간이 지속되면 심장, 뇌에 저산소증이 초래되고 결국 의식을 잃고 사망하게 된다(그림 5-31).

4) 쇼크의 형태학 변화

산소 결핍에 의한 실질 세포의 괴사와 출혈, 혈관 내 섬유소 혈전(DIC 후에 발생하는 미세혈전)의 형성 등으로 여러 장기에서 손상이 나타날 수 있다. 폐는 단순한 저혈액량 쇼크(hypovolemic shock) 시기에는 큰 변화가 없다.

심인성이나 패혈성 쇼크인 경우에는 쇼크폐가 되어 폐부종, 출혈, 유리질막(hyaline membrane) 등이 나타나고, 임상에서는 성인 호흡장애 증후군(adult respiratory distress syndrome)이 나타난다.

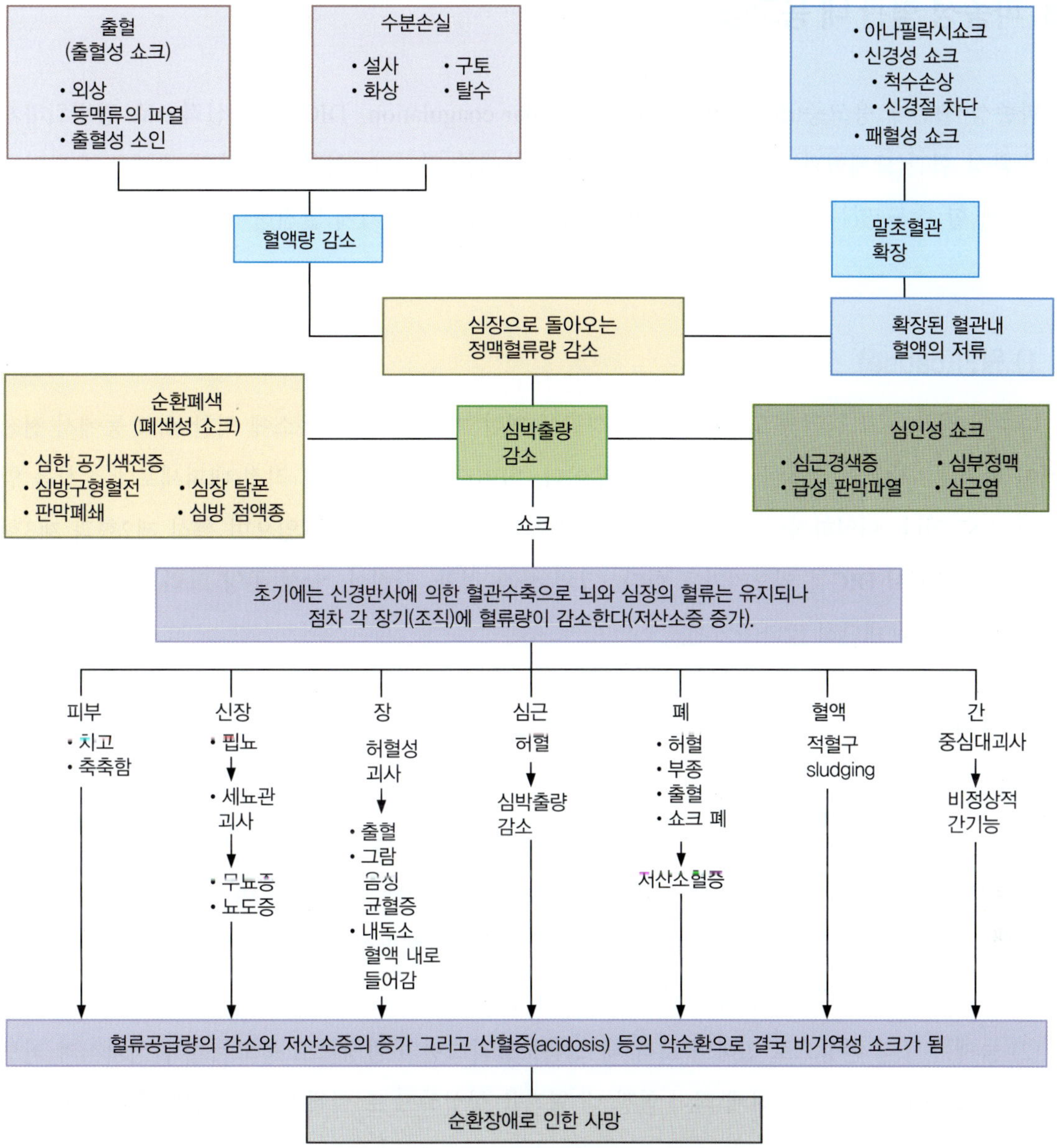

그림 5-31. 쇼크의 발병기전과 임상증상

뇌에서는 저산소증에 의한 광범위한 허혈성 괴사가 나타날 수 있다. 심장은 심내막하 출혈 및 괴사가 오거나 근미세사가 불규칙하게 응축되는 소위 수축대(contraction band)가 근세포 내에 생길 수 있다. 그 외 부신, 뇌하수체, 위장관, 간 등에도 저산소증에 의한 조직손상이 올 수 있다. 콩팥에서는 급성 신세뇨관 괴사(쇼크 콩팥)로 급성 신부전증이 일어나기도 한다.

8. 파종성 혈관 내 응고증

파종성 혈관내 응고증(disseminated intravascular coagulation, DIC)은 전신적으로 광범위하게 소순환성 혈관(모세혈관) 내 소혈전이 발생하는 상태를 말한다. 이것은 심각한 증세를 유발하거나 죽게 할 수도 있는 여러 질환의 합병증으로 발생하므로 조기에 발견하여 치료하는 것이 중요하다.

1) 원인(cause)

다수의 경우는 그 원인을 모른다. 그람음성균에 의한 패혈증이나 내독소에 의한 쇼크 등에서 전신적인 혈관내피세포의 손상이 가장 흔한 경우이다. 바이러스나 리케차도 직접 내피세포에 손상을 일으킬 수도 있다. 면역학적인 기전으로도 내피세포의 손상을 일으킬 수 있으며 특히 제2형과 제3형 과민성 반응에서 DIC를 일으키기도 한다. 그외 산과 질환, 간질환, 악성 종양 그리고 뱀에 물리는 경우(사교증) 등 대단히 많다(표 5-3).

2) 발생 기전

크게 두 가지로 생각할 수 있다.

(1) 여러 가지 원인으로 혈관내피의 손상이 일어나면 혈관내피하에 노출된 아교질에 혈소판이 부착되며 미세혈전 등이 발생하게 된다. 이 미세혈전은 혈액 내로 퍼져 여러 장기의 모세혈관을 폐색하게 한다. 동시에 혈관 내 응고 인자들을 다 소모해버려 혈관 내 혈액 응고능이 저하되므로 다른 한편으로는 출혈성 소인이 발생하게 된다.

(2) 둘째는 조직 손상으로 인하여 조직 내 트롬보플라스틴의 활성으로 응고계를 활성화시켜 피브리노겐이 섬유소로 변하게 되며 혈관 내 혈전을 형성하고 또 혈액 내 응고 인자를 소모하게 된

표 5-3. 파종성 혈관 내 응고증을 일으킬 수 있는 질환

감염성 질환	그람음성 세균혈증	악성종양	급성 전골수구 백혈병(acute promyelocytic leukemia)
	수막염균 패혈증	기타질환	전이성 암종
	그람양성 세균혈증		소혈관염(small vessel vasculitis)
	전신성 진균증		화상
	리케차감염		심한 외상
	심한 바이러스혈증		일사병(heat stroke)
	말라리아(Plasmodium falciparum)		사교증(snake bite)
산과질환	양수전색증		심한 쇼크
	태반조기 박리(abruptio placenta)		혈관 내 용혈
간질환	심한 간괴사		
	간경변증(liver cirrhosis)		

다. 결과적으로 파종성 혈관 내 응고증이라는 것은 혈관 내 미세혈전의 형성으로 인한 미세혈관병성 용혈(microangiopathic hemolysis)과 혈액 내 혈액응고인자의 소모가 특징이며 여러 임상증상을 나타내는 증후군이다(그림 5-32).

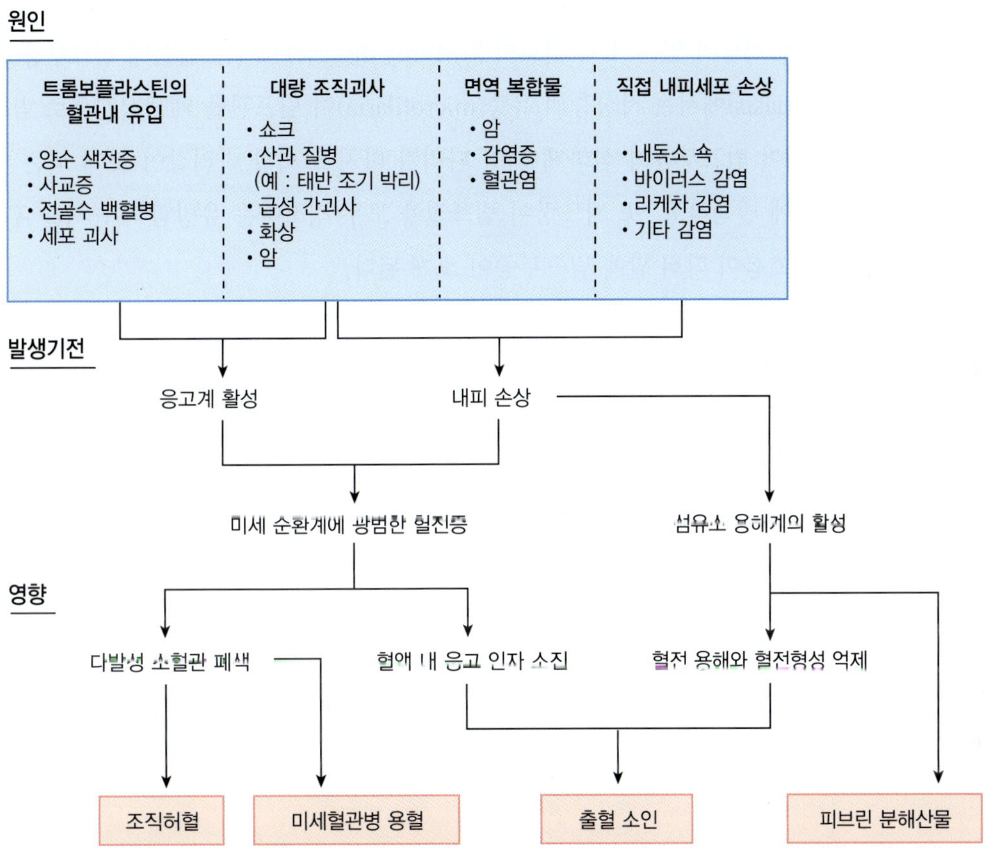

그림 5-32. 파종성 혈관 내 응고증(DIC)의 유발인자와 기전. DIC와 혈전증의 주요한 차이점은 DIC에서는 응고와 피브린 용해가 동시에 모세혈관 내에서 전신적으로 일어나는 것이며, 혈전은 국소적으로 일어나는 것이다. 일부의 경우에는 혈전이 많이 생겨서 허혈성 영향(예 : 경색)이 많고, 어떤 경우에는 피브린 용해가 많아서 출혈성 영향(예 : 출혈성 소인)이 초래되기도 함

III. 림프의 순환 장애(Circulative disturbance of lymph)

림프관이 막혀 림프액의 순환 장애가 오면 모세혈관을 통해 간질 내로 들어온 간질액이 다시 전신 순환으로 들어가지 못하므로 이하 부위에 부종이 오게 된다.

선천성 림프관 형성에 이상이 있는 소위 밀로이병(Milroy disease)에서는 전신에 림프부종이 발생한다. 또 사상충증(filariasis)에서는 사상충의 유충(microfilaria)이 림프관을 폐색시킴으로 림프액의 정상 흐름이 막히게 되어 림프부종이 심하게 되어 다리가 마치 코끼리 다리같이 붓게 되는 상피증(elephantiasis)이 하지에 발생하고, 또 겨드랑이 림프절을 모두 청소하는 유방암의 근치술 후 팔 부위에서 오는 림프액의 흐름이 막혀 팔에 림프부종이 오게 된다.

Chapter 06

종양 (Tumors, 신생물; Neoplasms)

현대의학은 인간을 질병의 위험으로부터 벗어나 기대수명 이상으로 건강하게 생명을 연장할 수 있도록 수많은 연구와 업적을 이루어 왔다. 산업이 고도화되면서 고령화 또한 증가되고 있고 그로 인해 질병의 직접적인 원인과 질병의 구조와 그로 인한 악성 종양의 유병률 또한 변화되고 있다. 우리나라도 급격히 고령사회로 진입하고 있으며 과거와 같은 폐렴이나 결핵 등의 사망원인은 크게 감소하고 있지만 육류 및 가공식품 중심의 식생활로 변화하면서 서구 등 유럽이나 북미 등에서 증가하고 있는 질병 구조의 패턴으로 변화하고 있다.

현재 우리나라의 사망 원인 중 불변의 1위는 악성 종양으로 불리는 암이다. 암은 치료와 완치가 고통스럽고 어려우며 사회적 간접비용도 엄청난 비용이 소비되기 때문에 고도의 의학기술이 발달된 최근에도 암은 조기에 발견하여 치료하는 것이 비용과 완치, 그리고 수명의 연장 면에서 가장 중요하다.

이 장에서는 종양의 정의와 분류, 종양의 형태학적 변화와 특징, 종양의 발생원인 등에 관하여 서술하고자 한다.

1. 종양의 유래와 정의(genesis and definition of tumor)

종양(tumor)과 동일한 의미로 사용되는 신생물(neoplasm)의 어원은 새로운(new)이란 그리스어의 “neo”와, 형성(formation)이란 “plasm”이 결합하여 “새로운 형성체” 또는 “새로운 성장”이란 뜻이다. 이런 의미에서 종양 또는 신생물이란 생체를 구성하고 있는 정상적인 세포로부터 생물학적 성상이 다른 비정상적인 세포가 발생하여 생체 내 자율적으로 조절기능의 지배를 받지 않고 과잉으로 증식되어 종괴(mass)를 만든 상태이다. 신생물은 학술적인 국제용어이고 일반적으로 종양이란 용어를 더 많이 사용한다. 종양은 "세포가 어떤 자극에 의하여 유전자의 형질변환(transformation)을 일으켜 형태학적, 생물학적, 물리학적, 면역학적으로 무절제한 증식을 말하며, 세포의 비정상적인 성장"으로 정의하고 있다.

종양, 특히 악성 종양(malignant tumor)의 특징은 어떤 연령층에서도 병발할 수 있으며, 발생 부위에서 증식하는 것 외에 혈액의 흐름이나 림프관을 통하여 체내 어디든지 전이(metastasis)가 가능하고, 원인을 제거하여도 증식 능력을 보존하고 있다. 무절제하며 조절이 되지 않는 자율적 증식을 하고 반드시 숙주를 희생양으로 삼는다.

악성 종양은 일반적으로 암(cancer)이라고 불린다. 암이란 용어는 그리스어의 'karkinos'와 라틴어의 'cancrum'에서 유래되었으며, 사전적 의미로 모두 "creb(게)"라는 뜻이다.

암에 대한 가장 오래된 기록은 B.C. 1600년 이집트 에드윈 스미스 파피루스(Edwin smith papyrus)에서 발견되며, 유방암에 대해 기록하였다. 피부로 불룩 솟은 유방암의 모습이 게의 다리 모양과 비슷하다고 하여 붙여진 이름이라는 것이 정설이다. 고대 이집트의 의사들은 인간의 몸에 관한 해부학적 지식을 보유하고 있었던 것으로 추정된다.

최초의 근대의학적 암의 발견은 1775년 영국 의사인 퍼시벌 포트(Percivall port)에 의해서였다. 그는 산업혁명시기에 굴뚝을 청소하는 청년들에게 집중적으로 고환에 사마귀가 생기는 것을 연구하면서 발암물질이라는 암의 외부 요인을 처음으로 규명하였다. 하지만 현재까지 암을 유발하는 정확한 실체를 규명하지 못하고 있다. 우리가 암의 유전자에 대해서 더 많은 것을 알아 갈수록 암에 대한 실체는 더욱 복잡해 보인다고 느껴진다. 수많은 유전자 염기서열(sequence) 중에서 어떤 것이 암의 변이와 연관된 염기서열인지 현재의 과학기술로는 모든 것을 알 수 없다. 하지만 인간의 유전정보는 모두 밝혀졌기 때문에 향후 암을 이해하고 이기기 위한 노력은 가장 중요한 도전 과제로 남아 있다고 할 수 있다.

2. 암발생 빈도(occurrence frequency of caner)

암(종양)의 발생 빈도는 지역(국가), 인종, 생활양식, 장기, 나이 그리고 성별 등에 따라 서로 다른 양상을 보이고 있으나 일반적으로 인구 100,000명당 연간 300~400명 정도 발생한다. 2014년 우리나라의 암발생 수준은 일본과 비슷한 수준으로 조발생률이 각각 100,000당 286.5명과 260.4명이었다. 두 나라 모두 남자는 위암이 가장 호발하였으나, 여자의 경우는 우리나라는 갑상샘암, 일본은 유방암이 1위였다.

OECD 국가들의 경우 대표적으로 많이 발생하는 3대 암종이 남자는 전립샘암, 큰창자, 폐암 순이었고, 여자는 유방암, 대장암, 폐암으로 보고되고 있다. 생활양식이 점차 서구화되어 가고 있는 우리나라의 경우에도 전립샘암과 유방암의 증가가 지속될 것으로 예상된다.

1) 암발생 빈도(commom sites)

우리나라 국가암정보센터 자료에 의하면 2015년 전체 암발생환자 수는 214,701명으로 2014년에 비해 1.9% 감소하였다. 2015년 조발생률은 인구 10만 명당 421.4명이며, 2000년 주민등록연앙인구로 보정한 연령표준화발생률은 인구 10만 명당 275.8명이었다. 국가단위에서 전국 단위 암발생 통계를 산출하기 시작한 1999년 이후 2012년까지 모든 암의 연령표준화발생률은 연평균 3.6%의 증가를 보였으나, 2012년 이후 암발생률은 매년 6.1%씩 감소하는 추세를 보였다.

2015년 전체 장기별 암발생빈도를 보면 위암(13.6%), 대장암(12.5%), 갑상샘암(11.7%), 폐암(11.3%), 유방암(9.0%), 간암(7.3%), 전립샘암(4.8%), 이자암(3.0%), 담낭 및 기타 담도암(2.9%) 그리고 콩팥암(2.1%) 순이었다(그림 6-1).

2) 성별 주요 암발생 빈도

국가암정보센터의 2015년 통계에서 성별 암발생 빈도를 분석해 보면 남자 113,335명, 여자 101,366명으로 1.12의 성비를 보였다. 조발생률은 인구 10만 명당 남자 445.2명, 여자는 397.6명이며, 2000년 주민등록연앙인구로 보정한 연령표준 화발생률은 남자 301.2명, 여자 266.1명이었

암종	발생자수		차이	
	2015년 (A)	2014년 (B)	발생자수 (C=A−B)	백분율 (C/B*100)
위	29,207	30,026	−819	−2.7
내장	26,790	27,212	−422	−1.6
갑상샘	25,029	31,079	−6,050	−19.5
폐	24,267	24,253	14	0.1
유방	19,219	18,421	798	4.3
간	15,757	15,840	−83	−0.5
전립샘	10,212	9,871	341	3.5
이자	6,342	6,002	340	5.7
담낭 및 기타담도	6,251	6,086	165	2.7
콩팥	4,555	4,518	37	0.8
전체	214,701	218,954	−4,253	−1.9

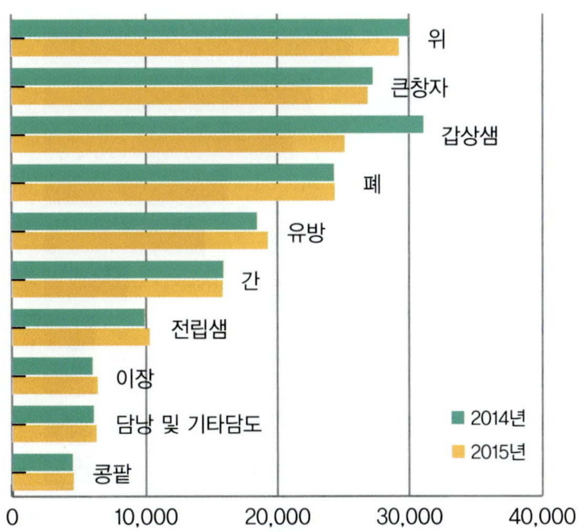

그림 6-1. 2015년 주요 암종 발생자수(국가암정보센터 2015 보도 자료)

다. 남녀 모두 상위 5대암이 전체 암발생의 2/3를 차지하였다.

남자에게 암발생빈도는 위암(17.2%), 폐암(15.0%), 대장암(14.0%), 간암(10.4%), 전립샘암(9.0%), 갑상샘암(4.8%), 이자암(3.0%), 방광암(2.9%), 담낭 및 기타 담도암(2.8%) 그리고 콩팥암(2.8%) 발생하였고, 여자에게서는 갑상샘암(19.4%), 유방암(18.9%), 대장암(10.7%), 위암(9.5%), 폐암(7.2%), 간암(7.3%), 자궁경부암(3.5%), 담낭 및 기타 담도암(3.0%), 이자암(2.9%) 그리고 난소암(2.4%)의 순이었다(그림 6-2).

남자의 경우 1999년부터 2011년까지 암발생률은 매년 1.8%씩 증가하였으나, 2011년 이후 2015년까지 매년 3.6%씩 감소하는 추세를 보였다. 위암과 대장암 경우, 2011년부터 2015년까지 각각 매년 6.2%, 7.6%씩 암발생률이 크게 감소하였고, 갑상샘암도 2012년도 이후부터 발생률이 급격히 감소하기 시작하였으며, 간암의 경우 1999년 이후 지속적인 발생률 감소를 보였는데, 감소폭이 2009년 이후 더 커졌다. 폐암은 2005년 이후부터 감소가 시작되었으며, 전립샘암은 2009년까지 매년 13.5%씩 증가한 뒤 이후 더 이상 증가추세를 보이지 않았다(그림 6-3 A).

여자의 경우, 1999년부터 2012년까지 암발생률은 매년 5.8%씩 증가하였으나, 2012년부터 2015년까지 매년 7.6%씩 감소하는 추세를 보였다. 갑상샘암의 발생률은 2011년까지 매년 22.7%씩 증가추세를 보였으나, 2011년 이후부터 2015년까지 급격하게 감소하는 양상을 보였고, 위암과 대장암발생률은 남자와 마찬가지로 2011년 이후 각각 매년 5.1%, 6.0%씩 감소 경향을 보였으며, 간암 발생률은 지속적으로 감소하였는데 2010년 이후 더 크게 감소하는 경향을 나타냈다. 여자 폐암의 발생률은 2012년까지 매년 1.8%씩 증가하다 이후 증가가 멈췄으며 유방암의 경우 지속적인 증가

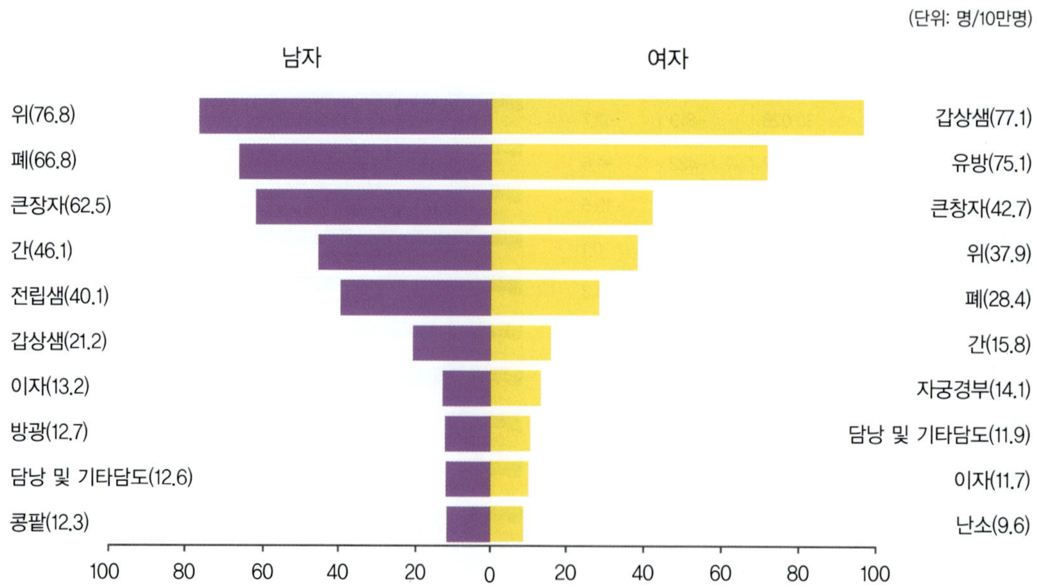

그림 6-2. 성별 주요 10대암 조발생률(국가암정보센터 2015 자료)

추세를 보였으나 2007년 이후 증가율은 감소하였고, 자궁경부암은 지속적으로 감소하는 양상을 보였다(그림 6-3 B).

3) 연령군별 암발생 빈도

모든 암의 연령군별 발생률을 보면, 50대 초반까지는 여자의 암발생률이 더 높다가, 후반부터 남자의 암발생률이 더 높아지는 것으로 보였다. 나이가 증가할수록 암발생 빈도도 증가하여 암에 있

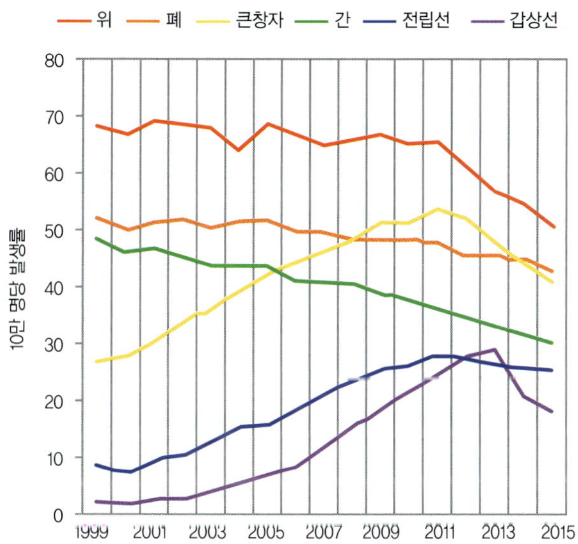

암종	추이 1		추이 2	
	발생 기간	연간% 변화율	발생 기간	연간% 변화율
위	1999–2011	−0.4*	2011–2015	−6.2*
폐	1999–2005	0.0	2005–2015	−1.6*
큰창자	1999–2011	5.8*	2011–2015	−7.6*
간	1999–2009	−1.9*	2009–2015	−4.2*
전립샘	1999–2009	13.5*	2009–2015	−0.5
갑상샘	1999–2012	23.6*	2012–2015	23.6*

*$p < 0.05$

A

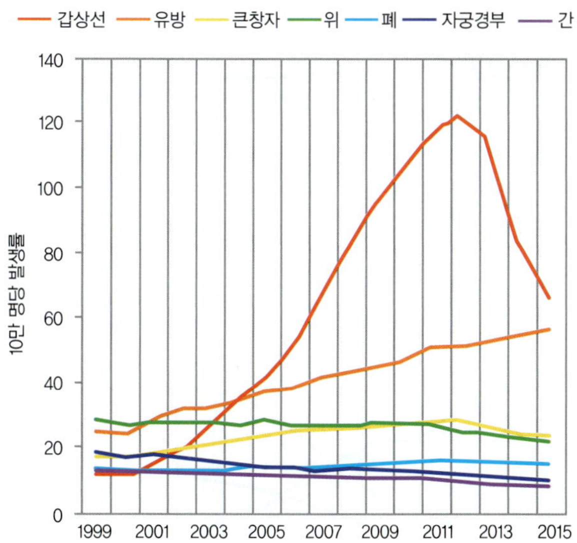

암종	추이 1		추이 2	
	발생 기간	연간% 변화율	발생 기간	연간% 변화율
갑상샘	1999–2011	22.7*	2011–2015	−14.1*
유방	1999–2007	6.8*	2007–2015	4.0*
큰창자	1999–2011	4.4*	2011–2015	−6.0*
위	1999–2011	−0.3	2011–2015	−5.1*
폐	1999–2012	1.8*	2012–2015	−1.9
자궁경부	1999–2007	−4.3*	2007–2015	−2.6*
간	1999–2010	−1.5*	2010–2015	−4.9*

*$p < 0.05$

B

그림 6-3. 주요 암종별 연령표준화발생률 추이. A : 남자, B : 여자(국가암정보센터 2015 자료)

어서 나이의 요인은 중요한 영향 인자임을 시사한다.

주요 암종별 연령군별 발생률을 보면 남자의 경우 44세까지는 갑상샘암이, 45~69세까지는 위암이, 70세 이후에는 폐암이 가장 많이 발생하였으며, 여자의 경우 39세까지는 갑상샘암이, 40~64세까지는 유방암이, 65세 이후에는 대장암이 가장 많이 발생하였다(그림 6-4). 암발생 성비는 1.12로 남녀의 발생률은 비슷하였으나, 연령군별로 0~14세는 1.18, 15~34세는 0.44 35~64세는 0.86, 65세 이상은 2.17로 암발생 성비의 차이가 컸다. 연령군별 암발생은 0~14세 군은 남녀 모두 백혈병이, 15~34세 군은 남녀 모두 갑상샘암이, 35~64세 군은 남자는 위암, 여자는 유방암이, 65세 이상 군은 남자는 폐암, 여자는 대장암이 1위를 차지하였다.

4) 주요암 사망분율

우리나라 국가암정보센터의 자료를 보면 2017년에 암으로 사망한 사람은 총 78,863명으로 전체 사망자의 27.6%가 암으로 사망하고 있다. 사망률이 가장 높은 암종은 폐암(전체 암사망자의 22.8%

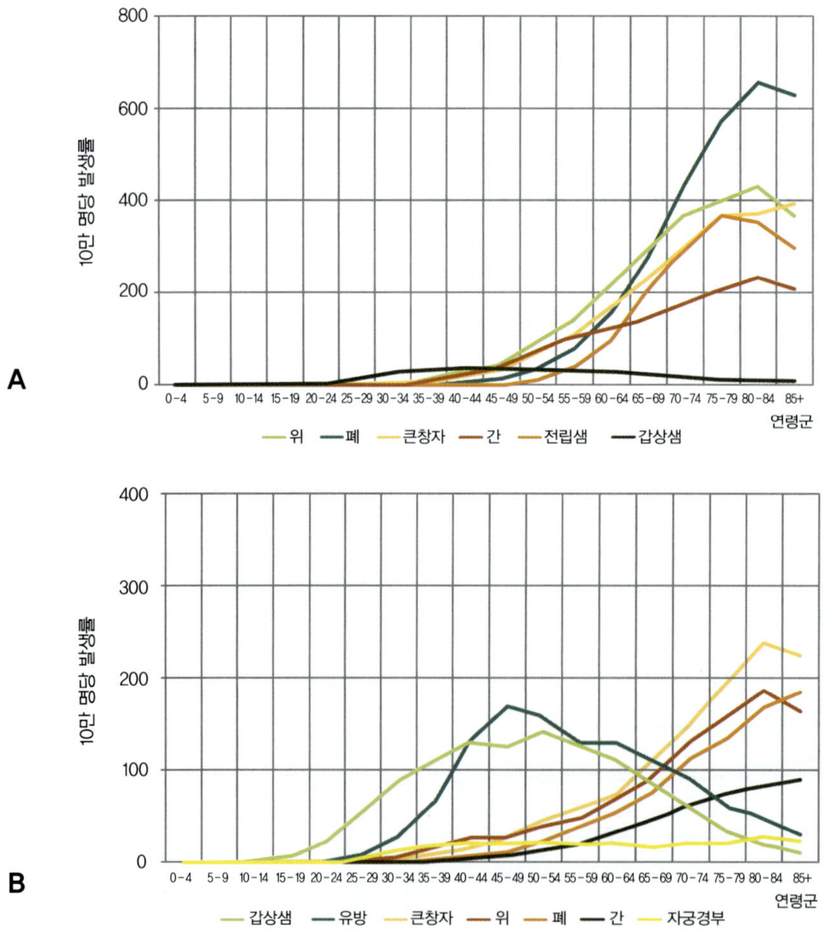

그림 6-4. 주요 암종 연령군별 발생률. A : 남자, B : 여자(국가암정보센터 2015 자료)

인 17,969명)이었으며, 다음으로는 간암(13.6%), 대장암(11.1%), 위암(10.2%), 이자암(7.3%)의 순이었다.

2017년에 암으로 사망한 남자는 총 48,866명으로 전체 사망자의 31.7%였으며, 암으로 사망한 여자는 총 29,997명으로 전체 사망자의 22.9%가 암으로 사망하였다. 사망률이 가장 높은 암종은 남자는 폐암(전체 암사망자의 27.1%인 13,265명)이었으며, 다음으로 간암(16.3%), 위암(10.6%), 대장암(10.3%) 순이었고, 여자는 폐암(전체 암사망자의 15.7%인 4,704명)이었으며, 다음으로 대장암(12.5%), 위암(9.6%), 이자암(9.8%) 순이었다.

미국의 통계를 보면 사망률의 22%가 암으로 사망하며 발생 빈도는 남자는 전립샘, 폐암, 대장암 순서이고 여자는 유방암, 폐암, 대장암 순이다. 그러나 사망률은 남자는 폐암, 대장암, 전립샘암이며 여자는 폐암, 유방암, 대장암 순이다. 또 전립샘암과 폐암의 발생률은 급격히 늘고 있는 추세이다. 따라서 우리나라와 미국 간에는 다소 암종 빈도의 차이가 있다. 그것은 인종적, 식생활 차이, 환경공해 등 요인이 작용하는 것으로 생각된다. 그러나 우리의 식습관이 서구화되고 고령화되면서 서방세계와 점차 비슷해지는 경향이 있다.

3. 종양의 분류와 명칭(classifications and nomenclatures)

1) 종양의 명명법(nomenclatures of tumor)

종양은 양성 종양(benign tumor)과 악성 종양(malignant tumor)으로 분류하며 그에 따른 명명법은 다르다.

(1) 양성 종양(benign tumor)

양성 종양의 명명법은 종양의 구성 요소를 어간으로 하여 실질세포의 이름에 접미어 "종"(–oma)을 붙여 표시한다(그림 6-5). 근, 골, 연골, 지방, 혈관, 림프 및 섬유 조직 등에서 발생하는 양성 비상피성 종양(간엽성, mesenchymal neoplasm)은 각각 근종(myoma), 뼈종(osteoma), 연골종(chondroma), 지방종(lipoma), 혈관종(hemangioma), 림프관종(lymphangioma) 및 섬유종(fibroma) 등으로 명명한다.

상피세포에서 기원한 양성 종양은 조직의 형태학적 구조가 상피조직과 동일구조이거나 상피에서 유래한 양성 종양으로 형태학적 소견이나 세포의 기원에 따라 명명한다. 샘(선, gland)을 구성하는 상피세포에서 유래한 양성 종양을 샘종(선종, adenoma)이라고 한다. 종양의 성장 양식에 따라 편평상피세포의 표면에서 유래한 닭벼슬이나 사슴뿔 모양으로 돌출하는 양성 종양은 유두종(papilloma)이라 한다. 양성 낭성 종괴(cystic mass)는 낭샘종(cystadenoma)이라 하고 낭종의 내강으로 사마귀

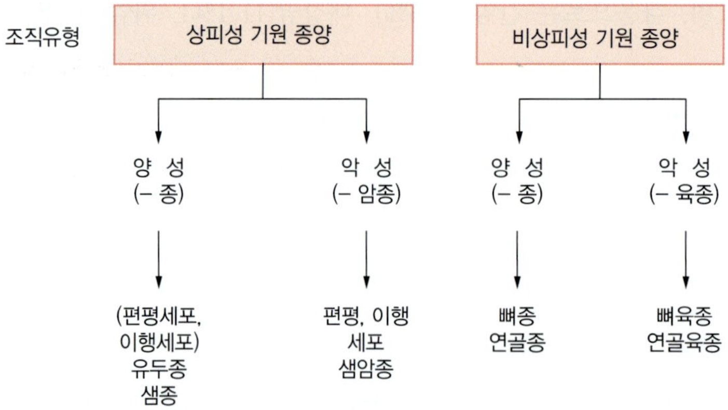

그림 6-5. 종양의 기본적인 명명법

나 닭벼슬 모양으로 돌출하고 있으면 유두상 낭샘종(papillary cystadenoma)이라 한다. 육안으로 위나 큰창자 등 점막 표면 위로 돌출한 양성 종양을 폴립(polyp) 또는 용종(사슴뿔모양 종괴)이라 하고, 다양한 성분으로 구성된 섬유세포와 선상피인 경우 섬유샘종(fibroadenoma)이라 구성 성분을 이름에 표시한다.

(2) 악성 종양(malignant tumor)

악성 종양은 어간에 접미어 암종(carcinoma), 육종(sarcoma), 림프종(lymphoma)을 붙인다.

상피세포 기원의 악성 종양은 암종(carcinoma)이라고 한다. 샘(선)상피에서 기원하는 것은 샘(선)암종(adenocarcinoma)이라 부르고, 편평세포에서 발생하는 것은 편평세포암종(squamous cell carcinoma)이라고 하며, 이행상피(transitional cell)에서 발생하는 암종은 이행상피암종(transitional cell carcinoma)이라 한다. 샘암종은 점막의 샘상피나 샘관에서 발생하는 악성 종양으로 점액을 생산한다. 편평세포암종은 편평상피로 덮여진 조직에서 유래하며 주로 피부, 구강, 식도, 자궁경부에서 발생하지만 편평상피화생(squamous metaplasia)이 발생한 폐, 기관, 담낭, 방광 등에서도 발생할 수 있다. 이행상피암종은 신우나 방광 등의 비뇨기계통 상피에서 발생하는 악성 종양이다. 그 외, 흉막 등 중피세포에서 발생하는 암종을 중피종(mesothelioma)이라 한다.

간엽세포(mesenchymal cell)에서 기원한 악성 종양에는 접미사로서 육종(sarcoma)을 붙인다. 간엽성 조직인 혈관, 섬유조직, 지방, 근육, 연골, 뼈 등에서 기원한 악성 종양으로 유선, 간 두부, 피하, 대퇴부, 후복막 등의 혈관에서 발생하는 악성 종양을 혈관육종(angiosarcoma), 30~50세에 많고 방추형 핵을 갖는 세포인 섬유모세포에서 발생한 악성 종양을 섬유육종(fibrosarcoma), 지방모세포에서 발생한 악성 종양을 지방육종(liposarcoma), 연부 악성 종양으로 뼈대근에서 발생한 악성 종양을 뼈대근육종(rhabdomyosarcoma), 50세 이상의 여성에게 많고 후복막과 장간막에서 많이 발생하는 민무늬근육종(leiomyosarcoma), 연골에서 발생하는 악성 종양으로 성인에게 많고 늑골이나 대퇴, 골반에 주로 발생하는 연골육종(chondrosarcoma), 10~25세의 어린나이에 뼈조직에 많이 발생하는 뼈육종(osteosarcoma) 등이 있다. 그 외 조혈조직에서 유래한 림프종(lymphoma)인 비호즈킨림프종(non-hodgkin's lymphoma)과 호즈킨 림프종(hodgkin's lymphoma)이 있다.

일반적으로 악성 종양을 총칭해서 암(cancer)이라고 한다. 예를 들면, 위암(stomach cancer), 대장암(colon cancer), 폐암(lung cancer), 간암(liver cancer) 등으로 부르고 있다.

(3) 혼합종양(mixed tumor) 및 기형종(teratoma)

실질 세포가 한 방향에서 벗어나 다양하게 분화된 여러 종류의 종양 세포로 구성될 때 혼합종양(mixed tumor)이라고 부른다. 타액선 기원의 다형성선종(pleomorphic adenoma)은 점액성 간질 내에 연골 혹은 뼈조직과 다양한 형태의 상피성 성분이 있다. 이들 요소의 전부는 타액선 기원의 상피와 근상피세포로부터 발생되었다고 추측한다. 따라서 이 혼합종에 적합한 호칭은 다형성선종(pleomorphic adenoma)이다. 혼합 종양을 포함한 대다수의 종양은 한 배엽에서 기원한 세포로 구성되어 있다. 이와 대조적으로 기형종(teratoma)은 여러 배엽으로부터 기원한 실질 세포로 구성되어 있다. 그들은 전능세포(totipotent cell)로부터 발생하기 때문에 주로 난소나 고환에서 발생하나 드물게 성선 이외의 격리된 잔존 원시 세포에서도 발생한다.

(4) 분리종(choristoma)과 과오종(hamartoma)

종양으로 분류하기에 부적절한 명칭으로 불리는 예는 분리종과 과오종이 있다. 분리종은 정상 조직의 일부가 다른 장기에서 관찰되는 이소성 잔유물(ectopic rest)을 뜻하고, 과오종은 특정 부위의 고유 조직의 이상분화에 의하여 비정상적인 성숙 및 분화를 보이는 세포나 조직 덩어리를 말한다. 따라서 폐장 내 연골성 과오종은 연골 성분이 대부분이나 그외 혈관, 기관지 비슷한 구조 및 림프조직 등으로 구성되어 있다.

2) 종양의 생물학적 분류(biological classification of tumor)

(1) 악성도에 의한 분류(classification by malignancy)

종양의 임상 기준으로 악성도(malignancy)에 의한 분류는 예후가 좋은 종양을 양성 종양이라 하고, 예후가 나쁜 종양을 악성 종양이라고 부르고 있다. 악성 종양의 지표가 되는 악성도에는 단계가 있는데, 일반적으로 암세포의 분화정도에 따라 저도, 중등도, 고도의 3단계로 구분된다. 또한 양성과 악성의 구별이 어려운 종양을 특히 경계성 악성 종양(tumor of borderline malignancy), 또는 저악성 종양(low grade malignancy)으로서 분류하는 경우도 있다(그림 6-6).

종양의 일반적인 생물학 특성은 양성 종양은 천천히 성장하며, 자라고, 주변 조직에 침윤이 없고, 전이를 하지 않으며, 외과적 절제가 용이하여 치료가 쉽다는 점 등을 든다(그림 6-7).

악성 종양인 경우에는 성장 속도가 빠르며, 주변 조직에 침윤하고, 전이를 하며, 외과적 처치 후에도 생존율이 저조한 것이 특징이다(그림 6-8). 저악성인 경우에는 성장 속도는 다양하고, 주변 조직에 침윤성으로 성장하나 전이는 거의 없고, 생존율도 중간 정도 되는 종양을 말한다. 양성 종양의 대표적인 것은 유방의 섬유샘종, 장의 샘종, 자궁의 민무늬근종 등이고 악성 종양은 위장관의 샘암종, 유방의 관암종, 민무늬근 육종, 뼈육종 등이다. 저악성 종양의 대표적인 것은 피부의 기저세포 암종, 난소의 저악성 장액성 또는 점액성 낭샘종 등이다.

실제 암종의 진단 시에는 양 · 악성의 감별점(표 6-1) 몇 가지를 조합하여 종합적으로 판단되고 있다. 이 중에서 특히 분화정도, 국소에서의 발육 형식, 조직 파괴, 혈관 내 침입, 전이 형성 그리고 전신적 영향이 판별의 지표가 된다.

(2) 조직 발생에 의한 분류

종양은 그 발생 모조직에 따라, 상피성(epithelial) 종양과 비상피성(non-epithelial) 종양으로 구분된다. 연부 조직, 조혈 조직 및 뼈조직 등의 중배엽 유래의 조직에서 발생하는 종양을 비상피성 종양이라고 부른다. 중추 신경계와 신경조직은 외배엽성 유래이지만, 상피성 종양으로부터 구분되어

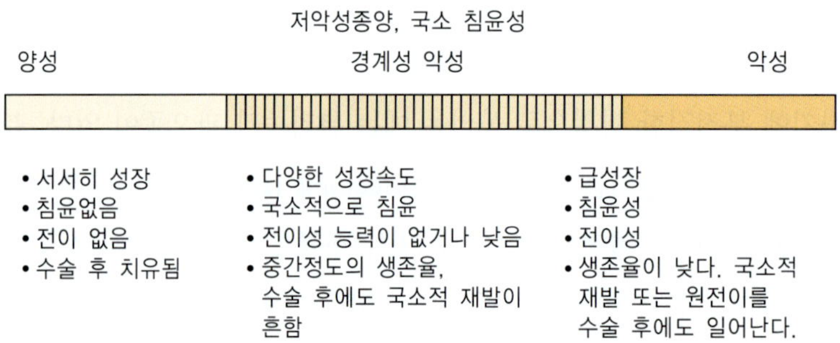

그림 6-6. **종양의 생물학적 행동.** 종양은 양성과 악성으로 양극단의 스팩트럼으로 표시할 수 있다. 중간급의 종양을 경계성 종양이라고 하는데, 이 경계성 종양들의 특징은 국소적 재발을 잘한다. 전이능은 제한되거나 없거나 한 것임

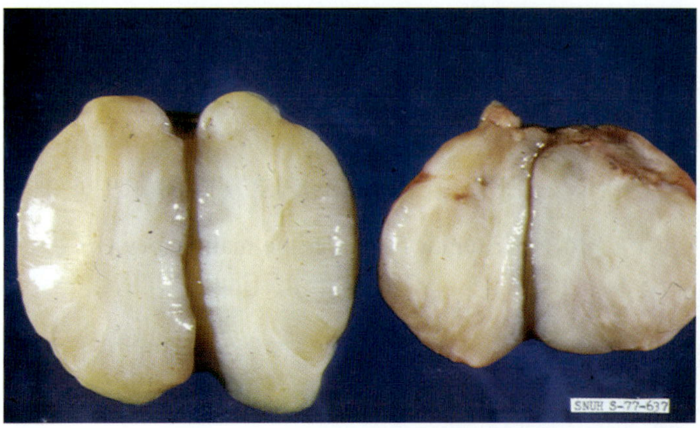

그림 6-7. **양성 종양.** 신경섬유종으로 주변과의 경계가 아주 명확하여 종괴의 적출이 용이함

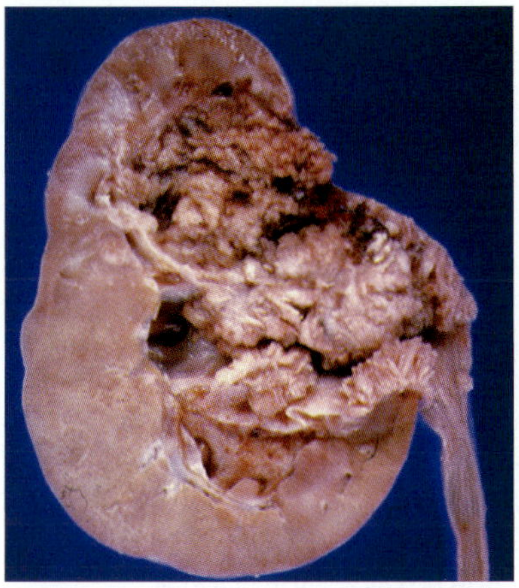

그림 6-8. **악성 종양.** 콩팥 신우에서 발생한 이행세포암종으로 유두상 증식을 하며 주변 조직으로 침윤하고 있어 경계가 불명확함

표 6-1. 양성과 악성 종양의 감별점과 주요 소견

	양성	악성
육안 소견	평활한 표면, 섬유성 피막 – 주변조직 압박, 서서히 성장 – 주변을 압박하면서 성장	불규칙한 표면, 피막이 없거나 불완전 – 침윤성 성장으로 주변조직 파괴, 급속한 성장 – 주변을 침투하면서 성장
현미경 소견	핵모양이 정상적이다 – 분화도 좋음 – 세포는 원조직과 유사 – 서로 비슷, 균일한 모양 – 없거나 적은 유사분열 – 잘 형성된 혈관	핵의 변화가 심함 – 다양함, 농염, 불규칙성, 큰 핵소체 – 분화도 다양함 – 세포의 모양이 원조직과 다름 – 서로 모양(크기, 형태)이 다양함 – 많은 유사분열, 풍부한 혈관, 비정상적인 혈관
괴사유무	괴사가 거의 없음(퇴행성 변화는 가능)	흔한 괴사와 출혈
전이유무	전이 없음	전이함
분자병리	DNA 정상, 정상 핵형	DNA 증가 또는 비정상, 비정상 핵형, 비배수 출현
예후	생명에 지장이 없음(뇌종양 제외)	생명에 치명적

있어 암종이라고 하지 않고 뇌신경계 고유의 명칭을 사용한다. 종양의 분류 원칙은 기원한 모세포의 분별이 가능한 세포는 기원세포의 이름을 사용하여 어미에 –(샘)종, –암종, –육종 등을 붙여 기원과 생물학적 행동을 감안하여 분류한다(표 6-2).

표 6-2. 일반 종양의 분류

세포의 분화단계	기원 세포	양성 종양	악성 종양
1. 전능세포 I	생식세포	기형종	미성숙 기형종, 악성 기형종, 정상피종, 배아종, 융모막암종,
2. 모세포(blast) II	망막원기(retinal anlage)		망막모세포종(retinoblastoma)
	콩팥원기(renal anlage)		윌름스종양(신모세포종)
	원시 신경세포		신경모세포종(neuroblastoma)
	원시 신경외배엽세포		수모세포종(medulloblastoma)
	간모세포		간모세포종(hepatoblastoma)
3. 분화세포 III			
1) 상피기원			
편평상피	피부, 식도, 구강, 화생세포	편평세포유두종	편평세포암종, 기저세포암종
샘상피	위, 장관, 유방, 난소	샘종, 낭샘종	샘암종, 낭성암종
이행상피	방광	유두종	이행상피암종
간세포	간	샘종	간세포암
콩팥세포	콩팥	샘종	콩팥세포암
내분비세포	갑상샘, 이자섬	샘종	샘암종
중피	중피세포	양성 중피종	악성 중피종(malig. mesothelioma)
융모막	융모막상피	포도상기태	융모막암종(choriocarcinoma)
2) 간엽기원			
섬유조직	섬유모세포	섬유종	섬유육종
연골	연골세포	연골종	연골육종
말초신경	슈반세포, 신경섬유세포	신경초종, 신경섬유종	악성 신경섬유종
중추신경	아교세포	아교세포종	다형성 아교세포종
	별아교세포	별아교교종	악성 별아교교종
	희소돌기아교세포	희소돌기아교종	악성 희소돌기아교종,
	뇌실막세포	뇌실막종	악성 뇌실막종
뼈조직	뼈모세포	뼈종	뼈육종
지방	지방세포	지방종	지방육종
혈관	내피세포	혈관종	혈관육종
지주막	지주막세포	뇌막종	악성 뇌막종
근육	민무늬근, 뼈대근	민무늬근종, 뼈대근종	민무늬근육종, 뼈대근육종
멜라닌	멜라닌세포	색소성 모반	악성 흑색종,
골수	적혈구, 백혈구		적혈구백혈병, 골수성 백혈병 단구성 백혈병
림프계	림프구, 조직구		악성 림프종, 림프구성 백혈병 악성 조직구증

4. 종양세포의 형태변화와 형질의 분화

1) 형태변화(morphological change of tumor cell)

종양 세포는 다양한 형질의 변화를 취할 수 있는데, 그것은 형태변화와 생물학적인 행동의 변화로 나타난다. 이들의 변화는 종양의 예후를 결정한다. 일반적으로 양성과 악성 종양을 구분하는 데는 기준이 있고 대부분의 종양은 이에 따라 행동한다. 양성 종양과 악성 종양의 차이는 종양세포의 분화도와 역형성, 성장 속도, 국소침윤성 및 전이 등의 관점에서 비교한다(표 6-3).

2) 분화도와 역형성(differentiation and anaplasia)

분화(differentiation)란 미성숙한 세포가 성숙한 형태로 변화하는 성질을 말한다. 종양은 다양한 종류의 세포와 조직으로부터 발생할 수 있지만 불완전하므로 성숙한 세포의 형태나 기능을 나타내지 못하는 경우가 많다. 이것은 본래 그 세포가 가지고 있는 정상적 분화의 기능을 상실하여 미성숙한 상태로 돌아갔다는 의미로 역형성(anaplasia, 역분화; backward differentiation)이라고 한다.

그러나 암종은 초기 모세포에서, 중간 성장단계세포 그리고 최종 성숙단계의 세포에서도 기원할 수 있고 또는 폐에서 정상적으로 없는 편평세포암종이 생기는 것과 같이 전혀 다른 세포에서 화생단계나 전환단계를 거쳐 종양이 기원할 수 있다(그림 6-9).

분화는 형태학적으로나 기능적으로 비교가 되는 정상 세포와 닮은 정도를 말하므로 양성 종양은 형질 분화가 잘 되어 있다고 할 수 있다. 악성 종양은 분화의 정도에 따라 고분화형, 중분화형, 저분화형으로 나누어 분류할 수 있다. 일반적으로 분화도가 낮을수록 악성도가 높고, 악성도가 높을수록 빨리 발견하여 적출되지 않으면 치료 후의 경과도 불량하다. 악성 종양 역형성의 특징은 핵 · 세

표 6-3. 양성 종양과 악성 종양의 비교

	양성	악성
분화도/역형성	분화도 좋음(원조직과 유사)	분화도 다양, 역형성
성장속도	서서히 진행	빠르게 진행
성장양상	팽창성, 압박성	침윤성, 파괴성
피막형성	있음	없음
출혈	드묾	흔함
괴사	드묾	흔함
세포분열	없거나 적음	많음
전이유무 분자병리 예후	전이 없음 DNA 정상, 정상 핵형 생명에 지장이 없음(뇌종양 제외)	전이함 DNA 증가, 비정상 핵형 생명에 치명적

포질비(N/C ratio)가 높고, 핵 염색질의 농염성이 증가하고, 핵소체의 증대와 수의 증가한다. 그리고 염색체의 수와 형태 이상과 세포질의 호염기성 등 세포의 증식성에 관계한다.

역분화(anaplasia)의 원 의미는 후방분화(backward differentiation)의 뜻이므로 기준을 성숙한 세포에서 볼 때 암세포의 분화정도는 역분화하였다고 할 수 있다. 그러나 암발생에서 역분화의 개념은 암세포에서 정상적인 분화가 진행되지 못한 상태, 또는 성숙을 하지 못한 상태, 즉 미분화 상태라고도 할 수 있다. 또 탈분화의 의미는 세포가 분화해 나가는 과정에서 그 방향성이 정상적 방향에서 이탈했다는 의미를 내포하고 있다고 할 수 있다.

그러므로 분화된 악성 종양은 미분화세포가 증식과정 중에 성숙(분화)함으로써 기원세포의 기능이나 구조가 유사하게 나타나는 반면에 분화가 안된 악성 종양은 암세포가 성숙하지 못하므로 정상적인 구조를 형성하지 못하는 것이 일반적이다(그림 6-10).

악성 종양의 전단계로 간주되는 병변으로써 이형성(dysplasia)이 있다. 이형성이란 일반적으로는 세포배열의 혼란의 조직 구조의 변형과 세포와 핵의 크기, 형태, 염색성 등의 정상과 달라지는 세포의 과증식 현상을 말한다. 위점막의 이형상피 및 자궁경부의 이형상피 등은 좋은 예이다(그림 6-11).

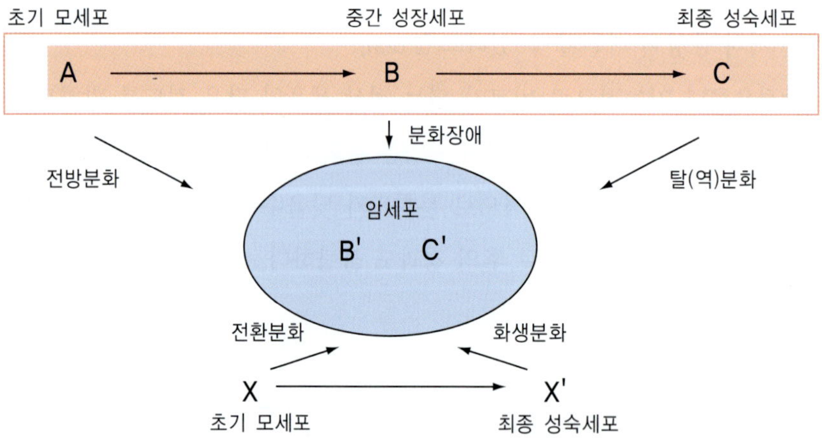

그림 6-9. 세포의 분화와 종양세포 기원에 관한 용어 개념도

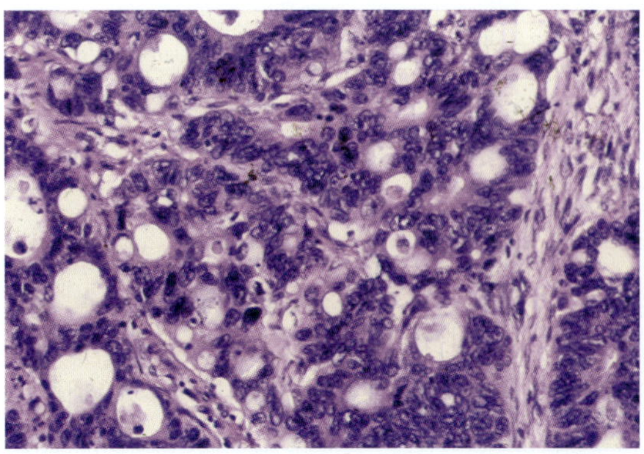

그림 6-10. 샘암종. 위에서 발생한 샘암종(위암)으로써 중등도의 분화를 보이는 것이며 샘구조를 알아볼 수는 있으나 정상같이 잘 분화된 것은 없음. H&E 염색

자궁경부암을 예로 들면, 본래의 경관점막의 원주상피가 편평상피로 화생(metaplasia)이 발생하고, 그 세포는 계속적으로 증식하면서 이형성으로 진행한다. 이형성의 상피가 정상으로 되돌아가는 경우도 있지만, 일부는 계속 진행하여 상피내암(intraepithelial neoplasm)과 침윤암으로 진행한다(그림 6-12).

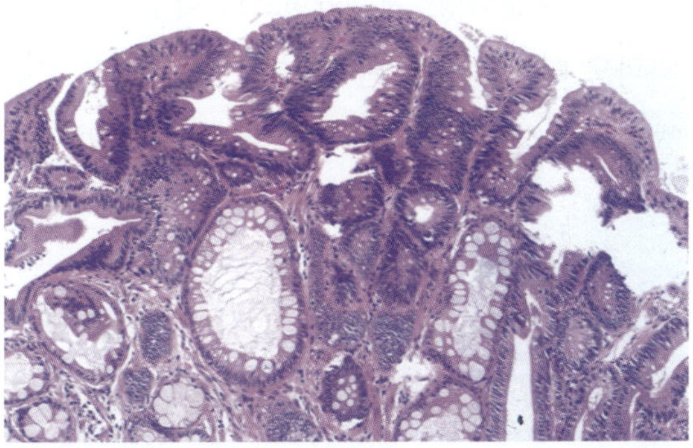

그림 6-11. 이형성[선종(샘종)]. 위에 발생한 샘종으로 상피세포의 이형성이 관찰됨

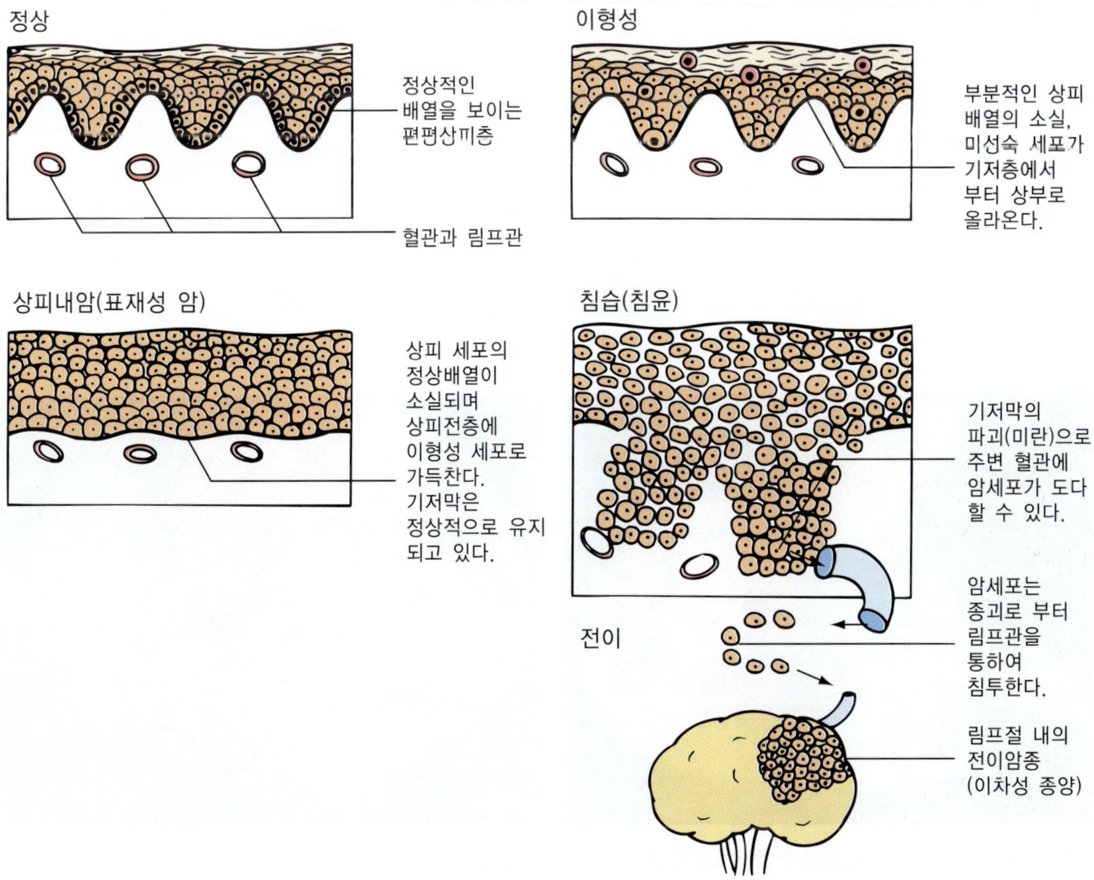

그림 6-12. 이형성, 상피내암으로부터 침윤성 편평상피암종으로의 발전(진행). 암세포는 기저막이 유지되고 있는 동안에는 주변의 혈관, 림프관에 도달할 수 없어 전이가 일어날 수 없음

3) 형질의 분화(differentiation of character)

종양세포의 형질이 기원한 모조직의 세포와 아주 유사하게 분화하는 경우가 많다. 분화는 형태학적으로나 기능적으로 비교가 되는 정상 세포와 닮은 정도를 말했으므로 양성 종양은 형질 분화가 잘 되어 있다고 할 수 있다. 갑상샘 소포샘종과 난소의 점액낭샘종의 종양 세포는 양성이며 분화도가 좋으므로 고배율에서 종양 세포로 인식이 불가능할 정도로 정상세포와 아주 흡사하다(그림 6-13, 14).

악성 종양에서도 분화의 정도에 따라, 종양은 고분화형, 중분화형, 저분화형으로 나누어 분류할 수 있다. 이 분화의 정도는 해당 환자의 치료 후 경과와도 어느 정도는 관련된다. 일반적으로 분화도가 낮을수록 악성도가 높고, 악성도가 높을수록 빨리 발견하여 적출되지 않으면 치료 후의 경과도 불량하다.

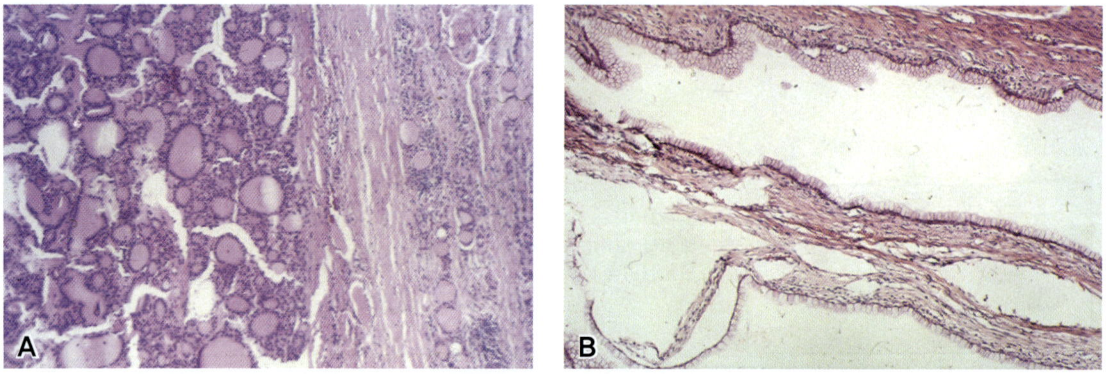

그림 6-13. A : 갑상샘종. 분화도가 좋아서 종양세포(우측)가 정상적인 갑상샘 여포의 구조를 하고 있다. B : 난소의 점액낭샘종. 분화도가 좋아서 종양의 내벽은 점액을 분비하고 있는 점액원주상피로 피복되고 있음. H&E 염색

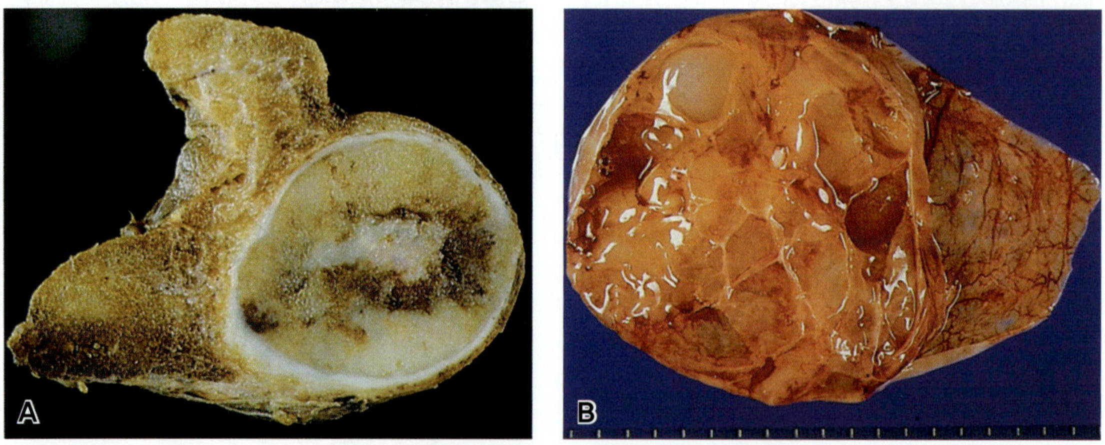

그림 6-14. A : 갑상샘종. 갑상샘 내 둥근 종괴가 양성 종양의 특징인 잘 형성된 섬유피막을 가지고 있다. 사진의 종양은 갑상샘의 양성 종양인 소포샘종이다. B : 난소의 점액낭샘종. 낭샘종은 종괴내강에 액체로 차있는 주머니를 형성하는 양성 종양이다. 이 종양은 방이 여러 개인 낭으로 구성되어 있으며 낭은 점액으로 가득 차 있으므로 점액낭샘종이라고 명명한다. 작은 방들 사이에 얇은 사이막이 있음

상피의 분화가 잘된 편평세포암종(그림 6-15)은 케라틴(keratin)을, 분화가 잘된 간세포암종(그림 6-16)은 담즙을 분비한다. 또, 내분비 기관에서 발생한 샘종이나 암종에서는 암세포가 호르몬을 합성 및 분비하여 해당 호르몬의 기능 항진증이 나타나기도 한다. 즉 분화가 잘되면 장기 또는 세포의 고유의 기능도 관찰할 수 있는 것이 특징이다.

5. 종양의 특징(characteristics of tumor)

1) 종양세포의 형태학적 특징(morphological characteristics of tumor cell)

① 핵 · 세포질비(N/C ratio)가 높고, 핵용적이 세포질에 비하여 증대하는 것

② 핵의 염색질의 양적증가 농염성

③ 핵소체의 증대와 수의 증가

④ 염색체의 비배수성 : 염색체의 수와 형태에 이상을 보는 것

⑤ 세포질이 호염기성에 염색되며, 또한 이것이 세포의 증식성에 관계하는 것 등을 들 수 있다.

상기한 특징들은 종양의 탈분화가 지표가 된다. 일반적으로 탈분화의 정도가 높은 종양일수록 상기의 특징이 두드러진다.

한편, 종양세포의 다형성(pleomorphism)이란 일반적으로, 세포 또는 핵이 현저한 대소 부동, 조직구조 및 형태, 거세포와 다핵 세포의 혼재, 핵과 세포질 비율(N/C ratio), 핵 염색실양의 증가(과염성, hyperchromatism), 이상핵분열상, 핵소체의 명료화 등의 다양성을 가리킨다.

전자 현미경으로, 종양 세포에서 핵 염색질이 다수 핵막에 접하여 두꺼워지며 미토콘드리아의 크

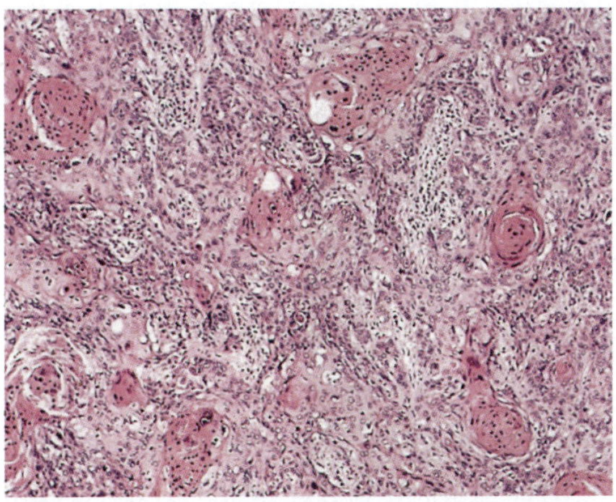

그림 6-15. 편평세포는 케라틴을 형성하는 것이 특징이므로 이 사진과 같이 편평세포암종에서 암세포의 분화도가 좋을 때는 편평세포소 가운데 잘 형성된 각질 진주가 관찰된다. 암세포는 간질 내로 침투하고 있다. 따라서 이 종양의 분화정도는 좋은 편임. H&E 염색

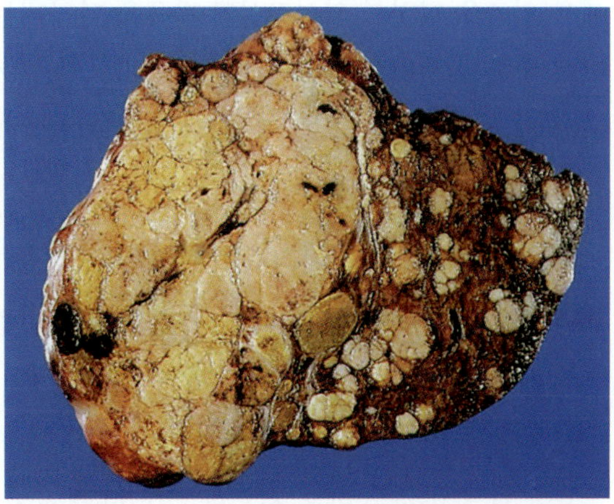

그림 6-16. 간의 절단면에서 다결절성 황회색의 큰 종괴와 간실질에 따로따로 떨어져 흩어져 있는 다발성의 작은 결절들이 관찰된다. 여기에서 큰 종괴는 원발성 종괴이며 다수의 작은 결절들은 전이 암종들이다. 결절이 녹황색을 띠는 것은 종양세포가 담즙을 생산하기 때문임

기도 불균일하게 된다. 그러나 종양 세포에만 특별히 출현하는 미세구조는 실제 없으므로, 정상 세포와의 차이는 어디까지나 상대적 평가에 불과하다. 그러나 세포 내 고유의 구조물을 특징 예를 들면, 멜라노좀, 케라틴, 신경분비과립 등을 전자 현미경으로 찾아내면 종양 세포의 기원을 밝히는 데 도움을 주며 또 감별 진단에 도움을 주기도 한다.

2) DNA의 변화

악성도가 증가할수록 DNA의 양은 증가하며 악성 세포는 핵이 농염된다. 또 염색체의 비배수성, 다배수성의 유전자를 갖기도 한다.

3) 종양의 성장속도(growth speed)

일반적으로 양성 종양은 수년에 걸쳐 서서히 성장하나 대부분의 악성 종양들은 신속하게 성장하는 것이 특징이다. 그러나 실제로 종양의 성장 속도에는 많은 차이가 있으며, 심지어는 같은 장기나 조직형, 나이 또는 세포 고유 성질에 따라 성장 속도가 다를 수 있다.

4) 종양의 크기

종양의 크기는 언제 발견하느냐에 달려 있으므로 종괴의 크기만으로는 양성과 악성을 생물학적으로 구별할 수 없다. 그러나 일반적으로 내분비계 종양은 크기가 클수록 악성 종양일 가능성이 크다.

5) 종양의 육안 발육 형태

종양의 육안 발육형태는 크게 2가지가 있는데 융기 또는 돌출형으로 자라는 종양은 발생모 조직에서 외측을 향하여 외성장성의 발육을 나타내는 경우(그림 6-17)와 모조직의 내측을 향하여 내성장성의 발육을 나타내는 침윤형으로 자라는 경우가 있다. 위암은 위의 점막으로부터 내강 방향을 향하여 융기형으로 자라거나 심부(근층 방향)를 향하여 침윤성 증식하여 표면이 궤양이 생기는 종괴를 만든다(그림 6-18).

그러나 종양 중 대부분의 진행된 암은 종괴를 만들며 주변 간질 조직으로 침윤하면서 증식하므로 표면으로 돌출형과 침윤형의 발육 형식을 동시에 나타내고 있다(그림 6-19, 20, 21).

6) 침윤(infiltration)과 침습(invasion)

거의 모든 양성 종양은 섬유성 피막(fibrous capsule)으로 둘러싸여 팽창성 종괴로 성장하는 것이 특징이다. 팽창성 성장으로 주변을 압박하며 자라고 피막으로 둘러싸인 양성 종양은 외과적으로 완전히 적출될 수 있다. 그러나 악성 종양은 대부분 침윤성 성장을 하여 피막으로 싸여있지 않으나 피막이 없다고 하여 악성 종양을 뜻하는 것은 아니다. 양성 종양으로 자궁 민무늬근종, 혈관종, 림프

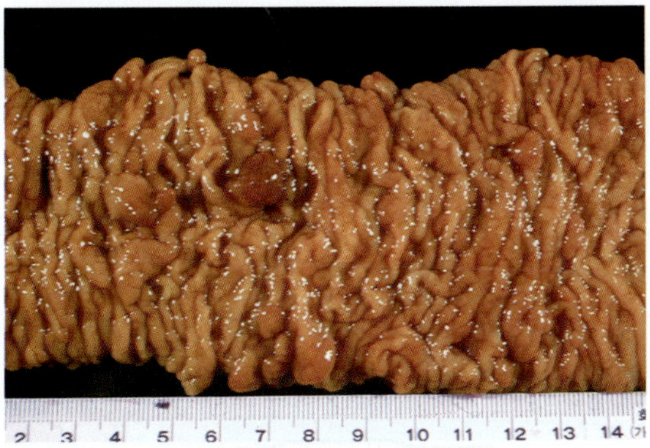

그림 6-17. **대장용종(폴립).** 양성 종양이 외성장성으로 자라나고 있다. 주변과 경계가 명확함

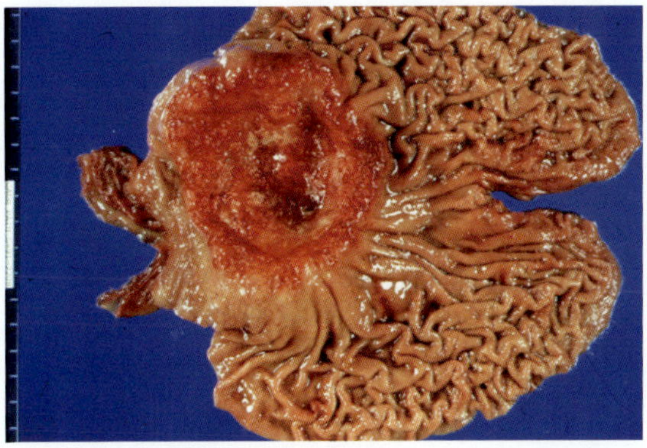

그림 6-18. **진행성 위암.** 악성 종양이 근층으로 침윤하며 내성장하고 표면은 궤양을 일으키고 있음

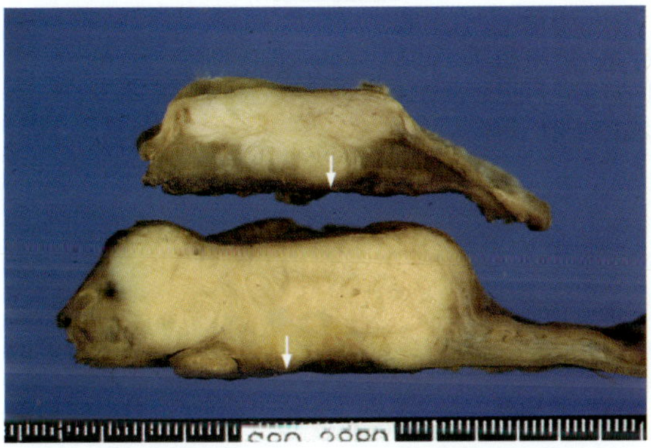

그림 6-19. **진행성 위암의 절단면.** 융기된 위암에서 암세포 위의 장막까지 침윤하고 있다(화살표).

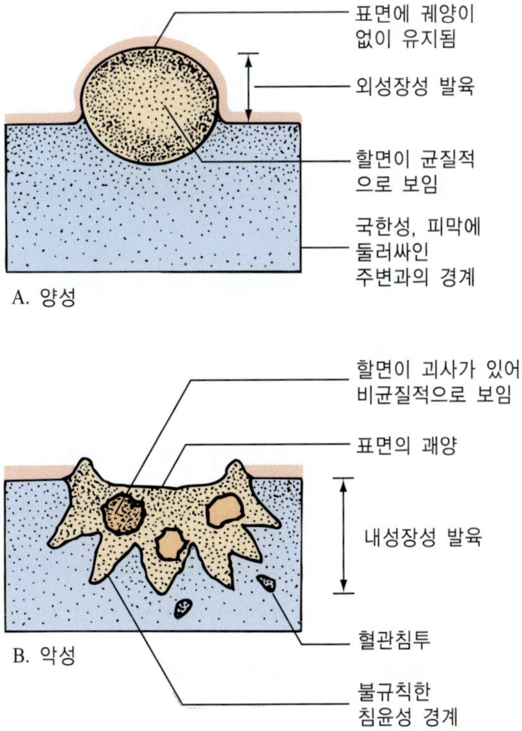

그림 6-20. **양성과 악성 종양의 육안 소견으로 나타난 주요 차이점.** A : 양성, B : 악성

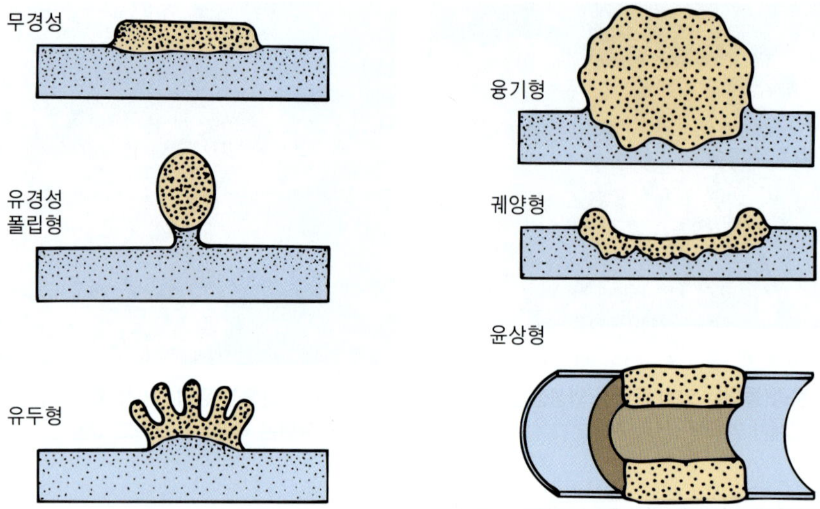

그림 6-21. 다양한 종양의 성장유형. 무경형(sessile), 유경형(pedunculated), 폴립형(polyp), 유두형(papillary) 종양은 대개 양성인 경우가 많고, 융기형(fungating), 궤양형(ulcerated), 윤상형(annular) 종양은 악성인 경우가 많다. 윤상형 종양은 대장암종에서 흔히 관찰되며 장 폐색을 일으킨다. 무경성이란 넓은 기저를 갖고 있다는 뜻임

종, 진피섬유종 등은 피막이 없기 때문이다.

악성 종양은 주변조직에 침윤(infiltration) 및 파괴하며 성장을 하는 것이 특징이므로 암을 외과적으로 완전히 제거하는 데에 어려움이 있다. 따라서 암을 제거할 때 주변 림프절과 함께 정상으로 보이는 상당한 주변 조직까지도 포함하는 근치술(radical surgery)을 필요로 한다. 양성 종양과 악성 종양을 감별할 수 있는 결정적 소견은 전이이며, 발생조직에서의 침습(invasion)이다. 침습 전 단계의 암종이 있는데, 이는 상피내암종 혹은 제자리암종(carcinoma in situ)이라고 칭하며, 자궁경부에서 잘 볼 수 있다. 상피 내(in situ) 암종은 세포학적으로 기저막을 침범하지는 않았으나 시간이 경과하면 대부분 기저막을 뚫고, 상피하부의 간질 조직으로 침습한다(그림 6-22).

7) 종양의 증식(proliferation)과 확장(expansion of tumors)

양성 종양은 발생한 부위와 내장기관에 국한되고, 대부분의 경우에 피막에 싸인 형태를 나타내고 있다. 따라서 그 증식 양식은 주위 조직으로 팽창성 또는 확대성으로 넓어진다.

이에 비해, 악성 종양은 주위 조직으로 침윤성으로 발육하고, 정상조직을 침습하거나 파괴하거나 한다. 악성 종양 세포의 대부분은 글리코시다아제(glycosidase), 콜라겐아제(collagenase), 금속단백분해효소인 메탈로프로티나제(metalloproteinase, MMP)와 프로테아제(protease) 등의 분해 효소를 생산하고 있다. 연속 촬영에 의하면, 종양 세포의 덩어리가 우선 유리상태로 되고, 주위로 이동해 간다. 종양세포가 유리성이 되는 이유로써 부착분자의 돌연변이 때문에 암세포의 부착력이 떨어진다고 알려져 있다.

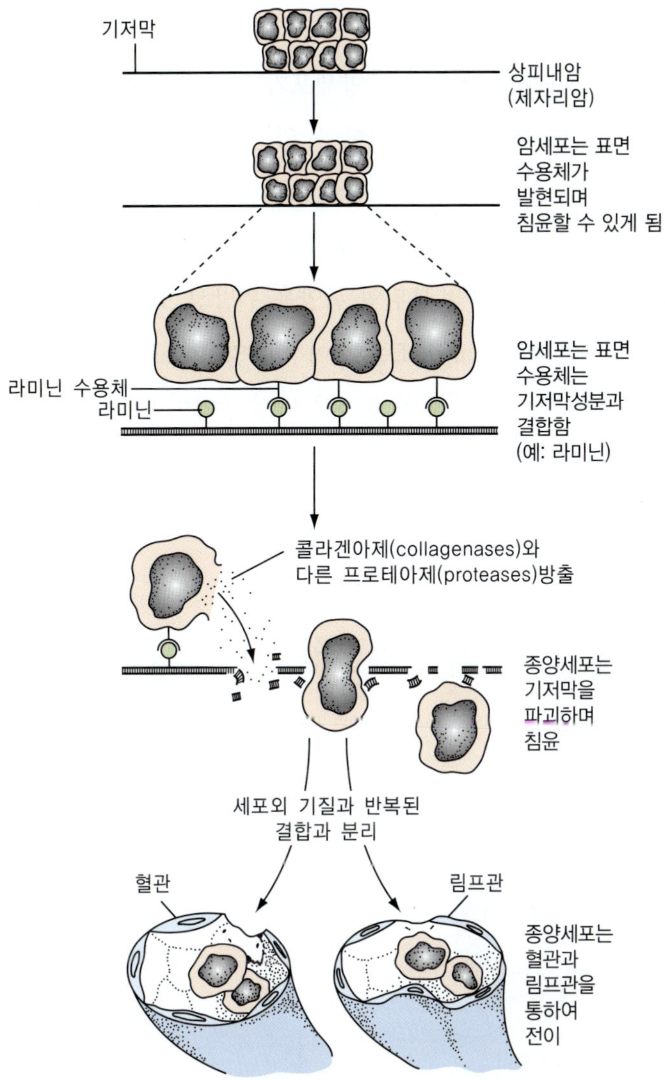

그림 6-22. 종양 세포 침투의 기전. 종양 세포가 기저막을 뚫고 세포외기질로의 침투하는 과정은 3단계로 나눌 수 있다. 첫째, 종양 세포는 기저막 성분과 결합할 수 있는 능력을 가져야 한다. 라미닌 같은 기저막 성분에 대한 수용체가 생김으로 능력을 갖는다. 둘째, 종양 세포는 라미닌과 결합 후 콜라젠아제, 프로테아제를 방출하여 기저막을 용해시킨다. 셋째, 용해된 기저막을 통하여 종양 세포는 세포외 조직으로 계속적으로 세포외 물질과 결합과 분리를 반복하면서 혈관으로 이동(침투)함

암은 점차 최초로 발생한 장소의 종양괴(원발소종양)로부터 유리된 종양세포는 원격의 내장기관으로 운반되고, 그 부위에 정착하여, 거기에서도 증식하고, 때로는 새롭게 종괴, 즉 전이암 결절을 형성하는 경우도 있다. 이와 같이 종양이 원격 장기와 조직에 새로운 종양 병소를 형성하는 현상을 전이(metastasis)라고 한다.

8) 전이(metastasis)

악성 종양의 가장 중요한 생물학적 특성은 종양세포가 원발 부위에서 다른 부위로 확산, 또는 전이(metastasis)된 후 새로운 환경에서 적응 증식할 수 있는 능력을 가지고 있다는 것이다. 전이란 악성 종양이 진행함에 따라 침윤성 암종(invasive carcinoma)은 처음 발생한 부위나 장기(원발 부위, primary lesion)로부터 다른 부위나 장기(림프절 포함)로 퍼져 나가 이차적으로 형성된 암 부위(전위 부위, metastatic lesion)를 말한다. 원발 부위의 종양을 원발성 또는 일차성 종양(primary tumor), 전이된 종양을 속발성, 이차성(secondary) 또는 전이성 종양(metastatic tumor)이라고 부른다. 양성 종양은 전이를 하는 일이 없으므로 전이를 한 종양은 악성 종양이라는 증거도 된다. 암의 전파는 대략 아래의 경로 중 어느 하나를 통해서 일어나는데 ① 림프성 전이 ② 혈행성 전이 ③ 파종성 전이가 있다(그림 6-23).

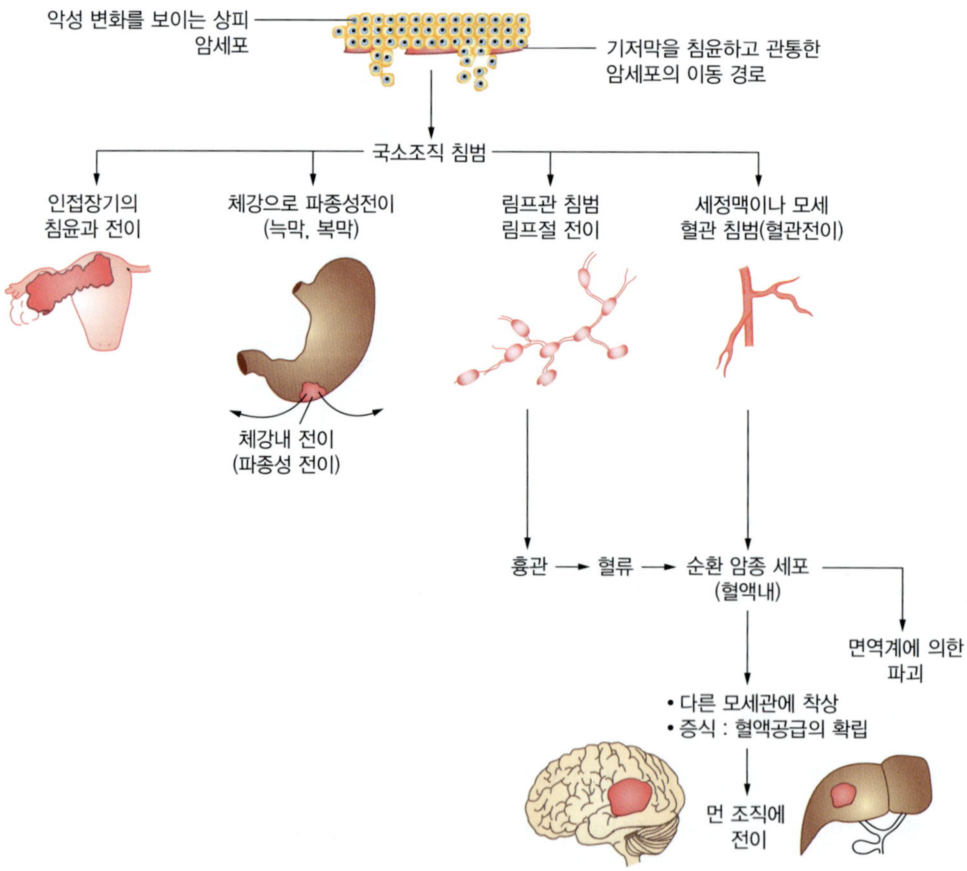

그림 6-23. 암종의 침윤경로와 전이경로. 육종은 기저막이 없다는 점 외에는 암종과 같고 혈행성 경로를 림프행성 경로보다 더 많이 이용한다는 차이점이 있다. 소화기, 이자의 암종은 문맥계를 통해 간으로 전이(이동)한다. 다른 종양들은 폐를 통해 전신순환으로 이동한다. 암세포는 간과 폐를 지나서 전신순환으로 들어가 신체 어느 부위에나 전이할 수 있다. 뇌, 골, 간과 같은 전신 장기는 폐암의 흔한 전이장소임

(1) 전이의 종류

① 림프성 전이(lymphatic metastasis)

암종은 림프성 전이가 많고, 육종은 혈행성 전이가 대부분이다. 그러나 악성 종양이 숙주 내에 광범하게 퍼진 예에서는 림프성 전이와 혈행성 전이가 동시에 많다. 따라서 개개의 종양에서의 전이의 양식은 절대적인 것이 아니다.

림프성 전이는 국소림프절부터 침범한다. 암세포는 림프액을 따라 최종적으로 정맥계로 흘러 들어간다. 폐암에서는 동측의 폐문부 림프절로, 또한 유방암은 유방의 외측상방에 많이 발생하므로 동측의 액와부 림프절 전이를 일으키는 것이 많다. 위암은 림프성 전이가 많고 특히 좌측 쇄골 상와 림프절로 전이되는 것을 비르효전이(Virchow's metastasis)라 한다. 그리고 크루켄베르그 종양(krukenberg's tumor)의 경우 인환세포(signet ring cell)의 존재를 특징으로 하는 난소의 림프 전이성 종양으로 위나 큰창자에서 전이된다(그림 6-24).

수술 시에는 근치술, 즉 원발소의 적출과 동시에 국소 림프절의 청소를 철저하게 수술을 행해야 한다. 청소술의 주요 목적은 잠복된 전이소를 없애는 것이다.

② 혈행성 전이(vascular metastasis)

혈행성 전이에서는 악성 종양 세포가 혈류를 따라서 원발소에서 떨어진 원격 부위와 조직으로 운반된다. 폐, 간, 뼈(골수) 등은 가장 자주 혈행성 전이를 볼 수 있는 내장기관 조직이다(그림 6-25, 26). 실제적으로 생명의 위험성에서 보면, 혈행성 전이가 림프성 전이보다 중요하다. 그 이유는 악성 종양세포가 원발소에서 멀리 떨어진 장기나 조직으로 운반되기 때문에 수술적 적출이 불가능하기 때문이다.

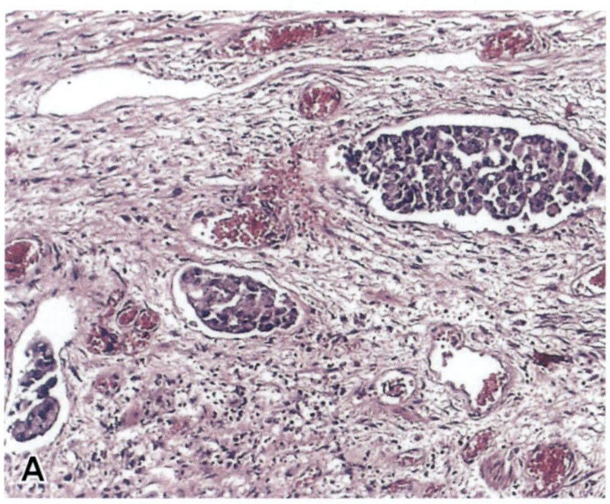

그림 6-24. 암종의 전이는 림프관을 따라서 일어난다. 이 사진에는 난소 조직 내의 여러 확장된 림프관 내에서 암종 세포의 덩어리가 보인다. 따라서 전이암종이라는 것을 알 수 있으며, 원발종양은 위의 샘암종임. H&E 염색

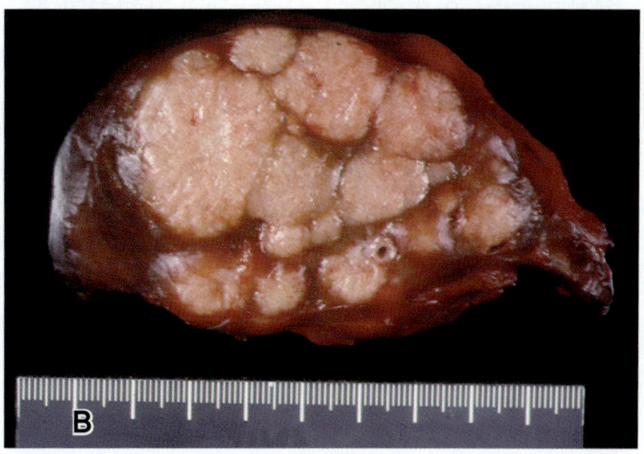

그림 6-25. 폐조직으로 전이된 위암의 폐의 육안 소견. 위암의 폐 전이로 폐 전체에 걸쳐서 다수의 큰 전이결절을 이루고 있음

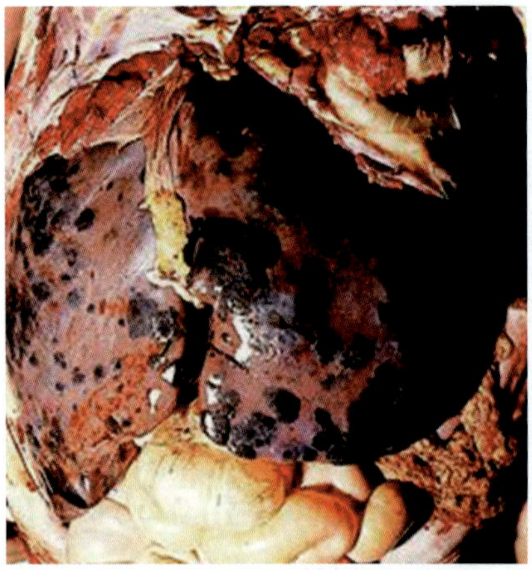

그림 6-26. **전이종양.** 간으로 전이한 종양 결절이 다수 관찰됨

③ 파종성 전이(contact metastasis)

체강표면과 점막 표면에 점점으로 파종, 즉 꼭 종자를 흩뿌린 듯이 퍼진 경우와 수막(meninges)의 표면을 따라서 퍼지는 경우 등이 알려져 있다. 결장암이나 난소암이 복막 표면으로 퍼지는 경우가 많은데 그 상태를 암성복막염(carcinomatous peritonitis)이라고 한다. 이때 결절 모양의 작은 암덩어리가 체가 내에 다수 형성된다.

위암이 진행되면 복강 내에 암병소가 파종되며 심한 복수를 동반하기도 한다. 또 폐암이 흉막에 전이하고, 그 표면에 파종을 형성하는 경우를 암성 흉막염이라고 한다. 또, 소아의 소뇌에 발생하는 수모세포종(medulloblastoma)과 뇌실 주변의 뇌실막세포종(ependymoma)이 수막 표면에 파종성으로 퍼진다.

(2) 전이의 과정

일반적으로, 종양 세포가 원발소에서 유리되어 전이를 하기까지는 다음과 같은 과정을 거친다. 첫째, 혈관 또는 림프관강 내로의 침입, 둘째, 종양 세포가 침입한 부위에서로 유리되고, 종양 색전의 형태로 원격의 내장기관 조직에 도달, 셋째 종양 색전이 그것들의 내장기관 · 조직에 정착(착상), 넷째 정착한 부위에서 혈관벽을 통과하고, 주위의 조직으로 침윤하며 증식하기 시작하고, 다섯째 전이소가 형성되면 전이한 암병소 내에 혈관 신생이 일어난다. 혈관신생은 암세포의 생존과 증식에 중요하며 혈관 생성 인자를 암세포가 분비함도 밝혀져 있다.

혈관 중에서 동맥의 벽은 두껍고 또한 탄력 섬유와 근층을 가지고 있는 것에 비해, 세정맥과 림프관은 함께 벽이 얇기 때문에 종양 세포가 침입하기 쉽다(그림 6-27). 특히 림프관의 내벽은 내피 세포로 덮여 있지만, 내피 세포 간에 간격이 쉽게 넓어지므로 종양 세포가 림프관 내로 쉽게 들어갈 수 있다.

콩팥세포암과 간세포암의 간질은 모세혈관으로 만들어져 있기 때문에, 암세포는 혈관 내에 들어

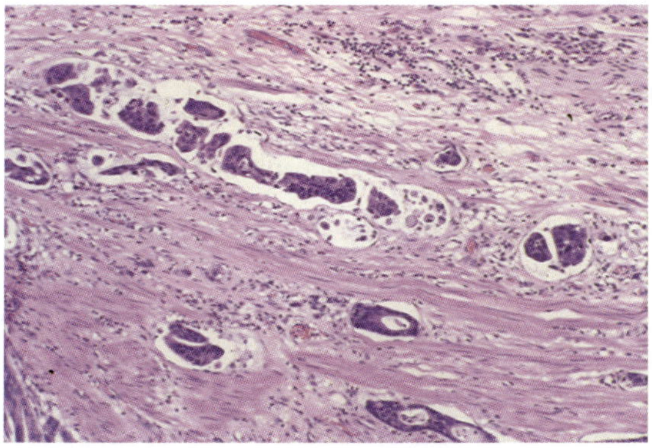

그림 6-27. **위암의 림프관 침습.** 위암에서 위근육층의 림프관 내에 침입한 샘암세포소들이 들어 있음

가기 쉬우므로, 특히 콩팥세포암에서는 신정맥에서 하대정맥, 간세포암에서는 문맥과 간정맥에서 하대정맥을 통해 전이를 일으키기 쉽다. 또한, 위암에서는 는 폐와 뼈(골수)에 혈행성 전이소를 형성하는 경우가 많다.

일반적으로 골전이를 일으키기 쉬운 악성 종양은 전립샘암, 유방암, 갑상샘암, 신경모세포종, 콩팥세포암, 폐암, 위암 등으로 그중에서도 특히 전립샘암과 유방암이 유명하다.

6. 암세포의 구조 및 기능의 변화

정상세포가 암세포로 변형되면 기본적인 구조와 기능 그리고 생화학적 변화를 일으킨다(그림 6-28).

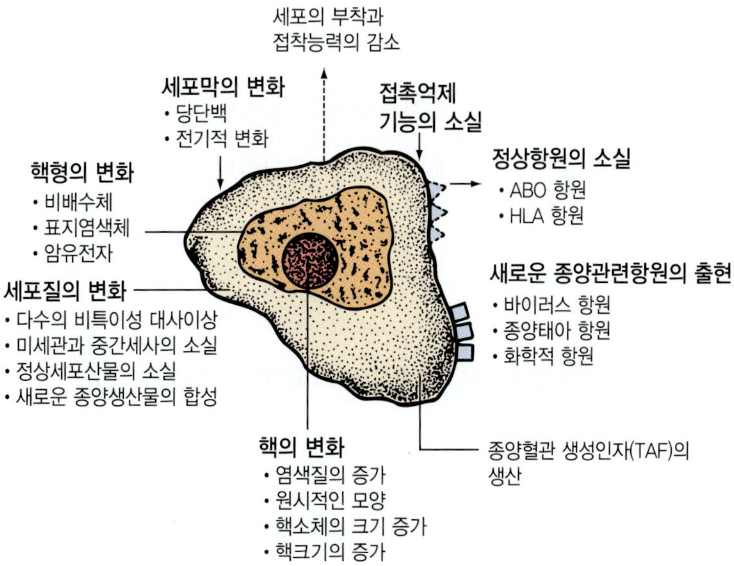

그림 6-28. **종양세포의 변화**

1) 세포막의 변화

암세포로 전환되면 세포막 내에 있는 물질 중 당단백, 파이브로넥틴(fibronectin)의 감소로 인한 세포막의 변화와 세포골격에 변화가 와서 증식하는 세포 간 접촉억제(contact inhibition) 현상과 부착력이 감소된다. 따라서 세포 간 접착 능력은 감소하여 쉽게 떨어져 나갈 수 있어 전이능력이 증가한다.

2) 핵형의 이상

정상에서는 관찰되지 않는 암유전자나 필라델피아 염색체(Philadelphia chromosome)와 같은 표지 염색체가 출현한다든가 염색체 수가 다배수성 또는 비배수성(anuploidy)으로 증가하게 된다.

3) 생화학 기능 변화

암세포에서는 성숙한 세포에서는 생산하지 않는 종양특이의 항원이나 바이러스 관련항원 그리고 태아기에 출현했던 단백이 출현하는 소위 암태아항원(carcinoembryonic antigen, CEA)과 α-fetoprotein (α-FP) 등이 나타나기도 한다. 또 전립샘암에서는 산포스파타제(acid phosphatase)와 같은 효소를, 형질세포종양인 다발성 골수종에서는 면역글로불린이 현저히 증가하는 경우도 있다. 내분비종양에서 자신의 호르몬을 생산하기도 한다. 코르티코스테로이드는 부신겉질의 스테로이드 생산종양에서, 성선자극 호르몬은 GSH 생산종양에서, 부신겉질자극 호르몬은 ACTH을 생산종양에서 생산하는 것은 잘 알려져 있다. 그 외 이소성 호르몬 생산 종양 중에 부신겉질자극 호르몬(ACTH) 생산종양(40~50%)으로는 폐암 중 소세포암(귀리세포암), 항이뇨호르몬(ADH) 생산 종양으로는 폐암과 위암, 부갑상샘 호르몬 생산종양으로는 위암과 폐암 등이 알려져 있다. 이때는 종양에서 생산되고 있으므로 혈중 호르몬량이 정상적인 생체 내 되먹임조절이나 간섭을 받지 않는 것이 특징이다.

종양세포의 기능에 관해서는, 종양 세포의 분화도가 높을수록 정상세포의 기능을 보유하고 있다. 편평세포암은 케라틴을 생산하고, 간세포암은 담즙을 생산한다. 특성은 악성 종양의 감별 진단에 응용되고 있다(표 6-4).

7. 종양의 발생 기전 및 원인(oncogenesis and etiology)

1) 종양의 발생기전(oncogenesis)

정상세포가 종양세포로 되는 과정은 여러 가지 단계가 있다. 개시(initiation)가 제1단계이고, 촉진(promotion)이 제2단계이다. 이것이 2단계 발암 과정의 설명으로, 개시에 작용하는 것을 개시제라

표 6-4. 종양의 일반적 특성의 요약

- 대부분 종괴를 만듦
- 지속적으로 성장한다. 그러나 종양마다 속도는 다름
- 자율적 성장능력을 갖음
- 기원세포나 조직과 구사한 구조를 갖음
- 기원세포나 조직과 구사한 기능을 갖음
- 기원세포와 유사한 항원성을 갖음
- 면역학적인 반응을 유도.
- 정상에 필요한 간질과 혈관의 증식
- 침윤하고 전이
- 압박, 파괴, 전신에 영향을 주며 질병을 일으킴

하고, 촉진에 작용하는 것을 촉진제라고 한다. 여기에 추가되는 단계는 진행(progression) 단계가 있다. 즉 종양세포로 변형된 세포의 지속적인 증식이 있어야 암종이 형성될 수 있기 때문이다. 이러한 여러 가지 단계의 발암 과정은 피부에서 피부암 유발물질인 dimethylbenzanthracene (DMBA)에 의한 모델에서 잘 나타난다. 다단계 발암 과정이라는 것은 암화개시 → 촉진 → 진행 → 암종의 여러 단계를 거친다는 뜻이며, 이러한 의미는 정상 세포가 발암물질의 영향을 받아서 세포 내에 비가역적인 변화를 일으키고, 이것이 진행되어 암이 발생한다고 하는 견해를 기초로 한다(그림 6-29). 인체에서 빌생하는 다수의 악성 종양도 전단계 암종인 전구암종(precancerous tumor)들이 많이 알려져 있다(표 6-5).

2) 종양의 발생 원인(causes of tumor)

종양 발생의 원인은 외부에서 원인이 가해지는 환경 요인(외인)과 생체 또는 세포 자신에게 내재해 있는 유전적 요인(내인)으로 구분된다. 대부분의 종양은 환경 요인과 유전 요인과의 상호작용을 하여 종양이 발생한다고 생각하고 있다.

(1) 환경적 요인(외인성)(environmental factors, extrinsic)

외인성 발암요인으로는 환경 요인이 주원인이며 화학발암물질, 물리적 발암요인 그리고 종양 바이러스가 있다.

① 화학발암물질(chemical carcinogenic substance)

화학발암물질의 최초 발견은 굴뚝 청소부의 음낭에 피부암이 발생하여 연구가 시작되었다. 타르(tar) 성분 중 methylcholanthrene, dimethylbenzanthracene (DMBA), benzpyrene 등의 탄화수소계 발암물질과 아닐린(aniline) 공장의 방광암 발생을 계기로 방향족 아민계 발암물질이 발견

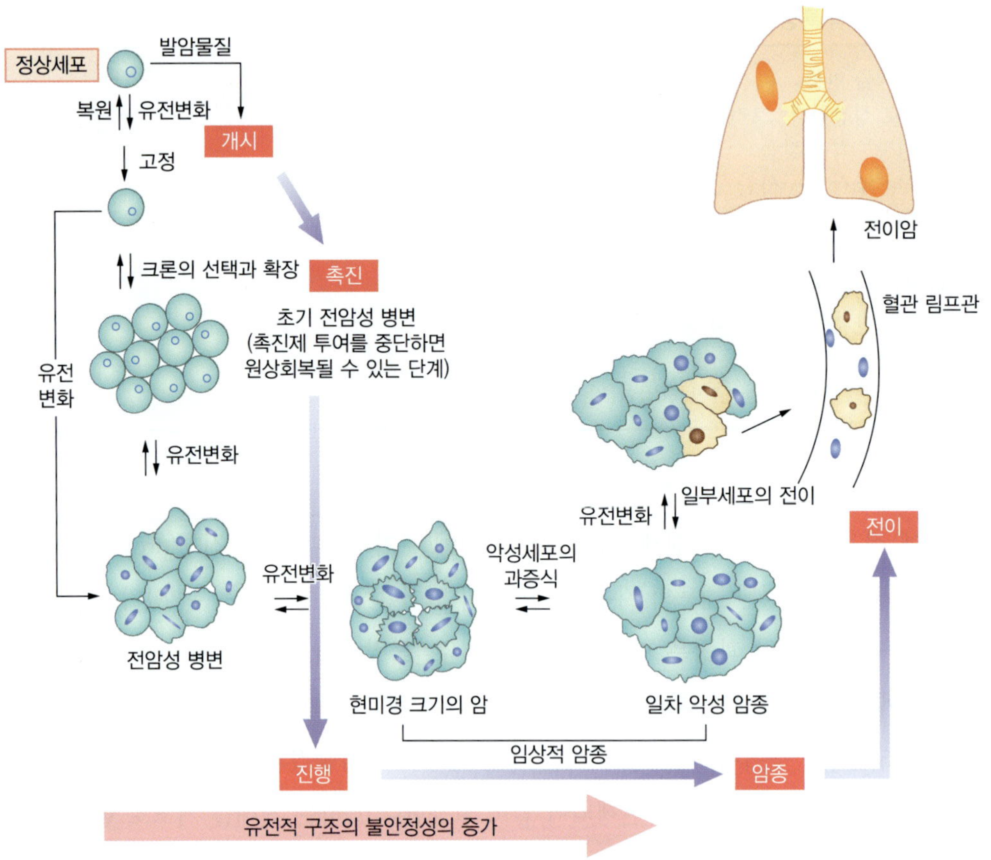

그림 6-29. 종양의 다단계 발생 과정. 암종은 개시 → 촉진 → 진행 → 암종의 여러 단계를 거치면서 암종으로 변화한다.

표 6-5. 악성 종양의 전구병변과 최종병변

전구병변	최종단계 병변(암종)
과형성 자궁속막 유방 : 엽상 및 관 간 : 간경변증	암종 자궁속막샘 암종 유방암종 간세포암종
이형성 자궁경부 피부 방광 기관지상피	암종 자궁경부 편평세포암종 편평세포암종 이행세포암종 폐암종
화생 식도의 샘상피화생	암종 식도의 샘암종
염증성 병변 궤양성 장염 위축성 위염 하시모토 갑상샘염	암종 내장암종 위샘암종 악성 림프종, 갑상샘암종
양성 종양 장샘종 신경섬유종	암종 장샘암종 악성 수반종

되었다. 그 후 아조염료(azo dye), 진균, 특히 아스펠길루스(Aspergilus flavus)의 대사산물인 아플라독소(aflatoxin) 등에 발암작용이 알려졌다. 국내에서도 가장 많은 위암 발생에 니트로소화합물(nitroso compounds)의 관여가 주목되고 있다. 또, 담배(주로 타르)와 폐암, 특히 편평세포암과의 관련성이 잘 알려져 있고, 폐암의 증가는 대기오염 증가와도 관계가 있다.

화학발암물질의 일반 특성은 다양한 화학물질이 관여하고 있고, 대부분은 체내에서 대사되어 최종적인 발암물질로 전환된다(표 6-6, 그림 6-30).

무기화합물로 크롬, 니켈, 비소 등도 약하지만 발암성이 있고, 또 최근에는 석면이 폐암이나 중피종(mesothelioma)과 관계가 있어 사회문제가 되고 있다.

② 물리적 발암 인자

기계적 자극으로 치아의 충치(또는 틀니)에 의한 혀암(tongue cancer)이 있다. 방사성 물질에 의한 자극으로는 X-선 기사의 피부암, 백혈병, 라듐 광산 노동자에게 볼 수 있는 폐암 등이 있으며, 이것들은 직업성 암으로 중요하다. 자외선은 X-선과 마찬가지로 세포 손상을 주며, DNA에 대해서 돌연변이 작용이 있다는 것이 알려져 있다. 예를 들면, 일광과각화증에서 피부암이 잘 발생하고 백인에서 피부암이 많다는 것은 위 사실과 관련이 있다.

③ 종양 바이러스(oncogenic virus)

최근 여러 종의 바이러스가 발암 인자로 알려져 있고, 오늘날까지 약 100종 이상의 바이러스가 알려졌으며, 핵산(유전자의 종류)에 의해서 RNA 바이러스와 DNA 바이러스로 구분되고 있다.

RNA 종양 바이러스에는 HTLV-1 같은 레트로바이러스와 C형 간염 바이러스(Hepatitis C virus), 사람T세포림프친화바이러스(human T-lymphotropic virus)가 있고, DNA 종양 바이러스에는 사람유두종 바이러스(human papilloma virus), B형 간염 바이러스(hepatitis B virus), 카포지육종연관허피스바이러스(kaposi's sarcoma associated herpesvirus), 엡스타인-바 바이러스(Epstein-Barr

표 6-6. 알려진 화학발암물질과 관련된 사항

화학물질	종양	관련사항
polycyclic aromatic hydrocarbons	폐암	흡연과 관련이 깊음
3, 4-benzpyrene	피부암	mineral oil이 지속적인 노출
방향족아민(β-naphtylamine)	방광암	고무나 염색공장에서 일하는 사람
니이트로소아민	소화기암	동물에서 확인됨
아조염색화합물(2-acetylamidofluorene)	방광암과 간암	동물에서 확인됨
알킬레이팅화합물(cyclophosphamide)	백혈병	사람에서는 위험률이 낮음
유기화합물, 비닐클로라이드	간의 혈관암	PVC 공장에서 사용
비소화합물	피부암	현재는 거의 없음

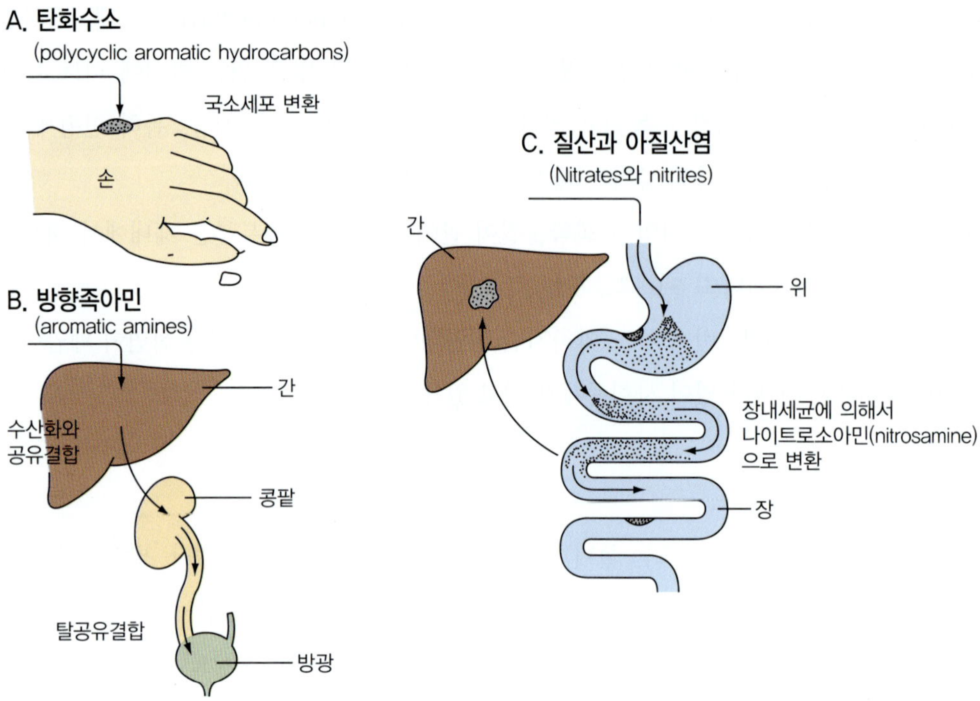

그림 6-30. 전구발암물질(procarcinogens)이 활성 최종발암물질(active ultimate carcinogens)로 변환하는 대사 과정의 요약

virus), 메르켈세포 바이러스(merkel cell polyomavirus) 그리고 사람세포 거대바이러스(human cytomegalovirus) 등이 포함된다(표 6-7).

종양 바이러스의 유전자인 종양유전자(onco-gene)나 DNA 또는 RNA 전사물이 숙주 세포 내 DNA로 주입되는 과정은 다소 다른데, RNA 바이러스는 역전사 효소를 통하여 DNA를 만들고 그 후에 숙주 유전자 속으로 들어가는 단계가 하나 더 있다(그림 6-31).

사람에서는 레트로바이러스(retrovirus)에 속하는 RNA 바이러스인 HTLV-1 바이러스가 성인 T-세포 백혈병의 발병과 관련되어 있으며 이 바이러스의 역전사효소(reverse transcriptase)에 의해서 RNA로부터 DNA를 만들어 숙주 세포의 염색체에 들어가서 세포를 변화시킨다.

아프리카에 흔한 버킷림프종(Burkitt lymphoma)(그림 6-32)이나 비인두암종(nasopharyngeal carcinoma)의 경우에는 엡스타인바르바이러스(Epstein-Barr virus)가 직접적인 원인으로 생각하고 있다.

종양 바이러스의 전달 양식으로써는 수직 전달과 수평 전달이 있다. 수직 전달은 부모로부터 아이에게 전달되는 것으로 RNA 종양 바이러스에 많고, 수평 전달은 개체에서 개체로 전해지는 것으로 DNA 종양 바이러스는 대부분이 수평 전달에 의한다.

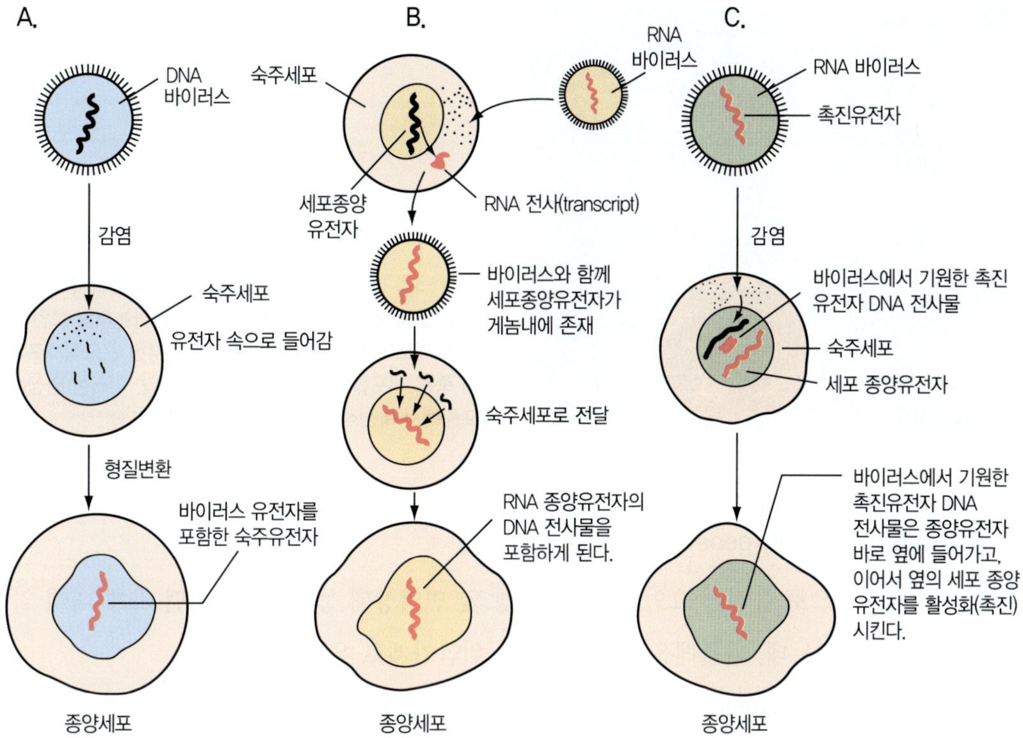

그림 6-31. 종양 바이러스의 유전자나 DNA 전사물(transcripts)이 숙주의 세포 내 DNA 속으로 들어가는 과정(integration)을 단순하게 도시하였다. A. 종양 DNA 바이러스 유전자 내 유입 : 바이러스의 유전자는 숙주세포 DNA에 그대로 포함된다(1단계 전달). 그 후에 숙주세포는 종양세포로 변환된다. B. 급성 형질 변환성 종양 RNA 바이러스 : 다른 세포로부터 얻은 세포 종양 유전자의 RNA 전사물을 숙주세포 내로 전달한다(2단계 전달). C. 만성 형질 변환성 종양 RNA 바이러스 : 바이러스에서 기원한 촉진유전자가 세포 종양유전자의 옆에 들어가면서 종양유전자를 활성화시킨다. B의 DNA 전사물은 RNA로부터 얻어진 것이고, 이때 필요한 요소는 역전사효소(reverse transcriptase)이며 따라서 인트론(intron)이 없는 것이 특징임

표 6-7. 발암성 바이러스(oncogenic virus)

분류	바이러스	숙주	종양
RNA 바이러스 레트로바이러스	avian leukemia sarcoma complex	병아리	백혈구증가증, Rous sarcoma
레트로바이러스	HTLV-1	사람	T 세포 백혈병
레트로 바이러스	Human immunodeficiency virus (AIDS virus)	사람	AIDS 관련 림프종
DNA 바이러스 파포바 바이러스 (Papovarvirus)	Human papilloma Virus 유두종 바이러스	사람, 토끼, 소, 개	유두종(후두), 첨규콘딜롬, 사마귀, 자궁경부암
	polyoma virus	생쥐	신생(new born) 햄스터에서 다양한 종양
	SV-40	원숭이	햄스터 종양만 일으킴
헤르페스 바이러스	herpes simplex, type 2	사람	자궁경부암?
	Ebstein-Barr virus	사람	인두암, 버킷트림프종(Burkitt lymphoma)
파라폭스 바이러스	B형 간염	사람, 들쥐, 오리	간세포 암종

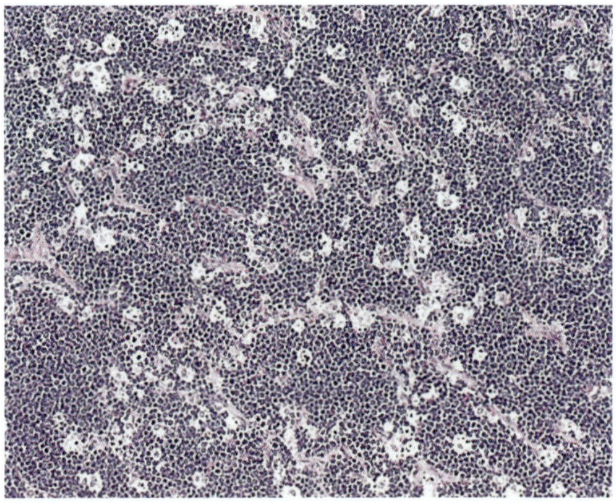

그림 6-32. 버킷림프종. 종양세포 안에 흩어져 있는 큰포식세포 때문에 종양이 마치 별이 빛나는 밤하늘처럼 보인다. 악성 림프종 세포의 사이사이에 세포질이 풍부한 큰포식세포가 출현하여 죽은 세포를 탐식하고 있기 때문이다. 이러한 양상은 버킷림프종에서 특징적으로 관찰된다.

(2) 유전적 요인(내인성)(genetic factors, intrinsic)

내인성의 발암요인으로 유전적 요인, 내분비 환경 및 면역상태 등이 있다. 어떤 가계 내에 일정한 암이 호발되는 일이 있는데, 나폴레옹 1세의 가계는 위암가계로 유명하다.

망막모세포종(retinoblastoma 유전자, Rb 유전자), 신경섬유종증(neurofibromin 유전자, NF 유전자), 윌름스종양(Wilms tumor suppressor 유전자, WT 유전자)이나 가족성 큰창자 폴립증 등은 유전적 요인이 지배되고 있다. 잘 알려진 것으로 망막모세포종의 종양억제유전자(Rbl, retinoblastoma antioncogene)가 있는데, 이 유전자의 결손이 망막모세종을 발생하는 것이 증명되고 있다(그림 6-33).

(3) 면역학적 요인(immunological factor)

면역학의 진보에 따라, 암세포의 종양 관련 항원이 밝혀지게 되고, 종양의 증식과 억제에 개체의 면역 상태가 크게 관계하고 있는 것이 알려지게 되었다. AIDS 환자나 면역 억제제를 사용하는 사람에서 암발생 빈도가 높고, 노년에는 생리적으로 흉선이 퇴축(involution)되어 있으며, 면역 감시 기구를 포함한 면역력의 저하 내지는 면역 불완전 상태가 되어 암발생에 유리한 환경을 제공한다고 생각한다.

(4) 종양유전자(oncogenes)와 종양억제유전자(tumor suppression genes)

정상세포가 어떻게 해서 암화되는가에 대하여는 종양(암)유전자(oncogene)가 사람의 암세포에서도 발견되어 암화와의 관련이 많이 밝혀져 있다.

최근에는 분자 생물학적 방법으로 종양유전자가 발견되고 있고, 기능면에서 중요한 것은 ① src 유전자, ② ras 유전자, ③ myc 유전자군, ④ sis 유전자 등이 있다.

발암과정에서 이들은 정상적인 세포의 변이를 일으켜 정상적인 제어를 받지 않도록 함으로써 암

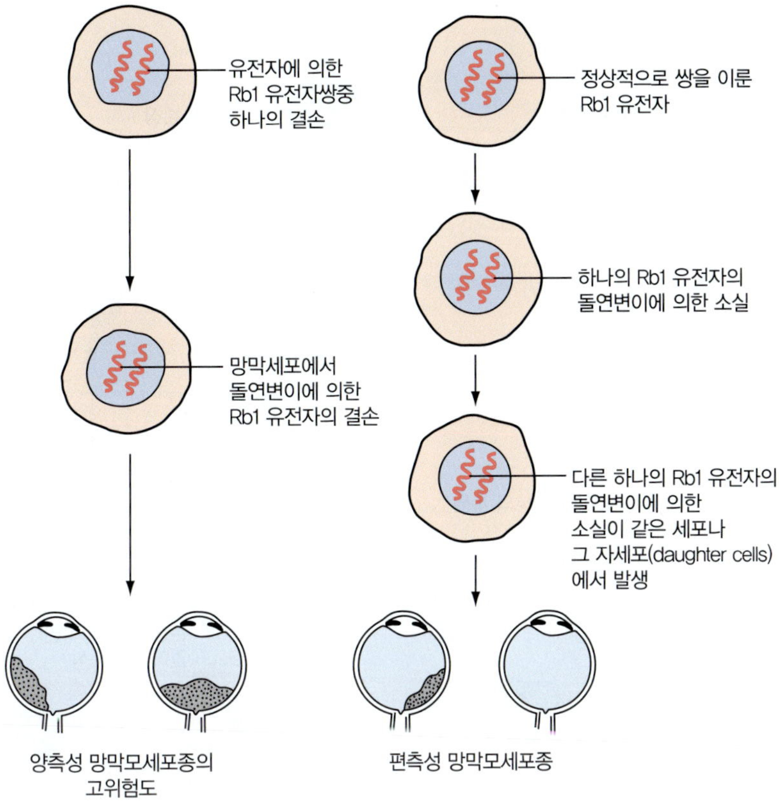

그림 6-33. 종양억제 유전자(항종양 유전자, anti-oncogenes)의 소실과 유전성 망막모세포종. 종양억제 유전자의 소실은 종양을 일으키게 한다. A. 선천적으로 망막모세포종이 발생할 요인을 타고 나는 사람은 정상적으로 쌍을 이루고 있는 Rb1 억제유전자종 하나가 없다. 따라서 하나의 Rb1 유전자만 돌연변이에 의한 소실이 발생하면 망막모세포종이 발생하게 되므로 빈도가 높다. B. Rb1 유전자를 쌍으로 갖고 있는 정상인 사람은 망막모세포종의 빈도가 낮다. 그것은 두 개의 Rb1 유전자가 모두 돌연변이에 의해 소실되어야 되기 때문이다. 따라서 산발적으로 드물게 발생함

을 유발하고 모든 암유전자는 종양유전자의 증폭과 DNA 구조에 돌연변이, 전위 또는 과활성화를 일으킨다고 알려져 있다.

악성 종양인 버킷(Burkitt) 림프종에서는 활성 myc 유전자와 활성 N-ras 유전자가 동시에 검출되지만 큰창자의 일부 양성 종양에서는 활성 ras 유전자만이 검출된다. 추측컨대 ras 유전자만 검출된 큰창자의 양성 종양이 암으로 전환되기 위해서는 한 차례 더 돌연변이가 일어나야만 할 것이다.

세포에서 세포 자멸사(apoptosis)를 유도하는 p53 유전자와 반대 기능을 갖고 있는 유전자는 bcl-2 유전자인데, 이 유전자가 과발현되면 여포성 림프종이 유발된다. 이 유전자의 과다발현의 기전은 유전자의 14염색체와 18염색체 사이의 전좌(translocation), 즉 t(14:18)에 의해서 주변 유전자의 조절기능에서 벗어나기 때문이다. 종양억제유전자로는 p53 유전자가 가장 유명하다. 그러나 이 유전자에 돌연변이가 일어나면 세포자멸사(apoptosis) 유도기능이 없어져 세포자멸사가 억제되므로 세포는 계속 증식하게 되고 그 결과 암을 일으킨다. 대장암에서 70%, 유방암에서 30% 정도가 발견되고 있는데 다양한 암종에서 이 유전자의 돌연변이가 발견된다(그림 6-34).

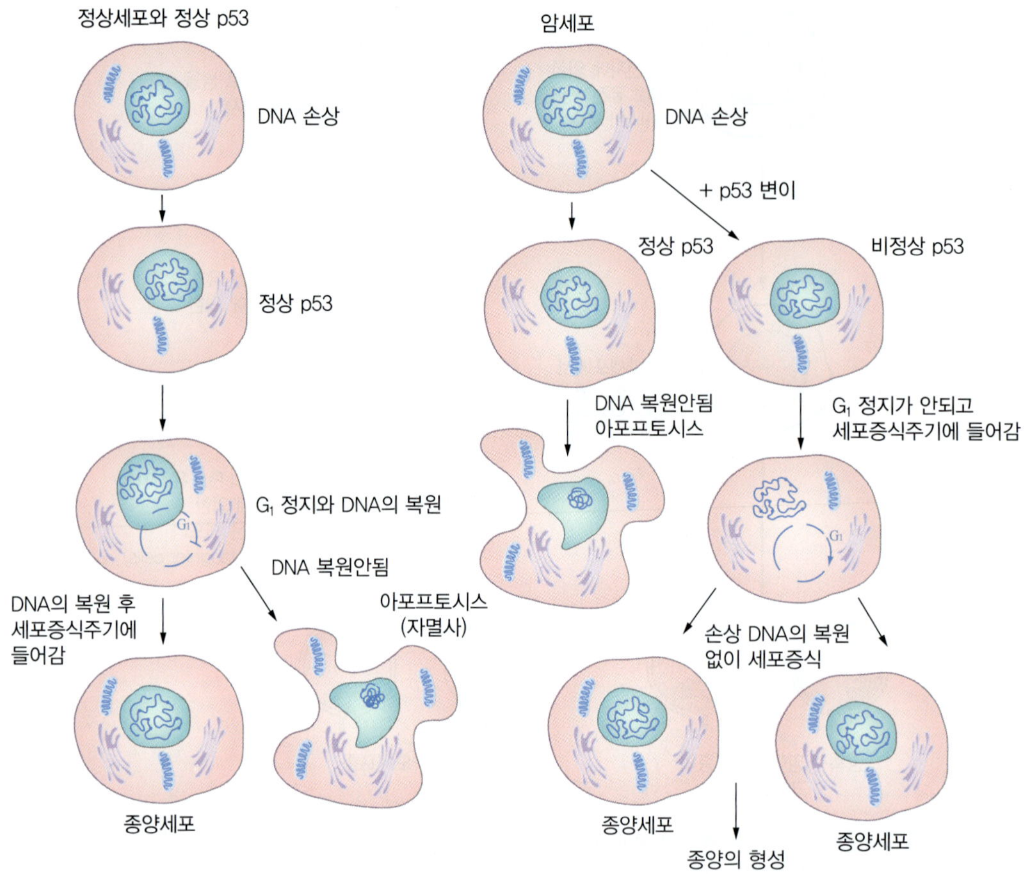

그림 6-34. 종양억제유전자 p53의 작용기전. 정상세포에서 p53의 기능은 손상된 DNA에 대한 반응으로 활성화된 정상 p53에 의해 G1 또는 G2의 정지를 일으킴으로 복원되거나 세포자멸사(apoptosis)를 일으킨다. 반면에 암세포에서는 정상 p53을 갖고 있는 것은 정상적인 과정을 거쳐 자멸사가 되나 돌연변이를 일으킨 p53을 갖고 있는 암세포는 G1 정지가 일어나지 못하므로 계속적으로 증식을 일으켜 종양을 형성하게 되는 것임

3) 발암과정의 요약(summary of oncogenesis)

발암과정은 암세포의 발생의 시작, 지속적인 세포의 증식과 성장으로 형성되는 다단계 과정이며 다세대의 세포로 구성된다. 발암 과정은 돌연변이설과 세포분화 이상설이 있다.

돌연변이설은 어떤 원인에 의해서 유전자인 DNA의 일차 구조에 돌연변이가 생겨, 이것이 발암의 직접 원인이 된다고 하는 생각이다. 한편, 세포 분화이상설은 DNA의 일차 구조에 변화가 없이 세포 내 대사의 기능적 장애에 의해서 분화에 이상이 생겨 종양화에 관계한다고 하는 것이다.

암이란 궁극적으로 유전자의 다발성 돌연변이로 발생하는 질환이다. 화학물질, 이온화 방사선, 바이러스 등 발암성 인자는 돌연변이원(mutagen)이다. 돌연변이원이 모두 발암원은 아니지만 발암원과 거의 동일시하고 있다. 세포의 암성 표현형은 다음 세대의 암세포에 유전된다. 암의 발생에서 유전적 기전뿐 아니라 후천적 기전으로 발현되는 비정상적인 유전자 표현의 역할도 있다고 봐야 한다.

종양 세포로 일단 변하면 자율성을 갖고 성장한다. 종양 세포 성장에서 자율성을 지니기 위해 성장 촉진성 종양유전자(protooncogene)가 활성되면 성장 억제성 종양유전자(antioncogene)는 불활성화 되는 것으로 추정한다.

활성 암유전자가 성장의 자율성에 관여하는 기전에 대해 비교적 많이 밝혀졌다. 즉 c-sis 단백은 PDGF 같은 성장 촉진 인자이거나 아니면 TGF-α 같은 성장인자의 유전자를 조절하는 능력을 상실하게 되는 것으로 생각한다. 그 결과 종양세포는 자신이 다량의 성장 인자에 스스로 영향을 받게 되며 증식하게 된다. v-erb B 등의 종양 유전자 산물은 성장 인자에 대한 결손 수용체로서 성장 인자의 자극 없이도 계속적인 자극을 받은 것처럼 세포분열 자극 신호를 발사한다. 이와는 달리 c-neu의 경우에는 성장 인자 수용체 유전자의 증폭으로 인하여 종양세포는 많은 수의 수용체를 세포막 표면에 표현하므로 정상세포가 반응하지 않는 낮은 치의 성장인자에 대해서도 민감하게 반응하고, c-ras 단백은 외부로부터 자극의 촉발이 없이도 성장자극 신호를 지속적으로 발사하며 세포의 성장이 지속적으로 촉진된다.

발암과정은 다단계 과정으로 개시란 DNA에 가해지는 첫 단계에서 돌연변이를 뜻한다. 그러나 유전자의 돌연변이는 일어났어도 그 세포가 분열을 하지 않으면 암세포의 종괴를 이루지 못한다. 변이세포의 증식을 일으키는 촉진이라는 과정이 곧 뒤따라야 한다. 즉 세포의 증식능이 증가되는 영향을 추가해야 발암과정이 잘 성립된다. 돌연변이된 세포가 증식능을 갖게 되면 주변세포보다 영양공급도 더 요구하며 증식도 더 빠르게 되고, 숙주의 조절을 받지 않게 되므로 지속적인 성장이 이루어져 결국 암종이 형성된다.

8. 종양의 숙주에 대한 작용(host effects by tumors)

모든 종양은 양성이든 악성이든 숙주에 국소적인 영향을 줄 수 있으며, 종양 세포의 고유 기능에 의하여 숙주가 영향을 받을 수 있고, 종양세포 발육의 대사 과정에서 영양을 종양 세포에게 빼앗기게 되어 숙주는 여러 가지 나쁜 영향을 받을 수 있다.

1) 국소적 영향(local effects)

종양은 종괴(mass)의 형성에 의하여 압박, 궤양, 폐색, 출혈, 염증, 기능 장애 등 다양한 국소 영향을 줄 수 있다(표 6-8).

(1) 압박(pressure)

종양의 주변 조직에 대하여 압박을 줄 수 있으며 종괴의 크기 및 부위에 따라 그 영향의 정도가 다르다. 예를 들어 소뇌교각(cerebellopontine angle)부에 발생한 청신경초종(acoustic neurinoma)은

표 6-8. 종양의 국소 영향

국소 영향	원인 및 결과
종괴	조직 종괴(조직 덩어리)로 나타남
궤양	표면상피의 파괴(위, 대장, 구강, 기관지)로 발생함
출혈	궤양이나 미란 부위에서 출혈함
동통	말단 감각신경이 있는 곳을 침범하면 통증이 발생함
경련	뇌종양, 경련의 유형으로 위치를 알 수도 있음
뇌기능 이상	종양의 위치에 따라 다양한 기능장애가 온다
폐색	내강을 갖고 있는 기관의 폐색(기관지 폐색 및 폐렴, 담관 폐색에 의한 황달과 염증)으로 막힘
천공	내장의 궤양이 천공되고 복막염을 일으킴
골파괴	병적 골절, 골의 압박골절이 발생함
부종	장막의 염증과 흉수, 심낭액, 복수가 염증으로 발생함
공간점유성 병변	뇌종양에서 두개골 내 혈압상승, 골수의 암조직 치환에 의한 조혈세포의 소실과 빈혈
감각 및 운동 기능장애	신경의 파괴나 압박, 되돌이 후두신경의 폐암에 의한 침범으로 마비를 일으킴
부종	정맥이나 림프관의 압박이나 폐색으로 수압의 증가로 발생

공간점유성 병변(space occupying lesion), 되돌이 후두신경(recurrent laryngeal nerve)

청신경을 압박하여 난청을 일으킬 수 있으며, 종괴가 커지면 뇌줄기(brain stem) 압박까지 유발할 수 있다.

(2) 폐색(obstruction)

종양이 돌출성 또는 침윤성 발육을 하면서 종괴는 비교적 좁은 관내강이나 장관 등을 폐색시킬 수 있다. 특히 종양이 폐색을 일으킬 수 있는 장기로는 담도, 식도, 위대장과, 요관 및 요도 등이 대표적이다. 예를 들어 배터 팽대부(ampulla of Vater) 종양은 직경 1 cm 미만의 작은 종괴라도 담도폐색을 일으켜 심한 황달을 유발한다.

(3) 궤양 형성(ulcer formation)

위 · 장관 내강에서 발생한 종양에서 종괴를 덮고 있는 점막에 궤양이 일어날 수 있으며 이로 인하여 출혈이나 이차적 세균 감염의 이차합병증이 발생할 수 있다.

2) 호르몬 분비에 의한 기능성 영향(functional effects by hormone secretion)

종양 세포가 호르몬 생산을 하는 기능성 종양일 때 일어날 수 있으므로 내분비기관의 종양이 대부분이며 양성 종양이 악성 종양보다 기능적 작용을 나타내는 경우가 많다. 이자의 양성 베타세포 샘종(β-cell adenoma)은 인슐린 생산으로 치명적인 저혈당증을 유발할 수 있고 부신속질에서 발생하는 크롬친화세포종(pheochromocytoma)도 노르에피네프린(norepinephrine)의 분비로 인하여 양성 종양에서 심한 고혈압을 초래할 수 있고, 뇌하수체 전엽샘종(anterior pituitary adenoma)은 부신겉질 자극호르몬을 생산하여 쿠싱 증후군(Cushing's syndrome)을 일으키기도 한다. 기능성 종양이 아닌 경우는 오히려 뇌하수체 호르몬 저하증을 유발하기도 한다.

3) 종양수반 증후군(paraneoplastic syndrome)

종양수반 증후군 또는 부종양 증후군은 암환자에서 암의 국소적 혹은 원격 확산이나 종양 조직의 호르몬 생성에 의하여 야기되는 증상 및 확실한 기전이 밝혀지지 않은 여러 가지 증후군이 수반되는 경우를 말하며, 진행된 암환자의 약 15% 정도에서 볼 수 있다.

4) 암종에 의한 악액질(cachexia)

암의 말기에 나타나는 전신증상으로 식욕상실, 전신쇠약, 체력소모 등을 동반하여 심한 체중감소가 나타나는데, 이를 악액질(cachexia)이라 한다.

5) 종양의 표지자(tumor markers)

일부 종양은 알파 태아단백(α-fetoprotein, αFP), 고나도트로핀(human chorionic gonadotropin, hCG)이나 암태아항원(carcinoembryonic antigen, CEA)과 같은 특정한 물질을 과량 분비하여 혈액 내에서 그 물질이 증가하므로 그 특정한 물질을 종양의 표지자라 한다. 이러한 물질은 진단과 환자의 추적 및 예후 또는 재발 상황의 여부 확인에 사용되고 있다(표 6-9).

표 6-9. 종양의 표지자.

종양 표지자	종양
알파 태아단백(αFP)	간세포암, 배세포기원 종양(난황낭종양)
고나도트로핀(hCG)	영양막기원종양, 융모상피암종
산포스파타제(acid phosphatase)	전립샘 암종
암태아항원(CEA)	소화기 종양(특히 대장암), 유방암, 폐암
단크론면역글로불린	골수종, B세포 림프종
CA125	난소종양(암종)
호르몬 산물(hormone products)	각종 내분비 종양, 이소성 호르몬 증후군

일부 종양은 특정한 물질을 생산 분비함으로 혈액 내에서 그 물질을 증명할 수 있어 그 특정한 물질을 해당 종양의 표지자라고 칭한다. 이러한 물질은 진단과 환자의 추적 및 예후 또는 재발 상황의 인지에 사용되고 있음.

9. 종양의 분류 및 특성

종양에 대한 개념을 양성과 악성 그리고 기원과 명명 등을 망라하여 총론적인 개념을 서술한다.

1) 상피성 종양(epithelial tumor)

(1) 상피성 양성 종양(epithelial benign tumor)

① 유두종(papilloma)

유두종은 성장 유형이 사마귀나 닭 벼슬과 같이 돌출형으로 성장하는 종양이며 인유두종 바이러스와 관련이 있다. 종양유사 병변이다. 피부의 편평상피로 이루어지는 경우를 편평세포유두종(squa-mous cell papilloma), 조직이나 하부 요로계의 이행상피에서 발생하면 이행상피 유두종(transitional papilloma), 유방의 도관에서 발생하는 유관 유두종(ductal papilloma)이라 한다.

② 샘종(adenoma)

샘종은 조직상으로, 선관 구조를 취하는 경우를 일반적으로 말하고 있지만, 선관 구조의 유무를 문제 삼지 않고, 선상피 유래의 종양에 대해서 사용하고 있다.

예를 들면, 부신 피질샘종(cortical adenoma)이나 하수체 전엽 유래의 종양을 하수체샘종(pituitary adenoma)이라고 부르고 있다. 유방에서는 섬유샘종(fibroadenoma)(그림 6-35), 위나 큰창자에는 샘종(adenoma)이 자주 보이며, 내강을 향해서 나오는 폴립(polyp) 형태로 자란다(그림 6-36). 폴립은 육안적인 명칭으로, 조직학적으로는 샘종뿐만 아니라 염증성이나 과형성 등 진정한 종양이 아닌 것을 포함하고 있다. 폴립이 샘종인 경우에는 샘종성 폴립(adenomatous polyp)이라고도 한다.

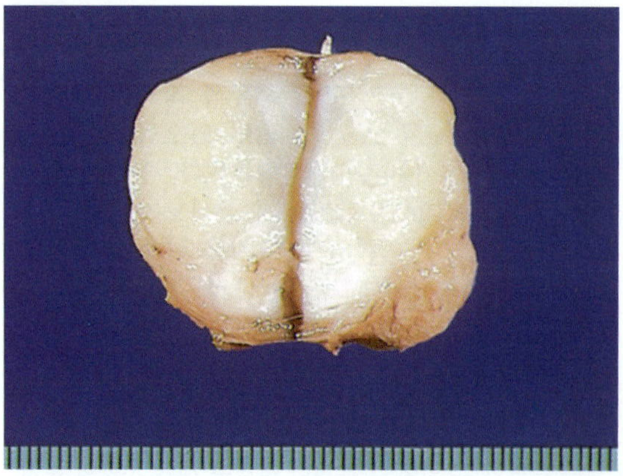

그림 6-35. 두 개의 별도의 섬유샘종들이 반으로 잘려져 있고 종괴의 단면은 단단하고 고무 같으며 회백색이다. 이것도 양성 종양이므로 주변과 경계가 명확하다. 이 종양은 섬유모세포의 증식에 의한 섬유화의 젖관세포의 증식이 동시에 일어나므로 섬유샘종이라고 함

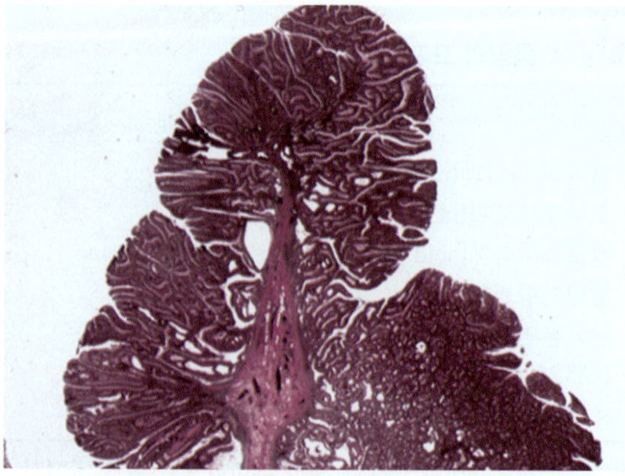

그림 6-36. **큰창자의 샘종(관-융모선종).** 가늘게 나눠진 결합 조직에 의해서 지탱되는 샘종(샘관샘종)으로, 균일한 선관 형성을 확인할 수 있음. H&E 염색

③ 낭샘종(cystadenoma)

난소에 많이 보이며, 큰 주머니 모양을 하고, 내강에 장액성 또는 점액성의 내용물을 집어넣고 있다. 낭샘종은 진정한 종양이지만, 이것과 유사한 것으로 낭포(cyst)가 있다. 낭포는 선관이 확장하여서 주머니 모양이 된 것으로 종양성의 것은 아니다. 낭포 샘종의 상피는 자주 유두상으로 증식하여 유두상 낭샘종(papillary cystadenoma)이라고 한다.

(2) 상피성 악성 종양(epithelial malignant tumor)

① 편평세포암종(squamous cell carcinoma)

편평세포암종은 편평세포에 의해서 덮인 조직에서 유래한 암종이며, 주요 발생 부위는 피부, 구강, 식도 등이지만 편평세포화생을 일으키는 폐, 기관, 상악동, 방광, 자궁경부 등에서도 자주 발생한다(그림 6-37). 조직소견상 고분화형인 것은 편평세포와 동일 구조를 나타내고, 중심에 각질화를 갖는 각질진주(keratin pearl 각질 덩어리는 육안상 흰 진주색과 유사)가 있으며, 각질화가 없는 것은 비각화 편평세포암이라고 부른다. 반면에 저분화의 편평세포암에서는 각질화를 확인할 수 없는 경우가 대부분이다. 편평세포암이나 선암에서 분화 경향의 정도에 따라 통상, 고분화형, 중분화형, 저분화형으로 분류된다. 편평세포암의 분화도는 각질형성 수준으로, 샘암종은 선형성 성노로 나눈다.

② 샘안종(선암종, adenocarcinoma)

샘암종은 샘방(acinus), 샘관(duct) 및 점막의 선상피로부터 발생하는 모든 암종을 포함하며, 공통적인 형태학적 특성은 샘관 구조를 나타내는 것이다. 그러나 분화가 나빠서 선관 구조를 나타내지 않아도 샘상피기원의 암종이 인정되는 것은 모두 샘암이라고 부른다(그림 6-38). 샘암종은 점액을 생산하는 것이 많고, 선강 내에 점액을 볼 수도 있으며, 또한 암세포가 점액소의 안으로 뜨기도 하는데 점액을 많이 생산하므로 점액암종이라고 한다. 또 세포질 내의 점액 때문에, 암세포의 핵이 한쪽으로 떠밀려서 초승달 모양으로 변형되어 인환(반지) 모양이 되므로 인환세포암 또는 반지세포암종(signet ring cell carcinoma)이라고도 한다(그림 6-39).

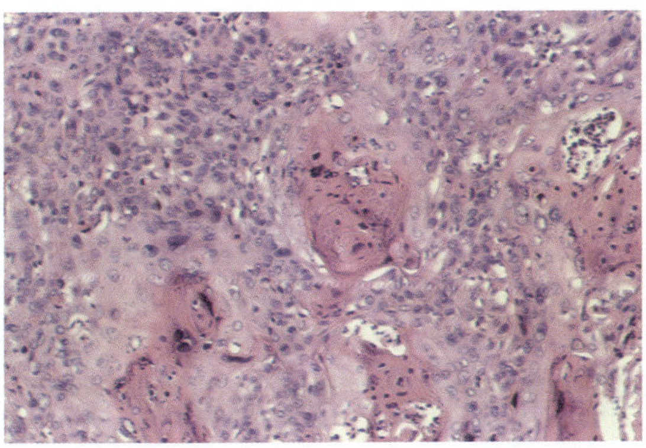

그림 6-37. **편평세포암종.** 자궁경부에서 기원한 편평세포암종이다. 중심에 동심원상의 각화 형성을 보이는 암포소(암진주)가 다수 보인다. 비교적 고분화의 편평세포암임. H&E 염색

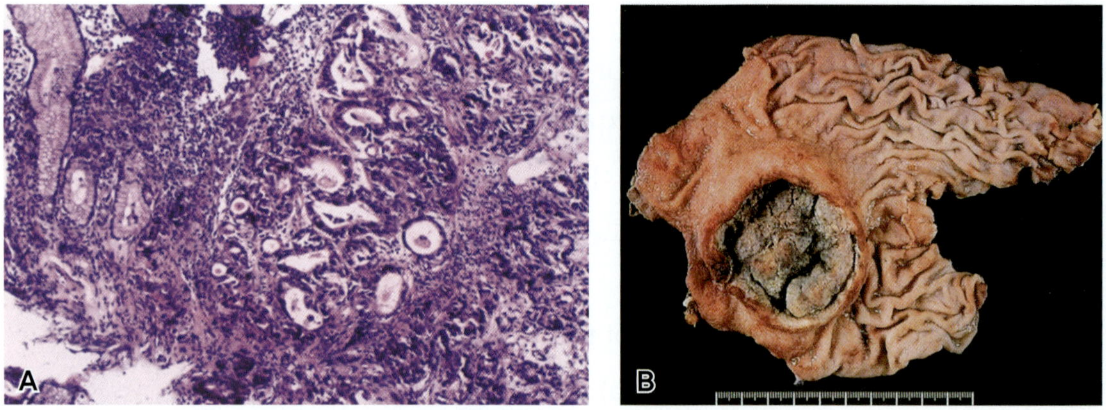

그림 6-38. **위의 샘암종.** A : 불규칙한 선관 구조를 나타내는 중분화형 관상 샘암종(tubular adenocarcinoma)이 침윤성으로 증식하고 있다. H&E 염색. B : 위의 날문전정부의 후벽에 큰 궤양융기형 종괴가 있다. 중앙부의 궤양부분은 괴사가 일어났고, 경계부는 들어 올려져 있다. 주변 점막주름은 급격히 끊기거나 종양의 침윤으로 두꺼워져 있음

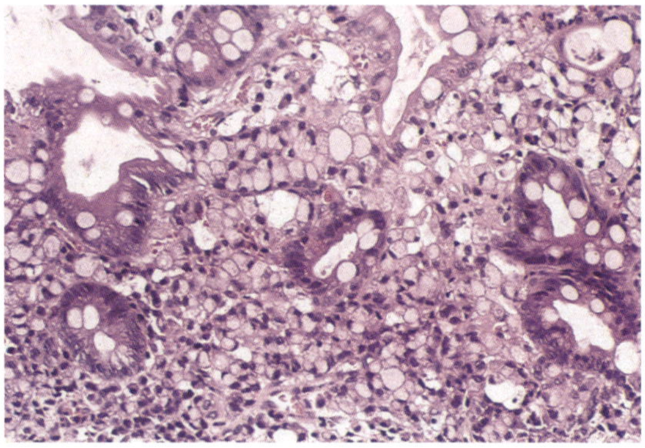

그림 6-39. **위의 인환(반지) 세포암종.** 인환상(반지모양)의 암세포가 위 점막 내에 침윤 · 증식하고 있다. 정상의 위선관은 주변에 남아서 볼 수 있음. H&E 염색

③ 미분화암종(undifferentiated carcinoma)

미분화암종은 분화도가 낮거나 분화가 되지를 않아 암 기원모조직 세포를 알기 어려운 암세포로 이루어진 암종을 말하고 있다. 역형성암(anaplastic carcinoma)이라고도 한다. 암세포가 소형세포로 이루어지면 소세포암종, 대형세포로 이루어지면 대형세포암종으로 분류하기도 한다.

2) 비상피성 종양

조혈조직을 포함하는 간엽계 종양이 대부분이며, 일반적으로 신경계 조직도 비상피성 종양에 포함된다.

(1) 섬유 조직 종양

① 섬유종(fibroma)

양성 종양은 일반적으로 섬유종이라고 하며, 섬유세포와 콜라겐(아교질)으로 이루어진다.

② 섬유육종(fibrosarcoma)

섬유육종은 섬유모세포로부터 발생한 대단히 드문 악성 종양이며, 30~50세에 많고, 방추형 세포의 속상 배열이 교착하며, 전형적인 것은 청어가시 모양의 배열을 한다.

(2) 지방 조직 종양

① 지방종(lipoma)

지방 조직 기원의 양성 종양을 지방종이라고 하며 경부, 어깨, 배부, 전부나 대퇴 등의 피하 지방 조직으로부터 발생한다(그림 6-40). 피막에 둘러싸여 있으며 분화가 잘되어 조직학적으로 정상적인 성숙한 지방 조직과 거의 유사하다.

② 지방육종(liposarcoma)

다리와 후복막에 많은 악성 지방 세포 기원 악성 종양으로, 잘 분화하여서 지방종과의 감별이 어려운 고분화형 지방육종, 수지모양의 혈관과 점액이 풍부한 점액형 지방육종, 분화도가 나쁜 원형세포 지방육종, 이형성이 강한 대형세포가 출현하는 악성도가 높은 다형 지방육종, 그리고 역분화 지방육종의 병리조직학적 유형이 있다.

(3) 근육 조직 종양

① 민무늬근종(leiomyoma)

자궁에 발생하는 민무늬근종이 가장 대표적인 것이며, 이외에 위 · 장관의 근층이나 혈관벽 유래의 것 등이 있다. 양성 종양이고 팽창성 성장을 하지만 진정한 피막형성은 없다. 현미경상 민무늬근세포의 속상배열(fascicle)을 하며 증식하고 있으며, 세포핵은 씨가 담배(cigar) 모양을 나타내는 것이 특징이다. 유사분열을 거의 관찰되지 않는다(그림 6-41).

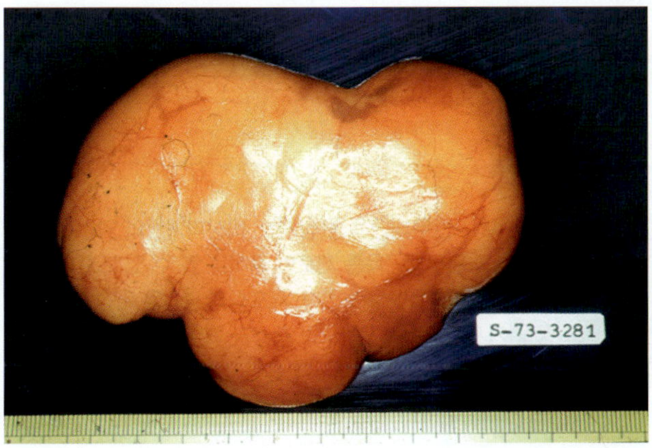

그림 6-40. 지방종. 피하조직에서 발생한 지방종으로 피막에 둘러싸여 있음

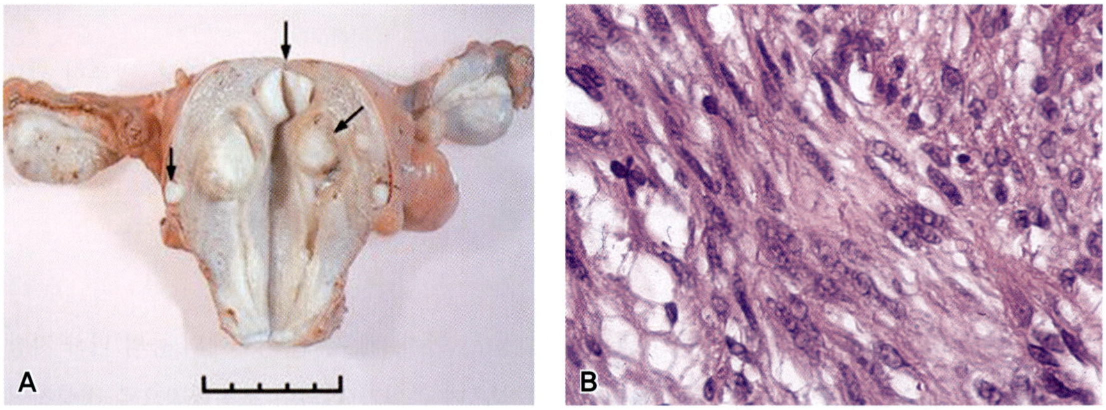

그림 6-41. **민무늬근종.** A. 자궁근종의 육안 소견으로 다수의 민무늬근종이 자궁체부에서 관찰된다. B. 종양세포는 방추형이며 시가모양의 핵이 특징임. H&E 염색

② 민무늬근육종(leiomyosarcoma)

민무늬근육종은 민무늬근에서 기원한 악성 종양이며 50세 이상의 여성에게 많이 발생하고 악성의 판정에는 분열 지수(유사 분열핵/전종양 세포핵×100)를 참고로 한다. 민무늬근종보다 훨씬 세포의 이형성이 더 심하며 세포수도 현저히 증가하고 괴사도 관찰된다(그림 6-42). 무엇보다도 다수의 유사 분열이 진단에 중요하다.

③ 뼈대근육종(rhabdomyosarcoma)

뼈대근육종은 뼈대근에서 기원한 악성 종양이며 연부 악성 종양의 약 20%를 차지하고, 골격근이나 비뇨 생식기 등에서 나타난다. 발생 연령은 10세 이하가 많다, 현미경 소견으로 가로무늬나 데스민이나 미오글로빈생성을 종양세포에서 관찰하는 것이 중요하다.

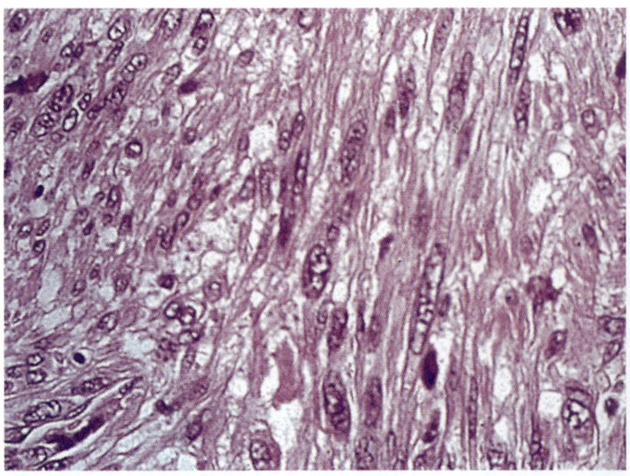

그림 6-42. **민무늬근육종(창자).** 비상피기원의 악성 종양으로 방추형의 민무늬근육종 세포의 증식을 볼 수 있고 증식된 세포는 악성세포의 특성을 보인다. 세포학적 모습은 일정하고 둔탁한 끝을 가지는 핵, 즉 시가모양 핵들과 핵주위의 공포들을 보여준다. 유사분열과 다형성 핵들이 흩어져 있다.

(4) 혈관 종양

① 혈관종(hemangioma)

혈관종은 모세혈관으로 이루어진 모세혈관성 혈관종(그림 6-43)과 혈관 내강의 확장이 현저한 해면상 혈관종으로 구별된다. 전자는 피부에 주로 나타나며, 후자는 피부나 간 등에서 발견된다.

② 혈관육종(angiosarcoma)

혈관 내피로 분화를 나타내는 악성 혈관내피종(malignant hemangioendothelioma) 또는 혈관육종은 유선, 간, 특히 노인의 두피에 많고 예후는 나쁘다. 에이즈 환자에서 호발하는 카포지육종(Kaposi sarcoma)은 기회감염을 잘 일으키는 헤르페스 바이러스(제8형)와 림포카인과의 관련성이 깊다고 생각한다.

3) 혼합종양과 기형종

(1) 혼합종

대부분의 종양은 단일 세포계로 구성되지만, 드물게 2배엽 조직으로 이루어지는 것이 있다. 이것을 혼합종(mixed tumor)이라고 하며(그림 6-44), 타액선에는 다형 샘종(종양이 관상피와 연골조직을 동시에 함유하고 있는 양성 종양)이 있고, 유선에는 섬유 샘종(종양이 섬유모세포와 관상피의 증식이 동시에 혼합되어 성장하는 양성 종양)이 가장 잘 알려지고 있다. 콩팥에서 호발하는 혈관근지방종(angiomyolipoma)이 있다.

(2) 기형종(teratoma)

3배엽 기원의 종양은 기형종(그림 6-45)으로 불리고, 난소, 고환, 종격이나 뇌 등에 발생하며, 그

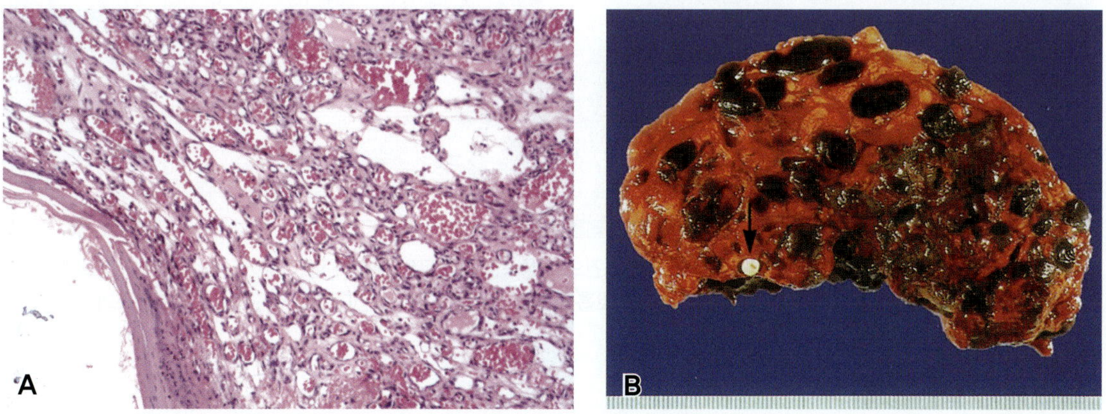

그림 6-43. **혈관종.** A : 모세혈관의 증식이 현저하므로 모세혈관종에 해당함. H&E염색. B : 붉게 보이는 지방조직 내의 검은 혈액으로 차 있는 여러 개의 공간이 관찰된다. 검게 관찰되는 부위는 혈액으로 차 있는 큰 혈관에 해당한다. 오른쪽 반은 상호 연결되어 있는 공간을 보여 해면상 혈관종을 나타내고 있다. 황백색 정맥 결석이 왼쪽 아래에서 관찰된다.

유래가 되는 모세포는 배세포이다. 이 중에서 특히 충실하게 고형 종양의 형태를 나타내는 경우는 미숙한 조직이 많이 혼재하고, 악성인 것이 많기 때문에 주의가 필요하다.

기형종의 조직 내에 가장 많이 보이는 것은 피부와 부속기(피지선)와 중추 신경 조직이고, 여기에 여러 가지 것이 혼재한다. 호흡기계의 점막, 연골 조직, 소화관 등은 혼재하는 조직 중에서 많은 것이다. 또한, 미숙한 내장기관이나 미숙한 조직이 많이 보이는 예도 있으며, 이와 같은 것을 미숙 기형종이라고 한다. 일반적으로 미숙 성분이 많을수록 병후의 결과에 대한 의학상의 견해는 예후가 저악성 종양의 수준으로 나쁘다고 알려져 있다. 이것에 대해서, 잘 분화된 조직만으로 이루어진 것을 성숙 기형종이라고 부른다(그림 6-46).

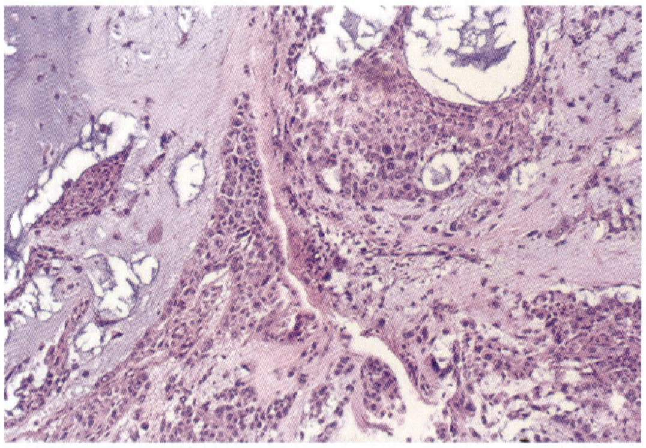

그림 6-44. 혼합종. 종양의 우측에는 관모양 상피세포의 증식이 관찰되며 좌측에는 다량의 점액 물질과 연골로의 분화가 동반되고 있음. H&E염색

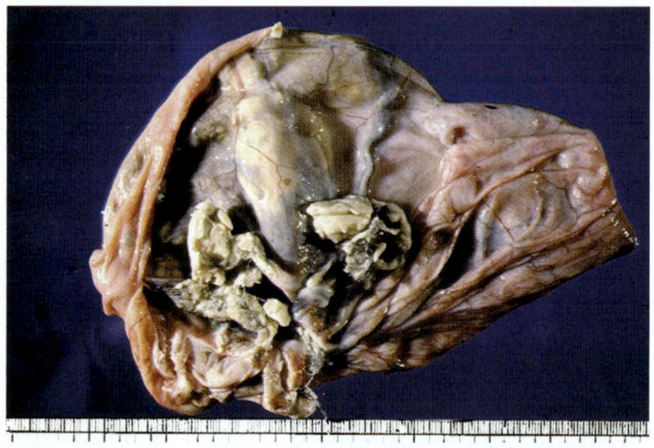

그림 6-45. 낭성 기형종. 난소에서 발생한 기형종으로 흔히 노란색 피지 같은 지방조직과 모(머리카락)를 관찰할 수 있음

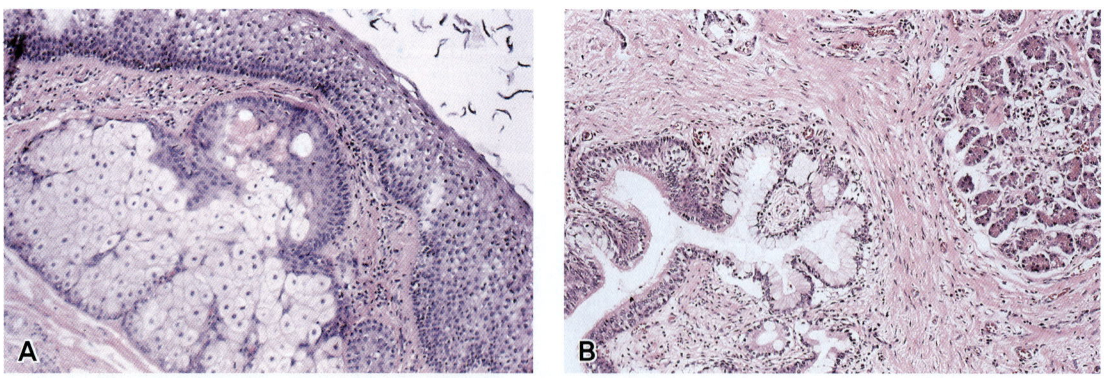

그림 6-46. 성숙기형종, 난소. 성숙 기형종의 현미경 소견으로 성숙한 세포로의 분화가 잘 이루어진 상피와 피지선들이 잘 형성되어 있다. B. 기형종, 난소. 기형종의 현미경 소견으로 호흡 상피와 이자 조직이 보인다. 그 사이에는 민무늬근육의 증식이 있음. H&E염색

10. 암의 임상 고찰(clinical reviews of cancers)

1) 암의 병기(cancer stages)와 TNM 분류(TMN classification)

암 조직의 발육과 임상 증후의 결과에 대한 의학상의 견해와의 사이에는 큰 차이가 있다. 국제 대장암 연합(UICC)은 병기의 수적 표현의 시도로써 TNM 분류를 제안하였다.

T (primary tumor) : 원발소의 크기, 침윤의 정도를 나타내어 T_0, T_1, T_2, T_3, T_4 등으로 분류

N (regional lymph nodes) : 국소 림프절의 이전과 증식의 정도를 나타내어 N_0, N_1, N_2 등으로 분류

M (distant metastases) : 원격 전이로 M_0, M_1으로 TNM 분류는 각 장기에 따라 다르지만, 수가 클수록, 종양의 크기, 침윤, 전이의 범위나 증식의 정도가 커진다.

암은 시기나 침윤정도, 임상적 소견에 따라 여러 가지 용어로 불린다.

(1) 조기암(early cancer)

암의 침윤이 장기의 일부에 국한된 것이다. 즉 조기위암에서는 비록 림프절 전이가 있는 경우라도 점막 및 점막 하층까지 침범한 경우까지를 포함한다.

(2) 비침윤암(non invasive cancer)

암이 상피 내에 국한되고 간질로 침윤하지 않는 것이다. 상피내암(carcinoma *in situ*, CIS)이라고도 하고, T_0에 상당한다.

(3) 침윤암(invasive cancer)

암세포가 기저막을 파괴하고 그 주변 간질조직으로 침윤한 암종을 말한다.

그 외 잠재암(latent carcinoma)과 불현성암(occult carcinoma)이라는 용어도 사용된다. 잠재암이라는 것은 생전 임상에서 암의 존재를 발견 못하고 사후의 부검에 의해, 비로소 암병소가 발견되는 것을 말한다. 갑성선이나 고령자의 전립샘에 많다. 이것에 대해 불현성암은 임상적으로 전이소가 있고, 암종의 존재는 분명하지만, 원발 암병소를 발견할 수 없는 것을 말한다.

2) 종양의 진단(tumor diagnosis)

종양을 진단하기 위해 조직학적 진단, 세포학적 진단, 생화학적 진단, 분자생물학적 진단법이 이루어진다.

(1) 조직학적 진단(histopathological diagnosis)

가장 정확하고 많이 이용되는 방법으로 수술이나 생검법으로 병변을 제거하여 형태학적인 진단을 위해 육안 및 광학현미경, 전자현미경, 면역형광법 및 면역조직화학적 방법 등이 있다.

(2) 세포학적 진단(cytological diagnosis)

검사물의 채취방법에 따라 탈락세포검사와 흡인세포검사로 구분된다. 탈락세포검사는 자궁경부 세포검사와 객담세포검사가 많이 이용되고, 흡인세포검사는 갑상샘, 림프절, 유방 등에 많이 이용된다.

(3) 생화학적 진단(biochemical diagnosis)

생화학적 검사방법으로 종양 표지자를 검출할 수 있다. 이 방법은 병리조직학적 진단을 확인하는 보조검사로 이용되고 치료에 대한 반응이나 질병경과를 추적하는 데 이용되는 검사법이다.

(4) 분자생물학적 진단(molecular diagnosis)

유전자 재배열에 근거한 클론 검사로 악성과 양성 구별에 큰 도움을 주며, 제자리부합법으로 종양 유전자의 발현을 확인하여 진단 및 치료방법 결정에 이용된다. 유세포분석법으로 종양세포의 DNA 함량과 세포생활주기로 환자의 예후를 추정한다.

Chapter 07

면역성 질환 (Immune diseases)

1. 면역반응(알레르기)의 개론 [introduction of immune reaction (allergy)]

1) 면역반응(알레르기)의 정의(definition of immune reaction)

면역반응은 외부에서 유입되는 다양한 자극으로부터 자신을 보호하는 기능이라고 할 수 있다. 그러나 인간이 살아가는데 꼭 필요한 면역반응은 자신을 보호하는 순기능뿐만 아니라 자신을 파괴할 수도 있는 역기능도 존재한다. 알레르기(allergy)는 면역(immunity)기능 중 대표적인 역기능으로 이종단백에 의해 노출된 경험이 있는 우리 몸에 다시 같은 이종단백이 노출되었을 때 나타나는 과민반응의 하나이다. 이와 같이 면역 또는 알레르기 반응은 항원의 노출에 의해 나타나는 인체의 반응이며, 조직 내에서는 염증성 변화로 나타난다. 반면 면역 반응의 대표적인 순기능은 예방 접종으로 다양한 질병으로부터 생체를 보호하는 것이다.

(1) 면역반응의 일반적인 특징(general characteristics)

면역반응의 일반적인 특징은 자기와 비자기의 식별이며 자극물질에 대해서 특이적으로 반응하며, 후천적으로 획득한다는 것이다. 또한 한 번 노출된 항원의 경우에는 기억을 하고 있다가 두 번째의 동일한 자극에 대해서 빠르게 반응하게 하며 B 림프구에 의한 면역글로불린, 즉 항체(체액성 면역) 또는 T 림프구(세포성 면역)에 의해 나타난다는 것이다.

항 또는 알레르기에 의한 생체의 반응은 항체에 의한 체액성 면역(humoral immunity)과 T 림프구, 큰포식세포 등 세포가 직접 관여하는 세포성 면역(cell mediated immunity)으로 나타난다. 항원과 항체 반응에는 서로 특이적으로 반응하게 되는데 항원(거대분자)의 부분 중 항체가 만들어지는 부분, 즉 항원성을 갖는 3차원 구조 부위를 항원결정부위(epitope)라고 하는데, 큰 분자에서는 이러한 항원결정부위가 여러 개 있을 수 있다. 항체 중 단클론항체(monoclonal antibody)라는 것은 거대분자의 한 개의 항원결정부위에만 반응을 하는 항체이며 다클론항체(polyclonal antibody)라는 것은 여러 개의 항원결정부위에 각각 특이하게 반응할 수 있는 여러 가지 항체를 동시에 포함하고 있는 것을 뜻한다(그림 7-1).

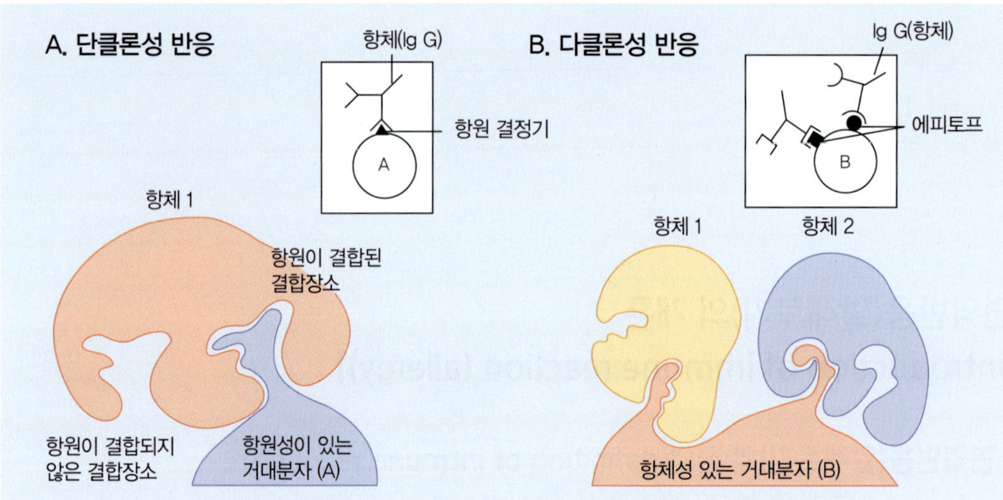

그림 7-1. 항원과 항체 반응(항원결정부위와 항체 특이성) A. 단클론성 반응으로 거대분자(macromolecule) A는 하나의 항원결정부위(antigenic determinant site, 항원결정부위1)가 똑같은 2개의 항원결합장소 중에 하나와 결합함
B. 다클론성 반응으로 거대분자 B는 항원결정부위가 2개가 있는 것으로 그것이 각각 반응하는 항체를 갖고 있다. 결합 장소는 항원의 항원결정부위에 특이적으로 결합함

(2) 체액성 면역(humoral immunity)

항원에는 항원만으로 항체가 만들어지는 단백질을 완전 항원, 지질과 같이 단백과 결합하여 항체를 만드는 것을 불완전 항원(합텐, hapten)이라고 한다. 체액성 면역에서는 항원에 의해 체내에서 해당 항체가 만들어지고, 항원 항체 반응에 의해서 항원의 독성을 잃게 된다.

이 체액성 면역은 혈청 단백 중의 면역글로불린(immunoglobulin, Ig)에 의해 생성되고, Ig G, Ig A, Ig M, Ig D, Ig E의 5종류가 있으며, 이것들은 활성화된 B 림프구인 형질 세포에 의해서 만들어진다(표 7-1). Ig G는 면역글로불린 중에서 가장 큰 역할을 한다. 감염 방어에 도움이 되며, 주로 혈관 밖에서 세균이나 그 독소와 결합하여, 그들의 침입을 막는다. Ig G 면역글로불린은 중쇄와 경쇄로 이루어지며, Y자형을 형성하는데, 파파인에 의해서 Fab부분과 Fc(불변, constant; c영역 또는 정상부)부분으로 나누어진다(그림 7-2). 이 중 Fab부분(가변부 영역, variable; V영역)이 여러 가지로 변화하여 대부분의 항원과 결합한다. Fc부분은 큰포식세포와 림프구의 수용체와 결합하여 세포의 활성화를 촉진한다. Ig G에는 4가지의 아형(subtype)이 알려져 있다. Ig A는 혈청 Ig A와 점막에 포함되는 Ig A가 있으며 2개의 Ig로 되어 있다.

소화관이나 기도 점막에 존재하는 형질 세포에 의해서 생산되며, 점막의 감염 방어에 도움이 된다. Ig M은 분자량이 크고 5개의 Ig로 구성되어 있어서 마크로글로불린(macroglobulin)이라고도

표 7-1. 여러 종류의 항체 분류와 특성

분류	구조	혈중농도 (/dL)	분자량	항원결합 장소	보체활성화	항체활성과 특성
Ig G	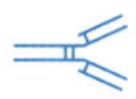	5~15	150,000	2	있음	세포독성, 중화 태반통과 가능 2차면역 반응에 나타남
Ig A	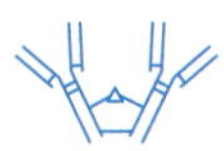	1.5~5	320,000 이중체 (dimer)	4	대체경로를 경유 (alternative pathway)	눈물, 타액, 점액으로 분비됨 J쇄로 결합된 이중체
Ig M	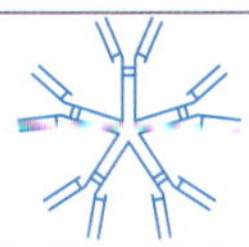	0.5~1.5	900,000 오중체 (pentamer)	10	있음	오중체, 보체활성화, 좁은 응집, 1차면역반응에 나타남
Ig E	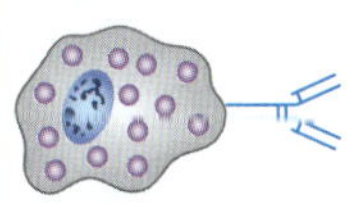	2~4.5 ×10−7	200,000	2	없음	주로 비만세포와 호염기구에 결합, 아나필락시 면역반응, 기생충에 대한 면역반응
Ig D	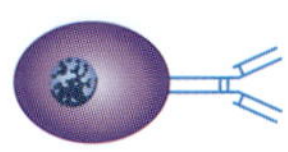	0~0.5	185,000	2	없음	기능을 정확히 잘 모름. 림프구 표면항원 수용체일 가능성 높음

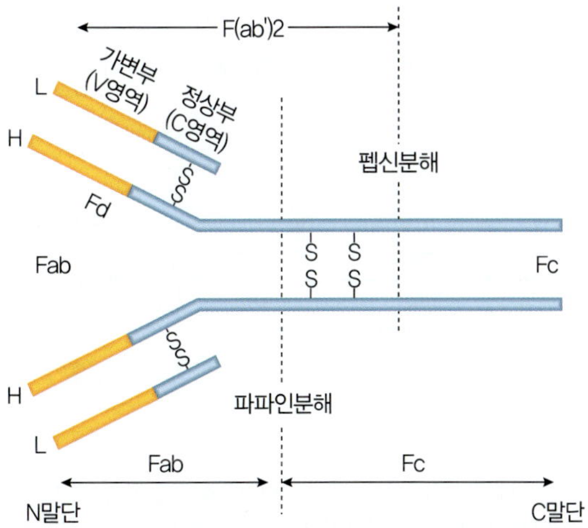

그림 7-2. 면역글로불린(Ig G)의 분자구조

불리며, 분자량이 면역글로불린 중 가장 크다. 가장 원시적인 형태의 면역글로불린이며, 일반적으로 감염 초기에 Ig G에 앞서서 출현한다. Ig D는 다발성 골수종(multiple myeloma)의 환자 혈청에서 발견된 것으로, Ig M과 함께 B세포의 표면에 Ig 수용체로서 출현한다. Ig E는 아토피나 기관지 천식의 환자에서 증가한다. 이 항체의 Fc부분이 조직에 있는 비만 세포, 또는 혈액 속의 호염기구와 결합하여 세포 내 히스타민, 세로토닌의 방출을 촉진한다.

(3) 세포성 면역(cell mediated immunity)

세포성 면역은 체액성 면역과는 달리 면역 글로불린과 상관없이 세포 자신의 접촉에 의한 면역 기구를 말한다. 주체가 되는 것은 T 림프구(T 세포)와 큰포식세포이다. 이 기구는 큰포식세포가 있는 항원을 인식한 후 T 세포에 항원 제시 또는 항원 내용을 정보로서 전달하고, 이 정보를 받은 T 세포로부터 분비되는 림포카인(림프구에서 나오는 생물학적 활성 물질)의 일종인 큰포식세포 활성화 인자(macrophage activating factor, MAF)에 의해서 큰포식세포를 활성화시킨다. 직접 작동하는 세포독성 T 세포(Tc : cytotoxic)도 활성화하는 것이다.

(4) 면역에 관여하는 세포(cells of the immune system)

면역 관련세포에는 림프구(T와 B 세포), 자연살해 세포(Natural killer, NK Cell), 큰포식세포와 같은 항원제시세포(antigen presenting cells, APCs) 등이 존재한다(그림 7-3).

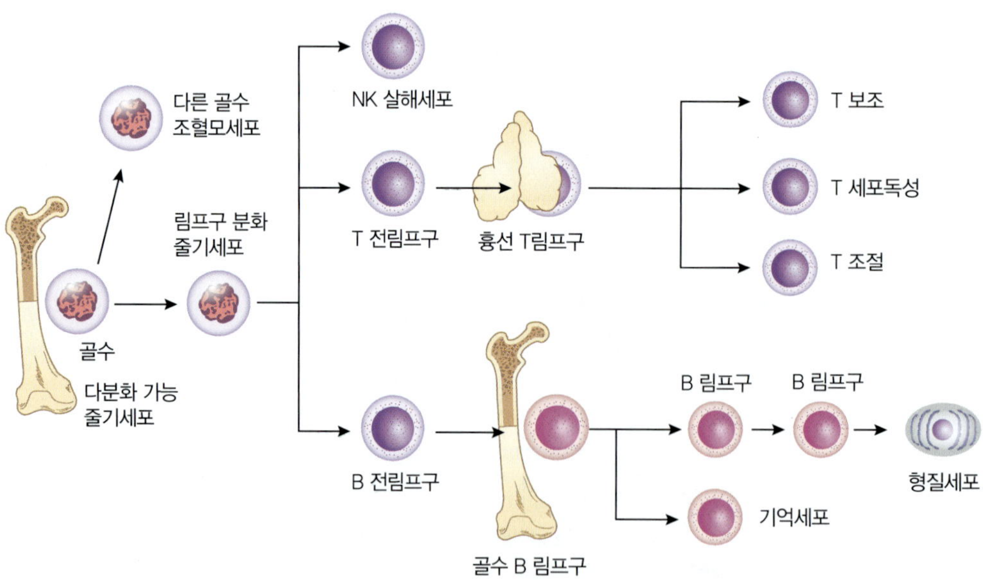

그림 7-3. 림프구의 증식과 분화 태생기에 증식하는 림프구는 유전적으로 조절된다. 줄기세포(stem cell)가 증식하여 수많은 T, B 림프구로 분화된다. 항원 수용체의 다양성이 태아가 성장하면서 이루어지고 생후의 림프구 증식은 면역반응으로 일어난다. 특정 항원을 인지할 수 있는 림프구가 증식하고 형질세포로 분화하여 항체를 만듦

① 림프구

림프구의 종류에는 T, B 림프구가 존재하고 혈액 내와 다양한 림프기관(조직) 내에 위치한다. 림프구의 모양은 비슷하지만 기능적으로는 다르게 작용한다. T 림프구는 골수에서 만들어져서 가슴샘에서 성숙하게 되지만, B 림프구는 골수에서 생성되고 성숙하게 된다.

T 림프구(T lymphocyte, T 세포, 흉선세포, thymic cell 또는 thymocyte)는 세포성 면역의 중요한 역할을 하는 세포로, 피질에서 수질로 이동하면 성숙세포가 된다. 말초혈액에는 60~70%의 T 세포가 존재하고 지라의 동맥주위림프초(periarteriolar lymphoid sheath, PALS)와 림프절의 곁겉질(paracortex) 내에 위치하고 있다. T 세포에는 $CD4^+$ T 세포, $CD8^+$ T 세포, $\gamma\delta$ T 세포, NK T 세포 등이 존재하며, CD4는 성숙 T 세포의 60% 정도에서 발현하고 CD8은 T 세포의 30% 정도 발현한다. T 세포는 항원제시세포(antigen presenting cells)에 의해 활성화되는데, 특히 CD4는 2형의 MHC (major histocompatibility complex, 주요 조직 적합 유전자)를 발현하는 항원제시세포에 의해 $CD4^+$ T 세포(helper T cell)로 활성화되어 사이토카인을 분비하여 $CD8^+$ T 세포와 큰포식세포(macrophage)를 활성화시키고 증식시킨다. CD8은 1형 MHC와 결합하여 $CD8^+$ T 세포로 활성화되며 이를 세포독성 T 세포(cytotoxic T cell)라고 한다. 세포독성 T 세포는 바이러스가 감염된 세포나 종양세포를 직접 공격하여 죽이는 기능을 한다.

B 림프구(B lymphocyte, B 세포)는 F 낭(F bursa) 또는 골수 유래에서 가슴샘을 경유하지 않는 림프구를 말하며 말초혈액에 존재하는 림프구의 10~20% 정도를 차지한다. B 세포는 활성화되어 형질 세포로 분화되며, 면역 글로불린인 항체를 분비하게 된다. B 세포는 항원, 즉 단백질, 지질, 핵산 등의 다양한 구조분자에 의해 자극되며 B 세포수용체를 형성하는 신호 전달단백질과 Ig M 항체를 통해 항원을 인식한다. 활성화된 B 세포는 체액성 면역에 관여하는 항체를 생성하는 형질세포로 분화하며 Ig G, Ig M, Ig A, Ig D, Ig E를 생산한다. Ig G는 항원자극에 의해 형성되는 면역글로불린으로 가장 많이 존재하고 Ig M은 감염초기에 분비되어 인체를 방어하는 면역글로불린이다. Ig A는 점막으로 분비되는 면역글로불린이고 Ig D는 막 면역글로불린으로 B 세포의 표면에 존재하며, Ig E는 비만세포의 표면에서 관찰된다(표 7-1).

② 자연살해 세포(natural killer, NK Cell)

선천적 면역에 관련된 세포로 암세포나 바이러스에 감염된 세포를 죽이는 비특이적 방어기전에 관여한다. 자연살해 세포가 인체의 정상세포를 파괴하는 것을 방지하기 위해 핵을 가진 모든 세포에서 발현하는 1형 MHC를 인식하도록 억제수용체를 발현한다. 즉 활성화 수용체와 억제 수용체를 통해 MHC를 발현하지 못하는 세포를 죽이도록 되어 있다. 바이러스가 감염된 세포나 스트레스로 인해 1형 MHC의 발현이 소실되기 때문에 이들 세포를 공격하여 제거하게 된다.

③ 항원제시세포(antigen presenting cells, APCs)

외부로부터 들어온 병원체와 유해물질과 같은 항원을 탐식하여 림프구에 면역반응을 유발하게 하는 세포로 수지상세포, 큰포식세포, B 세포 등이 존재한다.

수지상 세포(dendritic cell)는 형태학적으로 여러 개의 돌기를 가지고 있는 세포로 깍지수지상세포(interdigitating dendritic cell)와 여포성수지상세포(follicular dendritic cell)가 존재한다. 깍지수지상세포는 대표적인 항원제시세포이고 대표적인 것은 피부에 존재하는 랑게르한스세포(langerhans cell)이다. 랑게르한스세포는 상피를 통해 들어오는 항원을 탐식하는 미성숙수지상세포이다. 또한 림프기관에도 깍지수지상세포가 존재하며 특히 T 세포영역에 존재하여 T 세포에 항원을 제시하여 활성화시킨다. 이들 세포는 심장과 폐에서도 관찰할 수 있다. 여포성수지상세포는 지라와 림프절의 림프소절 내 종자중심에 존재하며 Ig G의 Fc와 보체수용체를 가지고 있어 B 세포에 항원을 제시하게 된다.

큰포식세포(macrophage)는 항원을 탐식하여 작은 펩티드로 분해하게 되고 이를 세포표면에 발현시킴으로써 T 세포에 항원을 제시하게 된다. 항원에 자극 받은 T 세포는 사이토카인을 분비하여 큰포식세포를 활성화시킨다. B 세포(B cell)는 $CD4^+$ T 세포에 펩티드항원을 제시한다.

(5) 사이토카인(cytokine)

사이토카인은 다양한 세포(림프구, 큰포식세포, 섬유모세포, 혈관내피 세포 등)로부터 생산 및 방출되어 림프구나 큰포식세포를 비롯한 여러 가지 세포를 활성화시키는 폴리펩티드이며, 염증반응과 면역반응에 관여한다. 인터루킨(IL), 인터페론(IFN), 종양괴사인자(TNF) 등으로 불리는 것을 포함하여, 상당수에 이르고 있다. 이 중에서 림프구에 의해서 만들어지는 것은 림포카인(lymphokine)이라고 불린다. 특히, 사이토카인 중에서, IL의 기능에 대해서 일부 설명하면, IL-1은 큰포식세포와 B 세포가 생산하여 T, B 세포의 유도 · 활성화, 발열, 섬유모세포 유도 등 면역학적인 현상 외에 염증이나 중추신경계, 내분비계의 활성화에 관여하고, IL-2는 도움 T 세포(Th)가 생산, T 세포의 증식이나 자연살해세포(NK cell)의 활성화를, IL-3은 도움 T 세포(Th)가 생산, 조혈 줄기세포의 활성화를, IL-4는 B 세포가 생산, B 세포의 증식과 IgE 생산을, IL-5는 B 세포가 생산, B 세포의 증식 · 분화와 IgA 생산을, IL-6은 T, B 세포, 큰포식세포, 섬유모세포가 생산, B-세포의 성숙분화를, 또한 IL-7은 간질세포가 생산, 전구 B 세포의 증식 등을 관여하는 것으로 알려져 있다.

(6) 보체(complement)

보체는 혈청 중에 포함되어 있는 물질로 면역과 염증에 관여하는 중요한 물질이다. 즉, 항원 항체 복합체와 함께 알레르기 반응에서 중요한 역할을 수행하는 동시에, 살균, 세포 파괴의 역할을 담당한다. 보체에는 C1에서부터 C9까지의 9종류가 있는데, 보체는 Ig G, Ig M의 Fc 부분과 결합한다.

보체의 활성 경로는 C1으로부터 시작되는 고전적 활성화 경로(주경로)와 C3로 시작되는 대체경로가 있으나 항원에 의한 것은 고전적 경로의 보체반응을 일으키며 세포독성과 염증반응에 관여한다(그림 7-4).

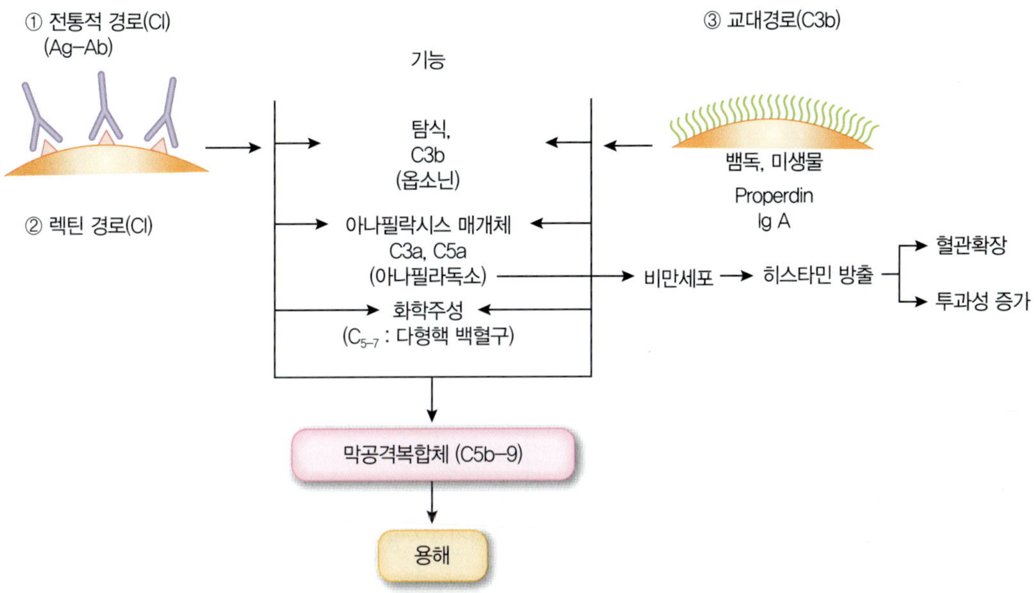

그림 7-4. 보체계와 염증과의 관계 전통적 경로(classic pathway), 렉틴 경로(lectin)와 교대경로(alternative pathway)를 통하여 염증반응에 관여함

2. 면역반응 관련 질환(immune reaction associated diseases)

면역반응과 관련한 질환에는 과민면역반응, 이식거부반응, 자가면역질환, 선천 또는 후천 면역기능을 저하시키는 면역결핍질환 등으로 나눌 수 있다.

1) 과민성 면역반응(hypersensitivity)

과민성 반응이란 외부물질(항원)에 대한 비정상적인 과대면역반응으로 그 결과 숙주 세포나 조직의 손상을 일으키는 질환이다. 이들은 일반적으로 4가지 형으로 나누고 있으며 일부에서는 II형을 둘로 나누어 5가지 형으로 나누어 설명하기도 한다(표 7-2).

(1) 제1형 아나필락시스 또는 즉시형 면역반응(immediate (type I) hypersensitivity)

제1형 면역반응에는 국소형으로 나타나는 아토피(atopy)와 전신형인 아나필락시스(anaphylaxis)가 있고 특히 전신형은 항원 노출 후 즉각적으로 반응이 일어나므로 즉시형 과민반응에 속한다.

표 7-2. 알레르기성 면역반응의 면역기전에 따른 분류

	Ⅰ 형	Ⅱa 형 (Ⅱ 형)	Ⅱb 형	Ⅲ 형	Ⅳ 형
명칭	아나필락시스형 (급성형, 아토피형)	세포독성형 (세포용해형)	자극형 또는 억제형	면역복합체형 (Arthus형, 혈청병)	지연형 세포 면역형
항체의 분류	Ig E	Ig G > Ig M Cytophilic 항체	항수용체항체	Ig G>Ig M>Ig A 용해성 면역복합체	T 세포
보체의 필요성	−	+	−	+	−
항원	외인성 (알레르기원)	세포막 표면	세포표면수용체	외인성 내인성	외인성 내인성(세포막)
피내 반응 최초 반응 육안 소견 병리학적 소견	 30분 발적, 팽진 비만세포 탈과립 호산구 침윤, 부종, 민무늬근 수축	 − − 세포용해 용혈	 − − −	 3~8시간 발적, 부종 혈관벽 호중구 침윤, 급성 염증괴사, 피브린 침착	 24~48시간 발적, 홍반, 경결 큰포식세포, 림프 구침윤, 육아종성 염증, 중심성괴사 를 동반
관련 질병	아토피 기관지 천식 화분증 알레르기성 비염 담마진 식사성 알레르기	면역성 용혈성 빈혈 태아적모구증 무과립구증 전구감소성 자반증 하시모토갑상샘염 류마티스성 질환	갑상샘 중독증 (그레이브스병) 중증근무력증	괴사성 혈관염 전신성 홍반루푸스 막성 사구체신염 류마티스성 관절염 혈청병 농부병	접촉피부염 결핵 투베르쿨린 반응 나병(T−형) 동종이식 거부 반응

처음 항원에 노출된 후 Ig E 항체가 만들어지면 Ig E는 비만세포 또는 호염구의 막 표면에 붙는다. 일단 Ig E와 결합한 비만세포가 같은 항원에 2차 노출되면 비만세포나 호염구 내 과립의 탈과립현상이 일어나며 혈관 활성물질인 히스타민, 세로토닌, 호산구 또는 호중구의 화학주성 인자(eosinophilic or neutrophilic chemotactic factor), 류코트리엔, 프로스타글란딘 등을 방출하게 된다. 또 화학주성 물질은 호중구와 호산구의 집합 또는 침착을 유도한다. 따라서 Ig E와 결합한 비만세포를 일명 무장한 비만세포라고도 한다.

이들 중 히스타민은 기관지 민무늬근 수축, 혈관투과성 항진, 점액분비의 증가를 일으킨다. 이 물질은 초기 5~30분의 조직 반응을 일으키며 60분 이내에 소실된다. 그러나 류코트리엔과 프로스타글란딘은 히스타민보다 강력한 염증 반응을 일으킨다(그림 7-5).

① 제1형 과민성 면역반응(아나필락시스)에 의한 질환

국소형은 인구의 약 10% 정도에서 나타나며 과민반응에 의한 반응이 피부습진, 비염이나 천식과 같이 염증반응이 국소에 국한된 경우를 말한다. 이러한 과민반응은 아토피라는 선천 요인을 타고

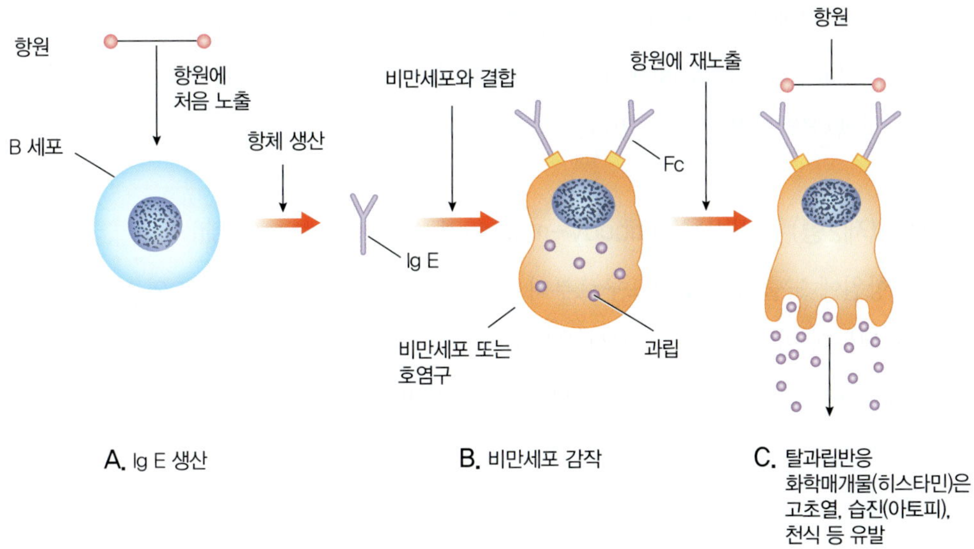

그림 7-5. 제1형 면역(과민)반응. A. 항원이 Ig E를 생산하도록 B세포를 자극함. B. 생산된 Ig E는 비만 세포나 호염구에 Fc부분으로 결합하여 비만세포를 감작시킴. C. 재노출되면 항원은 Ig E와 교차 결합하여 비만 세포로 하여금 탈과립하게 된다. 과립 내에는 혈관 활성아민(히스타민)이 많음

난다. 여러 조직을 동시에 침범할 수도 있다. 즉 기관지천식 환자가 알레르기성 비염, 피부염, 결막염 등 여러 가지를 동시에 가질 수도 있다.

피부에 항원의 재노출은 노출 부위에 과민반응을 일으켜 홍반, 종창, 가려움을 동반한다. 피부반응으로는 급성 피부염, 습진, 팽진(두드러기) 등이 나타난다. 코로 꽃가루나 먼지 속의 항원이 흡입되어 면역반응이 일어날 수 있는데, 임상증상으로는 코점막의 충혈과 다량의 삼출액이 나온다. 고초열이나 알레르기성 비염이 이에 해당된다. 폐에서는 기관지를 통하여 꽃가루와 먼지 속의 항원이 폐포 내로 흡입되어 면역반응이 일어날 수 있다. 임상적으로는 알레르기성 천식 또는 폐렴을 유발할 수 있어 호흡 곤란을 일으키기도 하며 심하면 사망하기도 한다. 장에서는 항원이 음식과 함께 입을 통해서 들어와서 면역 반응이 일어날 수 있으며 흔한 항원은 땅콩류, 생선 등이다. 임상적으로는 복부통증(복통), 경련, 설사 등을 초래한다.

전신형인 아나필락시스(anaphylaxis)는 항원의 주사나 경구 투여 후 전신에 발생하는 면역반응이며 아나필락시스성 쇼크(anaphylatic shock)이라고 한다. 드물게 발생하나 일단 일어나면 응급상태이며 생명을 위협할 수도 있다. 다량의 혈관 활성물질이 짧은 시간 내에 방출되어 순환 장애가 일어난다. 즉 초기에는 피부의 가려움증, 두드러기, 홍반이 수분 내에 발생하고 기관지 수축, 후두부종과 폐색과 쇼크이 일어난다. 사망은 수분에서 수시간 내에 올 수 있다. 부검 소견으로는 민무늬근의 심한 수축에 의한 기관지의 협착으로 인하여 폐부종, 출혈, 폐의 과팽창, 우심실 확장 등이 관찰된다. 대개는 페니실린, 다른 동물의 혈액, 국소마취제, 방사선 촬영용 조영제 등에 의해 감작된 경우에 이미 감작된 항원을 재차 주사한 항원에 의한다. 드물게 입으로 들어간 항원이나 또는 피부로 들어간 항원(벌에 쏘임)에 의할 수도 있다.

혈관신경성 부종(angioneurotic edema)은 아나필락시스보다 조금 덜 심한 형태이지만 혈관신경성 부종이 후두에 발생하면 사망할 수도 있다.

(2) 항체매개(제2형) 과민반응(antibody-mediated (type II) hypersensitivity)

B 림프구가 항원에 노출되면 B 림프구로부터 유래한 형질세포를 통하여 Ig G와 Ig M으로 구성된 항체를 만들게 되는데 이 항체는 외부에서 유입된 항원 단백이나 세포 표면의 항원에 대하여 선택적인 특이 반응을 한다(그림 7-6). 항원의 기원에 따라 조직 또는 세포손상이 다르게 나타나며 임상 질병의 양상도 다르게 된다. 외부에서 기원하면 알레르기라고 하고 내부에서 기원한 경우는 자가면역 질환이라고 한다.

항원이 세포 표면에 붙어 있는 경우에는 항원항체 반응은 용해, 탐식, 세포 독성을 나타내는 형태로 일어난다. 용해는 항원이 항체와 결합 후 보체 활성화를 통하여 나타나므로 적혈구 표면의 항원이 특이 항체와 반응한 후에 보체가 C5-9까지 결합하면 적혈구는 용혈이 일어나 항원의 용혈성 빈혈을 일으키기도 한다.

항원항체 결합 후 보체(C3b)와 결합하면 큰포식세포의 탐식을 용이하게 할 수 있게 되는데 이 현상을 옵소닌화(opsonization)라고 한다. 항체 의존성 세포 독성(Antibody dependent cell mediated toxicity, ADCC)은 항원에 Ig G, Ig E가 결합한 후 Fc수용체를 갖고 있는 세포, 즉 단구, 호중구, 호산구, 자연살해 세포(natural killer cell, NK cell)에 의해서 항원항체 복합체를 탐식하지 않고 표

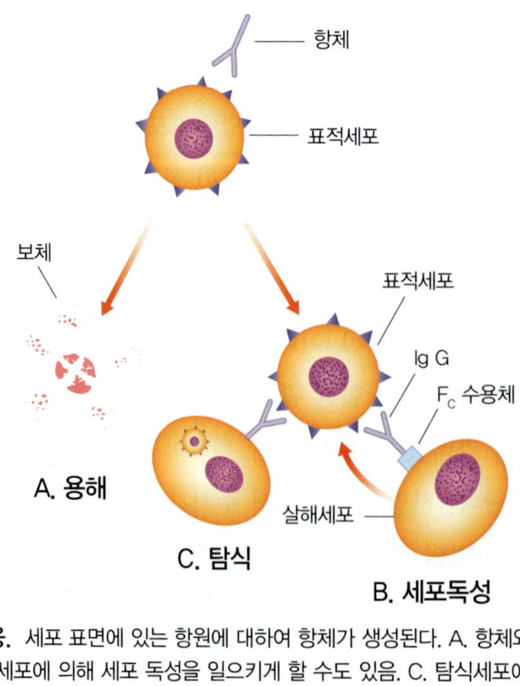

그림 7-6. 제2형 면역(과민)반응. 세포 표면에 있는 항원에 대하여 항체가 생성된다. A. 항체와 표면 항원과의 결합은 보체의 매개로 세포 용해가 일어남. B. 살해세포에 의해 세포 독성을 일으키게 할 수도 있음. C. 탐식세포에 의한 탐식

면에 접촉한 상태에서 세포의 용해 또는 살해가 일어나는 것이다. 종양 또는 거부반응 등에서 중요한 역할을 하고 있다.

세포 기능의 변화는 항수용체 항체에 의하여 일어나는 면역반응이다. 즉 항체와의 결합이 수용체를 통한 신호의 전달 과정에 관여하여 세포기능의 항진 또는 억제를 일으키며 이를 자극성 또는 억제성 과민반응이라고도 한다.

① 제2형 과민성 면역반응에 의한 질환들

적혈구와 관련된 질환에는 수혈반응, 신생아의 용혈성 빈혈, 기타 약물에 의한 용혈반응 등이 있다. 수혈 반응은 수혈이 잘못되어 공혈자의 혈구에 대한 항체를 수혈자가 이미 갖고 있는 경우에 수혈된 혈구가 환자의 혈관 내에서 용혈이 일어나는 것이다. A형의 사람은 B형의 혈구에 대한 항체를 갖고 있으므로 B형 적혈구가 혈액 내로 들어오면 용혈시키게 된다. 이것을 수혈부작용 혹은 수혈반응(transfusion reaction)이라고 한다.

신생아의 용혈성 빈혈은 태아의 적혈구가 산모의 혈액 내로 들어가서 어머니에게 이에 대한 항체가 생김으로써 나타난다. 즉, 어머니에서 만들어진 태아 적혈구에 대한 Ig G 항체가 태반을 통과하여 태아혈액 내로 들어감으로써 태아의 적혈구를 파괴함으로 어머니와 태아 간에 Rh 부적합증(Rh incompatibility)에서 흔히 나타난다. 이 항체는 태반을 통과할 수 있는 Ig G 항체이기 때문이다. 드물게는 ABO 혈액형에서 ABO 부적합(ABO incompatibility) 반응도 일어날 수 있으나 관련된 항체는 Ig M 항체이므로 태반을 통과하지 못하므로 드물게 발생한다. 이러한 경우는 쿰즈검사(coombs test)로 진단한다(그림 7-7). 기타 약물에 의한 용혈 반응으로는 약물이 적혈구 표면에 붙어서 합텐(hapten)으로 작용하는 경우에도 용혈 반응이 일어날 수 있다.

굿패스쳐 증후군(Goodpasture's syndrome) 증후군은 자신의 기저막에 대한 항체가 있어서 콩팥과

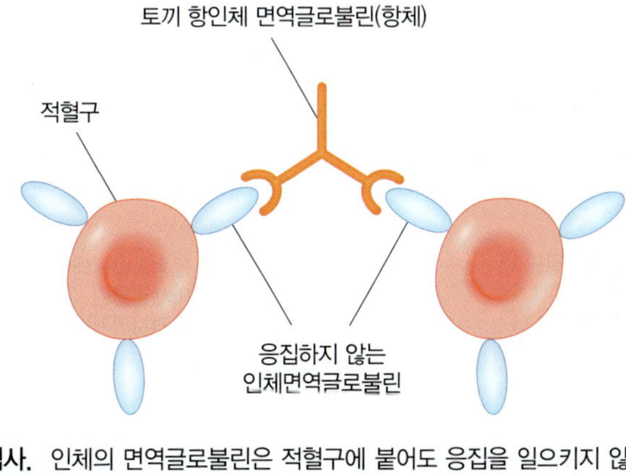

그림 7-7. 쿰즈(항글로불린) 검사. 인체의 면역글로불린은 적혈구에 붙어도 응집을 일으키지 않는다. 그러나 항인체 면역글로불린 항체를 첨가하면 면역글로불린이 붙어 있는 적혈구를 응집시킨다. 즉 RBC에 대한 면역글로불린의 결합 유무를 알 수 있음

폐의 기저막에 면역복합체가 침착하게 되는 자가면역 질환이다. 자가항체로 인해 폐와 콩팥에서 출혈과 괴사성 염증이 일어나므로 출혈성 콩팥사구체염과 폐출혈이 동시에 발생하는 것이 특징이다.

② 자극과 억제 면역반응(stimulative or inhibitory immune reaction)

이 면역 반응에는 항원항체 반응 상태에 따라 장기나 조직의 기능을 자극하거나 항진시킬 수도 있으며, 반면에 억제 시킬 수도 있는 반응이다. 자극성 반응으로는 그레이브스병(Graves disease)이 있으며, 이 질병의 발병기전은 갑상샘 여포세포막에 항원이 있어서 Ig G 항체가 갑상샘 여포세포막에 있는 항원(수용체)과 결합하면 그 세포는 세포막으로부터 자극성의 신호 전달을 받게 되어 갑상샘 호르몬의 합성 및 분비가 증가되는 자극성 과민 반응을 나타낸다(그림 7-8). 반면 억제성 반응으로는 중증근무력증(myasthenia gravis)이 있으며, 이 질병의 발병기전은 Ig G 항체가 운동 종말판(motor endplate)의 아세틸콜린(acethylcholine) 수용체와 결합하여 아세틸콜린 수용체를 파괴하거

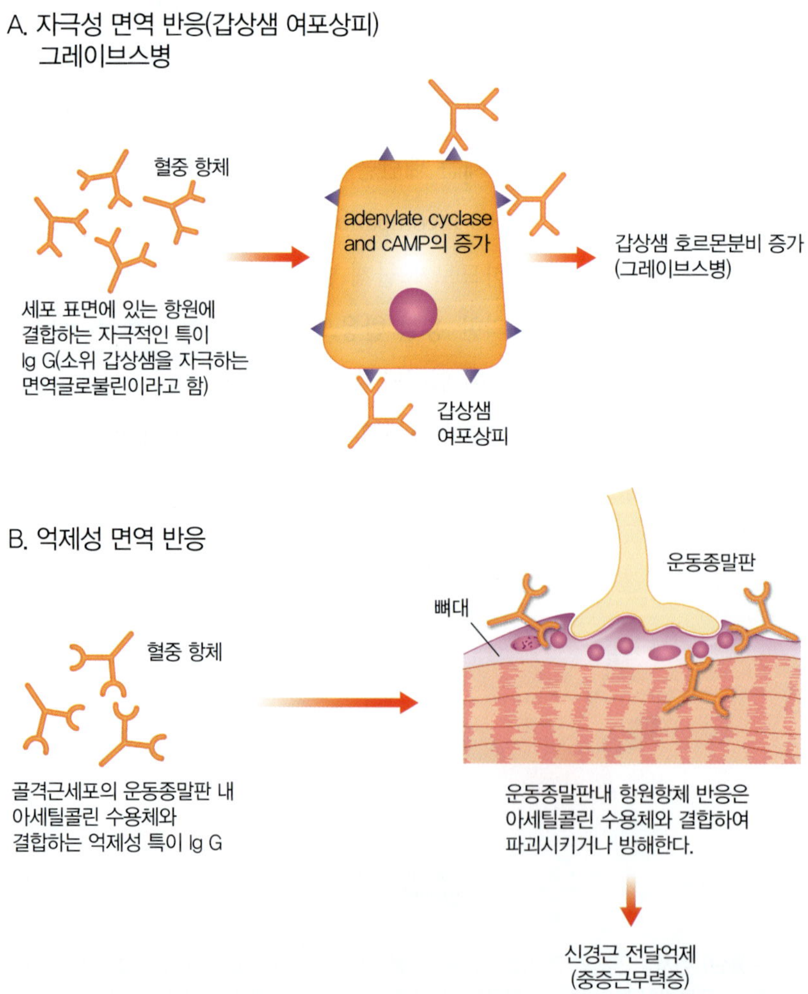

그림 7-8. **제2형 면역반응에서 자극(A)와 억제(B).** 항수용체 항체는 자극성, 억제성 영향을 주나 세포 독성은 없음

나, 아세틸콜린 추가 결합을 억제하므로 신경매개물질인 아세틸콜린의 전달과정을 방해(억제)한다. 그 결과 근육은 쉽게 피로하게 되며 수축력이 약해지는 것을 중증근무력증이라고 한다(그림 7-8).

(3) 제3형 면역복합체 면역반응[immune complex mediated diseases, (Type III) hypersensitivity]

이 과민반응은 면역복합체에 의한 조직손상으로 항원과 항체가 결합하여 면역복합체를 형성한 후 이 면역복합체가 혈관내피세포에 부착하게 되고 그곳에 보체 결합이 일어나면 혈관의 국소 또는 전신 괴사 반응을 일으키게 된다. 관련된 질환에는 아르투스(Arthus) 반응, 혈청병(serum sickness) 등이 있다.

아르투스(Arthus) 반응은 국소에 존재하거나 침착된 면역복합체에 의한 국소혈관의 조직반응이며 항원이 들어온 부위에 국한되어 괴사성 혈관염이 일어나서 조직괴사가 일어난다(그림 7-9).

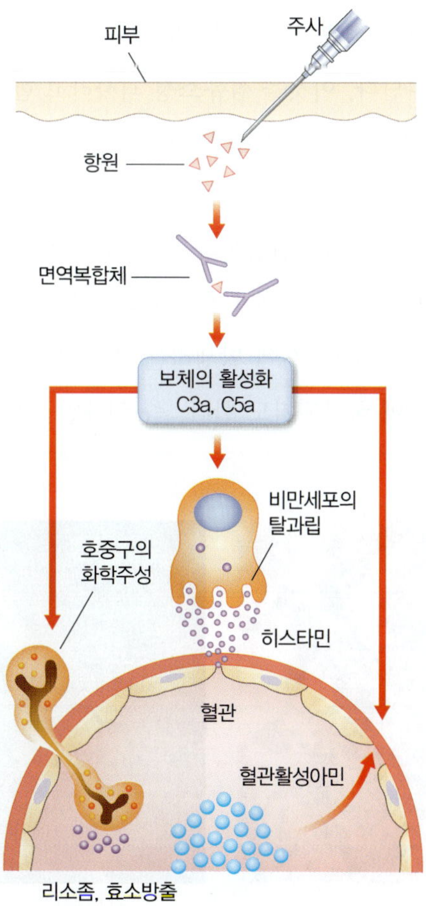

그림 7-9. 아르투스 반응의 기전. 항원을 진피 내 주사하면 국소적으로 면역복합체가 만들어지고 보체의 활성화가 동반된다. 보체 중 C3a, C5a는 내피세포를 수축시키고 비만세포의 탈과립, 호중구의 화학주성을 일으킨다. 면역복합체는 또 혈소판 응집과 혈관활성물질의 방출을 유도한다. 그 결과 혈관벽이 파괴되며 혈전이 형성됨

항원을 반복해서 주사하는 경우 항원을 주사한 곳에 면역 복합체가 형성되어 국소에 괴사성 혈관염이 발생하며 피부에서 잘 관찰된다.

혈청병(serum sickness)은 면역복합체가 혈액 내에 있어 전신으로 순환하게 되므로 전신적인 괴사성 혈관염을 일으키는 면역성 질환으로 비교적 흔하게 발생하는 편이다. 다른 종의 혈청 단백에 대한 항체가 인체 내에 만들어져 있는 상태에서 다른 종에서 만든 항체(예를 들면, 말에서 만든 디프테리아 항독소)를 다시 주사하게 되는 경우 다시 같은 단백이 체내에 들어오면 이때 형성되는 면역복합체가 혈액 내에서 전신으로 순환하게 되므로 전신 혈관염이 발생된다. 괴사성 혈관염의 기전은 면역 복합체가 혈관벽에 침착이 일어나면 비만세포, 호염구에서 히스타민이 방출되어 혈관의 투과성이 증가되며 동시에 보체의 활성화가 일어나며 C3b(옵소닌, opsonin), C5a(호중구, 큰포식세포에 대한 화학주성인자)가 방출되고 C3a와 C5a는 혈관투과성 항진을 일으키고 C5−9 복합체는 세포용해를 일으킨다. 면역복합체는 또 혈소판을 부착하여 하게만 인자(Hageman factor)를 활성화하며 응고계와 키닌계를 활성화할 뿐만 아니라 백혈구의 침윤과 세포 용해를 일으키므로 괴사성 혈관염이 발생하게 된다(그림 7-10).

괴사성 혈관염의 형태학적 특징은 혈관벽에 피브리노이드 물질이 침착되고 다형핵백혈구, 큰포식세포의 침윤, 출혈과 혈전이 나타난다. 이것을 섬유소성 괴사라고 한다. 그 결과 혈관에는 이차적인 혈전생성, 주변 조직의 허혈성 괴사가 일어날 수 있다. 류마티스성 관절염과 홍반성 루푸스에서는 이러한 혈관염을 일으키는 반응이 전신에 일어날 수도 있다.

콩팥사구체염도 기본은 사구체의 모세혈관염이라고 할 수 있는데, 발생하는 기전은 면역복합체가 콩팥사구체의 모세혈관벽에 침착되고 보체가 활성화되며 이로 인해 괴사성 혈관염, 즉 사구체염을 일으킨다(그림 7-11). 연쇄알균 감염 후에 발생하는 후감염성 사구체콩팥염(poststreptococcal glomerulonephritis)과 같이 콩팥에 국한되기도 한다. 즉 연쇄알균에 의해 피부나 편도감염을 앓은

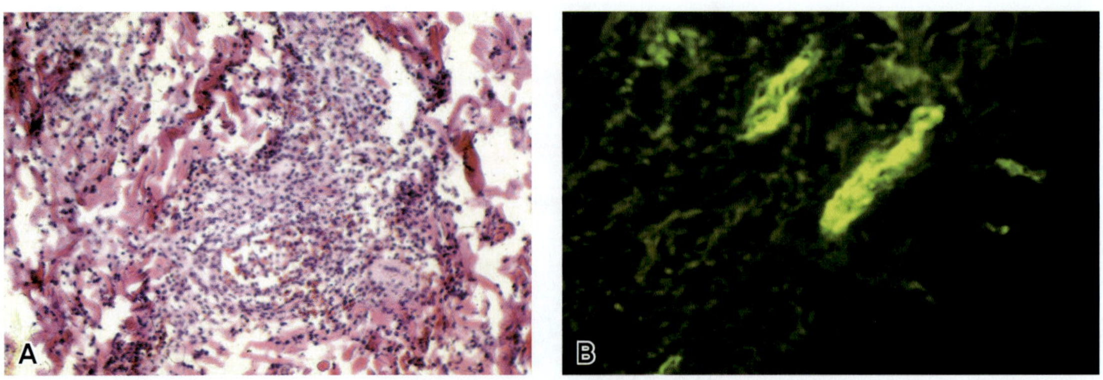

그림 7-10. 괴사성 혈관염

A. 소동맥에서 괴사성 혈관염이 일어나서 혈관이 파괴되고 심한 염증세포 특히 다형핵백혈구의 침윤이 관찰됨

B. 괴사성 혈관염이 일어난 곳에서 피브린의 침착이 형광현미경으로 확인되고 있음

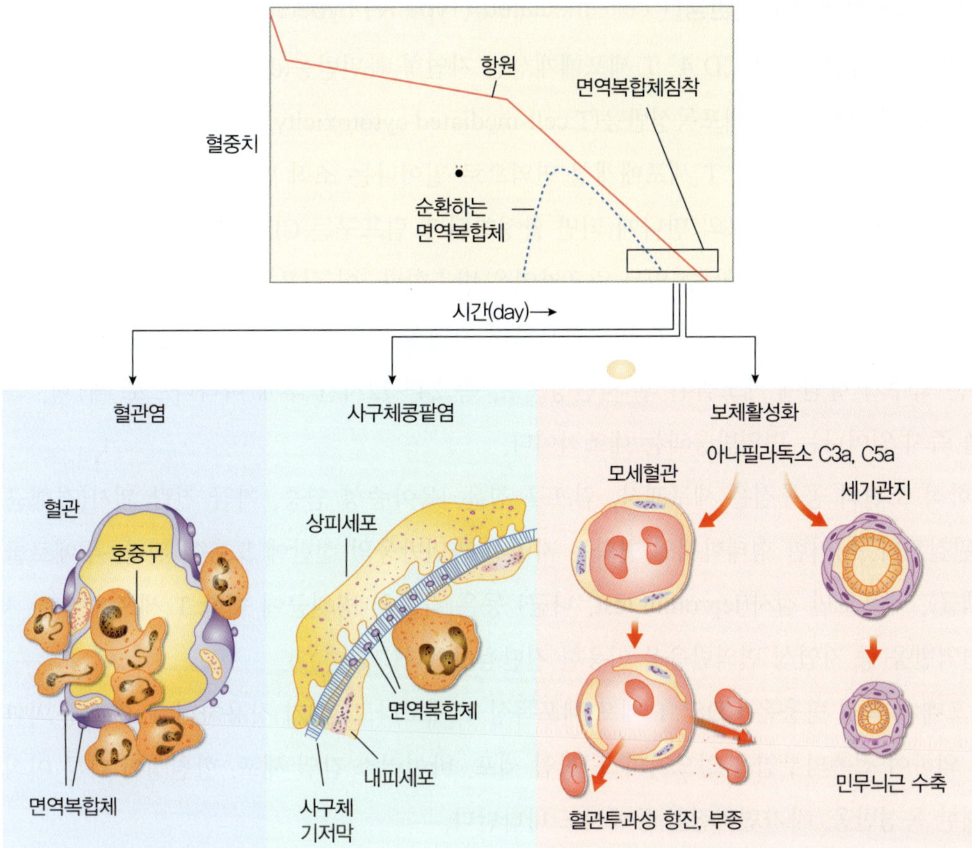

그림 7-11. 제3형 면역반응. 면역복합체에 의한 조직 손상의 모델은 혈청병이나. 항체는 순환하는 항원에 대하여 만들어지므로 면역복합체는 혈액 내에서 만들어진다. 이러한 면역 복합체는 혈관, 사구체 등의 조직에 침착된다. 일단 침착되면 보체가 활성화되므로 조직손상과 기능 장애가 초래됨

후 약 2주 후에 면역복합체의 사구체 내 침착에 의해 콩팥에서 발생한다. 그 외에도 여러 가지 질환이 있다(표 7-3).

면역복합체 질환의 진단에는 병리학적 진단이 이용되는데 전자 현미경을 이용하여 면역복합체를 찾아내거나 면역 형광법을 통해 혈관염을 일으킨 곳이나 사구체내 과립모양 침착(lumpy deposit)에서 면역항체(Ig G)와 보체의 침착을 확인할 수 있다.

표 7-3. 면역복합체가 중요한 역할을 하는 질환들

감염 질환	후감염사구체콩팥염(poststreptococcal glomerulonephritis *), 마이코플라즈마 폐렴(mycoplasma pneumonia), 바이러스성 간염,
자가면역질환(내인성 자가항원)	전신성 홍반성 루푸스 * , 류마티스성 관절염, 하시모토 갑상샘염, 헤노크센라인 자반(Henoch-Schoenlein purpura),
분진과민 반응(흡인된 유기물 분진)	알레르기성 폐포염(Allergic alveolitis), 농부폐(farmer's lung)
약물과민 반응	혈청병 * , 페니실아민(penicillamine) 독성 *

* 면역복합체에 의한 조직 내에 침착으로 병변 발생.
위에 나열된 대부분의 질환은 면역 복합체에 의하여 조직 내 침착으로 인한 이차적인 병변임.

(4) 제4형 세포매개성 과민반응(T cell-mediated (Type IV) hypersensitivity)

T세포매개성 과민반응은 CD 4^+ T 세포매개성인 지연형 과민반응(delayed-type hypersensitivity)과 CD 8^+ T 세포매개성인 세포독성반응(T cell-mediated cytotoxicity)으로 나눌 수 있다.

지연형 과민반응은 CD 4^+ T 세포매개성 면역으로 일어나는 조직 반응이다. 항원은 MHC Class II와 결합된 상태에서 T 세포와 만나게 되면 활성화된 T 림프구는 CD4에 양성 T 세포이며(도움 T 세포라고도 함) 항원에 반응할 수 있는 림포카인을 방출한다. 이 림포카인은 단구, 큰포식세포 등을 활성화하여 다양한 염증성 인자들을 방출함으로써 지연성 면역반응을 일으키게 된다(그림 7-12). 면역반응은 숙주가 항원에 재노출된 후 지연성으로, 즉 24~72시간 후에 나타나므로 제1형, 즉 항원에 노출 즉시 일어나는 면역반응과는 대조적이다.

조직학적 소견의 공통점은 세포괴사, 림프구 침윤, 육아종성 염증, 가끔 건락 괴사(결핵균의 반응)도 관찰된다. 이러한 형태학적인 변화는 지연성 과민반응의 진단에 도움이 된다. 투베르쿨린 검사(결핵균), 레프로민 검사(lepromin test, 나균) 등은 각각의 병원균에 대한 T 세포에 의한 세포매개성 면역반응 중 지연성 면역반응을 이용한 진단검사이다(그림 7-12).

T 세포매개 독성 반응은 CD8^+ T 세포(세포독성 T 세포라고 함)가 작용하며 T 세포에 의한 세포독성에 의하여 접촉피부염을 일으키며 또 항암 세포, 바이러스 감염 세포, 항원성이 다른 이식 세포 등에 대한 독성반응, 자가면역질환 등에서도 나타난다.

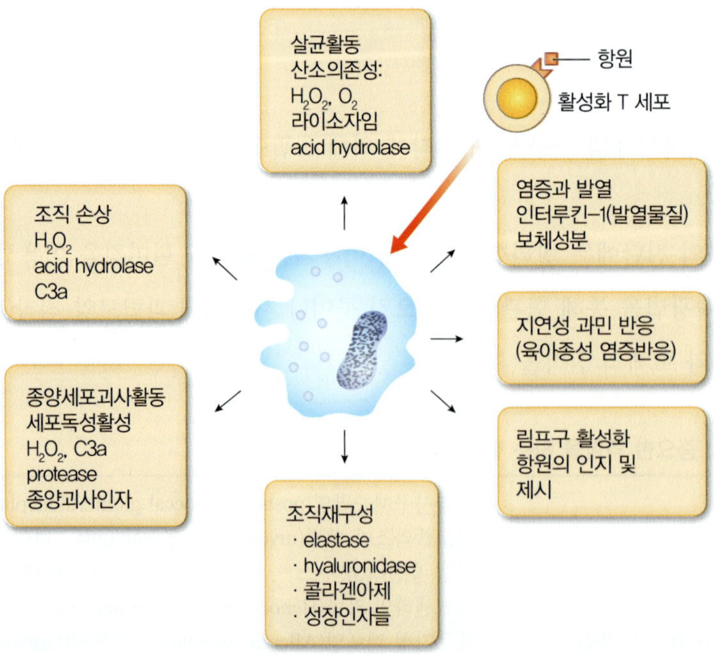

그림 7-12. 세포 매개성 면역반응에서 큰포식세포의 중심 역할. 큰포식세포는 세포매개성 면역반응의 초기와 주요 영향을 주는 단계에서 모두 중요하다. 뿐만 아니라 염증반응에서도 인터루킨과 같은 발열물질을 분비함으로 염증의 전신반응인 발열현상을 일으키기도 함

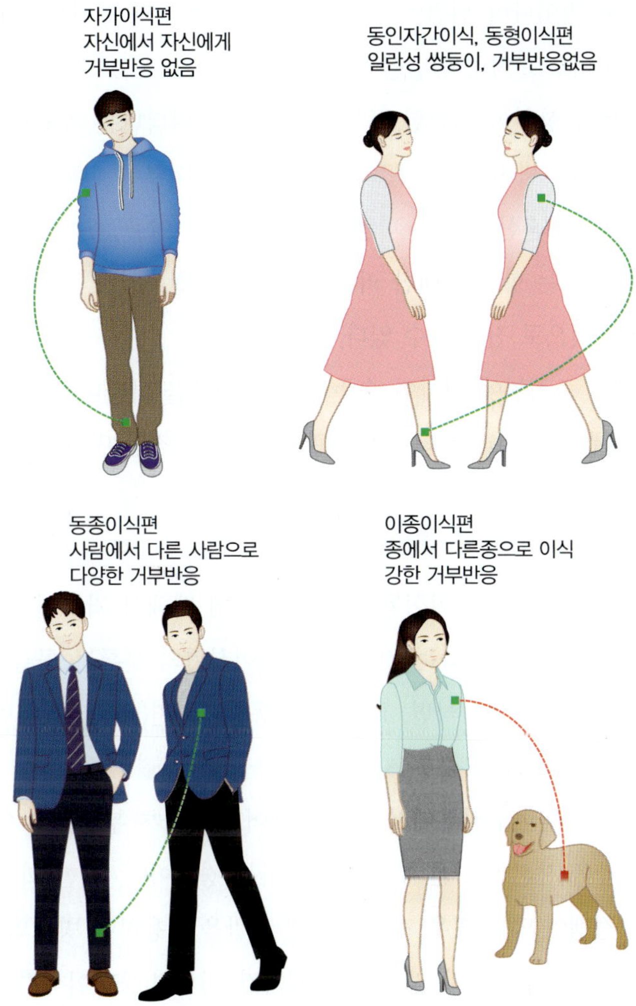

그림 7-13. 여러 유형의 조직 이식편. 조직이식편에는 자가이식편(autograft), 동형이식편(isograft), 동종이식편(allograft), 이종이식편(xenograft) 등 4종류로 분류됨

$CD8^+$ T 세포는 MHC Class I과 결합된 항원과 아주 특이적(specific)으로 반응하므로 표적 세포만 선택적으로 죽이게 된다. 그 기전은 perforin 또는 cytolysin(세포용해소)이라는 물질을 분비하여 세포막에 많은 구멍을 만들어 세포를 죽이거나 단백분해 효소도 분비하여 직접적으로 세포막에 손상을 주기도 하여 세포독성을 나타내기도 한다.

제4형 면역 반응에 의한 질환으로는 감염성 질환, 자가면역질환, 접촉성 피부염, 이식거부반응 등이 있다. 감염성 질환으로는 결핵균, 나균, 곰팡이에 의해서 발생하는 질병으로 큰포식세포의 변형인 상피모양세포의 침윤 및 증식이 특징인 육아종성 염증을 일으킨다. 자가면역질환으로는 하시모토 갑상샘염과 자가면역성 위염이 있으며, 이중 하시모토 갑상샘염에서는 심한 림프구의 침윤과 여포형성이 관찰된다. 세포 독성 T 세포와 항티로글로불린 항체에 의하여 갑상샘 여포상피가 파괴되고 갑상샘 기능저하를 초래하게 된다. 또, 자가면역성 위염은 항벽세포항체가 생기므로 위산을 분비하는 벽세포의 소실이 일어나며 위점막상피의 위축은 내인자와 염산의 분비가 감소하고 비타민 B12의 흡수가 감소하게 되므로 악성 빈혈을 일으킨다.

접촉성 피부염은 피부와 항원이 접촉한 부위에 국한하여 나타나는 제4형 과민반응이다. 손목시계가 닿는 피부, 팔찌, 버클, 바지멜빵, 목걸이 등과 맞닿는 피부에 피부염이 발생하는데 알레르기성 반응으로 생각하고 있다. 흔한 항원은 니켈, 크롬염(가죽), 약물, 옷의 염색물, 식물(poison ivy, poison oak) 등이다. 의심되는 항원에 대한 피부의 패치검사(첩포검사, patch test)로 24~72시간 후 피부에 홍반이 나타나는 것으로 진단할 수 있다.

이식거부반응은 이식된 조직편에 대하여 숙주가 거부 반응을 나타내는 것이며 이 반응에는 거부 시기에 따라 세포매개형뿐만 아니라 체액면역도 관여하는 복합적인 면역반응이다.

2) 이식거부반응(transplant rejection)

장기이식에서 제일 중요한 사항은 이식된 장기나 세포에 대해서 거부면역반응이 일어나지 않을 적절한 장기를 공급받을 수 있느냐 하는 것이다. 장기이식편의 분류는 공급원에 따라 자가이식편(autograft), 동인자간 이식편(동형이식편, isograft), 동종이식편(allograft), 이종이식편(xenograft, heterograft) 등 4가지 경우가 있다(그림 7-13).

자가이식편은 숙주 자신의 신체 일부에서 조직을 떼어내어 다른 부분으로 이식시키는 것이다. 자신의 피부, 뼈, 정맥혈관을 자신의 다른 부위에 이식하는 경우이다. 심한 화상을 입었을 경우 자신의 피부를 이식하거나 정맥이 막힌 경우 자신의 정맥 혈관을 이용하여 병소의 혈액순환을 재개하도록 한다. 이때는 면역반응이 일어나지 않는다. 동인자간 이식편(동형이식편, isograft)은 유전학적으로 일란성 쌍둥이(monozygotic twin) 간 조직을 이식하는 것을 말하며 면역반응이 일어나지 않는다. 동종이식편은 같은 종 안에서의 조직 이식이지만 유전학적으로는 서로 다른 상태이므로 면역반응이 있게 된다. 이종이식편은 종이 서로 다른 조직으로 이식하는 경우이며 동물 조직을 사람에게 이식하는 경우가 이에 해당한다. 심한 면역학적 반응이 나타나게 되어 거부된다.

① 이식(조직적합) 항원

주조직적합항원(major histocompatibility antigen, MHC)에는 사람백혈구 항원(human leukocyte antigen, HLA), 적혈구 항원이 가장 대표적이다(그림 7-14). 적혈구 항원인 ABO, Rh, MNS 등 많은 적혈구 혈액형들은 그 자체가 상호 적합이 되지 않기 때문에 최소한 공혈자의 적혈구와 수혈자의 혈액형이 적합성이 맞아야 조직 이식과 수혈이 가능하다.

유핵 세포 표면의 항원인 HLA(human leukocyte antigen) 복합체라고도 하는 사람의 주조직적합 복합체는 제6염색체의 단완위에 존재한다. 대단히 다양하고 손가락의 지문과 같이 일란성 쌍생아 외에는 세상에 똑같은 사람은 없어 일명 유전자 지문이라고도 한다.

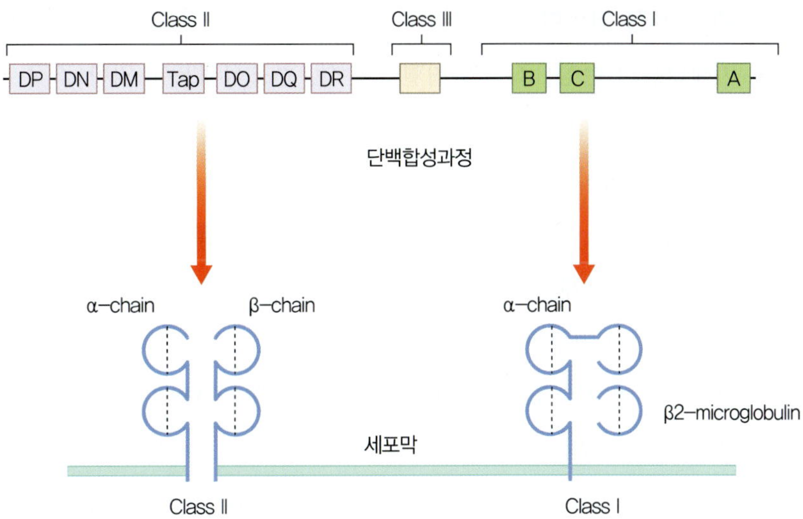

그림 7-14. **인체의 주조직적합 복합체(MHC, major histocompatibility complex)의 유전자 지도.** MHC는 제6 염색체에 있다. Class I과 II로 구성되어 있으며 다른 구조를 나타냄

MHC 구성은 4개의 주된 유전자좌(loci)인 MHC-A, B, C, D가 있고 D는 DP, DN, DM, Tap, DO, DQ, DR로 구성되어 있다. 각 유전자좌는 2개의 다른 대립유전자(alleles)로 구성되어 있고, 1 단위(haplotype)로 이동한다. 즉 1세트는 어머니, 1세트는 아버지로부터 유전된다. 각 유전자좌 안에서 수많은 대립유전자(alleles)가 있으므로 MHC (HLA) 조합은 수없이 나타날 수 있으므로 어느 누구도 똑같은 MHC형을 가질 수는 없다. 형제간에는 완전한(2 haplotype) HLA 일치가 될 수 있는 확률은 1/4이 된다. HLA-D와 HLA-DR이 잘 맞을수록 이식장기의 생존율은 높다.

Class I 항원은 두개의 분자로 구성되어 있으며(HLA-A, −B, −C로 존재하고) 당단백과 β_2-microglobulin으로 구성되어 있다. 이 항원은 원래 내부적으로 합성 처리된 항원과만 반응(결합)한다. 즉 MHC I 항원과 결합한 항원은 $CD8^+$ 세포독성 T 세포의 T 세포 수용체와 결합하여 T 세포를 활성화시킨다. T 세포 수용체는 항원-MHC 복합체만 인지하므로 $CD8^+$ 세포독성 T 세포는 Class I 항원을 갖고 있는 감염(바이러스)된 세포만을 죽이게 된다.

Class II 항원은 MHC-D 부위에 있으며 α, β 두 개의 당단백으로 구성되어 있다. 항원을 제시하는 소위 항원제시세포(antigen presenting cell)인 수지상세포, 큰포식세포, B 세포, T 세포 등에 국한되어 있으나 T 세포 림포카인, 감마 인터페론 등의 영향을 받으면 혈관내피세포, 섬유모세포, 콩팥세뇨관 상피 등에서도 MHC class II 항원의 표현이 유도된다. MHC class II 항원은 특징적으로 외부에서 들어온 항원을 $CD4^+$ T 세포에 제시한다.

② 장기거부의 기전

장기이식은 콩팥, 골수, 간, 심장 등이 시행되고 있으며 대체로 면역학적 기전은 유사하다. 이 과정에는 체액성 면역과 세포성 면역이 모두 역할을 하고 있다. 결과적으로 이식된 조직에는 T 세포에 의한 세포융해, 미세혈관의 손상, 조직의 허혈성 손상, 큰포식세포에 의한 조직 손상 등이 일어난다(그림 7-15).

체액성 면역과 관련해서는 이식된 조직항원에 대한 항체가 이식 받기 전 이미 환자의 혈청 내에 갖고 있거나 이식 직후 생성된다. 혈관손상과 괴사성 혈관염이 주로 일어나며 조직의 허혈성 손상이 심하다. 이식된 세포표면에 보체를 활성화하고 급성 괴사성 혈관염과 만성 혈관내막의 섬유화를 초래하여 혈관내강을 좁게 하여 거부반응을 일으킨다.

세포성 면역과 관련해서는 이식된 조직 내 MHC 항원에 대해서 $CD8^+$, $CD4^+$ T 세포가 자극을 받아 활성화되는데, 활성화된 T 세포는 림포카인 분비와 직접적인 세포독성을 나타낸다. 형태학적으로 실질세포의 급성 또는 만성 괴사와 간질 내에는 큰포식세포, $CD8^+$, $CD4^+$ T 림프구의 침윤과 섬유화가 일어난다. 세포성 면역기전은 이식거부반응에서 체액성 면역보다 더 중요한 역할을 하며 비교적 이러한 반응은 면역 억제 약물(면역억제요법)에 반응을 잘 한다.

③ 이식거부반응의 임상적 분류(표 7-4)

초급성 거부(hyperacute rejection)는 이식수술을 받은 사람이 이식편 조직 내의 항원에 이미 면역반응을 일으켜 항체를 이미 보유하고 있는 경우에 일어난다. 이러한 경우는 이전에 수혈을 받았거나 임신 병력을 갖고 있을때 장기 이식술 후 수분 내(수분~2일)에 일어나며, 그 기전은 혈관 내에 이미 존재하는 항체와 결합하며 이식편 조직 혈관 내벽에 붙으므로 심한 괴사성 혈관염과 광범위한 허혈성 괴사가 이식된 장기에서 일어나는 것이 특징이다.

육안 소견으로 장기에 청색증, 얼룩덜룩함, 축처짐(flaccid) 현상을 볼 수 있으며, 병리학적으로

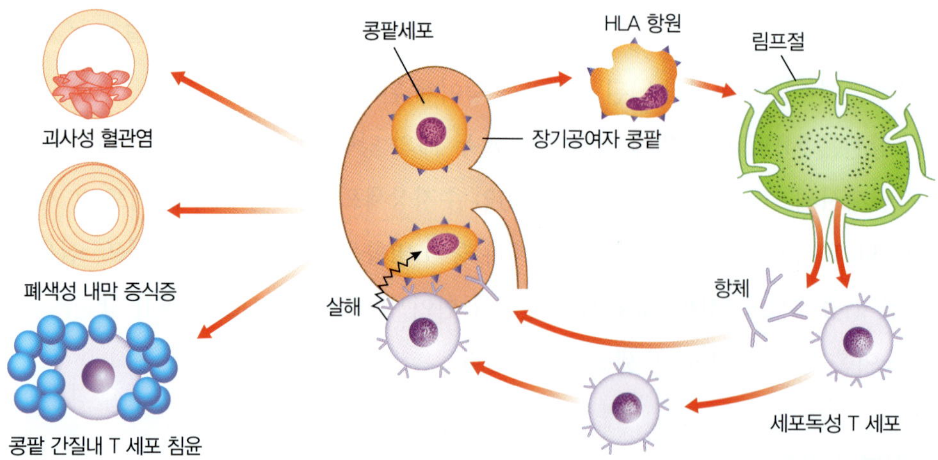

그림 7-15. 콩팥이식거부반응 기전. 이식편에 나타난 HLA 항원은 큰포식세포에 의해서 림프절로 이동하고 이식편에 대한 세포 면역과 체액 면역을 자극함

표 7-4. 장기 거부 반응에 관련된 면역 반응

<table>
<tr><th>이식환자 내
활성면역인자</th><th>면역반응의 유형</th><th>이식장기의
목표물</th><th>병리학적 영향</th><th>거부반응의
유형</th></tr>
<tr><td rowspan="2">장기공여자의 이식항원에 대한 이식환자 내에 이미 존재하던 순환항체</td><td>제2형 세포독성</td><td rowspan="2">이식된 장기 내의 소혈관(소동맥, 소정맥, 모세혈관)</td><td rowspan="2">섬유소성 괴사
소혈관 내 혈전증
실질세포의 허혈성괴사</td><td rowspan="2">초급성 거부</td></tr>
<tr><td>제3형 면역복합체 국소적, Arthus형</td></tr>
<tr><td rowspan="2">장기공여자의 이식항원에 대한 체액면역에 의하여 형성된 순환항체</td><td>제2형 세포독성</td><td>실질세포</td><td>실질세포의 급성 괴사</td><td>급성 거부</td></tr>
<tr><td>제3형 면역복합체 국소적, Arthus형</td><td>소혈관</td><td>급성 : 섬유소성 괴사
소혈관내혈전증
만성 : 혈관내막 섬유화 와 협착</td><td>급성 거부

만성 거부</td></tr>
<tr><td>장기공여자의 이식항원에 대한 세포성 면역반응에 의하여 활성화된 T 세포반응</td><td>제4형</td><td>실질세포</td><td>실질세포가 지속적으로 서서히 감소됨</td><td>만성 거부</td></tr>
</table>

Arthus 반응에 의한 괴사성 혈관염이 관찰된다. 혈관 내피세포의 손상, 피브린, 혈소판, 미세혈전, 다형핵백혈구 침윤, 미세동맥의 섬유소양 괴사와 실질조직의 허혈성 괴사 등이 관찰된다. 혈관벽에 Ig와 보체가 침착되어 있음이 전자현미경과 형광 현미경상에서 확인할 수 있다.

급성 거부(acute rejection)는 비교적 흔한 형태로 이식 후 수일에서 수개월 내에 일어나거나, 면역 억제 치료가 중단되면 발생한다. 지난번 이식편에 의해 감작된 경우에는 거부 반응이 좀 더 빨리 일어나므로(2~4일) 이 경우를 가속성(accelerated) 급성 거부라고 한다.

세포 파괴가 급성으로 일어나는 것이 특징이며 이 과정에서 체액 면역과 세포 면역 기전이 모두 관련된다. 체액성 면역으로는 이식편 장기의 Class I과 II항원에 대한 항체가 생기고 제2형 면역반응인 항체와 결합하는 보체의 역할과 항체 의존성 세포 독성(ADCC, type II), 제3형인 면역복합체 반응에 의한 조직 손상이 일어난다. 현미경적으로 미세동맥의 내벽이 대단히 비후되고 면역글로불린과 보체 침착, 섬유모세포, 민무늬근세포, 큰포식세포 등의 침윤, 미세동맥내 내피세포의 동심원성 증식에 의한 내강의 좁아짐과 폐쇄 등이 일어나며 실질장기에 허혈성 손상을 준다. 콩팥이식에서의 병리학적 특성은 면역 복합체에 의한 급성 혈관염이 일어나며 순환 장애에 의한 허혈성 괴사와 침윤된 세포독성 T 림프구의 작용으로 인하여 콩팥의 실질조직의 소실이 일어나 점진적인 콩팥 기능 부전증과 이식 거부 반응의 소견이 나타난다(그림 7-16).

만성거부(chronic rejection)는 거의 모든 이식된 장기나 조직에서 발생할 수 있는 것으로 서서히 세포의 소실과 섬유화, 수년간에 걸친 기능의 감소 등이 일어나는 것이 특징이다. 기전은 세포 면역(제4형) 반응에 의하며, 가끔 면역복합체 침착이 동반되어 일어나기도 한다(제3형). 병리학적으로는 동맥 내벽의 섬유화, 실질세포의 허혈성 손상 및 위축, 간질 내 단핵구(형질세포 등)의 침윤, 호산구 침윤, 국소 급성 혈관염 등이 관찰된다.

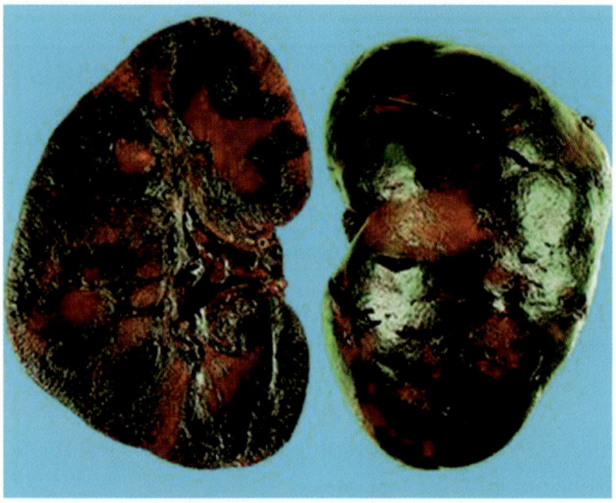

그림 7-16. **급성 동종이식편 거부 콩팥.** 콩팥이 부풀어 있고 출혈이 심하여 검붉게 변색되어 있다. 대량의 출혈경색이 바깥면(오른쪽)과 단면(왼쪽)에서 관찰된다. 이와 같이 출혈경색이 일어나는 것은 괴사혈관염에 의한 혈관괴사 때문임

④ 이식편대 숙주질환(graft vs host diseases, GVHD)

최근 악성 혈액종양(백혈병), 재생불량성 빈혈, 면역결핍증 시에 잦은 수혈이나 골수 이식 치료를 많이 시도하고 있다. 그러나 이 경우에는 면역학적으로 기능이 있는 세포를 이식하므로 다른 장기의 이식 때와는 다른 이식편대 숙주질환이 발생할 수 있다.

숙주는 숙주 내 악성세포를 제거하고 면역을 억제하기 위해 강한 방사선 조사와 면역억제제를 투여하게 되어 숙주의 면역능은 거의 소실되기 때문에 숙주에게 이식된 면역능이 있는 세포가 증식하여 오히려 숙주의 세포나 조직을 파괴하기 때문에 숙주가 사망하게 되는 질환이다. 피부에 염증 병변이 잘 나타난다(그림 7-17).

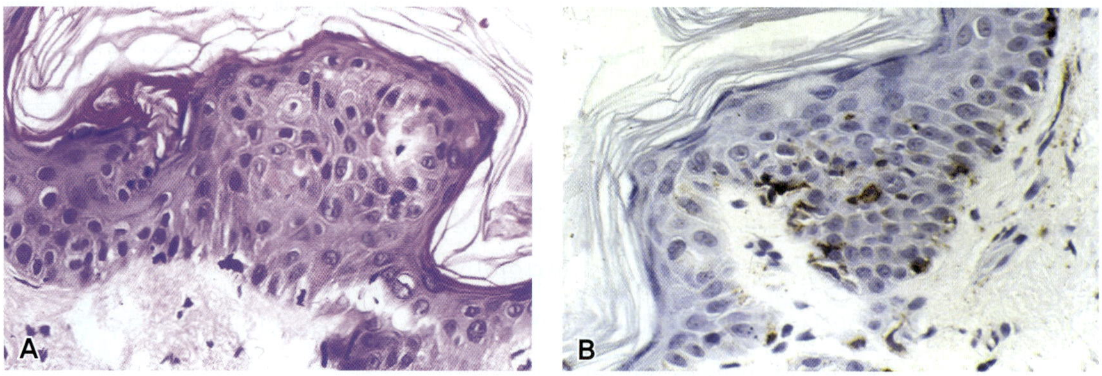

그림 7-17. **이식편대 숙주질환** A. 수혈 후에 발생한 질병의 초기단계로 T 림프구가 상피의 기저세포로 침투하고 있음. B. 상피 내 침윤된 세포가 T 세포임을 증명하는 면역조직화학적 염색(갈색으로 염색된 세포)

3. 자가면역 질환(autoimmune disease)

1) 자가항원에 대한 면역 내성(immune tolerance, 관용)

자가항원에 대해서는 면역 반응을 일으키지 않는 것을 면역내성 또는 면역 관용이라고 한다. 따라서 이 자가항원에 대한 관용의 관계가 깨어지게 되면 자가 항원에 대해서 면역반응을 일으키게 되는데 그것을 자가면역질환이라고 한다. 면역관용을 나타내기 위해서는 자가항원에 반응하는 림프구를 제거하거나 조절하는 과정이 반드시 필요하게 된다. 따라서 이런 면역관용에는 중추적 관용(central tolerance)과 말초적 관용(peripheral tolerance)으로 분류할 수 있다.

중추적 관용은 중추적 림프기관(central lymphoid organs)에서 림프구(T cell과 B cell)가 성숙하는 동안에 자가항원에 반응하는 림프구를 제거하는 것을 말한다. 가슴샘에서는 많은 자가항원이 가슴샘 항원제시세포에 의해 처리되어 제시된다. 미성숙한 T 세포가 자가항원을 접하게 되면 세포자멸사가 진행되고 완전하게 성숙한 T세포는 자가항원세포를 없애게 된다. 골수에서는 자가항원을 인지한 B 세포는 세포자멸사에 의해 제거된다. 다른 자가항원 반응 B 세포는 제거되지는 않지만 항원수용기(antigen receptor) 유전자의 재배열이 진행되어 자가항원에 더 이상 반응하지 않은 새로운 수용기를 발현하게 된다. 이 과정을 수용기 편집(receptor editing)이라고 한다.

말초적 관용은 말초조직에서 자가항원반응 T 세포와 B 세포를 강력하게 억제시키게 된다. 특히 T 세포에서 잘 밝혀져 있다. 이 관용은 부반응(anergy), 조질 T 세포에 의한 억제, 세포자멸사에 이한 자가항원반응 림프구의 파괴, 면역조직으로 노출 방지를 통해서 이루어진다.

2) 자가면역질환의 조직 손상 기전(tissue damage mechanisms of autoimmune diseases)

자가면역질환의 조직손상 기전에는 체액면역성 반응과 세포면역성 반응이 함께 작용하고 있다(그림 7-19).

그레이브스(Graves)병이나, 중증근무력증과 같은 장기 특이(organ specific) 질환의 조직손상 기전에는 제II형과/또는 제IV형이 작용하고, 전신 홍반 루푸스(systemic lupus erythematosus, SLE) 같이 많은 다장기에 침범하는 전신형(systemic type) 자가면역 질환에서는 제III형 면역반응이 주로 작용하므로 여러 장기에서 면역복합체에 의한 괴사성 혈관염이 관찰된다. 이와 같이 질병에 따라 면역기전이 다르며 한 가지보다는 복합적으로 작용하고 있다.

3) 자가면역질환의 유형 분류(type of autoimmune diseases)

자가면역질환을 침범하는 부위에 따라 장기 특이성과 장기 비특이성 2가지 유형으로 나눈다(그림 7-18).

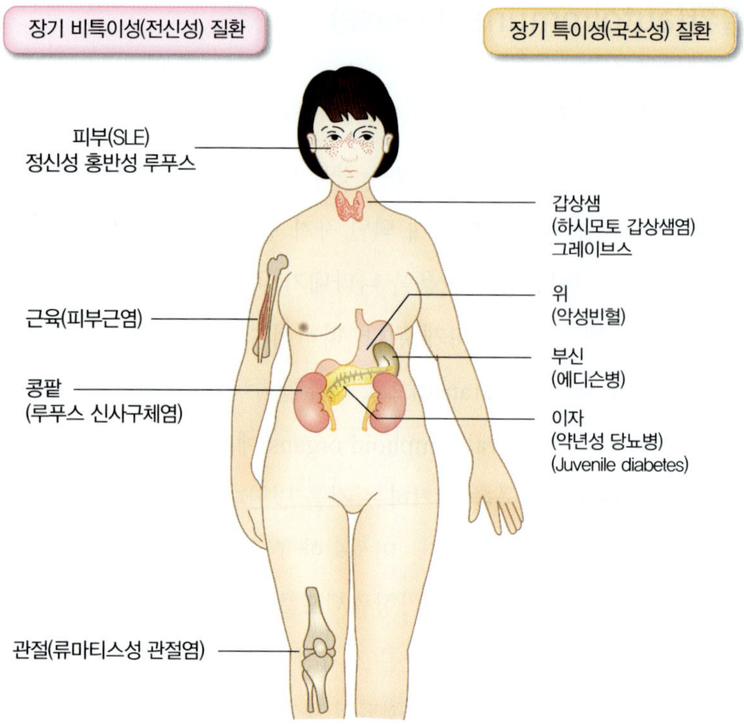

그림 7-18. 장기특이성(국소성)과 비특이성(전신성) 자가면역 질환의 비교

항원이 특정한 한 장기 또는 세포에 국한된 경우의 자가면역질환을 장기특이성형이라고 한다. 장기특이성형 자가면역질환은 하시모토 갑상샘염, 중증근무력증 등을 들 수 있다. 즉, 이들 항원은 갑상샘이나 신경종말판과 같은 조직에 국한되어 있으므로 특정한 한 장기만 발병하는 형태이다.

세포에 존재하는 핵산이나 핵단백 성분의 항원에 의한 자가면역 질환은 이들의 항원이 모든 세포에 공통적으로 존재함으로 전신 장기에 발병할 수 있게 되는 것이다. 따라서 여러 가지 항체를 찾는 것이 진단에 도움을 준다. 자가면역질환은 가족력이 없는 경우도 많다. 전신형의 자가면역질환은 전신성 홍반성 루푸스, 전신성 경화증, 악성 빈혈 등을 들 수 있다(표 7-5).

4. 전신성 자가면역질환(systemic autoimmune diseases)

1) 전신성 홍반성 루푸스(systemic lupus erythematosus, SLE)

전신성 홍반성 루푸스는 전신장기를 침범하여 만성적인 염증을 일으키는 전신성 자가면역질환의 대표적인 예이다. 자가항원에 대한 면역반응으로 항체 의존성 면역반응과 면역 복합체 질환으로 사구체콩팥염, 혈관염, 관절염 및 빈혈을 동반하여 임상적으로 매우 다양한 증상을 보인다.

(1) 원인 및 발생기전(causes and mechanisms)

정확한 원인은 알려져 있지는 않으나 자기 조직에 대한 면역 내성(관용) 조절기전의 결함 내지 소실로 인해 발생한다. 자가항원으로는 핵성분에서 두 가닥(자연) DNA (d-DNA), 한 가닥(변성) DNA (s-DNA), 디옥시리보핵단백, 리보핵단백, 히스톤 및 Sm (Smith) 항원이 있고, 세포질 성분으로 리보좀, 미토콘드리아, 미크로솜, 용해소체항원, 한 가닥 RNA, t-RNA, SS-B, SS-A가 있으며, 세포성분으로는 혈소판, 적혈구 등이 알려져 있다. 그 외 핵소체 성분, 감마글로불린, 혈액응고인자, 카르디오리핀(cardiolypin), phosphatidic acid, 포스파티딜 글리세롤 등이 항원으로 알려져 있다(표 7-5). 이들 항원에 대한 자가항체 형성 중 특히 두 가닥 DNA 및 Sm 항원에 대한 항체검출이 진단적 가치가 있다.

여러 가지 요인들을 종합하면 SLE에서는 ① 조절유전자의 결함으로 B 세포가 활성화되어 여러 특이 항체생산이 증폭되고 특정 자가항체를 만들거나 ② 호르몬, ③ 바이러스, 세균, 약물, 자외선 등 환경인자로 인하여 자가항원에 대한 면역반응이 높아지게 되므로 자가면역질환이 발생한다고 생각하고 있다.

조직 손상의 기전은 SLE의 병소에 주로 DNA-항DNA의 항원-항체 복합체의 혈관이나 조직 내

표 7-5. 전신성 홍반성 루푸스(SLE)의 자가항체

특이해당항원	질환명
핵	
double stranded DNA	대부분의 SLE
single stranded DNA	SLE에 특징적
histones (H2A-H2B)	약물에 의한 SLE
Smith (Sm)	50% of SLE
nuclear ribonucleoprotein	SLE, MCTD에 특징적
nucleolar antigen	경피증, SLE
SS-B (La, Ha)	쇼그렌증후군, SLE
SS-A (Ro)	쇼그렌증후군, SLE
세포질	
ribosomal ribonucleoprotein	SLE
미토콘드리아	일차성 담관경변증, SLE
용해소체, single, stranded-RNA, t-RNA	SLE
SS-B and SS-A	쇼그렌증후군, SLE
세포막	
적혈구	SLE
과립구, 림프구	SLE
혈소판	SLE(혈소판감소증이 없는 경우도 많다)
기타	
면역글로불린	JRA, RA, SLE
Cardiolipin	SLE, crossreact with DNA

침착 후 보체 활성화되고 백혈구에 대한 화학주성인자가 유리되어 염증이 초래되며 혈관의 괴사가 일어나 조직손상이 일어난다. 즉 제III형 및 제II형의 과민반응이 주요기전으로 작용하고 있다.

(2) 병리학적 소견(pathological findings)

콩팥, 관절, 피부, 림프절, 간질 조직 및 심장과 폐 등 각 장기의 혈관벽에 면역복합체의 축적으로 보체계가 활성화되며 주로 소동맥에 섬유소성 물질축적을 동반한 급성 괴사성 혈관염을 보인다. 특히 콩팥의 혈관 내벽과 사구체 혈관벽에서 면역 형광법이나 면역 조직화학법으로 면역글로불린, C3, DNA가 검출된다. 또는 혈관벽의 섬유화와 비후를 동반한 만성 혈관염을 일으킨다. 지라에서는 중심동맥 주위에 동심원상의 섬유화가 일어나 양파껍질과 같은 구조를 보인다. 또한 자가항체는 적혈구, 과립구, 큰포식세포 및 림프구에 부착되어 단핵 포식세포계와 항체 의존성 세포 독성(ADCC)에 의하여 항체로 피복된 세포들이 제거된다.

(3) 임상적 소견(clinical findings)

콩팥 피부, 관절, 중추신경계 등 다양하게 나타난다(그림 7-19). 콩팥에서는 루푸스 콩팥염(50%)이 흔히 발생하는데 한 가지 유형이 아니고 다양한 유형의 사구체콩팥염이 발생함으로 루푸스 콩팥염을 WHO 분류에 따라 I에서 V형으로 나눈다(표 7-6).

면역 형광항체법으로 메산지움과 사구체기저막을 따라서 과립상의 면역복합체가 관찰되고 전자현미경으로 내피세포 밑, 혈관벽 내 및 상피세포 아래에서 전자밀도가 높은 축적물 덩어리를 볼 수 있다. 루프모양(wire loop) 병소는 주로 제IV형에서 보이는 병변으로 면역복합체의 광범위한 내피세포 밑의 축적으로 모세혈관벽의 비후를 나타내고 있는 것이다.

피부에서는 코와 뺨에 걸쳐서 특징적으로 나비 모양의 홍반이 생기고(60%), 탈모증(70%), 햇볕 과민반응(40%), 원판상 루푸스(20%), 두드러기(10%) 등이 생긴다. 조직학적으로 기저층세포의 액화변성과 림프구 침윤을 관찰할 수 있다(그림 7-20).

표 7-6. 루푸스 콩팥염의 WHO 분류

유형	병리학적 변화	비고
제1형	미소변화	광학, 전자 및 면역 형광현미경에서 변화 없음
제2형	메산지움증식성 사구체콩팥염	드물고(10%) 단백뇨가 경하여 임상적인 증상이 별로 없고, 혈관사이 기질과 혈관사이세포의 증식 및 메산지움 내 IgG와 보체의 축적을 보임
제3형	초점증식성 사구체콩팥염	생검환자의 1/3에서 나타나고 전체 사구체의 50% 이하를 침범한다. 혈관내피 세포와 혈관사이세포의 증식과 호중구의 침윤 및 섬유소 모양 물질의 축적이 보임
제4형	미만증식성 사구체콩팥염	자의 45~50%에서 나타나고 사구체의 대부분을 침범하는 심한 병변으로 혈관내피세포, 혈관사이 세포 및 상피세포가 모두 증식하며 혈뇨와 신증후군을 나타냄
제5형	막성 사구체콩팥염	환자의 10%에서 나타나고 사구체벽이 광범위하게 두터워지고 심한 단백뇨를 보임

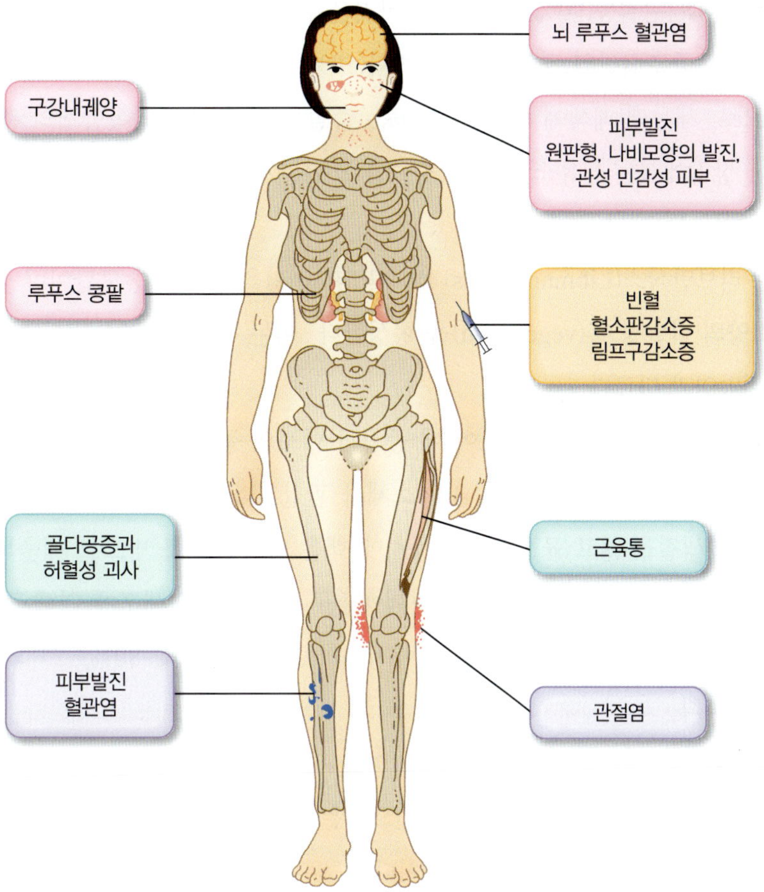

그림 7-19. **전신성 홍반성 루푸스의 전신적 임상소견.** 전신성 홍반성 루푸스는 여러 장기를 침범하여 다양한 염증성 병변을 일으킨다. 주 병변은 혈관염에 의한 것임

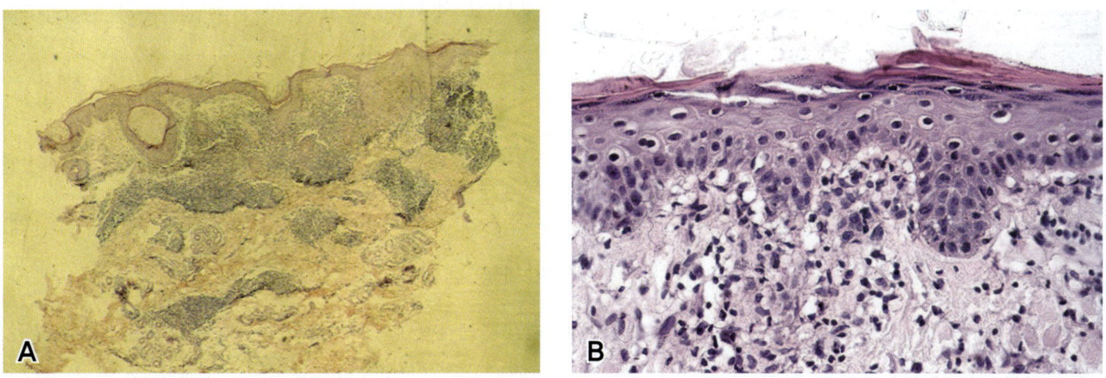

그림 7-20. **홍반성 루푸스의 병리조직 소견.** A. 심한 림프구의 침윤이 진피 내에서 관찰되며 심한 림프구의 침윤은 원판상 루푸스에서 현저함. B. 유두진피 내 부종과 기저세포의 공포 변성(액화변성)이 관찰됨

관절에서는 관절염과 관절통(90%)을 보이고 이것은 손가락과 손목 및 무릎 관절에서 매우 흔하며 활막염에 의한다. 중추신경의 경우는 성격 변화(50%), 발작(20%)을 보이거나 기질적인 병소로는 급성 혈관염으로, 세동맥 폐색에 의한 경색 또는 출혈, 맥락총에 면역복합체의 축적 등이 관찰된다. 심낭 및 기타 장막에서는 섬유소 모양 삼출물을 보이는 장막염(50%)으로 심낭염, 흉막염, 복막염 및 장막비후 등을 나타낸다.

심장의 경우는 리브만삭스(Libman-Sacks) 심내막염(30%)을 일으켜 승모판이나 삼첨판에 비세균성으로 사마귀모양의 다발성 혹(vegetation)을 형성한다. 이는 작고 판막의 접촉선에 국한되어 있는 점이 감염성 심내막염과 다르다.

림프절에서는 전반적으로 종대(70%)되어 배 중심과 여포의 증식을 보이며 폐에서는 간질성 폐렴(30%)을 보인다. 혈액에서는 LE 세포 및 LE 소체가 관찰된다. 항핵항체가 세포의 핵을 공격하면 15초 이내에 핵은 염색질을 잃고 균질화되며 동시에 핵은 커지고 세포 밖으로 배출되어 LE 소체 소위 헤마톡실린소체를 형성한다. 이 소체는 다형핵백혈구 또는 큰포식세포에 의해 탐식된다. 이것을 LE 세포라 한다. 골수에서 관찰되고 시험관 내에서 형성 가능하다(70~80%). 그 외 빈혈(70%), 혈소판감소증을 동반한다.

임상적으로 다양한 경과를 보이나 일반적으로 순환 면역 복합체나 항핵항체의 혈중 농도에 비례하여 증상의 호전과 악화가 반복되며, 사망 원인으로는 콩팥부전증, 반복 감염, 심부전, 폐와 중추신경계의 질환들이다. 5년 생존율은 평균 86%이다.

2) 쇼그렌 증후군(sjögren syndrome)

50대 여성에서 타액샘과 눈물샘 분비감소로 건성 각결막염 및 구강 내 건조증을 특징으로 하는 만성 염증질환이다. 중요한 점은 이 양성 면역질환에서 B 세포의 악성 전환에 의한 악성 림프종이 생길 수 있다는 점이다.

(1) 원인(causes)

발병기전은 분명치 않으나 타액샘과 눈물샘 파괴 병소에 주로 림프구의 침윤을 볼 수 있고, 타액 내에 β_2-micro-globulin이 증가되어 있다는 점에서 세포 면역과 관련이 있다고 알려져 있다. 환자의 90%가 여성인 점은 성호르몬이 관계할 것이라는 암시를 주고 있다. 유전학적으로는 HLA-DR3, HLA-DR4 및 HLA-B8 부위와 관련되어 있다. 항체로 SS-A (Ro)와 SS-B (La)에 반응하는 자가항체는 타액샘의 도관세포에 반응한다. 그 외에 류마티스 연관 핵항원에 대한 항체, 류마티스인자(rheumatoid factor (RF), 75%), 항핵항체(50~80%) 등이 알려져 있다. 일부는 바이러스감염, 특히 엡스타인바 바이러스(EBV)와 관계가 있다고 알려져 있다.

(2) 병리학적 소견(pathological findings)

눈물샘과 타액샘에 주된 병소가 있으며 그 외 소화관, 호흡기점막, 질에 있는 외분비샘을 침범할 수도 있다. 조직학적으로 크고 작은 타액샘의 도관주위에 림프구, 형질세포의 침윤이 있고 배중심을 가진 림프 여포를 형성할 수도 있다. 림프구 침윤이 많을 때는 림프종(MALToma)을 의심해 봐야 한다. 도관상피는 처음 증식 후 위축과 섬유화가 오며, 샘조직의 위축과 파괴가 따른다. 눈물샘에서도 이와 같은 병변이 일어난다. 입술 조직을 생검하여 작은 타액샘을 관찰함으로 진단할 수 있다.

(3) 임상적 소견(clinical findings)

눈물샘(누선) 도관의 염증으로 인한 폐쇄로 눈물이 감소하여 각막상피 건조증과 염증이 생기고 궤양이 따른다. 구강과 비강점막의 건조와 후두염, 기관지염 및 폐렴이 동반될 수 있다. 특히 악성 림프종이 발생할 확률이 40배나 높다.

(4) 미쿨리츠증후군(mikulicz syndrome)

어떤 이유든지 양측 턱밑샘(타액샘)과 눈물샘의 종대 및 림프구의 심한 침윤을 동반하는 광범위한 증후군을 말한다. 쇼그렌증후군도 이 증후군에 속한다고 할 수 있다.

3) 진행성 전신성 경피증(progressive systemic sclerosis)

진행성 전신성 경피증은 일명 경피증(scleroderma)이라고 한다.

(1) 원인과 발병기전(causes and mechanism)

현재까지 불분명하지만, 콜라겐 합성의 이상, 면역 반응의 이상 또는 미세혈관의 이상에서 발생하는 것으로 알려져 있으며 섬유모세포의 활성화가 특징이다.

이 질환에서는 자가면역반응 이상으로 여러 가지 혈청학적 이상이 나타난다. 즉 고감마글로불린혈증(50%), ANA(70~90%), RF(25%)가 검출되고 특히 항핵항체(anti nuclear antibody, ANA)의 일종으로 비히스톤 단백인 Scl-70(70%)에 대한 항체는 전신형 경피증 환자에서 가장 의의가 있다. 그 외에 최근 DNA topoisomerase I항원에 대한 항체도 알려졌다. 항 중심절(centromere) 항체는 CREST 증후군 환자의 80~90%에서 양성이다. 이러한 혈청 내 여러 가지 항체가 이 질환이 자가면역 질환임을 말해주는 증거들이다.

CREST 증후군은 전신성 경화증의 한 유형이며, 이들은 C(Calcinosis cutis), R(Reynaud phenomenon), E(Esophageal dysfunction), S(Sclerodactyly) T(Telangiectasia)와 같은 약자의 준말로써 즉 피부석회화, 레이노드현상, 식도의 기능장애, 손발가락관절경화, 혈관 확장 등 5가지 증상을 특징적으로 나타내는 증후군을 말한다.

(2) 병리학적 소견(pathological findings)

피부, 소화기, 근골격계, 콩팥, 폐 등 다양한 전신 부위에서 아교섬유가 미만성으로 증가되고 특히, 진피나 점막하조직에 경화가 발생한다(그림 7-21).

피부에서는 미만성으로 대칭성의 경화성 위축이 손가락에서 시작하여 상행성으로 팔, 어깨, 목, 얼굴 쪽으로 진행된다. 병소는 시간이 경과됨에 따라 모세혈관과 소동맥벽이 두터워지고 진피에 섬유모세포의 증식 없이 콜라겐섬유가 매우 증식하며 피부 부속기관의 위축이 일어난다(그림 7-22). 심하면 피부의 섬유화로 인하여 손가락 관절 운동이 제한된다. CREST 증후군에서는 피하에 석회화가 일어난다.

소화기의 경우는 위장관 근육층이 콜라겐섬유로 대치되며 특히 식도(50%)에서 심하여 고무호스처럼 단단하고 두터워져서 늘어나지 못하므로 음식물을 삼키기가 곤란하다. 위장관의 점막은 위축되어 얇아지고 음식물의 흡수가 잘 안되어 영양 장애를 일으킨다.

근골격계에서는 관절활막염 및 근조직의 간질에 섬유화로 근육의 위축과 파괴가 일어난다. 콩팥의 경우는 2/3의 환자에서 주로 소엽간동맥의 내막에 당단백과 점액다당류의 축적과 동심원상의 내막증식이 보인다. 30%의 환자는 콩팥성 고혈압이 생기고 그중 10%는 악성 고혈압으로 이행한다. 경화증 환자의 50%는 콩팥부전증으로 사망한다. 폐에서는 간질과 폐포에 미만성으로 섬유화가 일어나고 소혈관의 비후도 볼 수 있다.

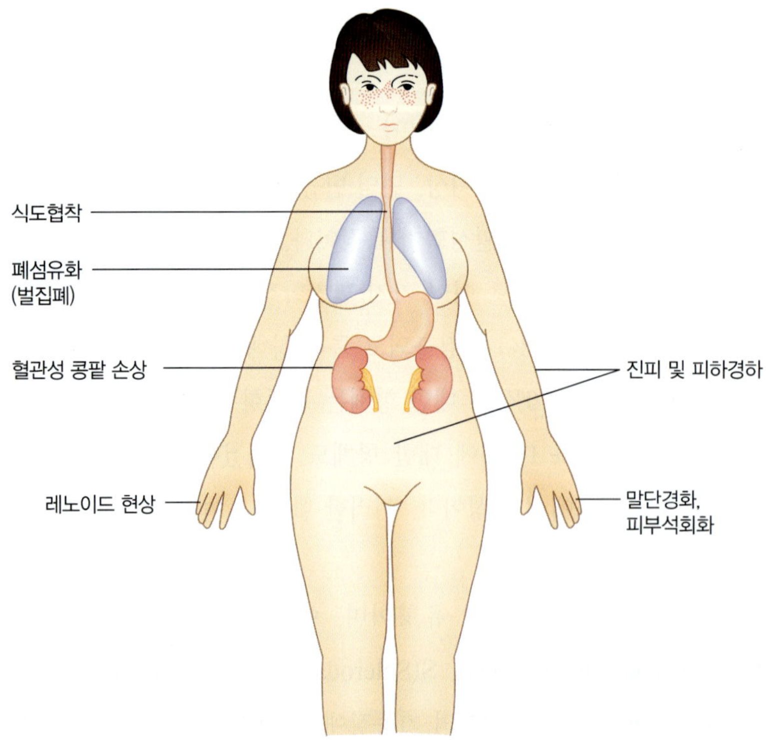

그림 7-21. 전신성 경화증의 전신적 임상소견. 전신성 경화증은 여러 장기나 조직을 침범하여 각 장기에서는 섬유화나 혈관 폐색이 나타남

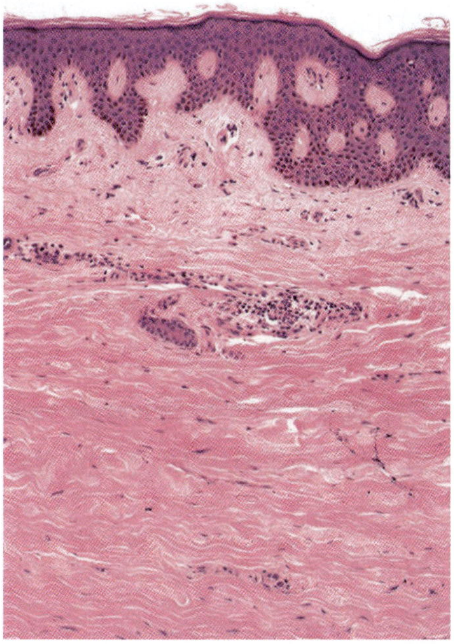

그림 7-22. **피부경화증.** 미만성 경화가 진피전층에서 일어나 있고 피부 부속 기관의 소실이 관찰됨

4) 다발성 근염(polymyositis, 피부근염)

만성 염증성 근질환이며 여러 곳의 근섬유들을 침범하므로 다발성근염이라고 한다. 근염뿐만 아니라 흔히 피부 발진을 동반하면 피부근염(dermatomyositis)이라고 하며 가장 흔한 유형이다. 발생빈도는 드물며 40~60세에서 주로 발생하고 때로는 5~15세에서도 발병하는 변형이 있다. 임상증상은 매우 다양하나 5군으로 분류하고 있다(표 7-7).

표 7-7. 임상증상 분류

분류	임상증상
I군	피부 침범 없는 성인형 다발성 근염
II군	성인형 피부근염
III군	악성 종양을 동반한 다발성 근염 또는 피부근염
IV군	소아 피부근염
V군	다른 면역학적 질환(예 : 전신성 홍반성 루푸스, 전신성 경피증, 쇼그렌 증후군 등)을 동반한 다발성 근염 또는 피부근염

(1) 원인(causes)과 발병기전(mechanisms)

원인은 잘 모르나 항핵항체(ANA)나 자가면역 질환으로 생각하며 그 원인은 바이러스 감염, 유전학적 소인 등이 관련되어 있다고 추정된다. 이 질환에서는 Jo-1 항원(t-RNA synthetase)과 PM-1 항원에 대한 자가항체가 검출되며, Ig G와 Ig M 및 보체침착을 혈관벽에서 볼 수 있다. 또한 $CD4^+$ 양성 및 $CD8^+$ 양성의 활성화된 T 림프구들이 염증병소에서 관찰되기도 한다.

(2) 병리학적 소견(pathological findings)

골격근에서 처음은 양측성으로 상, 하지의 근위부 근육이 침범되고 이어 경부, 후인두, 늑간의 근육 및 횡격막에 병소가 형성된다. 근조직은 처음 부종이 발생한 후 섬유조직과 지방 조직으로 대치되어 위축되고 황회색으로 변색된다. 현미경 관찰에서 근세포들은 근형질의 파괴와 공포형성이 관찰된다. 간질에 단핵구의 침윤이 현저하다.

피부의 경우 발진이 50%의 환자에서 나타나고 특히 상안검부에 보라색을 띈다. Heliotrope rash 라고 한다. 그러나 피부생검상 기저세포의 액화변성이나 경도의 형질세포와 림프구의 침윤이 있을 뿐 진단적인 소견은 거의 없다.

(3) 임상적 소견(clinical findings)

근육의 쇠약, 통증, 혈중 크레아틴 카이네이스(CK), 트란스아미네이스, 알돌레이스, LDH의 증가 등을 보인다. III군에서는 15~20% 예에서 유방, 난소, 폐 및 위에 암종을 동반할 수 있다.

5) 혼합 결합조직 질환(mixed connective tissue diseases)

전신성 홍반성 루푸스, 다발성 근염 및 전신성 경피증이 공존하는 경우를 혼합결합조직질환이라고 하며, 이 질환에서는 항핵리보핵단백 항체 값이 높고 코티코스테로이드에 매우 잘 반응하며, 콩팥염이나 관절염 또는 중추신경계 침범은 드물다. 이 질환에서는 관절염, 레이노드 현상, 식도 운동이상, 백혈구 감소증, 빈혈, 열, 림프절 종대, 고감마글로불린혈증이 동반될 수 있고 환자의 80%는 여성으로 30~60세에서 발생된다.

6) 결절성 다발성 동맥염 (polyarteritis nodosa, PAN)

결절성 다발성 동맥염은 근육성동맥벽에 복합체의 침착으로 인하여 괴사성 동맥 혈관염을 특징으로 하는 질환군의 하나로 중소동맥에 호발한다. 우리나라에서는 B형 간염과 관련이 있는 경우가 있다. 피부, 담낭, 위 등에 호발한다(그림 7-23).

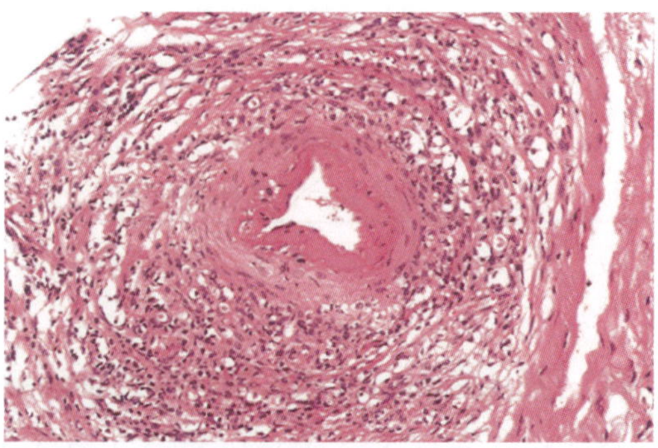

그림 7-23. 결절성 다발성 동맥염. 소동맥벽에 심한 염증이 관찰됨

5. 면역반응의 결핍(immunodeficiency)

1) 선천성(1차) 면역결핍증(innate immunodeficiency)

선천성(1차) 면역결핍증의 종류는 다양하게 많으나 그 빈도는 드물다.

(1) 중증복합면역결핍증(severe combined immunodeficiency, SCID)

자연면역(큰포식세포 등 탐식세포, 자연살해세포, 보체)과 획득면역(체액성 면역과 세포성 면역)에 결함을 나타내는 선전적 유전적 질환이다. 가슴샘은 정상적으로 내려오지 못하고 면역글로불린을 생산하는 림프조직 내 림프계 세포가 없으므로 혈청 내 면역 글로불린이 없다. 바이러스, 곰팡이, 세균, 원충류의 감염이 잘 일어나고 유전 방식은 보통염색체 열성형(40~50%) 소위 스위스형(Swiss-type) 또는 X 성염색체 열성형(50%)이 있다. 이 중 보통염색체로 유전되는 스위스형이 증상이 가장 심하다. 치료는 골수 이식을 시행할 수밖에 없으며 면역이 없으므로 대개는 심한 감염으로 생후 1년 내 사망한다.

(2) 가슴샘(흉선) 저형성(thymic hypoplasia)

가슴샘 저형성은 태아기에 가슴샘의 발육이 안 되어 혈액 내 T 세포의 결핍, 림프계 중 림프절 확장, T 세포가 주로 나타나는 곳에 T 세포의 결핍이 나타난다. 따라서 세포면역의 결핍이 오므로 바이러스, 마이코박테리아, 곰팡이 감염이 잘된다. 그러나 B 림프구의 기능은 거의 정상 범위이며 혈청 내 면역글로불린도 거의 정상범위이다.

가슴샘 저형성은 태생기 때 제3, 4 pharyngeal pouches의 발육의 저형성으로 인하여 생긴 것이다. 가슴샘과 부갑상샘은 거의 같은 부위에서 발생되므로 가슴샘이 없는 경우 부갑상샘도 없는 경우가 많다. 이때는 심한 저칼슘혈증이 생기고 어릴 때 사망한다. 이 경우를 디조지증후군(DiGoerge Syndrome)이라고 한다.

(3) 브르톤형 선천성 무감마글로불린혈증(bruton's congenital agammaglobulinemia)

성염색체 열성유전을 하므로 남자에서 주로 나타나고 임상적 특징은 B 세포의 발육이 안되므로 말초 혈액 내 B 세포가 없고 림프절과 지라내 B 세포가 없으며 반응성 여포와 형질세포도 관찰되지 않는다. 따라서 혈청 내 면역글로불린은 거의 없거나 없다. 반면에 가슴샘의 발육과 T 세포는 정상적이다. 체액성 면역이 저하되어 있으므로 생후 6개월 후부터는 감염이 잘된다. 그 이유는 생후 첫 6개월 간은 어머니로부터 전달된 면역글로불린 덕분이다. 흔히 발생되는 감염 질환으로는 폐렴, 뇌막염, 중이염, 부비동염 등이 잘 일어난다.

(4) 위스콧-올드리히 증후군(wiskott-Aldrich syndrome)

성염색체 열성유전 하는 질환으로 피부에 습진, 혈소판 감소증과 면역 결핍증이 동시에 관찰된다. T 세포와 혈청 Ig M이 감소되어 있어 면역 결핍증이 일어난다. 바이러스, 곰팡이, 세균 감염이 잘 된다.

(5) 혈관확장성 운동실조증(ataxia telangiectasia)

보통염색체 열성유전 하는 질환으로 임상적으로 소뇌실조증(cerebellar ataxia), 피부혈관 확장, T 림프구 결핍, Ig A, Ig E 결핍 등이 나타난다.

2) 후천성(2차) 면역결핍증(acquired immunodeficiency syndrome)

2차 면역결핍증은 호지킨병, 림프종, 말기 암종 등과 같은 악성 종양, 철 결핍 또는 단백열량 결핍증 당뇨병, 콩팥부전과 같은 만성 질환, 세포독성 약물, 스테로이드, 방사선 치료, 노환 등에서 후천성으로 발생할 수 있다.

(1) 후천성 면역결핍증(acquired immunodeficiency syndrome)

후천성 면역결핍증 또는 에이즈(AIDS)라고 하며, 점차 증가하는 추세이다. AIDS는 CDC (US center for disease control)에서 정의하고 있는 것은 혈청 HIV 검사와 지시 질환(indicator disease)의 유무를 기준으로 판단한다(표 7-8, 9).

HIV 양성인 경우는 지시 질환을 갖고 있는데, 그것들은 즉 반복되는 기회 감염(*Pneumocystis jirovecii*, *Mycobacteria sp*, *Candida sp*), 고도의 림프종(특히 뇌림프종), 카포지육종 등이다.

HIV 음성인 경우는 지시 질환이 지속되거나 $CD4^{+}$ T세포의 수가 400/μl 이하인 경우가 아니면 AIDS는 아니다. 그러나 HIV 감염 받은 후 혈청 내 HIV 양성으로 되는 것은 사람마다 다르므로 HIV 음성인 경우는 후에 AIDS로 되는 경우도 있을 수 있다.

표 7-8. HIV 감염의 병기 분류(Center for Disease Control Staging)

CDC I	무증상상태(간단한 감기같이 지나감)
CDC II	HIV 혈청검사 양성반응
CDC III	면역학적 결함의 시작, 전신적 림프절 증대, ARC (AIDS related complex)
CDC IV	AIDS 발병, 기회감염과 종양 동반
잠복기	평균 잠복기, 소아(5세 미만) : 2년, 청소년 및 어른 : 8년
예후인자	신체증상(발열, 체중 감소, 설사), 보조-T 세포의 감소, p24 항체의 감소, p24 항원(HIV antigen)의 혈중 순환, 지속적인 바이러스혈증

표 7-9. 후천성 면역결핍증(AIDS)의 정의와 진단기준

1. HIV 항체양성에 추가사항
1) CD4수
≥ 500/μl – HIV 감염, 무증상
200~499/μl – AIDS 전단계, ARC(AIDS-related complex)
<200/μl – 확실한 AIDS
또는
2) 표지가 될 수 있는 질환이 존재하는 경우 : 확실한 환자

2. HIV 항체 검사가 확실치 않거나 검사를 시행하지 않은 경우에 추가사항
CD4 <200/μl, 또는 표지질환이 있으면 – 추정되는 AIDS

3. HIV 항체검사가 음성이며 면역결핍의 원인이 발견되지 않은 경우에 추가사항
CD4 <200/μl, 또는 표지질환이 있으면 – 추정되는 AIDS

4. AIDS의 표지질환
기회감염
1) 강한 표지질환
캔디다증, 효모균증(cryptococcosis), cryptosporidiosis(설사), CMV*, 단순 허피스, *M. avium intracellulare*, *Pneumocystis jirovecii*, toxoplasmosis(뇌)
2) 반복되는 세균성 질환(중이염과 피부염증은 제외), 결핵, 살모넬라 패혈증
악성 종양
1) 강한 표지질환
카포지육종이나 뇌의 림프종(60세 이하)
2) 카포지육종이나 뇌의 림프종(60세 이상)
또는 다른 림프종이나 자궁경부암
다른 표지질환
HIV 뇌병증, HIV 소모성 증후군

* CMV : cytomegalovirus(시토메갈로바이러스)

① 원인(causes)과 기전(mechanisms)

원인균은 RNA 바이러스인 레트로바이러스(retrovirus)에 속하며 이 바이러스는 도움 T 세포($CD4^+$)를 공격한다.

HIV가 T 림프구에 들어가면 그 결과는 세포가 사망하거나, 잠복감염이 일어나거나, HIV 항체가 혈청 내에 나타나게 된다. 그러나 항체, 즉 B 세포기원의 면역글로불린은 보호역할을 못하므로 HIV 바이러스 혈증은 계속된다.

② 전파 경로(transmissions)

성접촉, 주사(수혈이나 약물남용) 등으로 주로 전파되나, 오염된 피나 주사바늘에 접촉되는 경우도 있다. 또 타액, 눈물 등 체액으로 전파가 가능하지만 빈도는 낮다. 일반적인 접촉으로는 전염이 거의 되지 않지만 조심은 하는 것이 안전하다. HIV 항체 검사가 보편화되면서 혈액제재로 인한 위험률이 많이 낮아지고 있다.

HIV 감염의 위험률이 높은 사람은 남자 동성연애자로 미국 내 70% 이상의 AIDS는 동성연애자이다. 약물남용자(15% 정도). 남자 동성연애자와 성접촉을 하는 여성, 혈우병, 신생아 시절에 수혈을 받은 경우에 발생한다. 중앙아프리카 지역 사람들에서는 수직적인 태아 감염도 일어나며 예후도 불량하다.

③ HIV 감염의 증상과 병기(clinical signs and stages)

잠복기는 수혈을 기준으로 하면 어른은 약 8년, 어린이는 약 2년 정도의 잠복기가 있다. 그러나 감염 후 AIDS가 몇 퍼센트 발생하는지는 잘 모른다.

면역계의 변화로 T helper(CD4/OKT4 양성) 세포의 혈액 내 감소를 들 수 있다. 세포독성 T 세포보다는 도움 T 세포가 주로 감소되므로 혈액 내 도움 T 세포 : 세포독성 T 세포의 세포비가 감소한다. 이와 유사한 경우도 있을 수 있으니까 이 결과가 꼭 AIDS에 진단적인 것은 아니다. 그러나 어떤 원인에 의하든 도움 T 세포가 감소하면 결국 기능적인 면역결핍증이 된다.

에이즈 관련 복합체(AIDS related compelx, ARC)는 지시 질환은 아직 없으나 ARC 환자는 HIV 양성이다. 그들은 몇 가지 일반적인 증상이 있는데, 그 증상은 피로감, 체중감소, 설사 등이다. 림프절 소견은 반응성 림프 여포의 증식이 관찰되며 그것을 지속성 전신성 림프절증(persistent general lymphadenopathy, PGL)이라고도 한다. 그러나 ARC의 몇 퍼센트의 환자가 AIDS로 넘어가는지는 아직 모른다.

지속성 전신성 림프절증(PGL)은 AIDS에 위험률이 높은 사람에서는 전신적으로 나타나며 지속적인 림프절 종대가 관찰되고 발열도 동반된다. 이런 사람은 아직은 AIDS의 발병은 없으나 HIV 항체를 혈액 내 갖고 있다. 림프절 내에서도 바이러스가 검출되기도 하나 이들 중 약 10% 정도에서 PGL이 나타난다. 림프절은 여포 증식, 겉겉질 증식, 크고 분명한 림프 여포와 그 주위 외투 지역(mantle zone)의 소실이 특징이다.

AIDS는 HIV 감염의 최종 단계이다. HIV 양성 환자는 여러 가지 기회감염과 암종이 발생할 뿐만 아니라 일단 AIDS가 되면 신속히 진행하여 면역 저하로 인하여 기회감염이나 악성 종양이 발생하며 사망한다. AIDS의 결정적인 치료약은 아직 없다.

④ 면역결핍의 영향(그림 7-24)

T 세포면역의 감소로 바이러스, *Pneumocystis jirovecii, Toxoplasma gondii*에 의한 감염이 잘 일어난다. 또한 악성 종양인 카포지육종, B-세포 림프종이 면역 결핍증 환자에서 가장 흔히 발생하는 질환이다.

이식편대 숙주 질환(graft vs host disease)이 나타나는데, 이것은 T 세포결핍이 심한 사람에게 수혈, 골수이식 등으로 면역능이 있는 외부 림프계 세포가 숙주 내로 들어와 숙주의 림프계 또는 조

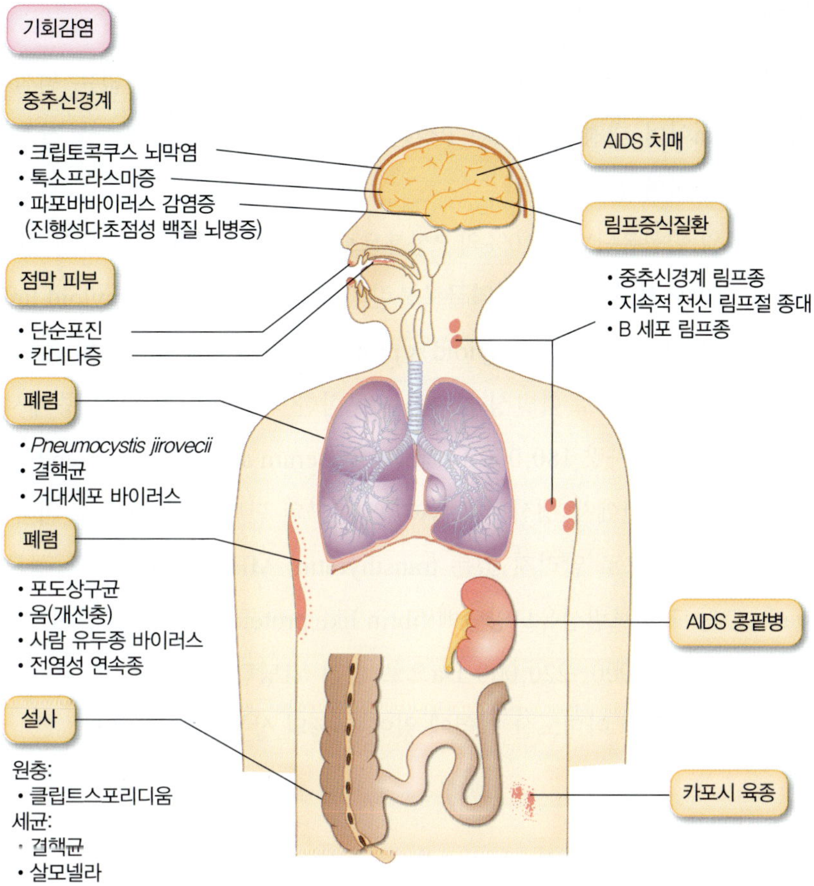

그림 7-24. 후천성 면역결핍증(AIDS)의 합병증

직과 반응하여 파괴시키는 현상을 말한다. 즉 외부의 림프계 세포가 증식하여 숙주세포를 공격하는 것이고 대개는 사망한다.

6. 아밀로이드증(유전분증, amyloidosis)

아밀로이드증은 단백대사의 장애로 세포밖에 비정상적인 단백물질이 장기나 조직 내 축적이 특징이다. 아밀로이드라는 용어는 Virchow(1854)가 처음 사용하였고 침범된 장기 절단면을 요오드 용액과 반응 시 황적색으로, 희석황산에는 청색 또는 자색으로 변색되어 전분이나 셀루로오스의 축적으로 생각하였으나 이후에 섬유상 구조의 단백질로 되어 있음이 밝혀졌다. 특수염색인 congo red 염색에서 주황색 침착물질로 나타나며 이것을 편광 현미경 관찰하면 녹색의 중복 굴절을 보인다. HE 염색에서 세포 밖에 축적된 무구조의 분홍빛 유리질의 물질로써 국소적 또는 전신적으로 진행성으로 축적되어 세포에 압박 위축을 일으켜 장기나 조직의 구조를 파괴시킨다.

1) 아밀로이드 물리화학 성질(physicochemical characteristics)

전자 현미경 관찰에서 길이가 일정치 않고 폭은 7.5~10 nm의 분지가 없는 원섬유와 5각형 도넛 형태로 외경이 9nm이며 내경이 4nm인 P성분으로 구성되어 있다. X-선 결정학적 분석에서 "cross-β"주름판상으로 되어 있다.

아밀로이드는 90%의 원섬유단백과 10%의 P성분으로 구성되어 있다. 원섬유단백은 두 가지 성분을 가져서, 즉 형질 세포에서 유래되어 면역글로불린의 경쇄를 가진 AL (amyloid light chain)과 간에서 합성된 AA (amyloid associated, amyloid A protein)로 이루어져 있다. AL은 주로 λ쇄를 가지며, 분자량 8,000~30,000 Da으로 다발성 골수종을 포함한 속발성 아밀로이드증에서 잘 나타난다. AA는 혈청 내 전구물질인 분자량 180,000 Da의 SAA (serum amyloid associated, serum amyloid A protein)에서 유래되었고 간에서 생산된 SAA가 백혈구의 단백 분해 효소에 의하여 잘려서 AA로 된다. 그 외 prealbumin으로 알려져 있는 transthyretin, MHC class I의 한 성분인 β_2-microglobulin, cystatin C 등도 피브린섬유모양단백(fibrin like protein)의 구성 물질이 될 수 있다. 한편 유전분 P성분은 분자량 180,000~220,000 Da으로 혈청 α1당단백과 같으며, 급성기 단백인 CRP (C-reactive protein)와 구조 및 아미노산 배열에 있어 66%의 상동성을 보인다.

2) 분류(classifications)

전신형 및 국소형으로 분류하고 이 중 전신성 아밀로이드증은 면역 질환에 동반된 형, 반응성형, 유전형, 국소성형, 기타형 등으로 세분한다(표 7-10).

(1) 면역 질환에 동반된 아밀로이드증(amyloidosis with immune diseases)

가장 흔한 아밀로이드증은 전신장기에 단백성분의 축적으로 일어나고, B 세포질환인 다발성 골수종의 5~15% 예에서 나타난다(그림 7-25). 혈청에서 M단백을 가지고 있고 오줌 및 혈청에서 벤스존

표 7-10. 아밀로이드 물질의 분류

아밀로이드증의 임상분류	아밀로이드 물질
골수종 관련(일차성)	AL (immunoglobulin ligh chains or fragments)
반응성(이차성)	AA (serum amyioid protein A, 급성기 반응물질)
	AS (prealbumin)
노인성	AH (β_2-microglobulin)
혈액투석 관련성	AF (prealbumin)
유전성 및 가족성 신경병증	AA
가족성 지중해열	AE(칼시토닌 또는 전구 물질)
갑상샘 수양암	

모든 아밀로이드증에서 침착된 아밀로이드성분에는 아밀로이드 P당단백이 공통적으로 포함되어 있음.

스(Bence-Jones) 단백이 검출된다. 그러나 AL 유전분을 가진 환자의 대부분은 B 세포가 종양을 만들지 않고 M단백이나 경쇄를 혈중에 내어 아밀로이드증을 만들 수가 있다. 이를 과거에는 원발성 아밀로이드증이라고 하였다.

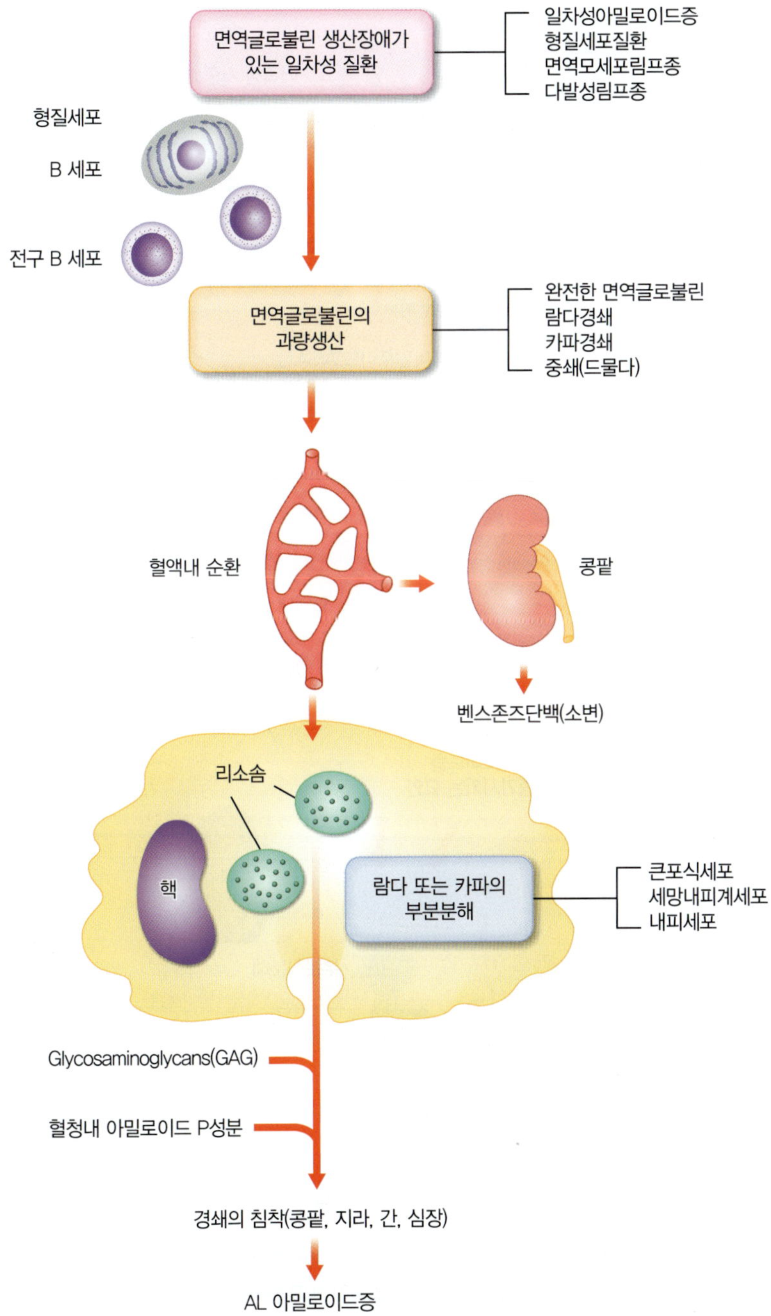

그림 7-25. **AL 아밀로이드증의 기전.** 과량 생산된 면역글로불린의 경쇄(카파 또는 람다)의 여러 조직 내 침착이 일어남

(2) 반응성 아밀로이드증(reactive amyloidosis)

전신장기에 AA단백이 축적되는 것으로 과거에는 속발성 아밀로이드증이라고 하였다. 만성 질환(그림 7-26)인 결핵, 기관지확장증, 만성 골수염, 류마토이드 관절염(14~26%), 피부근염 및 경피증 환자 등에서 나타난다.

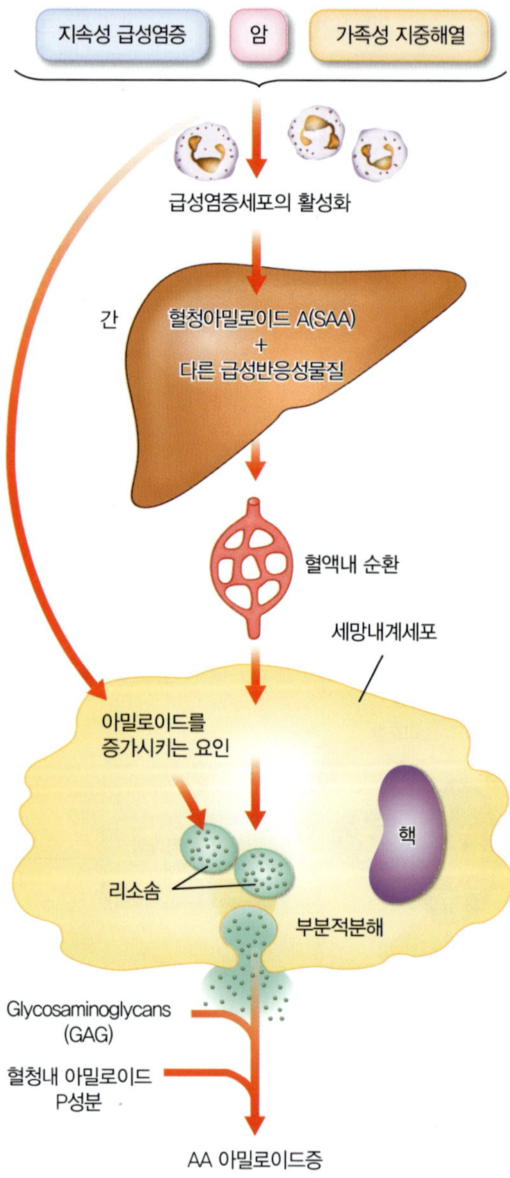

그림 7-26. **AA 아밀로이드증의 기전.** 여러 질환에 의해서 다형핵백혈구(호중구)가 활성화되면 간에서 생산되는 SAA(혈청 아밀로이드A)를 포함하여 여러 가지 급성 염증반응을 일으키는 물질이 방출된다. SAA는 아밀로이드 촉진물질의 존재하에서 세망내피계 세포에 의해 부분적으로 분해되고, 이 물질은 glycoseaminoglycan (GAG)와 serum amyloid P (SAP)와 복합체를 이룬 후 AA 아밀로이드 형태로 조직 내 침착됨

(3) 유전, 가족성 아밀로이드증(familial amyloidosis)

발생이 드물고 지역에 국한되어 나타난다. 가족성 지중해열은 상염색체 열성으로 유전되고 AA단백의 침착이 있다.

(4) 국소형 아밀로이드증(focal amyloidosis)

아밀로이드가 한 장기나 조직에 국한되어 침착되는 것으로 흔히 폐, 후두, 피부, 방광, 혀 및 안구 부근에 결절을 형성한다.

(5) 기타(others)

내분비성 아밀로이드증(내분비세포 종양), 노인성 아밀로이드(80~90세 노인의 심장, 대뇌) 등이 알려져 있다.

3) 발생기전(mechanisms)

류마티스성 관절염 환자에서도 혈청유전분의 분해능력이 저하되어 있음이 알려져 있다. 면역세포에서 유래하는 AL의 경우 단클론 B 세포증식에 의한 과량의 면역 글로불린 경쇄생산이 일어나지만 소수의 환자에서만 아밀로이드증이 일어나는 이유는 잘 모른다(그림 7-25). AA의 경우 만성 염증에 의한 반응성 아밀로이드증에서 활성화된 큰포식세포로부터 IL-1분비가 일어나 간세포에서 혈청 아밀로이드(serum amyloid) A(SAA)를 많이 합성하게 된다. 혈청 SAA 상승의 원인은 단구의 세린 에스테라제(serine esterase)가 AA의 전구물질인 SAA를 분해하는 능력의 장애로 불용성의 AA 분자들이 형성되어 축적된다고 한다(그림 7-26). 결론적으로 아밀로이드증은 어떤 불분명한 요인들에 의하여 전구단백의 과량생산과 그 분해결함으로 아밀로이드 원섬유형성이 일어난다고 생각하고 있다.

4) 병리학적 소견(pathological findings)

아밀로이드는 특징적으로 콩고레드(Congo red) 염색 후 편광을 나타내거나 crystal violet 또는 methyl violet에 변색성으로 자주색을 띤다. 아밀로이드 단색의 미세사는 전자 현미경으로 확인한다. 각 장기에 공통적으로 기저막에 인접하여 세포간에 축적이 시작된다. 아밀로이드의 침착이 호발하는 부위는 콩팥, 지라, 간 및 심장 등이다.

아밀로이드증의 가장 흔한 사망 원인이 콩팥 아밀로이드증이며 콩팥부전증을 일으킨다. 육안으로 콩팥은 다소 커지고 회백색이며 조직학적으로는 사구체를 주로 침범하여 처음 맥관막 간질과 내피하에 아밀로이드의 축적이 일어나 모세혈관과 사구체 기저막이 두터워진다. 요세관주위 간질과 소동맥에도 축적된다.

지라에서는 열대지방 열매인 tapioca나 sago와 흡사한 유전분 물질이 백색질의 여포에 인접하여 축적되거나 적색질 동모양혈관의 벽 또는 간질 조직에 축적물이 융합되어 지라는 마치 돼지기름같이 보인다. 전자 현미경관찰에서 혈관벽 내 및 세망내피계세포의 기저막에 인접하여 세포 간에서 축적이 처음 시작된다.

간에서는 이차적인 아밀로이드의 축적은 디세 공간(Disse space)에서 시작하며, 간은 커지고 밀랍같이 변하여 단단해진다. 심장에서의 아밀로이드의 축적은 심내막의 밑에서 시작하여 심근섬유 사이로 진행되며 점차 심장은 비대해지게 된다(그림 7-27).

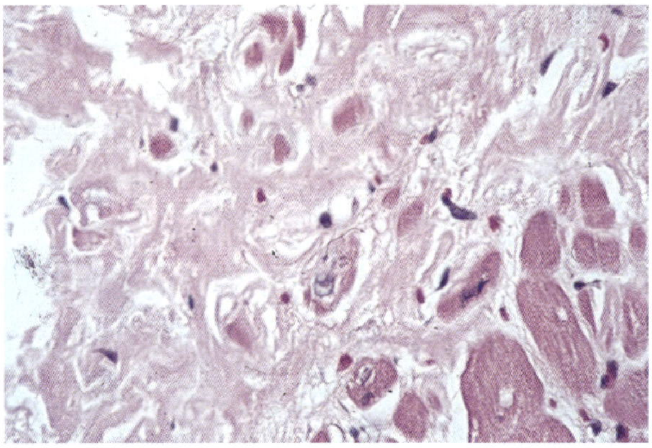

그림 7-27. **심장 아밀로이드증.** 심근 사이에 아밀로이드가 침착하여 연분홍색으로 염색되고 있으며 심근세포의 소실이 관찰됨

5) 임상경과(clinical progress)

만성 질환의 경과 중 발생하는 이차적인 반응성 전신성(속발성) 아밀로이드증의 대부분은 콩팥부전으로 사망하나, 면역 질환에 동반된 형에서는 심장의 아밀로이드증으로 사망한다. 예후는 일반적으로 나쁘며 다발성 골수종을 가진 환자는 매우 나쁜 예후를 보인다.

Chapter 08

선천성 및 유 · 소아 질환 (Congenital or infant and child diseases)

1. 선천성 질환(congenital diseases)

선천적인 질병은 유전적 요인이나 환경적 요인 등의 복잡한 상호작용에 의해서 나타나는 것이므로 유전학적으로 병인의 분류를 살펴본 후에 유전과 유전병, 염색체와 염색체 이상과 환경 요인에 의한 선천 이상에 대해서 알아볼 것이다. 현재 유전병이라고 생각되어 불치의 병으로 느끼게 하는 질병의 대부분이 양수검사를 통해서 조기 발견하여 조기 치료를 하거나 유전병을 예방하는 것도 장래에는 가능할 것이다.

1) 유전학적으로 본 병인의 분류(classification of genetical causes)

유전학의 발전으로 전에는 유전과 관계가 없다고 생각했던 질병도 점차 유전병 범주에 속하게 되는 것이 생기게 되었고, 이제는 사람의 질환 중 상당수가 유전적 요인이 있음이 알려졌다. 대부분의 선천 이상, 성인병이나 알러지성 질환 등의 경과에도, 유전적 요소가 중요한 역할을 한다는 것이 점차 밝혀지고 있다.

이전까지는 그 원인을 내인성과 외인성 두 가지로 구분하였지만, 현재에는 유전학적 결과를 바탕으로 유전적 요인(예 : 선천성 대사이상, 혈우병), 환경 요인(예 : 감염), 유전과 환경 요인과의 상호작용(예 : 고혈압, 화분증, 고초열)으로 나누어 생각할 수 있다.

2) 유전과 유전질환(heredity and hereditary disease)

(1) 유전(heredity)과 형질(trait)

유전(heredity, inheritance)이라는 것은, 유전 정보가 유전자에 의해서 부모로부터 자손으로 전해져 유전자의 작용에 의해 어떤 형질이 발현하는 현상을 말한다. 형질이라는 것은 유전자라는 것에 의해서 형태나 기능면에서 우리 신체로 표현되는 여러 가지 성질을 말한다.

유전현상이 나타나는 데는 유전자의 다양한 타입의 조합이 있는데 이것이 유전자형(genotype)이다. 이 다양한 유전자형에 대응하여 여러 가지 형의 형질이 표현되는 것이 표현형(phenotype)이다. 사람과 같은 고등 동물에서는 난자 또는 정자라는 배세포(germ cell)를 통하여 종을 지속시킨다. 한쪽 배우자의 배세포가 성숙 분열(감수 분열)을 2번 하여 염색체 수를 반감한 뒤, 다른 성의 배우자의 배세포 1개와 합체, 즉 수정이 일어나서 제1대의 접합체(gametocyte), 즉 수정란이 된다. 수정란은 그 후 분열을 되풀이하며 분화하여 여러 가지 체세포가 되고, 기관이 형성되며 최종적으로 1개의 개체가 완성된다.

유전자(gene)는 1개의 기능을 가진 유전 정보의 기본단위를 말한다. 유전자 하나하나는 염색체 안에서 각각 고유한 위치를 차지하고 있다. 이것을 유전자좌(gene locus)라고 부른다. 동일인에서는 모든 세포 내 동일 염색체상에는 동일 유전자가 같은 배열을 하고 있다.

유전자는 상당히 안정된 구조를 가지고 있으나 DNA의 복제나 일련의 단백질 합성 도중에 갑자기 유전자 중의 염기 1개 때로는 다수의 염기가 다른 염기로 치환되거나, 결실, 또는 다른 염기가 삽입되는 일이 있다. 이와 같은 경우, 그 후 복제되는 DNA나 합성되는 단백질이 원래와는 다른 단백질로 변형되는 것이다. 치환, 결실, 삽입 등에 의해서 염기의 배열이나 수가 변화한 유전자를 변이유전자라 하고 이것에 의해서 전해지는 형질의 변화를 돌연변이라고 한다. 이와 같은 돌연변이를 유발시키는 외적 인자, 즉 X-선, 자외선, 알킬화제, 바이러스 등을 돌연변이원(mutagen)이라 하고 돌연변이의 결과 발현되는 원래와 다른 형질을 가진 것을 변이체(mutant)라 부르고 있다.

변이유전자도 상당히 안정된 구조를 가지고 있기 때문에 그대로의 형태로 이후의 세대로 전달되어 이상(변이)형질로써 표현된다는 점이다. 따라서 유전질환의 본태는 1개 또는 여러 개의 유전자 돌연변이가 이후 세대로 유전되어 일어나는 질병이라고 할 수 있다.

(2) 유전질환(hereditary disease)

유전질환이라는 것은 양친으로부터 물려받은 유전자의 이상에 의해서 일어나는 질병 또는 병적 상태를 말한다. 선천성 질환(congenital disease)은 태어날 때부터 갖고 있는 질병 또는 병적 상태를 가리키지만, 선천성 질환이라고 모두 유전자의 이상에 의한 것은 아니다. 예를 들어 선천성 매독은 유전자 이상이 없는 선천성 질환이다. 또, 헌팅톤 무도병(Huntington chorea)과 같은 유전질환은 태어날 때는 정상이나 20세부터 30세에서 시작하여 발병하는 경우도 있다.

선천이상(congenital anomaly)은 형태학 및 생화학 이상을 모두 총칭하며, 선천기형(congenital malformation)은 형태학 이상을 의미한다.

(3) 유전 양식(hereditary patterns)

유전질환을 유전 양식의 기준으로 구분하면 단인자(1유전자) 유전질환, 다인자 유전질환으로 대별되며 여기에 여러 가지 전달 양식에 의한 질병이 추가된다.

① 단인자(1 유전자) 유전질환(monogenic disorders)

양친으로부터 전달되어 큰 효과를 가지는 1개의 변이유전자가 유전되어 발현하는 경우를 단인자 유전(monomeric) 또는 1 유전자 유전(monogenic)이라고 부른다. 한 개의 유전자로 유전되는 질환을 단인자 유전질환이라고 하며 일반적으로 상염색체 우성 유전, 상염색체 열성 유전, 성염색체 관련 유전 등 3개로 구분된다(그림 8-1).

접합체 중 동일 유전자를 2개 가지는 것(AA 또는 aa)을 동형 또는 호모접합체(homozygote), 다른 유전자(Aa)를 가지는 것을 이형 또는 헤테로접합체(heterozygote)라고 부른다. 상염색체성 우성 유전질환(autosomal dominant disorders)의 특징은 이형 접합체(heterozygote) 시 발현되나 동형 접합체(homozygote) 시에는 대부분 사산 또는 조기 사망한다. 2개의 대립유전자 중 1개의 유전자의 돌연변이가 일어난 상태, 즉 헤테로 상태로 질환이 발현하는 경우를 우성, 2개의 대립유전자의 변이가 동시에 일어난 상태, 즉 호모상태에서 질환이 발현하는 경우를 열성이라고 부른다.

원칙적으로 연속세대의 누대발현이며, 발현율, 즉 질환으로 나타날 확률은 각 세대 모두 50%이다. 그러나 표현도(expression), 즉 이상 형질의 발현에는 다양한 양적 차이가 있다. 이러한 표현도의 차이가 있기 때문에 같은 임상 증상이 모두에서 나온다고는 기대할 수 없다.

유전자에 따라서 가계도상에서는, 단발성, 세대를 건너뛰는(격세) 형태로 나타나기도 한다. 또한 해당 유전자의 침투도(penetration)가 낮기 때문에 발현하지 않는 것도 있다. 그 때문에 유전자에 의한 형질 발현의 빈도를 침투도(또는 침투율)라고 부른다. 이형(헤테로) 접합체인데도 모두에서 이상 형질이 발현하는 경우를 침투도 100%라고 한다. 그러나 유전자에 의한 이상 형질의 발현은, 변이 유전자 외의 다른 유전자나 환경 요인에 의해 실제는 더욱 낮은 값을 나타내는 경우가 많다.

열성 유전질환과 비교해서 증상이 나오는 것이 늦고, 질병의 정도도 가벼운 경우가 많으며(그림 8-1), 상염색체 우성 유전질환은 운동계나 신경계에서 보이는 것이 많다(표 8-1).

상염색체성 열성 유전질환(autosomal recessive disorders)은 가계에서 나타나지 않고 건너뛰는 경우가 많다. 가계도로 부터의 결정이 대부분은 곤란하지만 일반적으로 다음과 같은 경우에는, 열성 유전을 고려한다. ⓐ 양친이 근친혼, ⓑ 대다수의 양친은 정상, ⓒ 헤테로인 양친의 아이에게는 호모접합체 시에 이상 형질이 발현하기 때문에, 발현율은 25%. ⓓ 양친이 모두 환자인 경우는 모든 아이에게 발현한다. ⓔ 부모의 한편이 환자이고, 다른 한편의 부모가 정상호모인 경우에는 아이는 정상이나, 헤테로이면 발현율 50%이다(그림 8-1). 대부분의 선천성 대사 이상이 이 군에 속한다(표 8-2).

반성 열성 유전질환에서는 반성 유전자의 대부분은 X 염색체상에 있으며 열성으로 유전되기 때문에, 반성 유전 또는 X 연쇄 유전질환(Sex 또는 X-linked recessive disorders)이라고도 불린다. 반성 유전질환의 종류도 다양하다(표 8-3). 특징으로는 환자가 남성에게 많다는 것이다. 예를 들면, 적녹색맹의 발현율은 남녀 비에서 11:1 이상이다. 또한 형질이 전해지는 쪽은 불연속적이고 남성 환자의 어머니는 거의 정상으로 실제는 열성 유전자를 갖고 있는 보인자라는 것이다. 이 어머니로부터 태어난 여아는 정상, 남아는 발현율 50%이다(그림 8-1).

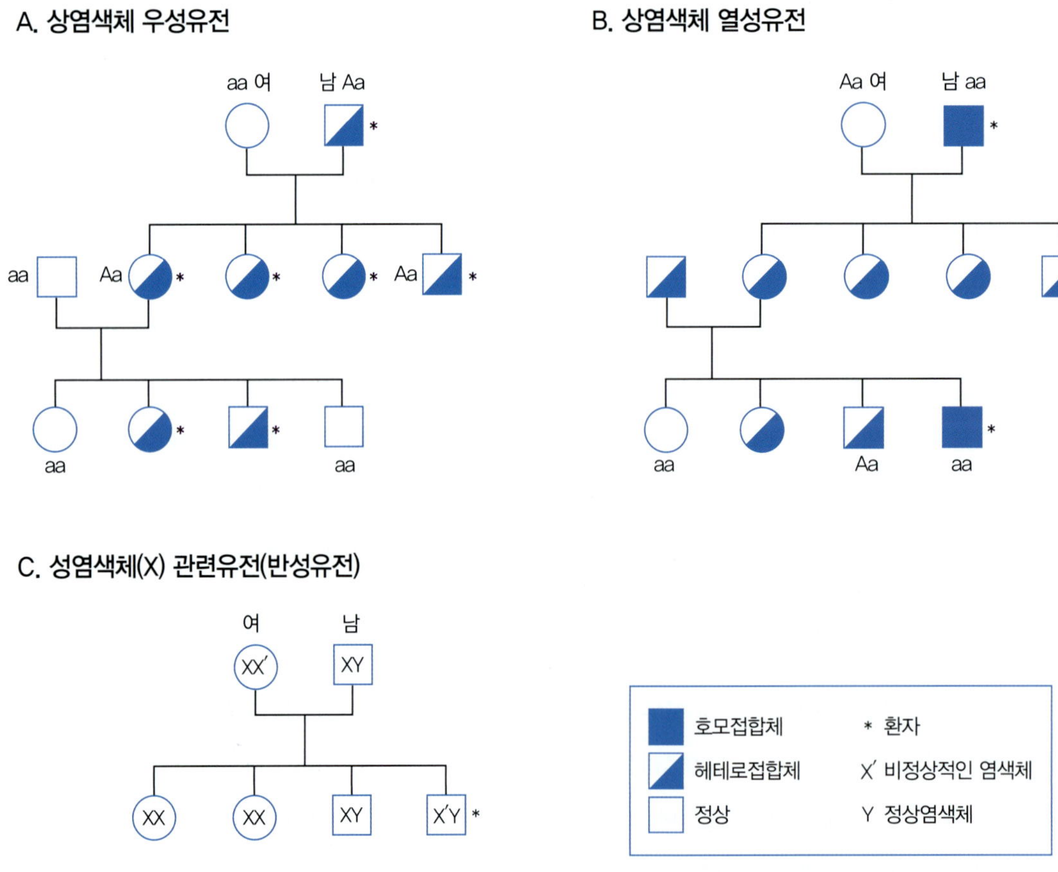

그림 8-1. 단유전자질환의 유전(멘델유전방식) 양식의 모식도

표 8-1. 상염색체 우성 유전에 의한 주요 질환

선천성 근긴장증 이영양증성 근긴장증
골형성부전증, 연골무형성증
골형성부전증(osteogenesis imperfecta) 마르팡증후군 연골무형성증(achondroplasia) 헌팅톤 무도병
망막모세포종 신경섬유종증(von Recklinghausen병) 결절성 경화증 가족성 대장폴립증(다발성 대장폴립증) 다발성 낭신 다발성 내분비선종증(MEA)*
겸상적혈구빈혈(sickle cell anemia)
유전성 구형 적혈구증(spherocytosis) 가족성 고콜레스테롤혈증 알파1-안티트립신결핍증

표 8-2. 상염색체 열성 유전에 의한 주요 질환

선천 대사 이상
1. 지질대사 이상 각종 리피도시스(테이 · 삭스병, 고쉐병, 니만 · 픽크병, 크라베병, GM1-강글리오시드시스), 가족성 고지혈증, 가족성 고콜레스테롤혈증 등
2. 당대사이상 글리코겐 축적병(대부분), 갈락토스혈증, 유전성 점액다당증(헐러병을 포함하는 가고일리즘, 헌터병은 제외함)
3. 단백 · 아미노산 대사 이상 페닐케톤뇨증, 단풍나무 당뇨증(메플시럽뇨증), 호모시스틴뇨증, 타이로신 혈증, 백랍증
4. 선천성 용해소체 축적병 동대사 이상 : 윌슨병
5. 그 외 프리드라이히 운동실조증, 소아 척수성 근위축증(베르드니히 · 호프만 병), 선천성 및 지대형 근영양증, 소두증, 농아, 색소성 건피증, 부신성기증후군, 낭성 췌섬유증

표 8-3. 반성 열성 유전에 의한 주요 질환

혈우병(hemophilia A & B)
적녹색맹
듀쉐형 근이영양증(Duchenne)
선천성 대사이상(일부)
레쉬-나이한(Lesch-Nyhan) 증후군(고요산혈증)
헌터 점액다당증(무코 다당증 II형)
G6PD 결핍증
브르톤 무감마글로불린혈증

② 다인자성(다원성) 유전질환

키나 체중과 같이 계측할 수 있는 양적인 형질의 유전에는 형질 발현 효과가 극히 작을 뿐만 아니라 동등하지 않는 다수의 유전자(multifactorial 또는 polygenic disorders)가 관계하고 있다. 다인자 유전병의 예도 다양하다(표 8-4). 즉 다인자 유전질환에서는 다수의 유전 인자와 환경 인자의 상호 작용의 조합이 상승하여 기준 문턱 값을 넘었을 때, 비로써 이상 형질이 발현한다.

표 8-4. 다인자 유전에 의한 주요 질환

고혈압
1형 당뇨병
통풍, 신석증
정신분열증, 조울증
십이지장궤양
선천성 유문협착증
선천성 고관절탈구
선천기형(일부)
악성 종양(일부)

③ 여러 가지 전달 양식에 의한 질환

동일 종류의 질병이 여러 가지 유전양식이나 염색체에 의해서 발생하는 경우가 있다. 선천 기형의 대부분은 다인자 유전병이지만, 단인자 유전이나 염색체 이상으로 생기는 경우도 있다. 또한, 암의 대부분은 다인자 유전에 의한 것이라고 생각하고 있지만, 소아의 콩팥모세포종(nephroblastoma, 윌름즈종양)이나 망막모세포종 등이 고빈도로 발생하는 가계에서는, 본래 특정한 염색체(소위 암억제 유전자)의 변이나 결실 등이 발생하여 결과적으로 열성 호모의 상태가 되었을 때, 비로소 악성 종양이 발생하는 것을 알게 된다. 특히, 망막모세포종의 발생은 Rb 유전자의 열성 호모상태에서 발병하는 것으로 잘 알려져 있다.

3) 염색체(chromosome)와 염색체 이상(chromosomal abnormality)

(1) 염색체(chromosome)와 핵형(karyotype)

염색체는 DNA와 구조 단백질로 이루어진 유전자 정보 집합체이다. 염색체는 각 부의 명칭이 있다(그림 8-2). 정상인의 염색체 수는 46개 23쌍, 그중 44개 22쌍을 상염색체라고 하며, 나머지의 2개 1쌍(XY, 또는 XX)을 성염색체라고 부른다. 각각 대립되어 있는 염색체의 한쪽은 부친 유래, 또 다른 한쪽은 모친 유래이다. 따라서 정상인의 염색체는 남성에게는 46,XY, 여성에게는 46,XX로 표시된다.

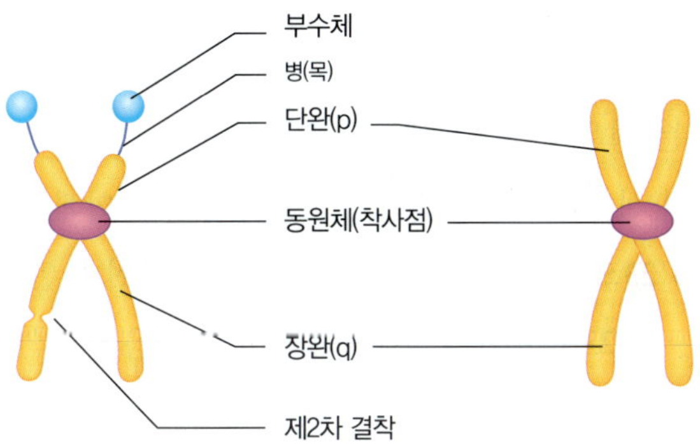

그림 8-2. 염색체 각부의 명칭

핵형은 개체나 세포계의 염색체가 가지는 종에 따라 고유의 수와 모양을 말한다. 구체적으로는 1개의 세포의 분열 중기의 광학현미경 사진으로 염색체를 1대 2개씩, 크기의 순서대로 동원체의 위치에 따라 나열해 놓은 것을 말한다. 큰 쪽에서부터 No. 1~3을 A군, 4와 5를 B군, 6~12를 C군, 13~15를 D군, 19와 20을 F군, 21와 22를 G군으로 분류하여 구별하고 있다(그림 8-3).

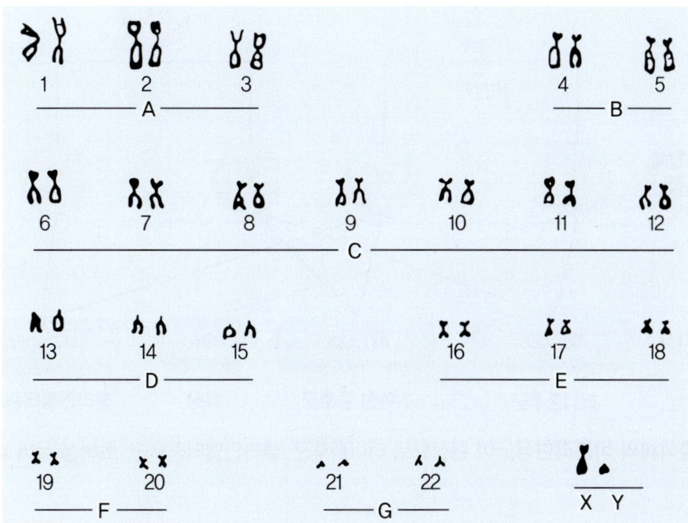

그림 8-3. 정상 남자(46,XY)의 핵형. 46개의 염색체는 44개의 상염색체를 7군으로, 2개의 성염색체 1군으로 나누고 있음

(2) 염색체 이상 및 관련질병(chromosomal abnormality associated diseases)

염색체 이상은 자연 환경 아래에서도 일어날 수 있다. 자연유산아에게는 염색체 이상이 매우 많아 임신 90일 이내의 유산에서는 약 50% 정도를 차지한다.

염색체 이상은 일반적으로 수의 이상, 구조의 이상, 모자이크로 구분된다. 염색체 이상의 기전은 감수분열 시 또는 유사분열 시 비분리(nondysjuntion)와 결실, 전좌 등에 의한 염색체 구조 이상을 들 수 있다.

① 염색체의 수의 이상

염색체의 수의 이상에는 이수성 또는 비배수성(aneuploidy)과 배수성(euploidy)이 있다.

이수성(비배수성)은 염색체의 전체수가 정상보다도 많거나 적은 경우이다. 감수분열할 때, 정상이라면 2개이어야 되는 염색체가, 3개 있는 경우를 삼염색체(trisomy), 1개인 경우를 단염색체(monosomy)라고 부른다. 양쪽 모두 감수분열 시(meiosis) 염색체의 비분리 현상에 의해 생긴다(그림 8-4). 감수분열 시 비분리현상이 생기면 23:23으로 나누어지지 않고 22:24로 나뉘게 된다. 이때 다른 정상세포(23)를 만나면 45(22+23) 또는 47(23+24)개의 염색체가 되므로 다음 세대의 염색체는 한쪽은 단염색체, 다른 한쪽 삼염색체가 되는 것이다. 상염색체 수의 이상인 삼염색체의 대표적인 질병은 다운증후군이고(표 8-5) 성염색체 수의 이상의 대표적 질병은 터너증후군이다(표 8-5).

배수성은 3배체 3n, 4배체 4n, 다배체(polyploidy) 등의 수의 이상으로 정상인 체세포의 2배체(2n=46)보다 수적인 증가를 나타낸다. 이는 암세포 등에서 자주 확인된다. 정상에서는 골수나 간세포에서 보이는 것이 있지만 극히 드물다.

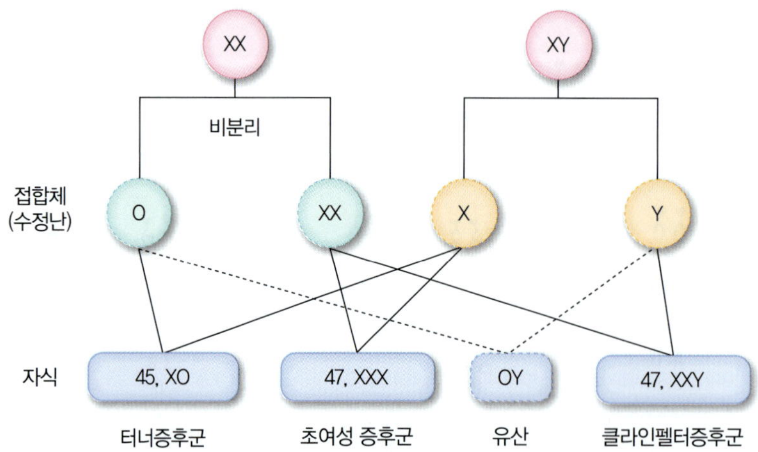

그림 8-4. 성염색체의 비분리현상. 이 현상으로 터너증후군, 클라인펠터증후군, 초여성 등이 나타날 수 있음

표 8-5. 주요 염색체이상에 기인한 선천기형

	증후군 (염색체 이상)	주요핵형	빈도	어머니 연령과의 관계	주요 소견 · 증상	동일증후군의 소수례 핵형
상염색체의 이상	다운증후군 (21삼염색체증)	47,XX, +21 47,XY, +21	1/1,000	증가	지능 장애, 눈의 모양이 특이함. 심기형(내안각췌피, 비스듬한 안검열) 기타 기형(소지내만)	전좌형 46,XX, −14, +t(14q21q) 46,XX, −22, +t(21q22q) 모자이크형 46,XX/47,XX, +21
	에드워드증후군 (18삼염색체증)	47,XX, +18 47,XY, +18	1/5,000	증가	소두증, 소비증, 소안증, 심기형, 근긴장항진,수지의 굴곡구축 소하악증	전좌형 46,XX, −D, +t(Dq18q) 모자이크형 46,XX/47,XX, +18
	파타우증후군 (13삼염색체증)	47,XX, +13 47,XY, +13	1/5,000	증가	구순, 구개열, 다지증, 합지증, 소 · 무안증, 고도난청, 심기형	
	묘성증후군 (5번단완 부뷰소실)	46,XX, 5P− 47,XY, 5P−	1/20,000	불변	고양이 울음소리 양안거리가 넓다. 지능장애	
성염색체의 이상	터너증후군 (XO)	45,X	1/2,000 ~2,500 (여아출생당)	불변	외음부는 여성, 이차성징결여, 소악증, 심기형 외반주, 제4단지	제 2X염색체 이상 46,XXp− 46,XXq− 모자이크형 46,XX/45,X
	크라인펠터 증후군 (XXY)	47,XXY	1/500 ~1,000 (남아출생당)	다소 증가	외음부는 남성, 왜소정소(남성불임의 원인), 여성화 유방, 여성 모양분포 모발 지능장애(일부)	모자이크형 46,XY/47,XXY
	초여성증후군 (XXX)	47,XXX	1/1,000 (여아출생당)	증가	외음부는 여성. 지능장애(일부) 이차적 무월경	변형 48,XXXX
	진성 반음양	46,XX (약 5%) 46,XY (약 20%)	드물다	불변	고환+난소 다양한 성기이상	모자이크형(약 30%) 45,X/46,XY 46,XX/47,XXY 중복수정 46,XX/46,XY

염색체 수의 이상을 표시하는 국제 규약은 총 염색체수, 콤마, 성염색체 구성을 차례로 표시한다. 상염색체에 이상이 있을 때는, 총 염색체 수 뒤에, 콤마 + (과잉염색체번호) 또는 − (결실염색체번호)를 기입한다.

예를 들면, 사람의 정상 핵형은 46,XY(정상 남자), 46,XX (정상 여자)로 나타낸다. 47,XY, +18 혹은 45,XY, −21은 염색체 수 46, 성염색체 구성 XY, 18번 염색체의 과잉 혹은 21번 염색체의 결실을 나타낸다.

염색체 구조의 이상은 염색체의 절단, 재결합, 융합 등에 의해서 일어난다. 염색체 구조의 이상으로는 다음의 6가지가 알려져 있다(그림 8-5).

결실(deletion)은 절단의 결과, 염색체의 일부가 없어진 상태이고 전좌(translocation)는 염색체 1개 또는 일부가 절단되어서, 상동 염색체 또는 다른 비상동 염색체와 재결합한 상태이다. 균형전좌(balanced translocation)가 된 경우에는 모든 유전 정보 그 개체가 있으며 또 정상적 기능을 하므로 표현형은 정상이나 염색체수는 1개가 다른 데로 이동하였으므로 부족한 경우이다.

중복(duplication)은 염색체의 일부가 상동 염색체 또는 다른 비상동 염색체의 어딘가로 삽입되어 이중으로 된 상태이다.

역위(inversion)는 염색체의 일부가, 세로 축에 대하여 180°회전한 상태. 역위를 일으킨 부분에서 유전자 배열은 반대가 된다. 완간역위와 완내역위 2종이 있다.

이소 염색체(isochromosome)는 동원체를 중심으로 염색체의 양팔이 같은 길이, 같은 유전자 좌를 가진 상태이다.

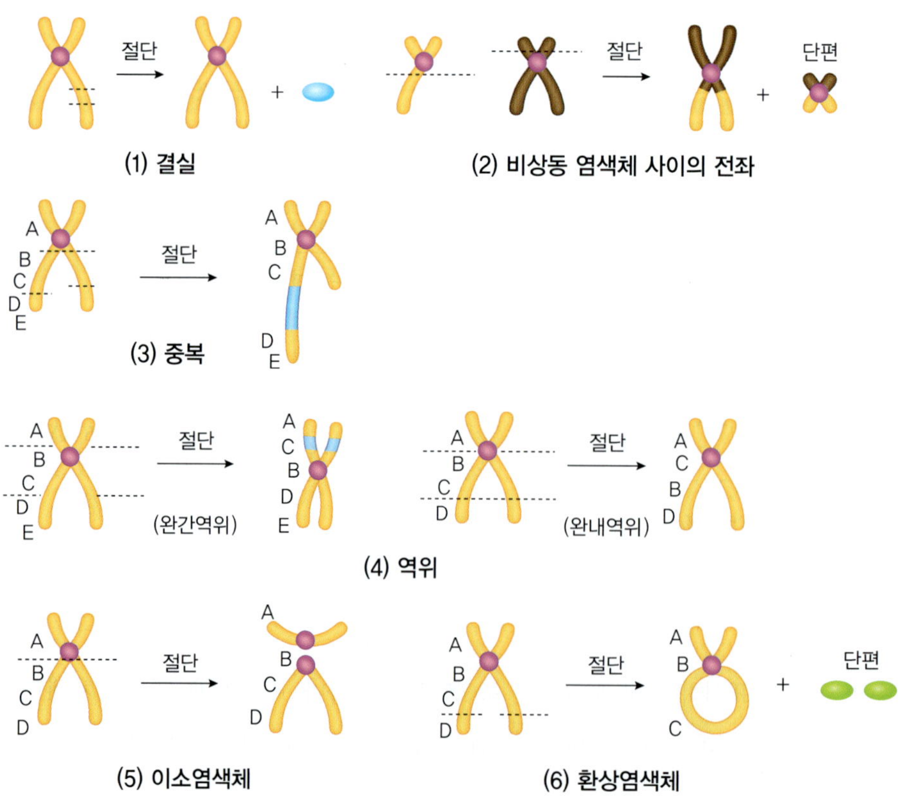

그림 8-5. 염색체구조 이상의 종류와 기전의 모식도

환상 염색체(ring chromosome)는 염색체의 양단이 동시에 절단이 일어나, 2개의 단끝이 서로 융합한 상태이다.

모자이크증(mosaicism)은 동일인의 몸속에 유전 형질 또는 염색체의 수나 구조가 다른 2종류 이상의 세포가 존재하는 경우를 말한다. 특히 성염색체에서 많이 발견된다. 또 모든 세포가 이상이 있는 것이 아니므로 삼염색체증이나 단 염색체증보다 그 증상이 심하지 않은 편이고 외형도 정상에 비해 덜 이상하다. 이 현상의 기전은 2배로 증가된 염색체가 양극으로 이동 시 완전히 분리가 되지 못하고 한쪽 극으로 2개의 염색체가 끌려가는 비분리(nondysjunction) 현상이 유사분열 시에 일어나는 것이다. 즉 정상적으로는 46:46으로 2개의 정상 세포가 되나 일부 세포가 비분리가 일어나면 47:45가 되므로 46/45/47 등으로 여러 염색체 수를 가진 체세포가 섞이게 된다. 대부분의 모자이크증은 수정란의 분할 초기 체세포 분열 시에, 염색체의 비분리현상이 일어난 결과로 생긴다.

염색체 구조 이상의 국제 규약에서 단완은 p, 장완은 q, 동원체(착사점)는 cen, 제2차 협착은 h, 전좌는 t, 역위는 inv, 이소 염색체는 i, 환상 염색체는 r로 표현한다. 염색체가 정상과 비교해서 길 때는 +, 짧을 때는 −를 염색체(p 또는 q) 뒤에 붙인다(그림 8-6).

예를 들면, 46,XX, −14, +t(14q21q)라고 하는 표시는, 염색체수 46개, 여성, 14번 염색체 1개가 결실되어 있고, 14번 염색체의 장완과 21번 염색체의 장완이 전좌결합하고 있다. 따라서, 21번 염색체가 전좌형의 삼염색체가 되어 있다. 즉 여성의 전좌형 다운증후군을 나타낸다.

/ 표시는 모자이크, 예를 들면, 46/47이라고 하는 표시는 세포의 염색체 구성에 46개인 것과 47개인 것의 2종류가 있는 것을 나타낸다.

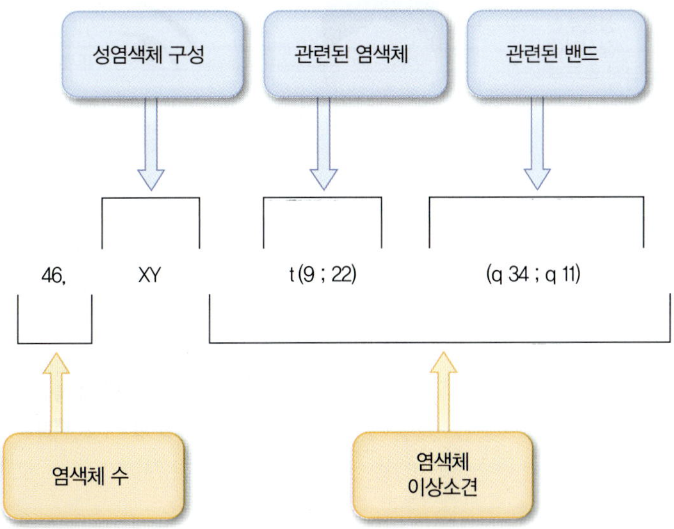

그림 8-6. 핵형분석의 명칭과 기술 순서. 위에 예로 든 것은 남자이며 9염색체와 22염색체 사이에 전좌(translocation, t)가 있고 모두 장완(q)이 관련되어 있다. 이것은 필라델피아 염색체이며 골수성 백혈병에서 관찰됨

4) 상염색체 이상에 의한 질환(cytogenetic disorders involving autosomes) (표 8-5)

(1) 다운증후군(down syndrome)

다운증후군은 가장 흔한 상염색체 이상 질환으로 21 상염색체증(trisomy 21)이라 한다. 옆모습 얼굴이 납작해 보이고 얼굴 모습이 특징이다. 눈 가장자리는 약간 올라가 있는 비스듬한 안검열, 내안각췌피(epicanthal fold)가 나타나서 몽고인과 유사하다고 하여 일명 몽고증(mongolism)이라고도 한다. 작은 키에, 일직선상의 손금(원숭이의 손금), 지능의 발달이 저조하고, 선천성 심한 기형을 30%에서 동반하는데 심내막융기결손(endocardial cushion defect)형이 흔하며 급성 백혈병도 잘 발생한다(그림 8-7).

다운증후군은 비분리형 다운증후군, 전좌형 다운증후군, 모자이크형 다운증후군이 있다. 비분리형 다운증후군은 다운증후군의 95%를 차지하고 있다. 어머니 나이와 상관이 있고 21 염색체가 하나 더 있다. 정상적인 부부에서 생식세포의 분열시 비분리 현상이 일어나면 하나는 24X 또는 24Y가 되고, 이세포가 정상인 23X 또는 23Y와 결합하면 삼염색체, 47,XX, +21 혹은 47,XY, +21이 된다. 이 경우에는 부모는 정상 핵형이다.

전좌형 다운증후군은 다운증후군의 5% 정도를 차지한다. 균형전좌(balanced translocation)된 염색체의 유전으로 일어나며 전좌는 대개는 14, 21 염색체 또는 드물게 21, 22 상호간에 발생한다. 한 부모가 비정상적인 염색체를 갖고 있다. 그러나 전좌된 염색체를 갖고 있으므로 45,XY 또는 45,XX이다. 이 경우 23,X 또는 23,Y이지만 21번 염색체는 전좌되어 있으므로 실제로 24개가 있

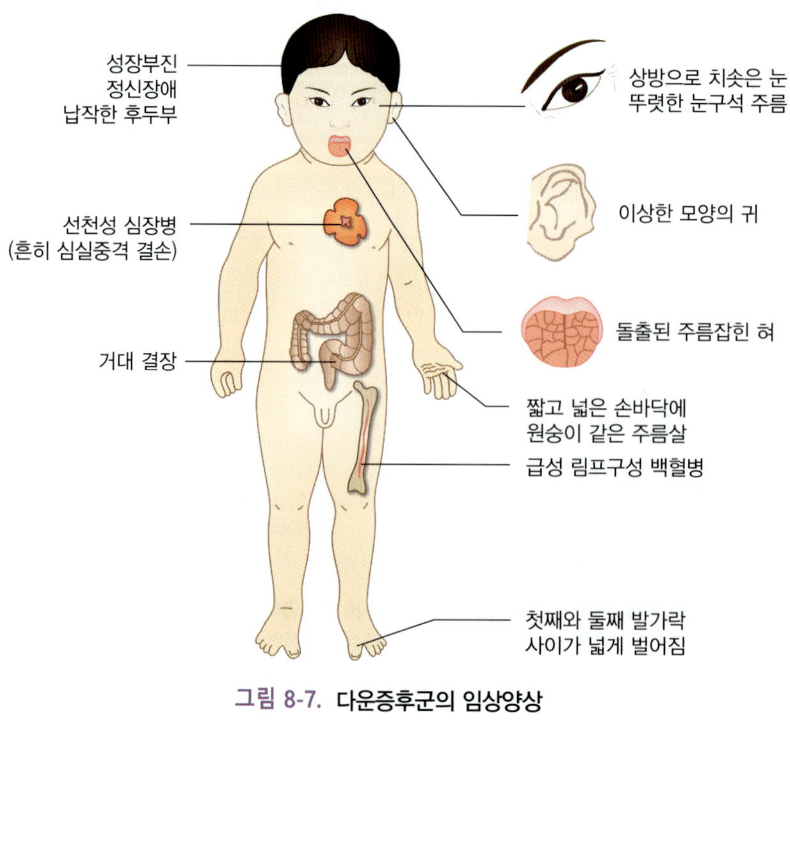

그림 8-7. 다운증후군의 임상양상

는 셈이 된다. 따라서 이 세포가 다음 세대에서 정상인 23,X 또는 23,Y와 결합하면 46,XX 또는 46,XY이지만 21염색체가 하나 더 있는 셈이 되어 21삼염색체증이 된다. 따라서 이러한 염색체를 갖고 있는 부모는 부모의 나이와 상관 없이 다음 세대로 계속 유전이 된다.

모자이크형 다운증후군은 대단히 드물다.

(2) 에드워드증후군(Edwards syndrome)

18 삼염색체증(trisomy 18)이며 비교적 드물다. 18번 염색체가 3개 있어서 발생하며 대개 1세 이전에 사망한다. 지능 발달이 안되고 심장기형, 위장관기형과 발꿈치가 튀어나오는 "rocker bottom feet"와 손가락겹침(overlapping finger)이 특징이다.

(3) 파타우증후군(Pautau syndrome)

13 삼염색체증(trisomy 13)이며 대단히 드물며 13번 염색체가 3개 있어서 발생하고 신생아시기에 사망한다. 전뇌와 얼굴의 발육이 나쁘고 중앙에 1개의 눈이 있는 경우도 있다. 소두증, 코의 이상, 뇌의 선선뇌증 등이 나타난다.

(4) 묘성증후군(cri du chat syndrome)

제5번 염색체 단완의 결실(monosomy 5)에 의해서 일어나며 증후군의 명칭과 같이 고양이 같은 울음소리(cat cry, 묘성)가 특징인데, 이것은 소리를 내는 상기도 구조의 기형이 수반되기 때문이다. 심한 지능 발달의 저하가 관찰된다.

(5) 후천성 염색체 이상

태어난 후 여러 가지 외적인 원인에 의해서 체세포의 돌연변이가 일어날 수 있다. 그러나 배세포는 대개 정상이므로 이 경우는 염색체 이상이 다음 세대로 유전되지는 않는다.

5) 성염색체 이상에 의한 질병(cytogenetic disorders involving sex chromosome)

(표 8-6)

(1) 클라인펠터증후군(Klinefelter syndrome)

일명 고환이상발육(testicular dysgenesis)이라고도 하는데 600명 남아 중 1명꼴로 나타나는 비교적 흔한 질병이다. 어머니쪽 X-염색체의 비분리로 어머니 쪽 XX와 아버지쪽 Y가 결합하면 XXY가 된다(47,XXY)(그림 8-8).

표현형은 남성형이며 사춘기 후에도 고환이 작고 2차 성징도 잘 나타나지 않는다. 골단부(epiphysis)가 늦게 봉합하므로 환자는 대개 키가 크고 정세관 내에는 세르톨리세포(Sertoli cell)만

있을 정도로 서서히 위축되며 불임이 된다. 진단은 구강점막 상피 내 바소체(Barr body)가 있다는 점과 염색체의 핵형으로 알 수 있다. 구강점막 상피 내 핵막에 붙어 있는 바소체는 X염색체 개수에서 1개를 뺀 숫자만큼 관찰된다. 따라서 XXY에서는 바소체가 1개 관찰된다.

표 8-6. 성염체 이상에 의한 질병과 성발육 이상

증후군	핵형	바르소체	성선	외성기
진성자웅동체 (True hermaphroditism)	46, XX, 46, XY,	+ −	고환과 난소조직 동시 존재	다양함 (남성, 여성 또는 양성)
클라인펠터증후군 (Klinefelter syndrome)	46, XXY	+	고환 이상 발육	남성 (환관증, 이차성징 발육부전, 불임)
터너증후군 (Turner syndrome)	45, XO	−	난소 이상발육	여성 (무월경, 이차성징 발육부전, 불임)
고환여성화 (Testicular feminization)	46, XY	−	고환(미성숙)	여성 (자궁없음, 불임, 무월경, 이차성징 발육 정상, 부신 에스트로겐에 의한 여성화, 안드로겐반응 실패)
부신성기증후군 (Adrenogenital syndrome)	46, XX	+	난소	여성 부신 남성호르몬에 의하여 출산 시 남성화

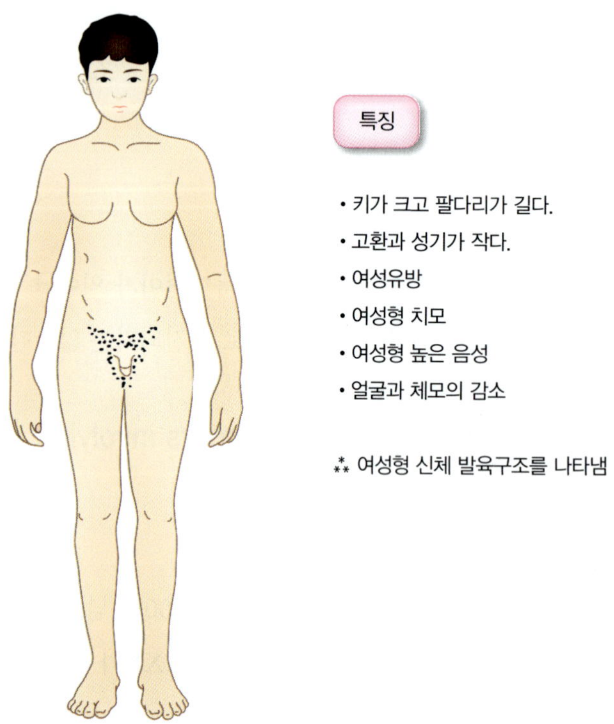

그림 8-8. 클라인펠터증후군. 클라인펠터증후군(XXY)을 나타내는 남성은 불임이 되지만 모자이크형은 가임할 수도 있다. XXXY, XXXXY형의 클라인펠터 증후군에서는 뇌의 지능이 감소할 수도 있음

(2) 터너증후군(Turner syndrome)

일명 난소이상발육(ovarian dysgenesis)이라고도 하며 2,500명 여아 중 1명꼴로 나타난다. 부모 중 1명에서 X염색체의 비분리로 어머니 쪽 O(X염색체가 없는 세포)과 아버지 쪽 X(또는 반대의 경우도 동일한 결과가 나타남)가 결합하여 XO가 된다(45,XO) 또는 모자이크의 출현도 가능하다(45,XO/45,XX가 섞여 있다. 수정 후 비분리현상이 일부에서 일어나므로 모자이크가 나타남).

이 환자는 대동맥 협착증(coarctation of aorta)같은 선천성 심장질환, 키가 작고, 비만, 골격 이상 등이 관찰될 뿐만 아니라 목이 림프부종으로 목선이 굵게 부어 오르므로 목과 어깨선의 각도가 커져 늘어진목(webbing) 현상이 나타나기도 한다. 외형은 여성이나 난소는 선모양의 흔적만 남아 있는 선조 난소(streak ovaries)로 나타나므로 무월경이 나타나며 그외 여성의 이차 성징도 거의 없다. 구강점막 상피에서 바소체를 관찰할 수 없는데 그것은 X염색체가 하나이므로 바소체 형성이 안되기 때문이고, 이 증후군의 진단은 염색체 핵형으로 진단한다(그림 8-9).

(3) XXX증후군과 초여성(superfemale)

외형으로는 정상 여자같이 보이지만 일부에서 지능이 떨어지거나 일부는 월경에 문제가 발생한다. 염색체의 비분리 현상으로 발생하며 모자이크증도 있다. X염색체가 3개이므로 바소체가 2개 관찰된다.

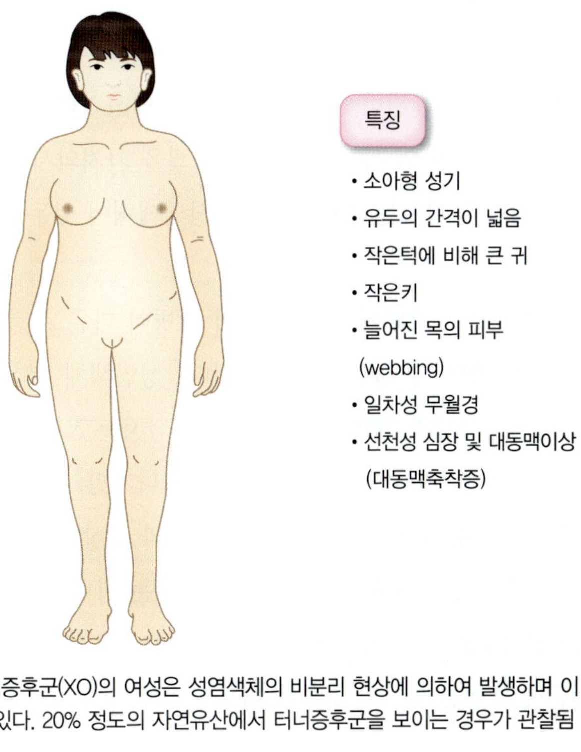

그림 8-9. **터너증후군.** 터너증후군(XO)의 여성은 성염색체의 비분리 현상에 의하여 발생하며 이 현상이 태아 발생초기에 일어나면 모자이크형도 발생할 수 있다. 20% 정도의 자연유산에서 터너증후군을 보이는 경우가 관찰됨

(4) XYY증후군

외형으로는 정상 남자와 같이 보이며 성격이 비사회성이 특징적으로 나타난다고 한다.

6) 단유전자(멘델유전방식) 질환(single gene disorders or mendelian disorders)

(1) 상염색체 유전 질환(autosomal dominant disorders)의 특성

유전 방식은 상염색체상에 유전 인자가 있으므로 남녀에 따라 차이는 없으나 우성(dominant)과 열성(recessive) 인자(유전자)로 나뉘어 멘델유전 방식으로 유전된다. 그러나 그 유전자의 위치, 즉 성염색체 또는 상염색체 중 어디에 있는가? 유전 방식, 즉 우성 또는 열성 유전 방식인가? 또 대립형질(alleles)의 수는 몇 개인가? 예를 들어 2개의 대립형질이 있는 경우 AA Aa aa의 3종류의 유전이 가능하므로 다양한 표현형이 나타날 수 있다.

호모접합유전자(homozygous gene)는 AA 또는 aa와 같이 두 개의 대립형질이 동일한 경우이며 동형접합체라고 한다.

헤테로 접합유전자(heterozygous gene)는 Aa와 같이 두 개의 대립형질이 다른 경우이며 이형접합체라고 한다.

우성 유전은 한 개의 유전 대립형질만 있어도 그 형질이 나타나는 방식의 유전을 말한다. 즉 AA와 Aa는 질병이 나타나고 aa는 정상이 된다. 우성유전질환은 다음 세대로 유전되기 때문에 대개는 가족력이 있으며 우성인자는 하나만 있어도 표현된다. 그러나 표현형이 유전인자의 침투도(penetrance)와 발현율(expressivity)에 따라 영향을 받는다.

열성 유전은 두 개의 대립 형질이 있어야 질병이 나타나는 방식의 유전을 말한다. 즉 aa는 질병이 나타나고 Aa는 보인자, AA는 정상이 된다. 열성유전질환은 열성 인자가 동시에 출현하는 경우에 표현되며 가족력이 있다. 대개는 하나의 특정한 효소의 결핍을 가져와서 대사의 선천 이상을 일으키는 선천성 질환이 이 유전방식을 따르는 경우가 많다. 상염색체에 있는 열성 인자는 비교적 드문 편이다.

성염색체에 유전 인자가 있으므로 남녀에 따라 질환의 발병이 다른 유전이 특징이다. 이 방식에도 유전 인자는 열성과 우성이 있으나 대부분은 열성이다. 성염색체 열성질환(sex chromosomal recessive disorders)은 주로 X염색체와 관련되어 나타난다. 남자는 X염색체가 하나만 있어서 X염색체에 유전인자가 있는 경우 열성 인자라도 남자에서는 나타나지만 여자에서는 잠복한다. 즉 어머니가 하나의 유전자를 갖고 있다. 유전자가 있는 어머니(XX′)와 정상 아버지(XY)는 자녀 중 남자의 50%는 정상, 50%는 질병이 있는 남자(X′Y)가 되고 질환이 있는 아버지(X′Y)와 정상어머니(XX)는 모두 보인상태의 딸(XX′)과 정상인 아들(XY)이 나온다. 열성 호모접합체(X′X′)인 경우는 대개 태아 상태에서 사망하기 때문에 출생한 여자의 경우는 대부분 XX′ 상태, 즉 잠복상태인 사람이 많다.

7) 선천성 이상(congenital abnormality)

선천 이상은 기능 이상인 선천성 대사이상과 형태 이상인 선천성 기형으로 나눌 수 있다.

(1) 선천성 대사이상(congenital metabolic abnormality)

선천성 대사이상이라는 것은, 어떤 특정한 효소가 유전적으로 결손되어 있기 때문에 생기는 질병을 말한다. 대개는 단 유전자 유전이며 멘델의 방식을 따르며 대다수가 열성 유전자에 지배된다. 현재 알려져 있는 선천 대사이상은 약 4,000 종류, 약 2,000 종류에서 효소의 결손부위가 밝혀져 있다. 생체에 중요한 효소가 결손되면, 태생기 초기에 사망하여 유산되는 경우가 많고, 태어나더라도 질병이 중증으로, 유아시절에 사망한다.

그러나 생후 조기에 치료하면 정상의 발육을 기대할 수 있는 질병도 있는데 페닐케톤뇨증(phenylketonuria), 단풍나무시럽뇨증(maple syrup urine disease), 알캅톤뇨증(alkaptonuria), 갈락토스혈증(galactosemia) 등이다(표 8-7).

선천 대사이상의 임상 증상은 다양하지만, 발육 장애, 뇌 증상, 정신 및 운동 기능 이상, 뼈 · 관절 · 외형의 이상, 요의 냄새가 이상할 때, 간과 지라의 종대 등을 보이는 경우, 일단은 선천 대사이상을 의심하여 전문의의 진단을 받을 필요가 있다.

표 8-7. 아미노산 대사이상을 일으키는 유전질환

질환	축적 아미노산	결핍효소	유전방식	임상소견
페닐케톤뇨증 (phenyketonuria)	phenylalanine	phenylalanine hydroxylase	상염색체열성	지능저하, 생쥐냄새, 습진, 혈중phenylalanine 증가
단풍나무당뇨증 (branched chain ketoaciduria)	leucine, valine, isoleucine	branched−chain ketoacid oxidase	상염색체열성	지능저하, 소변에서 단풍나무 시럽(maple syrup) 냄새
히스티딘혈증 (histidinemia)	histidine	histidase	상염색체열성	지능저하, 언어장애
호모시스틴뇨증 (homocystinuria)	methionine, homocystine	cystathionine synthetase	상염색체열성	지능저하, 혈전색전증, 렌즈위치이상

선천 대사이상이 발생하는 기전은 일단 유전되는 단유전자에 이상이 생기고 그 결과 그 유전자에 의해 조절되는 효소의 합성 결함이 생긴다. 결국 정상 효소 작용을 받을 수 없으므로 그 전단계 물질의 대사과정이 장애를 받아 세포 내에 축적된다. 결국 아미노산, 지방, 탄수화물, 점액다당류의 대사 과정이 장애를 받고 과잉물질이 세포 내 또는 조직 내 축적된다. 다행히 이러한 질환은 드물게 발생할 뿐만 아니라 대개는 상염색체 열성 유전이며 일부가 성염색체 열성 유전의 방식을 따를 뿐이다.

① 아미노산 대사이상(amino acid metabolic abnormality)

비정상적인 결핍효소에 따라 다양한 아미노산이 세포 내 축적되는 것이 특징이다(표 8-7, 그림 8-10).

페닐케톤뇨증(phenylketonuria)은 페닐알라닌(phenylalanine)이 타이로신(tyrosine)으로 대사되는 데 필요한 페닐알라닌 하이드록실라제(phenylalanine hydroxylase, PAH)가 부족하여 발생하는 질병으로 이것을 고전형이라 하는데 약 90%를 차지한다. 따라서 이런 환자는 혈중에 페닐알라닌이 축적되고 소변으로 배설되게 된다(그림 8-10).

임상에서 제일 중요한 문제는 지능발달이 늦어진다는 점이다. 그 이유는 대사산물이 발육하는 뇌에서 신경 세포의 수초형성에 장애를 일으키기 때문이다. 따라서 신생아는 초기에는 정상적이나 점차 경련, 행동 이상과 뇌파 검사의 이상 등이 생후 4개월부터 나타난다. 점차 뇌손상이 증가되며 지능발달이 늦어져 IQ가 20 이하에 머문다. 땀과 소변에서는 페닐아세틴산(phenylacetic acid) 때문에 쥐냄새가 난다. 양수액 내 세포는 PAH가 없으며 DNA에 의한 유전자분석으로 진단이 가능하다. 치료로는 페닐알라닌이 없는 음식을 주고 타이로신을 따로 첨가해 주어야 한다.

호모겐티신산뇨증(알캅톤뇨증)에서는 호모겐티식산의 축적으로 소변을 통해 과량 배설되므로 알캅톤뇨증이라고도 한다. 이물질은 관절 내 연골에 침착되어 연골 색조가 변하고 잘 부서지게 되며 관절병증을 일으키므로 조직흑(갈)색증(ochronosis)이라고도 한다. 백피증(albinism)은 타이로신아제의 결핍으로 멜라닌색소의 형성이 되지 않아 전신의 피부색이 하얗게 되는 질병이다.

가족성 갑상샘 기능저하 크레틴병에서는 갑상샘호르몬 생산이 되지 않아 어려서부터 갑상샘 호르몬 기능이 저하되어 바보와 성장 저하가 나타난다.

그 외에 단풍나무 당뇨증과 히스티딘혈증, 호모시스틴뇨증 등이 있다(표 8-7).

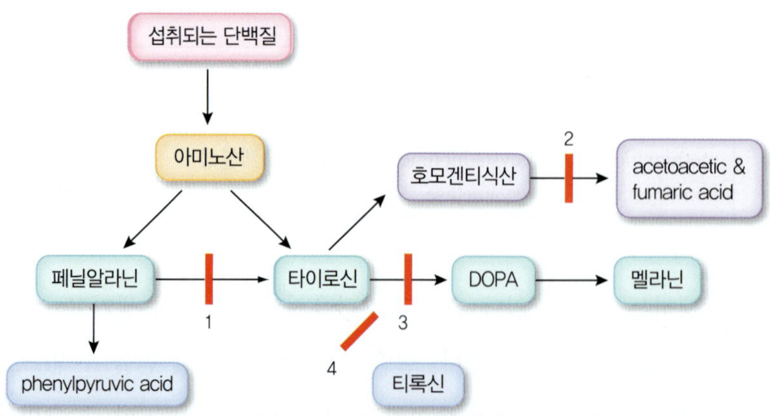

그림 8-10. 페닐알라닌/타이로신 대사경로의 선천이상

1. phenylalanin hydroxylase 결핍으로 소변에 phenypyruvic acid, 페닐알라닌이 나타남
2. 알캅톤뇨증(alkonptouria), homogentisic acid oxidase 결핍으로 호모겐티식산(homogentisic acid)이 축적됨
3. 백피증(albinism), tyrosinase 결핍으로 멜라닌색소 형성 안됨
4. 가족성 갑상샘기능저하증, 타이로신에 요오드화하는 효소가 결핍하여 티록신생산이 안되므로 발생

② 지질 대사이상(lipid metabolic abnormality)

지질축적 질환은 비정상적으로 다량의 복합지질이 세포 내 특히 용해소체 내에 축적되는 질환이며 용해소체 축적질환(lysosomal storage disease)이라고도 한다. 그 이유는 용해소체 내에 존재하는 복합지질이나 점액다당류를 분해하는 효소의 결핍으로 대사산물이 세포의 용해소체 내에 축적되기 때문이다(표 8-8).

대부분 상염색체 열성 유전이며 예외적으로 파브리병(fabry disease)은 성염색체 열성유전이다. 단핵 탐식세포계 세포가 용해소체가 많이 있으므로 가장 많이 축적되는 장기는 탐식 세포가 많이 있는 골수, 간, 지라이다. 지질은 여러 곳에 축적되고 축적되는 장소에 따라 증상이 다르다.

테이삭스병(Tay-Sachs disease), GM_2−gangliosidosis Type I은 용해소체 내에 있는 헥소사미니다아제 A (hexosaminidase A)의 결핍으로 일어나며 이 효소는 GM_2 강글리오시드(ganglioside)의 분해를 촉진한다. 주로 중추신경, 자율신경, 망막의 시신경세포 내에 GM_2 강글리오시드(ganglioside)가 축적되게 된다. 따라서 시력을 상실하고, 운동신경 장애, 지능 발달 장애, 망막에 버찌선 홍반(cherry red spot)이 관찰되는데, 이것은 망막의 황반이 신경절 세포에 지질이 축적되며 연하게 되므로 흐르는 혈액의 붉은색이 비쳐서 붉세 반점으로 관찰되는 것이다. 생후 2~3세에 대개 사망한다. 형태학적으로는 신경세포질 내에 공포변성이 일어나고 세포가 종창되며 서서히 변성을 일으키며 죽게 된다. 전자 현미경에서는 소용돌이 또는 나이테 같은 구조를 세포질 내에서 관찰할 수 있다. 헥소사미니다아제 A를 섬유모세포에서 측정하여 진단할 수 있다.

니만−픽크병(Niemann-Pick disease)은 스핑고미엘린(sphingomyelin)과 콜레스테롤이 큰포식세포 내에 축적되는 질환이다. 용해소체 내 지질이 축적되는 것은 sphingomyelinase가 결핍되어 일어나며 간장과 지라의 심한 종대가 특징적으로 일어나고, 큰포식세포는 작은 공포를 많이 함유하고 있어 크고 세포질 내는 거품(포말)모양이 나타난다. 전자 현미경으로는 나이테모양 또는 얼룩말무늬 모양(zebra body)의 구조물이 관찰된다. 대개 생후 1~2년 내에 사망한다.

표 8-8. 지질 대사이상 또는 용해소체 축적 질환

질환	결핍효소	축적지질	침범장기
테이삭스병(Tay−Sachs disease)	hexosaminidase A	GM2 ganglioside	뇌, 망막
고쉐병(Gaucher's disease)	β−glucosidase (glucocerebrosidase)	glucocerebroside	간, 지라, 골수, 뇌
니만픽크병(Niemann−Pick disease)	sphingomyelinase	sphingomyelin	뇌, 간, 지라
이염색성백질이영양증 (metachromatic leukodystrophy)	arylsulfatase A	sulfatide	뇌, 간, 지라
크라베병(Krabbe's disease)	galactosylceramidase	glactocerebroside	뇌
파브리병(Fabry's disease)	α−galactosidase	ceramide trihexoside	피부, 콩팥

고셔병(Gaucher's disease)은 그루코세레브로시다아제(glucocerebrosidase)가 결핍되어 그루코세레브로사이드(glucoserebroside)가 용해소체 내에 축적되는 질병이다. 따라서 그루코세레브로사이드가 큰포식세포 내 및 충추 신경 내 용해소체에 축적된다(그림 8-11).

고셔병에는 단핵구 탐식 세포계 세포를 침범하며 뇌는 침범하지 않는다. 따라서 지라기능 항진증에 의한 지라 증대에서 빈혈 또는 범혈구감소증(pancytopenia), 골수침범에 의한 병적골절 등이 나타난다. 제2형은 어린이에서 호발하며 간종대와 뇌를 침범하여 경련과 지능 장애와 같은 급성 뇌증후군을 일으키므로 어린 나이에 사망한다. 조직에서 고셔세포는 PAS 양성 물질이 함유하고 있고 가는 선(fibrillary) 모양을 나타내기도 한다. 또 H&E 염색상 푸른빛을 띠므로 이러한 큰포식세포 또는 조직구를 일명 바다청색 조직구(sea blue histio-cyte)라고도 한다. 그 외에 이염색성 백질이영양증과 파브리병이 있다(표 8-8).

이들 용해소체 축적질환의 진단은 배양된 섬유모세포에서 해당효소의 결핍을 찾아내는 것이 가장 중요하다.

③ 글리코겐의 대사이상(glycogen metabolic disorders)

글리코겐 축적 질환은 글리코겐의 대사 과정에 관여하는 효소의 결핍에 의하며 대개는 상염색체 열성으로 유전되며 6가지 유형으로 나누고 있다(표 8-9). 소아기에 글리코겐의 축적이 시작한다. 글리코겐의 축적이 세포질 내에 일어나면 세포는 과립상으로 관찰된다. 또 약간 창백해지고 종창된다.

글리코겐 대사이상에 의한 세 가지 중요한 임상유형이 있다.

간형(hepatic form), 근육형(myopathic form), 기타형 등으로 크게 나눌 수 있다.

간형으로는 제1형인 폰기엘케병(von Gierke's disease)이 대표적이다. 간세포 내에 포도당으로 변화시키는 효소인 포도당육인산화효소(glucose 6−phosphatase)의 결핍으로 인하여 간세포 내에 글리코겐이 축적되어 간비대를 일으키며 혈중에는 혈당치가 감소한다.

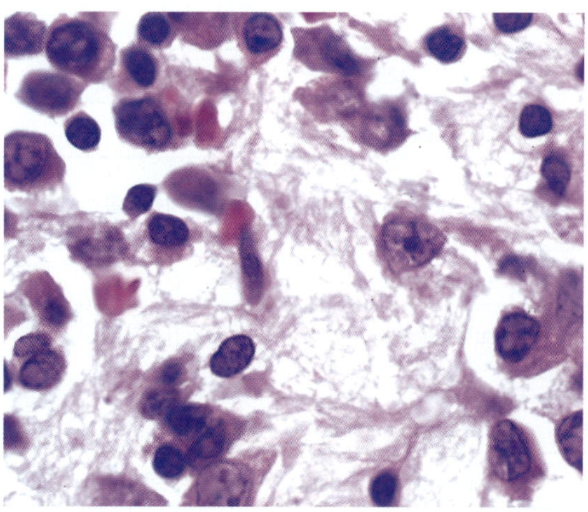

그림 8-11. **고쉐병, 비장(지라).** 그루코세레브로사이드가 조직구 내 침착되어 가는선 형태로 관찰됨

근육형은 글리코겐 축적 제IV형이며 맥아들병(McArdle's disease)이라고 한다. 이 질환은 골격근의 연료인 해당 작용(glycolysis)에 관여하는 효소가 결핍되어 근육 내 글리코겐 축적이 발생한다. 근세포 내 포스포릴라아제(phosphorylase)의 결핍으로 인하여 근세포 내 글리코겐이 축적되며 근력의 약화, 근경련(cramps)이 운동 후에 잘 발생한다. 운동 후 혈중 내 젖산의 증가도 없다.

기타형 중에는 제II형인 폼페병(Pompe's disease)이 중요하다. 용해소체 효소인 산성말타아제(acid maltase)의 결핍으로 일어난다. 용해소체 내에 글리코겐의 축적이 일어나며 심근에서 가장 현저하다. 신생아 때 심근비대가 심하게 일어나게 되므로 2세 이내에 심부전증으로 사망하게 된다. 그 외에 엔더슨병과 헤르스병 등도 있다(표 8-9).

표 8-9. 글리코겐 대사이상 유전질환

유형	결핍효소	증상의 정도	침범 장기
I. 폰기엘케병 (von Gierke's disease)	glucose 6−phosphatase	고도(심함)	간, 콩팥, 내장
II. 폼페병(Pompe's disease)	α−1,4 glucosidase	사망	전신적, 특히 심장
III. 코리병(Cori's disease)	amylo−1,6 glucosidase (debranching enzyme)	경도	전신적, 특히 간
IV. 앤더슨병(Anderson's disease)	amylo1,4−1,6−transglucosidase (branching enzyme)	사망	전신적, 특히 간
V. 맥아들병(McArdle's disease)	muscle phoshorylase	경도	골격근
VI. 헤르스병(Hers' disease)	liver phosphorylase	경도	간

④ 점액다당류의 대사이상(mucopolysaccharide metabolic abnormality)

비교적 드문 용해소체 내에 점액다당류의 축적 질환이며 세포 내에 점액다당류의 축적이 일어나는 점액다당류증(mucopolysaccharidosis, MPS)이다. 축적되는 물질은 황산헤파란(heparan sulfate), 황산케라탄(keratan sulfate), 황산콘드로이틴(chondroitin sulfate) 등이 축적된다.

축적된 세포는 종창이 되어 풍선세포(balloon cell)로 변하고 PAS 양성 물질을 함유하며 공통적으로 단핵 탐식세포계 세포 내에 축적되므로 간장과 지라의 종대가 현저하다. 그 외에 섬유모세포, 혈관내피세포, 민무늬근세포, 신경세포 등에도 축적된다. 대개 I-VII형으로 분류되나 비교적 잘 알려진 것이 MPS I형인 헐러병(Hurler's disease), 일명 가르고일리즘(gargoylism, 지방연골 이영양증)이라고도 한다. MPS II형은 헌터병(Hunter's disease)이라고도 한다. 임상에서 얼굴 모양이 변형되고, 간장과 지라의 종대, 각막혼탁, 심장판막 이상, 관상동맥의 협착, 관절의 경직, 지능발달의 저하 등이 나타난다. 그 외에 산필립포병과 모르키오병 등도 있다(표 8-10).

갈락토스혈증(Galactosemia)은 갈락토스대사에 관여하는 효소의 결핍에 기인하는 유전질환으로

표 8-10. 점액다당류축적 질환(mucopolysaccharidosis syndromes)

유형	결핍효소	축적, 점액다당류	침범장기	유전방식	증상의 정도
I. 헐러병 (Hurler's disease)	α-L-iduronidase	황산헤파란 황산데르마탄	피부, 각막, 골, 심장, 뇌, 간, 지라	상염색체열성	고도(심함)
II. 헌터병 (Hunter's disease)	L-iduronosulfate sulfatase	황산헤파란 황산데르마탄	피부, 골, 심장, 귀, 망막	성염색체열성	중등도
III. 산필립포병 (Sanfilippo's disease)	Many types	황산헤파란	뇌, 피부	상염색체열성	중등도
IV. 모르키오병 (Morquio's disease)	N-acetylgalactosamine 6-sulfatase	황산케라탄 황산콘드로이틴	피부, 골, 심장, 눈	상염색체열성	경도

써 갈락토스 1 인산우릴트랜스퍼라제(galactose-1-phosphate-uridyl transferase, GALT) 결핍과 갈락토키나아제(galactokinase) 결핍 두 가지 형태가 있으며 전자가 더 흔하다. Galactokinase 결핍에 의한 형태는 상대적으로 증상이 경하여 정신 발달의 지연도 일으키지 않고 단지 백내장을 일으킨다.

혈액 내 갈락토스치의 증가와 함께 갈락토스뇨가 나타난다. 콩팥에서 세뇨관의 재흡수가 안되어 일어나는데 전반적인 아미노산뇨와 동반되어 나타난다. 진단은 포도당 양성이 아닌, 소변에서 환원물질의 발견에 의해 의심된다.

혈액과 소변 내 증가된 갈락토스치는 진단적 의미가 있다. 치료하지 않은 동형접합체(homozygous) 질환 환자는 출생 시는 정상이나, 곧 바로 젖을 빨려 하지 않고, 구토, 설사 등을 초래하거나 사망한다. 황달이 초기에 나타나고, 신생아 생리적 황달이 계속되는 것처럼 보일 수도 있다. 간부전 증세와 함께 간비대, 지라비대, 백내장, 정신 발육 지연 등이 나타난다. 간 손상은 프로트롬빈 결핍을 초래하고 출혈 경향을 보인다. 점차 운동장애 및 의식 장애를 초래하여 사망한다.

초기의 간비대는 대부분 지방축적에 의하지만, 시간이 흐르면 간경변증이 생긴다. 현미경소견상 간의 소엽사이에서 과도한 지방축적과 간세포들이 담즙전 주위에 둥글게 모여 있는 것을 흔히 볼 수 있다. 병이 진행함에 따라 문맥주위부에 처음으로 섬세한 섬유화가 나타나고 인접한 문맥을 연결하는 반흔을 형성하게 된다. 간의 변화는 알코올 남용에서 나타나는 간경변과 유사하다.

이 질환은 호모접합 유전자 형태의 조기 발견과 우유를 먹지 않고 갈락토스가 제거된 음식으로 대체하면 아이의 정상 발육을 기대할 수 있다.

낭성섬유증(cystic fibrosis)은 소아기의 유전 질환 중 비교적 흔하며 유태계에 많다. 환자의 대부분은 소아기나 청장년기에 사망하게 된다. 원인은 염색체 7q31.2 유전자상의 낭포성 섬유증 막사이 전도 조절자(cystic fibrosis transmembrane conductance regulator, CFTR)에 의해 상피 내의 염소 이동통로 단백질의 비정상적인 기능으로 알려져 있으며 에크린(eccrine) 한선과 몸에서 점액을 분비하는 외분비선의 이상이 근본적 결함으로 알려져 있다. 이자 도관 내에 비정상적으로 점도가 강한 점액이 분비되므로 이자액이 배출되지 못하여 근위부 이자 도관의 낭성 확장, 외분비샘의 위축과 섬유화를 동반하므로 이러한 특징적인 이자의 병변을 일컬어 낭성섬유증이라 명명하였다. 그 후 비정상적으로 점도가 강한 점액이 신체 장기 전반에 걸쳐 분비되므로 일명 뮤코비시도시스(mucoviscidosis)라고도 한다. 비정상적인 점액에 의하여 장기의 배출로가 막힘으로 인하여 다양한 임상소견이 나타나서 만성 폐 질환, 이자기능 부전, 지방설사, 영양실조, 땀샘의 분비 장애로 발한의 장애, 간경변 및 장폐색 등의 합병증이 생기게 된다(그림 8-12). 그러나 이들의 발현 시점은 출생 즉시부터 소아기 후기 또는 청년기 등 다양하다.

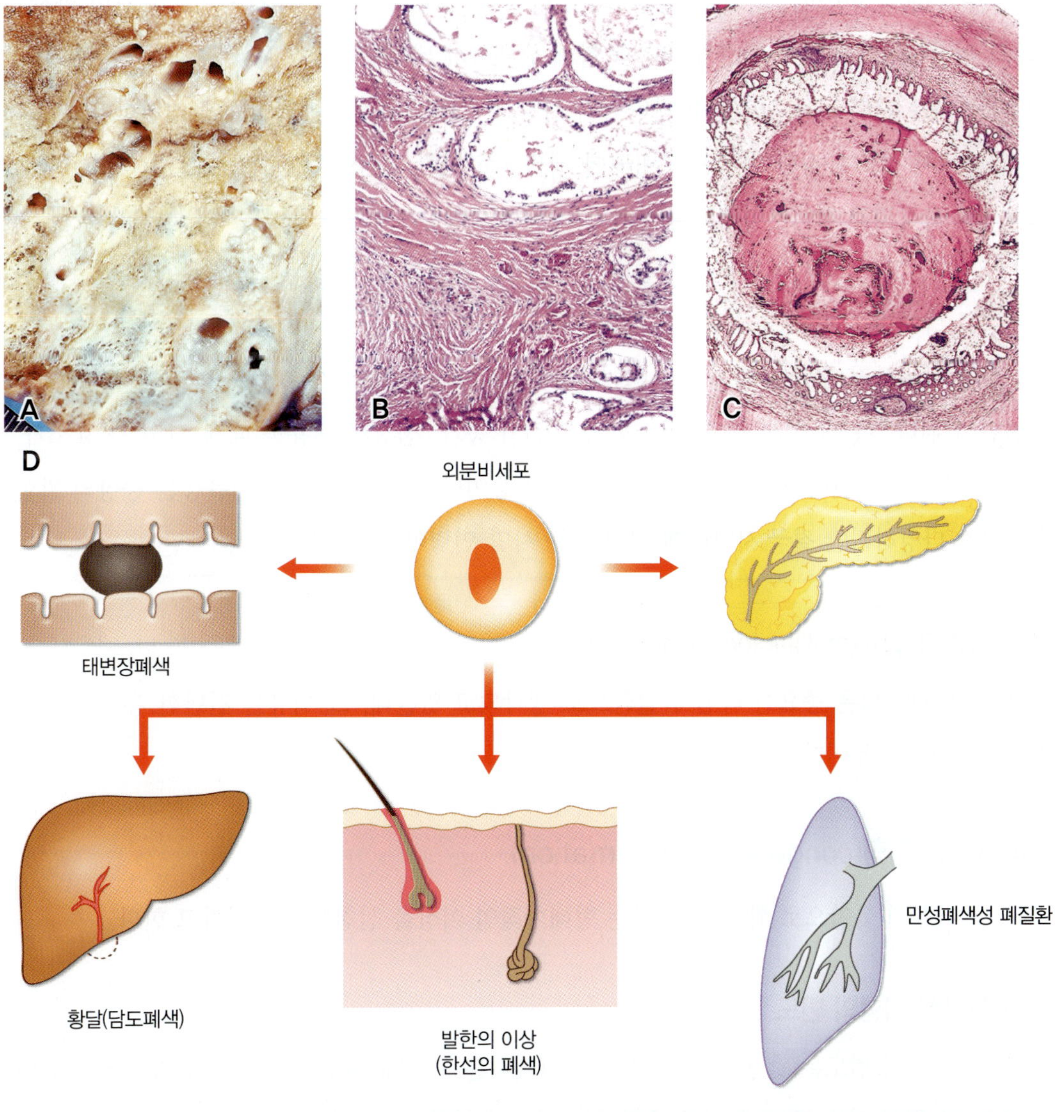

그림 8-12. 섬유낭성 질환에 의한 뮤코비시도시스(mucoviscidosis)의 임상양상. A. 기관지 확장증 : 폐의 기관지내 점액이 많고 확장되어 있음. B. 이자의 섬유화 : 이자도관 내 점액의 증가와 확장되어 있음. C. 장폐색 : 소장내 점액에 의한 폐색이 관찰됨. D. 비정상적으로 점액의 점도가 높아 여러 장기의 관을 폐색하므로 다양한 임상증상이 나타남

낭성섬유증의 병리학 변화는 상당히 다양하여 침범된 장기의 종류와 침범된 정도에 달려 있다. 각 장기에 따른 특징적인 변화는 다음과 같다.

환자의 85~90%에서 이자의 변화가 나타나며 경증인 경우는 작은 크기의 이자 도관에 단지 점액이 차며 외분비선의 확장이 동반된다. 진행된 경우는 이자관이 완전히 막혀서 외분비샘의 위축과 진행성 섬유화가 생긴다. 나중에는 이자액 분비가 전혀 되지 못하므로 지방 흡수가 안되며 비타민 A 결핍증이 뒤따른다. 또 점도가 강한 점액전이 영아의 소장에서도 관찰되며 이것이 소장폐색을 일으키면 태변성 장폐색증이 온다.

간내 담관 내강에 농축된 호산성의 점액이 나타나며 오래되면 염증과 섬유화가 문맥부에서 담관을 중심으로 일어난다. 비교적 흔하게 나타나는 간변화는 지방변성이다.

침샘은 흔하게 침범되는 장기로 형태학적 변화는 이자와 유사하다. 점진적으로 도관의 확장, 내강 상피의 편평상피화생 및 타액선의 위축과 함께 섬유화가 뒤따른다.

폐의 변화는 거의 모든 사례에서 나타나며 사망자의 80~90%가 폐합병증에 기인한다. 기도 내의 점막밑샘에서 점도가 강한 점액이 분비되어 폐색으로 인한 감염이 생긴다. 세기관지가 진한 점액으로 인하여 확장되고 점액분비세포의 증식과 비후가 오며 이차감염으로 심한 기관지염과 기관지확장증이 생긴다. 많은 경우 폐농양이 생긴다. 이외에도 부고환과 정관의 폐색으로 인하여 무정자증이 되며 어른 남자 환자의 95%가 불임을 호소한다.

이 질환의 임상적 진단은 확진하기 어려우므로 다음의 네 가지 기준 중 적어도 세 가지가 일치하면 진단이 된다. 즉 땀 성분 중 염분(염화나트륨)의 증가, 샘창자 내용물 배액 시 이자 효소가 결핍되거나 없는 경우, 반복적인 만성 폐질환, 가족력 등이다. 이와 같이 낭성섬유증은 증상의 발현시기 및 경과가 다양하지만 결국 사망하게 되며 평균 사망 연령이 25세 정도이다.

(2) 다인자 질환(multifactorial disorders)

고혈압과 당뇨병은 중요한 다인자 질환으로 생각되고 있는데, 그 이유는 간단한 유전 법칙으로는 설명이 안되기 때문이다.

8) 선천성 기형(congenital malformation)

태어날 때부터 육안으로 확인할 수 있는 형태학적인 이상을 선천성 기형이라고 한다.

(1) 선천성 기형의 빈도

선천성 기형의 빈도는 출생 직후의 임상 진단에서는 3~5% 전후이지만 부검 자료에서의 빈도는 20~30%로 훨씬 더 높고 근래 약간 증가하는 경향이 있다.

계통별로 봐서 가장 빈도가 높은 것은 심혈관질환으로, 중추신경계, 근골격계, 비뇨생식기계, 소화기계에 많다. 또한 동일 기관계 내의 빈도는 심장 및 혈관계에서는 대동맥 협착증, 심실 중격 결손증, 대동맥 분기 이상, 중추신경에서는 무뇌증, 척추이분증, 골 · 근계에서는 사지의 기형, 가로막 탈장, 구순열(언챙이), 구개열, 비뇨 · 생식기계에서는 수신증, 자궁 · 질의 기형, 소화기에서는 장중복, 장무형성, 멕켈게실 등이 많다. 신생아 기형 중 유합 이중체(접합체)나 분리 이중체는 드물다.

(2) 선천성 기형의 성립 시기

선천성 기형의 성립 시기는 크게 배우자기(배우자 형성으로부터 수정까지)와 출생 전기(수정으로부터 출생까지)로 나뉘며, 후자는 다시 포배기(수정으로부터 제2주까지), 배아기(제3주부터 8주까지), 태아기(제9주 이후 출생까지)로 구분한다. 특히, 태아기는 손상된 기관의 원기가 형성되는 시기에 해당하므로 기형이 발생하기 쉽다.

(3) 선천성 기형의 원인

선천성 기형의 원인은 크게 나눠서 단인자 유전이 전체의 선천성 기형 중 빈도는 약 10%, 염색체 이상이 10~20%, 다인자 유전이 60~70%, 환경 요인이 10% 등의 네 가지로 분류한다.

(4) 단일 유전자 유전에 근거하는 선천성 기형

단일 유전자(single gene) 유전에 의한 선천성 기형은 1개의 장기에 보이는 것이 많다. 예로써, 다지증(상 염색체성 우성 유전), 수두증(상 염색체성 열성 유전), 소안증(microophthalmia, 반성 유전) 등을 들 수 있다.

(5) 염색체 이상에 의한 선천성 기형

염색체 이상에 의한 선천성 기형으로는 상염색체 이상에 의한 선천성 기형과 성염색체 이상에 의한 선천성 기형이 있다. 염색체 이상 유발 인자로는 유전적 요인과 환경 요인이 있다. 주요한 환경 요인은 방사선, 화학 약품, 바이러스, 어머니의 연령 등이다.

(6) 다인자 유전에 의한 선천성 기형

다인자 유전에 의한 선천성 기형이라는 것은 유전적 요인과 환경 요인의 쌍방이 관계되는 경우를 말하는데 선천성 기형의 원인으로써 가장 많다(60~70%). 대표적인 질병으로서는 유전성 구순열 · 구개열, 선천성 날문 협착증, 선천성 심기형(일부), 무뇌증, 척추 이분증, 선천성 고관절 탈구 등을 들 수 있다.

동일 가계에 다발하며, 근친혼에 의한 위험률이 높다. 예를 들면, 구순열의 다발 가계에서의 발현율은 일반 대조군 가계에 비해서, 일촌에 35~40배, 이촌에 약 7배, 삼촌에 약 3배라고 한다.

(7) 환경 요인에 근거하는 선천성 기형

선천성 기형을 일으키는 환경 요인에는 생물학적 요인, 물리적 요인, 화학적 요인, 기타요인 등이 있다.

생물학적 요인으로 가장 중요한 것은 풍진바이러스이며 이 바이러스에 의해 발생하는 선천성 풍진 증후군(congenital rubella syndrome)은 선천 기형으로 면역이 아직 성립되어 있지 않은 동안에 감염된 태아에게만 선천 기형이 발생하게 된다. 선천성 기형의 발생 빈도는 감염 시기가 빠를수록 높고, 처음 감염된 임신부의 월령과 기형 발생 빈도가 달라 1개월에 54.8%, 2개월에 30.4%, 3개월에 7.1%, 4개월에 5.7%, 5개월에 0.6%의 발생률을 보였다. 주요 기형은 심장기형, 농아, 백내장 등이다. 그외 독감, 유행성이하선염(mumps), 수두(varicella) 등도 선천성 기형을 일으킬 수 있다.

일반적으로, 선천성 기형은 기관 원기의 형성 시기에 따라 발생 단계에 영향을 받으며 발생하는 선천성 기형의 종류는 다양해진다. 풍진 바이러스가 처음 감염된 경우, 임신 6주에 백내장, 5~10주에 심장기형, 6~9주에 치아의 이상, 4~6개월에는 정신 신체의 발육 지연 등이 나타난다.

시토메갈로바이러스(cytomegalovirus)에 의한 선천성 거세포 봉입체증에 의하여 소두증, 맥락망막염에 의한 소경(장님)이 되거나, 톡소플라즈마(toxoplasma, 원충)에 의한 선천성 톡소플라즈마증으로 맥락망막염에 의한 장님과 뇌척수액의 폐색으로 인한 수두증이 일어난다.

물리적 요인으로 고에너지 방사선(X-선, β-선, γ-선, 중성자선, 적외선)이 있으며, 방사선은 난자와 정자의 유전자에 돌연변이를 일으키거나 태아에게 직접 작용하여 기형을 일으키며 대표 기형으로는 중추신경 장애, 척추열, 구개열 등을 들 수 있다. 조사선량이나 조사시기는 기형의 발생이나 종류와 관련이 있다고 한다. 젖먹이 아이나 여성에게 방사선을 조사하는 경우에는 세심한 주의가 필요하다.

또한, 원폭 피해에 의한 기형아 출생도 잘 알려져 있다. 임신 3개월 이내의 피해 모체에서는 25%가 유산, 출생아의 25%에 무뇌아, 소두증, 척추열, 정신 발육의 지연, 구순 · 구개열, 다지증 등이 발생하였다.

실험동물에서는 산소 결핍에 의해 중추신경계, 심장, 사지 등의 기형이 발생하나 인간에서의 성적은 분명하지는 않지만, 임신 모체에 저산소혈증이나 혈액 순환 장애를 초래할 우려가 있는 경우에는 엄중한 주의가 필요하다.

화학적 요인으로 탈리도마이드(thalidomide)에 의한 무지증이나 포코멜리아(장골의 발육이 불완전하여 사지길이가 짧은 사지기형), 유기 수은(메틸 수은)에 의한 태아성 미나마타병(지능 장애, 소뇌 실조 등이 일어남), 베트남 전쟁 고엽 작전에서 사용된 제초제 2, 4, 5-T(트리클로로페노키시초산)제제 중의 불순물인 테트라클로로디벤조 · 다이옥신에 의한 여러 가지 기형, 유산 예방에 사용되는 합성 황체호르몬에 의한 여성 태아 성기의 남성화, 안드로겐 과잉에 의한 부신성기증후군이나 여성 위성반음양(pseudohermaphroditism) 등이 알려져 있다.

디에틸스틸베스테롤(diethylstilbesterol, DES) 투여 후 태어난 여아에서 투명세포암(세포질이 투명하게 보이는 것이 특징인 암종)이 질에서 잘 생기고, 태아알코올 증후군(fetal alcohol syndrome)도 알코올에 중독된 어머니로부터 태어나기도 하며 담배 흡연도 저산소증에 의한 기형을 초래할 수 있다.

① 태아 환경에 의한 선천성 기형

기타 요인으로 모체의 연령, 모체의 질병 등을 들 수 있으며, 일반적으로 선천성 기형의 발생 빈도는 모체의 연령이 35~40세를 넘으면 선천성 기형의 발생 가능성이 갑자기 높아진다. 고령 분만과 기형의 발생 빈도와의 관계는, 특히 다운증후군에서 높은 것으로 알려져 있으며(표 8-11) 분만 횟수가 많을수록 기형 발생의 빈도도 높아진다고 한다.

당뇨병이 있는 어머니로부터 거대아 출생의 빈도는 정상 모체로부터 태어난 태아의 약 3배라고 한다. 갑상샘기능저하증이나 항갑상샘호르몬 투여로 기형의 발생을 보이는 경우도 있다. 모체의 임신 중 이환된 감염증과도 깊은 관련이 있으므로 임신 기간 중 모체의 건강을 잘 유지하는 것은 아주 중요하나.

표 8-11. 다운증후군 아이의 발생 빈도와 어머니 연령과의 상관관계

어머니 연령	발생 빈도(출생대비)	어머니 연령	발생 빈도(출생대비)
20세 이하	1/2,300	35~39세	1/300
20~24세	1/1,600	40~44세	1/100
25~29세	1/1,200	45세 이상	1/45
30~34세	1/ 870		

(8) 선천성 기형의 종류(classification)

우선 동일 개체에 보이는 기형을 단기형, 2개체가 될 일란성 쌍둥이(쌍생아)에게서 보이는 드문 기형을 중복기형이라고 부른다. 단기형 중 외관으로 확인되는 외표 기형과 외관으로는 볼 수 없으나 내부 장기에 보이는 내장 기형으로 구분한다. 또한, 동일 개체에 1개만 보이는 경우를 단독 기형, 여러 개 보이는 경우를 합병 기형, 육안으로 바로 그것인지를 알 수 있고 기능에 영향을 주는 기형을 대기형, 주의 깊게 관찰하여야 비로소 확인되며 기능에는 큰 지장이 없는 정도의 기형을 소기형이라고 구분한다(표 8-12).

표 8-12. 선천 기형의 종류

구분		부위	종류
단기형	외표기형	전신	거인증, 소인증
		두부	무두개(무뇌)증, 소두증, 수두증, 단안증, 구순열, 구개열, 소악증
		경부	측방 · 정중경루~낭포
		체간	심탈출, 척추열(이분척추), 서혜헤르니아, 배꼽헤르니아
		비뇨생식기	요도상 · 하열, 정류고환, 진성 · 위성 반음양
		사지	합지증, 다지증, 합각증(인어체)
	내장기형	내장	내장역위
		중추신경	뇌결손(전부, 부분), 수막류
		순환기	심실중격결손, 심방중격결손, 동맥관개존, 대혈관전위 팔로사징, 대동맥분지이상
		호흡기	식도기관루, 폐무형성
		소화기	식도 · 장 · 담도폐쇄, 직장항문기형, 식도 · 유문협착 게실, 이소성 이자, 횡격막헤르니아, 장관 · 회전이상, 선천거대결장
		비뇨생식기	마제신, 다낭포신, 수신증, 요관협착(폐쇄), 쌍각자궁
		조혈계	부비증(다비증)
중복기형	융합이중체 결합체	대칭성	두 개(흉부 · 고 둔부) 결합체, 상부이중체, 하부이중체(4각2둔체)
		비대칭성	기생적 두 개(흉부, 둔부) 결합체, 태아봉입
	분리이중체 중복체	대칭성	일란성 쌍생아
		비대칭성	무두무심체, 반(무)심체

9) 유전질환의 진단과 치료 및 예방 (diagnosis, treatments, and preventions of hereditary disorder)

유전질환의 예방에는 보인자(carrier) 문제가 중요하다. 보인자라는 것은 자기 자신은 정상이거나 거의 정상인데, 변이 유전자를 가지고 있어, 다음 세대에게 계속 전할 수 있는 유전자를 갖고 있는 사람을 말한다.

보인자 또는 유전질환 전파 가능성을 갖고 있는 단유전자 유전질환 중 상염색체성 열성 유전질환에는 헤테로접합체인 사람은 100%가 보인자가 된다. 반성 열성 유전병에는 남성 환자의 어머니는 100%는 아니지만, 높은 가능성을 가진 환자의 발생이 어머니의 배우자 수준에서의 돌연변이에 의한 가능성이 있다. 따라서, 어머니의 10% 정도는 보인자가 아닐 가능성이 있다. 또는 자매는 50%가 보인자이다. 발병이 늦은 유전질환으로는 우성 · 열성을 상관하지 않고 변이 유전자를 가진 발병 전의 아이 등을 들 수 있다. 또한 염색체 이상에는 균형형 전좌 염색체 이상, 로바트손 전좌와 상호 전좌에서 보인자 10% 이하이며, 염색체 이상 자녀를 분만한 일이 있는 부부 등을 들 수 있다.

(1) 발병 전 보인자의 진단(carrier diagnosis before disease onset)

발병이 늦은 유전질환으로는, 치료시기를 놓칠 수 있기 때문에 발병 전에 보인자를 미리 발견하여 진단할 필요가 있다. 대단위 스크리닝에 의한 선천 대사이상 자녀의 조기 발견은 그런 의미에서 중요하다. 또 진단상 필요한 경우는 DNA 분석에 의한 변이 유전자의 동정을 하여 최종적으로 확인한다.

(2) 태아 진단(fetus diagnosis)

선천 기형의 유무를 조사하기 위한 태아진단법으로는 종래부터 단순 X-선 촬영법(골격의 조영으로 임신 30주 이후 적용), 양수 촬영법(양수 안에 주입한 수용성 조영제를 태아가 삼키게 하여 소화기나 연부 조직을 조영하는 방법), 태아 조영법(양수 속에 지용성 조영제를 주입하고, 외표를 조영하는 방법), 태아경(태반 내에 태아경을 삽입하여 태아를 직접 관찰하는 방법), 초음파 진단법(특히 태아의 심장, 콩팥 · 요로, 중추 신경계 기능 등의 검색에 유력한 방법), 컴퓨터 단층 촬영법(CT, 외표, 골격, 내장을 보는 방법) 등이 이용된다. 근래 개발된 자기 공명 단층 촬영법은 뇌 · 척수나 심장에서 선천 기형을 발견하는데 용이하다. 최근에는 분자 생물학적 기법을 이용한 양수 진단법이나 융모 진단법이 더해져서 선천성 기형뿐만 아니라, 유전병의 진단도 가능하게 되었다.

양수 진단법 및 융모 진단법의 실시 조건으로 우선 양친의 희망이 필요하고, 다음으로는 검색의 석부가 문세가 된나. 적응 질환은 관련 유전병의 치료법이 확립되이 있지 않고, 신생이기 또는 유아기의 조기부터 발병하며, 병후의 결과에 대한 의학상의 견해가 불량한 질병의 가능성 또는 분만의 기왕력이 있는 경우에 이용할 수 있고 선천이상으로는 선천 기형아 분만의 기왕력이 있는 부부의 어느 한쪽이 염색체 이상의 보인자인 경우, 다운증후군의 아이가 생길 우려가 있는 고령 임신부, 풍진 감염 임신부 등에 한정되어 사용하고 있다. 검사 결과의 순서로써는 인공 임신 중절도 부득이하지만, 그 최종 결정도 어디까지나 양친의 의사에 의한다.

양수 진단법은 초음파 화상 가이드하에 채취된 양수를 사용하는 진단법으로 양수 세포의 염색체 분석에 의한 염색체 이상, 양수 내의 대사물 분석 또는 양수 세포의 효소 활성 측정에 의한 선천 대사 이상, 양수 내 태아 세포의 DNA 분석에 의한 유전병의 진단 등에 이용된다. DNA 분석법은 변이 유전자의 직접적 동정법과 DNA 다형(유전자 연쇄)을 이용한 간접적 동정법이 있다. 직접적 동정법은 간접적 동정법과 달라서 가계 분석과 집단 조사를 필요로 하지 않는다. 그러나 현재의 경우, 직접적 동정법으로 진단 가능한 유전병은 적다. 이 방법은 수술수기가 확립되어 있고 안전성이 높은 이점이 있다. 그러나 재료의 채취가 임신 16주 이후이어야 하고 일정량 이상 양수 세포를 얻기 위한 배양에 4~6주간을 필요로 하기 때문에 진단 확정까지는 가족의 정신적 부담이 크고, 또한 임신 중절을 희망하더라도 가능한 시기(현재, 23주 이내)를 놓치는 경우가 있다는 등의 어려운 점이 있다.

융모 진단법은 태반의 융모 세포를 사용하는 방법으로 양수 진단법처럼 염색체 분석, 효소 활성 측정, DNA 분석을 행할 수 있다. 이 방법은 재료의 채취가 임신 9~11주에 가능하고 진단이 채취일 당일, 배양을 필요로 하는 경우에도 1주간 이내에 할 수 있다는 장점이 있다. 그러나 양수 진단법보다도 우수하지만 안전성이 약간 뒤떨어지는 단점이 있다.

(3) 보인자를 찾아내는 방법(carrier detection methods)

열성 유전자를 보유하고 있는 사람에게는 질환이 잘 나타나지 않으나 생화학적으로 해당 효소의 농도가 감소하므로 헤테로 유전자(heterozygous)임을 알아낼 수 있다. 예를 들어 혈우병 A(hemophilia A)의 헤테로보유전자인 사람은 응고 제VIII인자의 감소가 관찰된다.

(4) 치료(treatments)

선천 대사이상은 일반적으로 중증 또는 치사성이나 조기 진단이나 조기 치료에 의해 정상 발육을 기대할 수 있는 질병도 적지 않다. 식사 요법이나 비타민 대량요법 등이 있으나 식사 요법은 환자 가족의 부담이 크고, 근본적인 치료법이라고는 할 수 없다. 근본적 치료법으로써는 유전자 DNA 이입에 의한 변이 유전자 조합 교환 요법의 개발이 기대된다. 선천 기형의 치료는 질병의 종류나 정도에 의하지만, 외과적 수술과 수술 시기를 잘 선택하는 것도 중요하다.

(5) 예방(prevention)

유전질환의 예방은 발병이 늦은 유전질환의 보인자를 조기 발견하여 조기 치료하는 것이다. 다른 하나는 진정한 의미에서의 예방, 즉 유전병을 없애는 것을 목적으로 하는 것으로 발현 빈도가 높은 열성 유전질환의 보인자를 조기에 발견하고, 보인자들의 결혼을 피하며 환자를 출생시키지 않도록 하는 방향에서의 우생학적 지도이다.

2. 신생아(newborn)와 유소아(child)

신생아나 유소아는 어른의 축소판이 아니고 그 나름대로 하나의 독립되고 특수한 상태라고 할 수 있다. 유소아는 태아기에 장기의 발생 및 발육, 유전 또는 대사성 질환, 산모의 질환 등과 밀접한 관련을 갖고 발생하기 때문에 선천성 질환이 많고 소아는 아직도 발육이 계속되고 있는 상태이므로 각 연령에 따라 나타나는 질병의 유형이 다르다. 1세 미만에 사망하는 영아(infant)는 대부분 신생아기에 사망한다. 생후 1년 이내 사망하는 질환은 선천성 기형, 호흡곤란 증후군, 저체중, 미숙 등이 대부분을 차지한다. 1세 이후 소아에서는 사고사, 선천성 기형과 악성 종양이 중요한 사인이다.

1) 미숙(prematurity)

신생아의 출생 시 발달 상태가 생명을 유지해 나갈 수 있을 만큼 성숙되지 못한 것을 넓은 의미로 미숙이라 하며 미숙아는 이병률과 사망률이 높고 일반적으로 작으며 대부분 임신기간이 짧다. 조산아인 경우 대부분 저체중아이기 때문에 출생 시 체중을 태아의 성숙도를 나타내는 전통적인 지표로 이용하였고 2,500 gm 이하를 미숙아라 정의하였다. 임신 기간을 크게 3군으로 나누어 명명하는데 태아가 정상적으로 성장하였으나 임신 37주 미만에 출생한 것을 조산(preterm)이라 명명하고 임신 42주 이후를 과숙(post-term), 그 사이를 만삭(full term)이라 정의하였다. 최근에는 신생아를 분류할 때 출생 시 체중과 임신 기간을 함께 고려하여 3군으로 구분하기도 한다. 출생 시 체중이 주어진 임신 연령에 해당하는 체중의 10~90% 사이의 범주에 속할 때 임신 연령에 적합(appropriate for gestational age, AGA)한 것으로, 10% 이하 및 90% 이상에 속한 것을 각각 임신 연령에 비해 작음(small for gestational age, SGA) 및 임신 연령에 비해 큼(large for gestational age, LGA)으로 구분하였다. 과거 미숙아로 여겼던 2,500 gm 이하의 신생아 중 1/3가량은 만삭은 되었으므로 이들을 미숙아라고 하기보다는 연령에 비해 발육이 부족한 SGA다. 초저체중 출생(very low birth weight, VLBW)은 출생 시 체중이 1,500 gm 이하를 말한다.

(1) 장기의 미성숙(organ immature)

조산아(preterm infants)의 문제점은 체중과 관계없이 각 장기의 기능과 구조적인 면에서 성숙하지 못한 것으로 그 자체가 직접 사인이 될 수 있다.

폐(lung)에 존재하는 표면활성 물질은 단백질, 염분, 중성 지방, 인지방으로 구성되는데 폐포관의 분기점에 위치한 제 2형의 폐포 세포에서 20~24주에 합성되기 시작하나 34주부터 대량으로 생산된다. 이 물질의 주된 기능은 말초 기도의 표면장력을 감소시켜서 호기(expiration) 때 기도의 폐색을 방지함으로써 작은 힘으로도 호흡운동을 가능하게 하고 산소에 대한 미세한 폐조직의 손상을 억제해 준다. 조산아인 경우 표면활성 물질의 부족은 유리질막 질환에 이환될 가능성이 높다.

뇌(brain)에서는 육안으로 뇌 이랑(gyrus)의 발달이 미약하여 뇌표면이 평활하고 백질을 구성하는 신경섬유의 수초화가 이루어지지 않아 절단면에서 회색질과 백질의 경계가 불분명하다. 미숙아에서는 뇌실의 주변부에 남아있는 아직 이주 및 분화하지 않은 신경모세포들의 집단인 배기질(germinal matrix)이 정상으로 임신 24주까지는 현저하게 관찰되며 그 후 소실된다. 이 배기질 내에 출혈이 흔히 동반되어 뇌실 내 출혈의 원인이 되는데, 이는 혈관벽이 약하고 지지조직도 약한데 비해 많은 양의 혈액이 흐르기 때문에 발생한다.

간(liver)은 태아기 조혈기능을 갖고 있어서 임신 24주에 적혈구 조혈이 최대에 이르고 28~31주에 백혈구 조혈이 최대에 이르며 32주 이후부터 점차 감소하여 만삭 시 소실된다. 미숙아의 간에서는 유동 내에서 적혈구계 조혈세포가, 문맥강에서는 백혈구계 조혈세포가 관찰된다. 정상 신생아에서 출생 후 1주일 이내에 태아적혈구의 파괴와 간세포의 불충분한 담즙의 배설기능 및 빌리루빈 글루크론산 트란스페라제(glucuronyl transferase)의 상대적 결핍에 의하여 황달이 생기는데 이것을 생리적 황달이라고 한다. 이 황달은 상기 효소의 양이 증가하면서 혈중 빌리루빈이 감소하여 정상으로 돌아온다.

콩팥(kidney)은 육안으로는 태아엽(fetal lobulation)상 모양의 구조로 관찰되는데, 이것은 콩팥이 발생학적으로 여러 개의 콩팥술잔(renal calyx)이 합쳐져서 만들어지므로 신생아 시기에는 표면이 볼록볼록하게 나타나는 데 성장하면서 없어진다. 네프론의 발달은 피막 직하부에서 일어나므로 조산아는 피막 직하부에서 발달단계의 원시 사구체가 관찰된다. 미숙아는 네프론이 불완전하게 발달되어 있으나 일부 형성된 사구체에 의하여 생존에 필요한 콩팥 기능을 유지할 수는 있다.

2) 분만 외상(birth trauma)

최근에는 초음파의 사용, 감자분만(forcep delivery)의 감소, 선택적인 제왕절개술이 빈번해짐에 따라 분만외상(traumatic birth injury)의 발생 빈도가 현저히 감소하고 있다. 심각한 손상은 감자와 압력 분만, 지연 진통, 둔위태향(breech presentation)과 관련되어 발생하나 산과적인 시술 또는 태아의 미성숙과 과숙(postmaturity) 등에 따라 다르며 피하 출혈 같은 미약한 손상에서부터 사망의 원인이 될 수 있는 뇌출혈까지 다양하다.

(1) 머리 손상(head injuries)

흔한 분만 외상은 두부 손상으로 기계 분만에 의해 초래되나 자연질식 분만 또는 제왕절개 분만이 원인이 될 수도 있고 대표적인 손상으로 산류(caput succedaneum)와 머리 혈종(cephal hematoma)이다. 산류는 산모의 자궁내경부와 맞닿는 태아선진부(presenting part), 즉 분만이 머리부터 나오게 되므로 태아의 머리 부분에 압력이 가해져 혈류장애로 피부와 피하 조직에 표재성 부종과 출혈이 생긴 것으로 특별한 후유증을 남기지 않고 곧 흡수된다. 그러나 머리 혈종은 주로 머리뼈의 뼈막밑 혈종(subperiosteal hematoma)으로 기계분만 후 발생하며 대부분 머리뼈 골절이 동반된다. 그 외에 경막외 또는 경막밑 출혈 및 머리뼈 골절이 있다. 두개골 골절은 마루뼈(두정골, parietal bone)의 선상 골절(linear fracture)이 가장 흔하며 임상에서 다른 형태의 분만외상을 동반하기도 한다. 골절은 빗장뼈(쇄골) 골절이 가장 흔하며 넙다리뼈(대퇴골) 골절은 골반위분만(breech delivery) 시 드물게 발생된다.

3) 신생아의 호흡곤란증후군(respiratory distress syndrome of the newborn)

신생아의 호흡 부전은 신생아에서 일어나는데 생명에 위협적인 흔한 합병증 중의 하나이다. 신생아의 호흡곤란증후군의 원인으로는 산모의 과다한 진정제 투여로 인한 태아의 호흡 억제, 호흡 중추부의 파괴를 가져오는 뇌 손상, 폐와 뼈대근의 미성숙에 따른 미약한 호흡 운동(원발성 무기폐), 출생 시 양수잔재(박탈된 각질, 점액, 태모, 단백침착, 혈액)가 환기 기능을 막을 때, 혈액 응고와 양수의 흡입, 태아질식을 유발하는 목 주위에 탯줄의 꼬임 등이 있다.

그러나 더 많은 것은 원인을 모르는 특발성 호흡곤란증후군으로 폐에서 관찰되는 형태학적 특징인 폐포벽을 덮고 있는 유리질막의 소견이 관찰되는 유리질막병(hyaline membrane disease)이 있다(그림 8-13). 임상양상은 대부분 전형적으로 출생 시 대개는 규칙적인 호흡과 정상피부색을 보이나 출생 후 30분 내에 호흡곤란, 호흡 시 하부 늑골과 흉골의 함몰 및 호기성 잡음이 나타난다. 수시간 동안에 호흡곤란이 악화되어 호흡수가 분당 100회 이상으로 증가하며 청색증이 나타난다. 청색증은 가중된 호흡 노력에도 불구하고 실제적인 폐의 환이는 미성숙한 폐에서 충분한 표면 활성제를 만들 능력이 없어서 발생하며 발병률은 임신 기간과 반비례하여 임신 기간 28주 이하의 영아에서는 60%에서, 37주 이후에는 5% 미만이다.

표면 활성제는 폐포가 더 작은 압력에서 열릴 수 있도록 폐포 내에서 표면 장력을 감소시키고 폐포 확장을 유지시키는 역할을 하는 물질로 제II형 폐포 세포에서 생성되며, 전자 현미경으로는 원형의 층판 구조물로 보인다.

출생 후 첫 호흡 시에는 폐포에 표면 활성제가 부족하기 때문에 폐를 확장시키기 위해 높은 흡기압을 요구한다. 그러므로 표면 활성제의 결핍 시에는 폐의 순응도가 감소하여 이산화탄소의 축적과 저산소증을 일으키고, 호흡성 산증(respiratory acidosis)과 폐혈관 수축, 폐의 저혈압, 모세혈관 내피세포의 손상, 혈장의 폐포 내 유출, 섬유소 침착 등을 일으킨다. 섬유소 유리질막은 가스의 교환을 방해하여 저산소증을 심화시킨다. 이로 인해 악순환의 고리를 갖게 되고 더욱더 많은 단백질과 섬유소가 풍부한 삼출을 일으킴으로써 폐포벽에 유리질막을 형성한다.

표면 활성제(surfactant)의 생성은 코르티솔, 인슐린, 프로락틴과 티록신을 포함한 여러 호르몬에 의해 조절되나 당질코르티코이드가 특히 중요하다. 당질코르티코이드는 폐에서 표면 활성제 지질과 아포단백 형성을 유도한다고 알려져 있다. 또, 당뇨병 산모의 아기는 산모와 태아 양쪽의 고혈당증에 대한 보상적 작용으로 고인슐린증을 나타나며 이로 인해 생성된 인슐린에 의해 표면 활성제를 합성시키는 당질코르티코이드의 기능을 억제하게 된다. 이러한 아기에서는 스테로이드에 의한 표면 활성제 합성이 억제됨으로 표면활성제의 생성이 감소될 수 있다. 따라서 분만자극은 표면 활성제의 합성을 증가시키기 때문에 분만자극 이전에 제왕절개를 실시하면 이 질환의 위험을 증가시킬 수도 있다.

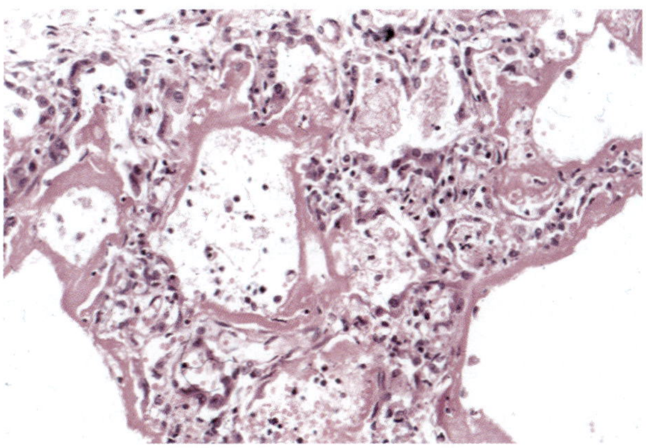

그림 8-13. **호흡곤란증후군(유리질막병).** 폐포의 내벽에 유리질 물질의 침착이 관찰되는 것이 특징임

육안으로 폐는 공기 함량이 거의 없는 무기폐로 정상 크기이나 단단하고 간과 같은 붉은 색조를 띠며 공기가 거의 없는 상태이므로 물속에 넣으면 가라앉는다. 무기폐는 폐포 내 양수가 제거된 후 공기로 대치되지 못하여 생기며 병리조직학적으로 덜 발달된 폐포가 쭈그러져 있는 상태로 관찰된다. 호흡세기관지, 폐포관과 대개 근위부 폐포를 둘러싸는 호산성의 유리질막이 관찰되는데, 이 막은 대개 괴사된 폐포세포로 부터 기원하는 세포 잔재와 함께 섬유소원과 섬유소(피브린)로 구성되어 있다(그림 8-13).

이 질환은 영아의 출생 시 체중과 성숙도, 치료 시작의 기민성에 따라 임상 경과와 예후가 다르다. 전체적으로 사망률은 20~30%이며 사망 원인은 폐에서 산소와 이산화탄소의 교환이 잘 안되어 생기는 저산소증과 대사성 산증이다. 회복된 영아는 여러 다른 합병증을 일으킬 위험이 높은데 가장 중요한 것은 동맥관 개존증, 뇌실내출혈, 괴사성 장염이다. 때때로 미숙한 뇌의 뇌실주위 부위의 과다한 섬유소 용해 작용에 의해 출혈의 위험이 높을 뿐만 아니라 심한 출혈은 50~65%의 높은 사망률을 나타낸다.

4) 태아적모구증(erythroblastosis fetalis)과 신생아 용혈질환(neonatal hemolytic diseases)

태아적모구증은 모자 간의 혈액형이 맞지 않아서 일어나는 신생아의 용혈질환이다. 임상적으로 중요한 용혈성 질환을 유발한다고 알려진 주요항원은 ABO와 Rh 항원이다. Rh 부적합인 경우에는 태아가 어머니의 면역계에는 이물질인 아버지로부터 적혈구 항원 결정 인자를 유전 받았고, 태아 적혈구가 모측 순환으로 새어나가거나, 수혈 등으로 산모가 Rh D 항원에 이미 감작된 경우, 산모에서 형성된 항체가 태반을 통해 태아로 이동하여 용혈을 일으키는 것이다. ABO 부적합은 산모의 혈액형이 O형인 경우 Ig G로 구성된 anti-A, anti-B를 갖고 있기 때문에 태반을 통과할 수 있으므로 태아의 혈액형이 A 또는 B형인 경우 A 또는 B 항원을 갖고 있는 적혈구와 항원항체 반응에 의해 용혈이 발생할 수 있다. 신생아에서 태아의 용혈성 빈혈의 정도가 심하면 사망할 수도 있다. 최근에는 Rh 적모구증의 발병은 위험 있는 산모에서 Rh 면역을 예방하는 방법에 의해 현저하게 감소되었다.

발병기전은 Rh 항원계에 존재하는 약 25가지 Rh 항원 중에서 D 항원이 Rh 부적합을 일으키는 주 원인이다. 백인의 15%가 D 항원을 갖지 않고 있으며 이들을 Rh 음성이라고 한다. 한국에서의 Rh 음성의 빈도는 0.1~0.3% 정도로 보고되어 있다.

산모의 혈액 내로 태아 적혈구가 유입되면 동종적혈구 응집(isohemagglutinin)에 의해 즉시 결합되어 단핵성 탐식세포계에 의해 혈액 내에서 제거되기 때문에 산모와 태아의 ABO 혈액형이 맞지 않는 경우는 태아의 적혈구 항원이 산모에 존재하는 ABO 항체에 의해 제거되므로 산모를 Rh 항원에 대한 면역반응으로부터 보호할 수 있다. Rh 항원의 첫 노출은 태반을 통과하지 못하는 Ig M 항체의 증가를 자극하고, 그 다음에는 태반을 통과할 수 있는 Ig G 항체의 증가를 유도한다. 1차적 면역이 대개 분만 시에 일어나기 때문에 만일 산모가 이전에 감작된 경험이 없다면 용혈 반응은 첫 임신에서는 거의 발생하지 않는다. 그러나, 과거에 Rh 양성 태아의 유산이나 사산이 있었다면 감작을 유발할 수 있다. Rh 양성 태아의 두 번째 또는 세 번째 임신에서는 소량의 출혈도 이차적인 Ig G 반응을 초래하기 때문에 위험성은 더 크다(그림 8-14). Rh 양성 신생아 출생 72시간 내에 Rh 음성 산모에게 anti-D 항체(RhoGAM)을 투여하는데, 이것은 모체순환에 있는 태아 세포를 둘러싸서 Rh 항원이 모체 림프계에 노출되는 것을 예방함으로 이차적인 감작을 예방하는 것은 널리 사용되는 방법이다.

Rh 용혈성 질환은 비교적 예방이 잘 되기 때문에 현재는 모자 간의 ABO 부적합이 태아 적모구증의 가장 흔한 원인이다. ABO 부적합은 대략 임신의 20~25%에서 일어나지만, 그중 1/10가량만이 혈액 검사상 용혈 질환의 결과를 보여준다. 더욱이 면역반응은 Rh 부적합성보다도 훨씬 약하기 때문에 ABO 부적합성 용혈 질환의 200예 중의 1예에서만 치료를 요할 정도이다. A, B 적혈구 항원에 대한 대부분의 항체는 Ig M형이고, 태반을 통과하지 않기 때문이다. O형의 산모는 이전의 임신이나 수혈에 의한 감작 없이 Ig G형의 anti-A, anti-B 또는 anti-A, B를 갖는다. 따라서 ABO 용혈성 질환은 O형 산모에서 태어난 신생아에서만 일어나며, 첫째 아이도 영향을 받을 수 있다. 다행

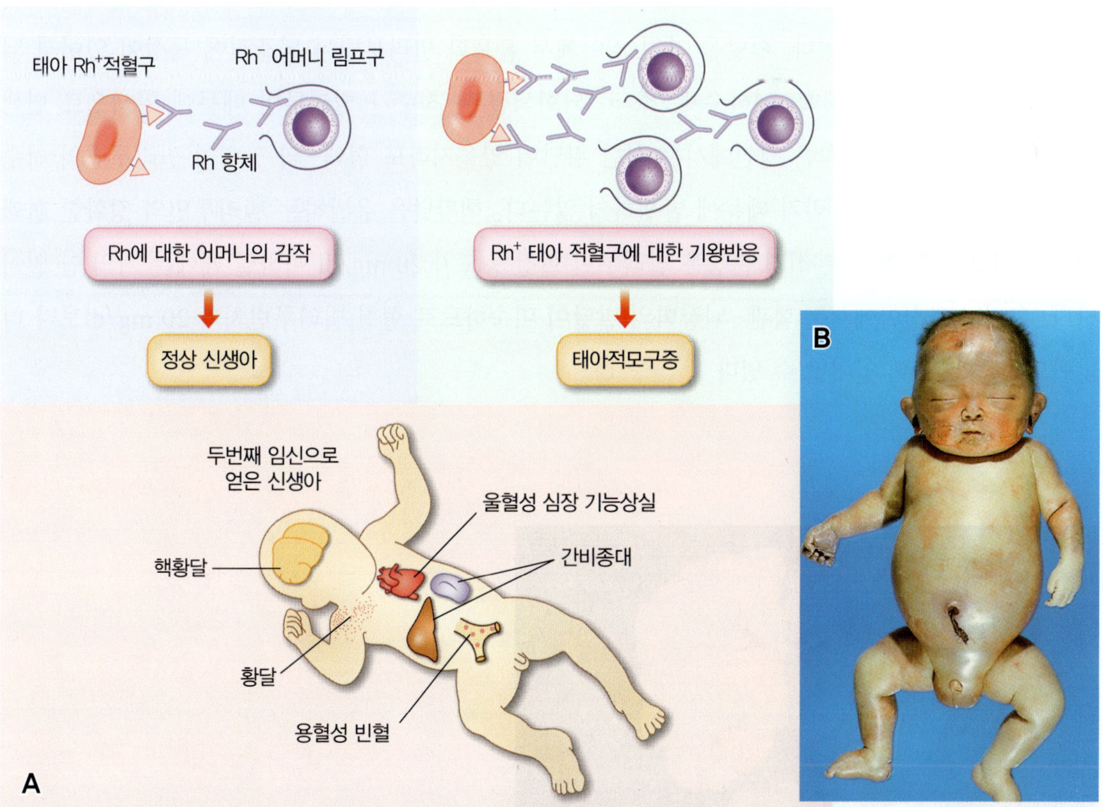

그림 8-14. 태아적모구증의 병인기전과 임상증상. A. 태아적모구증은 모–태아 간 Rh의 불일치에 의해서 발생한다. 첫 번째 임신 시에 Rh– 모체에 Rh+ 적혈구로 면역이 되면 항 Rh 항체(Ig G)가 형성된다. 두 번째 임신 시에는 이 항체는 Ig G이므로 태반을 통과하게 되며 Rh+ 태아에 손상을 일으키게 되어 용혈성 질환을 일으키게 됨. B. 심한부종으로 인하여 태아수종증이 발생한 환아

히도 태반을 통해 획득된 Ig G 항체 존재 하에서도 태아 적혈구의 파괴는 적은데, 그 이유는 신생아 적혈구에 있는 혈액 항원 A, B의 불충분한 발현에 있다. 탯줄의 적혈구에서 상대적으로 강한 A항원(대개 A_1)을 표현하는 소수의 영아들만이 ABO 용혈질환을 일으킨다.

태아 적모구증에서 임상적 특징은 적혈구의 용혈 정도에 따라 다르다. 태아는 사산하거나 생후 수일 내에 사망하기도 하지만, 완전히 회복될 수도 있다. 경한 경우에는 빈혈이 미약하게 있고 아기는 다른 합병증 없이 생존하게 된다. 더 심한 용혈은 황달과 용혈성 빈혈에 수반되는 다른 양상들을 일으킨다. 심장과 간은 저산소증으로 인한 손상으로 심부전증을 일으키고 간에서의 단백질의 합성이 감소되어 혈청 단백질이 2.0~2.5gm/dl까지 감소하여 전신부종이 발생할 수도 있다. 이러한 양상을 태아수종(hydrops fetalis)이라고 한다. 대부분 간과 지라가 커져 있는데, 이것은 용혈의 정도에 따른 보상적 골수 외 조혈 때문이나. 신생아 용혈 질환의 결과 적혈구의 과도한 파괴로 빌리루빈의 축적(황달)을 가져오며, 경우에 따라서는 심한 빈혈과 전신부종도 발생한다(그림 8-14). 혈청 빌리루빈이 1~2 mg/dl를 초과하면 임상적으로 황달이 나타난다. 불포화 빌리루빈은 불수용성이고, 지질에 친화성을 갖기 때문에 혈액-뇌 장벽(blood brain barrier, BBB)이 덜 발달되어 있는 영아에서 빌리루빈은 뇌기저핵에서 지질에 결합하여 기저핵의 심한 손상을 일으켜 사망하거나 후유증을 남기게 되는데 이것을 핵황달(kernicterus)이라고 한다(그림 8-15). 그러므로 적모구증에서 가장 심각한 위협은 핵황달이라고 할 수 있다. 황달을 가진 영아에서 불포화 빌리루빈이 뇌조직에 독성이 있어서 뇌는 부종으로 커지고 기저핵, 뇌하수체, 소뇌, 뇌회색질부, 척수가 빌리루빈 때문에 황색으로 변색된다. 뇌의 빌리루빈 침착은 성인에서는 심한 황달이 있을지라도 혈액-뇌 장벽이 빌리루빈의 척수액과 뇌실질로의 투과를 막기 때문에 발생하지 않는다. 핵황달을 유발하는 빌리루빈의 정확한 혈액수치는 예상할 수 없지만, 신경 손상은 빌리루빈 혈청 농도가 20 mg/dl 이하일 때에는 거의 안 일어난다. 그러나 조산아에서는 혈관-뇌장벽의 발달이 미숙하므로 혈청 빌리루빈치가 20 mg/dl보다 더 낮아도 신경 손상이 일어날 수 있다.

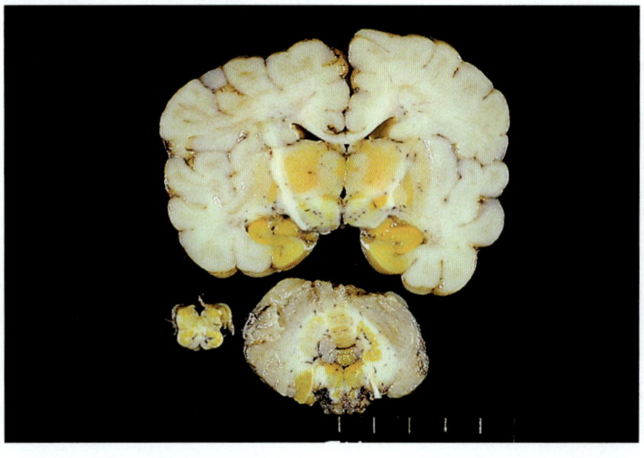

그림 8-15. 핵황달, 뇌(kernicterus, brain). 대뇌, 소뇌 그리고 대뇌바닥핵의 시상, 시상아래핵, 해마, 소뇌의 치아핵에 노란색의 빌리루빈 색소침착이 보임

5) 영아급사증후군(sudden infant death syndrome)

영아급사증후군은 비교적 건강하게 지내오던 영아가 특별한 이유 없이 갑자기 사망한 경우로 부검을 시행하여도 뚜렷한 사인을 밝히지 못하는 경우를 일컫는다. 주로 수면 중에 사고가 발생하므로 침대사(crib death 또는 cot death)라고도 한다.

국내에서는 정확한 발생률의 보고가 없으나 미국에서는 1년에 약 800명의 영아가 이 증후군으로 사망하며 전 세계적으로는 신생아 1,000명당 1~5명이 이 증후군으로 사망한다고 한다.

영아급사증후군은 역학적 조사에 의하면 약 90%가 첫 6개월 이내에 발생하며 2~4개월 사이의 연령층에서 가장 흔하다. 대부분의 경우 집에서 야간 수면 시 사망하므로 발생 시간을 정확히 알 수 없는 경우가 많으며 상기도 감염의 증세가 선행된다.

이 외에도 미숙아 또는 저체중아, 남아, 다태출산아, 형제들 중 이 증후군으로 사망한 경우와 첫 아이가 아닌 경우에 흔하며, 엄마의 나이가 20세 미만인 경우, 미혼모, 임신과 다음 임신 사이의 기간이 짧은 경우, 사회 · 경제적으로 하류층, 흡연이나 약물 중독 등이 이 증후군 유발에 관여하는 것으로 알려져 있다.

영아급사증후군으로 사망한 영아의 부검 시 나타나는 병리 소견은 상당히 미약하여 죽음과의 인과관계를 밝히기 어려운 경우가 많다. 우측 심실비대와 폐동맥이 정상에 비하여 작고 중막이 민무늬근의 비후와 증식으로 두꺼워진 것과 뇌간의 신경교증(gliosis)은 지속된 저산소증 때문으로 해석되며 그외 가슴샘피막, 심막, 흉막, 복막 등의 점상출혈과 폐울혈 또는 부종, 상기도 내의 흡인된 위 내용물이 흔히 관찰된다.

Chapter 09

환경 및 영양 질환 (Environmental and nutritional diseases)

1. 환경 질환(environmental diseases)

1) 물리 손상(physical damages)

(1) 기계 외상에 의한 손상(mechanical trauma)

기계적 손상에는 찰과상(abrasion, scrach), 좌상(contusion, bruise), 열상(laceration and incision), 절상(tearing and cutting), 결출(avulsion), 골절(fracture) 등이 있다.

찰과상은 상피의 표층이 탈락되는 정도의 가벼운 손상을 말한다. 날카로운 물건에 긁히는 경우 또는 넘어지면서 땅 표면과의 마찰로 인하여 발생하는 경우가 대부분이다. 회복이 완전하게 되므로 흉터가 남지 않는다.

좌상은 둔기에 의한 타박상과 같이 외부의 압력에 의하여 피부가 열상이 일어나지 않은 상태에서 조직 내로 피가 출혈하는 것을 말한다. 피부좌상에서 출혈 부위의 피부색조가 시간이 경과하면서 변하는데 이것은 헤모글로빈의 분해산물 색조 때문이다. 적색의 헤모글로빈 색소가 점차 빌리루빈으로 변하므로 색조는 적색, 자색, 녹갈색, 노란색 순으로 변한다. 출혈이 많으면 조직 내 모인 혈액에 의해 형성된 종괴, 즉 혈종(hematoma)을 만든다.

열창과 절창은 일반적으로 날카로운 흉기에 의하여 조직이 찢어지든가(열상) 찔림(자상), 절단(절상)된 상처로 조직 내 혈관의 파열(찢어짐 또는 짤림)에 의한 출혈이 발생한다. 간, 심장, 지라, 콩팥 등 주요 장기가 절단되면 치명적일 수도 있다. 결출은 몸체로부터 조직의 일부가 떨어져 나가는 것으로 뼈에 붙어있는 인대가 뼈로부터 떨어져 나갈 때 뼈의 일부분도 같이 떨어지는 경우이다. 골절은 뼈가 외상에 의하여 부러지는 것이다.

(2) 압력에 의한 손상(pressure injury)

압력에 의한 손상은 대기압의 증가와 감소에 의해 발생할 수 있다.

대기압의 증가에 의한 손상은 폭풍손상(blast injury)과 잠수에 의한 압력증가로 발생한다. 폭풍 손상은 대기압력이 구강이나 항문으로 들어가서 갑작스럽게 내압이 증가하게 되어 폐나 장이 파열되는 손상이다. 대기압력이 체표면 위로 작용하면 가로막이나 간 등도 파열이 될 수 있다. 깊은 바다에 잠수하는 사람은 잠함병(Caisson's disease)이 일어날 수 있다. 그 이유는 깊은 바다에 잠수하면 높은 수압으로 인하여 혈액 내 녹아 있던 다량의 질소가스가 갑자기 지상으로 올라오면 기압이 낮아지므로 혈액 내에서 공기방울을 형성하기 때문에 혈관 내에 모여진 공기 방울이 여러 장기의 혈관을 폐색하는 공기 색전증이 일어난다.

대기압의 감소에 의해 발생하는 손상에는 저산소증(hypoxia)과 압력변화에 의한 중이 손상이 있다. 높은 고도에서는 비행기 내에 감압 현상이 일어날 수 있어 저산소증이 일어날 수 있는데, 이는 고도가 높이 올라갈수록 산소의 양이 희박해지기 때문이다. 귀관(eustachian tube)을 통한 대기압의 균형이 깨져서 중이(가운데귀)의 압력 변화가 일어나므로 손상이 발생하며 심하면 염증이 일어날 수 있다. 그것을 기압성 중이염이라고 한다. 원인은 상기도 감염이나 알레르기성 비염에 의하여 주변 조직에 종창과 염증을 일으키므로 귀관의 협착을 일으키며 공기의 흐름에 장애를 주므로 2차적으로 발생하는 경우가 많다.

(3) 열과 냉에 의한 손상(thermal (heat and cold) injury)

과도한 낮은 온도로 인한 손상은 냉손상이라 하고 이 중 국소적인 손상을 침수족(immersion foot) 또는 참호족(trench foot)라고도 한다. 이는 제1차 세계대전 시 오랜 참호 전쟁의 합병증이었기 때문에 이름이 붙여진 냉기에 의한 조직 손상이다. 오랫동안의 차가운 진흙과 물(얼지는 않은 상태 찬물)에 노출된 다음에 일어나고 냉기에 의해 발생한 혈관 수축과 혈전증은 주변 조직의 허혈과 괴저를 일으킬 수도 있다. 전신적 냉손상(cold injury, hypothermia)은 온몸이 낮은 온도에 노출됨으로써 발생되는 조직 손상을 말한다. 몸의 열을 보존하기 위하여 반사적인 혈관 수축이 잠시 일어나지만 결국엔 주변부의 온도도 하강한다. 세포 내 대사속도가 느려지고, 말초에는 피가 저류되고 순환장애로 인한 조직 손상이 온다.

열손상도 국소적인 열손상과 전신적인 열손상으로 나누어지고 이 중 국소 열손상(화상)은 열기에 의한 비교적 흔한 손상이다. 불이나 뜨거운 물 또는 전기 감전 등에 의하여 발생한다. 병리조직학으로는 열에 의한 조직이나 세포의 응고 괴사가 일어난다. 화상의 평가는 화상의 깊이와 표층 손상부위의 정도에 따라 구분할 수 있다. 제1도 화상은 표층상피에 가벼운 영향을 주며 홍반과 부종이 관찰된다. 제2도 화상은 피부의 전층을 손상시키며 약간의 진피 손상도 동반되지만 피부 부속기관은 정상이다. 홍반과 부종 외에 수포를 형성하고 부분적인 홍반을 일으키나 큰 후유증이 없다. 제3도 화상(전층화상)은 상피와 진피전층 뿐만 아니라 피부부속기관도 화상을 입은 경우이다(그림 9-1, 표 9-1). 천천히 주변 조직에서부터 상피가 성장하여 치유되나 반흔(흉터)이 넓고 심하게 형성되는 것이 보통이다. 그 결과 흉터의 이차적인 수축이 심하게 일어나며 그 후유증으로 얼굴이 심한 화상은 후에 눈이 감기지 않게 되며, 가슴의 심한 화상의 후유증으로 호흡 곤란을 일으킨다. 관절주위는 관절의 굴신 장애 등이 있다. 피부 손상범위, 즉 표면적이 10% 이상이 3도 화상이면 단백이 풍부한 체액의 손실이 심하여 저단백혈증과 혈액량 감소에 의한 쇼크도 올 수 있다. 신체 부위에 따라 치유속도나 후유증 등이 다를 수가 있다. 특히 회음부의 화상은 2차적인 감염이 일어나기 쉽다. 연기 흡입이나 저산소증에 의한 질식사가 화상에서 많이 일어나며 흡입된 유독가스가 양탄자, 플라스틱 등에서 나오는 경우 염증이 더 현저하므로 위험하다.

합병증으로는 혈액량 감소, 적혈구의 괴사, 진피의 괴사와 흉터발생, 감염, 위궤양 등이 나타난다. 화상부위로 체액의 삼출이 나오기 때문에 혈액량이 감소하게 된다. 화상 정도가 넓고 심하면 혈액량 감소가 심하여 쇼크나 신부전증이 올 수 있다. 또한 열에 의해 적혈구가 응고 괴사가 발생하며 파괴(용혈)되므로 헤모글로빈의 혈장 내 방출로 신부전증이 올 수도 있다.

진피의 괴사가 심하면 후에 섬유모세포의 증식이 많고 흉터 조직은 탄력성이 감소하고 수축현상

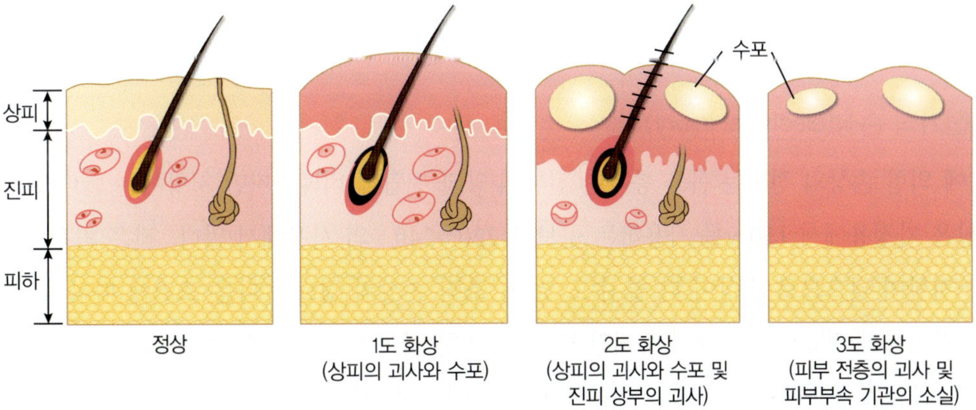

그림 9-1. 화상의 분류. 화상에 의한 피부손상 정도에 따라 1도, 2도, 3도로 분류함

표 9-1. 화상의 정도 분류

손상범위	정도	병리
일부 화상	제1도	상피의 일부분 괴사 상부진피 및 피부부속기관은 정상
	제2도	괴사가 상부진피까지 확장 심부진피 및 피부부속기관은 정상
전 화상	제3도	괴사가 심부진피까지 확장 상부진피 및 피부부속기관도 파괴 피하층도 일부 손상 가능

이 일어나는 흉터 수축(scar contraction)이 발생하게 되므로 심한 가슴 부위의 화상은 호흡 곤란을 일으킬 수도 있다. 뿐만 아니라, 피부의 감염에 대한 방어 기능의 소실로 포도상구균, 녹농균, 캔디다나 아스페르길루스 등에 감염될 수 있다. 화상으로 위나 십이지장에 다발성으로 급성 궤양이 생기는데 이를 커얼링 궤양(Curling ulcer)이라고 한다. 그러나 궤양의 발생 원인은 잘 알려져 있지 않다.

전신적 열손상은 뜨거운 환경 속에 오래 노출되어 땀을 계속 흘리는 결과로 나타나는 손상으로 열경련(heat cramps), 열피로 또는 열탈진(heat exhaustion), 열사병(heat pyrexia, heat stroke) 등이 있다.

열경련은 다량으로 흘린 땀에 수분과 염분을 잃어버렸기 때문에 근육에 이온평형이 깨지게 되므로 근육경련이 일어나는 것을 말한다. 열피로 또는 열탈진(heat exhaustion)은 무더운 날 외부에서 오랫동안 서있을 경우에 땀을 많이 흘리게 되므로 나타난다. 증상으로는 침이 없고, 두통, 오심, 현훈(vertigo)이 나타나며, 잠깐 쓰러지기도 한다. 수분과 염분의 손실로 인하여 혈액의 농도가 높아져 있고 말초 혈관은 보상성으로 확장되기 때문에 피부는 젖어 있고 얼굴은 창백하며 혈압은 낮다. 시원한 곳으로 옮기고 머리를 낮게 해주며 수분을 공급해주면 회복된다.

열사병(heat pyrexia, heat stroke)은 열손상이 심할 경우에 나타나는 질환으로 땀으로 더 이상 조절할 수 없을 정도가 되면 땀이 나지 않으며 그 후에는 열조절이 실패하게 된다. 혼돈, 섬망, 의식불명, 말초 순환장애, 쇼크 등이 일어난다. 빨리 환자의 몸을 시원하게 하는 것이 중요하다.

(4) 전기적 손상(electrical injury)

전기에 의한 손상의 정도는 몸을 통과한 전류의 양과 전압에 비례하지만 저항에는 반비례한다. 심한 손상은 가정용에서 110 v를 사용하는 곳보다 220~240 v의 사용에서 많다. 젖은 피부는 마른피부보다 저항이 낮으므로 손상이 더 클 수도 있다. 조직 손상의 정도는 다음 조건에 따라 다르다. 조직의 전기저항과 전류가 몸속에서 흘러간 방향, 통과한 곳에 있는 장기의 중요성 등이 중요하다. 예를 들면, 심장을 통과하면 부정맥도 가능하다. 전기에 노출된 시간에 따라서도 손상의 정도가 다르다. 전기의 종류는 직류보다 교류가 더 위험한데 그것은 뼈대근의 테타니(강축, tetany)를 잘 일으키기 때문이다.

전류가 신체를 통과하면 세포의 전기적 활동전압(action potential)을 변동시켜 심폐기능 정지, 심부정맥, 심장전달계 장애가 일어나거나 국소적 열 발생에 의해 화상을 일으키기도 한다.

2) 방사선 손상(radiation injury)

방사선 손상은 전리 방사선(ionizing radiation)에 노출되어 일어나는 조직 손상이며 전리 방사선은 x-ray나 γ-ray와 같은 전자장 전파(electromagnetic wave)와 입자 방사선(particulate radiation)을 포함한다.

자연 방사선은 환경 속의 방사능원소나 우주선에서 유래하며 사람이 만든 방사선은 핵의학, 원자핵 발전소, 핵무기 등의 사용에 의해서 올 수 있다. 진단에 사용되는 방사선은 그 양이 적어서 큰 문제가 되지 않으나 암 치료에는 높은 양의 방사선을 조사하고 있어 조직 손상을 일으키기도 한다. 조직에 의해 흡수되는 방사선량의 단위를 gray (Gy)라고 한다(과거에는 rad라고 했음). 1 Gy는 100 rads에 해당한다.

(1) 방사선 손상의 기전(injury mechanisms)

방사선에 의한 직접적인 세포 손상은 세포 내 DNA나 RNA에 직접 손상을 줌으로써 일어나는 반면 간접 세포손상은 물분자를 이온화시켜서 높은 에너지를 갖는 자유라디칼(free radical)을 만들어 DNA와 RNA에 손상을 줌으로써 일어난다.

(2) 손상의 결과(results)

방사선에 의한 세포 손상에서 자유 라디칼은 전자를 필요로 하므로 전자 밀도가 높은 DNA 분자가 가장 중요한 표적물이 된다. 즉 DNA 손상과 세포 괴사는 높은 용량의 방사선 조사에서 일어나고 DNA의 기능적 손상과 유사분열은 낮은 용량에서도 일으킬 수 있다. 방사선에 의한 DNA 손상이 영구적인 경우에는 후에 암을 유발할 수도 있는데 기본 용량의 방사선 조사 후 여러 장기에서 암이 발생할 위험률은 폐와 유방이 크며(표 9-2), 조사량이 높을수록 손상의 정도도 크다(표 9-3).

침투력(penetration)에서는 α−입자는 침투력이 약하고 β−입자(전자)는 좀 더 깊이 침투하는 반면에 x-ray나 γ-ray는 깊이 침투하고 몸도 쉽게 관통하므로 손상을 가장 적게 준다.

표 9-2. 기본량의 이온화방사선을 투여한 사람에서 평생 동안 암이 발생할 수 있는 위험도

조직	위험인자
폐	1/80
유방	1/90
조혈기관	1/360
골	1/2,000
갑상샘	1/4,000
기타장기	1/43
전신조사	1/20

(3) 전신 조사(total body irradiation)

전신적으로 방사선에 노출되는 원인으로는 원자탄 투하나 원자낙진에 의해서 일어날 수 있다. 전신적인 조사 후 발생하는 임상적인 영향은 폭로 용량에 비례한다(표 9-3). 히로시마나 나가사키의 원폭투여 생존자에서 관찰되는 것과 같이 만성적 영향은 암이다. 백혈병은 피폭 후 10년에 가장 많이

표 9-3. 방사선 전신조사의 영향

조사량(Gy)	증후군	잠복기	임상소견	치사율
0~5 Gy (0~50 rads)	없음 줄기(stem cell) 세포의 돌연변이 가능성 있음	–	없음	–
0.5~2 Gy (50~200 rads)	급성 방사선 증후군	수주~수개월	피로, 구역, 구토	0%
2~6 Gy (200~600 rads)	조혈증후군	1~2주	골수 기능저하, 백혈구감소증, 혈소판감소증, 탈모	20~50%
2~10 Gy (300~1,000 rads)	소화기 증후군	1일~2주	점막의 괴사, 탈모, 설사, 체액, 전해질 소실	50~100%
10 Gy (1,000 rads)	뇌증후군	수시간~2일	뇌의 출혈성괴사, 운동실조증, 경련, 섬망, 혼수	100%

발생하였고 다른 암종은 30~40년 후에 발생하였다. 그외 백내장, 불임증, 골수무형성, 빈혈 특히 재생불량성 빈혈 등이 있을 수 있으며 또 자녀에게 병적 요인이 유전되어 전달될 수 있다.

(4) 국소조사(localized irradiation)

대개 국소적으로 발생하여 주변으로 전이하지 않는 암을 치료하는데 특히 방사선 감수성이 높은 암의 치료에 크게 도움을 준다. 조혈계나 생식계 종양에 방사선을 국소 조사할 경우에는 조사하는 부위에 정상 조직이 손상을 입지 않도록 주의해야 한다.

(5) 조직의 민감성

방사선을 암치료에 이용할 수 있는 이유는 암세포는 계속 빨리 증식하는 세포이므로 정상 세포보다 더 민감하다는 점에 근거를 두고 있다. 그러나 조직이나 세포가 방사선에 대한 민감성은 차이가 있어 치료 효과는 조직에 따라 다르다(표 9-4).

악성 종양은 다양하여 그 기원 세포가 다르므로 방사선에 약한 것과 강한 것, 즉 방사선 치료에 저항하는 종양이 있다. 대부분 암세포는 분열 속도가 높으므로 정상 조직보다는 민감성이 높다.

(6) 정상 조직의 방사선 손상(radiation injury in normal tissues)

방사선 조사를 받은 후에는 조직을 구성하는 세포가 방사선에 대한 민감성 정도에 따라 다양한 정도의 조직 손상이 나타난다. 대부분의 조직에서는 공통으로 콜라겐의 파괴, 혈관의 유리질화, 세포나 핵의 비정형성 등이 관찰되지만 장기마다 조직 손상 정도는 다소 다르다(표 9-5).

표 9-4. 세포의 방사선 감수성

세포 종류	영구세포 (유사분열이 없거나 대단히 낮음)	안정세포 (유사분열이 다소 있음)	불안정세포 (증식성 세포)
감수성 정도	감수성이 대단히 낮음	감수성 중간정도	감수성 높음
정상세포와 조직	성인 신경세포	근조직, 결체조직, 간, 내분비 기관, 신경교세포	골수, 배상피, 모낭, 생식선, 피부
종양	신경절신경종 결합조직의 양성 종양	육종, 신경교종, 간세포암종	백혈병과 림프종 성선의 배세포종

표 9-5. 방사선조사가 조직에 미치는 영향

조직	급성 영향	만성 영향
피부	상피의 탈락, 부종	색소침착, 피부위축, 발암
골(뼈)		골괴사, 골단의 조기융합
골수/림프	골수의 기능저하/림프구감소증	백혈병의 위험증가/악성 림프종
난소/고환	생식세포의 파괴	위축과 섬유화
폐	급성 방사선성 폐렴	폐포벽의 섬유화
장	점막상피의 파괴	점막하조직의 섬유화
콩팥	급성 방사선 콩팥염과 급성 신부전증	콩팥 실질의 점진적 소실과 만성 콩팥부전증
뇌	일시적인 졸림	발육지연
눈		백내장
귀		귀먹음
갑상샘		갑상샘 기능저하

피부에서는 초기에 홍반, 종창, 표피 탈락 등을 동반하는 급성 방사선 피부염(radiation dermatitis)을 일으킬 수 있다(그림 9-2). 후기에는 상피의 위축, 비정형성 세포변화, 섬유화, 혈관확장, 탈모현상이 나타나는 만성 방사선 피부염이나 암이 발생할 수 있다. 골수에서는 수시간 내에 심한 골수조혈 세포의 저형성(hypoplasia)이 일어나고 일주일 정도 후에는 과립구 감소증이 일어나며 2~3주 후에는 빈혈이 나타난다. 그러나 만약 줄기세포가 살아 있으면 시간이 지나서 조혈 세포는 재생되며 회복된다. 림프조직의 림프구는 방사선에 민감하므로 림프구 감소증이 일어나며 면역능이 감소한다.

폐는 방사선 조사에 상당히 저항력이 있는 조직이지만 방사선 조사량이 다량이 되면 방사선 간질성 폐렴이나 폐부종과 유리질막 형성도 함께 발생한다. 만성 변화는 폐간질에 섬유화가 일어난다. 장의 장점막 상피는 증식능이 강한 세포이므로 방사선에 민감하며 급성기에는 장상피의 괴사가 일

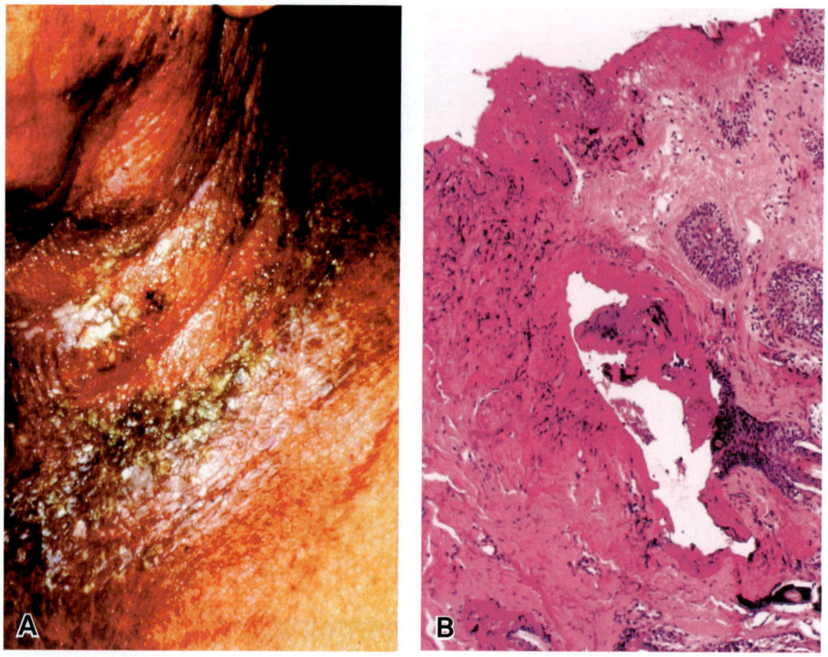

그림 9-2. **급성 방사선 피부염.** A. 다량의 방사선 조사후 피부에 심한 부종과 괴사를 동반한 염증이 발생함. B. 조직에서는 상피와 진피의 괴사소견이 우측에 관찰됨

어나며 만성기에는 점막하조직의 섬유화가 발생한다. 방사선 대장염은 혈액과 점액이 섞인 설사를 일으킨다.

장기적인 영향은 예측하기 어려우나 크게 발암성과 유전적 영향을 들 수 있다. 발암 효과는 방사선으로 암을 치료한 후 장기간 지나서 새로운 암이 발생하는 경우가 있는 것으로 추측된다. 유전자에 돌연변이를 일으키고 그 변이가 후대에 전달(유전)될 수 있기 때문에 유전되기도 있다.

(7) 정상 조직을 보호하는 방법(protection methods)

방사선에 의한 손상을 최소화하기 위해서는 납으로 만든 보호방패(shielding)로 투여부위 이외를 가리고 방사선을 조사(치료)한다. 또 방사성 동위 원소의 삽입물(implant)을 국소적으로 영향을 주도록 조사하고 싶은 조직 내에 심는다. 그 외에 특별한 방법으로 선택적 흡수방법, 단클론 항체법, 분할투여법이 이용된다. 선택적 흡수방법으로 장기에 특이한 성분을 투여하면 해당 장기에서 선택적으로 흡수한다. 예를 들면, 갑상샘암 치료에는 방사성 동위 원소인 요오드를 투여한다. 단클론 항체법은 단클론항체에 방사선 동위 원소를 붙여서 항원 특이성 결합 반응을 유도하여 그 조직이 선택적으로 손상 받도록 하는 것이다. 분할투여법은 다단계 방사선 조사를 시차를 두고 투여하는 방법으로 많은 양을 한꺼번에 투여하는 것보다 낫다.

(8) 원폭증(atomic bomb disease)

원폭이 투하된 곳의 주민에게서 발생하는 여러 가지 신체장애를 원폭증이라고 한다. 원폭이 공중에서 폭발하면 폭풍에 의한 외상과 열선에 의한 화상이 일어나고, 이어서 방사선 장애에 의한 전신 권태, 설사가 일어나고 시간이 지나면 탈모와 잇몸염이 일어난다. 또한 골수에 있어서의 조혈 장애 때문에 적혈구계, 백혈구계, 혈소판계의 세포는 미성숙형도 포함해서 대부분 감소되는 범골수 부전증이 일어나고, 그 결과 말초혈에서도 처음에는 호중구, 이어서 모든 백혈구, 적혈구의 현저한 감소가 일어난다. 림프구는 방사선 감수성이 높기 때문에, 지라와 림프절의 림프여포는 고도로 위축 내지 소멸한다. 그 결과 백혈병이나 각종의 악성 종양의 발생률이 상당히 높은 빈도로 일어난다는 것이 알려져 있다.

3) 화학적 손상(chemical injury)

화학약품 중 세포나 조직 손상을 일으킬 수 있는 것은 매우 많으며 이런 약품은 중독성 약물이라고 한다.

(1) 중독성 약물(addictive substances)

중독성 약물로는 알코올, 담배, 신경안정제 계통, 마약류, 코카인, 마리화나, 수면제, 각성제 등 상당히 많고 또 치료를 위한 약물로는 과잉 용량을 쓰거나, 적응증을 잘못 선택하거나 부작용 등으로 세포나 조직의 손상이 올 수가 있다. 특히 최근에는 항암제를 많이 사용하게 되는데 이 계통의 약들이 대개 독성이 심하여 부작용도 많다. 그 외 공업용 또는 농업용 화학물질도 많다. 중금속류, 농약류(살충제), 독성이 많은 폐수 등이 공중의 건강을 해칠 수 있는 요지가 많다. 이러한 많은 화학적 물질들의 노출되는 과정은 여러 가지가 있을 수 있는데 본인 스스로 습관적으로 과용을 하거나, 자살 또는 타살용으로 음독하거나, 사고로 잘못하여 독성 화학물에 노출될 수도 있고 직업상 독성 물질을 다루는 사람에게서 올 수도 있다. 그 외 물이나 공기 중에 오염된 물질을 통해 우연히 소량이지만 자신도 모르는 사이에 노출될 수도 있다. 공장폐수의 무단 방류로, 수은, 가드뮴 등에 의한 질병이 그 주변 주민에서 발생할 수도 있다.

(2) 알코올 중독(alcoholism)

알코올 중독은 세계적인 건강 문제 중에 하나인데 알코올 중독의 특징에 따라 여러 가지 임상 증후군으로 나누고 있다.

급성 중독은 혈중 알코올 농도와 비례한다. 혈중 알코올 농도가 100 mg% 정도에서 중독 증상이 나타난다고 생각하고 있으며, 법적으로는 50~80 mg% 정도로 나라마다 다소 다르다. 급성 혼수상태는 300~500 mg%에서 일어나나 만성 중독 시에는 그 이상으로 처리능력이 늘어난다. 음주량과 혈중 농도는 꼭 일치하지는 않는다. 혈중 알코올 농도는 알코올의 종류, 음주속도(빠르게 마시면 급증), 흡수속도(위가 비었을 경우 빠름), 조직 내 분포속도(뚱뚱한 사람은 혈중 농도가 상대적으로 낮음), 대사속도(알코올 탈수소효소(alcoholic dehyrogenase)의 양), 배설속도(소변이나 날숨 속에 적은 양의 알코올 배설)에 따라 결정된다.

알코올은 중추신경계에 기능 억제(depress) 작용을 나타내는데, 이는 대뇌피질의 중추에서 억제 중추가 처음으로 억제 당하므로 결과적으로 억제능(절제능)이 풀리게 된다. 알코올 혈중치가 50 mg 정도에서 정확한 판단, 정확한 손 움직임, 반응시간 등이 흐려지기 시작한다. 교통사고에 의한 사망의 약 50%는 음주 운전과 관련이 있는 것으로 알려져 있다. 급성 알코올 음주에 의한 독성으로는 국소적인 간세포 괴사, 발열, 황달, 간종대 등이 발생하기도 한다.

만성 알코올에 중독된 사람에게서 발생할 수 있는 질환은 만성 알코올 중독성 간질환, 만성 이자염, 알코올성 심근병(드물게 심부전증), 말초성 신경염, 영양 장애 등이다. 영양 장애는 술을 먹을 때는 대개 음식물을 잘 먹지 않고 술을 먹는 경향이 있어 초래되며 특히 비타민 결핍이 잘 온다. 티아민 결핍에 의한 베르니케-코르사코프 증후군, 즉 베르니케 뇌병증(Wernicke's encephalopathy)과 코르사코프 정신증(Korsakaff's psychosis)이 나타나는 증후군이다. 엽산결핍에 의한 거적 모구성 빈혈(megaloblastic anemia), 피리독신결핍에 의한 말초신경염 등이 나타난다.

임신 중 음주는 태아의 발육 저하나 주산기 사망률의 증가와 같은 태아 알코올 증후군(fetal alcohol syndrome)을 일으키며, 알코올 중독자는 대부분 심리학적, 육체적 의존성이 있으며 알코올을 금주하면 섬망(delirium tremens)이 생기게 되는데 이를 알코올 금단 증후군이라 한다.

(3) 담배(흡연, tobacco)

흡연자는 비흡연자에 비해서 70% 정도 암의 발생 빈도가 증가하며 이외에도 많은 질병이 흡연자에게서 일어난다. 씹는 껌을 먹는 사람은 구강암이 잘 생기고 폐암이 제일 많이 흡연자에게서 생기지만 방광암, 구강암, 후두암, 식도암 등도 증가하고 있다. 만성 폐쇄성 폐 질환이나 동맥경화증의 흡연자에서 빈도도 증가하고 있다.

(4) 정신 자극약물 남용(abuse of psychopharmaceuticals)

사용되는 약물의 형태는 먹는 것, 연기를 흡입하는 것, 주사 맞는 것 등 여러 형태가 있으며 작용기전에 따라 자극성 약물(코카인, 암페타민 등), 억제성 약물(헤로인, 바비투레이트, 벤조디아제핀 등), 환상성 약물(마리화나, LSD 등) 등으로 분류할 수가 있다.

모든 정신자극성 약물은 신경계에 직접적으로 영향을 줄 수 있으며 일반적으로 길에서 얻을 수 있는 약물은 자극성 약물이 다양하게 포함되어 있는 것으로 생각되고 있다. 직접적으로 올 수 있는 정신기능의 변화에 의하여 교통사고, 범죄 행위, 폭력 행위, 자살 행위 등을 초래할 수 있으며 이러한 약물은 대부분 금단 현상도 심각하다.

간접적인 영향으로는 마약을 투여하기 위하여 소독이 안 된 바늘을 사용하여 여러 가지 전염병이 옮겨질 수도 있다는 것으로 특히 화농성 염증(포도상알균에 의한 농양), 감염 심내막염, B형 간염, AIDS 등이 흔한 질환이다.

마리화나의 장기간 영향으로는 만성 기관지염, 코카인 흡인은 비강 중격막의 천공과 헤로인은 국소성 콩팥사구체염 등이 발생할 수 있다.

(5) 금속(metals)

① 납중독(lead poisoning)

납은 공업적으로 전기 배터리나 페인트, 가솔린 첨가물 등에 사용되고 있는데 이것의 무단 폐기로 인해 환경오염을 일으키고 있다. 과거에 납이 첨가된 페인트를 사용한 집에서 살고 있는 사람들이나 이런 일에 종사하고 있는 사람들에게 중독이 나타났으며 음독하거나 흡입된 납은 뼈나 콩팥 등 조직에 축적된다. 만성적인 체내 조직 내 축적으로 인한 독성이 질병으로 나타난다.

체내에서 헤모글로빈 합성을 억제하여 혈청 내 또는 요에 적혈구에서 유래된 corproporphyrin III, protopophyrin과 δ-aminolevulinic acid 등이 증가하며 빈혈도 온다.

적혈구에 저색소성과 호염기성 반점(hypochromia and basophilic stippling)이 나타나고 신경계에서 나타나는 납 뇌염은 신경세포의 괴사, 탈수초화, 아교세포의 증식 등이 관찰된다. 소아에서는 지능발달에 장애를 준다. 어른에서는 운동신경에 탈수초화가 일어나 말초운동신경의 마비로 족처짐(foot drop)과 손처짐(wrist drop)이 나타난다.

콩팥의 근위곡세뇨관 상피세포의 괴사로 인하여 아미노산과 포도당이 소변으로 배설된다. 조직학적 소견은 세뇨관 상피 내에 호산성의 핵내 봉입체도 발견이 된다. 소화기의 증상으로는 복부 근육의 강한 경직에 의한 심한 복통이 발생하며 이를 납산통(lead colic) 또는 페인트공 경련(painter's cramp)이라고도 한다. 이외에도 잇몸 가장자리에 청색선이 나타나며 소아의 골단(epiphyses)에서는 납이 축적되어 X-ray상 흰 줄이 관찰된다.

② 수은중독(mercury poisoning)

미나마타 질환으로 유명한 중독으로 일본 미나마타 지역에서 메틸수은(methyl mercury)에 오염된 생선을 먹어서 발생한 적이 있었다. 소량의 수은을 먹었을 경우에는 쉽게 배설되기 때문에 납과 같이 위험하지는 않다. 수은은 세포 내 존재하는 효소의 황화수소기(sulfhydryl group)와 결합하고 ATP 생산을 방해하여 세포 괴사를 일으키며 급성 중독과 만성 중독을 일으킨다. 급성 수은 중독은 대개 자살기도, 수은 증기의 흡입, 살충제, 제초제 음용으로 발생하며 주요 독성은 급성 콩팥요세관 상피의 괴사이다. 만성 수은 중독은 공업용 폐수에 의한 중독이거나 오염된 물고기를 먹음으로 발생하며 대뇌 및 소뇌의 위축(신경세포 소실)과 바보, 정서적 불안, 눈과 귀의 감각 이상, 콩팥증후군 등이 나타난다.

③ 카드뮴 중독(cadmium poisoning)

카드뮴(cadmium)은 오염된 음식에 의해 주로 발생한다. 이 중독은 일본에서 카드뮴이 오염된 관개용수로 재배한 쌀을 통해 발생한 적이 있으며 이따이 이따이병으로 유명하다. 이 질병으로 인해 폐경 이후의 여성에서 콩팥질환을 동반한 골다공증과 골연화증을 보였다. 카드뮴의 과도한 섭취는 폐쇄성 폐질환과 콩팥 독성을 보이게 된다.

④ 비소 중독(arsenic poisoning)

비소(arsenic)는 농업에 사용되는 제초제에 많이 포함된 성분 중에 하나이다. 수은과 같이 황화수소기(sulfhydryl group)에 결합하여 효소의 작용을 막는다. 급성 중독은 대개 자살기도로 일어나고 대개는 만성 중독이다. 급성 중독 시 죽음은 급히 올 수도 있고 심한 순환의 장애, 콩팥겉질 괴사, 심한 복통 등이 동반되기도 한다. 만성 중독은 머리털, 피부, 손톱 등에 축적되므로 이들을 이용하여 비소량을 검사하는 것이 필요하다. 임상에서 많은 조직에 변화가 관찰된다. 피부는 편평세포암이 잘 발생하고 색소침착과 비소과각화증(arsenical keratosis)이 일어난다. 손톱에는 세로구(Mee's line)가 나타나고 말초 신경에는 탈수초성 신경염, 간에는 혈관 육종의 빈도가 높다.

(6) 살충제(insecticides)와 제초제(herbicides)

살충제와 제초제는 농업이나 집안에서 널리 사용된다. 따라서 자살 기도용으로 많이 사용되기도 하며 주위 환경의 오염원으로도 작용할 수 있다. 살충제는 공기 흡입으로 폐, 먹음으로써 장으로부터 흡수되기도 한다. 직접 접촉으로 피부로 부터 체내로 흡수될 수 있다. 따라서 농부가 가장 접촉 및 흡입 위험률이 크다. 소아는 우연히 내용물을 모르고 먹을 수도 있어 사고가 발생할 수 있다.

① 염화탄화수소 중독(chlorinated hydrocarbons poisoning)

DDT와 dieldrin이 이에 속하며 널리 사용된다. 대개는 신경 장애를 일으키고 섬망과 경련을 일으키고 혼수와 죽음에 이르게 한다. 만성 중독은 지방간을 유발한다.

② 유기인산제제 중독(organophosphates poisoning)

원래 신경가스로 개발되었던 유기인산계의 말리치온(malathion)은 아세틸콜린에스테라제(acetylcholinesterase) 억제제이므로 다량의 투여는 신경근육자극전달의 억제로 근육마비를 초래하여 급사하게 할 수 있다.

눈의 동공 수축, 시력 장애, 복통, 설사, 침흘림, 땀 흘림, 기관지 수축 등이 초기 독성의 증거이다.

③ 파라콰트 중독(paraquat poisoning)

파라콰트는 제초제로 사용되며 이것을 먹었을 때는 심히 위험하여 구강점막에 궤양, 간의 초점성 괴사, 콩팥 세뇨관의 괴사, 폐에는 유리질막 형성, 폐출혈과 부종 등이 발생한다. 중독 후 생존해도 후에 점진적인 폐 간질 섬유화가 일어난다(그림 9-3).

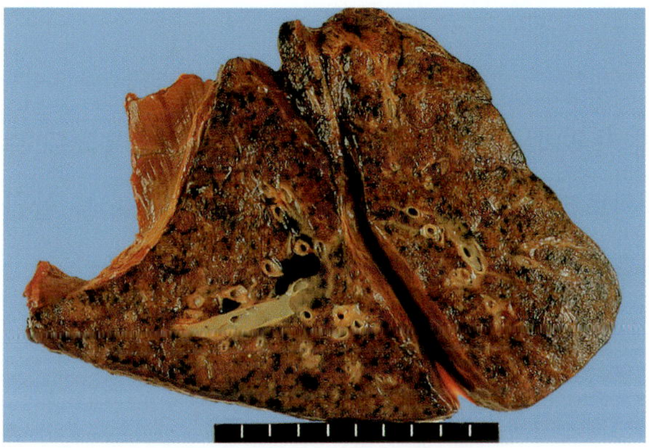

그림 9-3. **파라콰트 중독(paraquat poisoning).** 제초제인 파라콰트 중독으로 인하여 폐포 내에 심한 폐출혈이 관찰됨

(7) 산업화학물

① 메틸알코올(메탄올) 중독(methanol poisoning)

가끔 실험실용 에탄올에 마시지 못하도록 메탄올(methanol)을 섞는 수가 있다. 아주 독성이 강한 유기용매이므로 중독되면 대사성 산증이 오고 망막과 시신경의 비가역적 손상을 일으킨다.

② 에틸렌글리콜 중독(ethylene glycol poisoning)

부동액으로 사용하는데 먹으면 심한 대사성 산증을 일으키고 대사되면 calcium oxalate가 되어 콩팥에 결정체로 침착하게 되고 급성 콩팥부전증을 일으킨다.

③ 사염화탄소 중독(carbon tetra chloride poisoning)

세탁할 때 쓰는 유기용매제로 흡입이나 먹게 되면 경련, 혼수, 간괴사, 콩팥 세뇨관 괴사 등을 초래한다. 특히 간의 지방 과산화작용에 의하여 세포막의 손상이 일어나며 중심성 괴사와 지방변성이 특징적이다.

④ 일산화탄소 중독(carbon monoxide poisoning)

자동차 배기가스, 천연가스, 석유난로 등에서 나오는 것으로 불완전 연소에 의해 잘 발생한다.

일산화탄소는 헤모글로빈과의 결합력이 헤모글로빈과 산소와의 결합력보다 200배 이상 강하여 헤모글로빈과 결합하여 일산화탄소 헤모글로빈(carboxyhemoglobin)이 됨으로써 정상 헤모글로빈의 산소운반을 방해한다. 결과적으로 일산화탄소 중독은 특히 뇌에 저산소혈증을 일으키게 되어 두통, 혼돈, 시력 장애, 어지러움, 경련, 혼수상태가 된다. 혈액, 피부, 입술 등이 선홍색이 되며 시반도 선홍색이 되는 것이 특징이다. 진단은 혈액 내 일산화탄소 헤모글로빈을 증명하는 것이다(그림 9-4).

⑤ 시안화물 중독(cyanide poisoning)

배터리 제조 과정에서 극판을 깨끗하게 하는데 사용되는 시안화물(cyanide)은 알려진 독극물 중 아주 강력하여 0.1 mg이면 치사량이다. 시안은 시토크롬 옥시다아제(cytochrome oxidase)를 불활성화하여 생체 산화(biological oxidation)의 장애를 받게 되며 급성 중독은 급사를 일으킨다.

4) 치료약물(therapeutic drugs)

(1) 독성기전

독성 발생기전은 용량의존성 독성, 특발성 독성, 과민 반응성 독성 등이 있다. 이 중 용량 의존성 독성은 치료 범주 내 약물의 경우 원칙적으로 독성이 없으나 투여 약물의 용량을 높이면 독성은 더 증가하는 것을 말한다.

특발성 독성(idiosyncratic side effects)은 예측할 수 없는 독성이며 예측할 수 없기 때문에 더 위

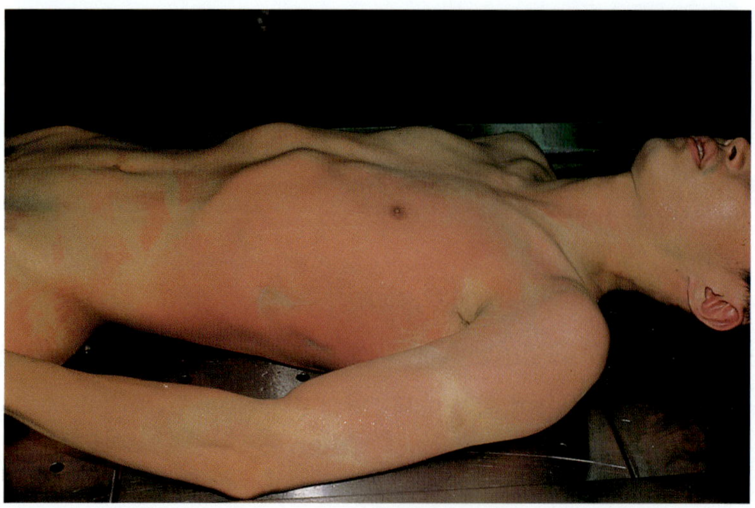

그림 9-4. 일산화탄소 중독(Carbon monoxide poisoning). 일산화탄소 중독으로 사망한 사람에서 일산화탄소와 헤모글로빈의 결합으로 인하여 피부의 시반이 선홍색으로 변색되었음

험성을 내포하고 있다. 할로탄이나 이소니아지드(isoniazid)에 의한 심한 간세포 괴사, 메치실린, 설폰아마이드(sulfonamide)에 의한 급성 간질성 콩팥염이나 콩팥부전증, 클로람페니콜, 페닐부타존(phenyl butazone), 금염(gold salts)의 사용으로 골수조혈 기능 억제가 발생한다. 브레오마이신(bleomycin), 메토트랙세이트, 나이트로푸란토인(nitrofurantoin)에 의한 폐간질 섬유화, 프로카인(procaine) 마취에 의한 급성 심장 기능 장애 등이 유발된다.

과민성반응인 알레르기 반응에 의한 독성도 역시 예측할 수 없으나 과민반응에 대한 과거력이 있는 경우가 많다. 약물이 대개 합텐(hapten)으로 작용하여 면역 항체를 만들게 되어 쇼크로 사망하게 되는데 이를 제1형, 즉 아나필락시(anaphylactic)형이다. 항생제 특히 페니실린에 의한 과민성 쇼크사는 잘 알려져 있다. 임상적으로는 아나필락시스, 발진, 용혈성 빈혈, 혈소판감소증, 콩팥사구체염, 자가면역 질환 등이 나타날 수 있다.

(2) 흔히 사용하는 약물

의사 처방에 의하지 않고 사용을 하는 약물 중에도 부작용을 나타낼 수 있는 약물은 해열진통제와 피임약이다. 아스피린계 약물은 해열 및 소염제로 널리 사용되는데 대량 먹으면 사망할 수 있는데 어른의 치사량은 15g이다. 어린아이는 훨씬 작은 양으로도 치명적일 수 있다. 아스피린의 부작용은 호흡을 증가시키어 초기에 호흡성 알칼리증을 유발하지만 혈중 농도가 올라가면 심한 대사성 산증을 일으킨다. 이 외에도 출혈성 소인을 일으키기도 하는데, 그 이유는 혈소판의 기능이상을 초래하기 때문이다. 미란성 급성 위염을 일으켜 급성 위장출혈을 일으킬 수도 있으며 소아에서는 레이 증후군(Reye syndrome)을 일으킬 수 있기 때문에 해열제로써 아스피린을 잘 사용하지 않는 경향이 있다. 레이 증후군은 급성 지방간, 뇌질환이 동시에 발생하며 사망률이 높은 소아 질환이다.

페나세틴계 진통제의 만성적인 남용은 콩팥 피라미드 괴사를 일으킬 수 있으며 특히 당뇨병 환자에서 잘 발생한다. 아세트아미노펜의 독성은 용량의존성의 간세포 괴사를 심하게 일으켜 사망할 수 있다.

과거에 사용되었던 경구피임약은 에스트로겐(estrogen)의 함량이 많아 혈전증, 폐색전증, 간의 국소성 결절성 증식(focal nodular hyperplasia), 간선종, 담석증 등을 많이 일으켰으나 최근에는 피임약에 에스트로겐 양을 줄임으로써 위험도도 많이 감소하고 있다.

2. 영양성 질환(nutritional diseases)

1) 영양(nutritions)

(1) 영양결핍(nutritional deficiency)

영양결핍 상태는 단백-열량 또는 단백-칼로리(protein calorie)의 광범위한 영양 결핍이나 비타민 B_{12}와 D 등의 결핍과 같이 한두 가지 특수한 성분에 국한됨에 따라 크게 두 가지로 나타날 수 있으며 영양 장애의 기전으로는 일차성과 이차성이 있다.

일차성 영양 장애(primary malnutrition disturbance)는 음식물 섭취가 부족하여 일어나는 영양 장애이며, 이차성 영양 장애는 장의 흡수력 감소, 대사요구량의 증가, 특수 영양소에 대한 길항제를 치료 목적상 투여하는 경우에 일어날 수 있다. 예를 들어 메토트렉세이트(methotrexate)는 항암제로서 엽산(folic acid)의 길항제이므로 엽산의 결핍을 초래하고 그 결과 말초신경염이 발생할 수 있다.

(2) 영양과잉(nutrition overload)

음식물을 과잉으로 섭취하면 비만이 올 수 있다. 드물게는 지용성 비타민 A와 D 등을 많이 함유한 음식을 과잉 섭취해도 이들이 지방에 축적되므로 지용성 비타민의 특수 성분에 국한된 과잉에 의한 장애를 초래될 수도 있다.

2) 단백과 칼로리(protein and calorie)

(1) 단백-열량 영양장애(malnutrition disturbance)

단백-열량 영양장애의 원인은 음식물 섭취를 균형 있게 하지 못하여 발생하며 어린아이에게서 많다. 단백열량 부족증, 즉 카시오르코(Kwashiorkor)와 영양결핍증 중 소모증, 즉 마라스므스(marasmus)와 같은 범주로 생각하나 소모증보다는 단백열량부족증을 좀 더 심한 영양장애로 간주하고 있다(그림 9-5). 임상적으로는 성장의 지연, 지능 발달의 저하, 면역기능의 저하 등을 초래한다.

단백열량 부족증(카시오르코)은 단백-열량 영양 장애 중 보상상태(균형)가 깨어진 영양결핍 상태로 신진대사가 늦고 단백합성이 늦어진다. 따라서 무기력감, 불면증, 영양흡수 장애, 소화효소 부족, 부종, 복수(혈중 알부민 감소), 간비대(지방간, 간경변증), 피부색소의 감소 등이 관찰된다. 철, 엽산, 에리스로포이에틴의 감소에 의한 빈혈도 온다(그림 9-5 A).

소모증(마라스므스)은 단백-열량 영양 장애 중 어느 정도 보상이 가능한 시기의 결핍상태이다. 즉 몸에 저장된 지방이나 가로무늬근의 이화작용(catabolism)에 의해 결핍된 영양을 보충할 수 있는 상태이다. 결과적으로 심하게 마르게 되고 체중 감소가 있다. 이런 아이는 음식물 섭취(흡수) 능력은 정상이다(그림 9-5 B).

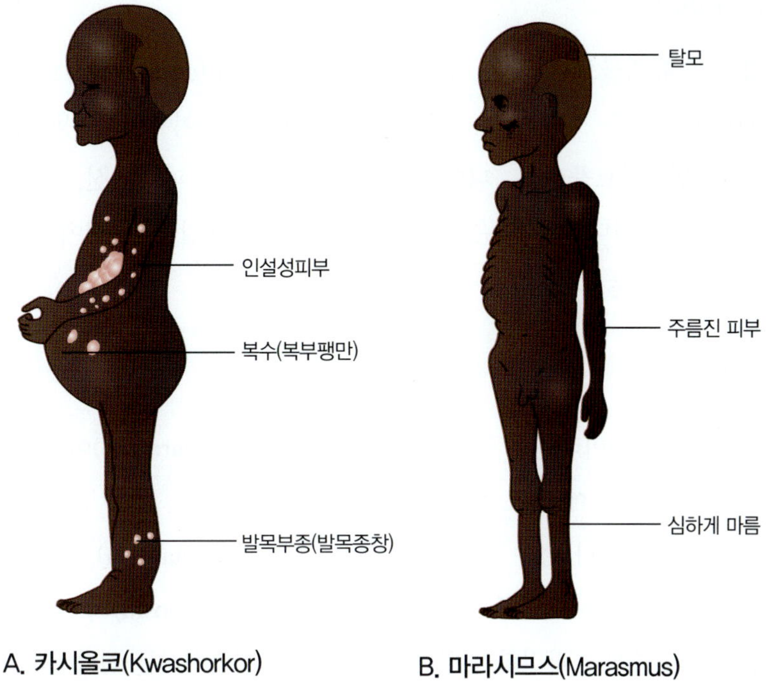

그림 9-5. 두 종류의 영양 장애는 심한 영양 소모를 일으킴. A. 부종과 복수에 의해서 심한 영양 장애가 숨겨짐. B. 소모증에서는 심한 영양 장애가 현저함

(2) 식사 장애(eating disorders)

식사 장애는 대개 정신 질환 때문에 발생하며, 신경성 식욕부진(anorexia nervosa)이나 식욕항진(bulimia)으로 나타난다. 신경성 식욕부진은 10대 소녀에서 호발하며 스스로 과도하게 식사를 거부하므로 일어나는 단백–열량 장애이다. 여자에서 시상하부–뇌하수체 기능의 이상, 배란의 실패, 무월경 등이 나타난다.

식욕항진은 젊은 여자에게 흔한데 많이 먹고(binges) 그 후에 토하거나, 설사약을 먹거나, 굶는 일 등을 반복하는 것을 특징으로 한다(binge-purge cycle). 억지로 하는 구토로 인하여 식도와 위문부 경계부에 열상이 일어나 말로리–바이스증후군(Mallory-Weiss syndrome)이 발생하기도 한다.

3) 비만(obesity)

비만은 몸무게가 정상적인 몸무게보다 20% 이상 증가한 것이라고 정의하며 장기간 열량(calorie) 섭취가 많게 됨으로 발생하고 남는 열량은 지방 조직으로 축적된다. 미국에서 중년부인은 40% 정도가 비만이다. 비만과 밀접한 관련이 있는 질환은 당뇨병, 고혈압, 고지혈증, 동맥경화, 담석증, 퇴행성 관절염 등 대부분 성인병들이다.

4) 비타민(vitamins)

비타민은 복합적인 유기물로써 많은 대사 과정에서 조효소(coenzyme)로 작용하고 지용성과 수용성으로 나누며, 이 중 지용성에는 비타민 A, D, E, K 등이 있고 수용성은 비타민 B와 C이다. B군에는 티아민, 리보플라빈, 니아신(니코틴아마이드), 피리독신, 엽산, 시노코발라민(cyanocobalamin) 등이 속한다. 비타민은 체내에 과잉 또는 결핍일 때 특성에 맞는 임상증상이 나타나는데 대개는 결핍증이 문제가 된다.

(1) 비타민 A (vitamin A)

비타민 A는 레티놀(retinol)이라는 알코올형 비타민 A와 카로텐(carotene)이라는 프로비타민 A가 있으며 비타민 A는 감, 우유 등에 많고 카로텐은 녹황색 채소에 많다.

비타민 A 결핍은 영양 장애나 흡수 장애로 발생하여 야맹증(nyctalopia), 편평상피의 이상 등이 나타난다. 시력장애를 나타내는 야맹증(nyctalopia)은 로돕신(rhodopsin)의 생산저하로 일어나며, 여러 조직에서 편평상피 증식과 각질화가 일어난다. 안구의 결막에서는 점막상피가 감소하여 점액분비와 눈물의 감소로 안구건조증과 비토트점(Bitot's spot)이 관찰된다. 또 각막혼탁과 미란(각막연화증) 등으로 실명할 수도 있다. 피부에는 모낭중심의 과각화증이 일어나며 기관지 점막상피에서는 편평상피화생이 나타난다. 그 후엔 기관지 점막상피 고유의 기능을 할 수 없는 편평상피로 대치되므로 자연적인 방어기전의 소실로 인하여 만성 기관지염으로 진행하게 된다.

체내에 과잉으로 비타민 A가 축적되면 비타민 A 독성은 뇌기능 이상, 뇌압증가, 간비대, 골(뼈)의 변화 등을 초래할 수도 있다.

(2) 비타민 D (vitamin D)

비타민 D는 1,25-dihydrocholecalciferol의 활성형으로 섭취경로는 음식과 햇빛에 의해서 피부에서 합성되기도 한다.

비타민 D의 결핍 원인으로는 영양 장애와 햇빛노출이 부족할 때 나타난다. 우유에 비타민 D를 첨가하여 섭취하므로 선진국에서는 부족현상이 나타나지 않지만 완전 채식만 하는 사람에게서는 결핍이 올 수 있다. 결핍되면 칼슘의 장내흡수가 감소하고 혈중 칼슘치가 감소한다. 혈중의 칼슘 균형이 깨어지게 되면 뼛속의 칼슘이 빠져나온다. 그 결과 구루병과 골연화증이 발생하게 된다.

영양결핍 측면에서는 음식물 섭취 부족이나 지방 흡수 장애의 결핍으로 비타민 D 또는 칼슘결핍이 올 수 있는데, 이는 비타민 D 단독의 결핍 증상보다는 전반적인 영양 결핍 증상이 나타나게 된다.

구루병(rickets)은 소아의 질환으로 풋뼈(osteoid)의 기질에 칼슘침착이 되지 않고 뼈의 성장이 비정상적으로 되며 칼슘이나 인의 혈중치가 감소한다. 비타민 D-저항 구루병은 비타민 D 치료로도 좋아지지 않기 때문에 비타민 D 저항성이라고 하는데 반성 우성 유전(X-linked dominant)이 된다. 세뇨관상피의 이상으로 콩팥세뇨관으로부터 인산의 재흡수가 안되므로 실질적인 비타민 D의 결핍은 없으나 혈중 인산치의 감소가 심하여 저인산혈증 구루병이라고도 한다. 표적장기 무반응(end-organ insensitivity)성 구루병은 표적 세포의 수용체가 1.25-dihydrocholecalciferol에 반응하지 않기 때문에 발생하는 것이다. 대단히 드물고 비타민 D로 치료가 어렵다. 비타민 D-민감성 구루병은 전구물질이 1.25-dihydrocholecalciferol로 바뀌지 않기 때문에 발생하며 비타민 D 치료에 반응을 한다. 구루병은 뼈에 칼슘침착이 되지 않아서 뼈끝(epiphyses)에 새로운 뼈형성 장애를 발생시킴으로써 나타난다. 그 결과 성장이 지연되고 손목과 무릎 뼈끝의 폭이 넓어지며 뼈기질에 칼슘의 침착이 감소되어 무게를 지탱하지 못하고 정강뼈(tibia)가 휘고, 골반뼈나 척추뼈의 만곡현상이 일어난다. 현미경학적으로는 뼈끝에 불규칙하게 배열된 연골덩어리, 칼슘침착이 되지 않은 뼈조직, 해면뼈(trabecular bone)의 칼슘침착 감소 등이 관찰된다.

골연화증(osteomalacia)은 어른에서 발생하는 구루병이며 성인은 뼈의 성장이 끝났으므로 재모형화(remodelling)가 잘 못되거나 과잉 뼈형성이 나타난다. 중심부에만 칼슘의 침착이 있고 변연부에는 칼슘 침착이 안 된 상태로, 현미경학적으로는 탈회를 하지 않고 관찰해야만 한다.

비타민 D의 과잉 투여는 독성을 발생시키며 결과적으로 뼈의 흡수 및 장에서 칼슘흡수가 증가하여 고칼슘혈증이 되고 전이성 석회화, 콩팥 결석증, 만성 콩팥부전증 등이 일어날 수 있다.

(3) 비타민 K (vitamin K)

비타민 K는 혈액 응고 인자 II(프로트롬빈), VII, IX, X이 간에서 만들어지는데 필요한 인자로 사람에서는 장내세균에 의해 합성된다. 결핍의 원인으로 지방의 흡수 장애, 장내세균의 부족(신생아, 항생제의 장기투여), 비타민 K 길항제(쿠마린, coumarin) 투여 등을 들 수 있으며, 음식물 섭취 부족으로 오는 경우는 거의 없다. 부족 시 임상적으로 혈중에 혈액 응고 인자 II, VII, IX, X가 감소하게 되어 출혈성 소인이 있게 되며 프로트롬빈 시간이 길어진다. 또 피내출혈에 의한 멍(피내 출혈)이 잘 들고 혈변, 혈뇨가 잘 온다.

(4) 비타민 E (tocopherol)

비타민 E는 항산화제의 역할을 하여 노화 방지와 항암 효과가 있는 것으로 알려져 있고 지용성으로 음식물에 많으며 결핍성 질환은 사람에서 알려진 것이 없다.

(5) 비타민 C (ascorbic acid)

비타민 C는 수용성이며 신선한 과일과 채소에 많이 존재하여 콜라겐 섬유의 주요 구성성분인 Hydroxy proline을 형성하며 뼈의 합성에 중요하다. 결핍은 신생아에서 우유만 먹는 경우, 어른에서는 과일과 채소를 오랫동안 못 먹는 경우에도 올 수 있으며 이로 인해 콜라겐이 많이 있는 혈관벽이 약해져서 쉽게 출혈이 일어나는 혈관 장애가 나타난다.

초기의 변화는 출혈과 멍이 잘 일어나고 콜라겐의 합성이 지연되어 상처회복이 늦으며 혈관장애가 있어 잇몸에서도 출혈이 잘 된다. 뼈끝 부위의 뼈 성장에도 장애가 와서 성장 장애도 온다. 구루병과 대조적으로 괴혈병(scurvy)은 부족한 뼈형성과 칼슘이 침착된 다량의 연골이 관찰된다.

(6) 티아민(thiamine, 비타민 B_1)

티아민은 피브르산(pyruvate)과 α-ketoglutarate의 탈카르복실(효소) 반응(decarboxylation)에 작용하여 acetyl-CoA를 만드는 조효소(coenzyme)로 과잉 섭취해도 독성은 없으나 결핍되면 결핍증상이 나타나게 된다. 결핍은 음식물로부터 섭취가 부족한 경우는 거의 없고 백미만 먹거나 만성 알코올 중독인 경우에 나타날 수 있다.

습성 각기(wet beriberi)는 심부전증으로 전신부종이 오므로 습성 각기라고 하며, 이때 심장 변화를 각기심(beriberi heart)이라고 한다. 건성 각기(dry beriberi)는 순환기의 변화보다는 신경계의 병적 변화가 특징적으로 말초 신경염(peripheral neuropathy)이 분절성 탈수초화 때문에 일어난다.

베르니케 뇌병증(Wernicke's encephalopathy)은 유두체(mammillary body), 뇌줄기의 뇌실주변, 동안신경핵(occulomotor nuclei)에 출혈로 인하여 미세 운동장애를 일으킨다. 코르사코프 증후군(Korsakoff's syndrome)에서는 신경의 소실 때문에 기억력과 작화증(confabulation)의 소실이 일어난다.

(7) 리보플라빈(비타민 B_2)

flavoproteins 중의 하나로 호흡기 연쇄 반응에서 전자의 이동에 관여하며 동식물성 음식물에 광범위하게 퍼져 있으므로 결핍은 드무나, 심한 영양 장애에서는 결핍증이 나타난다. 결핍 시에는 입술의 염증인 구순염(cheilitis)이 발생하고 입가의 균열이 발생하는 구각염(angular stomatitis), 그 외에 혀의 점막 위축, 각막혼탁, 궤양, 신경병증, 설염을 동반하기도 하며 시력을 잃을 수도 있다. 과잉섭취해도 부작용은 없다.

(8) 니아신(niacin)

니아신은 NAD (nicotinamide adenine dinucleotide)와 NADP (NADphosphate)의 구성요소로 많은 음식물에 포함되어 있어 결핍은 드물지만, 결핍되면 펠라그라(pellagra)가 온다.

펠라그라에서는 피부염(dermatitis), 설사(diarrhea), 바보(dementia) 등 소위 3D가 특징적으로 나타나고, 이중 피부염은 햇빛에 노출된 부위의 피부에 나타나며 홍반, 피부색 변화, 각질화가 증가한다. 설사와 점막의 위축이 구강, 혀, 위장관 점막에 나타나며 바보는 대뇌에서 신경세포의 지속적인 변성으로 나타나게 된다.

독성은 니아신의 과잉 투여로 발생하고 혈관의 확장이 나타나며 얼굴이 화끈거린다.

(9) 피리독신(pyridoxine, 비타민 B_6)

피리독신은 pyridoxal 5-phosphate 조효소를 만드는데 관여하고 거의 모든 음식물에 존재하므로 결핍은 아주 드물다. 결핍은 아이소니아지드(isoniazid, INH), 피임약, 메틸도파(methyldopa) 등과 같은 피리독신 길항제 투여로 발생하며 우유만 먹는 경우에도 올 수 있다.

임상적으로는 지루성 피부염, 안검염(blepharitis), 구순염(cheilosis), 혀염(glossitis), 구각염(angular stomatitis), 어린아이에서는 경련, 어른에서는 말초신경염, 헤모글로빈 합성이 잘 안되므로 저색소성 빈혈(hypochromic anemia) 등이 올 수도 있다.

(10) 엽산(folic acid)과 비타민 B_{12}

핵산의 합성에 조효소로 작용하며 결핍 시 거대적모구성 빈혈(megaloblastic anemia), 장점막의 위축과, 아급성 연합성 변성(combined degeneration)이 척수에 발생할 수 있다. 결핍은 위암 치료를 위해 광범위한 위절제술을 받은 사람에게서도 나타날 수 있다.

5) 무기물(minerals)

철, 칼슘, 마그네슘, 인의 무기물 외에도 미량이지만 아연, 구리, 셀레늄, 요오드, 불소, 망간, 코발트, 몰리브덴, 바나디움, 크롬, 니켈 등도 필요한 것이다.

철 결핍은 비교적 흔한 편이며 철분(iron)의 섭취 부족이나, 흡수장애, 급만성적인 실혈로 올 수 있다. 이로 인해 헤모글로빈 합성 장애가 와서 혈구 내 헤모글로빈색소가 감소하는 저색소성 빈혈(hypochromic anemia)이 온다. 과잉이 되면 혈철색소증(hemochromatosis)이 발생한다.

칼슘과 인의 흡수는 비타민 D와 부갑상샘(parathyroid) 호르몬에 좌우된다. 칼슘과 인의 결핍은 부갑상샘의 질병이나 비타민 D의 결핍으로 발생한다. 우유와 제산제를 과잉 섭취하면 혈중 칼슘치가 증가하여 밀크 알칼리 증후군(milk alkali syndrome)이 온다. 흡수 장애 증후군은 비타민 D와 칼슘 흡수에 장애를 가져오므로 저칼슘혈증을 유발한다.

요오드의 결핍은 갑상샘호르몬 합성 장애가 와서 갑상샘 증식증에 의한 갑상샘 비대증인 고이터(goiter)가 일어난다. 불소가 결핍되면 치아에 충치가 발생하나 과잉이 되면 오히려 에나멜층에 변색이 될 수 있다.

마그네슘의 결핍은 저칼슘 혈증 시와 같이 테타니를 초래하며 장의 흡수장애, 영양장애, 이뇨제의 사용에 의해서 발생할 수 있다.

아연이 결핍되면 빈혈, 성장지연, 성선의 위축, 피부발진 등이 나타나는데 심한 설사로도 발생할 수 있다. 아연(Zn) 결핍에 의한 구강점막과 피부질환이 발생하는 장병증 피부염(dermatitis enteropathia)은 아연을 투여하면 깨끗하게 치료된다(그림 9-6).

구리의 결핍은 빈혈, 호중구감소, 뼈다공증, 신경장애 등이 나타나나 과잉으로 축적되는 윌슨병(Wilson's disease, hepatolenticular degeneration)에서는 간과 뇌의 기저핵에 변성과 괴사를 초래하게 된다. 셀레늄이 결핍되면 세포독성의 증가, 암 발생, 울혈성 심근 질환 등을 일으킬 수도 있다.

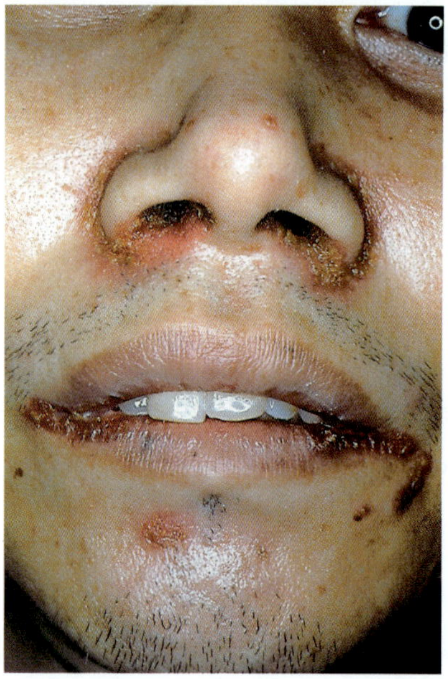

그림 9-6. **아연결핍증, 피부**(zinc deficiency, skin). 아연결핍으로 인하여 습진과 유사한 피부질환이 발생함

Chapter 10

감염성 질환에 대한 총론 (General pathology of infectious diseases)

감염은 감염원이 숙주 내에서 증식하여 질병을 일으키는 것을 말하며 감염력은 감염원과 숙주 사이의 관계가 성립할 수 있는 여러 가지 요인들에 의해서 좌우된다. 감염원의 측면에서는 감염원인 미생물이 숙주의 방어체계를 이길 수 있는 능력, 감염 장소, 감염원의 양, 감염원의 병원성 등이 중요하며 숙주의 측면에서는 감염에 저항할 수 있는 숙주의 능력, 숙주의 자연적인 방어능력, 숙주의 면역반응 등이 중요한 요인들이 된다.

1. 감염원의 분류(categories of infectious agents)

감염원은 너무나 다양하고 많으므로 분류도 다양할 수밖에 없다. 그러나 일반적으로 기본구조, 감염성, 생활사를 중심으로 분류하는 것이 통례이다.

1) 구조에 의한 분류(classification with structures)

일반적으로 바이러스, 리케차, 클라미디아, 마이코프라스마, 세균, 진균(곰팡이), 조류(algae), 원충(protozoa), 후생동물(metazoa), 프리온(prion) 등으로 분류한다.

2) 감염성에 의한 분류(classification with infectivity)

감염성 질환은 병원성 미생물에 의하여 발생하는데 병원성(pathogenicity)이란 감염원이 숙주에서 병을 일으킬 수 있는 능력을 의미한다. 일반적으로 감염성(infectivity)이 강한 것이 질병도 잘 일으키므로 병독성(virulency)과 혼동되어 쓰이기도 한다. 감염성과 병독성의 정도를 저, 중, 고도로 나눌 수 있는데 고도의 감염성이 있는 감염원은 소위 병독성(virulency)도 강하다고 할 수 있다. 따라서 독성이 강한 감염원은 정상인 사람에서도 질병을 잘 일으킬 수 있다. 이러한 관계로 감염성과 병독성은 거의 혼동해서 사용하고 있으나 엄밀하게 구별하면 감염성은 감염원이 숙주 내에서 살 수 있는 능력에 역점을 두는 용어이고, 병독성은 숙주에 질병을 일으킬 수 있는 능력에 역점을 둔 용어이다. 예를 들어 어떤 감염원은 숙주에 감염되기는 쉽지 않으나 일단 감염을 일으키면 숙주에 치명적인 경우가 있다. 이 경우에는 감염성은 약하지만 병독성은 강하다고 할 수 있다. 예로는 혈액 순환이 나쁜 곳에서 질병을 일으키는 혐기성 세균인 클로스트리디움(Clostridium, *SP.*), 면역상태가 나쁜 사람에서 질병을 일으키는 뉴모시스티스(Pneumocystis, *SP.*), 시토메갈로바이러스(CMV) 등을 들 수 있다. 그러나 저독성(독성이 낮음)인 감염원은 숙주의 면역능력이 저하되었을 때 질병을 일으키게 된다. 그러한 형태의 감염을 소위 기회감염(opportunistic infection)이라고 하고 이때의 숙주를 타협숙주(compromized host)라고 한다.

3) 증식하는 장소에 따른 분류(classification with proliferative sites)

감염원이 어디에서 증식을 하느냐에 따라서 분류할 수 있으며 그 결과 숙주에 발생되는 염증의 유형이나 면역반응이 다르다(표 10-1).

(1) 편성 세포내 미생물(obligate intracellular organisms)

반드시 살아 있는 세포 내에서만 증식이 가능한 미생물을 편성 세포내 미생물이라고 하며 바이러스, 리케차, 클라미디아가 이에 속한다.

(2) 통성 세포 내 미생물(facultative intracellular organisms)

세포 외와 세포 내(흔히 큰포식세포 내)에서도 증식할 수 있는 미생물을 통성 세포 내 미생물이라고 한다. 면역이 약한 숙주 내에서는 통성 세포내 미생물인 경우 큰포식세포 또는 조직 내에서 세균이 증식하고 있는 것을 쉽게 관찰할 수 있다.

마이코박테리아(결핵, 나병), 방선균(Actinomyces)과 일부 곰팡이가 이에 속한다.

(3) 세포외 미생물(extracellular organisms)

세포외에서 증식할 수 있는 미생물을 세포외 미생물이라고 하는데 거의 모든 세균과 일부 곰팡이가 이에 속한다. 배양조건이 까다롭지 않아 일반 배지에서도 잘 배양된다.

표 10-1. 조직 내 증식장소에 따른 감염원의 분류

편성 세포 내 미생물	통성 세포 내 미생물	세포 외 미생물
모든 바이러스 모든 리케차 모든 클라미디아 모든 원생동물	마이코박테리아 *Mycobacterium leprae* *Mycobacterium tuberculosis* *Atypical mycobacteria* *Brucella* species *Actinomyces* species *Nocardia* species *Klebsiella rhinoscleromatis* *Pseudomonas mallei* and *Pseudomonas pseudomallei* *Salmonella typhi* 진균(fungus) *Coccidioides immitis* *Histoplasma capsulatum* *Cryptococcus neoformans* *Blastomyces dermatitidis* *Sporothrix schenckii* 원생동물(protozoa)	마이코플라즈마 통성 세포 내 미생물에 기록되지 않은 모든 세균 진균(곰팡이) *Candida albicans* *Aspergillus species* *Mucor species* *Other mycelial fungi* 아래 각주에 기록되지 않은 원생동물* 모든 후생기생물(metazoan parasites)

* Leishmania, Trypanosoma, Plasmodium와 Toxoplasma 등은 편성 또는 통성세포내 미생물인지가 명확히 분류하기가 어렵다. 사람에서 세포 내 증식을 한다.; Trypanosoma와 Plasmodium는 실질세포 내에서 증식하고 Leishmania와 Toxoplasma는 큰포식세포 내에서 증식함.

2. 감염 후 조직변화(histological changes after infections)

감염원이 숙주 내에서 일단 감염이 성립되었어도 일부는 질병이 곧 나타나지 않는 경우도 있는데 그 경우를 잠복감염(latent infection)이라고 한다.

그러나 대부분의 경우에는 숙주 내에 감염이 되면 조직의 병적 변화와 질병을 동시에 일으킨다. 감염 후 발생하는 조직변화의 기전은 미생물의 직접적인 영향에 대한 숙주의 반응인 염증이나 면역학적인 반응으로 조직 손상이 발생하며 숙주에서 질병이 성립된다.

1) 감염원에 의한 조직 손상(tissue damage by infectious agents)

일반적으로 조직의 손상 정도는 감염원의 독성에 비례한다. 즉 독성이 강할수록 조직의 손상 정도는 크다.

(1) 편성 세포 내 미생물

바이러스, 리케차, 클라미디아는 감염된 세포에서 다양한 병적 변화를 일으킨다. 이들 중 특히 바이러스는 세포괴사, 세포종창, 봉입체 형성, 거대세포 형성, 그리고 후에 재활성화될 수 있고, 또 종양을 발생시킬 수도 있는 잠복감염 상태도 될 수 있다(그림 10-1).

바이러스는 감염이 잘 되는 소위 편향성(tropism)을 나타내는 조직이나 세포가 서로 다른 경우가 많다. 예를 들면 폴리오바이러스나 아보바이러스는 신경에 침범하여 소아마비나 뇌염을 일으키고 폭스 바이러스(molluscum contagiosum), 유두종(papilloma) 바이러스(사마귀를 만듦)는 피부를 침범하여 사마귀를 만들고, 로타바이러스, 간염바이러스는 각각 간 및 장에 침범하여 장염이나 간염을 일으킨다(표 10-2).

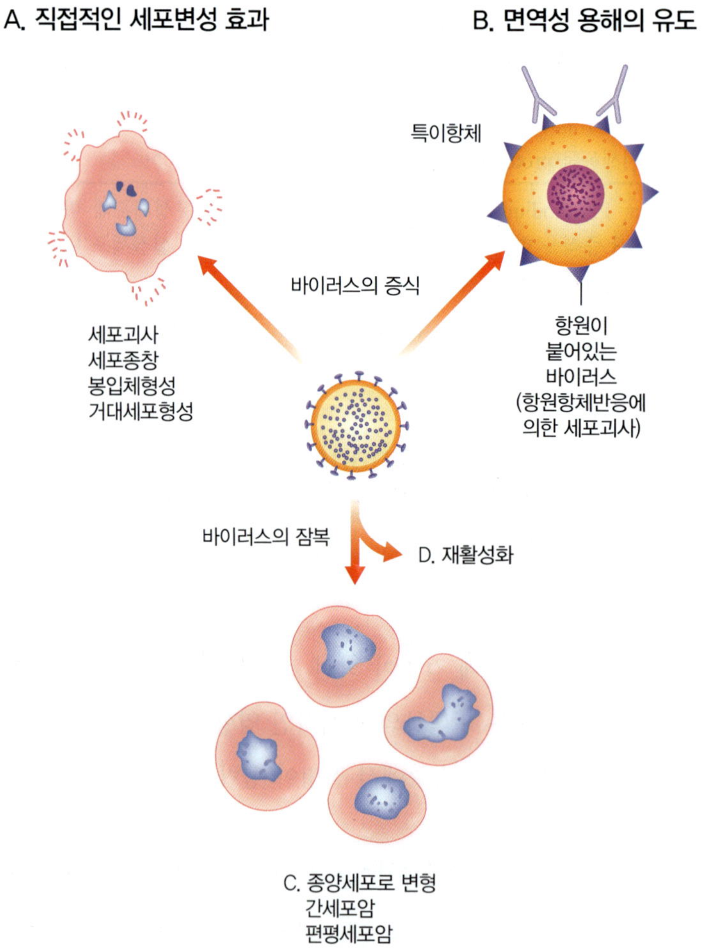

그림 10-1. 바이러스에 의한 세포의 변화

A. 세포병성 바이러스에 의해 직접적으로 감염된 세포가 손상받거나 괴사됨

B. 바이러스에 감염된 세포가 면역학적으로 파괴(면역성 용해)된다. 그러나 효과적인 면역상태에 있지 못하면 바이러스를 관용(지속적인 감염상태)할 수 있음

C. 바이러스의 유전자가 숙주유전자 내로 유입되고 그 결과 세포는 종양세포로 변형되기도 함

D. 잠복한 바이러스의 재활성화로 다시 감염(세포손상)이 일어남

표 10-2. 편성세포 내 미생물의 조직편향성(organotropism)

손상받는 조직	질환	흔히 관련된 편성세포 내 감염원
신경계 뇌(미만성 염증)	급성 뇌염	arboviruses (several types) *Herpes simplex*, cytomegalovirus
해마	공수병	rabies virus
뇌간과 척수의 운동신경	poliomyelitis	poliovirus
회백질	progressive multifocal leukoencephalopathy	human papovavirus
연막	급성 바이러스성 뇌막염	mumps virus poliovirus lymphocytic choriomeningitis virus
피부와 점막 상피(수포성 발진)	수두	varicella–zoster virus
	사마귀	human papilloma virus
	전염성 연속종	molluscum contagiosum virus

급성 감염 시 장기나 조직의 심한 괴사를 일으켜 뇌염, 심근염, 심한 간괴사 등이 발생한다. 반면 간에서 만성 지속성 간염, 만성 활동성 간염과 같이 감염원과 숙주 간의 관계에 따라서는 바이러스가 계속 존재하거나 조직손상에 의한 지속적인 면역반응에 의해 만성질환을 일으키기도 한다. 특히 뇌에서는 서서히 조직이나 세포의 괴사를 일으키는 것을 소위 지연 감염이라고 하는 아급성 경화성 범뇌염(subacute sclerosing panence-phalitis)이 있고, 최근에 알려진 프리온에 의한 쿠루(kuru), 변성 크로이츠펠트 야콥(variant Creutzfeldt-Jakob, vCJD)병과 같은 경우도 있다.

세포종창은 세포에서 세포막의 손상이나 나트륨–칼륨 펌프의 작동 저하로 인해 세포 내 수분(물)이 축적되는 현상이며 아치사성 손상(sublethal injury)의 경우에 의한 세포의 변화로 가장 흔한 가역적 손상 변화이다.

봉입체는 바이러스 입자이거나 바이러스 핵산합성의 잔재물로서 구성되는 세포질 내 또는 핵 내에 존재하는 덩어리 또는 둥근 모양을 말하며 진단에 도움을 주기도 한다. 가장 쉽게 볼 수 있는 바이러스는 전염성 연속종(molluscum contagiosum)이며, 이때는 세포질 내에 큰 호산성의 봉입체를 관찰할 수 있다. 다핵 거대세포도 바이러스 감염에서 관찰된다. 홍역 시에는 와르틴 핑켈디(Warthin-Finkeldy) 거대세포가 관찰되며, 또 단순포진(허피스 감염), 대상포진(varicella zoster) 바이러스 감염에서도 관찰된다. 대개 큰포식세포나 상피(허피스 감염 시)에서 바이러스 감염 후 세포분열 장애로 인하여 다핵거대세포가 된다.

바이러스는 일생 동안 잠복상태로 있을 수도 있으나 없어진 것은 아니며 그 후 어떤 원인에 의해 재활성화하여 직접적인 질병 또는 발암작용에 관여해서 다른 영향을 줄 수가 있다. 재활성화

(reactivation)되는 바이러스, 특히 단순포진이나 대상포진, 수두 바이러스 등은 감각신경의 신경절에 잠복해 있다가 스트레스나 면역능이 저하됐을 때 신경에서 피부로 이동하여 병변이 나타날 수 있다. 시험이나 과로 후에 입 주변에 발생하는 단순포진(허피스)은 대표적인 예가 될 수 있다.

어떤 바이러스는 동물과 사람에서 종양을 일으킨다. 유두종 바이러스나 허피스 바이러스 감염이 자궁경부암의 발생과 관련이 있고 간염 바이러스가 간암과 엡스타인 바(Epstein Barr) 바이러스가 버킷트 림프종과 관련이 있다는 것이 알려져 있다.

(2) 통성 세포 내 미생물

이군에 속하는 감염원은 앞서 기술한 바와 같이 결핵균, 나균, 일부의 곰팡이류가 여기에 속한다. 특징적인 육아종성 염증을 일으키거나 지연성 면역반응(제4형)을 통하여 조직의 손상이 발생된다.

(3) 세포외 미생물

세포외 미생물의 감염은 여러 가지 기전, 즉 효소방출, 독소방출, 염증의 발생 등으로 세포나 조직에 손상을 준다(그림 10-2). 국소에 작용하는 효소를 생산(방출)하는 미생물 중 하나인 황색포도알균은 coagulase(피브리노겐을 피브린으로 바꾸는 효소)를 방출하는데 이러한 효소의 존재는 병독성과 깊은 관련이 있다. *Streptococcus pyrogenes*는 hyaluronidase와 streptokinase(주변조직으로 잘 퍼져나가게 하는 효소)를 생산하여, 주변으로 퍼져나간다. 용혈소(hemolysin)를 생산 분비하여 용혈을 일으키기도 한다. *Clostridium perfringens*는 lecithinase, hyaluronidase, collagenase, 용혈소

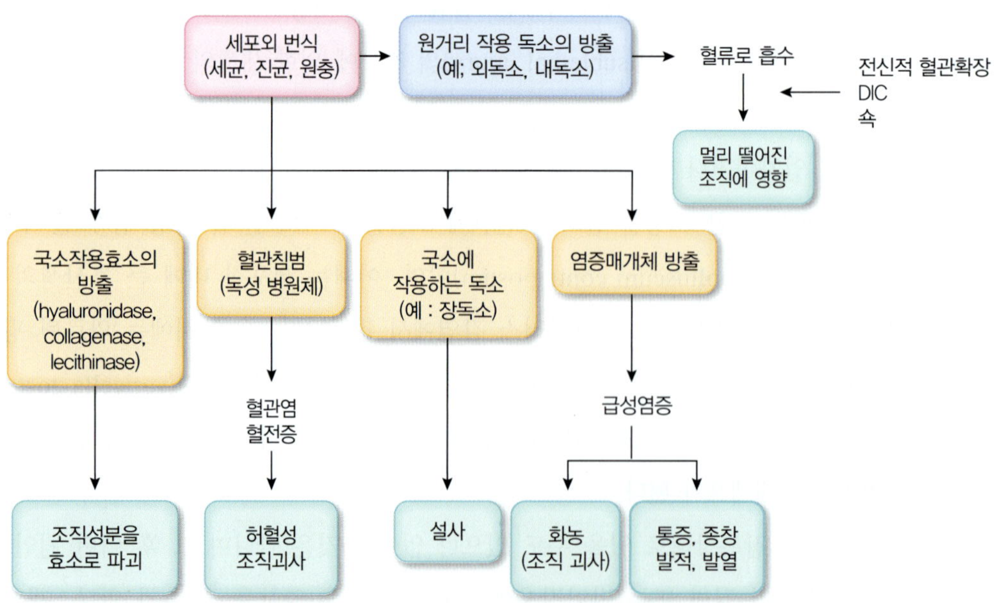

그림 10-2. 세포 외 미생물에 의한 감염 시 발생되는 조직손상의 기전(장독소 : enterotoxin)

등을 생산하여 가스 괴저(gas gangrene)를 일으킨다.

국소혈관염을 일으키며 병독성이 강한 미생물(예 : Bacillus anthracis는 탄저 증을 일으킴), 아스펠길루스(Aspergillus), Mucormycosis 등은 혈관 침투를 비교적 잘하므로 혈전증과 허혈증을 일으키기도 한다.

병원성을 보이며 독소를 생산하는 미생물도 존재하는데, 이 독소는 내독소(endotoxin)와 외독소(exotoxin)가 있다. 내독소는 lipopolysaccharide (LPS)로 그람음성균의 세포막을 형성하는 성분이다. 세균이 살아 있을 때는 세포막 내에 독소가 있게 되나 죽으면 세포막이 파괴되므로 세포가 죽은 후에 세포 내 독소(toxin)가 혈액 내로 방출되게 된다. 이 독소는 혈액응고계나 보체계의 활성화를 일으키므로 전신 혈관확장, DIC(파종성 혈관내 응고), 발열 , 내독소성 또는 그람음성균에 의한 쇼크 등이 발생한다.

외독소는 살아 있는 미생물에서 만들어지며, 생성된 독소(단백)는 체외로 분비하여 방출된다. 외독소는 여러 가지 조직이나 세포에 영향을 줄 수 있으며, 특히 항원성이 높으며 항독소를 만들기도 한다(예 : 디프테리아 항독소). 대개는 열에 약하므로 조리를 하거나 열을 가하면(60℃ 이상) 파괴된다. 그러나 내독소는 열에 비교적 안정되어 있다. 흔히 식중독을 일으키는 독소도 대개 외독소인데 그것은 포도상알균에서 생산 분비된 외독소가 식품에 포함되어 있다가 음식과 함께 인체 내에 들어와 식중독이 발생하게 된다. 특별히 장점막에 작용하는 외독소를 장독소(enterotoxin)라고 부른다. 콜레라 독소는 장점막에 작용하여 물 같은 설사를 일으킨다.

2) 감염에 의한 숙주의 조직손상(tissue damages of host by infection)

감염에 대한 숙주의 반응으로 인하여 다양한 임상증상이 나타나며 조직의 손상 정도에 따라 회복하거나 사망할 수도 있다(그림 10-3).

(1) 급성 염증(acute inflammation)

많은 염증반응에서 통증, 발적, 발열, 종창, 기능 소실 등이 나타난다. 발열은 미생물에 의해 방출된 단백과 같은 외부의 발열물질(pyrogens) 또는 인터루킨-1(interleukin-1)과 같은 내부의 발열물질 등에 의해 나타난다. 급성 염증 시 나타나는 염증세포의 침윤도 감염원의 생활사에 따라 다르다. 세포 외 미생물, 즉 대부분의 세균은 대개 호중구의 침윤을 동반한다. 그러나 미생물에 따라서는 급성 염증 없이 만성적으로 진행되기도 하며, 특히 통성 세포 내 미생물, 즉 결핵균과 나균은 큰포식세포의 증식을 동반하는 육아종성 염증을 일으킨다. 편성 세포 내 미생물, 즉 바이러스, 리케차는 주로 림프구, 형질세포, 큰포식세포의 침윤을 동반한다. 급성 염증의 대표적인 염증 중에 하나가 화농성 염증(suppurative inflammation)으로 이 염증은 화농을 일으키는 염증성 병변으로 화농(농 또는 고름을 만듦)은 액화괴사에 의해 형성되며 농양(abscess)은 화농이 피막에 의해 둘러싸여 있는

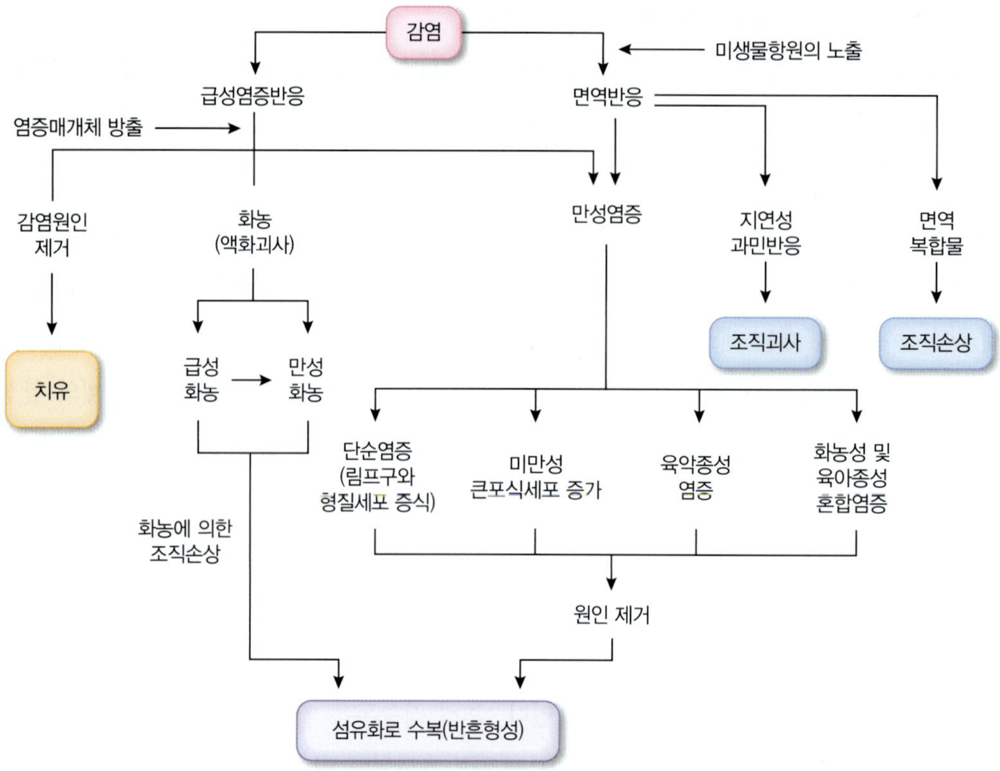

그림 10-3. 감염에 의한 숙주의 조직변화. 제2장 염증에 의한 숙주의 조직변화와 기본적으로는 같음

상태이다. 대개는 급성 염증반응이 심한 경우에 잘 나타난다.

급성 화농은 황색포도상알균, 크레브시엘라, 녹농균(*Pseudomonas*, *SP*), 대장균 등과 같이 비교적 탐식이 잘되지 않는 세균에 의한 감염으로 일어난다. 반면에 만성 화농은 화농성 세균에 의한 급성 염증이 잘 치유되지 않고 지속되는 경우(만성 골수염)에 일어날 수 있다.

(2) 만성 염증(chronic inflammation)

대개는 감염된 조직 내의 면역학적 반응으로 일어난다. 숙주의 손상된 조직성분, 즉 용해된 단백이 항원이 될 수가 있다. 그러나 시작은 감염원에서 유래된 물질이 초기 항원이 되는 경우가 많다. 급성이 치유되지 않아서 발생할 수도 있다. 또 독성이 약하여 초기에 급성 염증을 일으키지 못하고 처음부터 만성으로 시작할 수도 있다.

대표적인 만성 염증인 육아종성 염증에는 조직구와 상피모양세포의 출현이 특징이다. 상피모양세포로 구성된 육아종은 T 세포에 의한 면역이 관련되어 나타난다. 림프구와 형질세포가 많은 만성 염증은 세포 내 병원균(바이러스)에 의한 지속적인 감염 시 전형적으로 나타난다. 체액과 세포면역 반응이 합쳐서 나타난 것이다.

화농성과 육아종성 염증이 혼합된 만성 염증은 대개는 심부진균증(예 : sporotricosis,

actinomycosis)에서 잘 관찰되며 이러한 부류에 속하는 질환 중 형태학적으로 육아종을 만들며 그 중심에 호중구 침윤을 동반한다. 진단은 질병을 일으킨 병원균을 직접 배양하거나 혈청 내에서 면역학적 진단 방법(항체검사)이 있다.

3. 감염성 질환의 감염기전(pathogenesis of infectious diseases)

1) 빈도(frequency)

감염성 질환의 빈도는 세계의 여러 지역마다 다르다. 즉 지역에 따라 사회개발 정도, 경제적 여건, 공중보건이나 의료실태 등의 상태를 반영한다. 선진국에서는 공중보건 정책의 효과, 즉 예방접종, 건강교육, 공중위생, 모기 서식처 없애기와 같은 매개체(vector) 조절로 감염성 질환의 빈도가 많이 감소하고 있다.

2) 선진국형 감염병(infectious diseases, 전염병)

(1) 병원감염(hospital or nosocomial infection)

병원감염이란 병원에서 진료를 받고 있는 과정에서 얻은 새로운 질병을 말한다. 병원에서 감염의 40%는 병원에서 실제 얻는 것이라고 알려져 있다. 병원감염을 일으키는 병원균은 녹농균, 대장균, 포도알균 등과 같이 대부분 세균이며 폐와 비뇨기계를 흔히 침범한다. 병원에서 얻는 폐렴은 환자들의 면역상태가 낮은 경우가 많아 중증 감염이 되어 20%는 사망하기도 한다. 병원감염의 증가 원인으로 환자의 병원균에 대한 감수성 증가, 침습형 시술의 시행 증가, 병원 내 감염원의 증가와 다양화, 항생제 사용의 증가를 들 수 있다. 병원균에 대한 감수성(susceptibility)의 증가는 면역억제제를 사용하기 때문에 면역능력이 저하되므로 정상적인 경우에는 잘 발병이 되지 않는 병원균도 질병을 일으킬 수 있기 때문에 빈도가 증가한다.

침습형 시술(invasive procedure; catheterization, phlebotomy 등)의 증가로 시술할 때 세균이 체내로 들어갈 수 있는 가능성이 높다. 특히 비뇨기계의 감염이 흔하다. 다양한 질환 환자들의 입원 및 왕래, 오염된 기구 등 다양하고 많은 감염원이 병원에 존재할 수 있기 때문에 감염 가능성이 증가한다. 또한 광범위한 항생제를 사용함으로 항생제에 내성이 강한 균이 생길 수 있다. 대장균, 녹농균, 황색포도알균, 프로테우스, 크레브시엘라 등이다.

(2) 사회감염(community infection)

사회감염이란 비교적 건강한 상태에서 일어날 수 있는 사회 전반에 발생하는 전염성 감염을 뜻하며 바이러스 감염이 가장 흔하다. 특히 코감기, 독감 등과 같은 상부기도 감염과 바이러스성 위장염과 같은 소화기 감염 등이 흔하다. 가장 흔한 세균성 감염은 성접촉 감염인 임질과 매독, 호흡기감염인 인두염(pharyngitis), 코곁굴염(부비강염, sinusitis), 중이염, 폐렴 등이다. 대개는 경하기 때문에 별 문제없이 지나는 경우가 대부분이다.

3) 개발도상국의 감염질환(infectious diseases in developmental countries)

개발도상국에서는 감염성 질환이 큰 사회적인 문제가 되고 있으며 선진국보다 약 1,000배 정도의 빈도수를 갖고 있다. 경제력의 부족으로 공중 위생시설이 부족하여 수인성 질환이나 감염 질환 중 기생충에 의한 질병 특히 원충이나 윤충의 질병이 흔하다. 또 선진국에서는 별로 문제가 되지 않을 수도 있는 감염성 질병이 사회적인 문제가 될 수 있는 것은 치료할 수 있는 시설 부족 때문에 치료하면 쉽게 조절 또는 나을 수 있는 병도 사망할 수 있다. 예방접종을 어린시기에 할 수 없는 점, 보건교육, 행정 등이 미비해서 위생이나 매개체 박멸 또는 조절을 잘못하고 있다. 생활 주변의 환경뿐만 아니라 영양상태와 면역상태도 나쁘다. 이 중에서도 쉽게 질병을 퇴치할 수 있는 것은 예방이며 특히 예방접종에 의한 것이다. 천연두가 예방접종으로 없어진 것은 좋은 증거라고 할 수 있다.

4) 감염의 방법과 경로(infectious route)

사람은 매일 감염원인 많은 미생물과 접하고 있으나 조직 내로 침투하는 것은 거의 없다. 일부 들어온다 하여도 면역학적 기전으로 파괴된다. 낮은 병독성을 갖는 미생물들이 피부, 상기도, 비뇨생식기, 소화기계 등에 집락을 이루고 있으므로(resident) 오히려 독성이 강한 미생물의 증식을 경쟁적 억제(competitive inhibition)를 할 수도 있어 적은 양에서는 숙주와 공생 관계에 있으나 어떤 원인에 의해 어느 정도 이상의 수적 증가가 일어나면 질병을 일으키게 된다. 대장균에 의해 인체 내에서 발생되는 다양한 질병은 이러한 과정으로 인해 질병을 일으키는 것으로 알려져 있다.

(1) 감염 경로(routes of infection)

우리 몸은 자연적으로 다소의 방어체계를 갖고 있으나 감염원이 들어오는 경로는 그 방어체계가 이상이 있을 때 감염은 일어난다. 일단 조직 내로 감염원이 들어오면 직접 또는 혈액을 통하여 전신으로 퍼져나간다.

피부의 각질층은 효과적인 물리적 1차 방어막이며 땀, 피지 또한 화학적인 방어물이다. 따라서 찰과상, 열창, 저산소증 상태의 피부는 방어역할을 잘못하므로 감염원이 침투할 수 있다(표 10-3).

직접 접촉은 가장 흔한 침투경로이며 일부는 직접적인 피부접촉으로 감염된다. 단순포진, 피부백선(dermatophytosis), 농가진(impetigo) 등을 들 수 있다. 또한 상처감염은 피부의 온전성이 파괴된 다음 감염이 되는 것으로 혐기성 세균인 *Clostridium perfringens*에 의한 가스괴저, *Clostridium tetani*에 의한 파상풍 등이 대표적인 예이다. 피부에서는 매개체에 의한 감염도 일어난다. 피부가 질병에 감염된 매개체인 절족동물 특히 모기나 이, 벼룩에 의해 감염될 수 있다. 말라리아, 일본뇌염, 레슈마니아증(leishmaniasis), 발진티푸스(typhus) 등 많은 감염병이 이에 속한다. 매개체는 단순매개체인 경우이거나 생활사에 중요한 부분인 경우도 있다. 경우에 따라서는 유충이 직접 피부를 관통한다. 십이지장충의 유충, *Schistosoma cercariae*, *Strongyloides stercoralis* 유충 등은 피부를 직접 뚫고 체내로 들어갈 수 있다.

오염된 피의 수혈과 혈액제품 등에 의해서 병이 옮겨갈 수 있다. 따라서 채혈 시 바이러스간염, 매

표 10-3. 피부감염증

조직	병명	감염원
급성(다형핵백혈구의 침윤을 주로 동반하며, 체외기생충에 의함) 및 만성 염증으로 진행		
상피	농가진(impetigo)	*Staphylococcus aureus* *Streptococcus pyogens*
진피	단독(erysipelas)	*S. pyogenes*
피부부속기	모낭염(folliculitis), 종기(carbuncle)	*S. aureus*
피하 및 근막	봉와직염(cellulitis, 연조직염)	*S. pyogenes*, *Streptococcus*
	괴사성 봉와직염 괴사성 근막염(necrotizing fasciits)	*Bacillus anthracis* *Anaerobic bacteria*, *Vibrio vulnificus*
	가스괴저(gas gangrene)	*Clostrium species*
	만성 진균종(chronic mycetoma)	*Actinomyces species* *Nocardia species*
만성 염증(림프구의 침윤을 주로 동반하며 편성세포 내 기생충에 의함)		
상피	바이러스성 수포(viral vesicle)	단순포진(herpes simplex virus) varicella–zoster virus
	사마귀(warts)	유두종 바이러스(human papilloma virus)
	전염연속종	전염성 연속종 바이러스(폭스바이러스) fox virus (molluscum contagiosum virus)
진피	혈관주위 림프구 침윤	홍역(measles virus) 리케차(rickettsiae)
만성 염증(큰포식세포의 침윤을 주로하며 통성세포 내 기생충에 의함)		
진피	상피모양 육아종 (epithelioid granulomas)	*Mycobacterium leprae* (tuberculoid) atypical mycobacteria mycelial fungi
	미만성 큰포식세포 증식	*Leishmania* species *Mycobacterium leprae*
	화농과 육아종 형성	진균(non–mycelial fungus), sporotrichosis, actinomycosis

독, AIDS 등과 같은 질병유무를 검사하는 것이 필수적이다. 오염된 주사바늘 특히 마약 남용, 중독자들을 통하여 올 수 있다.

호흡기에서는 섬모의 운동으로 호흡기점막의 점액이 상부기도 쪽으로 이동하게 하여 오염원, 감염원을 배출함으로써 방어한다(표 10-4). 호흡기 감염의 방어체계로는 눈물 속에 포함되거나 비강통로 내의 lysozyme, 호흡기통로의 Ig A도 방어체계로 작용한다.

편도선, 발데이어환(Waldeyer's ring)과 같은 구강인두(oropharyngeal) 림프조직도 국소적인 면역학적 방어벽이 될 수 있다. 감염원으로는 오염된 물방울의 흡입되는 공기전염이 특히 바이러스에 흔하다. 독감, 홍역, 풍진, 수두, 멈프스(mumps) 등이 이에 속한다. 세균도 일부 같은 방법으로 전염되며, 예로는 *Hemophilus influenzae*, 디프테리아, Mycobacteria 등을 들 수 있다(표 10-5).

감염원이 호흡기 내로 침투하게 되는 원인으로는 병원체의 기관지와 폐속 침투는 국소적인 방어체계의 손상으로 오게 된다. 또, 마취제, 혼수상태, 마약, 수면제, 알콜 중독 등에 의한 기침 반사 작용의 억제, 알콜 중독자, 냉기 등에 의한 섬모운동 장애, 편평상피 화생, 흡연에 의한 섬모상피의 소

표 10-4. 상부기도의 급성염증

감염원		임상양상	진단적 검사
바이러스	인플루엔자, 리노바이러스, 아데노바이러스 등	감기(콧물감기)	없음
	Ebstein barr virus	전염성 단핵구증	항체
세균	*Streptococcus pyogens*	성홍열의 발진(외독소)	배양
	Corynebacterium diphtheria	위막성 염증, 신경염	배양

표 10-5. 폐의 감염증

조직	병변	감염원
급성(다형핵백혈구 침윤) 및 만성 염증, 세포외 기생충		
폐 실질	급성 세균성 폐렴	*Sreptococcus pneumoniae, Hemophilus influenzae, S. aureus* *Legionella pneumonia, Gram negative bacilli*
	급성 괴사성 폐렴	*Yersinia pestis, Bacillus anthracis*
	만성 폐농양	Anaerobic bacteria, Gram negative bacilli, *S. aureus*
만성 염증(림프구 침윤), 편성 세포 내 기생충		
세기관지	세기관지염	respiratory syncytial virus, Other virus
폐 실질	간질성 폐렴	*Influenza virus, adenovirus, Mycoplasma pneumoniae, Chlamydia psittaci* *Chlamydia pneumoniae, Coxiella burnetii* Herpes simplex virus, measles virus
만성 염증(큰포식세포 침윤), 통성세포 내 기생충		
폐 실질	육아종(건락괴사)	*Mycobacterium tuberculosis*, atypical mycobacteria, fungi(non−mycelial)

실과 기관지 폐쇄 등이 폐감염이 이루어지게 되는 원인이 될 수 있다.

소화기로의 감염은 오염된 음식이나 음료수를 통해 들어온다. 대변에 오염된 경우가 가장 흔하다. 이와 같은 경로를 분변-구강경로(fecal-oral route)라고 한다. 로타바이러스(rotavirus) 위장염, 아메바성 이질, 람블 편모충증(giardiasis), 식중독, 장티푸스와 같은 살모넬라증, 세균성 이질, A형 간염, 소아마비 등이 관련된다.

주요 방어체계는 점막상피와 점액, 위의 산성도, 장 내강의 내용물이 정체되지 않고 지속적으로 흘러가는 것 등을 들 수 있다. 게실(diverticulum)은 장벽의 일부가 결손되거나 약해져서 장내의 압력에 의해 약한 부위가 장 외벽으로 돌출되는 질환으로 음식물은 이곳에서 정체된다. 게실, 장폐색 등으로 음식물이 정체되면 장내세균이 증식하여 병을 일으킨다. 이것을 게실염이라고 한다. 장점막의 위축 또는 소실로 점액의 분비감소, 점막하조직의 림프조직 감소, Ig A 분비감소, 항생제 투여로 정상적인 장내세균을 감소시키면 다른 병원균이 대치되어 증식하게 되어 장염이 잘 발생한다. 특히 *Clostridium difficile*에 의한 대장염이 잘 발생한다.

일반적으로 비뇨기는 소변이 계속 흐르므로 정상적으로는 감염이 잘 되지 않는다. 감염이 될 수 있는 위험도가 증가하는 경우는 소변의 흐름이 마힐 때, 광범위 항생제를 투여하여 질 내 정상균주에 변화가 올 때, 비뇨기에 기구를 사용할 때(catheterization, instrumentation), 성관계를 통해서 감염이 올 수 있다. 여성에서 비뇨기나 회음부에 남성보다 감염이 잘되는 이유는 여성의 요도가 상대적으로 짧기 때문이다.

(2) 혈행 감염(hematogenous infections)

균혈증, 바이러스혈증, 기생충혈증, 곰팡이혈증 등과 같이 혈액 내에 미생물이 존재하는 것은 무조건 비정상적이다. 혈액 내 감염원은 혈액을 배양하거나 말라리아 같은 경우는 도말표본에서 찾을 수도 있다.

일시적인 균혈증은 비교적 흔한 편으로 치아나 잇몸에 염증이 있는 사람에서 흔하다. 정상적인 방어 기능이 있는 경우에는 비교적 신속히 처리되어 없어지지만 세균의 양이 너무 많아지면 정상에서도 드물게 질병을 일으킨다. 만성 심장의 판막질환이나, 심장판막 이식을 받은 사람에서는 심근 판막의 내벽에 세균이 증식하여 감염성 심내막염이 올 수 있다. 심한 균혈증(패혈증)는 대량의 미생물이 혈액 내로 들어와 증식을 하는 경우로 고열, 오한, 빈맥, 저혈압(쇼크) 등이 나타나고 죽음도 초래될 수 있다. 패혈증(septicemia)이 균혈증과 다른 점은 위와 같은 임상증상이 동반된다는 것이다.

5) 감염의 전파(transmission)

감염이 이루어지기 위해서는 숙주에 들어가서 증식하는 것도 중요하지만 한 숙주에서 다른 숙주로 전파되는 것도 중요하다. 감염의 전파를 막는 것은 감염원이나 감염 매개체를 없앰으로서 막을 수 있다. 감염원의 전파를 막는 것이 전염병을 근절하는 기본적인 방법이다. 즉 모기를 없앰으로서 말라리아 감염을 막을 수도 있고 말라리아의 원충을 없앰으로서 발병을 막을 수 있다. 그러나 뇌염 같이 그 원인이 바이러스인 경우에는 매개체인 모기를 없애는 수밖에는 다른 방법이 없다. 또 감염원의 전파 과정에는 각각의 고유한 여러 단계의 복잡한 생활사가 관련되기도 한다.

(1) 단순생활사 감염원(simple life cycle organisms)

바이러스, 클라미디아, 리케차, 마이코프라즈마, 세균 등과 같은 대부분의 미생물의 전파는 직접적 즉, 물리적 접촉, 흡입, 주입, 식음의 형태로 감염된다. 일부 세균(*C. tatani, B. anthracis*), 곰팡이, 아메바(*E. histolytica*), 윤충 등은 매개체를 통하거나, 포자, 낭포, 알(난) 등이 환경조건이 나빠도 그 상태로 흙속에 있다가 숙주에게 들어간다.

바이러스의 전파는 감염이 이동하는 수평적 전파(한 숙주에서 다른 숙주로 직접 또는 매개체를 통하여 감염이 이동하는)이거나 부모로부터 아이에게 직접 감염이 이동하는 수직적 전파가 될 수도 있다.

(2) 복잡생활사 감염원(complex life cycle organisms)

다단계 생활사에서는 유성 또는 무성생식으로 증식을 하고 있으며 일부 원충과 벌레에서 관찰된다. 이와 같이 한 미생물이 숙주를 하나 이상 가질 때는 숙주에 따라 종숙주와 중간숙주로 구분한다. 종숙주(definite host)는 유성생식에 의한 증식이 일어나는 숙주이며, 중간숙주(intermediate host)는 무성생식으로 증식하는 시기의 숙주를 말한다. 예를 들면, 포충증(Echinococcsis: 개촌충의 유충)이나 낭미충증(Cysticercosis : 돼지 촌충의 유충)과 같은 감염은 사람이 종숙주가 아닌 경우이다. 사람이 최종 숙주가 아니므로 성충이 아닌 유충상태에서 인체에 질병을 일으키게 된다.

(3) 감염원(infectious origins)

대부분의 인체 감염성 질환은 인체에 선택적으로 증식 또는 기생할 수 있는 감염원에 의해서 감염된다. 그러한 감염은 대부분 그 근원을 사람에게서 찾을 수 있으며 그 근원은 무증상의 보균자(asymptomatic carrier)와 앓고 있는 사람이 된다. 일부 인체의 감염질환은 동물에서부터 옮겨진다. 간디스토마(민물고기), leptospirosis(쥐), brucellosis(양), cat scratch disease(고양이), 광견병(개), 페스트(쥐), 뇌염(모기) 등이 대표적인 질환들이다.

6) 감염질환의 진단(diagnosis)

감염질환의 진단은 직접적인 감염원을 인체의 가검물에서 찾아내는 것이 가장 확실하고 중요하다.

(1) 임상 관찰(clinical observation)

임상증상은 질병에 따라 특이한 것들도 있으며 이것은 임상 관찰로 진단이 이루어질 수도 있다. 예로서 대상포진(herpes zoster), 말라리아 등을 들 수 있다. 대상포진은 임상적으로 동일한 신경 지배 부위의 피부에 띠모양의 수포성 병변이 동통을 동반하며 나타나고 말라리아인 경우는 원인 원충에 따라서 3일열형, 4일열형 등으로 발열의 규칙성이 임상적으로 다르게 나타난다.

(2) 미생물학 검사(microbiological tests)

직접적인 현미경 검사나 배양검사(조직, 체액, 혈액 등) 등이 필요하다. 배양으로 대부분은 찾아낼 수 있으나 배양이 잘 안되는 것은 매독균, 나병균, 원충류 등이다. 일단 배양되면 균을 확인하고(동정하고) 약제에 대한 감수성 검사를 하여야 적절한 항생제를 선택할 수 있다.

미생물학 진단을 위한 기본 원리, 즉 가검물 수집, 검사의뢰, 검사실 진단 등이 잘 연계될 때 정확한 진단 및 치료가 가능하다(표 10-6).

표 10-6. 미생물학적 진단을 위한 기본 원리

1단계 :	진단적으로 도움을 줄 수 있는 적절한 가검물을 수집할 것 감염원을 함유하고 있을 가능성이 높은 가검물을 채취 뇌막염 : 뇌척수액, 폐렴 : 객담, 흉수액 혈액배양 : 모든 심한 감염증 가검물 채취 후에 항생제를 사용할 것
2단계 :	정확한 가검물 채취 정상균총(normal flora)과 오염 방지 혈액배양, 조직배양 : 무균조작 필수 뇌척수액 : 무균조작 필수 소변 : 중간뇨 채취 상처, 농양 : 감염 장소의 면봉법(swab) 객담, 대변 등은 오염이 불가피함
3단계 :	검사실로 정확히 이동 채취 즉시 검사실로 접수 만약 즉시 접수가 불가하면 검사지침을 따를 것
4단계 :	검사실에 주요 임상소견 제공 흔하지 않는 감염원을 의심할 때 더욱 필요함
5단계 :	검사실 진단 형태학적 검색, 생화학적 검사, 항생제 감수성 검사
6단계 :	미생물학적 보고서의 해석 임상적 소견(의진, impression)과 배양된 미생물 비교 검토 위양성(false positive), 위음성(false negative) 가능성 판단

(3) 면역학적 검사(immunological tests)

혈청내 항체의 역가변화를 검사한다. 대개는 4배 이상의 역가가 나오면 진단적 유의성을 가지게 된다.

(4) 병리조직학적 검사(histopathology)

곰팡이, 원충 등은 알, 낭, 포자(spore), 균사(hyphae) 등 병원체를 식별할 수 있는 경우가 많다. 시토메갈로바이러스(cytomegalovirus), 허피스 바이러스 등은 봉입체가 특이해서 진단이 쉽다. 또, 그람, 김자, PAS, AFB, 메텐아민은(methenamine silver) 염색 등을 실시하면 병원체를 식별하여 조직 진단 하는데 도움을 줄 수 있다.

4. 감염원이 일으키는 질병 요약(summary)

바이러스에 의한 중요한 질병(표 10-7)은 에이즈, 감기, 허피스, 홍역, 유행성 이하선염, 소아마비, 공수병, 풍진, 수두, 사마귀 등을 들 수 있다. 세균에 의한 질병 중 중요한 것(표 10-8)은 종기, 중이염, 인두염, 폐렴, 대장염, 패혈증 등을 들 수 있다. 마이코박테리아에 의한 결핵과 나병(표 10-8), 스피로헤타에 의한 매독, 곰팡이에 의한 사상균증, 아스페루길루스, 캔디다, 효모균증 등도 흔히 관찰된다(표 10-9).

기생충으로 인한 질병은 원충(표 10-11), 흡충(표 10-12), 촌충(표 10-13), 윤충(표 10-14) 등이 있다.

표 10-7. 중요한 바이러스에 의한 질병

질병	바이러스의 분류	소견
에이즈(AIDS) (후천성 면역결핍증)	HIV (human immunodeficiency virus) RNA retrovirus	보조 T세포에 침범 면역억제 및 기회감염 림프절 종대
콧물감기(coryza)	리노바이러스(RNA)	비강점막의 염증
성기허피스	단순허피스 바이러스 II (RNA)	성접촉감염, 성기염증
허피스성 구강염	단순허피스 바이러스 I (RNA)	잠복감염으로 존재하며 입가에 활성화됨
전염성 단핵구증	Epstein Barr virus(허피스군, DNA)	열, 인두염, 전신 림프절종대, 림프종, 인두암종
홍역	파라믹소바이러스(RNA)	발열, 피부발진, 호흡기감염(폐렴)
유행성 이하선염	파라믹소바이러스(RNA)	발열, 타액성 감염, 드물게 이자염 고환염도 발생함
소아마비(poliomyelitis)	엔테로바이러스(RNA)	장염, 척수전각세포의 염증 및 운동신경 마비
공수병(광견병)	Rhabdovirus (RNA)(rabies virus)	급성 뇌염
로타바이러스 설사	Reovirus (RNA)	발열, 구토, 설사
풍진 (German measles, rubella)	Togavirus (RNA)	발열, 림프절종대, 피부발진, 비염, 선천성 심장기형
편평세포종양(wart, 사마귀)	인체유두종 바이러스(DNA)	편평상피의 과증식
수두(varicella, chicken pox)	허피스군(DNA)	발열, 소수포성 피부질환, 잠복 후 대상포진 유발

표 10-8. 세균에 의한 질병

세균	분류	질병
포도알균(Staphylococci) *S. aureus*	그람양성 구균	 1. 작은종기(boil), 큰종기(cabuncle), 피부농가진, 농양, 패혈증 2. 독소는 scalded skin syndrome, 식중독, 독성 쇼크증후군 유발
연쇄알균(Streptococci) *S. pyogenes* *S. pneumoniae* *S. viridans*	그람양성 구균 β–용혈성 α–용혈성 α–용혈성	 1. 봉와직염, 중이염, 인두염 2. 독소는 성홍열 유발 3. 면역복합체 사구체염 폐렴, 중이염 세균성 심내막염
Neisseria *N. gonorrheae* *N. meningitidis*	그람음성 구균	 성접촉으로 성기감염(요도염, 임질) 뇌막염
Corynebacteria *C. diphtheriae*	그람양성 간균	 독소에 의한 위막성 인두염, 심근염과 마비
Clostridia *C. tetani* *C. perfringes (welchii)* *D. difficile*	혐기성 그람양성 간균	 상처감염에서 독소를 생산 근육경련(테타누스) 유발 허혈성 상처에서 가스와 독소생성 감염(가스괴저) 독소는 위막성장염 유발
Enterobacteria *Shigella (S. sonnei)* *Salmonella (S. typhi)*	그람음성 간균	 대장염과 설사 장염과 설사, 패혈증
Parvobacteria *Hemophilus infulenzae* *Bordetella pertussis*	그람음성 간균	 폐렴, 기관지염, 뇌막염, 중이염 백일해
녹농균 *P. aeruginosa*	그람음성 간균	 폐렴, 상처감염, 패혈증(면역능감소 환자)
비브리오 *V. cholerae* *V. vulnificus*	그람음성 간균	 외독소에 의한 심한 설사(콜레라) 외독소에 의한 피부괴사(특히 간기능저하 환자)
마이코박테리아	항산성(acid–fast) 간균	만성 육아종성 염증(나병, 결핵)
스피로헤타 *Treponema pallidum* *Borrelia burgdorferi* *Leptospira interrogans* *(Icterohemorrhagiae)*	나선 박테리아	 성접촉에 의한 성기감염(매독) Lyme병 Weil병
클라미디아 *C. psittaci* *C. trachomatis*	편성세포 내 박테리아	 앵무병, 폐렴 트라코마(각결막염), 요도염, 난관염, Reiter 증후군
마이코플라즈마 *M. pneumoniae*	세포막이 없는 박테리아	 비정형 폐렴

표 10-9. 효모균과 진균에 의한 감염증

감염원	분류	질병
아스페길루스 (*Aspergillus* species)	진균	천식, 폐감염, 진균구(fungus ball, mycetoma), 폐렴을 일으킴(면역감소 환자)
캔디다 (*Candida albicans*)	진균 (효모균)	구강 및 질 내 감염, 전신감염(면역감소 환자나 당뇨병)
효모균 (*Cryptococcus neoformans*)	진균 (효모균모양, yeast-like)	새의 배설물, 전신감염(효모균증, 면역감소 환자)
히스토프라즈마 (*Histoplasma capsulatum*)	진균 (효모균모양)	새의 배설물, 급·만성 폐감염, 전신감염(면역감소 환자)
뉴모시스티스 (*Pneumocystis jirovecii*)	진균 (효모균모양)	정상적인 폐에서 발견되나 폐렴은 면역이 감소 환자에서 발병(특히 AIDS)

표 10-10. 인체감염을 매개하는 곤충(arthropod vectors)

전파 방법	질병	감염원	매개곤충
곤충에 의한 단순전파	페스트	*Yersinia pestis*	벼룩
	재귀열	*Borrelia recurrentis*	이, 좀진드기
	라임병	*Borrelia burgdorferi*	Ixodid ticks
	발진티프스	*Rickettsia* species	벼룩, 좀진드기, 진드기, 이
	epidemic encephalitis	Togavirus	모기, 좀진드기
	황열	Togavirus B	모기
	뎅귀열	Togavirus B	모기
	Colorado tick fever	Reovirus	좀진드기
기생충 생활사 경로로의 곤충매개물	말라리아 감염증	*Plasmodium* species	Anopheles모기
	레쉬마니아 감염증	*Leishmania* species	Sandflies
	수면병	*Trypanosoma* species	Tsetse flies
	사상충증	Wuchereria, *Brugia* species	모기
	회선사상충증(onchocerciasis)	*Onchocerca volvulus*	Simulium flies

표 10-11. 원충류(Protozoa)에 의한 질병

질병	기생충	감염경로	설명
아메바증	*Entameba histolytica*	Amebic cyst의 대변-구강경로	아메바성 이질(적리), 아메바종
크립토스포리오디오증	*Cryptosporidium*	대변-구강경로	장감염으로 설사와 체중감소, AIDS
람불 편모충증	*Giardia lamblia*	대변-구강경로	장감염으로 설사와 체중감소
레쉬마니아증	*Leishmania sp.*	Sandfly	피부 및 장기 리슈마니아(칼라아잘)
말라리아	*Plasmodium sp.*	얼룩날개모기 (학질모기, anopheline)	급성 발열, *P. falcifarum*이 가장 치명적임
톡소프라즈마증	*Toxoplasma gondii*	고양이(종숙주)	동물의 대변이나 고기로부터 우발성으로 사람 감염
트리코모니아증	*Trichomonas vaginalis*	성접촉 감염	성병(질 감염)
트리파노조미아증 아프리카형 아메리카형	 *Trypanosoma gambiense and rhodesiense* *Trypanosoma cruzi*	 tsetse fly 침노린재(reduviid bug)	 수면병 샤가병

표 10-12. 흡충(Trematodes)에 의한 질병

질병	흡충	감염경로	생활사 및 합병증
간흡충증 (clonorchiasis)	*Clonorchis sinensis*	달팽이-물고기	대변 → 달팽이 → miracidia cercariae → 물고기 → cyst → 사람 → metacercariae, 담관폐쇄
간질충증 (fascioliasis)	*Fasciola hepatica*	달팽이-물고기	간흡충과 같음
주혈흡충증 (Schistomiasis, bilhalzia, snail fever)	*Schistoma hematobium* *S. japonicum* *S. mansoni*	달팽이	대변, 소변 → miracidia → 달팽이 → cercariae → 사람피부 → 혈액 → (japonicum, mansoni → 간), hematobium → 방광), 육아종성 염증, 방광암

표 10-13. 촌충(Cestodes)에 의한 질병

질병	촌충	감염경로	생활사
낭미충증 (Cysticercosis)	갈고리촌충 (*Taenia solium*) 민촌충(*Taenia saginata*)	감염된 돼지고기 감염된 쇠고기	대개는 증상이 없이 장내에 기생하나 *T. solium*은 유충을 만들어 근육이나 뇌에 병을 일으킬 수 있음
고충증 (Sparganosis)	광열두조충 (*Diphylobothrium latum*)	물고기	감염된 물벼룩을 먹은 물고기를 생식하여 감염됨
포충증 (Hydatid disease)	*Echinococcus granulosus*	개	송아지, 돼지, 양이 중간숙주, 충란을 먹음으로서 감염후 간, 폐에서 hydatid cyst를 만듦

표 10-14. 윤충(Nematodes)에 의한 질병

질병	윤충	감염원	생활사
회충증	*Ascaris lumbricoides*	대변–구강 경로	장내기생, 유충이 점막을 뚫고 폐를 거쳐 장으로 돌아옴
십이지장충증	*Ancylostoma duodenale*	대변–토양–피부 (대변–토양–구강)	충란이 토양에서 부화 후 피부를 뚫고 폐를 거쳐 장으로 돌아옴, 또, 유충을 먹음으로 감염됨
피내유충이행증 (cutaneous larva migrans)	*Ancylostoma braziliense*	대변–토양–피부	피부에 국한됨
요충증	*Enterobius vermicularis*	대변–구강	장내 기생
트리키넬라 감염증 (Trichinosis)	*Trichinella spiralis*	유충에 감염된 고기	유충이 장에서 혈액 내로, 근육 내에 포낭(encyst)을 만듦
톡소카라 감염증 Toxocariasis	*Toxocara canis or cati*	개, 고양이 대변–구강	장에서 부화, 유충이 혈액 내로, 여러 장기에 육아종 형성
사상충증(filariasis) Loa–loa Lymphatic filariasis	 *Loa loa* *Wuchereria bancrofti*	사슴파리(chrysops flies) 모기	회선사상충증과 유사함 미세필라리아를 모기가 먹고, 성숙된 유충을 인체에 감염, 성숙된 충이 림프관을 폐쇄함
회선사상충증 (Onchocerciasis)	*Onchocerca volvulus*	흑파리	미세필라리아를 흑파리가 섭취, 성숙한 유충을 인체에 감염

Chapter 11

조혈 및 림프 질환
(Diseases of hematopoietic tissues and lymphatic organs)

I. 조혈기계 질환(Diseases of hematopoietic tissues)

조혈기계 질병은 골수에만 국한되어 나타나는 질병이 아니며 전신 질환과도 밀접한 관계가 있어 인체의 각종 질환을 반영한다. 조혈기계 질병을 진단하기 위한 가장 일반적인 검사는 혈액검사로 적혈구, 백혈구, 혈소판 수의 검사를 실시하며 조혈계뿐만 아니라 다른 여러 가지 질병의 유무와 상태를 알아볼 수 있게 된다. 이때 검사되는 혈액 세포에는 적혈구(erythroycytes), 백혈구(leukocytes), 혈소판(platelets)을 생성하는 거대핵세포(megakaryocytes)계열이 있다. 적혈구는 산소의 운반, 백혈구는 탐식에 의한 미생물 제거, 염증 및 면역에 관여, 혈소판 및 거대핵세포계는 혈액응고에 관여한다.

1. 조혈 질환(hematopoietic diseases)

1) 혈구의 발생과 분화(development and differentiation of blood cells)

혈구의 생성은 태생 초기(2주부터 2개월경까지)에는 난황낭(yalk sac)에서, 40일경부터 7개월경까지는 간과 지라에서, 태령 5개월이후에는 골수에서 이루어지며, 점차 골수조혈이 많아지게 되어 출생후의 조혈은 오로지 골수에서만 일어난다. 이중 T림프구만이 골수에서 만들어진 후에 가슴샘에서 분화 성숙하여 림프기관에 분포한다. 태생기에 조혈기능을 수행하였던 장기인 간과 지라에는 조혈 줄기세포의 증식 분화에 필요한 기능이 남아 있어 성인이 되어서도 골수외 조혈작용이 일어날 수 있다.

혈구는 조혈 줄기세포(stem cell)로부터 적혈구계, 백혈구계, 거대핵세포로 분화한다(그림 11-1). 세포성숙과 분화는 에리트로포에틴이나 인터루킨같은 조혈 인자가 관여한다.

백혈구는 골수의 혈액줄기세포(hemocytoblast)에서 기원한 골수성 줄기세포(common myeloid progenitors)와 림프구성 줄기세포(common lymphoid progenitors)로 구분된다. 골수성 줄기세포에서는 골수모세포(myeloblast) → 전골수세포(promyelocyte) → 골수세포(myelocyte) → 후골수세포(metamyelocyte)로 분화하여 말초혈액 중에는 성숙한 간상핵세포(band form nucleus leukocyte) → 분절세포(segmentocyte)로 출현한다. 성숙한 호중구(neutrophil)의 수명은 5~6일이다. 호산구와 호염기구도 호중구와 유사한 분화과정을 통해 성숙세포가 된다(그림 11-1).

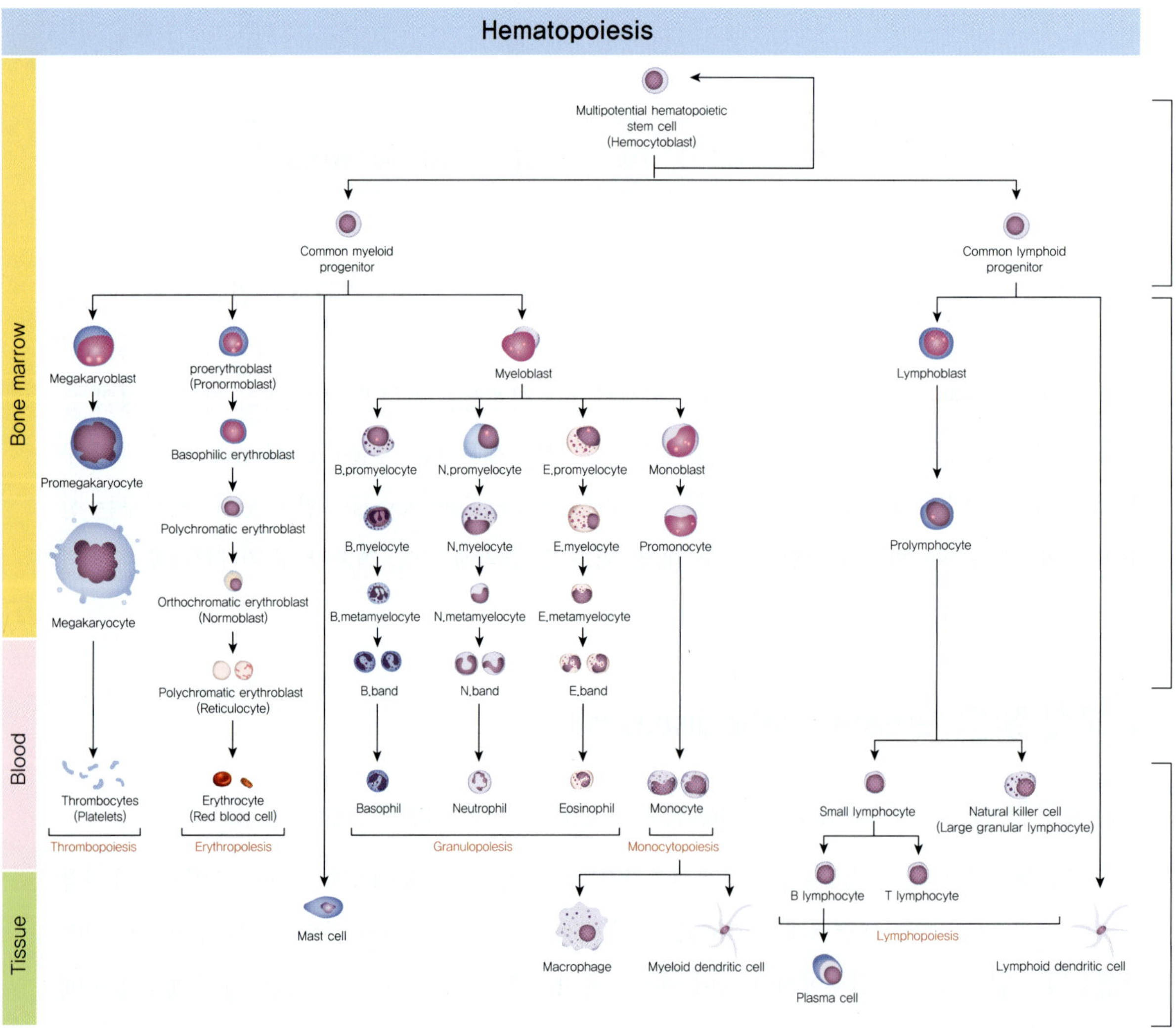

그림 11-1. 혈구의 분화

림프구성 줄기세포는 혈액줄기세포로부터 림프모구 → 전림프구 → 림프구로 분화되며, B 세포계(체액성 면역 담당)와 T 세포(세포성 면역 담당)로 된다. B 세포는 항원의 자극에 의해 항체생성 세포인 형질세포로 분화한다. 림프구의 대부분은 2~3주간으로 수명을 다하지만, 기억 림프구의 수명은 상당히 길어서 수년 정도가 된다.

거대핵세포(megakaryocyte)는 골수성 줄기세포에서 분화되며, 분화는 혈액줄기세포 → 거대핵모세포(megakaryoblast) → 전거대핵세포(promegakar-yocyte) → 거대핵세포로 이루어진다. 거대핵세포의 원형질이 작게 떨어져 나와 혈소판이 되어 말초순환으로 들어간다. 혈소판의 수명은 8~9일이다(그림 11-1).

적혈구는 혈액줄기세포 → 적혈구모세포(적모구, 적아구, erythroblast) → 전정적혈구모세포(pronormoblast) → 호염기성 정적혈구모세포(basophilic normoblast) → 다염성 정적혈구모세포(polychromatic normoblast) → 정염성 정적혈구모세포(normochromic normoblast)-(탈핵) → 망상 적혈구(reticulocyte)로 분화한 후 말초 혈액으로 들어간다. 적혈구의 수명은 120일이다(그림 11-1, 2). 정상 상태에서 성숙한 적혈구는 기능을 다한 뒤 주로 지라의 큰포식세포에 의해 탐식되어 파괴되고 제거된 만큼의 적혈구가 만들어져서 전체적으로 동적 평형이 유지되게 된다. 만약 어떤 자극에 의해 조혈기능의 저하, 파괴의 증가, 종양화 등으로 동적인 균형이 무너지면 여러 가지 병적 상태가 일어난다.

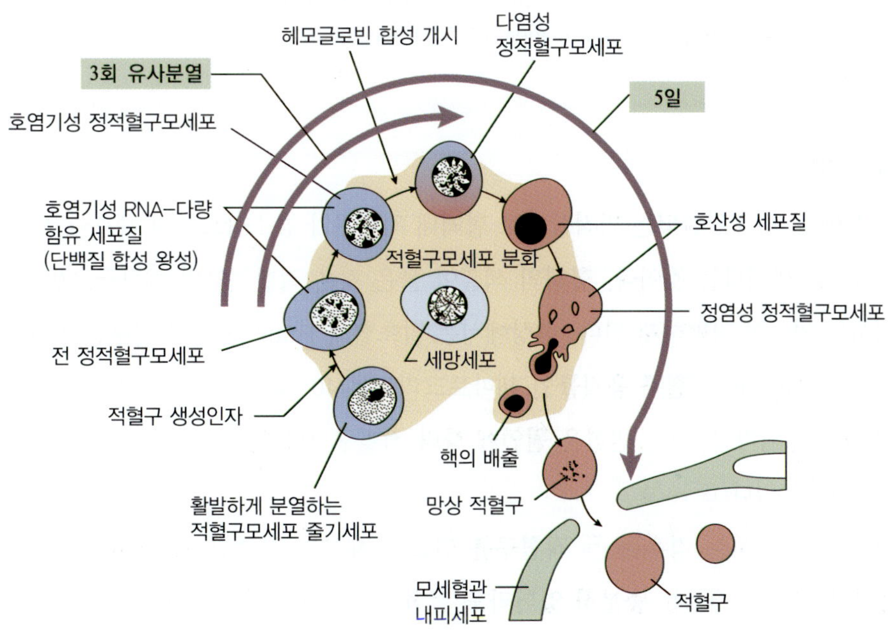

그림 11-2. 적혈구 성숙과정

2) 적혈구의 이상(abnormality of RBCs)

적혈구의 대표적인 질병은 빈혈이다(그림 11-3). 적혈구의 이상여부를 구분하기 위해서는 정상적인 말초혈액 소견(표 11-1)을 알아야 한다.

표 11-1. 성인 말초혈액의 정상범위

성별	남자	여자
헤모글로빈(g/dl)	14~18	12~16
적혈구(per/μl)	$4.6 \sim 6 \times 10^6$	$4.2 \sim 5.4 \times 10^6$
헤마토크리트(PCV)	42~50%	37~47%
MCV	76~96μm^2	
MCHC	32~35%	
백혈구(per/μl)	4,000~11,000	
호중구	2,500~7,500	
림프구	1,500~3,500	
단핵구	200~800	
호산구	60~600	
호염기구	0~100	
혈소판(per/μl)	150,000~400,000	

MCV(Mean corpuscular volume)=PCV(Packed cell volume)/ red cell count(개별적혈구의 크기를 나타냄)
MCHC(Mean corpuscular hemoglobin concentration)=PCV/ hemoglobin(개별적혈구의 헤모글로빈 양을 나타냄).

(1) 빈혈(anemia)

빈혈은 임상에서 자주 관찰되는 병적상태로 혈액내 적혈구가 감소함으로써 헤모글로빈 량이 감소하여 정상 범위를 벗어나는 것이다. 혈액의 색깔이 붉은 것은 적혈구안의 헤모글로빈 색 때문으로 빈혈상태에서는 얼굴이 창백하게 된다. 정상에서는 말초혈액 1mm^3 중의 적혈구는 450~500만, 헤모글로빈은 12~ 16g/dl, 적혈구 용적률인 헤마토크리트는 40~45%이며 이들의 수치가 정상 범위 이하인 경우를 빈혈이라고 한다. 빈혈은 원인에 따라 적혈구 생산의 감소, 용혈성 질환, 실혈 등 크게 3가지로 나눌 수 있다(표 11-2).

적혈구 생산이 감소하는 경우는 ㉠ 적혈구를 만드는 재료가 부족한 경우(예를 들면, 철결핍성 빈혈, 악성빈혈 등), ㉡ 재료는 충분히 있더라도 적혈구를 만드는 구조상에서 무엇인가 이상이 있는 경우(예를 들면, 재생 불량성 빈혈, 많은 속발성 빈혈, 이상 혈색소증 등), ㉢ 골수치환 즉 백혈병, 암종의 광범위한 골수 전이, 골수섬유증 등으로 인해 다른 세포로 골수가 대치된 경우를 들 수 있다.

표 11-2. 빈혈의 원인 분류

I. 적혈구 생산 감소
- A. 적혈구 줄기세포 부전
  1. 재생불량성 빈혈
  2. 순수적혈구 부전증
- B. 골수치환
  1. 악성 종양 : 백혈병, 형질세포 골수종, 악성림프종, 전이성암종
  2. 골수섬유증
- C. 에리트로포에틴 부족 : 만성신부전증
- D. 대구성 빈혈
  1. 비타민 B_{12} 결핍
  2. 엽산결핍
- E. 헤모글로빈 합성결함
  1. 철결핍
  2. 만성질환성 빈혈
  3. 혈철모구성 빈혈
- F. 기타 영양성 및 독성요인
  1. 괴혈병
  2. 단백영양결핍
  3. 만성간질환
  4. 갑상샘 기능저하증
  5. 만성질환

II. 실혈
- A. 급성실혈
- B. 만성실혈

III. 용혈성빈혈
- A. 내인성 적혈구 결함
- B. 외인성 요인들

용혈성 및 실혈성 빈혈은 적혈구가 파괴 또는 감소에 의해 발생하는 것으로 용혈되거나 또는 실혈이 있는 경우에 발생한다. 용혈이 일어나는 경우는 대개 면역학적인 기전이나 헤모글로빈의 선천성 결함으로 발생하며 용혈성 빈혈이라고 한다. 동맥 파열에 의한 출혈과 복강내의 출혈 등으로 일시에 대량의 혈액을 잃게 된(실혈)후에 오는 빈혈을 실혈성 빈혈이라고 한다.

임상적으로는 적혈구 수, 헤모글로빈 양 및 헤마토크리트 값으로부터 평균적혈구 헤모글로빈 농도(MCHC, mean corpuscular hemoglobin concentration) 또는 평균적혈구 용적(MCV, mean corpuscular volume) 값의 산출을 통해 빈혈의 정도를 추정하게 된다(표 11-3).

빈혈에서 혈구의 형태변화는 적혈구의 크기에 따라 분류하거나 색소의 정도에 따라 나눈다. 크기에 따라서는 적혈구가 정상보다 큰 대형적혈구성 빈혈(macrocytic anemia), 정상보다 작은 소형적혈구성 빈혈(microcytic anemia), 정상 크기인 정적혈구성 빈혈(normocytic anemia)로 나

누고 적혈구 내에 포함된 헤모글로빈 색소의 양에 따라서는 저색소성(hypochromic), 정색소성(normochromic), 고색소성(hyperchromic) 빈혈 등으로 구별하고 있다(표 11-4, 그림 11-3).

표 11-3. 빈혈의 종류와 지표

빈혈의 종류	MCHC (%)	MCV (μ㎥)	대표적 예
저색소성	< 30	< 80	용혈성빈혈
정색소성	30~36	80~95	재생불량성빈혈, 실혈성빈혈, 속발성빈혈
고색소성	> 36	> 94	악성빈혈, 위전체 적출후

MCHC : 평균적혈구 헤모글로빈 농도, mean corpuscular hemoglobin concentration
MCV : 평균적혈구 용적, mean corpuscular volume

표 11-4. 빈혈의 형태학적 분류

유형	MCV	MCHC	흔한 원인
대형적혈구성 빈혈 정색소성 적혈구 성숙과정이 관찰되며 세포가 크기때문에 대형적혈구성이라고 하며, 거대적혈구모세포(megaloblast)라고도 하기 때문에 일명 거대적혈구모세포성 빈혈이라고도 한다. 그러나 헤모글로빈 색소량은 정상이므로 정색소성(normochro-mic)임.	증가	정상	엽산 결핍 비타민 B_{12}결핍 만성간질환 갑상샘기능저하 출혈후 대형적혈구성 빈혈이 일어나는 이유는 적혈구증식이 증가하므로 망상적혈구가 증가하기 때문임
소형적혈구성 빈혈 저색소성(microcytic anemia hypochromic)	감소	감소	철결핍, 혈철모구성빈혈
정색소성 빈혈(normochromic anemia)	감소 또는 정상	정상	구형적혈구증(spherocytosis)은 적혈구의 막구조가 비정상이므로 원판형이 되지 못하고 구(공모양)형으로 변형되므로 크기는 감소하고 잘 파괴(용혈)되므로 소형적혈구성 빈혈이 된다. MCV가 정상이 될 수 있는 것은 망상적혈구의 증가가 동반되어 있기 때문임
정적혈구성 빈혈 정색소성(normocytic anemia normochromic)	정상	정상	재생불량성빈혈, 만성질환에 의한 빈혈, 만성콩팥부전증, 출혈후, 용혈성빈혈 일부
백적모세포성 빈혈(leukoerythroblastic anemia)은 말초혈액의 백혈구 또는 적혈구의 미성숙 세포가 나타나는 것이 특징임	정상	정상	골수외 조혈 골수치환(골수내 골수외조직으로 채워짐)

빈혈의 증상은 저산소증에 대한 증상으로 현기증, 쉬피로함, 탈진 등이 나타나고 안면과 눈동자 결막의 창백, 심계항진, 수축기 심잡음(systolic murmur), 호흡가쁨, 이명 등이 일반적 증상이지만 반드시 모든 증상이 동시에 나타난다고는 할 수 없다. 산소의 운반 기능을 하는 적혈구가 부족하면

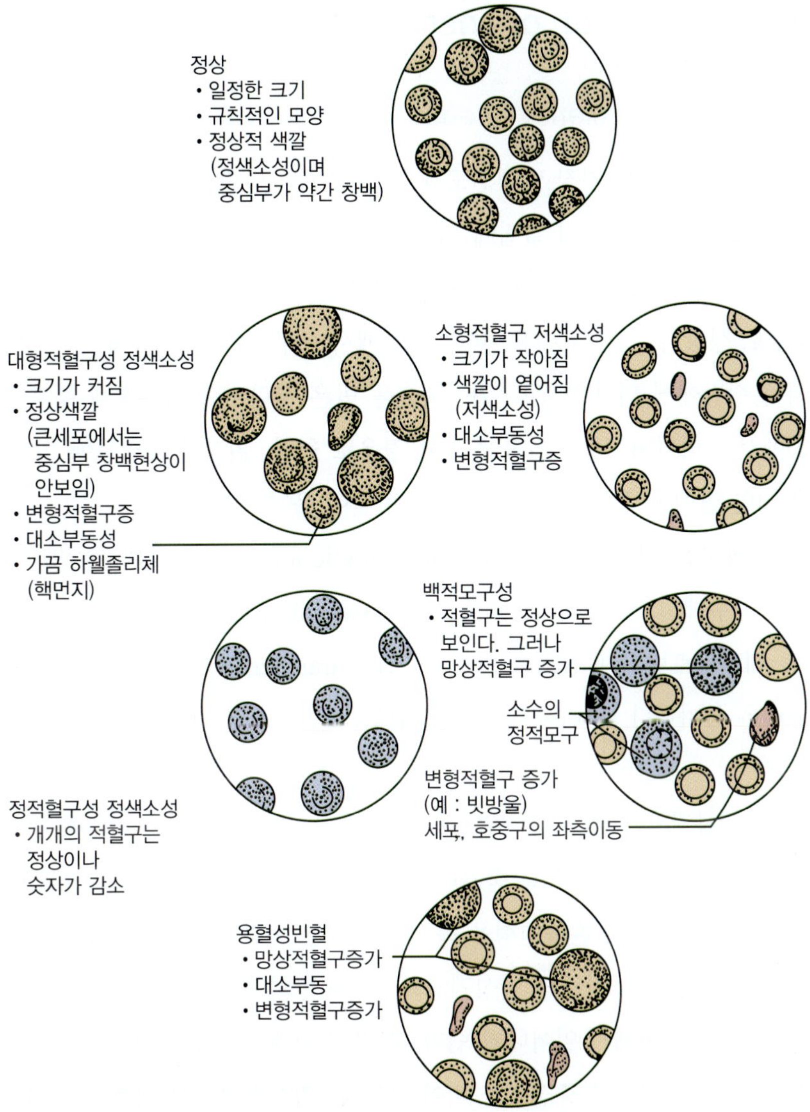

그림 11-3. 말초혈액에서 형태학적 소견에 따른 빈혈의 분류 (적혈구 모양의 변형(poikilocytosis, 변형적혈구증), 크기의 변화(anisocytosis, 대소부동). 백적모세포성 빈혈:leukoerythroblastic anemia, 대형적혈구성 : macrocytic, 소형적혈구성 : microcytic, 정적혈구성 : normocytic, 정색소성 : normochromic, 저색소성 : hypochromic

저산소혈증에 의한 저산소증으로 인하여 심장의 유두근과 간에서는 중심정맥 주변에 지방화가 일어난다. 빈혈 상태가 오래 계속되면 빈맥과 함께 심근에 과부하가 발생하여 좌심실의 확장과 비대가 일어난다.

수혈은 빈혈의 가장 빠른 치료방법으로 골수의 조혈 능력을 항진시킬 수도 있으나 반복해서 수혈하면 이입된 적혈구는 쉽게 파괴되므로 혈철소가 각 장기에 침착함과 동시에 이것을 탐식한 큰포식세포가 관찰되고 심하면 육안적으로 장기가 벽돌색으로 착색되어 관찰된다. 다량의 수혈이 있으면 주로 간엽계의 조직에 혈철소가 침착되는데 이것을 혈철증(hemosiderosis)이라고 한다.

2. 빈혈의 종류(classifiation of anemias)

1) 철결핍성 빈혈(iron deficiency anemia)

철결핍성 빈혈은 빈혈증 중에 가장 발생빈도가 높은 유형의 빈혈로 발생원인은 다양하다(표 11-5). 가장 일반적인 원인으로는 철섭취의 결핍에 의한 경우로 일일섭취량(남성의 철분 하루필요량 남자 5~10mg/d, 여자 7~20mg/d)을 섭취하지 못하는 저개발국에서 많다. 다음으로 철의 체내 요구량이 증가하는 경우로 성장기, 임신과 수유, 미숙아 등에서 요구량이 늘어 상대적인 결핍이 나타난다. 그 이외로 철의 흡수장애에 의한 경우로 위절제술을 받은 사람이나 흡수장애 증후군 중 셀리악병(celiac disease)에서 나타나며, 만성 실혈에 의한 경우로 월경, 위장관 출혈등에 의해 발생할 수 있다. 만약 매일 5ml만 혈액이 손실된다면 철결핍성 빈혈이 올 수 있다.

저색소성 소형적혈구성 빈혈(hypochromic microcytic anemia)은 철의 출입의 불균형에 의해 발생하는 것으로 골수에서 철저장량과 철적모세포(sideroblasts)가 감소하고 혈액내에서는 페리틴(ferritin), 철, 헤모글로빈치가 감소하는 반면, 혈장 transferrin과 총철결합능(TIBC, total iron binding capacity)은 증가한다. 형태학적으로는 헤모글로빈색소의 감소로 인하여 중심부가 창백하여 투명해진다.

임상적으로 빈혈이 심해지면 혀, 구강, 위, 식도 등의 상피가 위축된다. 위축성 위염이 되면 위산감소(hypochlorhydria)가 올 수도 있고, 숟가락 같은 모양의 손톱변형(koilonychia)이 나타나게 되며, 철결핍성 빈혈, 위축성 설염, 손톱변형을 특징으로 하는 플라머-빈손(Plummer Vinson) 증후군도 올 수도 있다. 많은 경우, 소화관의 만성궤양과 암, 여성의 성기 출혈 등 지속적으로 소량의 출혈을 유발하는 질병으로 계속해서 일어나기 쉽다. 환자의 혈액도말 김자 염색에서 적혈구가 정상에 비해 옅은 적색이고 도너츠상으로 중심부가 비어 보인다. 검사소견에서 적혈구 수적 감소의 정도에 비하여 헤모글로빈치의 감소의 정도가 더 심한 것이 특징적이다.

표 11-5. 철결핍 빈혈의 원인

영아 및 소아	성인여성(가임기간)	성인남성, 폐경기여성
음식물 만성실혈 만성염증 미숙아	음식물 월경에 의한 실혈 임신 및 출산 위장관 출혈 혈뇨	위장관 출혈 약물(아스피린) 음식물 코피, 혈뇨

2) 골수치환 빈혈(myelophthic anemia)

골수치환 빈혈은 골수가 전이성 암종, 악성 림프종, 백혈병, 결핵, 골수섬유증, 다발성 농양 등에 의해 골수의 정상조직이 파괴되고 다른 조직으로 치환되므로 적혈구의 생산 감소가 일어나 발생하는 빈혈이다. 골수가 상당범위 치환되면 조혈줄기세포의 감소로 인하여 빈혈, 백혈구 감소증, 혈소판 감소증이 발생한다. 이로 인해 간이나 지라에서 골수외 조혈이 일어나는데 이 현상을 골수화생(myeloid metaplasia)이라고 한다. 따라서 미성숙한 조혈세포들 즉 골수세포(myelocyte)와 정적혈구모세포(normoblasts) 등이 말초혈액내에 나타나게 되며 이를 백적혈구모세포증(leukoerythroblastosis)이라고 한다.

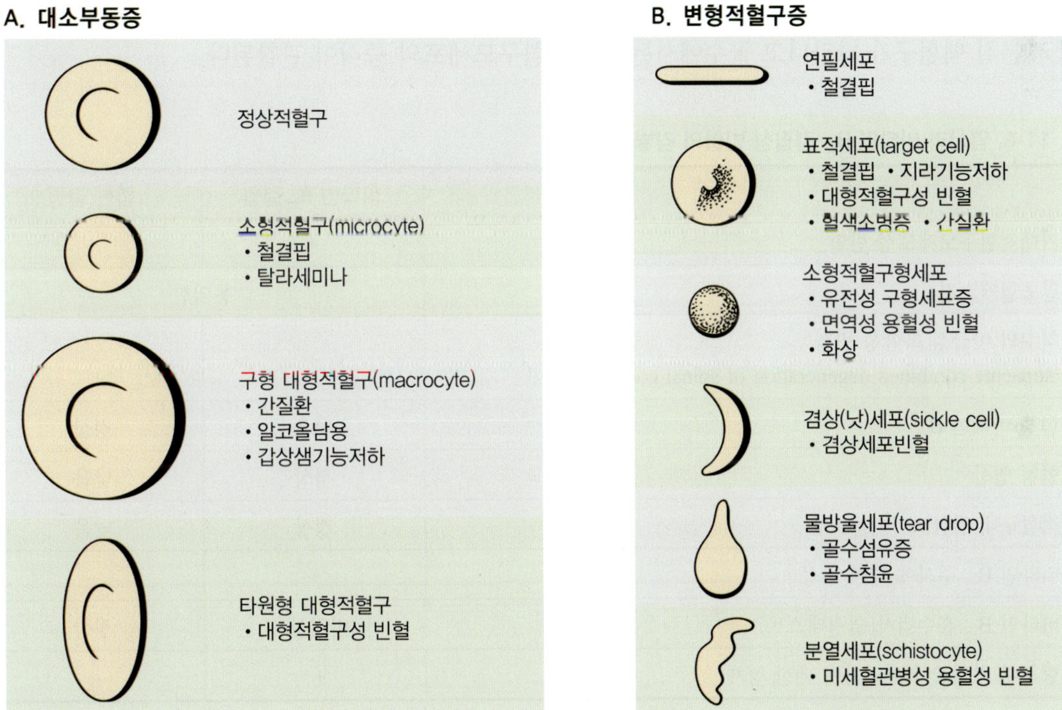

그림 11-4. 적혈구의 크기의 이상인 대소부동증(anisocytosis)과 형태학적 이상인 변형적혈구증(poikilocytosis)

3) 거대적혈구모세포성 빈혈(megaloblastic anemia)

거대적혈구모세포성 빈혈은 대형적혈구성 빈혈(macrocytic anemia)에 속하며 세포질과 핵의 성숙수준이 일치하지 않고 크기가 정상보다 큰 거대적혈구모세포(megaloblast)들이 출현하는 빈혈이다. 거대적혈구모세포는 세포질의 성숙에 비하여 핵의 성숙이 늦으므로 세포분열이 제시간에 일어나지 못하여 발생되는 독특한 대형 적혈구 모세포로 B_{12}, 엽산(folic acid) 결핍시 발생한다(표 11-6). 혈액내에서 적혈구, 호중구, 기타 세포들의 형태학적 변화를 관찰할 수 있다.

적혈구의 변화로는 정상적혈구모세포부터 거대적혈구모세포까지 다양한 적혈구가 나타나고 핵과 세포질 성숙도의 불일치가 관찰된다. 골수에서 적혈구계 세포 중 초기 거대적혈구모세포도 많이 관찰되나 말초에는 대형적혈구증가증(macrocytosis), 세포부동증(anisocytosis), 변형적혈구증(poikilocytosis) 등의 형태 변화가 관찰된다(그림 11-5). 호중구의 경우 골수내 호중구 전단계 세포들도 매우 커져서 거대후골수세포(giant metamyelocyte)가 관찰되고 말초혈액에서는 호중구가 과분절상태로 관찰된다. 호중구의 생산이 부족하고 늙은 백혈구를 파괴하지 못하고 그대로 사용하기 때문에 5개 이상의 소엽으로 분절된 핵을 가진 과분절 백혈구가 출혈하게 된다(그림 11-6).

이외의 세포 변화는 DNA합성의 이상에 의한 것으로 혈구외에도 장점막상피에서 잘 나타나게 되며, 세포가 커져 거대세포(megalocyte, macrocyte)가 되고, 핵도 비정형적으로 관찰되는 경우가 많다. 임상적으로 심한 빈혈이 있고 대형적혈구성 빈혈(macrocytic anemia)이 나타난다. 말초혈액에서 과분절 백혈구가 나타나고 골수에서는 거대적혈구모세포의 증식이 관찰된다.

표 11-6. 엽산과 비타민 B_{12} 결핍성 빈혈의 감별진단

	비타민 B_{12} 결핍	엽산 결핍
거대적혈구모세포성 빈혈	+	+
말초혈액소견	동일함	
척수의 아급성 복합성 변성 (subacute combined degeneration of spinal cord)	+	−
혈청 비타민 B_{12}[1]	낮음	정상
혈청 엽산[1]	정상	낮음
적혈구내 엽산	정상	낮음
비타민 B_{12} 주사에 대한 반응[2]	+	−
비타민 B_{12} 흡수검사(쉴링테스트)	비정상[3]	정상
혈청내 벽세포나 내인자에 대한 항체	±[4]	−

1) 혈중치는 방사선동위원소로 측정
2) 즉각적으로 망상적혈구의 증가
3) 비정상인 경우 : 박테리아 과잉, 흡수장애, 악성 빈혈(이 경우는 내인자를 주면 정상화됨)
4) 악성 빈혈에서는 양성, 흡수장애시에는 음성임

4) 악성 빈혈(pernicious anemia)

악성 빈혈은 대형적혈구 빈혈 중 골수에 거대적혈구모세포의 출현을 특징으로 하는 거대적혈구모세포성 빈혈의 대표적인 빈혈이라고 할 수 있다. 거대적혈구모세포성 빈혈은 세포질의 성숙에 비해 핵의 성숙이 늦어져서 형성되는 독특한 형태이며, 악성 빈혈, 엽산 결핍증, 위장 전체절제술(수술 후 5년 이상) 이후에 발생한다.

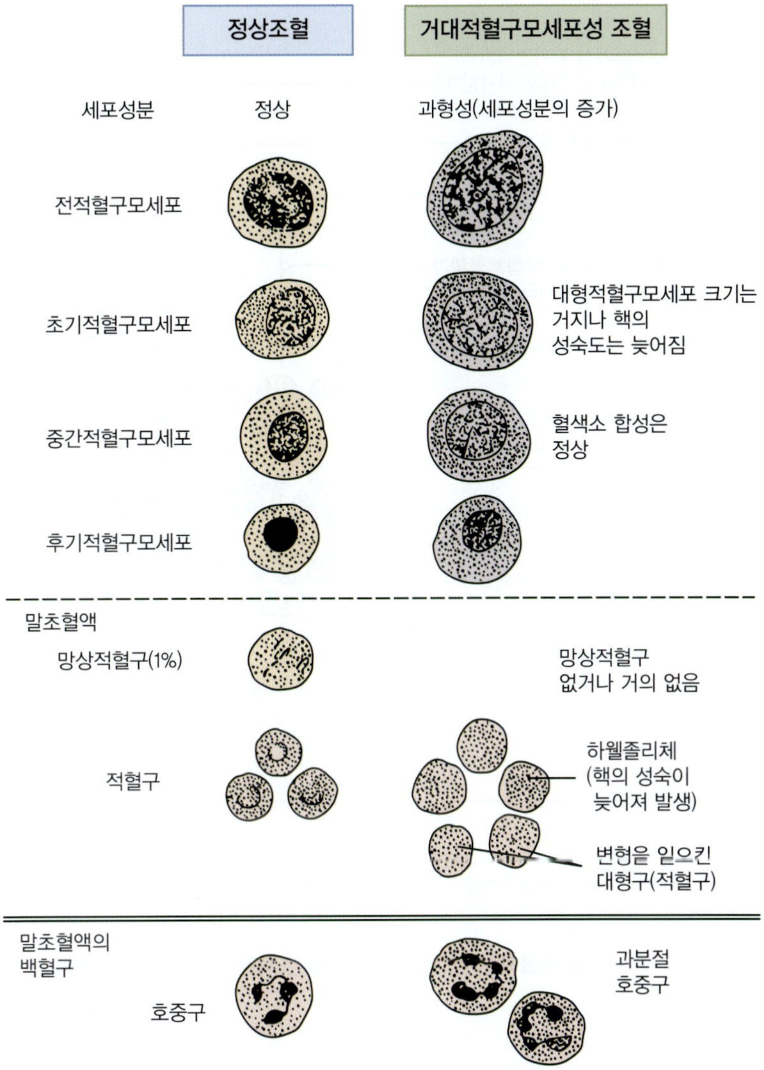

그림 11-5. 거대적혈구모세포성 적혈구의 조혈과 정상조혈의 비교

빈혈 발생은 위의 체부, 위저점막 상피의 자가면역항체에 의한 파괴로 인하여 위산과 내인자의 분비가 부족하게 되면 B_{12}의 흡수가 장애를 받아 B_{12}의 결핍이 오게 된다. 자가면역항체로는 75%는 내인자(intrinsic factor)에 대한 항체가, 50%는 내인자–B_{12}복합체에 대한 항체가, 90%는 위의 벽세포에 대한 항체가 출현한다. 혈청내 자가항체는 IgG이나 위액에 대한 항체는 IgA이다. 악성 빈혈의 근본적인 원인은 비타민 B_{12}의 부족이며, 핵산의 합성에 필요한 비타민 B_{12}(외인자)는 위 고유샘의 벽세포로부터 분비되는 당단백의 일종인 적혈구 성숙인자인 내인자와 결합하여 비로소 소장으로부터 흡수된다. 그러나 고도의 위축성 위염이나 자가항체(항내인자 항체와 항벽세포 항체)가 있으면, 내인자가 부족하게 되고 이로 인해 비타민 B_{12}가 흡수되지 않고 핵산대사 이상이 일어나며 그 결과로 골수에 거대적혈구모세포와 거대 전골수세포의 출현을 수반하는 빈혈이 발생한다.

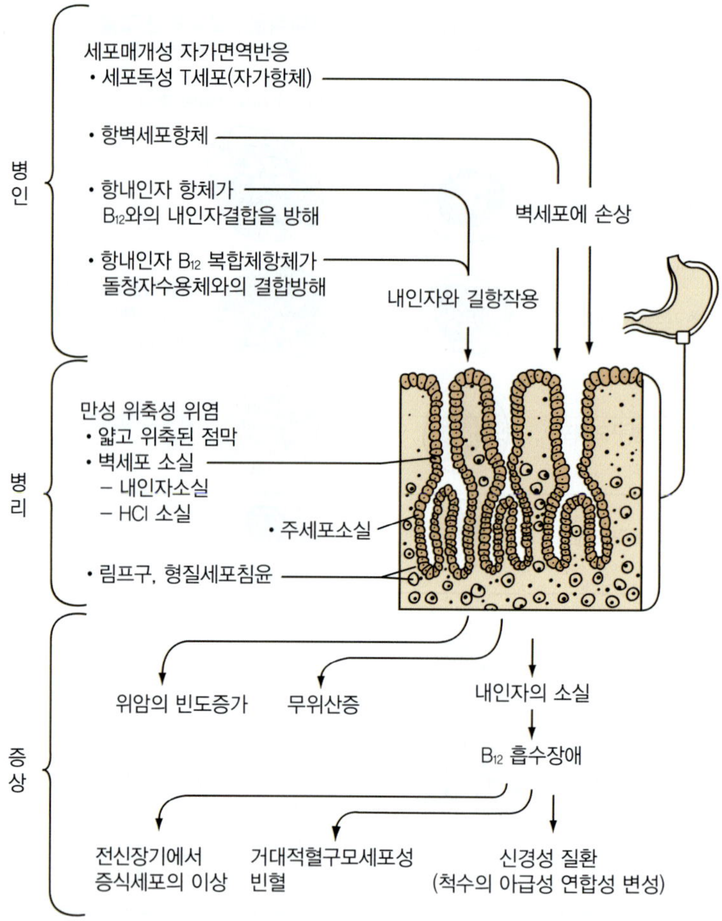

그림 11-6. 악성 빈혈의 병인, 병리와 임상 증상(자가면역성 위축성 위염)

위에서는 자가면역항체에 의해 만성 위축성 위염이 발생되고 위산결핍증(achlorhydria)이 나타난다(그림 11-6). 말초혈액에는 적혈구 감소로 인한 빈혈 외에 과분절된 호중구의 출현도 관찰되며 이 과분절 호중구의 출현은 골수에서 거대적혈구모세포의 출현보다 빠르게 나타나기 때문에 조기진단의 중요한 단서가 될 수 있다(표 11-6).

임상적으로 빈혈증상 외에 구강내의 작열감, 신경계의 말초신경염, 척수의 후주(posterior column)와 측주(lateral column)의 변성이 있는 탈수초성 병변(아급성 복합성 변성)이 관찰된다.

5) 재생불량성 빈혈(aplastic anemia)

재생불량성 빈혈은 조혈 줄기세포의 생산이 실패하거나 억제되어 발생하는 빈혈로 백혈구, 적혈구, 혈소판 등과 같은 모든 골수기원세포의 골수내 생산이 감소한다. 원인으로는 약물에 의한 것이 가장 흔하며 그 외에도 다양한 원인들이 있다(표 11-7). 골수는 대부분 지방조직으로 대치되어 세포가 거의 없는 것이 특징이다. 말초혈액에서는 정적혈구성 정색소성 빈혈(normocytic normochromic

표 11-7. 재생불량성 빈혈의 원인

일차성(특발성) : 원인불명
이차성(독성)
약물
a) 예측가능, 용량의존성-항암제(예 : 빈크리스틴, 아드리아마이신 등)
b) 예측불가능(idiosyncratic) : 드뭄
항경련제(hydantoins)
경구용 항당뇨병치료제(tolbutamide)
진정제(chloropromazine)
항류마티스성약물(phenylbutazone)
항생제(sulfonamide, streptomycin, tetracyclin, chlorampenicol)
기타(hydralazine)
c) 예측불가능, 과민면역반응(약물에 대한 항체가 검출됨)
공업용 또는 일반소독용 화학물
벤젠, Trinitrotoluene(TNT)
살충제(DDT, 린덴)

*재생불량성 빈혈은 골수의 기능부전으로 발생되는데, 적혈구만 생산 안되는 경우 또는 호중구의 생산만 안되는 경우도 있다. 일반적으로는 골수의 모든 세포의 생산이 안되어 모든 세포의 감소(pancytopenia, 범혈구 감소증)를 일으킴

anemia)이 관찰되고 호중구의 생산도 중단되므로 호중구의 수가 감소된다.

임상증상으로는 조혈감소에 의한 빈혈, 거대핵세포와 전구의 생성 저하로 기인한 출혈, 호중구 저하에 의한 발열 등이 나타난다. 말초혈액에서 모든 혈구들이 감소하는 범혈구감소증이 니다나며, 빈혈은 헤모글로빈 양이 감소하지 않으므로 정상 내지 고색소성 빈혈 형태로 망상적혈구는 현저하게 감소 또는 전혀 관찰되지 않는다. 혈청내 철은 정상이거나 적혈구 생산 감소로 인하여 사용되지 못하므로 골수내 저장만 되어 오히려 증가한다.

골수천자(Bone narrow aspiration)는 골수가 섬유화 되어 있는 경우에는 조혈기능이 없으므로 채취 불능(dry tap)이 대부분이고, 채취된 경우에는 말초혈액과 마찬가지로 범세포감소증과 상대적 림프구 증가가 관찰된다. 많은 경우에 골수에서는 저형성 내지 완전히 지방화되어 조혈계 줄기세포가 현저히 줄어들어 있거나 적혈구뿐만 아니라 모든 조혈계 세포가 없는 상태가 된다(그림 11-7).

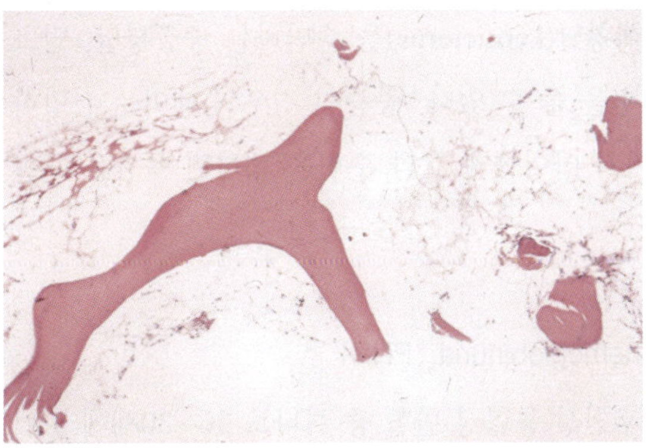

그림 11-7. 재생 불량성 빈혈. 골수 내강에는 대부분이 지방세포로 바뀌었고 조혈세포는 관찰되지 않음

사망의 주된 원인으로 경과가 짧은 증례에는 기회감염증, 경과가 긴 증례에는 출혈사를 들 수 있다. 치료는 수혈, 부신겉질 스테로이드 또는 안드로겐 호르몬의 투여, 최근에는 급성 백혈병에서와 마찬가지로 골수이식이 시도되고 있고 성공률도 증가하고 있다. 빈혈은 교정하기 위해 수혈을 대량으로 행하면 간이나 이자를 중심으로 혈철증이 발생하기도 한다.

6) 용혈성 빈혈(hemolytic anemia)

용혈성 빈혈은 적혈구가 수명이 끝나기 전에 파괴되어 일어나는 빈혈로 선천성과 후천성으로 나눌 수 있다. 선천성 용혈성 빈혈은 용혈의 원인이 적혈구 자체에 있는 유전적 결함에 의해 발생하고 후천성 용혈성 빈혈은 발작성 야간 혈색소뇨증을 제외하면, 모두 적혈구 이외의 원인에 의해 발생하며 약물에 의한 경우가 가장 많다. 대부분의 경우에 정색소성(normochromic)빈혈, 말초혈중의 망상적혈구의 증가, 황달 등이 관찰된다.

(1) 적혈구 자체의 결함에 의한 용혈성 빈혈(hemolytic anemia by RBCs problem)

① 유전성 구형적혈구증(hereditary spherocytosis)

유전성 구형적혈구증은 소아부터 청년기에 걸쳐서 나타나는 적혈구막의 선천이상에 의한 용혈성 빈혈이 관찰되며 보통염색체 우성으로 유전된다. 구형적혈구(spherocyte)는 막에 붙어있는 세포골격을 유지하는데 필요한 스펙트린(spectrin)에 이상으로 인해 적혈구가 원판형의 정상구조를 만들지 못하고 구형으로 바뀌게 되어 출현한다. 적혈구는 구형이므로 원판형보다는 구조적으로 혈장의 삼투압 변화와 기계적 저항에 약하기 때문에 지라에서 파괴되기 쉽고 망상내피계 세포의 증식에 의한 중~고등도의 지라종대도 관찰된다. 치료는 적혈구 막구조의 변동이 불가능하므로 적혈구가 파괴되는 지라를 제거하는 방법이 유효하다.

② 태아(성) 적혈구모세포증(erythroblastosis fetalis)

태아성 적혈구모세포증은 신생아의 용혈성 질환중에 대표적인 질환으로 어머니와 아이의 혈액형이 다름으로 인해 태아의 혈액에 모체가 감작되어 항체가 생기고, 이것이 태아의 적혈구에 결합해서 용혈을 일으킨다. 주요소견으로는 태아수종, 핵황달(kernicterus)을 수반하는 중증황달, 말초혈액에 다수의 적혈구모세포의 출현을 동반하는 빈혈을 들 수 있다. 중증인 경우의 태아는 사망하지만, 쿰즈검사를 통해 조기에 발견하여 출생하자마자 아이에게 교환 수혈을 행하면 목숨을 구할 수 있다(그림 11-8).

③ 발작성 야간 혈색소뇨증(paroxysmal nocturnal hemoglobinuria, PNH)

발작성 야간 혈색소뇨증은 적혈구에 원인이 있는 후천성 용혈성 빈혈 중 하나로 20~30세에 일어

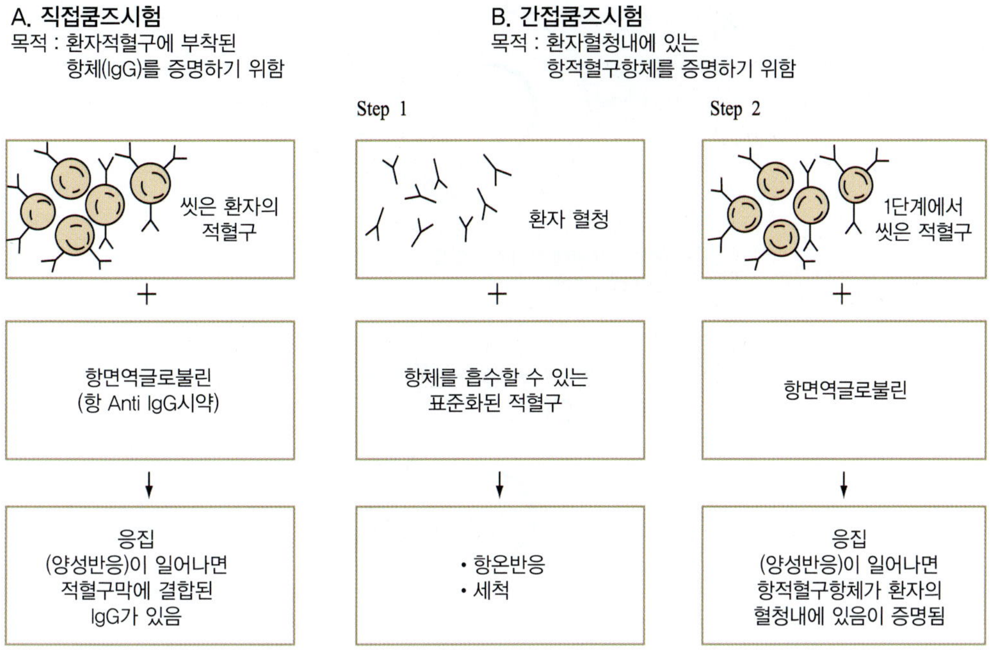

그림 11-8. 쿰즈 항글로불린시험. 항 IgG와 표준화된 적혈구는 상품화되어 있음

나고 빈혈정도도 심하다. 용혈은 혈청중의 보체작용에 의해 나타나는 것으로 보체활성은 주로 고전적인 경로가 아닌 교체경로로 일어나므로 햄검사(Ham test: 혈청내 수소이온농도(pH)의 감소와 생체외에서 혈액을 산성화하면 용혈이 일어남)로 용혈을 일으킬 수 있다. 용혈은 혈액의 산성화로 발생하므로 혈청의 pH가 산성으로 되는 야간에 발병하고 그로 인해 아침이 되면 적포도주색의 헤모글로빈뇨가 나타나게 된다. 햄검사가 양성인 환자에서는 뇌와 사지에 혈전 형성이 용이하여 뇌혈전증으로 사망할 수도 있다. 심한 용혈에 의한 콩팥의 근위 요세관 상피세포 내에 고도의 혈철소의 침착과 헤모글로빈 원주(cast)로 인하여 콩팥부전증도 일어날 수 있다.

(2) 약물에 의한 용혈성 빈혈(hemolytic anemia by drugs)

약물에 의한 용혈성 빈혈은 면역반응에 의한 용혈(그림 11-9)로 항체를 갖고 있는 약물이 RBC에 붙어 있는 경우, 약물에 대한 면역복합체가 RBC 표면에 붙어 있는 경우, Rh에 대한 자가항체의 활성화 등에 의해 용혈이 발생한다.

7) 속발성(이차) 빈혈(secondary anemia)

속발성 또는 이차 빈혈은 철결핍성 빈혈만큼이나 높은 빈도로 나타나는 정색소성 빈혈(normochromic normocytic anemia)로 백혈병, 암종의 광범위한 골수전이, 만성 감염증, 만성콩팥질환, 간질환, 내분비질환(특히 갑상샘 기능 저하증), 면역성 질환(특히 전신 홍반성 루푸스, 류마

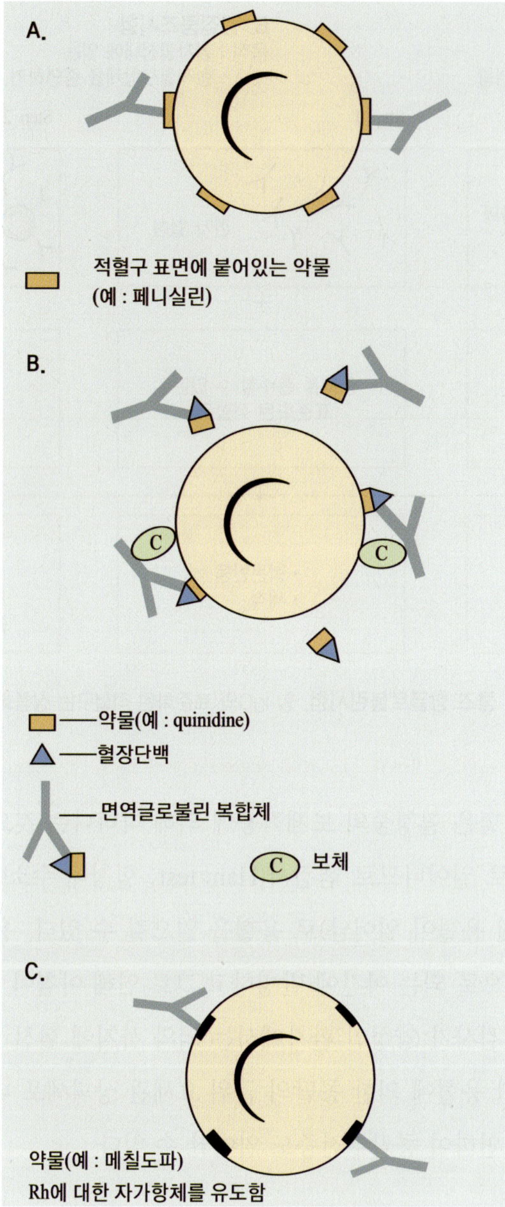

그림 11-9. 약물에 의한 용혈의 기전
A. 약물이 합텐으로 작용, B. 약물은 면역복합체를 만들고 적혈구에 붙음 C. 자가항체를 유도하는 약물

티스 관절염) 등에서 관찰된다. 암종세포에 의한 골수 치환의 경우를 제외하면, 주로 만성 질환으로 에리트로포에틴(erythropoietin) 생성의 저하와 관련되어 있다. 많은 만성 질환(만성 감염증, 면역성 질환, 악성종양 등)의 합병증으로 나타나는 빈혈은 저장철을 혈장과 발육 중의 적혈구내로 운반하지 못하여 발생하는 경도 내지는 중등도의 정색소성 빈혈이다. 진단은 혈장 페리틴(ferritin)치의 증가, 골수 저장혈증가, 혈청철과 총철결합능의 감소, 골수내 혈철모세포(sideroblast)의 감소, 적혈구 프로토포르피린(erythrocyte protoporphyrin)의 증가 등으로 할 수 있다.

만성 콩팥부전증에 의한 빈혈은 정색소성 빈혈로 콩팥이 만성 염증에 의하여 실질조직의 감소로 콩팥기능이 심각하게 저하되며, 동시에 콩팥에서 분비되는 에리트로포에틴 분비의 감소에 의하여 이차적으로 발생한다. 골수에서는 경도의 저형성증(hypoplasia)이 관찰된다.

철적모세포성 빈혈(sideroblastic anemia)은 골수내에 철적모세포(sideroblasts)가 증가하는 것이 특징적인 드문 빈혈로 만성 알코올중독, 피리독신의 결핍, 납중독, 약물(항결핵 약물)에 의해 발생한다. 말초혈액에서는 저색소성 소형적혈구 빈혈(hypochromic microcytic anemia)이 나타나고 혈청철, 총철결합능은 증가한다. 골수에서는 적혈구 과형성증, 저장철의 증가, 철적모세포의 증가, 환형 혈철모세포(ring sideroblast)의 증가가 존재하며, 10%의 환자에서는 급성 백혈병을 일으키기 때문에 전암성 병변으로 생각되고 있다.

급성 실혈은 혈액의 양적 감소를 일으켜 저혈량(hypovolemia)이 나타나지만, 적혈구의 수, 헤모글로빈, 적혈구용적이 정상이다. 그 후 수분(체액)이 혈관내로 유입되면 혈액이 묽게 희석된다. 그러나 골수기능이 정상이므로 그 후 다시 서서히 골수에서 적혈구의 재생이 일어나 골수에서는 적혈구 계열세포의 과형성과 저장철의 감소가 나타나고 말초에서는 망상적혈구가 관찰된다. 만성 실혈은 초기에는 골수의 적혈구계 세포의 과형성이 일어나서 보충이 되나 지속되면 결국 실혈에 의한 철분의 소실로 인하여 철결핍성 빈혈이 초래된다.

3. 백혈구의 이상(abnormalities of white blood cells)

말초 혈액내의 백혈구(white blood cell, WBC)의 수가 감소하는 경우를 백혈구 감소증(leukopenia)이라고 하며, 무과립세포증과 재생 불량성 빈혈 등에서 관찰된다. 반면에 급성 충수염이나 급성 세균성 폐렴, 백혈병 등에서 말초 혈액에서는 백혈구의 수가 증가하게 되고 이를 백혈구증가증(leukocytosis)이라고 부른다. 통상적으로 백혈구감소증이나 백혈구증가증은 모두 호중구의 감소 또는 증가를 의미한다. 백혈구 증가증에서는 말초 혈액내에 호중구의 핵 좌방이동(left shift)상이 빈번한 후골수세포(metamyelocyte)와 골수세포(myelocyte)의 출현, 드문 전골수세포(promyelocyte)의 출현이 존재한다. 극단적으로 골수모세포까지 관찰된다면, 백혈병을 의심할 수 있다.

1) 백혈병(leukemia)

백혈병은 말초혈액내에 백혈구계 세포가 다수 출현하는 질환으로 골수나 림프절 등에서 무제한으로 증식이 일어나며 골수성 백혈병 또는 과립구성 백혈병(과립구는 골수에서 형성되기 때문)과 림프성 백혈병으로 나뉜다. 적혈구계 세포의 백혈병은 적백혈병(erythroleukemia)이라 하고 드물지만 전구(thrombocyte)계 세포의 백혈병은 거대핵모세포성 백혈병 또는 본태성 전구혈증(idiopathic thrombocytemia)이라고 부른다. 경과에 따라 급성 백혈병과 만성 백혈병으로 구분하며 급성 백혈병에서는 일반적으로 미성숙세포가 대부분이지만(그림 11-10), 만성 백혈병에서는 각 발육 단계의 세포를 볼 수 있다.

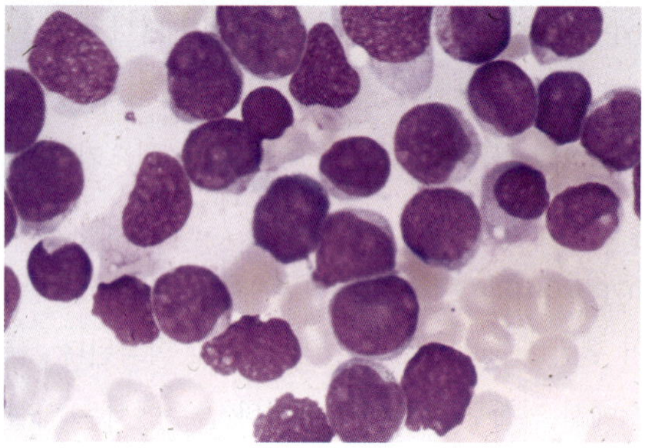

그림 11-10. 급성 골수성 백혈병의 골수도말상. 미성숙 과립구인 골수모세포가 균일하게 관찰됨

급성 백혈병은 모든 백혈병의 50~60%를 차지하고 있으며, 특히 젊은 성인(15~20세)에서 발생빈도가 높은 것은 급성 골수성 백혈병(acute myelogenous leukemia, AML)이다. 급성 림프구성 백혈병(acute lymphogenous leukemia, ALL)(약 11%)은 소아(3~4세)에서 많이 발생하지만, 만성의 경우에서는 만성 림프구성 백혈병이 만성 골수성 백혈병보다 더 높은 발생률을 보인다. 만성 림프구성 백혈병은 주로 60대 이후에 발생하지만 만성 골수성 백혈병은 40~50대에 호발한다. 이외의 백혈병의 발병빈도는 급성 전골수세포성 백혈병과 급성 단구성 백혈병(모두 6~7%), 만성 림프구성 백혈병(약 2%), 만성 골수 단구성 백혈병(acute myelomonocytic leukemia)(1% 이하)의 순이다(그림 11-11). 말초혈액에 백혈구가 다수 관찰되는 백혈성(leukemic)백혈병, 백혈구가 소수 관찰되는 아백혈성(subleukemic)백혈병, 백혈구가 거의 관찰되지 않는 무백혈성(aleukemic)백혈병으로 분류하기도 한다.

원인으로는 바이러스(human T lymphotrophic virus, EB virus, human papilloma virus 등등), 방사선, 화학물질(세포독성 약물, 비소(arsenic), 벤젠, phenylbutazone, chlorampenicol), 유전적 요인(불룸(Bloom)증후군, 판코니(Fanconi)증후군) 등과 관련이 있다.

(1) 급성 골수성 백혈병(acute myeloid leukemia)

골수모세포의 종양화로 인해 발생한 백혈병으로 다양한 성숙과정의 암세포들이 관찰된다(그림 11-11). 임상적으로 항생물질 투여에도 잘 반응하지 않는 발열과 현기증, 이명, 심계항진 등과 같은 빈혈 증상 및 피하점막(잇몸출혈)의 출혈로 발병하는 일이 많다. 혈액도말소견에서는 백혈병 열공(leukemic hiatus)을 수반하는 심한 백혈구 증가증이 관찰된다. 말초혈액의 백혈구 백분율로 골수모세포나 골수 세포가 대량으로 증식하여 성숙 과립구도 보이지만, 백혈병 열공상태(중간정도 성숙한 골수세포와 후골수세포 등이 대부분 관찰되지 않는 경우)도 관찰된다. 그러나 무백혈성(aleukemic) 또는 아백혈성(subleukemic) 백혈병에서는 백혈구 수의 증가가 없기 때문에 혈액검사로 말초 혈액내의 백혈구의 백분율을 조사하는 것이 중요하다. 말초혈액 내에 골수모세포와 전골수세포(promyelocyte) 등의 미성숙 세포가 다수 출현할 수도 있으며 세포질내에 아우엘 소체(Auer rods 또는 bodies)가 존재하는 골수모세포는 세포질이 거의 없어 N/C비가 1에 가깝다(그림 11-11). 증식된 세포는 모든 골수를 대체하여 최종적으로는 치환된 골수(골수치환)가 된다.

골수에서 계속 증식한 종양세포는 말초혈액내로 침투하게 되는데 이 현상을 백혈병화(leukemic permeation)라고 한다. 이런 종양세포는 조혈기계(골수, 간, 지라)를 비롯하여 여러 가지 내장기관으로 침윤하여 각 기관에서 계속 증식하게 되며 결과적으로 말초혈중의 백혈구수가 현저히 증가함과 동시에 간이나 지라는 세포의 증식으로 인하여 커지게 된다.

항암치료시에 말초 혈액과 골수 천자액의 도말표본에 거의 백혈병 세포가 관찰되지 않지만 재발하는 경우가 많다. 정상적인 백혈구의 부족으로 세균에 대한 저항력이 줄어들게 되고 이로 인해 진균이나 그람음성균에 의한 기회감염으로 사망하기도 한다. 감염증 이외에 뇌출혈도 관찰되기도 한다.

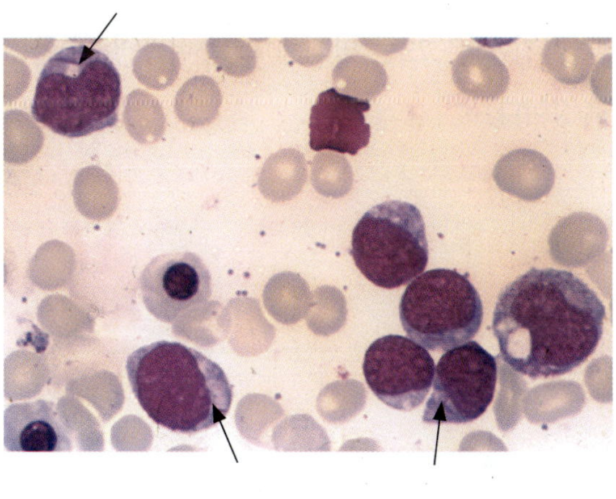

그림 11-11. **급성골수성 백혈병의 골수도말표본.** 골수모세포내에 아우엘소체(Auer rod, 화살표)가 관찰됨(M2)

(2) 급성 전골수세포성 백혈병(acute promyelocytic leukemia, APL)

급성 전골수세포성 백혈병의 경과는 매우 빨라서 보통은 1개월 이내에 사망한다. 말초 혈액 중에 많은 수의 비정상적인 전골수세포가 나타나며, 심한 출혈과 적혈구 침강속도가 증가하지 않는 특징이 있다.

병리학적으로 골수내에 지방 세포가 섞여 관찰되지만 점차 백혈병세포로 대치된다. 초기의 증례에서 백혈병 세포는 아직 혈액응고 인자의 하나인 트롬보프라스틴 활성을 가지고 있어 혈액응고능이 증가하며 전신(특히 콩팥과 폐)의 미세혈관에 섬유소 혈전이 발생하는 파종성 혈관내 응고증(DIC)이 관찰된다.

(3) 만성 골수성 백혈병(chronic myeloid leukemia, CML)

골수기원 과립구 계통의 세포인 골수모세포보다 좀 더 성숙한 세포가 대부분인 백혈병을 만성 골수성 백혈병이라고 하고(그림 11-12) 주로 성인에서 발병하나 우연히 발견되는 경우도 많다. 골수모세포는 골수내에 5% 미만으로 관찰되나, 5% 이상인 경우는 모세포성 발증(blast crisis)이라고 하여 급성화한 것으로 판단할 수 있다. 이는 진단 후 3~4년 후에 잘 발생하고 말초혈액내에 갑자기 골수모세포가 나타나는 것이 특징이다. 만성 골수성 백혈병은 골수 증식 증후군(myeloproliferative disorders)과 관련이 있다. 골수증식 증후군은 골수의 다능성 줄기세포(stem cell)가 골수.간엽계 세포의 미분화 단계에, 또는 개개의 혈구계의 분화 단계에서 이상을 일으켜 만성 종양성 증식을 일으키는 질환군을 말하며, CML 외에 진성적혈구 다혈구증(polycythemia rubra vera), 본태성 혈소판 혈증 및 골수 섬유증(원발성) 등이 있다(표 11-8, 그림 11-12).

질병이 진행되면 간이나 지라가 커지며 특히 지라종대가 많다. 발열은 드물지만 때로 소화성 궤양이 합병되기도 하고, 백혈병성 망막염을 일으켜 시력이 저하될 수도 있다. 혈액검사소견에서 매우 심한 백혈구 증가증(mm^3당 10만~100만)이 나타나고 급성 골수성 백혈병과 달리 백혈병 열공은 없으며 각 분화 단계의 세포가 다 관찰된다. 특히 백혈병 세포의 이형성이 부족한 예에서는 진단상 유백혈병 반응과의 감별이 필요하다. CML에서는 필라델피아 염색체(Ph_1 염색체; 염색체의 22번째의 장완(long arm)의 일부가 9번으로 전좌하여 크기가 작아진 작은 22번 염색체)의 출현과 말초 혈중의 호중구 알카리포스파타제의 저하를 보이는 것이 특징이다.

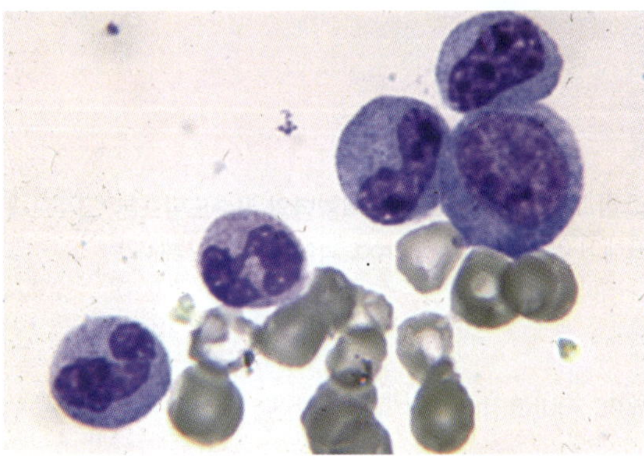

그림 11-12. **만성 골수성 백혈병.** 골수세포의 성숙과정 중 여러 성숙단계의 과립구가 증식됨

병리학적으로 골수에서는 지방세포가 거의 없으며 세포가 충실하게 관찰되는데, 호중구계 백혈병 세포와 더불어 거대핵세포의 증가가 두드러진다. 백혈병 세포는 혈류를 따라 전신의 각 내장기관으로 침윤한다. 항암제 치료시에 대부분 종양세포가 사라지나 3년 정도 지나면 80% 이상의 증례에서 급성백혈병으로 재발하게 되며 대부분의 경우에 출혈과 기회감염으로 사망하게 된다.

표 11-8. 골수증식성 질환들

질환	병리	임상 증상
골수증가증	골수내 그물섬유/콜라겐 증가 골수화생(간, 지라에서 일어남)	백적모세포증의 혈액상 빈혈(눈물모양 변형적혈구의 출현을 동반함), 지라증대
만성과립구성 백혈병	골수세포수 증가, 특히 골수계 세포의 증식, 필라델피아 염색체	백적모세포증의 혈액상 빈혈, 미성숙 형태의 호중구 증가, 지라종대 호염기구 증가증
진성 적혈구 증가증	골수세포의 증식 및 증가 특히 적혈구계 세포의 증가	적혈구 증가증, 흔히 호중구와 전구의 증가증을 동반, 얼굴이 붉어짐, 가려움증(소양증), 혈전증, 충혈, 지라종대
1차성(본태성) 전구증가증	골수에 대핵세포의 증가	전구증가증, 혈전증, 출혈, 가끔 지라종대

(4) 급성 단구성 백혈병(acute monocytic leukemia)

단구성 백혈병은 급성 골수단구성 백혈병(acute myelomonocytic leukemia, Naegali type, M4)과 급성 단구성 백혈병(acute monocytic leukemia, Schilling type, M5) 등으로 분류하지만, 급성 골수성 백혈병(acute myeloid leukemia)에 포함된다. 단모세포와 전단세포 등의 미성숙세포가 증식하는 이 질병은 급성으로 경과하고 자주 잇몸의 종창과 출혈을 보이는 것이 특징이며 많은 경우에 출혈로 사망한다. 백혈병 세포는 α-나프틸 뷰티레이트 에스테라제 염색에서 양성을 나타낸다.

(5) 골수 이형성증후군(myelodysplastic syndrome, MDS)

골수이형성 증후군은 적혈구계의 이상조혈(dyshematopoiesis)이라는 공통적인 특징을 보인다. MDS 중에는 치료 불응성 빈혈, 환상철모세포(ring sideroblasts)의 출현을 동반한 불응성 빈혈, 과다한 골수모세포를 동반한 불응성 빈혈, 백혈병으로의 이행을 나타내는 과다한 골수모세포를 동반하는 불응성 빈혈, 만성 골수단구성 백혈병 등이 있으며, 이중 10%에서는 AML이 발생한다. 이들 증후군은 치료를 하지 않아도 그대로 경과하는 경우도 있으나, 때로는 백혈병으로 이행하기도 한다.

(6) 림프구성 백혈병(lymphoid leukemia, LL)

림프구성 백혈병은 급성과 만성으로 나눈다. 급성 림프구성 백혈병(Acute lymphoid leukemia, ALL)은 소아나 젊은이에서 많이 발생하고 말초혈액내 큰 림프모세포가 나타나는 것이 특징이다. 세포의 기원에 따라 L1–L3으로 세분하게 되는데, null 세포(null cell) 기원은 L1, T 세포기원은 L2, B 세포 기원은 L3라고 한다(그림 11-12). 만성 림프성 백혈병(CLL)은 고연령층에서 다발하고 작고 성숙한 림프구의 증식이 특징이며, 95%는 B 세포계이다. 임상적으로는 백혈병세포의 침윤으로 림프절 종창이 관찰되고 때로는 경도 내지 중등도의 지라종대도 관찰된다. 급성 림프구성 백혈

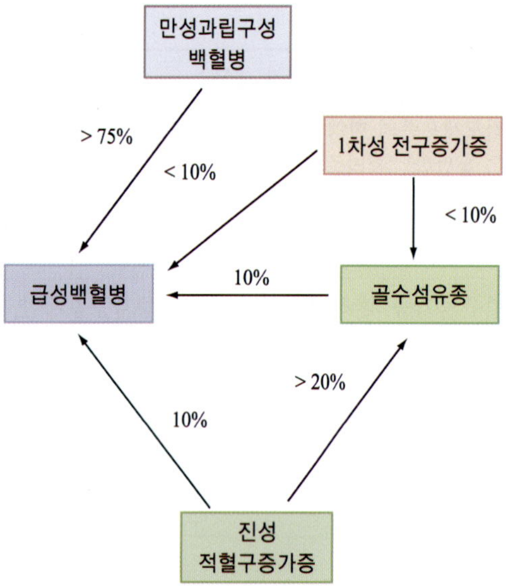

그림 11-13. **골수증식 증후군의 임상경과.** 급성골수성백혈병은 만성골수증식성 질환으로 이행하지 않는다. 만성과립성백혈병에서의 모세포성 발증(blast crisis)은 가끔 림프구성인 경우도 있다. 진성적혈병(polycythemia rubra vera)에서 급성백혈병으로의 전환은 알킬화약물의 치료에 영향을 받을 수도 있음

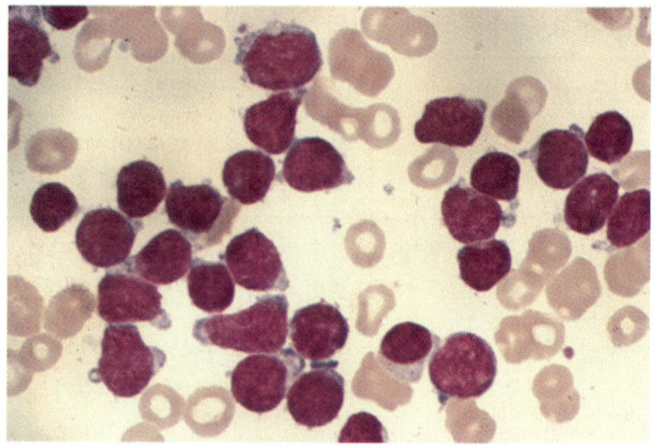

그림 11-14. **급성 림프구성 백혈병.** ALL(L1)의 골수도말소견. 미성숙한 림프모세포의 증식이 관찰됨

병에서 비정상적인 세포는 림프모세포가, 만성 림프구성 백혈병에서는 성숙 림프구가 지배적으로 많이 존재하고 림프절로 전이하면 림프절에서는 림프여포가 사라지게 된다. 비정상적인 세포는 말초혈액, 내장기관에서도 관찰된다.

급성 림프구성 백혈병은 특히 소아에서 치료법의 발전으로 완치할 수도 있으며 5년 생존율 70% 이상으로 알려져 있다.

(7) 성인 T 세포 백혈병(adult T cell leukemia, ATL)

성인 T 세포 백혈병은 HTL 바이러스감염에 의해 발생하며 바이러스는 레트로바이러스에 속한다. HTLV-I형 바이러스 감염자에서 1,000~3,000명중 1명의 비율로 발병하며 급속하게 진행하는 예후가 나쁜 림프구성 백혈병이다. 일본에서는 남부 큐슈지방에 많으며 말초혈액의 림프구 핵은 여러 개로 분엽되어 꽃잎모양을 띠는 것이 많다. 바이러스는 수직감염됨으로 아이에게 모유 수유를 하지 않도록 해야 한다.

(8) 발모세포 백혈병(hairy cell leukemia)

발모세포 백혈병은 50대 이상에서 발생하는 드문 질환으로 leukemic reticuloendotheliosis라고도 한다. 세포는 중간크기의 타원형핵이 있고 세포막은 쭈글쭈글하게 보이며 B 세포의 특성이 있다.

전자현미경상 머리털 같은 세포돌기가 관찰되고 나선구조(lamellar ribosomal complex)가 세포질에서 관찰된다. 임상적으로는 빈혈, 호중구감소증, 혈소판감소증, 지라종대 등이 나타나고 예후는 비교적 좋은 편이다.

2) 골수종(myeloma) 또는 형질세포종(plasmacytoma)

골수종은 기능적 분화를 이룬 B 림프구(형질세포) 유래 종양으로 40세 이상 고령자 특히 남성에게 많이 발생하나 비교적 드문 질병이다.

(1) 다발성 골수종(multiple myeloma)

다발성 골수종은 종양을 구성하는 형질세포가 생산하는 면역 글로블린의 종류에 따라 임상적으로 여러 가지 아형으로 구분되고 골수에서는 형질세포로 구성된 다수의 결절을 만드는 특징이 있다. 주로 70대에 호발하고 조혈계 종양의 15% 정도를 차지하며 유전적인 소인, 방사선 노출, 화학물질 등 다양한 원인에 의해 발생한다. 일반적으로 머리뼈나 엉덩뼈(hip bone)와 같은 편평뼈(flat bone)에서 잘 나타나고 그로 인해 머리뼈의 X선상에서 구멍 뚫린 것과 같은 흡수소견상으로 검게 보이며 넙적다리뼈와 같은 긴뼈(long bone)에서는 비누거품 모양을 띠는 경우가 많다. 골수에 형질세포의 증식으로 빈혈, 뼈의 통증과 병적인 골절, 혈중 칼슘 및 혈청 감마글로불린의 증가 등이 나타나며, 특히 단클론성 스파이크(spike)를 나타내는 단백인 단클론성 면역글로불린(M단백)이 출현하는 것이 특징이다(표 11-9, 그림 11-15).

표 11-9. 단클론성 감마병증을 일으키는 원인들

	분류	특성	단클론 스파이크의 종류
종양	다발성골수종	골수내에 다발성으로 형질세포 종양이 발생	IgG, IgA, IgM, IgD or free light chain(경쇄)
	형질세포모양 림프구성 림프종	림프절이나 조직종괴가 형질세포모양 림프구성 림프구로 구성되어있음	보통 IgM(macroglobulinemia)
	α-중쇄질환	특히 장관벽을 침범하는 형질세포모양세포 종양	α-chain(중쇄)만 출현
	아밀로이드증	형질세포종양과 동반됨	IgG 또는 경쇄
비종양성	양성단클론 감마병증	경도의 반응성 형질세포증가증을 동반함	보통 저농도의 IgG

M단백에는 60~70% 정도는 IgG와 벤스 죤스(Bence Jones)단백의 동반이고 15%는 IgA이며, 드물게는 IgD와 IgM, 매우 드물게는 IgE도 포함된다. M 단백중에서 벤즈 죤스 단백은 면역글로불린의 경쇄(light chain)가 골수종 환자의 소변에 출현하는 것으로 진단적 의미가 있다. 콩팥질환, 감염, 혈청의 점도증가에 의한 혈전증도 흔히 나타난다.

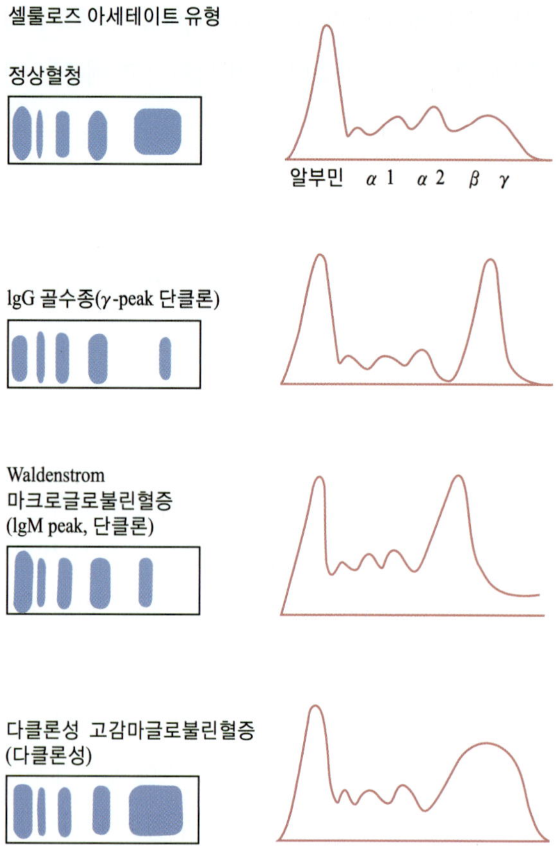

그림 11-15. 혈청의 단백전기영동. 정상혈청, 단클론성 골수종, 다클론성 고감마글로불린혈증, 저감마글로불린혈증의 단백전기영동상으로 단클론성에서는 좁은 피크가 있으나 다클론성은 넓은 피크가 관찰됨

벤스 존스 단백이 혈중에 출현하는 경우에는 이 단백이 혈액과 함께 사구체를 통과하고 요중에 농축되어 요세관상피를 손상시킴으로 일종의 요세관괴사에 의한 신증을 일으키며, 장기화되면 결국에는 만성 콩팥부전증을 유발하여 골수종콩팥(myeloma kidney)이 된다. 또한 이 단백은 아밀로이드 단백의 구성성분 중에 하나일 수 있어 골수종 전 증례의 10% 정도는 전신성 아밀로이드증을 동반하기도 한다. 드물지만 벤스 존스단백만 분비되는 형질세포종도 있으며(20% 정도) 이를 경쇄병(light chain disease)이라 한다(그림 11-20).

임상적으로 골수의 형질세포 침윤으로 인한 빈혈, 출혈, 골흡수에 의한 고칼슘혈증과 골절, 통증과 사지마비, 감염, 콩팥의 아밀로이드증과 심부전증, 고점도 증후군(hyperviscosity syndrome)에 의한 혼수와 망막병증 등 다양한 임상증상을 나타낸다(그림 11-16). 병리조직학적으로 종양세포는 형질세포와 유사한 형태를 나타내어 진청색의 세포질 염색성과 핵주변의 달무리가 나타나고 동시에 명료한 핵소체를 갖는 것이 특징이다(그림 11-17).

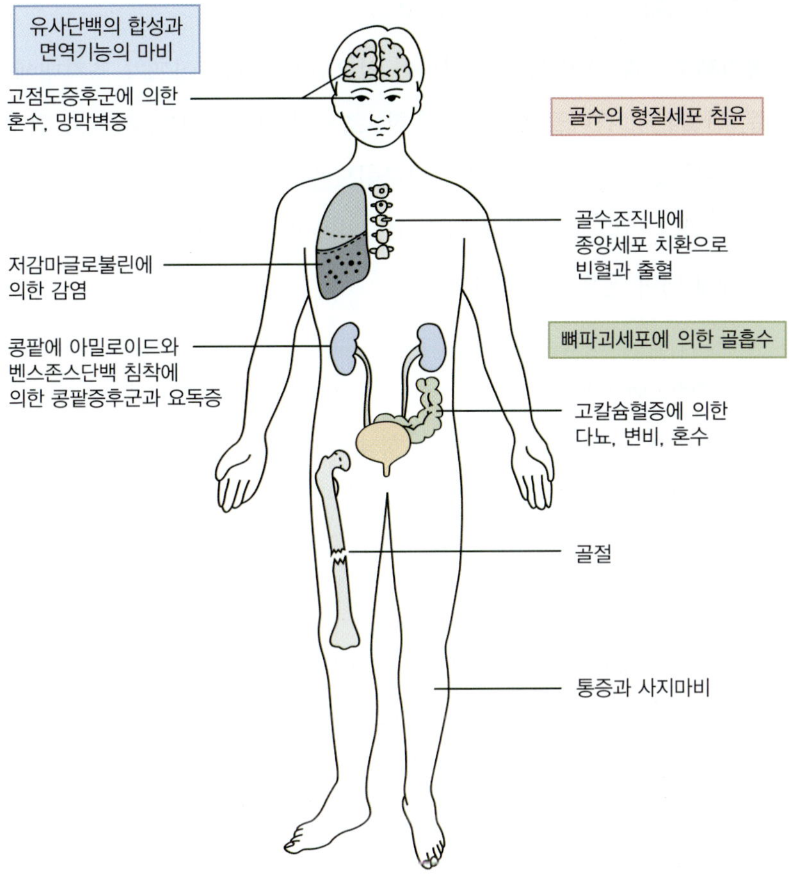

그림 11-16. **다발성 골수종의 병리학적 기전과 임상증상**

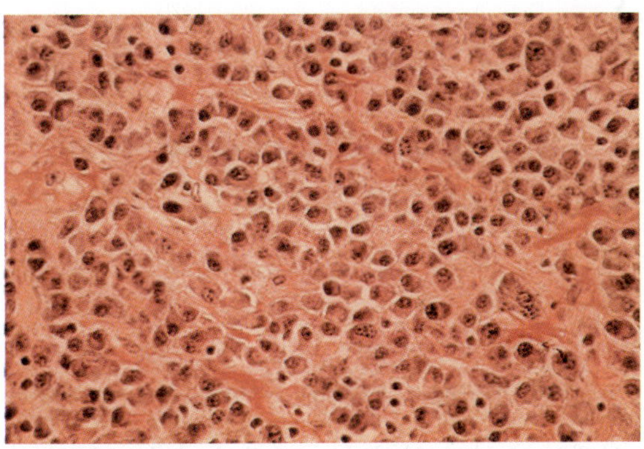

그림 11-17. **형질세포종.** 분화도가 높은 다수의 악성 형질세포가 미만성으로 증식하고 있음

(2) 마크로글로불린혈증(macroglobulinemia)

마크로글로불린혈증은 골수종이나 B 림프구 유래의 종양세포에서 생산되는 마크로글로불린이 혈중에 증가하는 질환이다.

(3) 1차성 아밀로이드증(primary amyloidosis)

만성질환이나 형질세포종과 같이 특별한 질환이 없으면서 아밀로이드가 조직내에 광범위하게 침착하는 것이다. 즉, 단클론성 감마글로불린의 출현, 조직내 아밀로이드(유전분) 침착, B 세포 림프종이나 다발성 골수종이 없는 경우가 1차성 아밀로이드증이며, 상기질환과 합병된 아밀로이드증은 2차성 아밀로이드증이라고 한다. 서서히 아밀로이드 침착이 증가되면 콩팥기능이 소실되며 결국 콩팥부전증으로 발전하게 되며 예후는 나쁘다.

(4) 중쇄병(heavy chain diseases)

형질세포 유래 종양 중에서 중쇄만 분비하는 형태의 질병으로 매우 드물며 알파(alpha), 감마(gam-ma), 뮤(mu) 중쇄병으로 구분된다.

3) 골수섬유증(myelofibrosis)

골수섬유증은 만성 골수 증식 증후군중 하나로 중년 이후에 나타나고 1kg을 넘는 심한 지라종대(정상 비장은 약 120 g), 말초 혈액중에 적혈구모세포와 과립구계 미성숙세포의 출현을 동반하는 빈혈이 특징이다. 이 질병은 골수의 섬유화나 뼈의 경화로 인해 골수천자를 반복 실시하더라도 천자액을 채취할 수 없으며, 이런 경우를 마른천자(dry tap)라고 한다. 지라의 골수외 조혈작용으로 심하게 커지게 된 것은 원인 불명의 특발성 골수화생증(agnogenic myeloid metaplasia)이라고 한다.

4. 출혈성 소인(hemorrhagic diathesis)

출혈되기 쉽고 지혈하기 어려운 상태로 출혈성 소인은 혈소판(platelet, thrombocyte)의 이상, 혈액응고의 이상, 섬유소 용해의 증가, 혈관벽의 손상 등으로 나눌 수 있다.

1) 혈소판 이상(platelet disorders)

(1) 특발성 혈소판 감소성 자반병(idiopathic thrombocytopenic purpura, ITP)

특발성 혈소판 감소성 자반증은 혈소판의 감소에 의해서 출혈이 일어나는 질병의 하나로 혈청 중에 존재하는 항혈소판 항체에 의해 발병하는 자가면역성 질환이다.

급성 ITP는 소아에 많이 발생하고 50% 정도는 바이러스 감염과 관련되어 있다. 발생기전은 혈소판 표면에 면역복합체가 결합하여 지라의 큰포식세포가 지속적으로 혈소판을 탐식함으로 발생한다. 일반적으로 자연 치유가 되며 80%는 6개월 후면 정상으로 회복된다. 반면 만성 ITP는 어른에서 잘 발생하고 특히, 20~40세의 여성에게 많다. 임상적으로 진피나 피하의 출혈(자반)이 나타나고 이때 혈소판의 수는 혈액 1mm^3 중 4만 이하로 떨어진다. 반복적으로 발생하면 예후는 나쁘다.

자반병은 백혈병과 악성 종양의 광범한 골수 전이와 같이 골수 거대핵세포의 생성이 줄어드는 경우에도 일어나며 이를 속발성 전구 감소성 자반병(secondary thrombocytopenic purpura)이라고 한다. 말초 혈소판 수명이 짧아져 수가 감소하여 5,000~10,000/mm^3 정도가 되며, 골수에서는 혈소판 생산이 증가하므로 거대핵세포(megakaryocyte)의 증식이 관찰된다. 지라에서는 혈소판이 파괴되나 크기는 큰 변동은 없고 동굴(sinus)내에 큰포식세포의 증식과 울혈이 관찰된다. 응고검사 중 partial thromboplastin time(PTT), prothrombin time(PT)은 정상이나 clot retraction은 비정상이다. 다른 혈소판감소를 일으킬 가능성이 있는 원인을 찾지 못하였을 때 이용하는 진단이며 치료는 지라 절제술이다.

(2) 혈전성 혈소판 감소성 자반병(thrombotic thrombocytopenic purpura, TTP)

혈전성 혈소판 감소성 자반증은 극히 드문 질환으로 다양한 임상 증상, 치료 후의 경과 불량이 특징이며 주로 젊은 여성에게 발병한다. 혈소판 감소 원인은 전신 내장기관의 모세혈관 내에 피브린 혈전을 형성하기 때문이다. 임상증상은 혈전이 생성부위에 따라 다르지만 관상동맥에 생기면 심부전이 일어나고, 중추 신경계에 생기면 여러 가지의 신경 증상이 일어난다.

2) 응고기전의 이상(coagulation defects)

응고는 혈관내피의 손상부위에 혈소판이 부착함으로써 시작되고 이후 혈소판의 응집과 응고인자의 작용으로 인해 피브린이 형성되는 것이다(그림 11-18, 19). 응고기전의 이상은 응고인자의 결핍, 항응고항체의 순환, 섬유소 용해 활성의 증가 등으로 나눌 수 있다.

(1) 혈우병(hemophilia) A

혈우병은 A, B로 나누며 이 중 혈우병 A는 제Ⅷ인자 활성의 선천성 이상에 의해서, 혈우병 B는 제Ⅸ인자 활성의 선천적인 결손에 의해서 일어난다. A형 혈우병은 반성 열성 유전의 질병이므로 환자는 대부분이 남성으로 약 1만 명 남자 중 1명꼴로 발생한다. 내인성 제8응고인자의 분자일부에 대한 생성에 결함이 있기 때문에 프로트롬빈의 활성화가 일어나지 않게 되고 그 결과로 지혈 시간과 프로트롬빈 시간은 정상이지만, 응고 시간이 현저하게 연장된다. 그러나 제8인자 관련항원이나 von Willebrand인자는 정상치를 나타낸다.

출혈 정도는 제8인자의 응고기능이 1~5%일 때는 사소한 외상에도 출혈이 발생하나 5~25%에서는 무증상이다. 혈우병에서 피하 출혈은 잘 일어나지 않으나 관절내나 근육내에 외상이 없어도 자연출혈을 일으키는 것이 특징이다. 출혈이 소화관과 중추신경계에 나타나면 사망하게 될 수도 있다. 질병을 조절하기 위해서는 신선한 혈액의 수혈이 필수적이다. 따라서 간염바이러스, 시

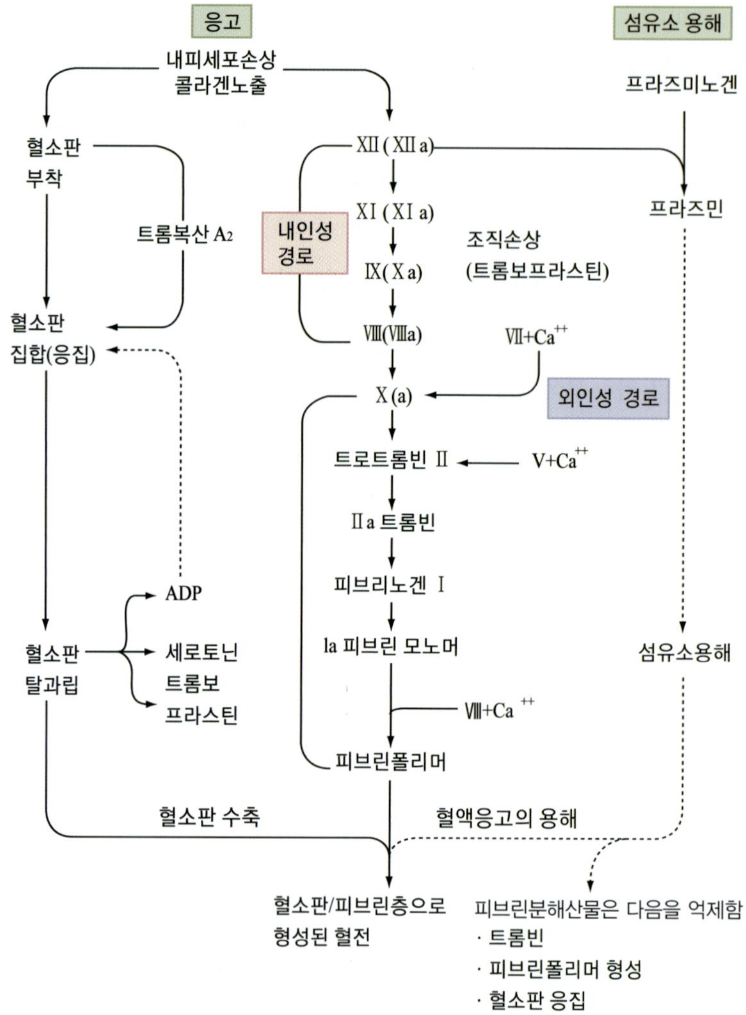

그림 11-18. **응고와 섬유소용해계.** 정상혈청, 응고계와 섬유소용해계는 서로 세밀하고 균형있게 조절되고 있다. 만약 이러한 균형이 파괴되면, 병적인 혈전증 또는 출혈이 일어남

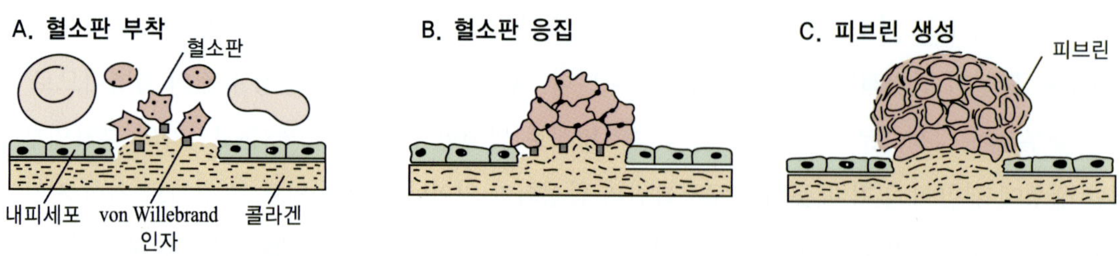

그림 11-19. **1차성 응고의 생리적 반응순서.**

A. 혈소판부착 : 혈관의 내피세포 직하부의 결합조직이 노출되면서 혈소판이 부착된다. 혈소판이 활성화되면 위족이 나오고 위족은 폰 빌레브란드인자의 수용체와 결합하며 혈소판이 혈관벽에 부착됨

B. 혈소판응집 : 혈소판은 서로 상호간의 수용체와 반응하여 응집한다. 이때 피브리노겐이 작용한다. 그후 혈소판이 수축하며 응집 촉진 매개물질을 방출한다. 여기에 관여하는 물질은 ADP, 5-OH-tryptamin, 피브리노겐, 트롬복산 A2 등임

C. 피브린생성 : 내인성 및 외인성 응고계를 활성화시켜 응고가 일어나면 피브린이 생성됨

토메갈로 바이러스, HIV의 수혈제제의 오염이 문제시 될 수 있다. 진단은 partial thromboplastin time(PTT)의 연장을 확인함으로 할 수 있다.

(2) 폰 빌레브란드(von Willebrand) 병

제8인자 전체의 결핍에 의한 상염색체 우성으로 유전되는 질병으로 제8인자 응고활성이 감소하므로 사소한 외상에도 출혈이 발생한다. 특히, 피부와 점막출혈이 가장 흔하고 드물지만 관절, 근육, 뇌에서도 발생한다. 진단은 감소된 부분 트롬보플라스틴 시간(PTT)과 정상인 프로트롬빈 시간(PT)의 확인을 통해 할 수 있다. 출혈시간(bleeding time)도 길어질 수 있는데 이것은 혈소판 기능이상 시에 나타난다.

(3) 파종성 혈관내 응고증후군(disseminated intravascular coagulation syndrome, DIC)

파종성 혈관내 응고증후군은 전신의 작은 혈관내에 혈전이 다발하는 질병으로 고연령자에서 발생하면 예후는 매우 불량이다. 피브리노겐이나 혈소판이 혈전 형성으로 소비되기 때문에 소모성 응고장애라고도 하며, 혈청 중의 섬유소 용해계의 항진도 두드러지기 때문에 임상적으로 점상 출혈이 주로 일어나고 혈중에는 피브린 분해산물(fibrin degradation products, FDP)이 증가한다.

혈전은 폐와 콩팥에 다발하고 급성 전골수성 백혈병과 암종 말기에 자주 관찰되며, 간경병증이나 그람음성균증의 내독소, 전치태반, 수술이나 외상 등에서도 나타난다. 심한 출혈에 의한 쇼크를 동반하는 경우도 적지 않다.

II. 림프절 질환(diseases of lymph nodes)

1. 림프절의 염증(inflammation of lymph nodes)

정상적인 림프절은 쌀알에서 콩알 크기로 약간 평평한 콩팥의 형태를 가지고 내장기관과 조직의 출입구에 위치하고 있으며, 림프액의 여과를 통해 면역반응을 유도함으로써 생체 방어에 중요한 역할을 하고 있다. 조직학적으로 겉질과 속질로 이루어져 있고 겉질에는 림프 여포가 존재한다. 감염을 비롯한 각종 자극이 가해지면, 림프구의 증식이 일어나며 림프 여포에 배중심(germinal center)이 나타난다. 이들 림프구에는 B 세포와 T 세포가 있으며, B 세포는 림프 여포와 겉질의 피막층에 존재하고 T 세포는 곁겉질(paracortex)에서 관찰된다. 따라서 증식된 부위를 관찰하면 증식된 세포가 B 세포나 T 세포 계열인가를 짐작할 수 있다(그림 11-20).

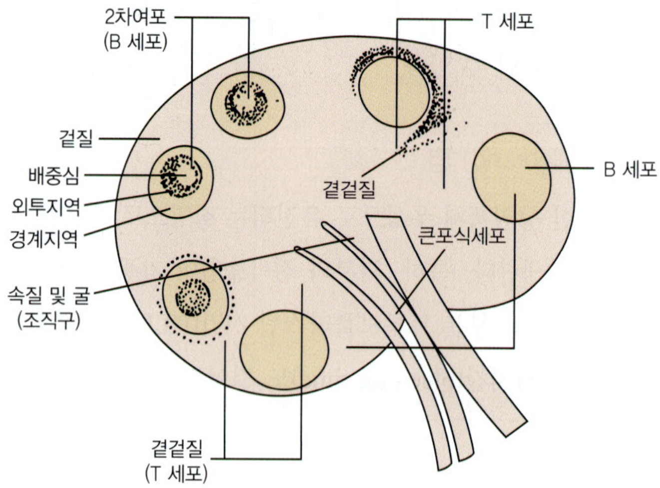

그림 11-20. **림프절의 세포분포.** 배중심(germinal center), 외투층(mantle zone), 경계지역(marginal zone)

1) 비특이성 림프절염(반응성 증식증)

급성 또는 만성염증의 경우, 편측성 또는 1개의 소속 림프절이 비특이성 림프절염(nonspecific lymphadenitis) 또는 반응성 림프성 증식증(reactive lymphoid hyperplasia)을 일으키며 커진다. 바이러스혈증이 생기면 전신의 림프절 증대도 관찰된다. 림프절의 병변은 대부분의 경우 염증을 일으킬 수 있는 감염원이 림프액이나 혈액을 통하여 림프절로 들어온다. 화농성 세균으로 인하여 발생한 급성 림프절염에서는 많은 호중구의 침윤이 일어날 수도 있고 심하면 림프절내에 농양도 만들 수 있다. 그러나 대부분의 림프절염은 바이러스에 의한 경우가 많고 주변 환부가 나으면서 치유되므로 일반적으로 급성 림프절염은 조직생검을 하지 않는 경우가 대부분이다. 그러나 크기가 줄어들지 않는 경우에는 악성 질병과의 감별이 필요함으로 종대된 림프절을 절제하여, 병리 조직 검사를 꼭 시행해야 한다. 일반적으로 림프절 종대를 일으킨 원인이 명확하지 않고 대부분은 면역기전인 경우가 많아 만성 림프절염 또는 반응성 증식증(reactive hyperplasia)이라고 한다. 반응성 증식에는 여포증식형, 곁겉질 증식형, 굴조직구형(sinus histiocytosis) 등 3가지 유형으로 크게 나눈다(그림 11-21). 여포증식형의 경우는 형태학적으로 겉질에 배중심을 갖고 있는 림프여포의 증식(follicular hyperplasia)이 주된 변화이고 곁겉질 증식(parafollicular hyperplasia)은 곁겉질 부위가 늘어나 림프여포는 오히려 감소하는 경향이 있으며, 굴조직구증(sinus histiocytosis)은 확장된 속질굴(medullary sinus)내에 조직구가 많아 겉질이 상대적으로 얇아진다. 이 3가지 유형 중 B 세포증식이 현저한 림프여포의 증식형이 가장 빈번히 관찰되는데 가끔 림프여포증식이 현저하여 악성림프종중 여포성 악성 림프종과 감별해야 하는 경우도 있다(그림 11-24). 곁겉질 증식형은 T 세포면역이 관여하며 만성피부질환과 동반되어 잘 오기 때문에 피부병성 림프절염(dermatopathic lymphadenopathy)라고도 한다. 이것은 만성 피부질환 주변 림프절의 반응성 증식증의 한 유형으로 T 세포부위의 증식으로 곁겉질 증식형으로 나타나며 멜라닌 색소침착도 동반된다. 상대적으로 겉질내 림프여포 영역은 감소한다. 이러한 림프절염을 일으키는 만성 피부질환은 만성습진, 건선, 박탈성 피부염 등이다. 그리고 드물게 자가면역질환과 관련하여 림프절염이 발생할 수 있다. 이때는 대개 림프여포 증식형으로 나타나지만 어떤 경우엔 T와 B 세포 증식이 혼합형으로 관찰되기도 한다. 또 암세포의 림프절내 전이를 알기 위하여 시행하는 림프관 조영술(lymphangiography)시 투입되는 방사선 사진을 위한 조영제 약물에 의한 반응으로 조직구의 심한 증식이 일어날 수도 있다.

2) 결핵 림프절염(tuberculous lymphadenitis)과 사르코이드증(sarcoidosis)

결핵 림프절염의 경우에는 감염된 림프절에 결핵결절(tubercle)이 발생하기 때문에 진단이 가능하다. 사르코이드증은 여러 조직이나 장기에 비감염성 상피모양세포 육아종의 염증반응을 보이는 전신성 만성 질병으로 결핵과 유사하여 감별진단이 필요하다. 병리조직학적 감별점은 중심부에 괴사병변이 없고 유상피세포 결절이 비슷한 크기로 잘 유지되어 있으며 결절 상호의 융합 경향이 없다는 것이다. 세포질내에서 별모양체(asteroid body: 거대세포의 세포질내에 별모양의 소체기 관찰됨)와 샤우만체(Schaumann bodies, 큰포식세포의 세포질내 석회화된 원형소체)가 관찰된다. 임상적으로

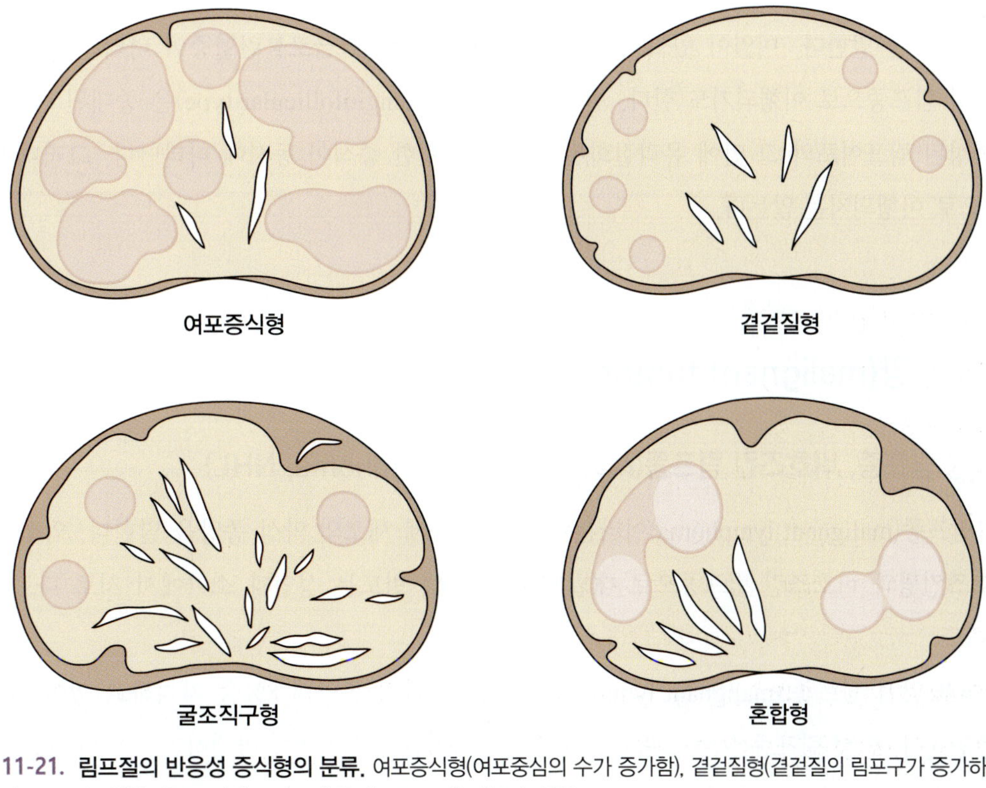

그림 11-21. **림프절의 반응성 증식형의 분류.** 여포증식형(여포중심의 수가 증가함), 곁겉질형(곁겉질의 림프구가 증가하고 여포가 감소), 굴조직구형(속질굴조직내 조직구의 증가)으로 크게 나눌 수 있음

는 폐, 림프절 특히 양측 폐문 림프절, 피부, 눈, 골수 등에 병변이 관찰된다. 국내에서도 피부에 발생한 사코이드증의 증례가 보고되고 있다. 종대된 림프절의 생검으로 진단할 수 있는 것이 많으며, 크바임(Kveim) 반응(사코이드 병변 조직추출물로 하는 피부 검사)에는 양성, 투베르쿨린 반응에는 음성이다. 치료는 스테로이드제가 현저하게 효과를 나타낸다. 대개 T 세포 면역이 감소하고 B 세포 활성은 오히려 증가한다.

3) 괴사성 림프절염(necrotizing lymphadenitis)

기구치(Kiguchi)병이라고도 하며 젊은여성에게 흔히 발생하는 질병으로 원인 불명의 괴사성 림프절염을 일으킨다. 호중구의 반응을 동반하지 않는 림프절염으로, 목부와 겨드랑이 림프절이 침범당하는 일이 많다. 특징적인 소견으로 세포독성 T 세포에 의한 림프절내 수많은 핵이 파괴된 분절 핵먼지(nuclear dusts)가 관찰되며 파괴된 핵부스러기(핵먼지)를 큰포식세포내에서 다수 관찰된다. 때로는 전신성으로 나타나나, 병변은 2~3개월로 자연스럽게 소멸한다.

4) 거대림프절 과형성(giant lymph node hyperplasia)

일명 캐슬만병(Castleman disease)이라고 하는데 이 질환은 드물지만 세로칸(종격동)과 후복막에 잘 발생하는 양성의 진행성인 림프절염이며, 형질세포형과 혈관여포형으로 나뉜다.

형질세포형(plasma cell type)은 림프절종대와 큰 림프여포와 많은 형질세포의 침윤을 동시에 볼 수 있는 경우를 말한다. 미열이 있고 형질세포는 다클론성 감마글로불린혈증이 나타난다. 경우에 따라 악성 림프종으로 이행되기도 한다. 반면, 혈관여포형(angiofollicular type)은 종대된 림프절내에 과형성된 림프여포와 그 안에 유리질화된 혈관의 뚜렷한 증식이 동시에 나타난다. 그러나 악성 림프종으로 이행되지는 않는다.

2. 악성 종양(malignant tumor)

1) 악성 림프종, 비호즈킨 림프종(non-Hodgkin lymphoma, NHL)

악성 림프종(malignant lymphoma)이라는 것은 림프구계 세포의 악성 종양을 말한다. 악성 림프종은 호즈킨병과 비호즈킨 림프종으로 대별되며, 이들의 빈도는 성인과 소아에서 서로 다르다(표 11-10).

백혈병과 악성 림프종((malignant lymphoma, ML)은 악성 종양의 8%를 차지하고 있어 비교적 흔한 종양이다. 악성 림프종은 주로 림프절에서 발생하지만 림프절외에 발생하기도 한다. 림프절외 종양의 호발부위는 편도, 소화기계, 지라 등의 림프조직이다(표 11-11).

표 11-10. 성인과 소아에서 악성림프종의 빈도수

	성인	소아
호즈킨림프종	15%	드물다
림프종		
여포세포형	35%(small cleaved)	50%(small noncleaved)
림프구형	10%	드물다
림프모세포형	10%	드물다
형질세포형	10%	드물다
뇌회모양(림프모세포형)	10%	40%
기타	드물다	드물다

Small cleaved : 소세포성
Small noncleaved : 비소세포성

표 11-11. 림프종 감별을 위하여 흔히 이용하는 면역조직화학 표지자

범주	항체	종양에서 발현 범위
범 백혈구 B 세포	CD45	대부분의 비호즈킨림프종과 백혈병
	CD20	대부분의 B 비호즈킨림프종, 일부 호즈킨림프종의 RS 세포
	CD10	B림프모구성백혈병/림프종, 일부T림프모구성백혈병/림프종, 상당수의소포성림프종, 버킷 림프종
T 세포	CD1a	T 림프모구성 백혈병/림프종, 랑게르한스조직구증
	CD2	T 세포 림프종 및 백혈병, NK 세포 림프종
	CD3	T 세포 림프종 및 백혈병
	CD5	T 세포 림프종 및 백혈병, 만성 림프구백혈병/소림프구림프종, 외투세포림프종
	CD43	T 세포 림프종, 일부 B 세포 림프종, 급성 골수구백혈병, 형질세포종양
	CD45RO	T 세포 림프종, 일부 B 세포 림프종
NK 세포	CD56	NK 세포 림프종/백혈병, 일부 T 세포 림프종
기타	CD15	호즈킨림프종의 RS 세포
	CD30	호즈킨림프종의 RS 세포
	TdT	림프모구 백혈병/림프종, 일부 급성골수구백혈병
	Bcl−2	대부분의 소포성 림프종, 다수의 다른 림프종
	Cyclin D1	외투세포림프종, 털모양 세포백혈병
	ALK1	대부분의 큰세포 역형성 림프종

(1) 원인(causes)

동물의 악성 림프종은 바이러스에 의한 것이 많으나 인체는 몇 개의 유형에서만 관련이 있는 것으로 알려져 있으며 자가면역이나 면역결핍성 질환에서 호발한다. 특히 AIDS나 장기이식 환자에서 호발한다.

엡스타인바르 바이러스(EBV)에 의한 감염이 버킷트 림프종으로 알려져 있고 HTLV-1(Human T leukemia virus-1)는 T 세포림프종과 관련이 있다. 또한, 버킷트 림프종은 염색체 8과 14의 전위에 의한 것도 알려져 있다.

진단은 세포와 구조를 보기위한 병리조직검사, 면역조직화학검사와 유전자 검사를 통하여 한다. 형태학적 특성만으로는 진단에 어려울 때도 많으나 세포와 핵의 크기 변화, 다형성, 핵의 이상, 핵소체의 뚜렷함, 유사분열수의 증가 등이 관찰된다. 여포기원세포 중 작은 소림프구를 중심구(centrocyte), 큰 대세포를 중심모세포(centroblast)라고 한다. 구조에 따라 여포성 증식과 미만성증식으로 나누며 정상구조의 변형 및 파괴 유무를 나타내는 구조의 변형이 관찰된다. 면역조직화학적으로는 T 세포, B 세포, NK 세포, 공통 표지자, 호즈킨림프종의 리드스테른베르그세포의 표지자를 이용하면 진단에 크게 도움이 된다(표 11-11). 또한 유전자적 검사에서 단클론성의 증명이 중요하다. 이것을 위해서는 경쇄(light)와 중쇄(heavy chain)의 단클론성이 증명(B 세포계열 림프종), 면역글로불린 유전자의 재배열(B 세포계열 림프종), T 수용체 유전자(TCR) 재배열 (T 세포계열 림프종), 클론성 표지염색체의 변동(8:14 전위) 등을 밝힌다.

(2) 명칭 및 분류(nomenclature and classification)

악성 림프종은 다양한 형태와 임상경과를 통해 균일한 아군을 만들어 임상경과를 예측하고자 하는데 목적이 있다. 형태학적 특징, 면역학적 특징, 예후인자와 관련되어 분류하기도 하였으나 현재는 WHO분류를 대체로 따르고 있으며 분류의 기본은 형태학적 특징과 면역학적 특징으로 분류하고 있다.

현재 일반적으로 병리 진단에 있어서 종양 세포의 증식 형태로 미만성 림프종(diffuse lymphoma), 여포성 림프종(follicular lymphoma)으로 나누고(그림 11-22, 11-23), 핵의 크기에 따라 소.중.대 세포형, 또는 혼합형으로 분류하며, 세포 유래는 면역학으로 B 세포성, T 세포성으로 분류하고 있다. 치료 후의 경과는 일반적으로 미만성보다는 여포성이, T 세포성보다는 미만성 B 세포성이, 대세포형보다는 소세포형이 예후가 좋은 편이다.

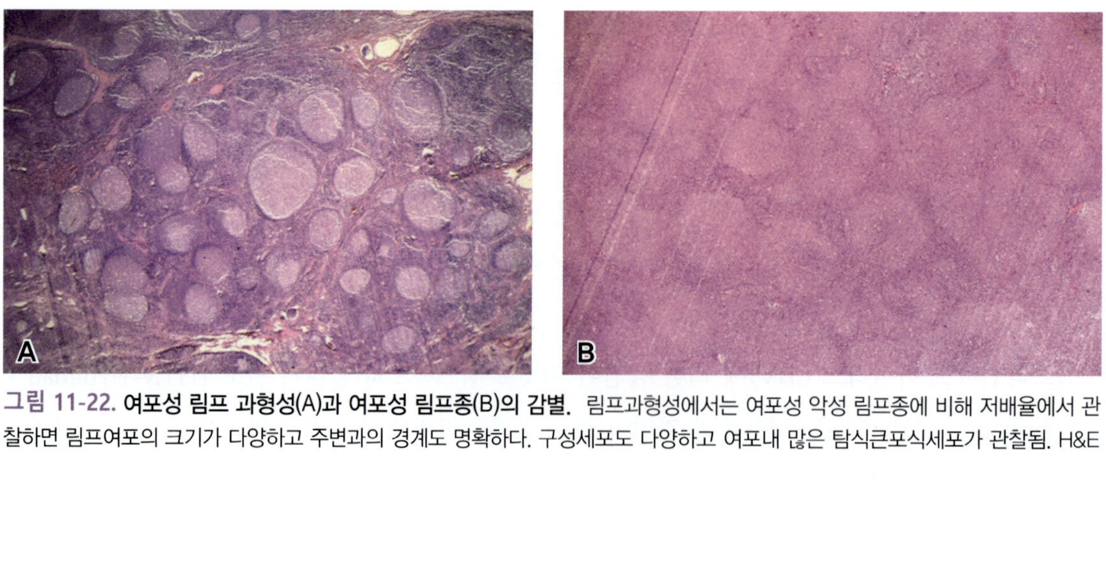

그림 11-22. 여포성 림프 과형성(A)과 여포성 림프종(B)의 감별. 림프과형성에서는 여포성 악성 림프종에 비해 저배율에서 관찰하면 림프여포의 크기가 다양하고 주변과의 경계도 명확하다. 구성세포도 다양하고 여포내 많은 탐식큰포식세포가 관찰됨. H&E

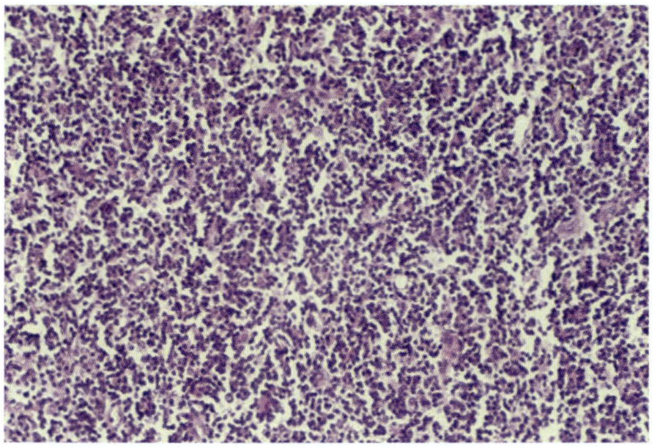

그림 11-23. **미만성 악성 림프종.** 림프구가 미만성으로 증식하고 있어 정상 림프절 구조가 소실되어 있음. H&E

표 11-12. WHO 성숙 림프구 조직구 및 수지상 세포 종양의 분류(2016)

Mature B–cell neoplasms(성숙 B세포 종양)
- Chronic lymphocytic leukemia/small lymphocytic lymphoma
- Monoclonal B-cell lymphocytosis*
- B-cell prolymphocytic leukemia
- Splenic marginal zone lymphoma
- Hairy cell leukemia
- *Splenic B-cell lymphoma/leukemia, unclassifiable*
  - *Splenic diffuse red pulp small B-cell lymphoma*
  - *Hairy cell leukemia-variant*
- Lymphoplasmacytic lymphoma
  - Waldenström macroglobulinemia
- Monoclonal gammopathy of undetermined significance (MGUS), IgM*
- μ heavy-chain disease
- γ heavy-chain disease
- α heavy-chain disease
- Monoclonal gammopathy of undetermined significance (MGUS), IgG/A*
- *Plasma cell myeloma*
- Solitary plasmacytoma of bone
- Extraosseous plasmacytoma
- Monoclonal immunoglobulin deposition diseases*
- Extranodal marginal zone lymphoma of mucosa-associated lymphoid tissue (MALT lymphoma)
- Nodal marginal zone lymphoma
  - Pediatric nodal marginal zone lymphoma
- Follicular lymphoma
  - In situ follicular neoplasia*
  - Duodenal-type follicular lymphoma*
- Pediatric-type follicular lymphoma*
- *Large B-cell lymphoma with IRF4 rearrangement**
- Primary cutaneous follicle center lymphoma
- Mantle cell lymphoma
  - In situ mantle cell neoplasia*
- Diffuse large B-cell lymphoma (DLBCL), NOS
  - Germinal center B-cell type*
  - Activated B-cell type*
- T-cell/histiocyte-rich large B-cell lymphoma

Primary DLBCL of the central nervous system (CNS)
Primary cutaneous DLBCL, leg type
EBV + DLBCL, NOS*
*EBV + mucocutaneous ulcer**
DLBCL associated with chronic inflammation
Lymphomatoid granulomatosis
Primary mediastinal (thymic) large B-cell lymphoma
Intravascular large B-cell lymphoma
ALK+ large B-cell lymphoma
Plasmablastic lymphoma
Primary effusion lymphoma
*HHV8 + DLBCL, NOS**
Burkitt lymphoma
*Burkitt-like lymphoma with 11q aberration**
High-grade B-cell lymphoma, with MYC and BCL2 and/or BCL6 rearrangements*
High-grade B-cell lymphoma, NOS*
B-cell lymphoma, unclassifiable, with features intermediate between DLBCL and classical Hodgkin lymphoma

Mature T and NK neoplasms(성숙 T세포 및 NK 세포종양)
T-cell prolymphocytic leukemia
T-cell large granular lymphocytic leukemia
Chronic lymphoproliferative disorder of NK cells
Aggressive NK-cell leukemia
Systemic EBV+ T-cell lymphoma of childhood*
Hydroa vacciniforme–like lymphoproliferative disorder*
Adult T-cell leukemia/lymphoma
Extranodal NK−/T-cell lymphoma, nasal type
Enteropathy-associated T-cell lymphoma
Monomorphic epitheliotropic intestinal T-cell lymphoma*
*Indolent T-cell lymphoproliferative disorder of the GI tract**
Hepatosplenic T-cell lymphoma
Subcutaneous panniculitis-like T-cell lymphoma
Mycosis fungoides
Sézary syndrome
Primary cutaneous CD30+ T-cell lymphoproliferative disorders
  Lymphomatoid papulosis
  Primary cutaneous anaplastic large cell lymphoma
Primary cutaneous $\gamma\delta$ T-cell lymphoma
Primary cutaneous CD8+aggressive epidermotropic cytotoxic T-cell lymphoma
*Primary cutaneous acral CD8+T-cell lymphoma**
*Primary cutaneous CD4+small/medium T-cell lymphoproliferative disorder**
Peripheral T-cell lymphoma, NOS
Angioimmunoblastic T-cell lymphoma
*Follicular T-cell lymphoma**
*Nodal peripheral T-cell lymphoma with TFH phenotype**
Anaplastic large-cell lymphoma, ALK+
Anaplastic large-cell lymphoma, ALK−*
*Breast implant–associated anaplastic large-cell lymphoma**

Hodgkin lymphoma(호즈킨 림프종)
  Nodular lymphocyte predominant Hodgkin lymphoma
  Classical Hodgkin lymphoma
    Nodular sclerosis classical Hodgkin lymphoma
    Lymphocyte-rich classical Hodgkin lymphoma
    Mixed cellularity classical Hodgkin lymphoma
    Lymphocyte-depleted classical Hodgkin lymphoma
Posttransplant lymphoproliferative disorders(이식 후 림프구증식성 질환; PTLD)
  Plasmacytic hyperplasia PTLD
  Infectious mononucleosis PTLD
  Florid follicular hyperplasia PTLD*
  Polymorphic PTLD
  Monomorphic PTLD (B− and T−/NK-cell types)
  Classical Hodgkin lymphoma PTLD
Histiocytic and dendritic cell neoplasms(조직구와 수지상포 종양)
  Histiocytic sarcoma
  Langerhans cell histiocytosis
  Langerhans cell sarcoma
  Indeterminate dendritic cell tumor
  Interdigitating dendritic cell sarcoma
  Follicular dendritic cell sarcoma
  Fibroblastic reticular cell tumor
  Disseminated juvenile xanthogranuloma
  Erdheim-Chester disease*

삼정적인 부분은 이태릭체로 기재되어 있음
*Changes from the 2008 classification.
2008년 분류체계와의 바뀐부분

(3) 여포성과 미만성 림프종(follicular lymphoma and diffuse lymphoma)

여포성 림프종의 림프종양 세포는 림프 여포의 B 세포 유래로 결절상의 증식을 나타낸다. 고연령자와 남성에게 많이 발생하고, 경과가 긴 것이 특징이며 생존율은 10년 정도이다(그림 11-22).

반면, 미만성 림프종은 여포성 결절이 없고 미만성으로 증식하며(그림 11-23), B 세포와 T 세포기원 림프종이 모두 존재한다. 세포의 크기로부터 소세포형, 혼합형, 대세포형, 림프모세포 아형 및 버킷트(Burkitt)형 등으로 구분한다.

이들 중 소세포형은 B 세포 유래가 많고, 임상경과도 길어서 자주 말초혈액에서 만성 림프구성 백혈병의 상을 띤다. 대세포형은 주로 B 세포 유래이며 예후는 좀 더 나빠진다. 림프모구형은 소아의 급성 림프성 백혈병과 일치하며, 모두 T 세포 유래이다. 버킷트형은 B 세포 유래로, EB 바이러스 감염에 환경 인자가 작용하고 있는 것으로 알려져 있다.

(4) B 세포 림프종(B cell lymphoma)

소림프구 림프종, 형질세포모양 림프종, 미만성 B 대세포 림프종, 여포성 림프종, 버킷트(Burkitt) 림프종, 점막림프조직(변연부) B세포 림프종, 외투세포 림프종으로 분류된다.

소림프구 림프종(small lymphocytic lymphoma)은 미만성으로 소림프구의 증식이 특징이며 만성 림프구성 백혈병의 림프구와 같은 세포이다. 예후는 저악성급이다. 드물게 더 나쁜 림프종으로 바뀔 수도 있다.

형질세포모양 림프구 림프종(plasmacytoid lymphoma)은 형질세포와 유사한 소림프구의 증식이 특징인 종양이다. 즉 핵은 림프구의 핵이며 세포질은 형질세포의 세포질과 비슷하다. 50세 이상에서 발생하며 빈혈, 출혈, 고점도 증후군(hyperviscosity syndrome)의 임상증상을 나타내기도 한다. 일부에서는 혈중에 IgM이 다량 나타나는 소위 발덴스트롬 마크로글로불린혈증(Waldenstrom macroglobulinemia)이 동반되는 경우도 있다.

미만성 대세포 림프종(diffuse large B cell lymphoma)은 악성 림프종 가운데 가장 흔한 유형으로 우리나라에서는 약 40%정도를 차지한다. 소림프구보다 3~4배이상 크며 핵소체가 분명하고 세포질도 풍부하다. B 세포 표지자인 CD20에 양성이고 일부는 Bcl-2나 Bcl-6에 양성인 경우도 있어 다

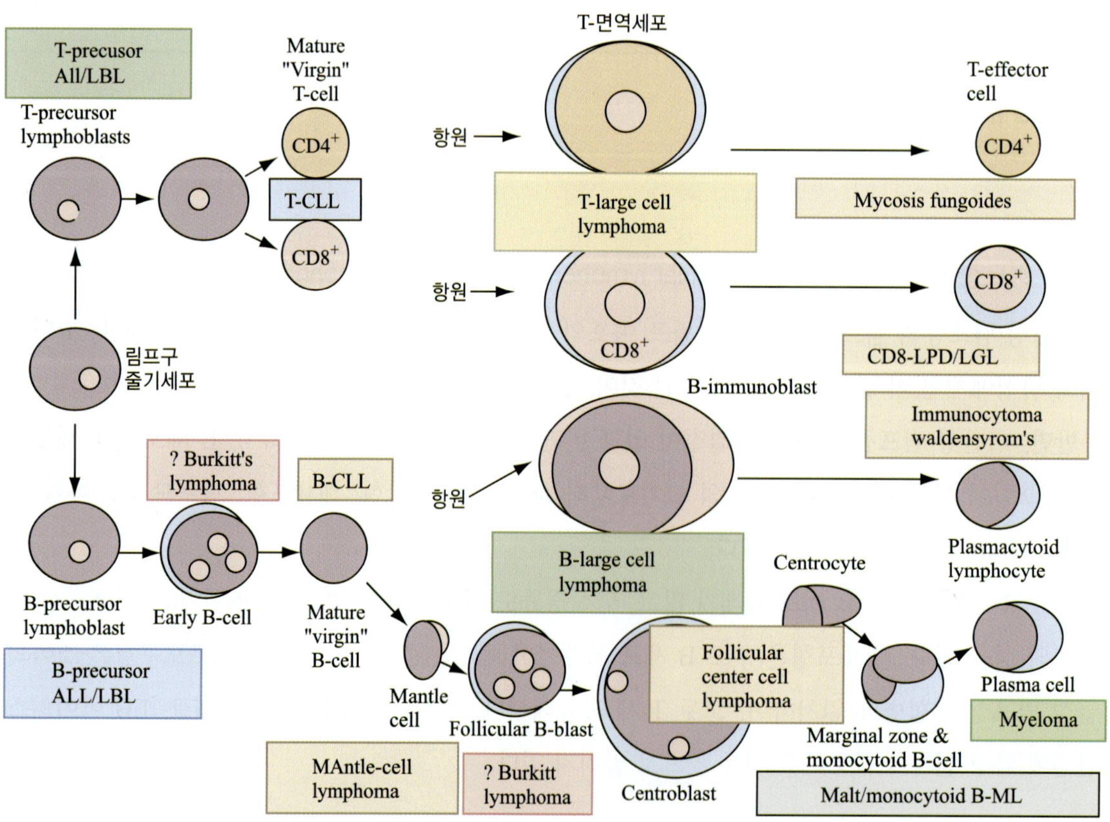

그림 11-24. 림프구의 분화와 그에 따른 T 세포와 B 세포 림프종의 아형 일반적으로 세포의 크기가 클수록 또 핵소체가 뚜렷할수록 예후가 나쁜 경향이 있음

양한 기원을 암시하고 있다. 특히 Bcl-2 양성인 경우는 여포형 림프종에서 기원한 것일 수도 있다.

소림프구나 대림프구로 구성되어 있으며 여포형 패턴의 증식을 보이는 것이 구조상 특징이다. 예후는 중간정도로 같은 크기 미만성 림프종보다 좋다. 정상림프절의 여포 세포에서 기원한다. 종양세포는 염색체전위(14;18)가 특징이며 Bcl-2단백이 양성이다. 소림프구를 중심구(centrocyte), 큰 림프구를 중심모세포(centroblast)라고 한다(그림 11-25). 혼합형 림프종으로 나타날 때도 있으며, 대림프구의 수가 20% 미만이면 저악성, 50% 이상이면 고악성으로 분류한다(그림 11-26).

버킷트(Burkitt) 림프종의 세포는 태생기 림프모구에 해당하는 중간 크기의 소림프구이며 핵은 둥글고 핵소체는 뚜렷하다. 소세포에 분류되어 있으나 크기는 소세포성 림프구보다는 크다. 매우 많은 유사분열상과 별 많은 밤하늘과 같은(starry sky)모양이 특징이며 그렇게 보이는 것은 림프구 사이에 정상인 큰포식세포가 파괴된 핵들을 탐식하고 흩어져 있기 때문이며 정상인 큰포식세포가 밤하늘의 별에 해당한다. 엡스타인 바르(EBV)가 원인으로 아프리카 지역에서 호발하며 예후는 나쁘다.

점막림프조직(변연부) B세포 림프종은 림프절외의 림프조직 기원 점막림프조직 림프종(Mucosa Associated Lymphoid Lymphoma, MALToma) 또는 변연부 림프종(Marginal zone lymphoma)이라고도 한다. 점막에 존재하는 림프조직에서 발생하는 악성 림프종으로 비교적 예후는 좋은 편이다. 위에서 발생하는 경우에는 *Helicobacter pyroli*와 관련이 있는 것으로 알려져 있으며 조직에서는 점막관 상피내로 림프구의 침윤이 있는 림프상피병소(lymphoepithelial lesion)가 특징이다.

외투세포림프종(Mantle cell lymphoma)은 림프여포의 외투층세포에서 유래하는 림프종으로 드물게 발생한다. 세포는 소세포로 구성되어 있으며 cyclin D1 발현이 특징이다.

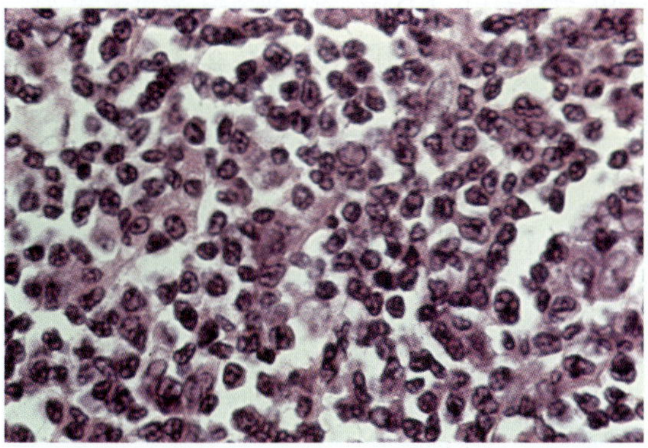

그림 11-25. 소세포성 림프종(small cleaved lymphoma). 림프구의 세포질은 거의 없고 핵의 크기도 작고 가운데 구(이랑)를 갖고 있는 소림프구가 증식하고 있음. H&E

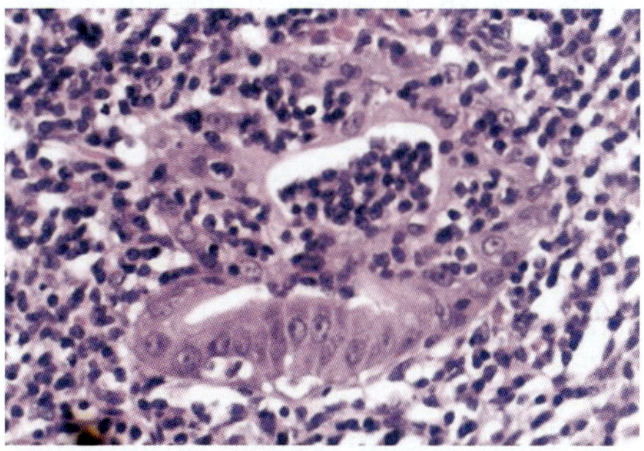

그림 11-26. 림프상피 병소. 점막림프조직 B 림프종(MAL–Toma)에서 특징적인 소견임. H&E

(5) T 세포 림프종(T cell lymphoma)

림프모구성 림프종, 피부 T 세포 림프종, 역형성 대세포 림프종, NK/T cell lymphoma가 존재한다.

림프모구성 림프종(lymphoblastic lymphoma)은 소아나 젊은 층에 많이 발생하며 종격굴 종괴로 흔히 나타난다. 구성세포는 태아기 T 림프모구와 유사한 림프구로 미만성 증식이 특징이며 매우 많은 유사분열상이 관찰된다. 백혈병으로 전환되면 T 세포 급성 림프모구성 백혈병이라 한다(L2). 예후는 나쁘며, 종양세포가 가슴샘세포기원이기 때문에 세로칸(종격동)에 많이 생긴다.

피부 T 세포 림프종의 대표적인 질환인 균상식육종(mycosis fungoides)은 소세포성 또는 대세포성으로 주름진(convoluted, cerebriform) 핵을 갖고 있다. 종양세포는 T 세포 기원으로 상피내로 침윤하는 것이 특징이며 소농양과 같은 구조를 상피내에 나타내기도 하는데 이것을 포트리에 미세농양(Pautrier's microabscess)이라고 한다. 이것은 종양세포의 집단으로 실질적인 진성 농양은 아니지만 진단적인 가치가 있다.

악성 T 세포가 혈중에서 관찰될 때 이 세포를 세자리세포(Sezary cell)라고 하며, 균상식육종의 백혈병기를 세자리 증후군이라고 한다. 일차적으로 피부에 침범하고 병이 진행되면서 피부에 반, 판, 결절의 형태를 나타내며 이어서 혈액, 림프절, 골수를 침범할 수도 있다. 주로 T 보조세포로 구성되어 있으나 세포의 성숙상태에 따라 예후는 다양하다.

역형성 대세포 림프종(anaplastic large cell lymphoma)은 림프계열 대세포로 구성되어 있으며 CD30(Ki-1)항원과 ALK-1 단백에 양성을 보이고 T세포 분화를 보이는 경우가 많으나 표지자가 음성인 경우도 있다. 세포는 크고 풍부한 세포질과 뚜렷한 핵소체를 갖고 있다.

NK/T cell lymphoma는 비강에 호발하며 피부에도 발생한다. 병리조직학적으로는 진피내와 피하지방층내에 NK세포의 침윤이 관찰되고 혈관염이 흔히 관찰된다. EBV가 이 세포의 림프종을 만드는데 기여하는 것으로 알려져 있다. NK세포는 CD56에 양성을 보인다. 5년 생존율이 저등급 림프종은 60%, 중간정도 림프종 40%, 고등급 림프종은 25%이다.

임상병기가 치료초기에는 중요한 기준이 되나 호즈킨 림프종과 유사하다. 그러나 호즈킨 림프종과 같이 예후와 잘 일치하지는 않는다(표 11-13). 화학요법이 잘 발달되어 있고 특히 예후가 나쁜 고악성도 림프종에서 오히려 효과가 있다.

2) 호즈킨 림프종(Hodgkin Lymphoma)

호즈킨림프종은 리드-스테른베르그(Reed-Sternberg) 세포가 특징적으로 관찰되는 악성 림프종이다. 미국은 악성 림프종의 30~40% 정도가 호즈킨병이나 한국은 그 빈도가 낮다. 호즈킨병은 젊은 층과 노년층 2개의 피크가 있다.

임상적으로 전신 림프절 종대가 특징이고, 지라나 골수도 침범한다. 특이한 펠엡스타인(Pel

표 11-13. 호즈킨림프종의 분류(WHO 2016)

분류	빈도	RS 체포	임상적 특성
림프구 풍부형, 결절형	17~20	CD19+, 20+ L & H 형	임상병기는 I과 II로 나타남
전형적 호즈킨 림프종		CD15+, 30+	
림프구 풍부형, 미만형	82	전형 RS	임상병기는 I과 II로 나타남
결절 경화형	70	전형 RS	임상병기는 I과 II로 나타나며 젊은 여성과 세로칸(종격동)에 호발
혼합세포형	17	전형 RS	복부림프절의 침윤
림프구 소실형	4	전형 RS	임상병기는 III과 IV로 나타남

* 제1등급은 주로 혼합형과 비슷하고 제2등급은 림프구 소실형과 비슷하고 예후도 나쁨

Epstein)형의 발열(간헐적으로 발열이 일어나는 것)이 나타나는 경우도 있다.

확진은 병리조직검사가 필수적으로 조직 표본에서 관찰되는 대부분 림프구와 조직구는 종양세포가 아닌 반응성 정상세포지만, 리드-스테른베르그(Reed-Sternberg)거대세포가 종양세포이다. 가장 특징인 이 세포는 대칭으로 핵을 2개 가지는 소위 거울모양의 핵과 올빼미 눈을 연상케 하는 큰 핵소체를 가지는 세포이며 이 세포를 찾아내는 것이 진단에 필수적이다. 단핵의 호즈킨세포는 확정진단의 근거는 되지 않지만 진단에 도움이 된다.

호즈킨 림프종의 원인은 엡스타인 바르 바이러스와의 관련성이 있는 종양이다. 또 리드-스테른베르그 세포의 기원은 아직 명확하지 않으나 엡스타인 바르 바이러스의 유전자를 RS세포의 핵에서 증명하고 있어 바이러스에 의한 변형된 B 림프구 기원의 세포라고 생각되고 있다(그림 11-27). 전형적인 RS 세포는 CD30와 CD15에 양성이나 팝콘형에서는 B 세포 표지자인 CD19, CD20에 양성으로 나타난다.

병리학적 진단은 리드-스테른베르그 세포의 존재에 의존하고 있다(그림 11-28). RS세포는 고전형, 팝콘형, 라쿠나형, 단핵구형, 다형성형 등이 있으며 이들 중 진단 가치가 있는 것은 고전형과 라쿠나형이다. 팝콘형 RS세포는 L&H형이라고 한다.

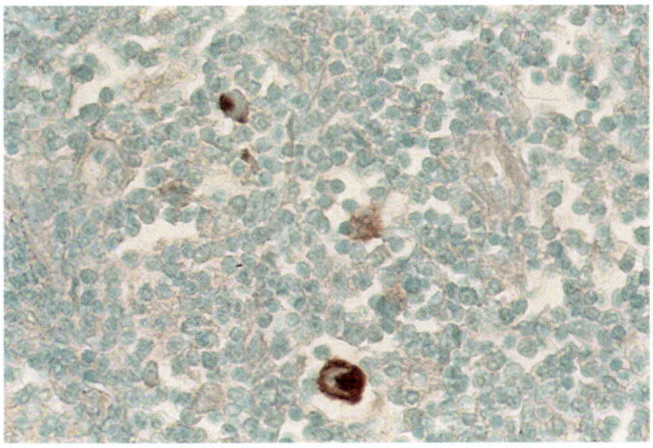

그림 11-27. **호즈킨병.** 리드스테른베르그 세포에서 엡스타인바르 바이러스의 유전자에 양성반응을 보이고 있음. in situ hybridization.

	고전적 RS	LP변형 RS	다형성 RS	단핵구 RS	라쿠나세포 RS
RS세포 형태	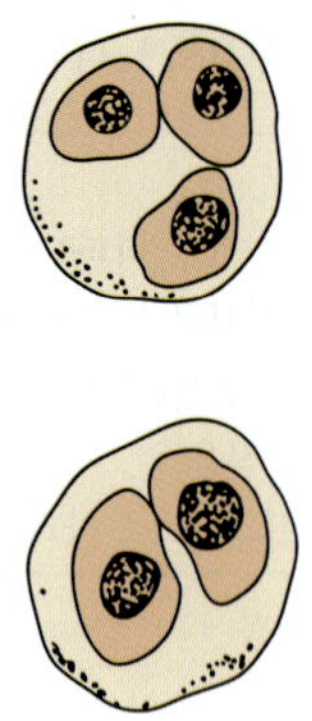	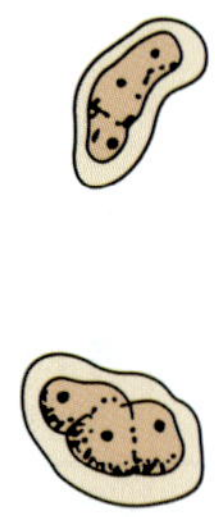	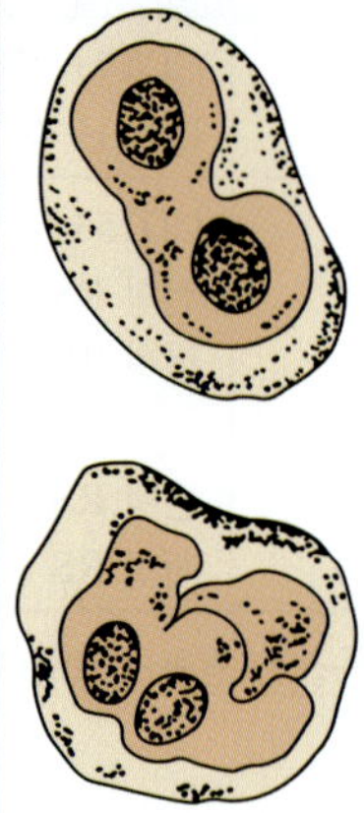	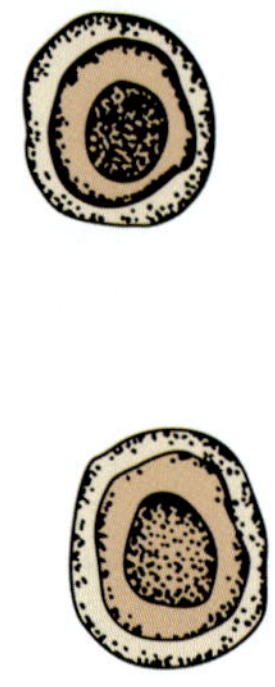	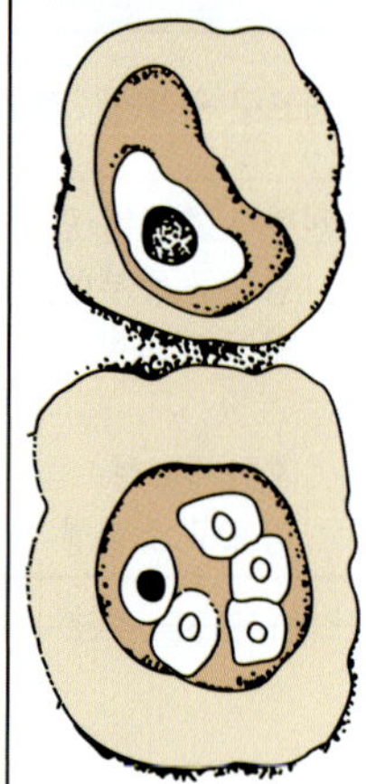
핵의 형태	2분 또는 다분된 핵, 다분엽	하나 또는 다분엽	하나 또는 나핵, 다분엽	하나	하나 또는 다분엽
핵소체	크다(핵직경의 1/3 이상) 호산성	작고, 초점성	다양함, 뚜렷함	크다(핵직경의 1/3 이상) 호산성	크다(핵직경의 1/3 이하) 호산성
염색질	핵소체 주변이 투명	미세함	다양함, 핵소체주변 투명 또는 과염색성핵	풍부함, 핵소체주변 투명	미세하거나 핵소체주변 투명
세포질	풍부한 편 창백하거나 분홍색	거의 없다. 창백	풍부함, 호산성	중등도 창백하거나 분홍색	풍부함. 창백
관찰되는 조직학적 분류	림프구 우세형과 혼합형에서 진단적가치	림프구 우세형	림프구 소실형	어느형에서도 가능	결절경화형

그림 11-28. 호즈킨병의 진단에 중요한 리드-스테른베르그세포의 유형과 감별점

고전 RS세포는 핵이 둘로 나누어져 있고 핵안에는 올빼미 눈같이 뚜렷한 핵소체를 갖고 있다. 팝콘형(L&H)은 결절형 림프구 풍부형(LP, nodular lymphocyte predominance)에서 특징이며, 고전형 호즈킨 림프종중 림프구 풍부형에서는 고전형 RS가 관찰된다. L&H RS 세포는 핵이 호중구의 핵과 같이 다엽상이면서 핵소체가 뚜렷하지 않다. 고전형 RS세포중 라쿠나형은 뼈세포가 들어 있는 라쿠나 같은 공간(조직 고정 후에 조직의 수축으로 인하여 이차로 발생하는 변화임) 안에 들어 있는 모습으로 관찰되는 세포이다. 단핵구형은 한개의 핵과 큰 핵소체를 갖는 세포로 면역모세포와 감별해야 한다. 다형성형은 다양한 형태의 거대세포와 유사한 세포이다. 나타나는 세포로는 림프구, 형질세포, 조직구, 호산구, 호중구, 섬유모세포 등도 같이 증식하고 있는 점이 악성 림프종과는 다른 점이다.

호즈킨병의 분류는 RS세포, 림프구, 조직구, 섬유화 정도에 따라 이루어지고(표 11-13), 전세계적으로 림프구와 호즈킨 세포의 비율에 의한 WHO 분류에 따른다. 우선, 림프구 우세형(lymphocyte predominance, LP)과 전형으로 분류하고 전형은 결절성 경화형(nodular sclerosis, NS), 림프구 풍부형(lymphocyte rich), 혼합세포형(mixed cellularity, MC), 림프구 소실형(lymphocyte depletion, LD)으로 나뉜다(그림 11-29). 조직형과 예후는 대체적으로 일치하며, LP형과 NS형의 예후는 양호하나 MC형과 LD형은 예후가 불량하여 수년 이내에 사망한다.

진단은 병리조직학적으로 고전형 RS세포의 확인이 필수적이다. RS세포가 호즈킨 림프종에서 특징적이기는 하나 전염성 단핵구증(infectious mononucleosis)과 같은 바이러스에 의한 감염인 경우에도 출현할 수 있기 때문이다. 일반적으로는 화학요법으로 잘 치료되며 국한된 경우에는 방사선치료도 잘된다. 호즈킨병의 예후는 임상병기에 비례한다(표 11-14).

림프구 풍부(우세)형은 많은 림프구의 증식이 있으며 고전형 RS세포는 비교적 드물게 관찰된다. 결절형과 미만형으로 성장하며 조직구의 증식도 동반된다. 고전형 RS세포가 관찰되면 고전형 호즈킨 림프종이고 L&H형이 관찰되면 비고전형 호즈킨 림프종으로 진단한다. 많은 소엽을 갖는 다배수체(polyploid)의 L&H형 RS인 소위 팝콘세포가 출현한다. 결절성에서는 L&H RS세포가 출현하고 B형 세포기원을 갖고 있다. 미만형은 B 세포와 T 세포에서 모두 기원할 수 있으나 소실형인 경우가 많다. 대개 임상병기가 I기이며 예후가 좋다. 림프구 소실형의 임상병기는 III기 또는 IV기로 발견되며, 림프절은 다형성의 단핵구와 고전형 RS세포가 나타나고 다소의 섬유화가 진행되며 림프

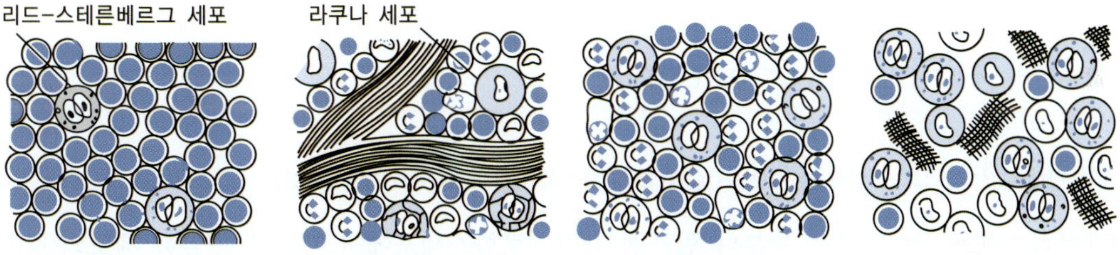

그림 11-29. 호즈킨병의 병리조직학 분류

표 11-14. 비호즈킨림프종과 호즈킨림프종의 임상병기

병기	기준
제I기 (a, b)	1개의 림프절부위를 침범(I)하는 것이나 또는 1개의 림프외조직을 침범한 경우(IE)
제II기 (a, b)	가로막을 기준 한쪽으로 2개 이상의 림프절부위를 침범한 경우
제III기 (a, b)	가로막을 기준으로 양쪽으로 림프절부위가 침범한 경우(III)이며 1개의 림프외조직(IIIE)이나 지라(IIIS)의 침범을 동반할 수도 있음
제IV기 (a, b)	1개 또는 그 이상의 림프외기관이나 조직을 광범위하게 침범한 경우이며 림프절침범을 동반할 수도 안할 수도 있음

-E는 림프외조직(extralymphoid 또는 extranodal tissue)을, S는 지라를 의미
-각 병기에는 a와 b가 있는데 a는 증상이 없는 경우 b는 증상을 동반한 경우이다. 즉 이유가 분명하지 않은 체중감소, 발열, 야간발한 등이며 예후가 좀 더 나쁨

구는 소수인 점이 특징이다. 혼합형의 경우는 림프구가 많은 형과 적은 형의 중간 정도 형태로 림프구와 조직구의 증식이 비슷한 수준으로 섞여 있는 유형이다. 고전형 RS세포가 많이 관찰되며 EB바이러스와 밀접한 관련이 있다. 예후도 중간정도이며 치료에 잘 반응하는 편이다.

결절 경화형은 대개 젊은 층에서 발생하며 느린 성장속도와 높은 생존율을 보인다. 특히 젊은 여성에서 흔하고 세로칸(종격동)에서 호발한다. 형태학적으로 특징적인 소견은 띠모양의 콜라겐이 종양을 여러 개의 소결절로 나누고 있고 RS세포 변형 라쿠나(lacunar)세포가 특징적으로 출현한다(그림 11-30).

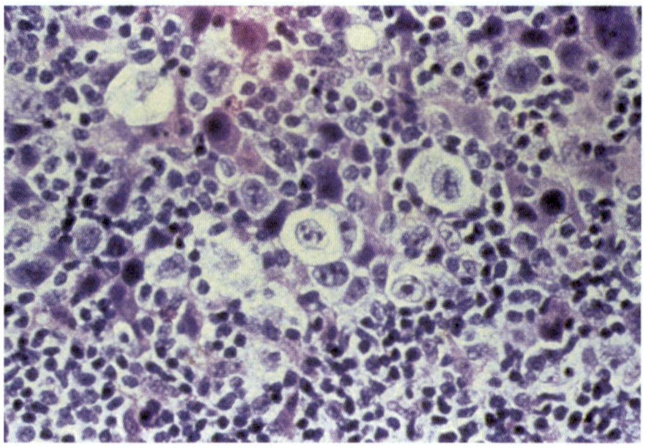

그림 11-30. **결절경화형.** 라쿠나형의 RS세포가 관찰됨 H&E

3. 조직구 종양(histocytic tumors)

1) 랑게르한스세포 육아종증(Langerhans cell granulomatosis)

랑게르한스세포 육아종증은 피부나 림프절의 랑게르한스세포에서 기원한 동일한 세포의 증식을 나타내는 3종류의 질환군이다. 랑게르한스세포는 크고 다엽성이며 핵은 접혀져 있다. 랑게르한스세포의 표지자에 양성이며 테니스 라켓 같은 버벡 과립(Birbeck granule)이 전자현미경으로 관찰되는 것이 매우 특징적이다.

(1) 호산구성 육아종(eosinophilic granuloma)

호산구성 육아종은 양성질환이고 소아와 젊은 층에서 호발하며 뼈를 침범하고 특히 머리뼈와 갈비뼈가 호발부위이다. X-선상 경계가 분명한 뼈융해상(osteolytic)이 나타난다.

병리조직학적으로 조직구, 랑게르한스세포, 호산구, 거대세포의 침윤이 관찰되며, 특히 다수의 호산구 침윤이 특징이다. 예후가 가장 좋다(그림 11-31).

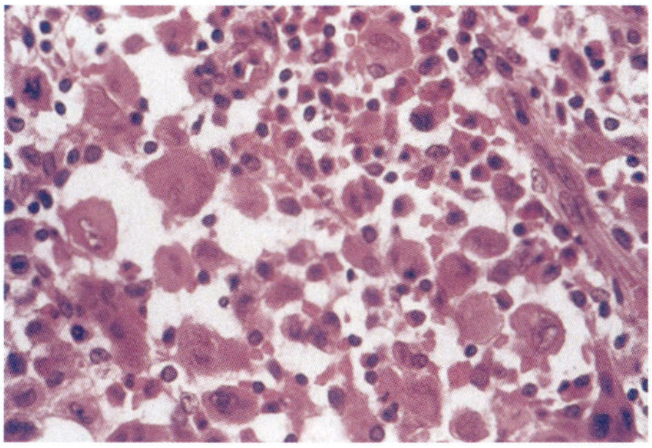

그림 11-31. 랑게르한스세포 조직구증, 단춧점, 림프절
H&E

(2) Hand-Schüller-Christian병

형태학적으로 호산구성육아종과 비슷하나 임상으로 좀 더 광범위하여 다발성이고 소아에서 호발하며 예후가 좀 나쁜 편이다. 따라서 조직으로 구별하기보다는 침범부위가 국한성인가 다발성인가가 중요하다. 증식된 조직구는 비교적 성숙한 상태이다.

머리뼈 기저부를 침범하고 특징적인 3대 증상인 안구돌출증, 머리뼈의 X-선상 다수의 융해성 병변(일명 punched out lesion), 요붕증이 나타난다.

(3) Lettere-Siwe병

주로 3세 미만의 어린이에서 발생하는데 가장 예후가 나쁜 형이며, 뼈와 림프조직에 광범위하게 침범하며 전신 증상이 나타나므로 소아시기에 사망한다. 림프절 종대와 조직구의 침윤에 의한 피부 발진 또는 결절이 발생한다. 미성숙한 조직구의 증식이 다른 그 형태보다 심하다.

4. 지라의 질병(splenic diseases)

정상 성인의 지라(spleen)의 중량은 70~135 g이며, 연령과 혈액함유량에 따라 크기가 변한다. 지라는 백색속질과 적색속질로 구분되는데 적색속질은 주로 지라끈, 지라굴, 혈관으로 이루어지며 지라끈에 존재하는 큰포식세포가 노후한 적혈구를 파괴함과 동시에 지라굴내의 적혈구를 수용해서 붓털동맥(필모동맥, penicillar artery)과 함께 전신의 혈류량을 조절하고 있다. 여러 가지의 질병에서 지라의 종대가 빈번하게 동반된다. 지라종대는 경도(좌측 갈비뼈아래 가장자리로부터 배꼽의 중간점까지, 500g 이하), 중등도(배꼽까지, 1kg 이하), 고도(배꼽을 넘어서, 1kg 이상)의 3단계로 구분한다.

1) 지라종대

지라종대(Splenomegaly)는 여러 질환에서 관찰되는 비교적 흔한 임상소견이다(표 11-15). 지라종대의 형태는 질환에 따라서 다양한 형태 변화를 나타낸다. 감염성 질환 중 결핵인 경우 육아종성 염증이 일어나고 축적질환 특히 리소좀 축적질환시에는 조직구의 증식 및 침윤이 관찰되며, 반티(Banti) 증후군과 간경변증과 같이 문맥압이 높을 때는 만성 울혈성 지라종대가 발생한다. 자가면역 질환시에는 림프구의 증식과 여포형성이 관찰되고 원발성 또는 전이성 종양도 지라종대를 일으킬 수도 있다. 그중 악성 림프종과 호즈킨병이 지라에 호발하는 종양이며 형태학적으로는 림프절에서와 같이 동일하다. 골수증식성 질환에는 지라에서 골수외 조혈작용(extramedullary hemaopoiesis)이 나타나며 이를 원인불명의 골수성 화생(agnogenic myeloid metaplasia)이라고 한다.

드물지만 일단 지라종대가 있을 경우, 지라에서 혈구세포의 파괴로 인해 빈혈, 백혈구 감소증, 혈소판 감소증 등이 발생하기도 하며 이런 경우에는 지라절제술로 치료한다. 지라종대, 혈구감소증, 지라절제술에 의한 치료됨 등이 모두 포함될 경우 지라기능항진증(hypersple-nism)이라고 한다.

지라종대의 원인을 살펴보면, 순환장애성(심판막증, 간경변증, 문맥혈전증, 반티증후군(Banti syndrome), 버드키어리(Budd-Chiari) 증후군), 감염성[폐혈증, 심내막염, 만성 말라리아, 칼라아자(Kala-Azar, 흑열병)], 대사성(고셔(Gaucher)병, 니만-픽크(Niemann-Pick)병, 당뇨병, 아밀로이드증), 혈액질환성(용혈성 빈혈, 악성 빈혈, 급성 골수성 백혈병, 만성 골수성 백혈병, 진성 다혈병, 적백혈병, 유모세포 백혈병(hairy cell leukemia-드문 모발상의 포체 돌기를 가지는 B 세포성 백혈병의 일종), 악성 림프종(비호즈킨 림프종과, 호즈킨병), 골수섬유증)이 있다(표 11-15).

(1) 울혈성 지라종대(congestive splenomegaly)

지라의 울혈은 문맥의 울혈이나 혈전에 의한 울혈, 간경변증에 의하여 문맥과 간정맥의 압박에 의한 간내울혈, 심부전에 의한 울혈로 구분하고 있다. 육안적으로 할단면은 혈액의 울혈에 의해 암적색이며 적색속질의 비율이 증가하는 한편 백색속질은 감소된다.

(2) 반티증후군(Banti syndrome)

반티증후군은 특발성 문맥압 항진증이라고도 일컬어지며, 원인은 불분명하지만 중년 이후의 여성에게 많다. 지라종대가 일어나면 범혈구 감소증을 나타내는데 이것은 지라의 기능 항진에 의해서 적혈구 이상으로 파괴되기 때문에 발생한다. 지라종대와 함께 복수가 발생하고 문맥압이 높은 경우에 식도정맥류, 배꼽 주위의 피하 정맥의 방사상의 확장(일명 메두사의 머리이라고도 함), 치핵(치질) 등이 관찰되며, 식도정맥류가 파열될 경우 대출혈을 일으켜 급사하기도 한다.

육안적으로 지라는 울혈로 인하여 중등도로 종대된다. 탄력성이 풍부하고 할단면은 두드러진 지라잔기둥으로 인해 육질의 고기모양(살코기)처럼 관찰된다. 조직학적으로 피막은 비후되고 울혈,

표 11-15. 지라종대의 원인

분류	원인 분류	증례
지라종대 양성	급성 염증	장티프스, 말라리아, 전염성단핵구증
	만성 염증	감염성심내막염, 브루셀라증, 말라리아, 리슈마니아증
	자가면역질환	류마토이드관절염(Still병), 전신성홍반성루푸스, 특발성혈소판감소성자반증
	아밀로이드증(유전분증)	다발골수종, 만성질환
	축적질환	고쉐병, 니만픽병, 조직구증
	간문맥고혈압	간경변증, 반티증후군
	혈액질환	용혈성빈혈, 골수외조혈, 골수섬유화
	지라낭종 또는 과오종	혈종, 표피낭종
종양성	림프구성 백혈병	만성림프구성 백혈병과 유모성(hairy)세포 백혈병
	림프종	비호즈킨 림프종, 호즈킨림프종
	골수구성 백혈병	만성골수성 백혈병, 단구성
	조직구X증	Hand- Schuller- Christian disease, Letterer-Siwe disease
	전이성 종양	비교적 드묾

굴의 증식, 피막아래 지라 주위의 호은성 섬유의 증생 등이 잘 관찰되고 지라정맥 출혈 후에 발생하는데 지라내 출혈소에 혈철소의 침착, 섬유화와 석회화된 결절인 감나간디(Gamna Gandy)결절도 관찰된다. 림프여포는 위축되고 때로는 소멸되기도 한다.

(3) 지라염(splenitis)

세균과 그것들의 분해 산물이 지라에 도달하면 지라염이 생기며, 전신 폐혈증이 일어난다. 지라 외에 간과 림프절도 종대된다. 폐혈증이 의심되면 동맥혈로 혈액배양을 해야 한다.

병리학적으로 지라종대는 급성 지라염에서 300kg 정도로, 호중구의 침윤이 두드러지는데, 경과가 약간 길어지면 형질 세포나 큰포식세포의 반응도 두드러진다. 그러나 지라종대는 커진다고 해도 중등도까지이다. 만성의 말라리아감염증에서는 섬유화로 인해 단단하고 1~수 kg까지도 커진다.

(4) 지라의 종양(splenic tumors)

극히 드물지만, 양성 종양으로는 낭종이 있고 악성으로는 악성 림프종, 호즈킨병, 혈관종과 혈관육종 등이 발생할 수도 있다.

5. 가슴샘의 질병(thymic diseases)

가슴샘(thymus)은 앞세로칸(전종격동)에 있어서, 심장 앞위쪽을 감싸듯이 놓여 있다. 사춘기 이후에는 퇴축이 일어나고 점차 지방조직으로 대체된다.

1) 가슴샘종(thymoma)

가슴샘종은 성인 또는 고연령자에서 발생하고 X 선으로 보면 앞세로칸 종양이며 약 30%에 중증근무력증과 같이 부종양성(paraneoplastic) 증후군을 동반하기도 한다. 조직학적으로 양성 종양인 경우는 피막으로 싸여 있으며, 구성하는 세포는 상피성 세포와 림프구의 2가지가 있다. 종양세포는 가슴샘 상피세포이므로 상피세포의 양이 예후와 밀접한 관계가 있고 진단에도 중요하다. 림프구는 비종양성이며 주로 T 세포이다. 림프구 침윤이 많을수록 예후는 좋다. 그러나 림프구가 많이 침윤한 림프구형은 상대적으로 상피세포의 수가 적어 진단시에 어려움이 있을 수도 있다. 종양의 크기는 엄지 손가락에서 주먹 크기까지 다양하며 대체로 양성 종양(90% 이상)이지만, 악성인 경우도 있다. 구성세포의 형태만으로는 양성과 악성을 구별할 수가 없고 악성인 경우는 주변에 침윤을 하는 것이 가장 중요한 기준이 된다. 중증근무력증 외에 때로는 전신성 홍반성 루푸스, 적혈구 무형성(red cell aplasia) 등을 합병한다(표 11-16).

표 11-16. 가슴샘종과 관련된 부종양성 증후군

- 중증근무력증 : 중증근무력증 환자의 10%는 가슴샘종을 갖고 있음
- 적혈구재생부전 : 재생불량성빈혈 환자의 50%는 가슴샘종을 갖고 있음(red cell aplasia)
- 혈소판감소증을 동반한, 또는 동반하지 않는 호중구감소증
- 저감마글로불린혈증
- 다발성근염
- 심근염
- 전신성 홍반성 루푸스
- IgA결핍과 다발성 종양
- 다른 장기의 종양
- 다른 자가면역질환

* 40% 이상의 가슴샘종환자에서 상기 증상중 하나는 관찰됨

형태학적인 분류는 림프구형, 혼합형(림프구와 상피의 혼합), 상피형 등으로 나누며 상피세포는 전자현미경상에서 케라틴과 부착반(desmosome)을 관찰할 수 있어 편평 상피세포의 분화를 나타내는 것이 특징이다(그림 11-32). 또, 면역조직화학염색으로 사이토게라틴 염색을 하면 진단을 쉽게 할 수 있고 다른 가슴샘 종양과의 감별진단에도 도움이 된다.

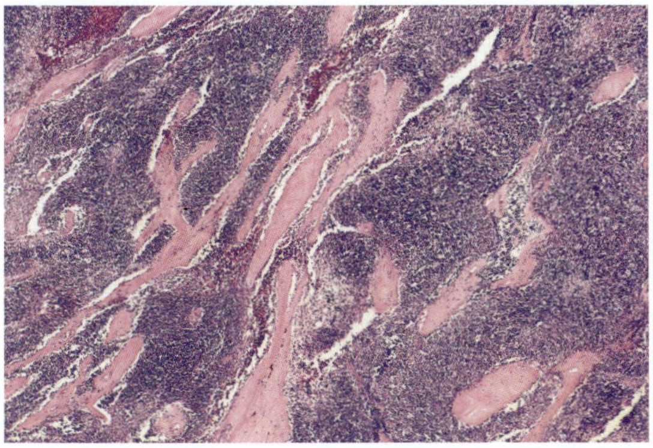

그림 11-32. 가슴샘종, 피질우세형, 가슴샘. H&E

2) 가슴샘 과형성(thymic hyperplasia)

중증근무력증의 약 80%에서 가슴샘 과형성이 관찰되고 다른 자가면역질환에서는 전신성 홍반성 루푸스의 일부에서 발생하기도 한다. 종대된 가슴샘의 속질에 배중심을 가지는 림프여포가 과증식하여 다수 출현한다. 배중심이 관찰된다는 점이 가슴샘종과 감별점도 된다. B 세포가 항 아세틸콜린 수용체 IgG 항체를 만들어 근.신경 결합부에 있는 아세틸콜린의 수용체와 결합하게 되고 그 결과, 본래의 신경 종판에 있는 아세틸콜린 수용체와의 결합을 방해하거나, 수용체가 파괴되어 소실되므로 중증근무력증(myasthenia gravis)이 일으키는 것으로 알려져 있다. 치료로는 가슴샘절제술을 실시한다.

3) 악성 림프종(malignant lymphoma)

호즈킨병 중 결절경화형(nodular sclerosis)이 세로칸(종격동)에 잘 발생하며 가슴샘도 침범을 잘 한다. T 세포형 ALL과 악성 림프종 중 특히 가슴샘기원 림프모구성 림프종(lymphoblastic lymphoma)이 가슴샘에 잘 발생한다.

4) 기타 종양(other tumors)

배세포 종양(germ cell tumor)이 가슴샘에 원발성으로 잘 발생한다. 신경내분비종양인 카르시노이드종양(carcinoid tumor)도 발생할 수 있다.

Chapter 12

호흡기 질환 (Respiratory diseases)

호흡기는 공기가 지나가는 통로인 전도부위(conducting portion)와 가스 교환이 이루어지는 폐포 조직인 호흡부위(respiratory portion)로 이루어져 있다.

호흡기계는 비강으로부터 후두까지를 상부호흡기(upper respiratory tract), 기관으로부터 폐포까지를 하부호흡기(lower respiratory tract)라고 부른다(그림 12-1). 기관은 좌우의 일차기관지로 나눠지고, 폐문을 통해서 폐의 속으로 들어간다. 기관지는 이후 약 15회 정도 분지하여 가늘어지며 호흡세기관지가 되어 폐포관을 걸쳐 폐포와 연결된다.

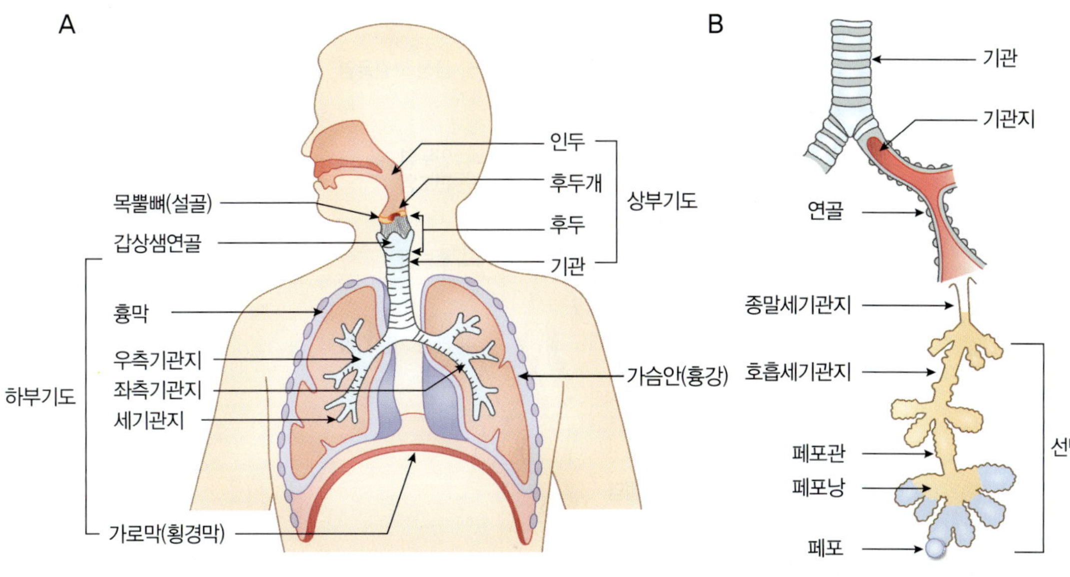

그림 12-1. 호흡기계. A. 호흡기계는 해부학적으로 상부기도와 하부기도로 나눔. B. 하부기도의 상세 구조와 명칭

폐의 표면과 흉곽의 내면은 흉막(pleura)이라고 하는 얇은 막에 감싸여져 있으며, 폐의 표면과 흉곽의 내면을 덮고 있는 흉막사이의 공간을 흉강이라 불려진다. 흉강(thoracic cavity)은 언제나 음압의 상태에 있으며, 극히 소량의 림프액이 있다. 호흡기 질환의 주요 원인들은 유전 요인과 흡연, 공해 직업성, 감염성과 같은 환경 요인으로 나눌 수 있다.

1. 상부기도 질환(diseases of upper respiratory tract)

코(nose), 코곁굴(부비동, paranasal cavity), 인두(pharynx), 후두(larynx)를 포함하는 기도(호흡기계)를 상부호흡기라고 한다.

1) 염증성 질환(inflammatory diseases) (그림 12-2)

(1) 급성 코염(acute rhinitis, 감기)

거의 대부분은 바이러스 감염에 의하여 발생하며 사람에서 가장 흔한 질병 중의 하나이다. 흔히 감기라고 하며 원인은 다양하나 그 증상들은 유사한 상부기도 호흡기 질환군을 말한다. 흔한 원인체 바이러스는 리노바이러스(rhinovirus), 인플루엔자바이러스, 믹소바이러스(myxorirus), 아데노

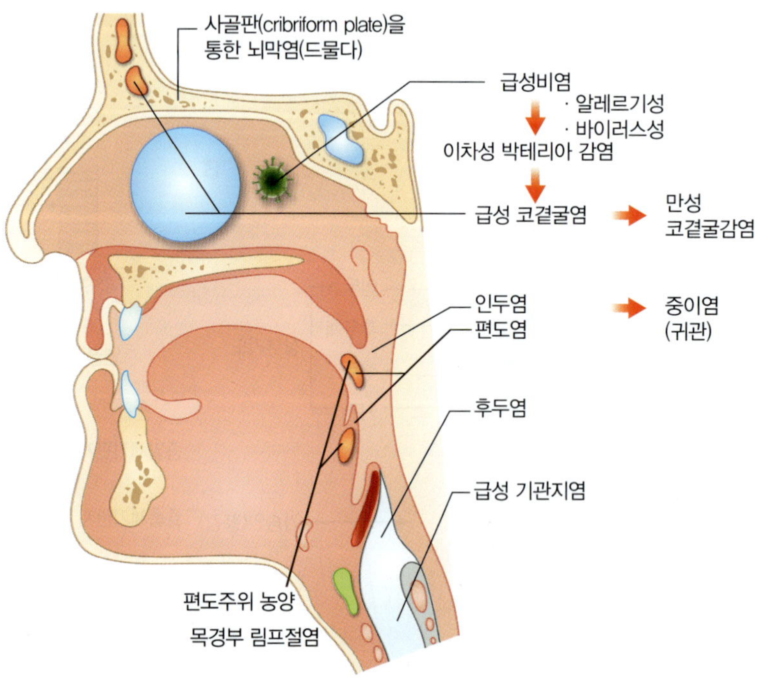

그림 12-2. 상부기도의 염증. 상부호흡기 염증은 코로부터 후두까지의 염증을 말하며 비염, 인두염, 편도염, 후두염 등을 포함하고 있다.

바이러스(adenovirus), 파라믹소 바이러스(paramyxovirus) 등이다. 물 같은 코의 분비물(콧물)을 비점막상피에서 분비하며 목이 아프고, 열이 나며, 근육통도 호소한다.

(2) 알레르기성 코염(allergic rhinitis)

제1형 면역반응으로 대부분은 꽃가루와 먼지에 대한 알레르기 반응에 의한 것이다. 가족력이 있는 아토피성 피부염, 천식(asthma)을 앓고 있는 환자에서 발생하는 경우가 많다.

(3) 급성 인후 편도염(acute pharyngolaryngeal tonsillitis)

90% 이상은 바이러스에 의한 감염으로 발생하며 원인체에는 인플루엔자, 파라인플루엔자(parainfluenza) 등 급성 비염을 일으키는 바이러스는 모두 포함된다. 특수한 경우는 엡스타인 바(Epstein-Barr) 바이러스에 의한 전염성 단핵증(infectious mononucleosis), 세균으로 연쇄알균(*Streptococcus pyogenes*), 디프테리아(diphtheria) 등에 의해서도 발병할 수 있으나 그 빈도는 10% 미만이다. 임상증상으로 점막의 홍반, 통증, 발열이 관찰된다. 세균 감염은 바이러스 감염에 이은 2차적인 감염이며 주변조직에 농양형성도 일으킬 수도 있다.

(4) 염증성(inflammatory)과 알레르기성 코폴립증(allergic nasal polyp)

폴립은 만성 비염과 동반되어 흔히 나타나는 유누상으로 융기되는 용종으로 대부분 급성 비염이 반복된 병력을 갖고 있다. 원인에 따라 염증성과 알레르기성으로 나눌 수 있다. 특히 젊은 사람에서 다발하며, 심한 간질 부종과 더불어 다형핵백혈구, 호산구, 림프구, 형질세포의 침윤이 관찰된다. 코 폐색을 일으키므로 대개 수술로 제거한다(그림 12-3).

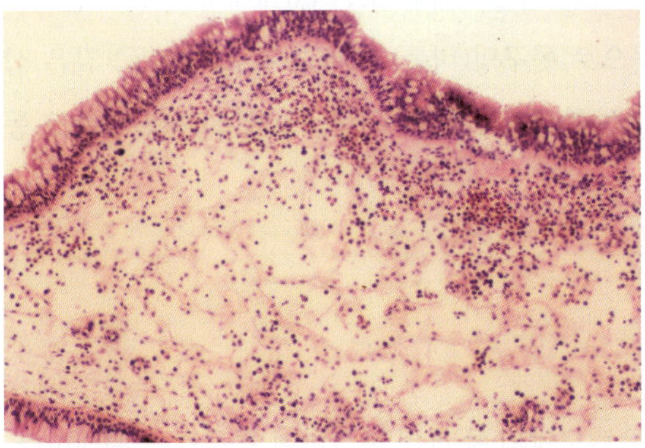

그림 12-3. 알레르기성 코 폴립. 코안(비강)에서 발생한 알레르기성 염증으로 심한 간질 내 부종과 염증세포, 특히 호산구의 침윤이 많음

(5) 만성 코염(chronic rhinitis)과 코곁굴염(paranasal sinitis)

콧구멍의 만성 염증은 비특이한 염증 반응이 일어나며 점막의 비후와 부종을 동반한다. 심한 점막의 비후는 염증성 폴립을 형성할 수도 있으며, 대부분은 코곁굴염과 합병하고 있다.

(6) 코곁굴염(부비동염, paranasal sinitis)

위턱굴(상악동, maxillary sinus), 나비굴(접형동, ethmoid sinus), 이마굴(전두동, frontal sinus)에서 발생하는 염증으로 대부분 급성 비염의 합병증으로 나타난다. 급성 염증에 의해 간질에 부종이 생기고 상기 코곁굴의 입구가 막히게 되며 2차적으로 급성 화농 염증이 발생한다. 가장 흔한 원인균으로는 헤모필루스 인플루엔자(*Hemophilus influenzae*), 연쇄상알균 등이 있다.

두통, 발열, 목부 림프절 종대 등이 나타나고 주변조직으로 퍼지면 위턱뼈(상악골, maxilla)의 만성 골수염, 안와의 봉와직염, 해면동(cavernous sinus)의 혈전동맥염, 뇌막염, 뇌농양 등이 발생할 수 있다.

(7) 진균감염(fungal infections)

털곰팡이증(mucormycosis)은 면역능이 감소된 사람 또는 당뇨병 합병증 환자에게서 나타나는 심부 진균증(mycosis) 중의 하나이다. 코안에 심한 조직괴사와 염증을 일으키고 주변조직인 눈확(안와)이나 머리뼈(두개골) 속으로도 파급된다.

아스페르길루스 균(*Aspergillus spp.*)은 코안의 비침윤성 감염을 일으키며 균사의 집단을 이루어 소위 진균덩어리(fungus ball)를 만들기도 한다.

(8) 베게너 육아종증(Wegener granulomatosis)

베게네 육아종증은 비교적 드문 질병이며 상부기도에만 발병하거나 또는 60%에서 상부 호흡기도와 콩팥 사구체를 동시에 침범한다. 호발부위는 3곳으로 콧구멍(비동) 또는 코곁굴(부비동) 같은 상부호흡기도, 폐, 콩팥이다. 조직소견은 괴사성 육아종 혈관염과 함께 주변조직에 괴사성 염증도 동반하는 것이 특징이다.

2) 종양(tumors)

(1) 콧구멍의 종양(nasal tumors)

흔한 양성 종양은 편평세포 유두종이다. 대개는 폴립모양의 종괴를 형성하여 콧구멍을 폐색한다. 악성 종양은 편평세포암종과 민무늬근육종이 호발한다.

(2) 코인두의 암종(carcinomas of nasopharynx)

동양에서는 흔한 편이며 특히 젊은 층에서 많이 발생한다. 편평상피에서 기원한 편평세포암종으로 생각하고 있으나 분화도는 나쁜 편이고 림프구 침윤이 특징이다. 엡스타인바 바이러스(Epstein-Barr virus)와 관련 있다. 흔히 목부위 림프절 전이로 림프절 종대, 머리뼈 기저부 침윤으로 인한 중추신경계 마비, 귀관(auditory tube)의 폐색으로 인한 중이염 등의 합병증이 나타날 수도 있다. 원발부의 암종보다는 목의 림프절 전이를 먼저 발견하는 경우가 흔하다.

(3) 악성 림프종(malignant lymphoma)

구강인두(oropharynx)에서 환상의 림프조직, 즉 발데이어환(Waldeyer's ring)은 림프절염 외에 악성 림프종의 호발부위이기도 하다. 이때 발생되는 림프종은 대부분 B세포 기원이다. 임상적으로 결절형 또는 궤양성 종괴로 나타나며, 병리조직학적으로 진단해야 한다.

3) 후두(larynx)

정상구조(그림 12-4)는 성대문(glottis)을 중심으로 성문상부(supraglottis), 성대문, 성문히부(subglottis)으로 나누고 구강과 기관지를 연결하고 있다.

(1) 염증싱 질환(Inflammatory diseases)

① 급성 후두염(acute laryngitis)

바이러스나 세균에 의한 상부 호흡기도 감염 시 흔히 나타난다. 통증과 목소리가 쉬는 것이 주

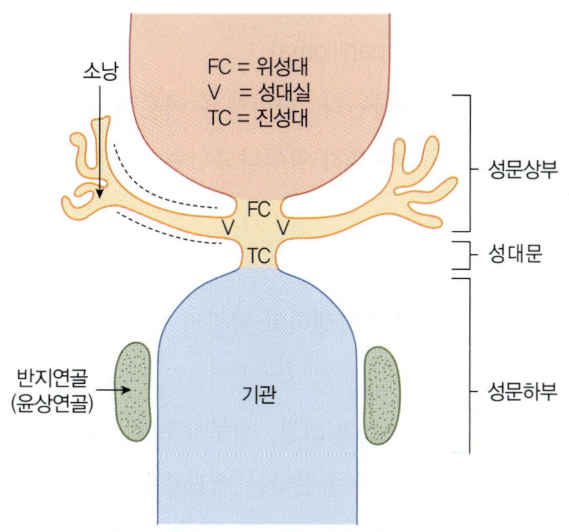

그림 12-4. 후두의 상성문, 성문, 하성문 부위를 표시. 성문상부은 후두개(epiglottis), 위성대, 성대실, 성대소낭(saccule) 등을 포함한다. 성대문(glottis)은 성대 전후 commisures, 피열(arytenoids), 성대돌기, 성문하부는 진성대에서 윤상연골까지임

증상이다. 급성 후두개염(acute epiglottitis)은 소아에서 흔한 염증이며 헤모필루스 인플루엔자(Hemophilus influenza)나 바이러스 감염으로 온다. 소아에서는 급성 기도 폐색의 원인이 될 수도 있다.

② 디프테리아(diphtheria)

디프테리아(*Corynebacterium diphtheriae*)균에 의해 발생하는 질병으로 최근에는 대단히 드물게 발생하지만 개발도상국에서는 아직도 흔한 질병이다.

급성 막성 또는 위막(pseudomembrane)성 염증을 일으키는 것으로 유명하며 소아에서는 기도폐색 가능성 때문에 위험하다. 위막이 점막으로부터 떨어져 기관을 막으면 급사할 수도 있다. 디프테리아균이 분비하는 외독소가 혈액 내로 들어가 심장과 신경을 손상시킬 수 있다. 임상소견으로 통증, 목소리가 쉼, 고열, 목 림프절 종대 등이 있고 항생제와 항독소로 치료한다.

③ 후두결절(laryngeal nodule)

진성대(true vocal cord)의 앞 1/3부위에서 호발한다. 목소리를 무리하게 많이 사용하는 사람에서 많이 발생하며, 특히 가수에서 호발하므로 성대결절 또는 가수결절(singer's nodule)이라는 별병이 있다. 이외에도 선생이나 목사에게서도 흔하다.

육안으로 보면 단단하고, 원형의 결절이며 점막에 둘러싸여 있다. 현미경적으로 확장된 혈관과, 섬유화, 점액성 변성 등이 관찰된다. 임상적으로 쉰 목소리가 나게 되고 말하는데 고통이 올 수 있다. 지속 관찰하거나 수술로 치료한다.

(2) 후두종양(laryngeal tumors)

① 편평상피 유두종(squamous epithelial papilloma)

단발성과 약년성의 두가지 유형으로 나타난다. 단발성은 어른에서 나타나고 절제술로 치료하는 반면에 약년성은 유두종 바이러스에 의해서 흔히 일어나고 소아에서 다발한다.

② 편평세포암종(squamous cell carcinoma)

후두의 가장 흔한 암종으로 50대 이후에서 발생하고 남자가 여성에 비해 7배 이상 호발한다. 흡연과 관계가 깊다.

발생장소에 따라 성대를 중심으로 성문(glottic)형, 성문상부(supraglottic)형, 성문(subglottic)하부형 등으로 나눈다. 점막상피의 흰색 색조가 출현하는 백판증(leukoplakia 또는 백반증)이 관찰되고 점차 진행되어 종괴나 판을 만들며 또 종괴는 결절과 궤양을 만든다. 병리조직학적으로 초기에는 증식성과 이형성증이 관찰되나 점차 암세포로 바뀌어 주위 조직 내로 침윤한다. 대부분은 분화도가 좋은 편평세포암종이다.

임상적으로 호흡기도 폐색, 각혈 등이 나타나고 초기에는 목 림프절로 전이를 한다. 수술에 의한 절제가 가장 좋다. 성문하부이나 성문상부일 경우는 후두 적출술과 목림프절 청소술을 함께 해야 할 경우가 많다.

2. 폐의 질환(pulmonary diseases)

1) 폐의 구조와 작용(structures and functions of lung)

정상 폐는 공기를 많이 포함하고 있어, 가볍고 탄력성이 높은 장기이다. 단면에는 기관지와 혈관을 제외하면 대부분이 미세한 공간으로 구성되어 있다.

폐의 중량은 오른쪽이 왼쪽보다 약간 무거우며, 정상 성인은 좌우 합쳐서 약 400g이다. 성인의 전폐용량(최대 흡기 시 폐 내의 가스량)은 4~6 ℓ임을 감안하면 실질조직은 공기가 차는 공간구조라는 것을 알 수 있다. 폐의 조직 표본을 관찰하면 폐포조직이 기관지 사이를 빈틈없이 메우고 있음을 알 수 있다.

(1) 폐기능검사(pulmonary function test)

폐의 여러 공간의 부피를 단순한 수치로 표시하는 것 외에 폐기능을 측정할 수 있는 몇 가지 폐기능검사법(표 12-1, 그림 12-5)이 있다.

폐활량측정법(spirometry)은 1초당 호기의 양을 측정하는 것이다. 폐에서 최대흡기 직후 1초 동안에 폐로부터 배출되는 최대 호기량을 강제호기량 또는 노력호기폐활량(forced expiratory volume, FEV_1)이라고 한다. 이 수치는 흉곽 내의 주된 호흡기도, 즉 기관과 기관지의 상태에 좌우되므로 개인에서는 거의 일정하다. 이것은 환자의 나이, 성별, 폐의 크기에 비례한다. 최대 흡기 후 내뿜을 수 있는 공기량 전체를 폐활량(vital capacity)이라고 한다. FEV_1/VC의 비율은 폐 크기의 다양함을 다소 보정할 수 있다. 폐의 부피가 일정한 상태에서는 호기속도는 최고도에 도달한다. 이것을 최고 호기유량(peak expira-tory flow rate, PEFR)이라고 하고 기도폐색 정도의 척도가 된다. 폐의 가스교환 능력을 조사하기 위해서는 일산화탄소의 이동인자(transfer factor, TCO)를 검사해야 한다. 즉 알고 있는 농도의 일산화탄소가 포함된 공기를 흡입한 후 15초 동안 숨을 참고 있다가 그 후 내쉬고 호기 내에서 측정된 흡수된 일산화탄소량을 측정한다. 일산화탄소는 헤모글로빈과 강하게 결합하기 때문에 TCO는 혈액 내 헤모글로빈치에 비례하게 된다. 미만성 폐섬유증과 같이 폐포-모세혈관막을 미만성으로 침범하는 폐질환에서는 TCO는 낮아지게 된다.

표 12-1. 폐기능검사와 그들의 진단적 의미

검사	진단적 의미
최고호기유량(PEFR)	기도폐색이나 근육약화 시 감소
강제호기량(FEV_1)	기도폐색, 폐섬유증, 폐부종, 근육약화 시 감소
폐활량(VC)	폐체적량이 감소하면(섬유화, 부종), 가슴벽구조 이상(척추후만증), 근육약화 시 감소
강제호기비율(FEV_1/VC)	기도폐색성일 때는 낮고 제한성일 때는 정상 또는 증가
일산화탄소 이동(Tco)	폐섬유화, 부종, 색전증, 빈혈 시 감소

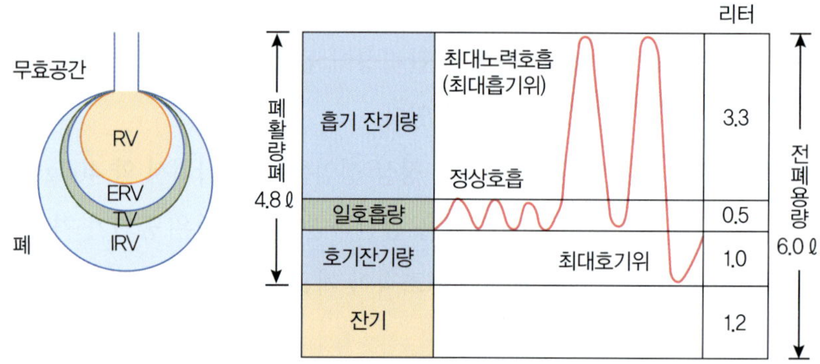

그림 12-5. 기도(공기통로)와 폐의 환기. 정상호흡으로 교환되는 가스는 350ml 정도이다. 무효공간(dead space) : 약 150ml 정도 공간은 가스교환이 이루어지지 않음. IRV: 호유잔기량, ERV: 호기잔기량, TV: 일호흡량, RV: 잔기

폐색성과 제한성 폐질환(obstructive or restrictive pulmonary diseases)은 폐기능검사로 진단할 수 있는 폐질환으로 폐색성 질환(천식)은 공기의 통로인 기도가 좁아져서 나타나는 질환이고 제한성 질환(간질섬유증)은 폐가 확장되는 것을 제한해서 발생하는 질환이다. 폐기능검사에서는 두 가지 질환이 서로 대조가 되는 유형을 나타낸다. 폐색성 질환에서는 잔기(residual volume)와 전폐용량(total lung capacity)은 좁아져 있는 호흡기도 이하 부위의 폐가 과도하게 팽창되므로 경도로 증가된다. 천식에서 폐기능검사의 결과는 환자의 임상상태에 따라 달라질 수 있다. 즉 급성 폐질환 시와 건강할 때는 그 기능검사가 서로 다르게 된다. 이러한 기능검사는 환자를 예측할 때와 치료 효과의 판정에 도움이 된다. 기관지 확장제 투여 후 강제호기비율(FEV_1/VC)과 최고호기유량(PEFR)이 개선되면 기도 폐색이 가역 상태임을 의미한다.

호흡부전(respiratory failure)은 환기의 장애, 혈액순환 장애(심부전증이나 다량의 폐색전증), 가스교환장애(폐기종과 폐섬유증) 등에 의해 나타날 수 있다.

2) 무기폐(atelectasis)

정상적으로 폐는 공기를 많이 포함하고 있으나, 기도가 막히거나 흉강에서 양압이 되는 경우에는 폐의 일부 또는 전체에 공기가 채워지지 않는다. 이와 같이 공기가 채워지지 못한 폐를 무기폐라고 한다. 무기폐 부분은 쭈그러들고 굳어지게 되며 폐의 혈류도 나쁘다.

(1) 태아성 무기폐(fetal atelectasis)

태아의 폐는 태생 후반에 활발하게 발육하며 임신말기경에는 폐포 구조도 잘 형성되어 있다. 그러나 태아의 폐에서 폐포는 아직 공기 흡입을 하지 않고 있으므로 확장되지 않고 오므라져 있으며, 폐포벽도 두터워져 있다. 어떠한 원인으로 자궁 내 사망한 태아를 해부해 보면 폐는 공기를 전혀 함유하고 있지 않다. 이것을 태아성 무기폐라고 한다.

(2) 후천성 무기폐(acquired atelectasis)

생후에 호흡으로 팽창한 폐의 일부 또는 전체가 여러 가지 원인에 의해서 공기가 빠져나간 상태를 말한다. 원인에 따라 압박성 부기폐(compressive atelectasis)와 폐색성(흡수성) 무기폐(obstructive atelectasis)로 나눌 수 있다. 압박성 무기폐는 폐가 외부에서 압박되어서 팽창되지 못한 상태이다(그림 12-6A). 주요한 원인으로는 흉강 내에 여출액 또는 삼출액이 저류된 경우, 기폐를 일으킨 경우, 대량의 복수나 커다란 복강 내 종양에 의해서 가로막이 밀어 올라간 경우 등을 들 수 있다.

폐색성(흡수성) 무기폐는 기관지 내강이 폐색되어 그 말초의 폐포강 내에 포함하고 있었던 공기가 서서히 흡수되기 때문에 폐포가 오그라들어 무기폐가 된다(그림 12-6B). 기관지 폐색의 원인으로는 기도 내로 들어온 이물질, 폐암, 기관지염 시 분비액이 농축된 점액괴(mucus plug) 등을 들 수 있다.

무기폐 부위가 넓어지면 그만큼 호흡 장애가 커지게 되며, 무기폐가 오랫동안 지속될 경우는 원인이 제거된다 하더라도 폐는 원래대로 팽창하지 못한다.

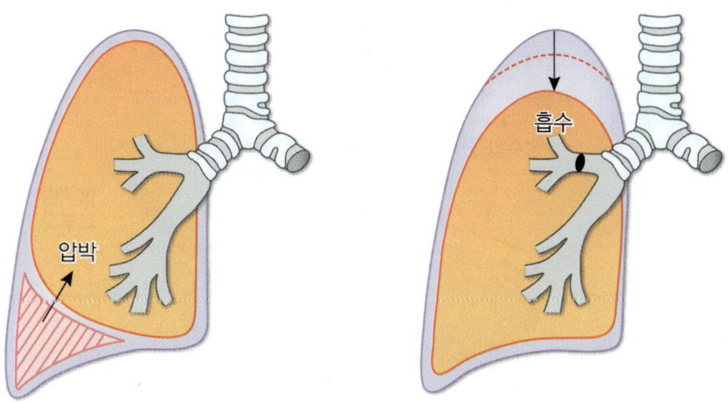

그림 12-6. 후천성 무기폐의 2개의 형식(육안상의 모식도). A. 압박성 무기폐, B. 폐색성(흡수성) 무기폐

3) 폐 순환장애(circulatory disturbance of the lung)

(1) 폐부종(pulmonary edema)과 폐울혈(pulmonary congestion)

폐울혈과 폐부종의 가장 흔한 원인은 만성 좌심부전증으로 좌심부전 환자의 경우 좌심실의 작용이 저하되었기 때문에 폐의 정맥압 또는 모세혈관 압이 높아져, 혈장성분이 혈관 밖으로 누출되기 때문에 폐포벽 및 폐포강 내에 다량의 부종액과 일부 혈액이 축적된다(그림 12-7). 출혈된 부위에서는 시간의 경과와 함께 헤모글로빈이 갈색의 혈철소로 변화되기 때문에 단면에 갈색의 반점이 생긴다. 이때 폐포벽에 섬유화도 일어나므로 폐는 약간 단단하게 되는데 이를 폐의 갈색경화(brown induration)라고 한다. 그 외에 모세혈관 내피세포 손상, 간질내압 증가, 급성 실혈 후 혈액의 희석, 삼투압의 감소, 림프순환 장애 등에 의해서도 폐부종은 일어날 수 있다.

(2) 폐색전증(pulmonary embolism)과 폐경색(pulmonary infarction)

하지의 심부정맥에서 새로운 혈전이 생길 경우 종종 그것이 떨어져서 혈류를 따라 하대정맥 → 우심방 → 우심실로 운반되어, 폐동맥내강을 막게 되어 폐동맥 폐색이 일어나게 되는데 이를 폐색전증이라 한다. 폐색전의 90% 이상은 하지 심부정맥에서 발생하고 다음으로 골반정맥에서 기원한다. 이러한 하지의 심부정맥 혈전이나 폐색전증은 수술 후, 분만 후, 움직이지 못하는 환자, 심맥관계 질병이 있는 사람에서 잘 생긴다. 또 폐색전증의 결과는 큰 혈관을 침범하면 급사할 수도 있고 중간 혈관을 침범하면 폐경색증이 일어난다(그림 12-8). 임상적으로 작은 혈전의 파편이 가는 폐동맥분지

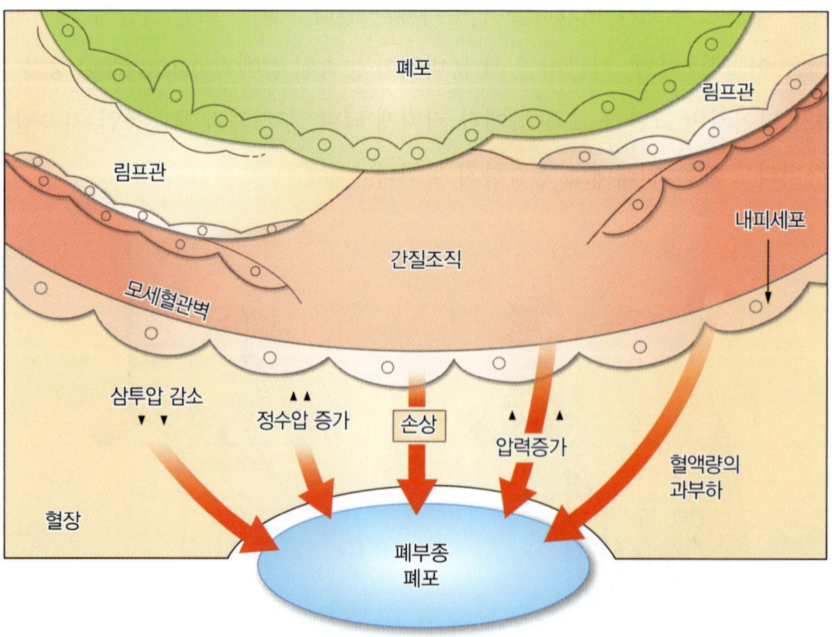

그림 12-7. 폐부종. 폐의 혈관이나 림프관 내 삼투압, 정수압, 혈관의 손상, 고혈압, 혈액량의 갑작스러운 증가는 모두 폐포 내로 혈장을 이동시킴

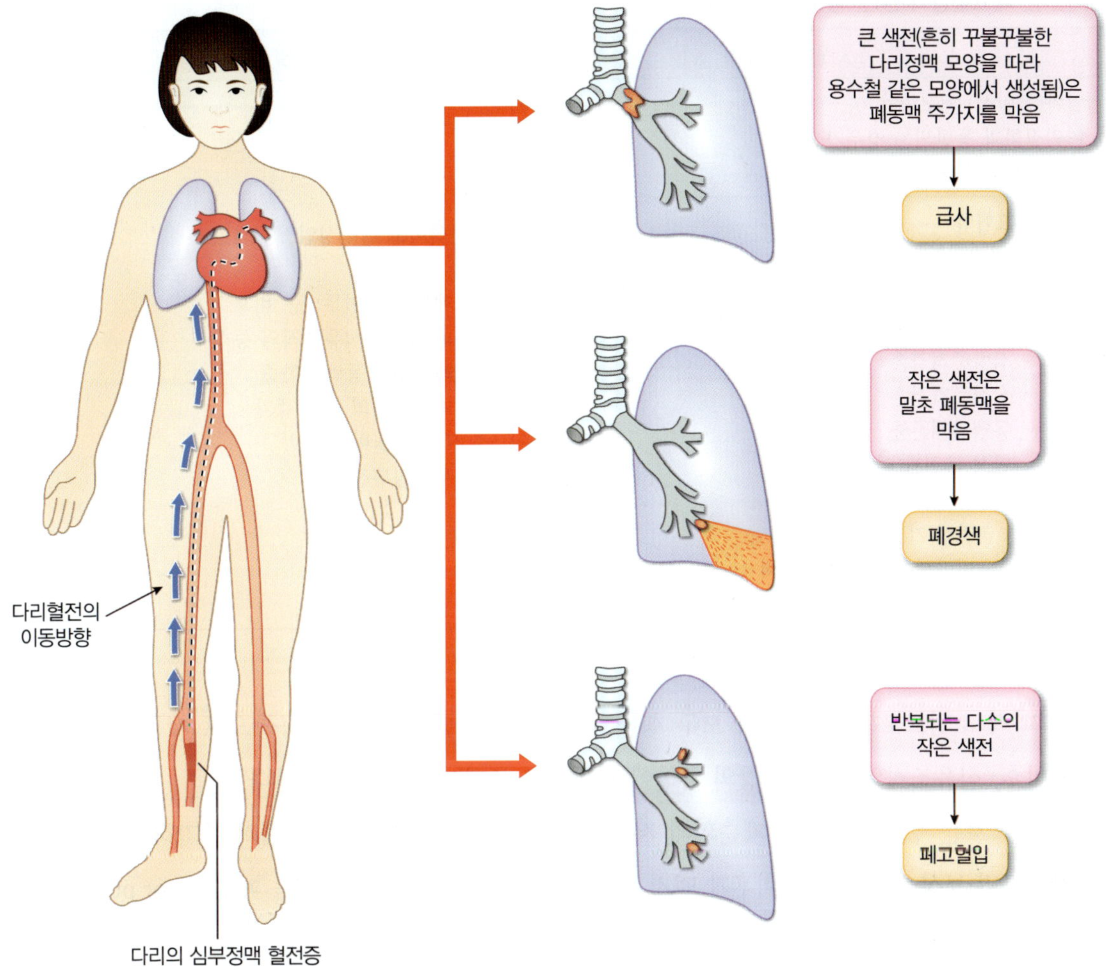

그림 12-8. 폐색전증의 기전. 폐색전을 일으키는 혈전은 심부 다리정맥에서 흔히 기원한다. 일단 정맥 벽에서 떨어져 나오면 심장으로 들어가 폐동맥에서 걸리게 되며 그 결과 폐동맥 주가지를 막으면 급사하고, 작은 가지를 막으면 폐경색이, 작고 많으면 폐고혈압이 됨

를 막는 경우에는 환자는 무증상인 경우도 있으나, 자주 흉통, 기침, 각혈, 호흡곤란, 혈흉 등의 증상을 호소하기도 한다.

폐경색의 경우에는 폐색한 폐동맥주변의 폐조직에 삼각형 모양으로 출혈성 폐경색이 일어나며, 조직학적으로 폐포 내에 출혈이 관찰되고 간질조직은 응고괴사 소견을 보인다.

(3) 폐고혈압증(pulmonary hypertension)

폐동맥압의 평균치가 상승하는 것을 폐고혈압증이라고 하며, 폐고혈압의 기전, 임상적 또는 병리학적 결과에 따라 1차와 2차 폐고혈압으로 나눈다. 1차성인 경우에는 원인을 모르는 경우가 많으나 (표 12-2), 면역 질병과 관련이 많다. 2차 폐고혈압인 경우는 승모판막 질환(협착), 우심부전증, 선천성 심장질환 등이 대부분이다.

표 12-2. 폐고혈압의 원인, 임상 및 병리 소견

<table>
<tr><th>원인</th><th>임상 및 병리 결과</th></tr>
<tr><td>일차(특발성) 폐고혈압
면역질환과 동반되는 경우가 많음
예 : 류마티스성 관절염</td><td rowspan="2">비가역이고 진행성임

폐동맥벽 민무늬근 비후
폐동맥벽 섬유조직의 증식
폐동맥의 동맥경화증
폐동맥압의 점진 증가
우측심실비대
우측심부전증</td></tr>
<tr><td>이차 폐고혈압
승모판막질환
좌측심부전
선천성 심질환(좌측-우측단락 동반된 경우)
심방중격결손
심실중격결손
동맥관개존증
만성 폐질환(폐성심)
폐기종
만성 기관지염
미만성 간질성 폐섬유화
다발성 재발 폐색전증</td></tr>
</table>

병리학적 소견으로는 1차와 2차 모두 형태가 비슷하다. 형태적으로는 공통으로 폐동맥벽의 민무늬근 비후, 섬유조직의 증가, 내강의 협착이 관찰되고 출혈이 동반되기도 한다.

임상적으로는 우심실 비대와 폐순환의 저항이 증가하므로 좌심실의 수축력이 증가하게 되고 시간이 경과하면 보상성 우측심실 비후가 먼저 일어나고 그 후에 우심부전증, 즉 폐성심(cor pulmonale)이 된다.

4) 성인 호흡곤란증후군(adult respiratory distress syndrome, ARDS)

성인 호흡곤란증후군은 급성 미만성 폐포 손상인데 원인은 매우 다양하며 심한 저혈액성(hypovolemic)쇼크, 그람음성균에 의한 패혈증, 급성 이자염, 지방 색전증, 독성가스 흡입, 파종성 혈관 내 응고(DIC) 등에 의해서 발생된다(표 12-3).

병리학적 소견으로는 급성 미만성 폐포 손상으로 인한 괴사와 제1형 폐포세포(pneumocyte)의 소실이 관찰된다. 단백성분이 많은 삼출액이 폐포 내로 나오게 되므로 폐부종, 출혈, 유리질막 형성 등도 관찰된다. 육안으로는 폐에 공기가 없어지고 부종 및 출혈로 폐포 내 액체가 가득하기 때문에 무겁고, 단단하며 할단면상으로 출혈성 삼출액이 스며 나온다. 임상적으로는 호흡곤란, 저산소혈증, 청색증 등이 나타나고 흉부 X-선상 미만성의 간질성 또는 폐포성 부종이 관찰된다. 대개 여러 질환의 마지막 상태에 나타난다(그림 12-9).

표 12-3. 성인 호흡곤란증후군(ARDS)을 일으킬 수 있는 원인들. 다양한 직접 또는 간접적인 원인에 의하여 폐혈관 내피세포나 폐포상피의 손상의 결과로 발생.

심한 외상(특히 두개내압의 증가를 합병한 외상)
폐혈증
위내용물의 흡입
연기나 독가스 흡입
심한 화상
익사직전 상태
폐렴(환기장애를 일으키는 간질성 폐렴)
파종성 혈관 내 응고증
대량 수혈
양수 색전증
급성 이자염
심장 우회로 수술
방사선 손상
항암제 투여(일부 항암제)
파라콰트(Paraquat) 중독

ARDS : 성인 호흡곤란증후군

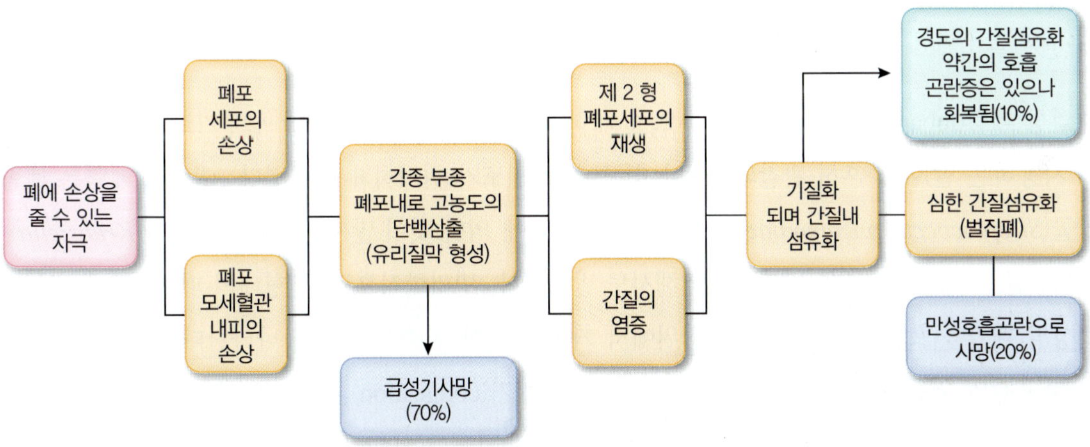

그림 12-9. 성인호흡곤란증후군(ARDS)의 주요 변화와 임상 결과

5) 염증성 질환(inflammatory diseases)

(1) 폐렴(pneumonia)

폐렴이란 폐포 내 또는 간질 내의 염증을 말하나 폐렴이라고 할 경우는 폐포 내에 염증성 삼출액이 출현하는 경우이다. 폐렴은 질환의 종류와 상관없이 사망 직전에 폐렴을 합병하고 있는 경우가 많기 때문에 부검 시에는 비교적 흔히 관찰된다. 폐렴은 염증범위에 따라 대엽성과 기관지성 폐렴으로 분류한다(그림 12-10).

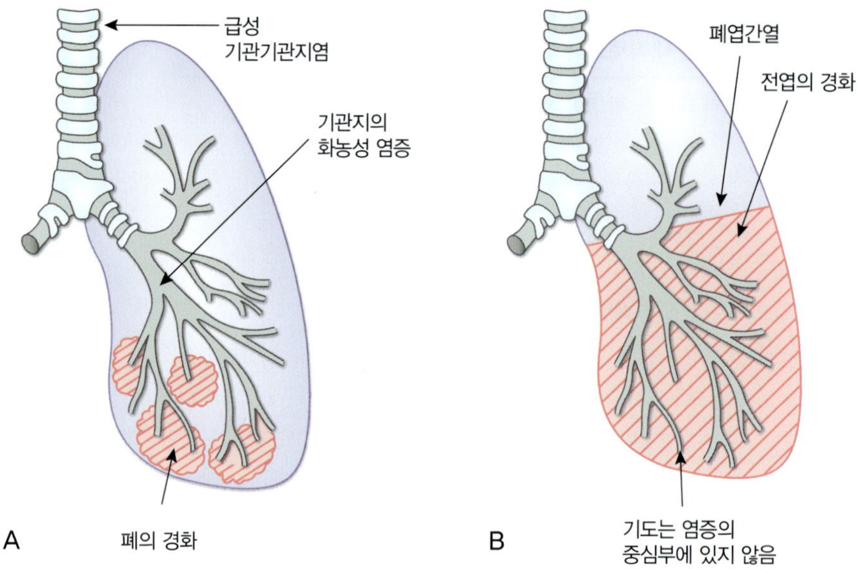

그림 12-10. A. **기관지 폐렴.** 기관지 폐렴은 기관지를 중심으로 시작하여 폐포로 퍼져가는 염증으로 폐포에는 급성 염증성 삼출액이 차 있으며 폐의 하부에는 경화(consolidation)가 잘 일어남
B. **대엽성 폐렴.** 대엽성 폐렴은 폐포를 중심으로 급속도로 주변으로 펴져나가 전엽을 침범한다. 조직학적으로 폐포는 급성 염증성 삼출액으로 가득하게 됨. 이 염증의 경계는 폐엽간구(pulmonary fissu-res)임
* 빗금부위 : 염증(폐렴)이 일어난 부위

대엽성 폐렴(lobar pneumonia)은 크루프성 폐렴(croup : 바이러스에 의한 상부기도 감염을 총칭해서 사용하는 말)에서 흔히 관찰되었으나 최근에 그 빈도가 현저하게 낮아졌다. 대엽성 폐렴은 폐렴알균(*Streptococcus pneumoniae*)의 감염(90% 이상)에 의한 것이 많지만 크레브시엘라(*Krebsiella*), 포도알균, 녹농균, 프로테우스 등에 의해서도 발생한다. 병리학적으로 이 형태의 폐렴은 1개 또는 2 이상의 폐엽을 포함하고 있는 넓은 범위에서 거의 비슷한 염증성 삼출이 나타난다. 폐포벽의 울혈과 폐포강의 염증성 부종으로 시작되는 시기를 울혈기(congestion), 폐포강에서 피브린(섬유소)의 삼출로 폐가 간처럼 적색이며 단단해지는 시기를 적색 간변기(red hepatization), 다형핵백혈구의 침윤으로 폐가 회색이며 단단해지는 시기를 회색 간변기(gray hepatization), 피브린, 삼출물의 분해나 흡수가 되는 분해기(resolution) 등으로 전형적인 경과를 나타낸다.

급성 울혈기는 폐포 내에서 박테리아가 증식하여 폐 실질조직 내로 퍼지는 초기단계이며 울혈과 폐포 내 삼출액이 나타난다. 임상적으로는 고열, 균혈증, 피가 섞인 객담 등이 나타난다. 흉막이 침범되면 흉수와 흉통도 발생한다. 적색 간변기에는 폐포 내 섬유소성(피브린모양) 삼출액 증가와 다형핵백혈구의 이주가 계속 지속되며 경화(consolidation)가 일어난다. 육안으로는 색깔과 단단하기가 간과 비슷하게 변하므로 이 시기를 적색 간변기라고 한다. 임상적으로는 가장 심한 상태이며 고열과 기침을 동반한다. 회색 간변기는 초기 회복단계이다. 박테리아의 증식은 억제되는 시기이나 폐포 내에는 삼출액과 경화는 여전히 관찰된다. 섬유소의 침착이 현저한 시기이므로 단단하기는 하나 적색이 감소하므로 이 시기를 회색 간변기라고 한다(그림 12-11). 분해기는 폐포 내 삼출액이 제거되는 회복 시기이며 폐는 정상으로 돌아가는 단계이다. 완전한 회복은 몇 주 걸린다. 진단 및 치료는 원인균을 찾아서 적절한 항생제를 투여하는 것이 중요하다.

합병증으로는 폐포의 염증이 가스교환을 방해하므로 범위가 넓으면 폐부전증이 올 수도 있다. 그 외 흉수와 농흉, 심한 균혈증, 뇌막염과 심내막염, 폐농양을 만들 수도 있다. 폐농양을 잘 일으키는 균은 제3형 폐렴알균(*S. pneumoniae*), 황색포도알균(*Staphylococcus aureus*), 그람음성균 등이다.

기관지 폐렴(bronchopneumonia)은 소엽성 폐렴(lobular pneumonia)이라고도 한다. 상부기도 감염이 진행되어 폐에 까지 이르러 일어나는 경우가 많다. 주요 원인균은 황색 포도알균, 연쇄알균 등이며 헤모필루스 인플루엔자균도 가끔 발견된다. 임상적으로는 감염균에 따라 증상이 다르며 독성이 강한 균에 의할 때는 고열, 기침, 호흡곤란 등이 오고 청진상 수포음(rale)이 잘 들린다. 균을 배양해서 정확한 진단을 바탕으로 항생제를 투여하는 것이 중요하다. 폐의 단면을 보면, 폐의 함기량이 현저히 감소하여, 형태가 불규칙한 작은 흰 반점으로 관찰된다. 병리조직학적으로 이 흰 반점 내에서는 호흡세기관지와 주위의 폐포강 내에 피브린, 다형핵백혈구 등이 많이 관찰된다. 기관지 폐렴도 폐의 넓은 범위에 걸친 것이 있으나, 염증성 삼출 범위가 호흡세기관지를 중심으로 하는 것으로 대엽성 폐렴과 구별할 수 있다.

혼수상태에 있거나 수술 때문에 전신마취 하에 있는 환자에게는 기도반사가 없어진다. 이와 같은 때에 구토가 일어나면 토사물이 기도 내로 흡입이 잘될 뿐만 아니라 토사물과 함께 위산과 상부기도 내 세균이 함께 폐 내에 들어가기 때문에 흡입성 폐렴이 발생하기 쉽다. 기관지 폐렴을 일으켜 폐포강 내에 나온 삼출물은 서서히 흡수되나, 때로는 폐농양 또는 기질화 폐렴 등의 합병증을 동반하는 경우가 있다. 폐농양은 삼출된 다형핵백혈구에 의해서 본래 폐흉벽 조직이 융해 괴사에 빠졌기 때문에 일어날 수 있고, 기질화 폐렴(organizing pneumonia)은 폐포강 내에 삼출된 피브린이 융해·흡수되지 않고 섬유화되는 것을 뜻한다.

간질성 폐렴(interstitial pneumonitis)은 폐의 염증성 병변이 폐포벽에 일차로 일어나는 질환이다. 대엽성 폐렴이나 기관지 폐렴에서는 주로 폐포강 내에서 염증이 발생하지만 간질성 폐렴은 폐포벽

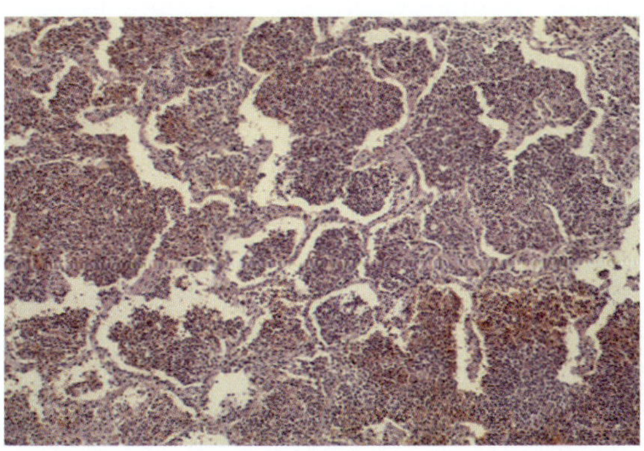

그림 12-11. 대엽성 폐렴의 회색간변기. 대량의 다형핵백혈구를 포함한 삼출액이 폐포를 가득 채우고 있음

에서 염증이 나며 바이러스에 의한 경우가 많다. 본래 폐포벽은 모세혈관과 소수의 결합조직 섬유를 폐포상피가 덮고 있는 엷은 벽이나, 여기에 부종과 림프구 및 큰포식세포 등의 염증 세포 침윤이 일어나기 때문에 폐포벽은 현격하게 두꺼워진다. 원인으로서는 우선 마이코플라스마, 바이러스의 감염을 들 수 있다. 마이코플라즈마에 의한 경우는 임상적으로는 비정형 폐렴(atypical pneumonia)이라고도 한다.

마이코플라스마의 감염은 소아 및 젊은이에게 호발하며 환자 혈청 중 한냉응집소가 상승하는 경우가 많다. 또한 바이러스 원인체로는 인플루엔자 바이러스, 파라인플루엔자 바이러스, 아데노바이러스, 홍역 바이러스 등을 들 수 있다. 이들 중 인플루엔자나 아데노바이러스 감염에서는 폐포세포(pneumocyte)의 괴사와 폐포 내 출혈, 유리질막 형성이 관찰된다. 허피스, 수두(varicella), 세포거대 바이러스(cytomegalovirus, CMV) 감염에서는 봉입체가 나타나고 홍역과 RS 바이러스(respiratory syncytial virus)에서는 거대세포들이 출현하기도 한다. 바이러스 감염에는 2차로 세균감염이 더해지는 경우가 있으므로 임상적으로는 이것을 예방하는 것이 중요하다. 이외에 요독증(uremia) 시에 발생하는 요독증성 폐렴, 방사선 조사 후 발생하는 방사선 폐렴, 또는 브레오마이신과 같은 항암제 투여 후에 발생하는 폐렴도 간질성 폐렴이다.

(2) 폐농양(lung abscess)

폐농양은 조직의 액화 괴사를 동반한 화농성 염증이다. 전술한 바와 같이 기관지 폐렴의 합병증으로 일어나는 경우도 있으나, 그 외 세균으로 오염된 이물이 기관지를 통하여 들어왔을 때도 일어나기 쉽다. 또한 종양에 의해서 기관지가 폐색되면 그 말초 부분에 폐농양이 생기기 쉬워지는데, 그 이유는 막힌 기관지 내에 분비물이 저류하여 세균이 감염되기 쉽기 때문이다.

(3) 폐의 기회 감염(opportunistic infection)

백혈병, 악성 림프종 등의 혈액 · 조혈기의 질환, 후천성 면역 결핍 증후군(AIDS) 등에 의해 감염 방어기전이 파손된 경우와 악성 종양말기, 내장기관 이식 후의 면역 억제 요법, 항생물질의 대량 투여 시에는 감염이 쉽게 발생한다. 이처럼 병원체가 우리 주위에 상존하면서도 건강한 때에는 질병을 일으키지 않고 개개인 개체의 저항력이 떨어지면 갑자기 증식하여 질병을 일으키는 감염을 기회감염이라 한다. 대부분의 경우, 복합 감염의 형태를 취하며, 주요 원인균에는 세균, 진균, 바이러스가 있으며, 세균으로는 그람음성 간균, 진균으로는 칸디다증, 아스페르길루스증, 털곰팡이증(mucormycosis), 크립토코쿠스증, 뉴모시스티스 감염(그림 12-12), 톡소플라즈마증, 바이러스로는 세포거대 바이러스, 허피스 바이러스 등이다. 폐의 병변으로는 폐포강 내의 삼출을 주로 하는 폐렴의 형태를 취하는 경우와 괴사성 병소가 다발하는 경우가 있다.

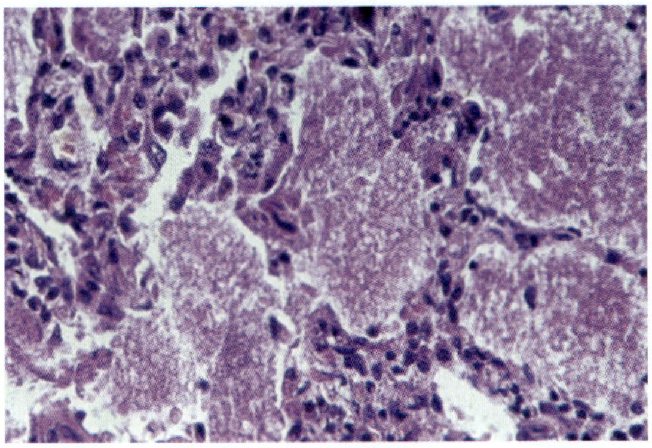

그림 12-12. 뉴모시스티스 폐렴. A. 폐포강 내에는 단백질을 포함하는 거품성의 분홍빛의 삼출액이 출현한다(HE 염색). B. 삼출액의 안에 다수의 뉴모시스티스(Pneumocystitis jirovecii) 병원체가 검은색으로 염색됨(GMS 염색)

(4) 폐결핵(pulmonary tuberculosis)

폐결핵은 *Mycobacterium tuberculosis*에 의해 발병된다. 결핵균 중 인형(human type)은 사람에서 사람으로 전파되므로 폐결핵 환자가 직접 감염원이 된다. 결핵에 의한 사망률은 BCG의 접종과 항결핵제의 보급과 생활수준의 향상 등에 의해서 현저하게 감소되었으나 아직도 많이 발생하고 있다. 저개발 국가에서는 아직도 많이 발생하는 것으로 알려져 있다.

예전에는 결핵에 의한 사망자는 청 · 장년층에 많았으나, 최근에 결핵환자는 노년층에도 늘고 있다. 나이가 듦에 따라 젊은 시절에 걸린 결핵이 재활성화되는 경우가 대부분이다. 결핵은 소아결핵과 성인결핵, 또는 1차(원발성)와 2차(속발성) 결핵으로 분류하고 있다(그림 12-15).

① 1차(원발성) 결핵(소아 결핵)

결핵은 대부분의 경우 환자로부터 나온 기침이나 객담으로부터 생긴 공기방울(air droplet)에 의한 비말감염에 의해서 발생한다. 흡입된 결핵균에 의해서 폐에 병소가 생기면, 병소는 윗엽 하부 또는 아래엽 상부에 생기는 경우가 많다. 흉막 직하부 폐에 직경 1~1.5 cm의 병변 중심부는 건락 괴사가 존재하고 주위에 상피모양세포와 거대세포 침윤을 동반한 육아종을 형성한다. 이 기본병소를 결핵결절(tubercle)이라고 하고 이 부위에서는 결핵균도 발견할 수 있다(그림 12-13).

결핵균은 폐의 병소에서 림프행성으로 폐문 림프절에 퍼져 여기에도 육아종성 림프절염을 일으킨다. 이 폐병소와 폐문 림프절의 병소를 합쳐 결핵성 초기 변화군을 형성하고 이를 곤복합체(Ghon complex)라고 한다. 면역이 생기기 전에 결핵균이 혈중으로 들어가 전신으로 퍼지기도 한다. 이 사이에 체내에서 결핵균에 대한 항체가 만들어져 투베르클린 반응(만토검사)에 양성으로 나타나며 대부분의 경우(95%) 결핵병소는 면역이 형성되면 치유되는 경우가 많다. 초기 병소는 시간이 경과함에 따라서 석회화된다.

임상적으로 대개(95%)는 무증상이거나 가벼운 감기처럼 지나간다. 그러나 5% 정도에서는 결핵균에 대한 면역반응이 형성되면 큰포식세포의 활성화가 일어나 결핵균을 죽이고, 지연성 세포면역

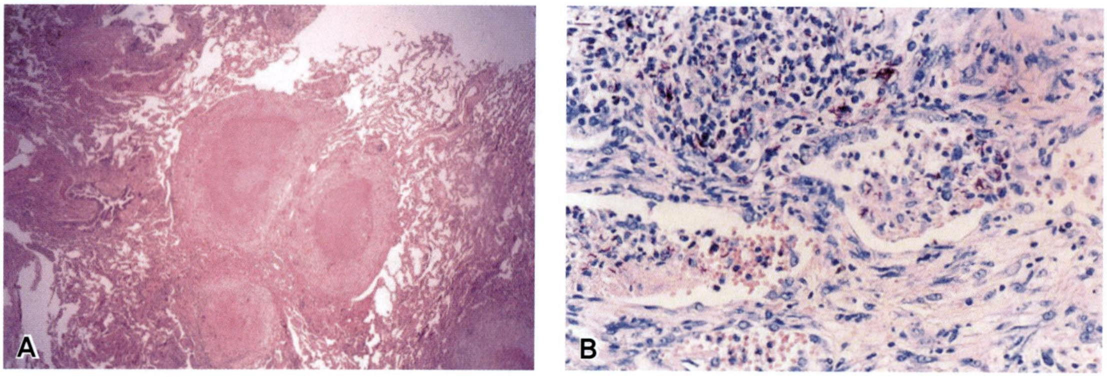

그림 12-13. **폐결핵의 현미경 소견.** A. 폐조직 내에 다수의 결핵결절이 관찰되고 중심부에는 건락괴사가 존재함. B. AFB 염색에 양성인 결핵균이 관찰됨

반응을 일으키며 결핵병소에는 건락괴사가 발생하고 투베르쿨린 반응에 양성 반응을 나타내게 된다.

개체의 저항력이 낮은 경우에는 결핵염증에 의한 삼출이 넓은 범위에 이르는 경우도 있다. 삼출형의 폐결핵은 통상의 폐렴과 달리 신속하게 넓은 건락성 괴사를 일으키기 때문에 괴사물질이 폐포내에 충만하게 되며 이를 건락성 폐렴(caseous pneumonia)이라고도 불린다. 또 건락괴사가 기관지에서 미란(또는 궤양)을 형성하여 폐결핵 기관지성 폐렴을 일으킬 수도 있다. 또 혈관으로 침투하면 속립성 결핵(miliary tuberculosis)도 일어날 수 있다(그림 12-14).

② 2차 결핵(성인 결핵)

초기 변화군의 피막 내 괴사 부위에는 결핵균이 잔존해 있어 개체의 저항력이 저하되며, 여기서부터 결핵이 재활성(reactivation)되거나 재감염(reinfection)에 의해서 발병한다. 이것을 이차결핵이라고 한다.

폐결핵이 재활성화 될 때에는 폐의 최초 감염소에서 윗엽 폐첨부에 병소가 퍼지는 경우가 많다.

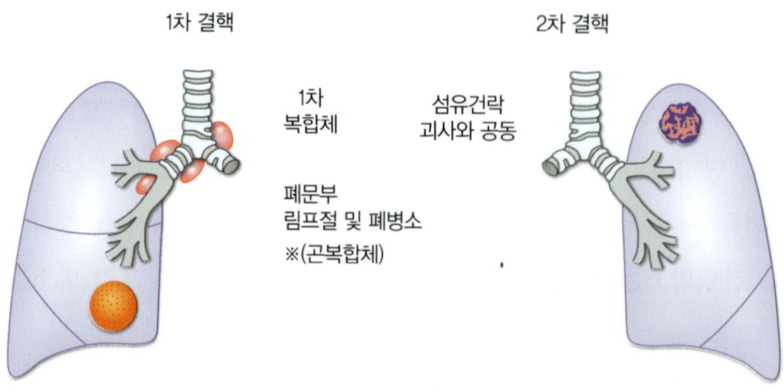

그림 12-14. **2차 폐결핵(성인형)의 합병증.** 가장 흔한 합병증은 폐장 내나 흉막으로 퍼져나가는 것이지만 속립성 결핵과 장결핵은 흔하지는 않음

이 폐첨부의 병소도 면역능이 증가되어 중심부가 건락 괴사를 좀더 광범위하게 형성하는데, 병소가 클 경우 부근의 기관지 벽도 파괴됨으로 중심부 괴사부위의 조직이 파괴된 기관지를 통해서 외부로 배출되게 되면 괴사부위 병소는 공동이 생긴다. 이때 결핵균을 함유한 괴사조각들이 환자의 기침이나 객담으로 배출되어 결핵의 감염원이 된다. 이것을 개방성 폐결핵이라고 한다.

임상증상으로 만성 기침, 객혈, 체중감소, 미열, 야간에 땀흘림이 관찰된다. 가슴 X-선 사진으로 폐첨부에 섬유화와 공동화된 병소를 보인다. 객담에서 항산성 염색(acid fast stain)으로 결핵균을 발견하는 것이 중요하다.

또한 결핵균이 폐문부 림프절에서 림프 흐름에 따라서 운반되어 왼쪽목정맥(좌경정맥)과 빗장뼈밑정맥(쇄골하정맥)의 합류부 부근에서 혈중으로 들어가는 경우가 있다. 이렇게 되면 결핵균은 위대정맥(상대정맥)→우심방→우심실→폐동맥을 거쳐 혈행성으로 양측 폐로 산재하게 되며, 또한 전신순환에 들어가서 간장, 골수, 지라, 콩팥, 부신, 뇌막, 골, 난관, 고환 등에도 속립성으로 산재하게 된다. 이들의 내장기관으로는 직경 1~2 mm의 황백색의 결절이 무수히 생긴다. 이것을 속립성 결핵(miliary tuberculosis)이라고 한다.

때때로 결핵 병소가 뇌막, 콩팥, 부신, 난관, 부고환 등에서 단독으로 볼 수도 있는데, 이를 격리된 장기 결핵(solitary organ tuberculosis)이라 부른다(그림 12-14). 그러나 이 경우에도 이미 폐결핵에 감염되어 결핵균이 혈액순환에 의해 전신장기에 운반된 후 폐의 병소는 치유된 후에 발생한 것이라고 볼 수 있다(그림 12-15).

③ 비정형성 마이코박테리아(atypical mycobacteria)의 감염

이균은 대개 토양에 있으며 인체에 대해서는 병원성이 좀 약한 편이나 일단 발병하면 폐결핵과 유사한 병변을 형성한다. *Mycobacterium avium intracellulare*는 면역상태가 나쁜 사람, 특히 AIDS 환자에서 잘 나타난다.

6) 만성 미만성 간질성 폐질환(chronic diffuse interstitial pneumonitis)

만성 비감염성 질환으로 폐간질 조직에 미만성의 염증과 섬유화를 일으키는 질병군을 만성 미만성 간질성 폐질환이라고 말한다. 최종단계는 심한 실질조직의 파괴와 섬유화가 나타나고 낭포형성을 하여 X-선 소견상 벌집모양으로 나타나게 되어 벌집폐(honeycomb lung)를 동반하게 된다. 원인은 특발성, 과민성, 진폐증과 같이 무기물에 의한 것 등 다양하다. 공통 증상으로는 호흡곤란, 호흡횟수의 증가, 청색증이 나타나고 기도폐색은 없으면서도 폐활량은 감소한다. 산소의 확산이 장애를 일으키므로 저산소혈증을 일으키게 되고 그 결과 환기증가와 혈중 PCO_2의 감소가 일어난다. X-선 사진에서는 간질의 두께가 섬유화로 인하여 망상결절형상(reticulonodular pattern)과 벌집 폐(honeycomb lung)의 형상으로 관찰된다.

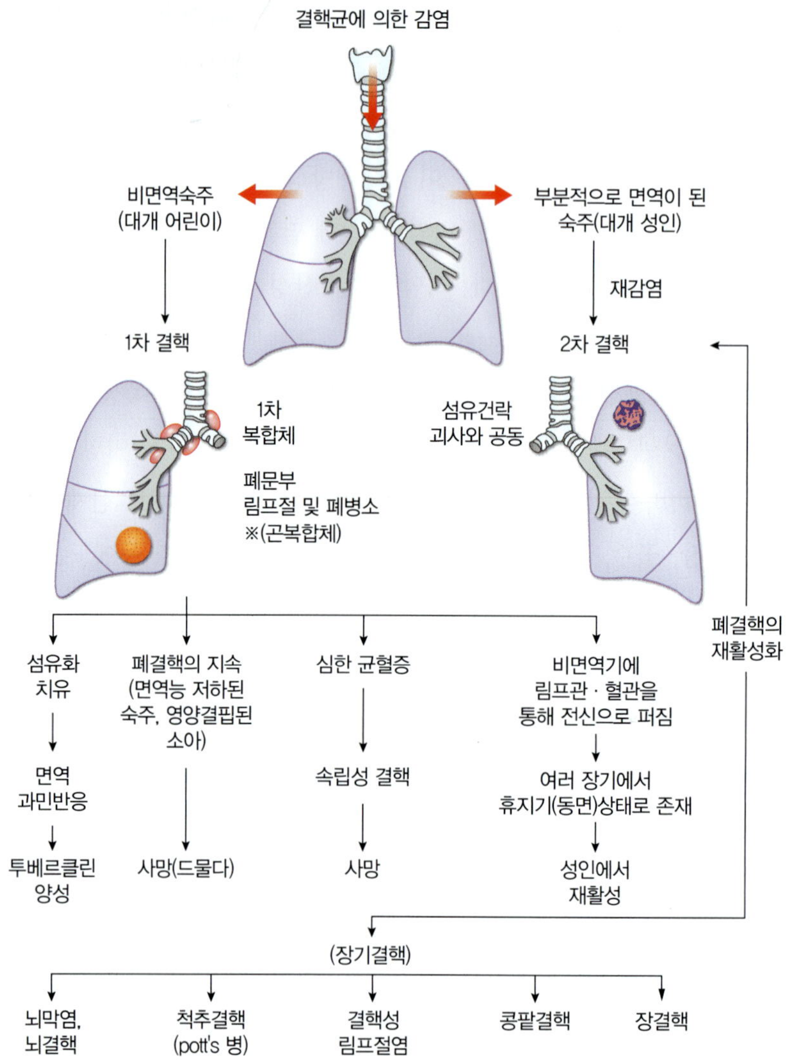

그림 12-15. 폐결핵. 결핵균(Mycobacterium tuberculosis)에 의한 감염으로 비면역 성인이나 어린아이들에서 흔히 발생되며 1차 결핵(primary tuberculosis)이라고 한다. 이 시기에 대부분은 치유되나 일부에서는 임상증상 없이 림프 · 혈관을 통해 여러 장기로 전파된다. 이 세균은 휴면기로 있거나 오랜 후에 재활성화 된다. 재활성화된 결핵균은 이차결핵(secondary pulmonary tuberculosis)이나 장기결핵을 일으키게 된다. 재감염으로 이차폐결핵이 올 수도 있다. 재감염이나 재활성화된 경우의 병리소견은 동일하다. 장기결핵은 폐결핵 없이도 올 수 있음
* 곤복합체(Ghon complex)

(1) 특발성 간질성 폐렴(idiopathic fibrosing alveolitis)

특별한 원인이 없이 미만성으로 폐간질의 섬유화가 나타나는 질병이므로 특발성(idiopathic)이라고 하며 특발성 간질성 폐렴, 일명 하만리치 증후군(Hamman Rich syndrome)이라고도 한다. 원인으로는 순환하는 면역복합체, 간질 내 면역글로불린의 침착, 스테로이드로 치료 반응이 있다는 점이 면역 기전을 추측케 한다. 임상적으로 호흡곤란과 기침이 점점 심해지고 제한형(restrictive type)의 환기장애가 나타난다.

보통형 간질성 폐렴(usual interstitial pneumonitis, UIP)은 특발성 간질성 폐렴의 대부분을 차지하고 있다. 급성기에는 간질에 림프구 침윤, 급성 폐포의 파괴, 폐포내막에 유리질막의 출현 등이 관찰되고 이어서 섬유모세포의 증식, 아교섬유의 침착이 간질 내에서 일어난다. 만성화되면서 섬유화가 다양하게 나타나며 예후는 섬유화 정도와 비례한다. 간질섬유화가 진행되어 일단 벌집폐가 되면 그 후에는 스테로이드에 치료가 안 된다.

탈락성 간질성 폐렴(desquamative interstitial pneumonitis, DIP)은 보통형 간질성 폐렴(UIP)과 유사하나 탈락된 제2형 폐포세포(pneumocyte)와 큰포식세포가 폐포강 내에 모이게 된다는 것이 특징이다. 진행은 UIP보다 다소 늦다.

림프구성 간질성 폐질환(lymphocytic interstitial pneumonitis, LIP)은 광범위한 림프구와 형질세포의 침윤이 간질 내에 일어나는 것이 특징적이다. 이러한 림프구 침윤이 종괴를 이룰 때 거짓림프종(pseudolymphoma)이라고도 한다. 경우에 따라 악성 림프종이 발생되기도 한다.

(2) 과민성 간질성 폐질환(hypersensitive interstitial pneumonitis)

과민성 간질성 폐질환은 삭은 유기물, 내개는 곰팡이 특히 비교적 높은 온도에서 시식하는 곰팡이(thermophilic fungus)의 포자를 흡입하여 숙주에서 과민 반응을 발생시켜 간질성 폐렴을 일으킨다. 그래서 외인성 알레르기성 폐포염(extrinsic allergic alveolitis)이라고도 한다. 상기 곰팡이는 50~60℃에서 퇴비를 만들 때, 즉 건초(hay)나 설탕무(sugar cane)가 부패할 때, 또는 에어컨이나 발열기의 물속에서 잘 자란다. 위험률이 높은 여러 직업이 있어서 질병의 명칭에 직업의 이름이 붙여지기도 한다. 예를 들면, 농부폐(farmer's lung; 건초에 의함), 사탕수수 진폐증(bagassosis; 사탕수수에 의함), 버섯 재배 노동자폐(mushroom worker's disease), 조류 사육자병(bird breeder's lung), 단풍껍질 벗기는 사람폐(maple bark-stripper's disease) 등이다. 도시에서는 대부분 곰팡이에 오염된 에어컨 또는 온풍기 바람으로 전파된다.

발병의 주요기전으로 면역 반응이 관련한다. 70% 정도의 환자에서 Ig G 항체가 발견되고 폐에 국소 면역복합체 반응에 의한 괴사성 혈관염이 관찰된다는 사실로도 추정할 수 있다.

병리학적으로 급성 간질성 폐렴이 관찰된다. 폐포에는 건락괴사가 없는 상피모양세포 육아종과 거대세포 침윤이 관찰되며 말단 세기관지 섬유성 폐색(bronchiolitis obliterans)도 특징적으로 관찰된다. 원인 항원을 알아서 원인으로부터 격리시키는 것이 중요하다. 그렇지 않으면 간질의 섬유화는 계속 진행되어 결국 벌집폐가 된다. 임상적으로는 급성 호흡곤란, 발열, 기침 등이며 항원이 노출되면 4~6시간 후에 발생한다. 급성 질환은 12~18시간 후 자연 소실되나 일단 섬유화가 일어나면 만성으로 진행한다.

(3) 진폐증(pneumoconiosis)과 규폐증(silicosis)

진폐증이란 여러 종류의 무기물질을 흡입하여 발생하는 만성 폐 질환이다. 탄분(carbon)과 같이 아교섬유 증식을 동반하지 않는 유형, 즉 비아교섬유 증식성 진폐증과 규산과 같이 아교섬유 증식이 동반되는 아교섬유 증식성 진폐증의 두 가지 유형이 있다. 대개는 진폐증이 발생하기까지 20~30년간의 기간이 소요되며 진폐증의 유형과 원인도 다양하다(표 12-4).

부검 시에 성인의 폐를 관찰하면 폐에는 검은 탄분이 침착되어 있는 경우가 있으며 이를 탄분증(anthracosis)이라고 한다. 이것은 흡기 중 먼지의 미세한 입자가 호흡세기관지까지 들어오고 그 벽 안에 있는 큰포식세포에 탐식되기 때문이다. 다소의 섬유화와 중심성 세기관지의 확장에 의한 폐기종, 국소성 세기관지 폐기종(focal terminal duct emphysema) 등이 발생할 수 있다. 이와 같은 탄분 침착에 의한 탄분증(anthracosis)이 주로 강하게 관찰되는 진폐증을 광부진폐증(coal worker's pneumoconiosis)이라 부른다.

진폐증은 탄광 노동자와 도시의 주민, 흡연자 등에서 많이 발생한다. 심한 탄분증과 규폐증(silicosis) 또는 폐결핵이 동반되면 심한 섬유화를 동반할 수도 있다.

흡기중의 먼지(1~3μm 크기)에 규산(silicon dioxide, silica, SiO_2)이 함유되어 있을 때는 폐에 더욱 격심한 조직파괴가 일어나는데 이를 규폐증이라 한다. 예전에는 광산 노동자, 석면을 취급하는 근로자가 많이 발생하는 직업병이었다. 이 규산도 탄분과 함께 큰포식세포가 탐식하여 주로 호흡세기관지의 벽에 침착되는데, 규산은 아교섬유의 증식을 촉진하기 때문에 시간이 지남에 따라 단단한 결절이 생긴다. 이를 규폐결절(silicotic nodule)이라 하며(그림 12-16) 폐와 폐문 림프절에서 관찰된다. 육안으로 규폐결절은 흑회색으로 단단하고 부스러지기 쉬운 유리질 변성을 보인 아교섬유로 싸

표 12-4. 사람에서 진폐증의 유형

질환	무기물(광물질)	직업
탄폐증(탄분증)	탄소 먼지(carbon dust)	광부, 철로작업자
규폐증(silicosis)	실리카(silica)	광부, 모래분사공, 석공, 주조공, 유리, 타일, 벽돌, 도자기 공장
		석면광, 갑판일, 용접, 파이프, 보일러공, 브레이크라이닝, 절
석면폐증(asbestosis)	석면(asbestos)	연체,
활석폐증(talcosis)	활석(talc)	석면과 함께 발견됨
규조토폐증	규조토	물 여과
(diatomaceous earth	(diatomaceous earth)	
pneumoconiosis)	kaolin or porcelain clay	
카오린폐증(kaolinosis)	(카오린 또는 도자기흙)	도자기 제조공
	흑연(graphite)	
흑연폐증(graphite lung)	베리륨	흑연광
베리륨폐증(berylliosis)	aluminum oxide	형광등
알루미늄폐증	주석(tin)	면도사의 병(shaver's disease)
주석증		드묾

* 이들 중 심한 섬유화를 동반하는 것은 규폐증과 석면폐증임

여 있다. 병리학적으로 큰포식세포, 섬유모세포, 아교섬유가 관찰된다. 편광현미경으로 규소 결정체를 관찰하였을 때 결절 내에서 이중굴절상으로 관찰된다.

규폐결절은 호흡세기관지와 평행하게 달리는 폐동맥의 가는 분지를 둘러싸며 이로 인해 폐세동맥이 섬유화되어 폐쇄되기 때문에 폐의 순환저항이 커져 우심실로의 부하가 증가되며 호흡곤란과 폐동맥 고혈압이 발생하게 된다. 이 상태로 시간이 경과하면 폐성심이 나타나며 또 암종이나 결핵과도 잘 합병되어 나타난다(그림 12-17).

(4) 석면증(asbestosis)

석면(asbestos)은 chrysotile, amosite, crocidolite 등의 광물 속에 존재하는 섬유성 규조(fibrous silicate)로 마루나 지붕의 건축단열재, 파이프를 싸거나, 자동차 브레이크 라이닝 등에 많이 사용된다. 현재는 산업재해 문제로 석면의 사용처를 점차 줄이고 있다.

흉막은 유리질화된 아교섬유의 침착에 의해 두꺼워지고 폐에서는 미만성 간질성 폐렴이 관찰된다. 병리학적으로 석면체(asbestos body)는 함철체(철을 함유한 작은 물체, ferruginous body)로 관찰된다. 이 소체는 5~10 μm 길이의 석면섬유(asbestos fiber)가 철을 함유한 당단백에 둘러싸여 갈색조를 띠게 된 것을 말하며 철염색으로 잘 관찰할 수 있다.

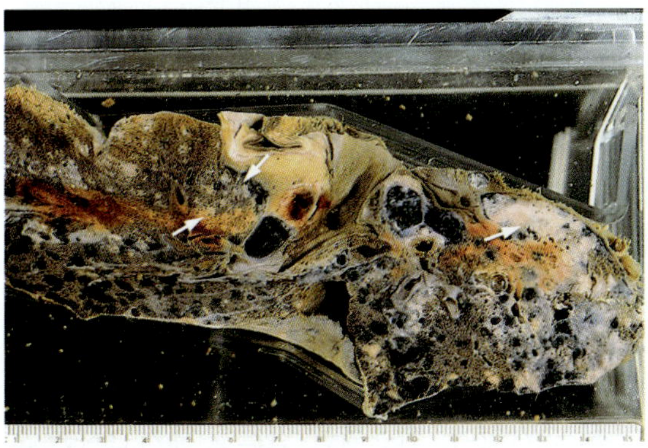

그림 12-16. 규소폐결핵증. 폐에 석탄가루인 탄분의 침착과 섬유화가 많이 진행되고 있으며 결핵병소가 동반되어 있음(화살표)

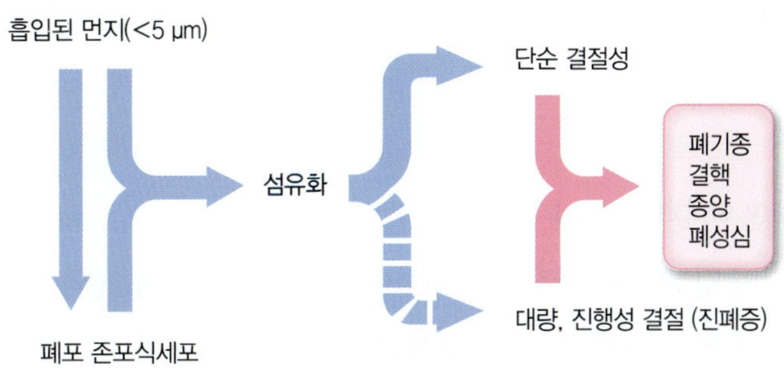

그림 12-17. 진폐증의 임상경과 및 합병증

임상 소견은 미만성 간질성 폐질환의 소견과 비슷하다. 만성 기침, 호흡곤란, 폐기량 감소, 폐쇄성 소인은 없으나 저산소혈증이 나타난다. 석면은 악성 종양의 위험도를 증가시키는 것으로 알려져 있으며 특히 기관지암종이 제일 흔하게 발생한다. 흉막의 악성 중피종도 가장 특이하게 관련성 있는 암종이다.

7) 만성 폐색성 폐질환(chronic obstructive pulmonary disease, COPD)

만성적으로 폐에서 가스 교환의 장애가 일어나는 질환으로 고령층에서는 폐암과 더불어 중요한 질환으로 알려져 있다. 만성적으로 기도가 좁아져 기류의 제한 혹은 폐색을 특징으로 하는 질병을 총칭하여 만성 폐색성 폐질환이라 한다. 이 질환군은 만성 기관지염, 폐기종, 천식, 기관지 확장증으로 나누고 있다. 이 만성 폐질환에는 질병의 진행과 함께 동맥 혈중의 산소 농도가 낮아져 환자가 운동할 때 숨이 차는것을 호소하게 된다. 동시에 폐에서 탄산가스의 배설도 장애를 받기 때문에 호흡성 산증(respiratory acidosis)을 초래하는 경우도 있다. 이때 기도의 폐색은 흡기 시보다도 호기 시에 강하게 일어나므로 환자는 어떻게든 공기를 흡입할 수는 있어도 그것을 즉시 배출을 못하게 된다. 이것은 호흡 기능검사에서 1초율의 저하로 파악할 수 있다.

폐색성 폐질환의 원인으로 흡연이 중요한데 이 병은 흡연자에게서 5~10배 많이 나타난다. 담배연기 그 자체가 국소 자극제가 되어 기관지의 점액샘을 증식시키고 결과로 점액분비를 증가시킨다. 자극성 가스인 이산화황(sulfur dioxide), 산화질소(nitrogen oxides)도 비슷한 영향을 미친다.

(1) 만성 기관지염(chronic bronchitis)

만성 기관지염은 주로 임상에서 정의된 질환이다. 기침과 객담을 주 증상으로 하며 1년에 3개월 이상 계속된다. 이 질병의 진단기준은 2년 이상 계속적으로 되풀이 되는지 여부이다. 병리학적으로 기관지벽에 현저한 만성 염증과 기관지 점막 점액샘의 과증식이 나타나며 이것은 점액성 객담의 원인이 된다. 만성 기관지염에서 리드 지수(Reid index)를 재는데, 이 지수는 기관지벽 전체 두께에 대한 점액샘 두께의 비이며 정상치인 0.5 이상으로 증가한다. 섬유화를 일으킨 세기관지는 호기때 가슴안내 양압으로 눌려 기관지 내강이 좁아지게 되므로 환기성 폐색(ventilatory obstruction)이 일어난다. 드물게 만성 염증이 세기관지에 강하게 일어나는 경우가 있으며 이를 세기관지염(bronchiolitis)이라고 한다.

(2) 폐기종(pulmonary emphysema)

말단 기관지 이후의 지속성 폐포의 확장으로 인하여 폐포벽의 파괴와 폐의 과팽창을 주로 하는 질환이다. 폐포벽 파괴가 진행되면 폐의 탄력성(팽창한 폐가 축소하는 힘)이 저하되기 때문에 폐는 탄력을 잃어버려서 과도하게 팽창된 상태가 된다. 폐기종에서는 우측심부전이 없어도 정맥 환류량이 감소하는데, 그 이유는 폐의 과팽창과 함께 흉강 내압이 높아져서 중심 정맥압이 상승하기 때문이라고 볼 수 있다. 흉부 X-선 사진으로는 폐실질 내 공기가 축적되므로 X-선 투과성이 증가하며 가로막의 높이는 정상보다 내려간다. 폐의 단면에서는 정상의 폐포구조는 볼 수 없고 공포상으로 확장한 비정상적인 공간이 다수 관찰된다(그림 12-18A). 폐기종으로는 소엽 중심성 폐기종, 범소엽성 폐기종, 그 외 폐기종이 구별된다. 이들 유형 중에는 중심 소엽성 폐기종(centrilobular emphysema)이 가장 많으며 흡연과의 관계가 깊다. 팽창 및 파괴는 호흡세기관지에 의한 선방구조의 중심부에서 현저하다(그림 12-18B). 범소엽성 폐기종은 폐포와 폐포관 뿐만 아니라 호흡세기관지까지 선방구조 전체를 침범(파괴)하는 유형이다(그림 12-19, 20).

폐기종에서 폐실질조직의 파괴 기전은 염증세포에서 출현하는 단백분해효소의 활성에 의한 것인데 이 분해 효소의 주요 기원은 만성 염증에 침윤한 다형핵백혈구이다. 정상으로는 알파1-안티트립신이 이러한 단백분해 효소들의 작용을 막고 있다. 따라서 염증이 심하여 단백분해효소가 많이 분비되는데 알파1-안티트립신과 같은 효소의 부족은 폐실질 조직의 파괴를 일으키게 된다. 담배연기도 다형핵백혈구의 침윤을 증가시키고 이로 인해 다형핵백혈구에서 분비되는 탄력섬유분해효소(elastase)의 작용이 증가됨으로 폐기종을 일으키게 된다.

알파1-안티트립신 결핍증은 효소의 결핍으로 인하여 여러 종류의 단백 분해효소의 작용을 막지 못하므로 젊은 나이에 폐기종이 오며, 이때는 범소엽성(panlobular) 유형으로 나타난다. 이 유전자는 1개(P1, protease inhibitor)의 유전자좌에 의해 유전이 결정된다. 정상인은 P1MM인데 질병을 일으키는 유전자 중에 하나인 z유전자가 나타나는 것이 가장 흔하다. P1zz 동형접합체(homozygote)는 심한 효소결핍이 있으나 P1zz형은 대단히 드물다. 대부분은 이형접합체(heterozygote)인 P1Mz이며 이러한 사람은 중등도의 효소결핍이 있다.

폐기종의 임상증상은 초기에는 증상이 없으나 시간이 경과함에 따라 점차 호흡곤란과 혈액 내 산소 공급부족 현상이 나타나고 FEV_1 : FVC비가 감소한다. 폐활량(vital capacity), 최대환기량

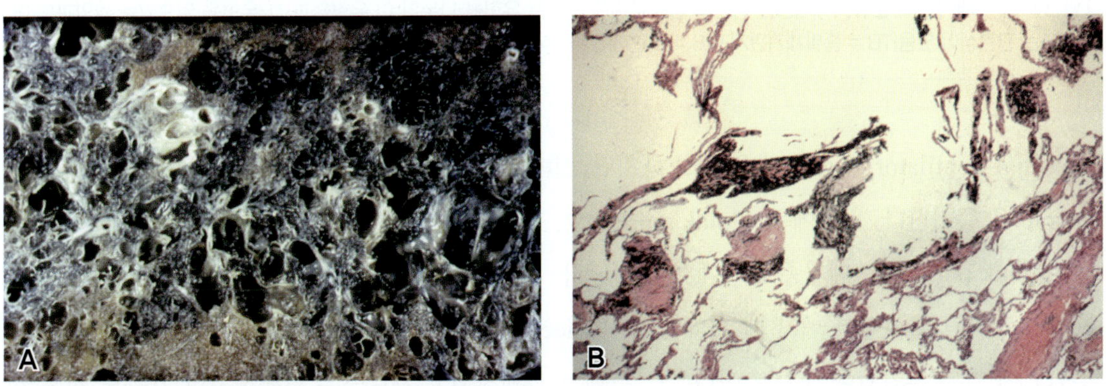

그림 12-18. 중증의 폐기종 폐. A. 육안소견으로 중심소엽성 폐기종으로 폐포가 불규칙하며 과도하게 팽창되어 있음. B. 병리학적 소견으로 말단세기관지를 중심으로 폐실질조직의 파괴가 관찰되어 정상 폐포조직은 거의 보이지 않음

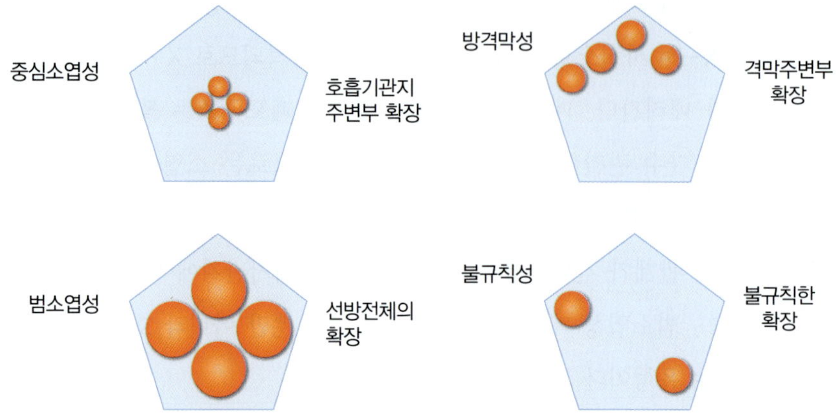

그림 12-19. **폐기종의 유형(단면도)**

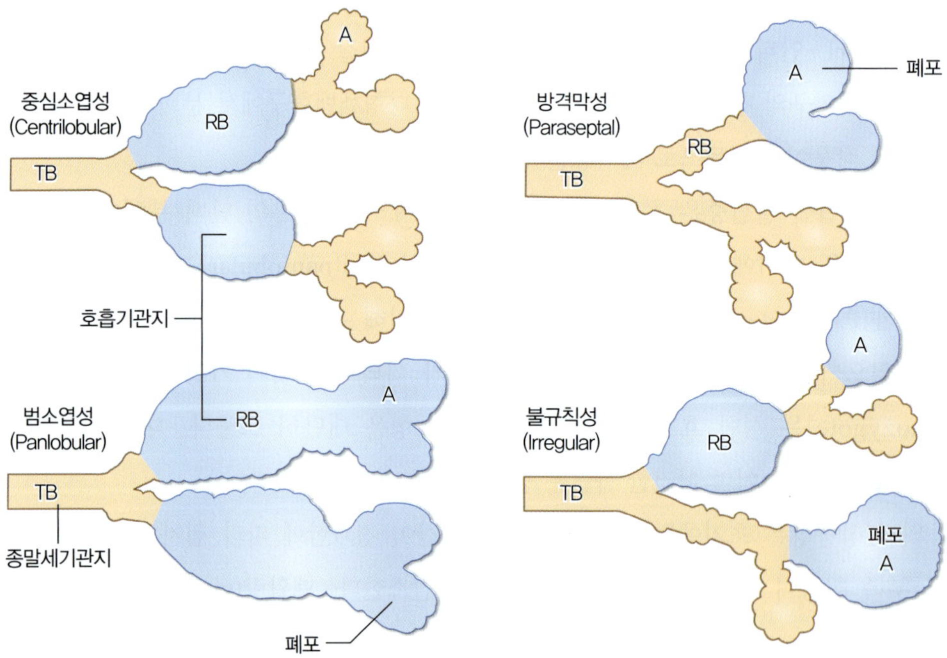

그림 12-20. **폐기종의 분류.** 폐기종은 병변의 침범부위에 따라서 유형을 나누며 이 유형들과 그 유형을 일으키는 원인과도 어느 정도는 관련성이 있음(TB = 종말세기관지, RB = 호흡기관지). A : 폐포

(maximal ventilatory volume)은 감소하지만 전폐용량(total lung volume)과 잔기용량(residual volume)은 증가한다. 나중에는 A(pink puffers)형, B(blue bloater)형으로 나눈다(그림 12-21, 22).

A형(pink puffers)은 폐기종 환자에서 나타난다. 만성으로 마른기침 또는 점액 객담이 있는 기침을 하고 점차 호흡곤란과 배기 때 휘파람소리(wheezing)가 들리며 환기항진(hyperventilation)이 일어난다. 공기는 흡입되나 배기는 어려우므로 폐는 과팽창되고 가로막은 편평해지며 가슴도 전후 직경이 커지는 원통형 흉곽(barrel chest)이 된다. 숨은 차지만 환기항진으로 혈액 내 산소공급은 잘되

므로 청색증은 없고 얼굴색은 분홍(pink)색이므로 pink puffer(분홍색 숨헐떡이)라고 한다.

B형(blue bloaters)은 심한 기관지염 환자에서 나타나는데, 이 경우에는 기관지의 협착이 두드러져 환기항진을 못하므로 혈액 내 산소공급이 부족하여 청색증이 발생한다. 폐고혈압, 우심실비대, 폐성심(cor pulmonale)에 의한 심부전증이 초래되고 전신 부종이 온다. 즉 청색증과 부종이 있다고 하여 청색숨헐떡이(blue bloaters)라는 별명을 가진다. 만성 폐색성 기관지염을 갖고 있으므로 환기가 잘되지 않아 혈중에는 저산소혈증이 나타날 뿐만 아니라 혈액순환도 나쁘고 가스교환이 안 되기 때문에 혈중에는 만성적으로 탄산가스 분압이 증가상태(hypercarpnia)에 있게 된다. 이로 인해 호흡중추가 PCO_2에 무감각하게 되며 환기 활동이 민감하지 못하게 된다.

(3) 기관지 천식(bronchial asthma)

외적 및 내적 인자에 의한 급성 세기관지의 경직으로 내강이 좁아져서 나타나는 발작성의 호흡곤란 특히 배기성 곤란과 천명음(high pitched wheeze)을 주요 증상으로 하는 폐질환이다(표 12-5). 대개는 잠깐 동안 발병하다 곧 회복되는 것이 일반적이나 어떤 경우에는 상당히 오랫동안 지속할 수도 있다. 이것을 천식 지속상태(status athmaticus)라고 한다. 이때는 급성 환기성 부전증이 와서 사망하기도 한다. 기관지 천식에 관여하는 요인은 여러 가지가 있다(표 12-5). 기관지 천식은 알레르기

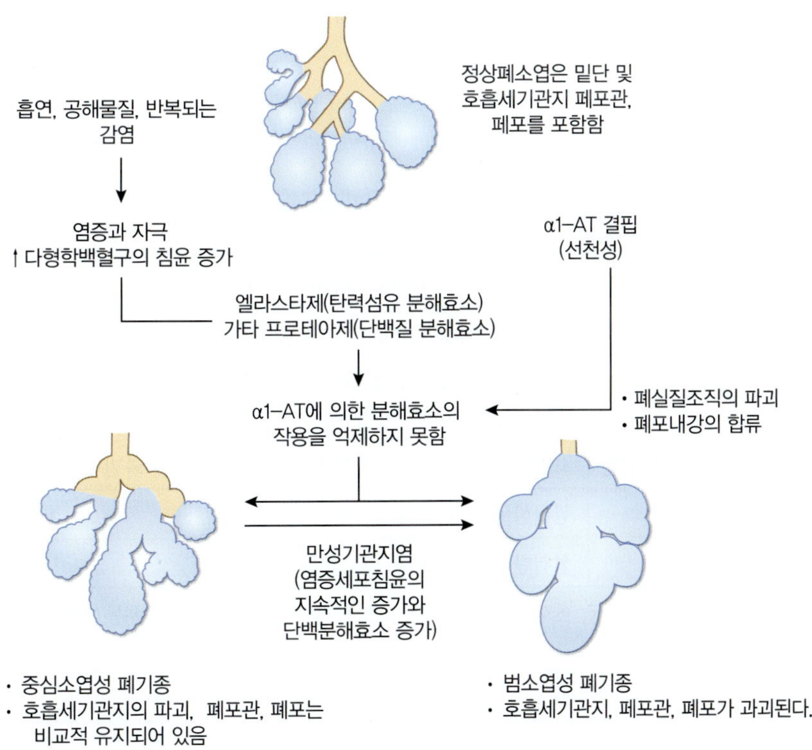

그림 12-21. 만성 폐색성 폐질환을 일으키는 폐기종의 발병기전과 병리학적 유형. α1 – AT = α1 – 안티트립신. 알라스타제 : elastase

반응으로 일어나는데 알레르기성 기관지천식은 소아 · 청년층에 많으며 제I형 알레르기 반응에 의해 일어난다. 화분, 집의 먼지 등 외적인 다양한 항원에 의해서 감작된 사람이 재차 그것을 흡입할 때 증상이 발현한다. 이때 기관지벽 내의 비만 세포의 세포막에서 항원항체반응이 일어나는데, 이 세포로부터 히스타민과 그 외 여러 염증매개 물질 등이 방출되기 때문에 이에 의해 기관지 점막으로부터의 점액 분비가 증가하며 기관지벽의 민무늬근도 강하게 수축한다. 이 때문에 기관지의 내강은 현저하게 좁아져 호흡장애 특히 호기장애를 일으킨다. 환자의 객담 중에는 호산구가 많이 나타난다. 샤르코-라이덴(Charcot-Leyden) 결정과 쿠루슈만(Curschmann) 나선체가 관찰되는 경우도 있다. 또한 말초혈액의 호산구 증가, 혈청 Ig E의 증가도 동반된다. 발작 중의 환자는 매우 괴로우나 치료에 의해서 발작증세가 나아지는 경우가 많다. 드물게 지속 발작, 즉 천식의 지속상태에 의해 사망하는 예도 있는데, 이와 같은 폐에서는 기관지의 내강에 점액전이 가득 차 있다. 폐에는 배기성 기도폐색이 되므로 폐포의 과팽창을 나타내는 부분과 그다지 공기를 포함하지 않는 부분이 섞여 있다. 다만 폐기종과 달리 과팽창 부분에서도 폐흉벽의 파괴는 두드러지지 않는다.

기관지 천식은 외부 항원뿐만 아니라 아스피린, 냉기(cold), 운동, 정신 자극 기관지염과 같은 몇 가지의 자극에 의하여 β-adrenergic 반응의 이상으로 인하여 기관지 민무늬근이 강한 수축이 가해진 경우에도 동일한 천식 발작이 일어나기 쉽다. 이 경우에는 호발 연령이 나이가 든 장년층에서 일어나고 Ig E는 정상이며 피부반응도 음성이다. 치료는 기관지 확장제, 즉 테오필린(theophylline), 에피네프린, β_2-아드레날린제(β_2-adrenergic agent), 스테로이드를 사용한다. 항원을 피부검사로 찾는 것이 필요하다.

표 12-5. 기관지 천식에 관여하는 요인들

	항원의 기원	기전
감작을 일으키는 흔한 항원들	집먼지	집좀진드기(*Dermatophagoides pteronyssimus*)의 분비물을 포함하고 있음
	기타 유기물먼지	곰팡이(*Aspergillus* spp) 감염에 대한 과민반응
	화분(꽃가루)	나무나 풀의 꽃가루에 의하므로 지역에 따라 다르고 계절에 따라서도 다름 (고초열, 알레르기성 비염)
	동물의 비듬(비늘)이나 털	고양이, 개, 말, 새들의 분비물이나 털에 대한 과민반응
	음식물	섭취한 음식물에 대한 과민반응
	약물	섭취한 약물이 합텐으로 작용
유발 인자들	알레르기성 천식 : 열, 한냉, 에어로졸(연무제), 화학물질, 가스, 담배연기, 운동, 감염, 전신 스트레스, 약물(아스피린) 등	
	비알레르기성 천식 : 베타-아드레날린 반응의 감소로 인하여 기관지가 예민한 경우	

(4) 기관지 확장증(bronchiectasis)

기관지 확장증은 비정상으로 비가역성인 종말기관지 상부의 기관지가 확장된 질환으로 만성 기침, 악취가 나는 다량의 객담, 발열 등과 같은 주요 증상을 보인다. 손가락의 곤봉지(clubbing), 감마글로불린 혈증이 관찰된다. 원인은 만성 염증으로 인하여 폐실질의 파괴, 섬유화, 기관지의 비정상 확장이 일어난다. 또 종양이나 협착에 의한 만성 기관지 폐색으로 기관지폐렴과 기관지 확장증을 일으킨다(그림 12-22). 점액점착증(mucoviscidosis)에 의해 점액이 세기관지를 막아서 만성 염증을 일으킬 수 있다. 소아시절의 감염증 특히 홍역, 백일해 등을 앓고 난후에 올 수 있으며, 기관지확장증의 병적 영향, 임상양상, 합병증은 다양하다(그림 12-23).

폐의 아래엽 특히 좌측 아래엽에 호발하며, 기관지가 원주상 또는 방추상(fusiform), 소낭상(saccular) 등으로 확장되며, 점막은 궤양이 잘 일어난다. 내강에 황록색의 농성 분비물이 고여 있으며 확장된 기관지벽 및 주위의 폐포로 세균 감염이 계속되어 그때마다 증상이 악화된다.

8) 폐성심(cor pulmonale)

만성 기관지염, 미만성 범세기관지염, 폐기종 등 폐에 미만성 병변이 있는 환자는 기도, 폐포조직뿐만 아니라, 폐의 순환 장애를 일으켜 우심실에 지속되는 부하가 걸리게 되므로 우심실이 비대해져 결국 폐질환에 의한 우심부전증 즉, 폐성심을 일으키게 된다. 폐결핵에 의한 반흔이 폐의 넓은 범위에 이른 경우와 규폐증의 경우에도 발생한다.

9) 폐암(lung cancer)

(1) 원발성 폐암과 분류

우리나라에서는 폐암에 의한 사망률이 남녀 모두 현저하게 증가하고 있다. 빈도는 1950년 때보다는 약 5배 이상의 증가가 있다. 과거에는 남:여 = 7:1이었으나 현재는 2.5 : 1로 여성에서도 증가

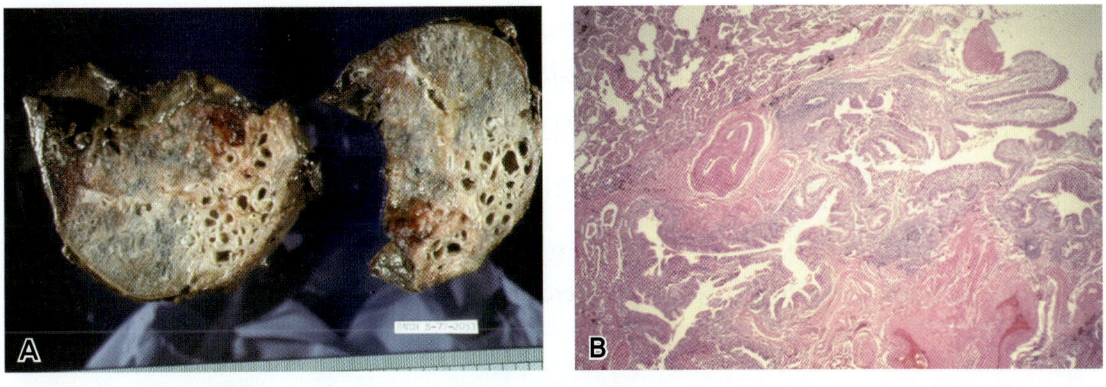

그림 12-22. 기관지 확장증. A. 기관지의 섬유화와 확장이 폐의 아래엽에서 관찰되며 벌집처럼 보이고 그 주변의 폐실질조직이 소실되어 있다. 흉막 가까이에도 확장된 기관지가 관찰되는 것이 특징임
B. 불규칙한 모양으로 기관지가 확장되어 있으며 폐실질은 눌려 제모양을 갖고 있지 못하다. 만성 염증세포의 침윤이 동반되어 있음

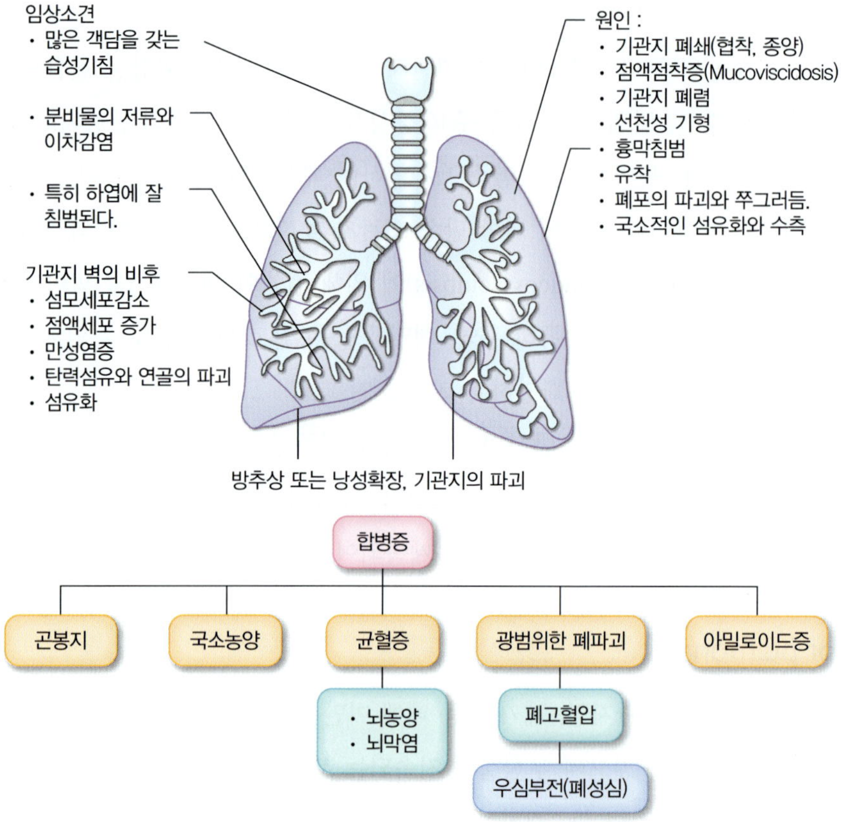

그림 12-23. 기관지 확장증. 병리학적 소견, 임상소견 및 합병증

하는 추세이며 주로 40대 이후에서 발생한다. 폐암 발생의 환경 인자로써는 대기 오염을 들 수 있는데, 공기 중에 배출되는 발암물질의 증가가 그 원인으로 다환탄화수소(polycyclic hydrocarbon), 방향족 아민(aromatic amine), 중금속 등이 있다. 또한 흡연과의 관련도 깊으며, 담배를 장기간에 걸쳐서 많이 들이마신 사람은 폐암을 일으킬 확률이 피우지 않는 사람보다 20배 이상 높다. 금연 후 약 10년 후에는 정상과 같아진다.

공업 환경성 발암인자는 석면(asbestos), 우라늄, 니켈, 크롬 등이 있고 방사선도 발암요인이 된다. 대부분의 폐암은 상당히 진행된 후에야 발견되는 사례가 많아 수술을 하더라도 치료 후의 경과가 불량하며, 방사선의 조사나 항암제에 의한 화학요법의 치료 효과로도 한계가 있다. 따라서 최근 폐암에 대한 국민건강검진을 통해서 조기 발견을 위한 노력이 행해지고 있다. 폐암의 진단에는 흉부 X-선 촬영과 기관지경 검사, 기관지경유 폐생검, 기관지경유 침흡인 세포진단, 기관지 세정 세포진단(bronchial washing cytology), 경피침세포(percutaneous aspiration cytology) 진단을 비롯하여, 객담 세포진단이 큰 역할을 하고 있다.

암이 기관지의 어느 크기의 분지로부터 발생하였는가에 따라서, 크게 두 가지의 형태로 구분된다. 암이 폐문부 근처의 굵은 기관지(제1, 2, 3분지까지)에서 나온 폐문부형 또는 중심형 폐암과 기관지 말초에서 나와서 흉막 근처에 위치하는 말초형 폐암으로 구분한다. 폐문부형 폐암은 초기에는 X-선으로 잘 발견되지 않음으로 기관지경 검사를 해야 한다. 기관지 점막에서 기원하여 내강으로 돌출하거나 궤양, 출혈 및 침윤 등이 일어난다. 폐암은 병리조직학적으로 분류할 경우 편평상피암종과 소세포암종이 많다. 반면 말초형 폐암에서는 유두상 또는 관상의 선(샘)암종인 경우가 많으며, X-선상 조기에 발견이 가능하고 기관지경 검사로는 발견하기 힘들다.

폐암의 분류(International Classification of Lung Carcinoma, WHO)에서는 4개의 주요 유형과 몇 개의 소수형으로 나눈다. 폐암은 기관지 점막상피에서 발생하므로 기관지유래 암종(bronchogenic carcinoma)의 조직기원과 형태로 분류를 한다(그림 12-24).

편평세포암종은 흡연과 관련(폐암의 40~60% 차지)이 깊으며 폐의 주기관지가 있는 중심부위에서 발생한다. 따라서 중심형이라고도 한다(그림 12-25A). 일반 편평세포암종과 형태적으로 같아서 편평세포의 심한 다형성, 세포간다리(intercellular bridge), 각질화, 각질진주(keratin pearl, 편평세포 내에 형성되는 각질덩어리)가 나타난다. 원주상피가 편평상피로 화생되고 그 후에 이형성화되고

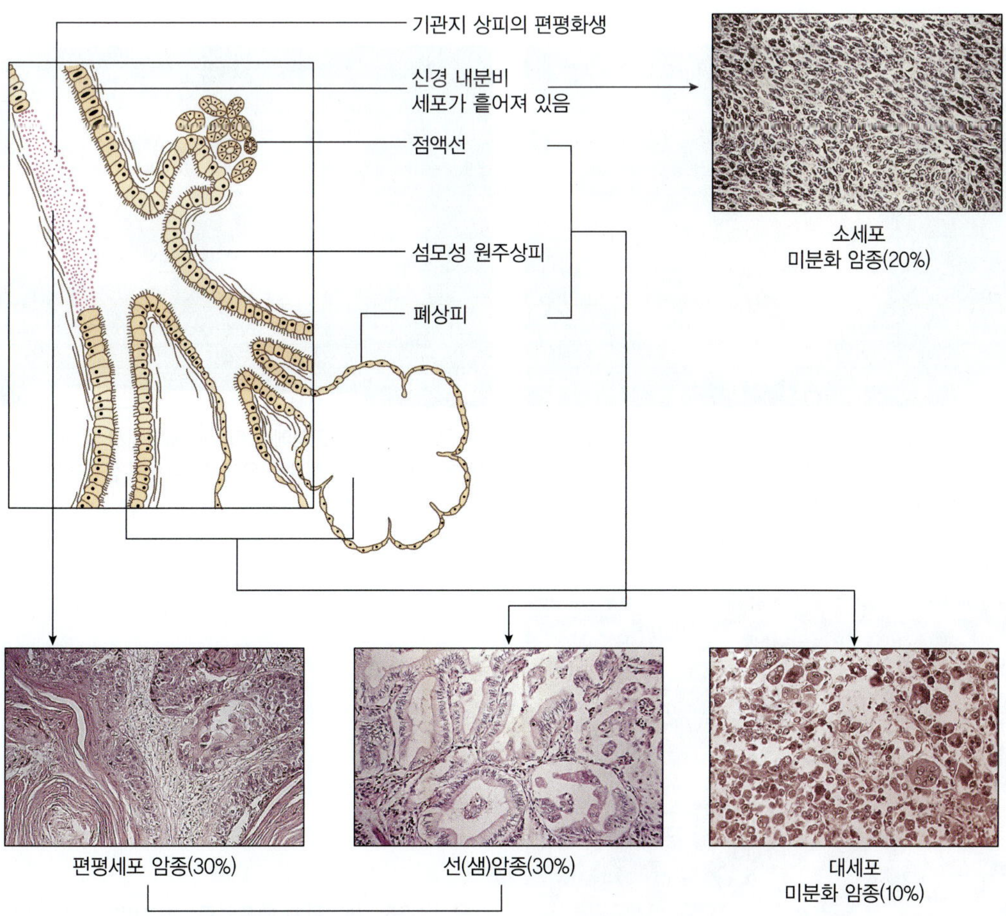

그림 12-24. 기관지 유래 폐암종의 병리학적 분류

편평세포암종으로 발전된다. 대개 국한성으로 성장하는 경향이 있고 중심부에 심한 괴사로 인해 공동을 만들기도 한다.

샘암종(선암종)은 병리조직학적으로 선상구조를 형성하고 특히 분화가 좋은 샘형성과 점액을 분비하는 종양이다. 샘암종은 큰 기관지에서 발생하는 것, 말초 반흔에서 생기는 반흔암(scar cancer), 세기관지 폐포암종(bronchiolar alveolar carcinoma)을 모두 포함한다. 따라서 말초형이라고도 한다(그림 12-25B). 형태로는 일반 샘암종과 같으므로 전이성 샘암종과 구별하기 힘든 때도 있다. 폐암종의 10~25%를 차지한다. 남여비가 비슷하고 흡연과는 큰 관련이 없다. 세기관지 폐포암종은 기존 폐포벽을 따라서 암세포들이 피복하고 있는 특징의 형태를 관찰할 수 있고 또 일반 선암과 혼합되어 관찰되기도 하며(그림 12-26), 혼합되어 관찰되어도 샘암종으로 진단한다.

소세포 미분화암종(undifferentiated small cell carcinoma)인 소세포암종(small cell carcinoma)에는 소위 연맥(귀리)과 유사한 것과 다소 세포의 크기가 중간크기의 미분화세포도 있다. 이 중 귀리세포 암종(oat cell carcinoma)은 작고 타원형의 세포로 구성되어 있고 세포질은 거의 없다. 핵은 농염되고 핵소체는 뚜렷하지 않다. 소세포암 세포가 주변세포에 의해서 다소 눌린 형태의 변형이 오

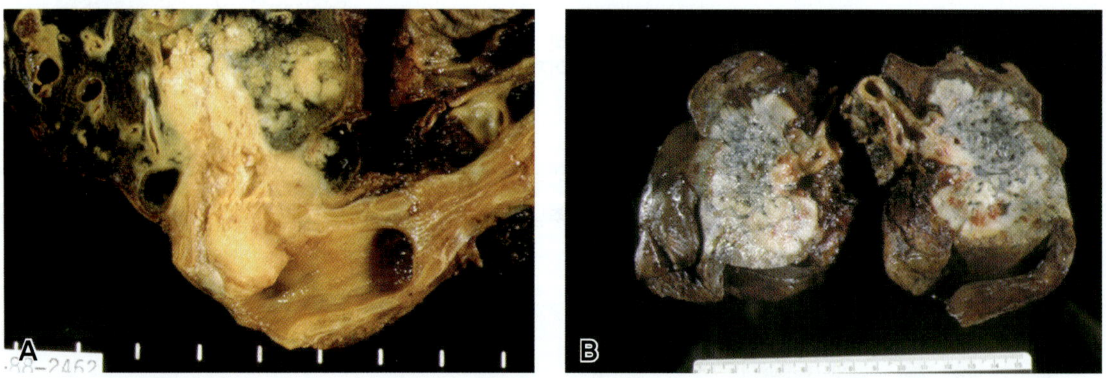

그림 12-25. 폐암의 육안소견. A. 원발성 폐암(폐문형). 수술로 절제된 우폐의 주기관지에 암이 기관지벽에서 발생하여 벽을 파괴하고 주위 기관지벽 및 폐조직에 침습하고 있음. B. 원발성 폐암(말초형)으로 수술로 절제된 우폐. 암 병소의 중심부를 절개한 것으로 암은 폐의 말초영역(폐흉막에 근접한 부분)에서 발생하고 있음

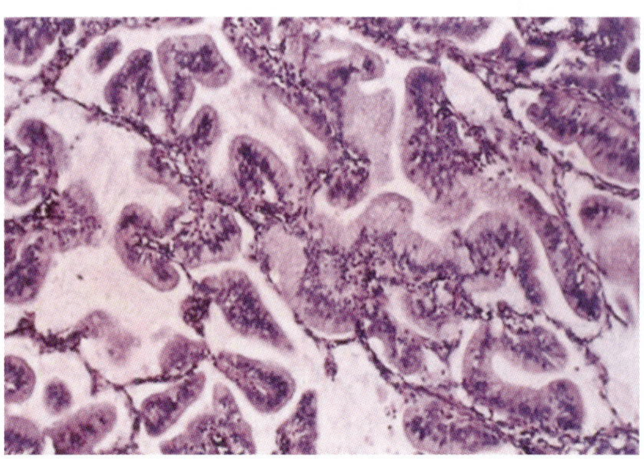

그림 12-26. 세기관지 폐포암종. 폐포벽을 따라서 원주형의 샘암세포가 증식하고 있는 특별한 형태

는 것이 특징이며 이 경향을 주형효과(molding effect)라고 하여 진단에 도움을 주는 소견이다. 기관지 점막의 신경내분비세포에서 기원한 악성 종양으로 신경내분비 물질인 neuron specific enolase (NSE)와 chromogranin에 대한 면역조직화학 염색을 통해 그 기원을 확인할 수 있으며 전자현미경학적으로 신경분비과립을 관찰할 수 있다. 악성도가 높으며 이소성 ACTH 증후군 같은 부종양(paraneoplastic) 증후군이 잘 나타난다. 폐암 중 10~25%를 차지하며, 흡연과 관련이 있고 폐문부에서 발생한다. 조기에 폐문 림프절로 전이하는 것이 특징이다.

대세포 미분화 암종(undifferentiated large cell carcinoma)은 대세포로 구성되어 있으며 편평상피나 샘상피의 분화가 보이지 않는 암종으로 폐암의 5~20%를 차지한다. 다형성 거대세포암종(pleomorphic giant cell carcinoma)은 이 유형 중 악성도가 가장 높은 변종으로 병리조직학적으로 분화도가 나쁜 암세포와 다핵성 거대세포가 많이 나타난다.

(2) 임상 증상과 임상병기(clinical signs and stages)

기침, 객혈, 호흡곤란, 흉통, 체중감소 등도 병이 진행된 다음에 나타나기 때문에 조기발견이 어렵다. 말초형인 경우는 X-선상을 통해서 초기에 발견되는 수도 있으며 폐문부형인 경우는 기관지 폐쇄로 인한 폐렴, 폐농양, 기관지확장증 등이 올 수도 있다. 암이 주변으로 침투하여 위대동맥을 폐쇄하여 위대동맥증후군이 나타나고 늑막에 삼출액이 고이며, 기관식도루가 발생하기도 한다.

판코스트(Pancoast) 증후군은 폐첨단부(apical) 폐암에 의해서 T1 갈비뼈사이(intercostal)신경과 목뼈 교감신경총(cervical sympathetic trunk)을 침범함으로써 신경마비가 발생하는 질환이다. 부종양증후군과 타 장기의 전이에 의한 증상들이(표 12-6) 폐 증상과 상관없이 나타날 수도 있다.

표 12-6. 폐암과 동반되는 부종양증후(paraneoplastic syndrome)

- 이소성 호르몬증후군
  - 부신겉질 호르몬 : 소세포암종, 부신겉질 과형성
  - 항이뇨 호르몬 : 소세포암종, 저나트륨혈증
  - 부갑상샘 호르몬 : 편평세포암종, 고칼슘혈증
  - 5-hydroxytryptamine : 카르시노이드 증후군
  - 고나도트로핀 : 여성유방
- 곤봉지 및 폐성 비대성 골관절병증
- 피부근염과 다발성 근염
- 이동성 혈전정맥염
- 신경근증후군
  - 말초신경병증
  - 근병증
  - 근무력 증후군
  - 소뇌퇴행증후군
  - 백질뇌병증
- 피부발진

폐암은 진행됨에 따라 림프절, 간, 부신, 뇌, 뼈 등의 주요 내장기관으로 전이하나, 국소로 침투하여 위대정맥(superoir vena cava)과 심낭으로 파급되는 수도 있다. 폐암이 위대정맥을 폐색하면 위대정맥증후군이 일어나며, 폐문 림프절에 약 50%가 전이한다. 흉막으로 암이 전이하면 흉막강 내에 삼출액이 나오고 다수의 암결절이 나타난다. 혈행으로도 전이하여 먼 장기에도 전이가 될 수 있으며 특히 소세포암종에서 잘 일어난다. 따라서 진단 시 이미 전이된 경우가 많으며, 폐암의 진행 및 전이에 의한 임상 증상도 발생될 수 있다(그림 12-27).

임상병기는 암의 예후에 가장 중요한 요소이며 폐의 임상병기도 다른 암과 같이 I기, II기, III기로 나눈다. I기(Stage I)는 폐에 국한되어 있고 직경 3cm 이상이지만 림프절 전이는 없는 경우, 혹은 직경 3cm 이하면서 국소 림프절 전이만 있는 경우이고 II기(Stage II)는 직경 3cm 이상 크고 폐에 국한되고 국소 림프절에만 전이된 경우이다. III기(Stage III)는 Stage I기, II기가 해당되지 않는 경우이다.

가슴 X-선사진과 단층촬영이 폐암진단에 도움이 된다. 그러나 작은 폐문부암은 잘 나타나지 않으므로 세포나 조직 검사가 중요하다. 예후는 전체 폐암의 평균 5년 생존율이 10~20% 정도로 나쁘다. 그러나 최근 수술과 화학요법의 발전으로 생존율이 증가하고 있다. 화학요법으로 소세포암종

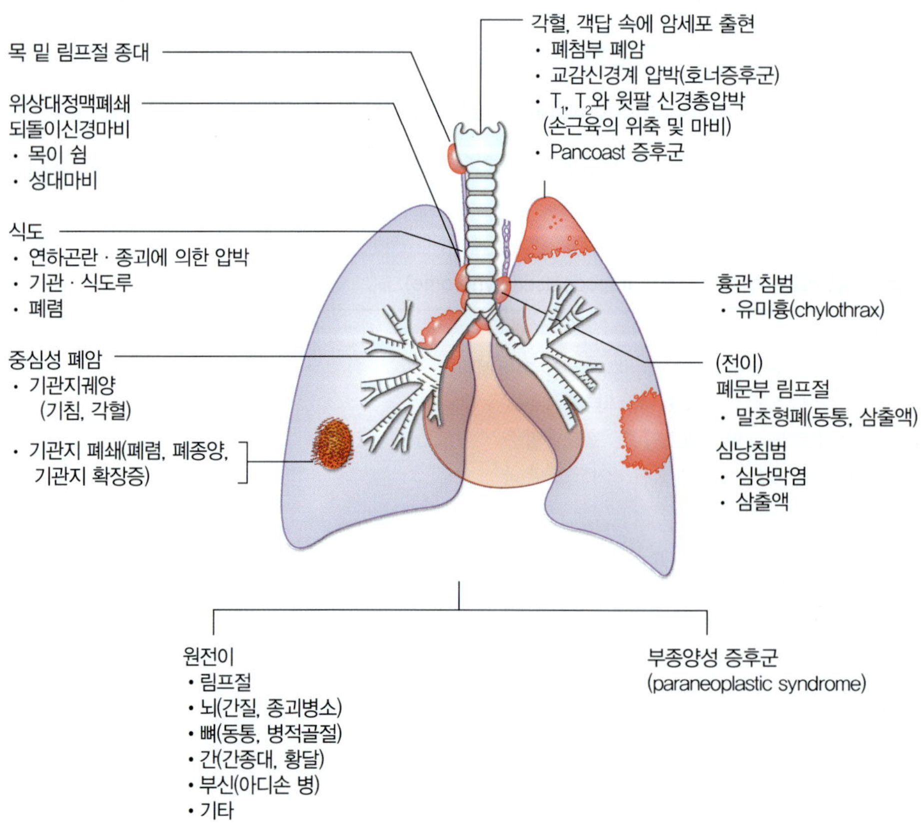

그림 12-27. 폐암의 임상 증상과 호발전이 부위

은 최근 생존율이 6개월에서 2년 정도로 늘었고 소세포암종을 제외한 다른 암종 소위 비소세포암종(non-small cell carcinoma)은 수술 요법으로 치료할 수 있는 경우가 약 30% 정도이다. 수술이 가능한 경우 중 임상병기에 따라 다른데 I기는 50%, II기는 20~30%, III기는 5~10%의 5년 생존율이 보고되고 있다.

편평세포암종, 샘암종, 대세포암종의 평균 5년 생존율은 20~30%로 낮으나, 세기관지 폐포암종은 5년 생존율이 약 60%로 높은 편이다.

(3) 전이성 폐종양(metastatic lung cancer)

전신 순환한 혈액은 모두 폐순환을 거쳐야 하기 때문에 대정맥계에 들어간 종양세포는 폐로 들어가서 폐의 모세혈관을 통과하지 못하고 폐혈관 속에 종양세포가 걸리게 되어 폐에 전이가 잘 일어나게 된다. 그렇기 때문에 폐에는 다른 장기에서 발생한 악성 종양의 전이가 일어나기 쉬운 것이다. 빈도상으로도 전이성 폐종양이 원발성 폐암보다 훨씬 많다.

전이성 폐종양의 종류를 보면, 유방암, 위암, 자궁암, 대장암, 융모암, 악성 흑색종 등의 전이가 많지만, 그 밖에도 여러 종류의 암이 폐로 전이를 초래한다. 또한 뼈육종 등의 비상피성의 악성종양도 폐 전이를 일으킬 수 있다고 알려져 있다(그림 12-28).

전이성 폐종양은 폐 내에 결절로 나타나며 대부분은 폐 내에 다수 산재되어 나타나는 것이 대부분이다. 특히 암세포가 폐 내 및 흉막의 림프관에 침입하여 림프관을 따라서 증식하고 있는 경우도 있다. 그 결과 림프 흐름의 폐쇄로 인한 림프관 확장이 일어나 흉강에 림프액이나 혈성 삼출액을 동반하기도 한다.

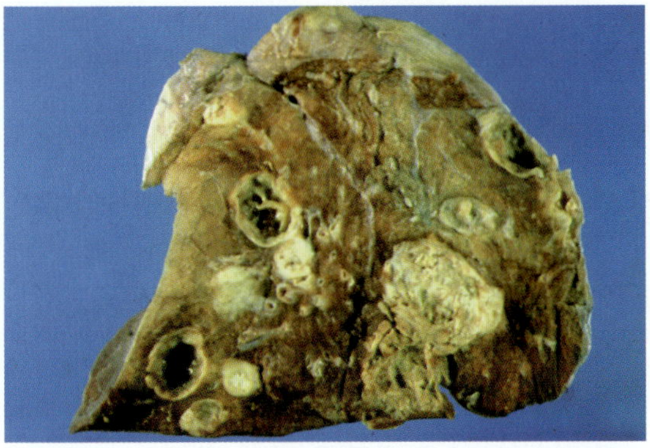

그림 12-28. 전이성 폐암. 폐의 절단면으로 전체에 크고 작은 다수의 암결절이 산재되어 있다. 자궁암이 폐로 전이된 것으로 전이된 암결절 중심에 괴사도 관찰되고 있음

3. 흉막질환(pleura diseases)

1) 흉수증(hydrothorax)

흉강은 폐의 표면과 가슴 내면 사이에 있는 좁은 공간으로 좌우의 가슴 안은 종격을 끼고 각각으로 독립하고 있으며, 내면은 한층의 중피세포로 덮여 있다. 가슴안 내는 언제나 소량의 림프액이 있지만, 울혈성 심부전과 고도의 저단백(알부민) 패혈증의 환자는 가슴 안에 과잉으로 수분이 고이게 된다. 이것을 흉수증이라 하며 가슴 안에 고인 여출액(transudate)을 흉수(pleural fluid)라고 한다. 여출액은 무색투명하며 비중이 낮고(비중은 1.015 이하) 단백량도 적다(단백량 2.5% 이하). 세포성분으로는 소수의 조직구나 박리된 중피세포를 포함할 뿐이다.

2) 가슴막염(pleuritis)

가슴막의 염증을 가슴막염이라 하는데, 이때 염증으로 가슴 안에는 삼출액(exudate)이 고이게 된다. 삼출액은 무색투명한 것도 있으나, 다형핵백혈구, 림프구, 섬유소가 섞여져 혼탁하기도 하고 혈성(bloody)인 것도 있다. 비중도 여출액에 비해 무거우며(비중 1.018 이상) 단백량도 많다(단백량 4% 이상).

가슴막염은 폐렴과 폐결핵이 가슴막에 침입했을 때 일어나며, 전신성 홍반성 루푸스나 만성 류마티스성 관절염 등의 결합조직질환에서 종종 섬유소성 가슴막염을 동반하기도 한다. 고령의 환자에서 전이성 암종에 의해 암성 가슴막염도 많이 발생하며 이것은 폐암 또는 다른 내장기관에 발생한 암이 가슴 안에 퍼져서 발생한다. 이때에 가슴안천자(pleural tapping)를 실시하면, 혈성(bloody)의 삼출액이 배출되며 다형핵백혈구, 림프구, 큰포식세포, 중피세포 등과 함께 암세포도 관찰될 수 있다.

3) 농흉(pyothorax)

가슴막에 화농성 염증이 발생하거나 폐농양이 가슴안으로 터져 나와 가슴 안에 다량의 농이 고인 상태이다.

4) 기흉(pneumothorax)

정상적으로 가슴 안은 외기에 비하여 음압($-5 \sim -8$ cmH_2O)이기 때문에 어떤 원인으로든 가슴 안과 외기가 교통하면 가슴 안에 대량의 공기가 들어오게 되어 발생한다. 이때 폐는 가슴 안에 들어온 공기에 의해 압박되어 폐실질이 쭈그러들게 되며 이를 압박성 무기폐라 한다. 때로는 건강해 보이는 젊은 남성에게 갑자기 기흉이 일어나는 경우가 있는데, 이를 특발성 기흉(idiopathic pneumothorax)이라고 부른다. 대개는 자연 치유되는 경우가 많으나 반복성인 경우가 많으며, 종종

개흉수술을 필요로 한다. 드물게는 마개효과(valve effect)가 있어 흡입은 되나 배출이 안되면 소위 긴장성 기흉(tension pneumothorax)이 되어 호흡곤란을 야기할 수도 있다. 긴장성 기흉이 되면 가슴 안이 양압되어 폐실질이 확장할 수 없어 공기의 흡입이 불가능하게 되기도 한다.

5) 유미흉(chylothorax)

가슴 안에 유미(chyle, 소장에서 유입되는 영양소를 많이 포함한 림프액)가 모이는 것을 유미흉이라고 하고 여기에는 유미미립(chylomicron)과 트리그리세라이드가 많은 것이 다른 삼출액과 다른 점이다. 원인은 가슴관(thoracic duct)이 손상을 받을 때, 즉 외상, 수술이나 암의 침투 등이 일어날 때에 발생한다.

6) 종양(tumors)

(1) 가슴막중피종(pleural mesothelioma)

가슴막의 종양에는 양성과 악성으로 나누며, 가슴막중피종도 양성과 악성이 있다. 양성 종양은 폐가슴막으로부터 밖으로 향하여 자지만 주변과 경계가 분명하게 돌출하고 있어 수술로 치료할 수 있다. 이것은 습관상 양성 중피종이라 불렀으나, 섬유모세포 모양의 방추세포와 아교섬유로 구성되어 있어 엄밀하게 말하면 중피세포 유래가 아니라 가슴막의 결합조직 세포에서 유래하는 비상피성 종양(예 : 섬유종)으로 보는 의견이 많다. 그래서 이 종양을 양성 섬유성 중피종(benign fibrous mesothelioma)이라고 한다. 반면에 악성 중피종은 중피세포에서 유래하여 가슴막의 전면을 덮어 싸듯 미만성으로 증식한다. 50대 이후에 발생하며 임상적으로 가슴 안에 삼출액이 존재하고 호흡곤란이 나타난다.

병리조직학적으로 두 가지 유형을 보이는데, 그것은 육종과 같은 방추형 세포의 증식과 관상 또는 유두상의 상피성분으로 구성되어 있다. 종양세포는 폐 내와 외부로 향하여 갈비뼈와 갈비뼈사이근을 파괴하면서 침습한다. 악성 중피종 발생은 석면 분진의 흡입과 밀접한 관련이 있는 것으로 알려져 있다. 예후는 대단히 나빠서 50%는 1년 내 사망한다.

(2) 전이성 흉막암종(metastatic carcinoma of pleura)

폐암종이 전이하거나 직접 침투하는 것이 가장 흔하고 그 외 유방, 큰창자, 콩팥, 갑상샘암종 등이 있다. 악성 림프종의 침투는 드물며 흡인 세포 검사가 진단에 특히 중요하다.

4. 종격동 종양(mediastinal tumors)

종격동(mediastinum)은 좌우의 폐 사이 부분으로 가슴의 중앙부에 위치한다. 종격동 속에는 심장, 큰혈관, 가슴샘, 기관, 좌우의 주기관지, 식도, 신경, 림프절 등이 포함되어 있다.

종격동은 해부학으로 앞, 앞위, 중간, 뒤종격동으로 구분된다. 종격동으로부터 다양한 종류의 종양이 발생하며, 앞위종격동(anterior superior mediastinum)에 호발하는 종양은 가슴샘종, 기형종, 배아종 등이 있다. 반면에 뒤종격동에 호발하는 종양은 신경초종, 신경섬유종 등과 같은 신경계통의 종양이다. 종격동에서 발생할 수 있는 종양을 부위별로 호발종양이 다르다(그림 12-29).

가슴샘종(thymoma)은 가슴샘이 심장으로 출입하는 큰혈관 앞면에 부착되어 있으므로 위치상 앞위종격동에서 발생한다. 기형종(teratoma)은 대부분 양성 종양이며 앞위종격동에서 발생한다. 드물게는 배아종, 난황종양, 융모막암 등이 함께 혹은 단독으로 발생하는 경우도 있다. 기형종 및 배세포종양이 종격에 발생하는 기전은 태생기에 배아세포의 일부가 종격에 잘못 들어가 때때로 그것이 종양화되기 때문이라고 볼 수 있다. 또한, 가슴샘 또는 종격 림프절에서는 악성 림프종이 발생되는 경우도 있다. 신경초종(schwannoma)은 뒤종격동에 호발하며 말초신경 속(특히 갈비뼈사이신경)으로부터 발생한다. 수술 시에 종양의 일부가 신경다발(속, fascicle)에 부착되어 있는 경우를 확인할 수 있다. 드물게 소아에게서 뒤종격동에 신경모세포종이 발생하는 경우가 있으며 이것은 척추 양측에 있는 교감신경절에서 유래한다. 한편, 종격동에도 전이성 종양이 생기는 경우가 있는데 특히, 폐암, 유방암으로부터의 전이가 많다.

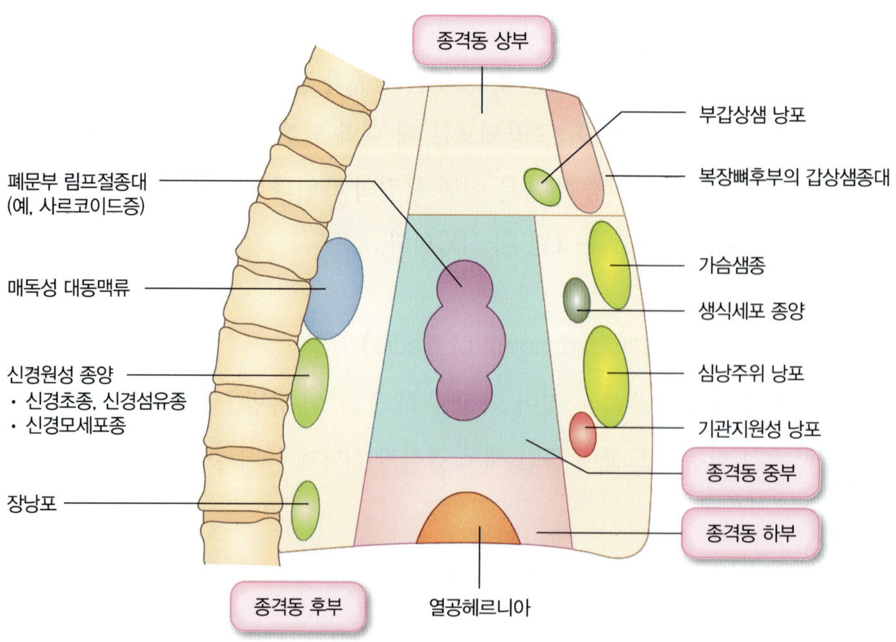

그림 12-29. 종격동에서 발생하는 종양의 위치에 따른 분류. 장낭포 : enteric cyst, 열공헤르니아 : hiatal hernia

5. 폐질환의 진단을 위한 시료 채취법 (sampling for the diagnosis of lung diseases)

폐질환을 병리학적으로 진단하는데 사용되는 기본적인 시료 채취 방법은 기관지폐포청소술(bronchopulmonary lavage), 기관지생검(biopsy), 기관지경유생검(transbronchial biopsy), 경피폐생검(transcutaneus biopsy), 개흉폐생검(open lung biopsy) 등 여러 가지 방법이 있다(표 12-7). 그 외 손쉬운 방법으로는 객담의 세포병리검사가 있다. 폐암은 치료가 어렵기 때문에 예방이나 적극적인 진단 방법을 시도하여 조기에 발견하는 것이 중요하다.

표 12-7. 폐질환의 진단을 위한 진단 술기

기관지폐포청소술(lavage)
(기관지경을 통하여 식염수를 주입한 후 다시 식염수를 흡입하여 세포와 미생물을 검사함)
비정형인 감염(예 : 뉴모시스티스)
간질성 폐질환
기관지생검(기관지경을 통한 생검)
종양
사르코이드증
알레르기성 진균증(아스펠길루스증)
기관지경유생검(기관지경을 통하여 폐실질을 생검)
미만성 폐질환
폐이식 상태점검
감염질환진단
경피폐생검(침생검)
국소 종괴성 질환
비정형 감염
개흉폐생검
원인이 불분명한 폐질환

Chapter 13

위 및 장 질환 (Gastrointestinal diseases)

1. 위장관 구조(gastrointestinal structures)

소화기는 음식물을 분해하고 음식물 내에 포함되어 있는 필요한 영양소를 분해, 흡수하며 불필요한 것을 배설하는 내장기관이다. 소화기는 입에서부터 항문까지의 위장관과 관련된 침샘, 간, 담도, 이자 등이 포함된다(그림 13-1).

위장관은 길이도 길고 외부로부터 다양한 자극에 노출되고 있을 뿐만 아니라 정신적인 영향도 쉽게 받으므로 질병의 종류도 다양하고 많다.

소화관의 전체적인 구성은 식도에서 항문까지 약 9 m에 이르는 하나의 긴 관으로 되어 있다. 점막을 덮고 있는 상피의 종류로는 입구에 해당되는 구강, 인두 및 식도와 출구에 해당되는 항문은 중층편평상피이며, 위, 소장, 대장은 단층원주상피이다. 또한 구강에는 귀밑샘, 턱밑샘, 혀밑샘 등의 침샘이 개구하고 있다.

2. 구강 질환(oral diseases)

음식물을 먹는다고 하는 중요한 역할을 함에도 불구하고 간과되기 쉬운 것이 입술의 작용이다. 입술의 작용에 제약이 있으면 능숙하게 먹고 마실 수도 없게 된다. 모유가 유일한 영양원인 유아에게 구순열(cleft lip, 언챙이)과 같이 입술 형성에 이상이 있으면 우유 섭취가 잘되지 않는다. 구강 내에서는 치아로 음식물을 씹는 기계적 소화와 침에 의한 화학적 소화가 행해진다.

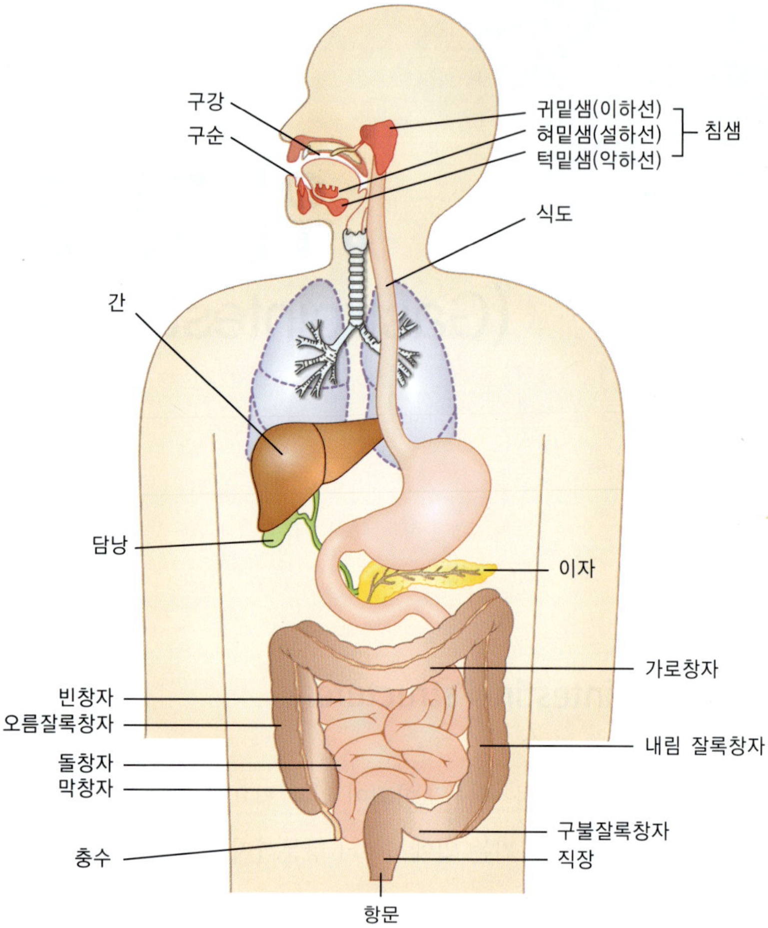

그림 13-1. 소화기계통의 모식도

1) 치아의 질병(dental diseases)

치아의 구조에서 그 주체는 에나멜질이라고 하는 뼈와 유사한 칼슘 화합물을 포함하는 조직으로 뼈보다 단단하며, 상아질 위를 치관으로는 인체 조직 중에서 가장 단단한 에나멜질이, 또 치근에는 시멘트질이 덮고 있다. 상아질 내부에는 치수강이 있으며, 혈관과 신경의 풍부한 결합 조직, 즉 치수(pulp)가 들어 있다(그림 13-2). 유치가 빠지고 영구치가 나온 뒤는 두 번 다시 재생되지 않는다. 이 중요한 치아를 잃어버리는 원인으로 충치(dental caries)와 치조농루(alveolar pyo-rrhea)가 있다.

(1) 충치의 형성(occurrence of dental caries)

충치란 여러 가지 세균, 곰팡이 등에 의해 치아의 성분이 서서히 분해되는 것을 말하며 가장 흔한 균은 연쇄알균(*Streptococcus mutans*)이다.

충치의 발생은 세균이 증식하여 플라크(plaque)라고 하는 균괴의 형태를 만들고, 이 세균이 음식

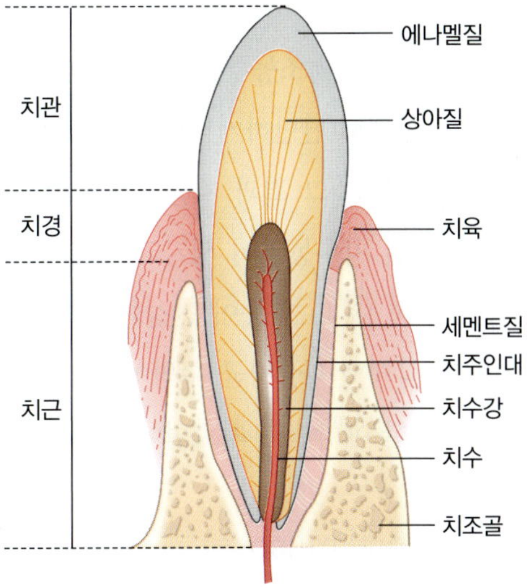

그림 13-2. 치아와 그 지지조직의 구조

물 중의 당분을 분해하여 유산을 생산하며 이 산에 의해서 칼슘을 포함하는 치아의 상피와 기질이 녹여서 치아 표면에 덩어리가 커지게 된다. 세균에서 나온 효소, 산들은 단백을 분해하고 탈회하며 치아에 충치를 만든다. 처음엔 에나멜, 이어서 상아질을 파괴하고 치수에 염증이 도달한다. 치수는 신경이 풍부하므로 염증에 의해서 통증이 나타난다. 또 2차 감염에 의한 치수강염(pulp infection)이 생기고, 치근(apical periodontium)까지 염증이 파급되며 마침내는 치아를 뽑아내야 된다. 충치의 위험 인자는 세균, 불규칙한 칫솔질, 당분 등 3가지라고 할 수 있다. 최근의 예방방법으로는 치아 표면에 불소를 입히는 방법도 있다. 그러나 충치를 예방하는 제일 좋은 방법으로는 식후에 곧 이를 닦는 것이 가장 유효하다고 할 수 있다(그림 13-3).

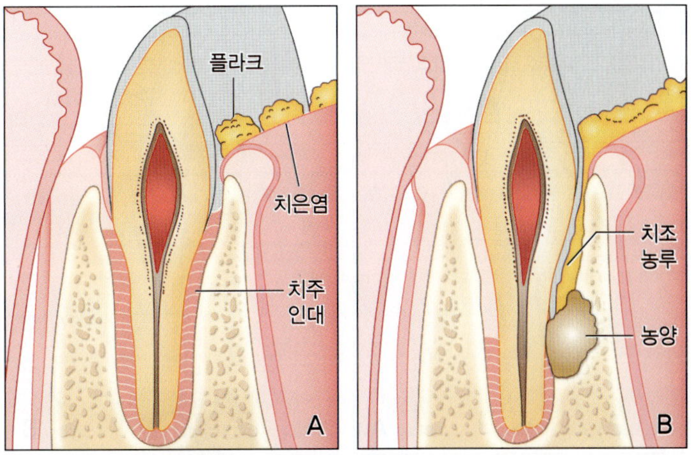

그림 13-3. 만성 치주질환과 합병증. A. 만성 치은염 B. 치주인대의 파괴, 치루농양, 치조농루

(2) 치조농루(pyorrhea, gingival crevice)

치아를 잃어버리는 또 하나의 큰 원인으로 치조농루를 들 수 있다. 이는 잇몸과 치조골로 지탱되어 있다. 치조골이란 샤르피(sharpey) 섬유로 단단하게 결합되어 있는데 중년을 지나면 노화현상의 하나로서 치조골과 잇몸에 위축이 일어난다. 그 결과 치근부가 노출되며 치아와 잇몸 사이에 틈이 벌어지고 거기에 염증이 생기고 심해지면 치루농양이 생기고 그곳에서부터 농이 치아 주위로 나오게 된다. 이 상태를 치조농루라 한다(그림 13-4). 염증이 만성화되면 샤피 섬유가 파괴되고, 이는 흔들거리게 되며 종국에는 빠져 치아를 잃게 된다. 평균 수명이 증가하고 있는 현재 상황에서 볼 때 매우 중요한 질환임으로 이에 대한 확실한 예방법과 치료법이 요구되고 있다.

2) 구강 점막의 질병(diseases of oral mucosa)

(1) 구내염(stomatitis)

구강 내의 염증을 구내염이라 하며, 부위에 따라 구각염, 구순염, 설염 등으로 구분하기도 한다. 구내염에는 비특이성 염증이 대부분이며 그외 단순포진(herpes labialis), 콕삭기 바이러스에 의한 포진성 구협염(herpangina)인 소위 손발입병 또는 수족구병(hand foot and mouth disease), 칸디다증(thrush), 아프타 구내염(aphthous stomatitis) 등 다양하다. 구내염의 대부분은 전신 질환을 동반하지 않고 구강 내에 국한되나, 홍역에 걸렸을 때처럼 코플릭 반점(Koplik spot)과 같은 것이 전신 발진에 앞서서 출현하므로 진단상 중요한 경우도 있다.

(2) 백판증(leukoplakia)

백판증은 백반증(white patch)이라고도 하는 질환으로 점막에 백색의 평활 또는 비후를 나타내지만 자각 증상은 대부분 없다. 병리조직학적으로 편평상피의 과형성으로 세포의 다층화가 진행되어,

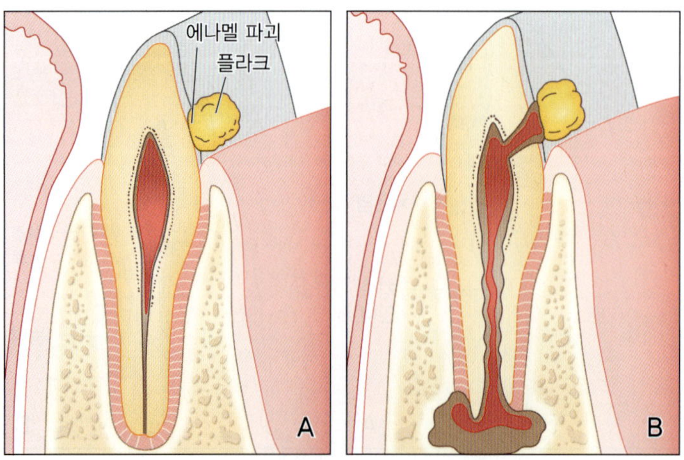

그림 13-4. **충치의 형성과 후유증.** A. 프라크 밑 에나멜층의 산에 의한 파괴 B. 급성 치수염과 치수농양이 동반된 충치

각화 항진이 있는 과각화증(hyperkeratosis)이 동반되며 이로 인해 육안으로는 희게 보이게 된다. 국소적인 만성 자극으로 인해 발생할 수 있으며 상피의 이형성이 없으면 특별히 문제되지 않지만 긴 경과를 취하는 백판증의 일부는 편평세포암종으로 이행될 수도 있다.

3) 구강 내 종양유사 병변(tumor-like lesions in oral cavity)

(1) 점액낭포(mucocele)

점액낭포는 작은 침샘 또는 관이 파열되어 침샘에서 분비된 점액이 관 밖으로 유출되므로 주변 조직 내 국소적인 염증이 발생하는 상태이다. 병리조직학적으로 점액소, 림프구와 조직구와 같은 염증세포 침윤, 주변에 확장된 침샘관과 작은 침샘이 관찰된다.

(2) 화농성 육아종(pyogenic granuloma)

화농성 육아종은 모세혈관이 증식하여 생기는 구강 내 흔한 모세혈관종양이나 육안으로 표면의 염증 때문에 육아종과 유사하여 붙여진 이름으로 후천성 모세혈관종으로 보고 있다. 대개 표면은 궤양이 있는 적색의 돌출성 결절을 이루고 있다. 원인은 잘 모르지만 임신 때에 잘 발생하며 자연적으로 소실된다.

(3) 혀밑 갑상샘(lingual thyroid)

혀밑 부분에 갑상샘 조직이 존재하는 드문 병변으로 태생기 때 갑상샘의 일부가 목부위로 내려가지 못하고 남아서 발생한다. 대부분 정상 갑상샘이 같이 존재하지만 드물게는 혀밑 갑상샘이 전부이고 정상 갑상샘이 없을 수도 있다.

4) 구강의 종양(oral tumors)

구강의 종양은 치원성 종양과 비치원성 종양으로 크게 나뉜다.

(1) 치원성 종양(odontogenic tumors)

치원성 종양은 종양의 실질이 치배의 상피성분(에나멜기)과 유사한 형태를 만드는 종양의 총칭으로 턱뼈에서 발생하며 대부분은 양성 종양이다.

(2) 양성 종양(benign tumors)

유두종, 섬유종, 지방종, 신경섬유종, 작은 침샘에서 발생한 침샘종이 비교적 흔한 양성 종양이다.

(3) 악성 종양(malignant tumors)

구강 내 암종 중 가장 흔한 것은 편평세포암종으로 95%를 차지하고 있다. 호발 부위는 아랫입술(40%), 혀(20%), 구강기저부(15%) 등이지만 구강 내 다른 부위에서도 발생할 수 있다. 남자에서 호발하며 흡연과 관련이 있다. 육안으로 혀나 구강점막에서 무통성의 딱딱한 백판증(leukoplakia)이 관찰되고 궤양을 동반한다(그림 13-5). 초기는 편평세포암세포가 주변 조직으로 침투하며 자라고 분화정도가 좋으면 각질형성이 관찰된다. 목 림프절 전이가 흔하며 치료는 방사선 치료와 외과 치료를 병행한다.

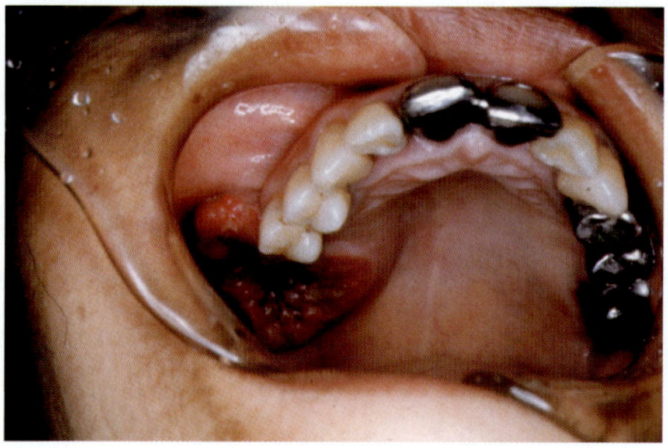

그림 13-5. **구강내 편평세포암종.** 궤양을 동반한 편평세포암종이 관찰됨

3. 침샘 질환(diseases of salivary gland)

침샘에는 큰 침샘인 귀밑샘, 턱밑샘, 혀밑샘과 구강과 인두로 개구하는 다수의 작은 침샘이 있다. 이들 침샘에서 하루에 1 L 이상의 침이 분비되어 연하작용과 소화작용에 도움이 될 뿐만 아니라, 말을 하는 데도 중요한 역할을 한다.

1) 염증 질환(inflammatory diseases)

(1) 타석증(sialolithiasis)

침샘관 내의 결석은 주로 턱밑샘의 관에서 발생한다. 결석에 의해 침샘관이 폐쇄되면 침샘에 급성 또 만성인 염증이 발생하게 된다. 염증이 계속되면 나중에는 침샘의 위축 및 섬유화가 된다.

(2) 쇼그렌 증후군(Sjögren syndrome)

구강 내 건조증, 건성 각막결막염(안구건조증) 및 비인두후두염을 주요 병변으로 하는 증후군으로 자가면역질환이다. 면역기전에 의해 눈물샘(누선)과 침샘이 파괴되어 눈물과 침 분비가 없어지며 병리조직학적으로 도관상피를 포함하는 침샘에 심한 림프구 침윤과 그에 따른 침샘의 위축이 일어난다. 자가면역 조직질환인 만성 류마티스성 관절염(75%는 RA인자 양성 반응), 전신성 홍반성 루푸스(SLE) 등을 합병하는 경우가 많고 자가 항원은 도관상피, 미토콘드리아, 핵 항체가 70%에서 양성이다. 기타 항체는 항침샘 도관항체, 항미토콘드리아항체, 항RNA항체 등도 있고, 쇼그렌증후군(Sjögren syndrome)에 특이항체인 SSA 항체와 SSB 항체도 60%에서 발견된다. 침샘뿐만 아니라 젖샘에서도 심한 림프구와 형질세포의 침윤, 도관과 샘의 파괴, 섬유화가 관찰된다. 최종적으로 이 질환은 눈물이나 침이 잘 나오지 않는다는 임상 증상 관찰과 입술의 침샘에서 생검을 실시하여 진단한다.

(3) 감염성 침샘염(infectious sialadenitis)

감염에 의해 발생하는 침샘의 염증으로 멈프스(mumps) 바이러스에 의한 유행성 귀밑샘염이 대표적인 질병이며 침샘의 부종과 염증으로 종대되어 일명 볼거리라고도 한다. 세균성 침샘염도 암 말기 환자들에서 발생할 수 있다.

2) 침샘의 종양(tumors of salivary gland)

(1) 다형샘종(pleomorphic adenoma)

이 종양은 다양하게 분화된 성분을 갖고 있으므로 혼합종(mixed tumor)이라고 하며 침샘 종양의 60%를 차지하는 가장 다발하는 양성 종양이다. 육안으로 비교적 경계는 명확하나 피막에 완전히 둘러싸여 있지는 않으며, 단단하고 충실성 종양이다(그림 13-6 A).

다형샘종은 병리조직학적으로 도관상피와 근상피의 증식과 연골조직 또는 점액상의 간엽성 성분이 혼합되어 관찰되며, 그 때문에 혼합종양이라고도 불린다(그림 13-6 B). 그러나 이것은 단일 내배엽 기원 종양이다. 양성 종양이지만 종양의 일부가 남겨지기도 하고, 특히 귀밑샘은 얼굴 신경과 접해

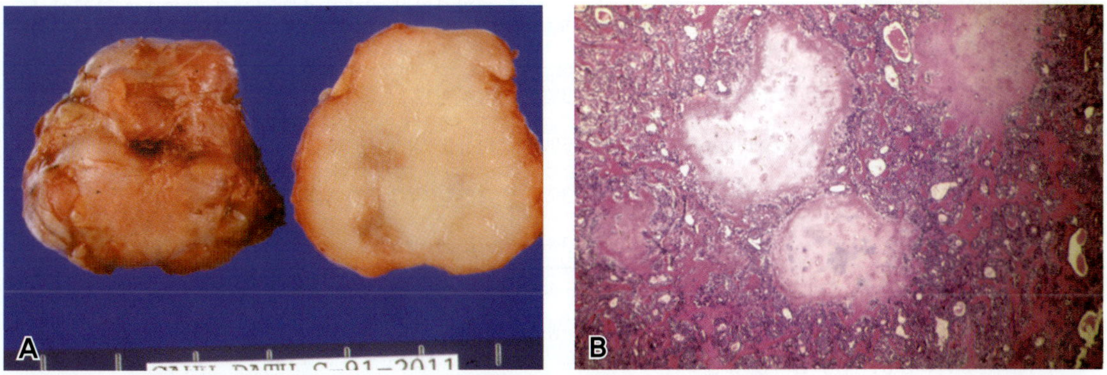

그림 13-6. 다형선(샘)종(혼합종). A. 침샘 중 귀밑샘에서 발생한 다형샘종으로 피막에 둘러싸여 있고 기질이 점액성인 충실성 종양임. B. 종양조직 내에서는 연골조직과 관상피의 증식이 혼합되어 관찰되고, 관상피는 다양한 크기의 관구조물로 분화되어 있음

있기 때문에 수술로 완전한 제거가 어려워 재발하는 경우도 있다. 드물지만 샘암종이 이차로 발생하는 경우도 있다.

(2) 악성 침샘 종양(malignant tumors of salivary glands)

악성 침샘 종양은 몇 가지 유형이 있고 빈도와 예후는 각각 다르다. 점액표피양암종(mucoepidermoid carcinoma)의 경우 조직 등급이 낮은 것은 서서히 자라나 조직 등급이 높은 것은 빨리 자라며 등급에 따라서도 다양한 예후를 갖게 된다. 구성세포는 편평상피와 점액상피로 혼합되어 구성되며 성분의 비율은 종양마다 다르다. 비교적 경계가 명확하며 충실성과 낭성이 섞여 있고 90%는 수술로 제거할 수 있다.

선모양낭암종(adenoid cystic carcinoma)은 악성도가 높고 주변신경으로 잘 침투하며 재발도 잘 된다. 병리학적으로 유관 구조물이 많이 증식하고 있고 상피는 입방형이나 진정한 선상구조는 없다. 간질조직의 변성으로 인하여 그 구조가 소실되면서 마치 관내강처럼 보여 선모양(adenoid)이라고 이름이 붙여진 것이다. 선구조물 내에는 간질로부터 유래한 산성 점액이 존재한다.

샘꽈리세포암종(acinic cell carcinoma)은 침샘의 장액성 침을 분비하는 선방 상피에서 기원한 암종이며 귀밑샘(parotid gland)에서 호발한다.

침샘에서 발생한 악성 종양과 샘꽈리세포암종(acinic cell carcinoma)은 구성세포의 분화도에 따라 예후가 다양하다. 그외 순수한 샘암종과 미분화암종도 있다(표 13-1).

표 13-1. 침샘종양의 분류

	종양	빈도	예후
샘종	다형샘종(혼합종)	60%	양성이지만 재발이 잘 됨
	유두상 샘림프종(Warthin's tumor)	10%	양성
	단형샘종(monomorphic)	3%	양성
암종	샘암종	5%	악성도가 다양함
	점액표피양암종 (mucoepidermoid carcinoma)	5%	편평상피와 점액상피의 다양한 성분으로 구성되어 악성도도 다양함
	샘모양낭암종(adenoid cystic carcinoma)	3%	악성이며 국소침윤이 잘 됨, 나중에는 멀리 전이함
	샘꽈리암종(acinic cell carcinoma)	3%	저등도 악성
	혼합종 내 암종	3%	다양한 악성도를 나타냄
	미분화암종	3%	고도의 악성도

- 대부분의 종양은 귀밑샘에서 발생
- 저악성은 5년 생존율이 80%이며 고도의 악성도는 5년 생존율이 20% 미만
- 기타는 편평세포암종, 악성 림프종 등을 포함

4. 식도 질환(esophageal diseases)

식도는 구강에서 씹혀진 음식물을 위로 보내 주는 역할을 하며 정상구조(그림 13-7)는 표층으로부터 편평상피, 점막고유층, 점막밑조직, 근층, 바깥막(또는 장막)으로 구성되어 있다.

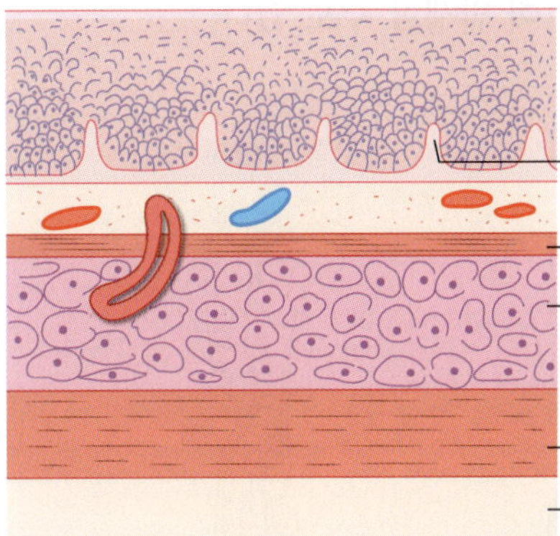

그림 13-7. 식도의 정상조직 구조

1) 선천성 식도기형(congenital esophageal abnormality)

선천성 식도기형에는 흔히 4가지 임상 유형으로 구별되는데, 그중 기관–식도루가 흔한 선천성 기형이다. 이 기형은 식도의 무형성과 관련이 있으며, 가장 흔한 유형은 상부식도의 무형성과 하부식도의 기관 내 누공을 형성하여 기관식도루(tracheoesophageal fistula)를 형성하는 C형이다(그림 13-8). 이 형태는 삼킨 물질이 식도에서 기관으로 유입되어 흡입성 폐렴(aspiration pneumonia)과 청색증을 일으킬 수 있다.

2) 염증성 식도질환(inflammatory esophageal diseases)

(1) 열공 헤르니아(hiatal hernia)와 역류 식도염(reflux esophagitis)

식도의 하부로 산성 위액의 역류는 정상에서도 일어날 수 있으나 그 역류액이 많을 때는 산성 위액에 의하여 염증이 발생한다. 이것을 역류 식도염이라고 하며, 열공 헤르니아 중 활주형 헤르니아(sliding type hernia)에서 흔히 일어난다. 열공 헤르니아에는 롤링형(rolling)과 활주형이 있는데 활주형에서 위액의 역류가 좀 더 흔한 이유는 탈장에 의해 식도하부 괄약근의 기능부전이 일어나기 때문이다(그림 13-9).

육안으로는 식도하부 점막의 출혈 또는 미란이 관찰되고 병리조직학적으로는 기저세포의 증식과 다소의 염증세포 침윤이 관찰되며, 임상적으로는 속쓰림(heart burn)이 나타난다. 만성 식도염에서는 식도의 협착이 올 수 있고 연하곤란도 올 수 있다. 역류 식도염의 합병증으로는 바레트 식도와 소화성 궤양이 있다.

바레트(Barrett) 식도는 식도 점막의 편평상피세포가 선상피로 바뀌는 화생이 나타난 것으로 오랜 기간 위산의 역류로 인하여 발생된다. 샘상피로 위의 들문부(cardia) 점막상피, 위저부(fundus) 점막상피(산분비세포), 장상피(융모와 술잔세포, villi & goblet cell) 등이 나타나고 화생된 위 샘상피에서 이형성이 발생하여 샘암종으로 이행할 수도 있다. 소화성 궤양과 섬유화성 협착도 심한 위산의 역류현상에 의해서 궤양 후 섬유화로 인하여 발생할 수도 있다.

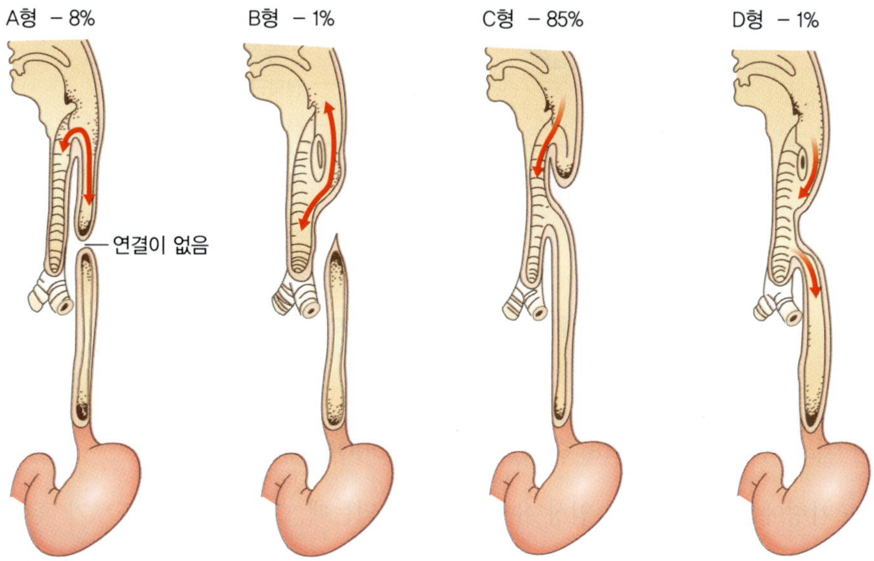

그림 13-8. 식도의 선천기형. A형(8%) : 기관식도루를 동반하지 않는 식도의 무형성. 음식물이 식도 상층부에 저류하게 되고 후두를 통한 흡입이 일어나기 쉬움. B형(1%) : 식도의 무형성이 있으며 식도 상층부는 기관과 누공을 만듦. C형(85%) : 식도 하부는 기관식도루를 동반하고 있는 식도의 무형성. D형(1%) : 식도의 무형성과 상하식도가 양측 기관과 누공 형성

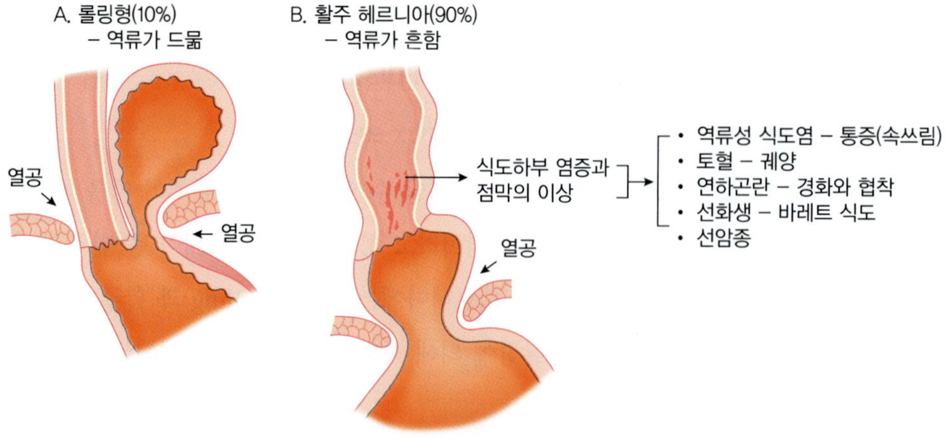

그림 13-9. 열공 헤르니아(Hiatal hernia). A. 롤링형(Rolling type) (10%)은 정상 식도가 통과하는 가로막열공 옆으로 위의 들문부(분문부)가 흉곽 내로 탈장하는 것이다. 정상 들문식도의 각도가 유지되므로 위액의 역류는 거의 없음. B. 활주형 헤르니아(Sliding type) (90%)는 식도길이가 짧아서 식도와 위의 경계부와 위 상부가 흉곽 내로 들어오는 것이다. 정상 들문식도의 각도가 없어지므로 위액의 역류가 흔하다. 합병증으로는 위액의 역류, 위궤양, 섬유화, 협착, 바레트 식도 등이 발생할 수 있음

(2) 식도의 감염성 질환(infectious esophageal diseases)

주로 면역상태가 나쁜 상태에서 감염성 질환이 발생하게 되며 흔한 원인균은 칸디다, 허피스바이러스, 시토메갈로바이러스 등이다.

(3) 물리 및 화학적 식도염(esophagitis by physics and chemicals)

비강위튜브(nasogastric tube)를 식도에 오래 넣어두면 흔히 점막의 염증이나 궤양을 일으킨다. 부식성 화학물인 페놀, 강산, 강알칼리, 염화수은 등에 노출되면 염증이 일어나고 후에 섬유화되어 협착되며 암도 발생할 수 있다.

3) 연하곤란의 기능장애 원인(cause of functional disorders of dysphagia)

(1) 플러머-빈손 증후군(Plummer-Vinson syndrome)

심한 철 결핍성 빈혈, 스푼형 손톱(koilonychia), 위축성 설염, 연하곤란이 특징인 증후군을 플러머-빈손 증후군이라고 한다. 임신, 출산, 월경 등으로 철소실이 많아 철결핍성 빈혈이 빈발하기 때문에 여성에서 다발한다. 연하곤란은 인후두부 상피의 위축과 식도상부의 물갈퀴 같은 점막으로 인해 나타나며, 식도상부에서는 편평세포암종이 잘 발생하기도 한다.

(2) 진신 진행성 경화증(systemic sclerosis)

전신 경화증과 연하곤란이 흔하게 동반되는 질환으로 식도근층에 발생하는 심한 섬유화, 즉 경화는 식도를 늘어나지 못하게 하므로 연하곤란을 초래하며 식도의 연동운동 장애를 일으킨다.

(3) 무이완증(achalasia)

무이완증은 식도 내 근신경총(myenteric plexus)에 있는 신경절세포의 선천적인 소실로 식도가 늘어나지 못해(이완불능) 일어나는 질환이다. 대부분 선천적으로 발생하고 연하곤란(dysphagia)을 호소한다. 식도가 늘어나지 못하므로 식도하부의 폐색과 같은 효과를 나타내며 그 상부는 확장되어 거대식도(megaesophagus)가 되며 합병증으로 흡입성 폐렴이 있다.

(4) 말로리-바이스 증후군(Mallory-Weiss syndrome)

알코올 중독자나 임산부에서 심한 구토에 의해 식도하부 점막이 길이로 열창(laceration, 찢어지는 상처)이 일어나는 질환으로 심한 구토에 의해서 좁은 식도를 갑자기 확장시켜 열창이 발생한다. 식도하부의 심한 열창으로 인하여 심한 출혈, 토혈, 혈변이 발생할 수 있다.

4) 식도의 악성 종양(malignant esophageal tumors)

(1) 식도암(esophageal cancers)

식도에서 발생되는 종양의 95%는 암종으로 고령층에서 다발하지만, 50세 이하에서는 발생 비중이 적다. 일반적으로 남성에서 많이 발생하고 여성에서의 발생은 적은 편이다. 원인으로는 만성 알코올 중독(위험률 20~30배 증가), 흡연(위험률 10~20배 증가) 등이 주요 원인으로 알려져 있다.

식도의 중간부 발생률이 1/2(50%)로 가장 많고 하부에서의 발생률이 1/3(30%)이며 상부에서의 발생률은 1/5(20%)이다. 특히 협착부에서 다발하는 것으로 알려져 있다. 편평세포암종의 전암성 병변으로는 양잿물 협착(lye stricture)과 플러머 빈손(Plummer-Vinson) 증후군을 들 수 있고 샘암종의 전암성 병변은 바레트(Barrett) 식도이다. 암의 초기는 상피내암(CIN)의 형태로부터 시작되며 암의 진행이 잠행성이어서 무증상으로 경과하는 경우가 많다. 따라서 조기의 발견은 어려우며 대부분의 경우는 진행되어 큰 융기와 궤양 형성에 협착까지 동반되어 연하 곤란이 일어난 후에야 내원하여 발견된다. 이와 같은 경우에는 암은 기관 주위로 침윤하고 있는 경우가 많아 이미 절제술은 불가능하게 된다. 대부분(90%)은 편평세포암종이고 나머지(10% 정도)가 샘암종으로 하부 1/3에서 호발한다. 주변조직으로는 종격동과 목부위 림프절로의 전이가 많으나 기관지와 대동맥으로 침투할 수도 있다. 후두신경으로 전이되면 성대마비가 와서 목소리가 변하기도 한다.

발견이 늦은 것과 식도의 상부와 중간부분은 수술로 절제하는 것이 기술상 어려우므로 식도암의 치료 후의 경과는 위암과 비교하여 현저하게 나쁘다. 예후는 대체로 나빠서 70% 이상이 1년 내에 사망한다.

(2) 기타 종양(other tumors)

민무늬근종, 민무늬근육종, 악성 림프종, 신경내분비세포종양(neuroendocrine tumors, carcinoid tumors) 등이 발생하며 이들 중 제일 흔한 것은 민무늬근종이다.

5) 식도 정맥류(esophageal varix)

간경변증이나 문맥 혈전증 등에 의한 문맥압 항진증에서는 혈류의 바이패스(곁혈행로)가 발달하게 되며 이 곁혈행로 중 1개가 하부식도의 점막밑 정맥총을 통해서 위대정맥(superior vena cava)으로 뻗어 있기 때문에 문맥압항진 시 하부식도 점막밑의 정맥은 확장되어 꾸불꾸불하게 돌출된다. 이것을 식도정맥류라 한다. 식도정맥류는 그 위에 얇은 점막밖에 없어 음식물을 삼킬 때에 미세한 손상으로도 파열될 수 있고 그렇게 되면 대출혈을 일으킬 수 있다(그림 13-10).

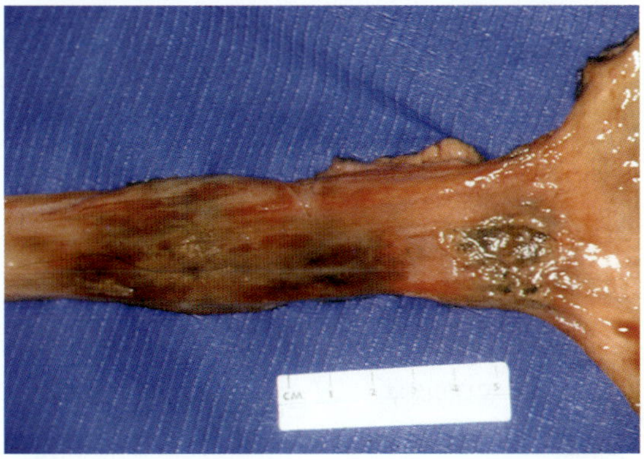

그림 13-10. **식도정맥류와 출혈.** 식도점막에 정맥의 확장과 출혈이 관찰됨

5. 위 질환(stomach diseases)

위는 해부학으로 들문(cardia), 몸통(body), 전정부(antrum), 날문(pylorus)으로 나누어지며 조직학적으로 다소 차이가 있다(그림 13-11). 강산과 펩신은 몸통에서, 점액과 가스트린은 몸통에 비하여 전정부에서 많이 분비된다. 위액은 뇌, 위, 장의 자극을 통해 분비되는데 염산(HCl)과 펩신이 있으며 위의 연동 운동에 의해 위액과 음식물을 잘 섞어 소독하고 소화한다.

위장질환의 임상증상은 식욕부진, 속쓰림, 통증, 배윗쪽(상복부) 종괴, 소화불량, 날문부 폐색, 도혈, 위천공, 복막염, 출혈 등 다양하게 나타날 수 있으며 어느 한 질병에 국한된 증상은 없고 비특이적으로 나타난다(그림 13-12). 따라서 정확한 진단을 위해서는 병력을 잘 물어보고 진찰하여야 하고 위내시경검사, 방사선검사, 병리조직검사 등 다양한 검사가 필요하다.

1) 선천성 날문 협착(congenital pyloric stenosis)

선천성 날문 협착은 소화기계에서 가장 흔한 선천성 질환으로 출생 500명 중 1명꼴로 나타나며 남녀비는 4:1이다. 가족력을 갖고 있으나 유전방식은 아직 분명치 않다. 이 질병은 날문 괄약근의 심한 비대로 인하여 위 내용물이 샘창자로 내려가지 못해 폐색이 일어난다. 임상적으로 생후 1~2주 후 위내용물이 내려가지 못함을 알 수 있고 투사성 구토(projectile vomiting), 위의 확장, 복부에서 연동운동의 가시화, 복부 내 종괴의 촉지 등을 할 수 있다. 수술로 근절개술(myotomy)을 실시한다.

2) 위염(gastritis)

위염이 발생하면 보통 명치의 불쾌감과 구토 등의 비특이 증상이 나타나지만, 위염이라는 진단은 내시경과 생검을 모두 시행한 뒤 비로소 내릴 수 있다. 위염에는 원인이 분명한 급성 위염과 원인이 불분명한 만성 위염이 있다.

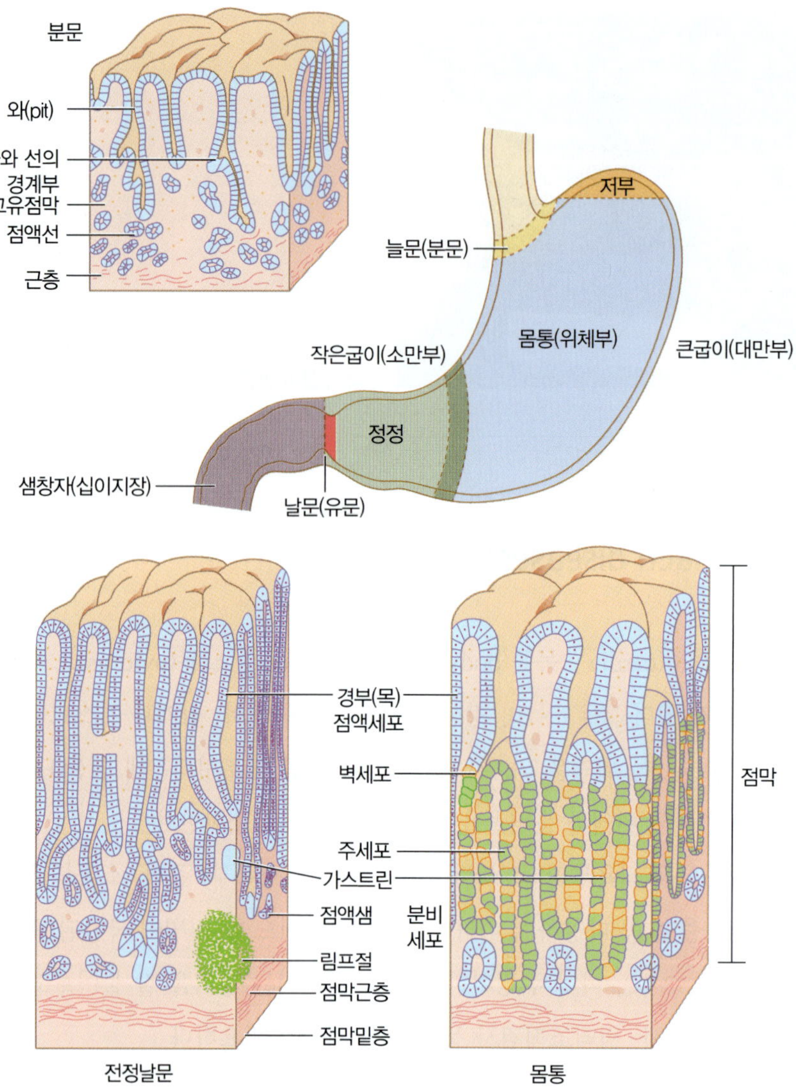

그림 13-11. 위의 부위별 조직 구조와 세포들의 고유기능. 점액세포 : 중성 당단백 분비, 목세포 : 재생능력을 갖고 있는 세포, 벽세포 : 산과 내인자 분비, 주세포 : 펩시노겐 분비, 내분비세포 : 가스트린, 히스타민, 소마토스타틴

(1) 급성 위염(acute gastritis)

원인으로는 포도구(알)균, 바이러스, 살모넬라, *Helicobacter pylori,* 아니사키스 등에 의한 감염성 원인과 폭음, 폭식, 알코올, 담즙역류 등 직접 독성에 의하거나 점막의 위산에 대한 저항력 감소, 즉 아스피린, 흡연, 약물, 허혈, 쇼크, 스트레스 등에 의한 비감염성 원인이 있다.

병리조직학적으로는 위점막에 충혈, 부종, 다형핵백혈구 침윤, 다발성의 미란 등이 관찰되고 심하면 다발성 궤양과 출혈도 존재할 수 있다. 염증성 변화가 약해서 점막의 파괴가 거의 없는 상태, 염증이 심하여 점막에 출혈을 일으킨 상태, 위점막 미란이 현저한 경우까지 조직학적 변화의 정도가 다양하며 각각 급성 위염, 급성 출혈성 위염, 급성 미란성 위염이라 불린다. 병리조직학적 병변 정

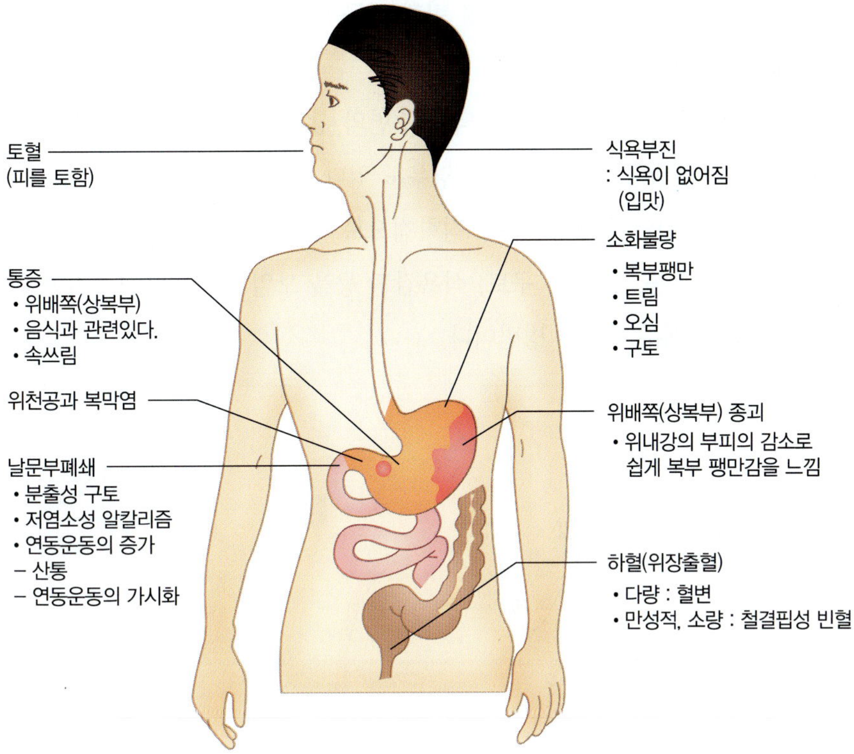

그림 13-12. 위장질환의 임상 소견 위장질환에 의한 임상증상은 토혈, 통증, 복막염, 식욕부진, 소화불량 등 다양함

도에 따라 심구부 불쾌감, 구토, 구역, 식욕부진 등의 다양한 임상증상이 나타난다. 아스피린이나 스트레스에 의한 급성 위염일 때는 위출혈과 토혈이 관찰되기도 한다.

(2) 만성 위염(chronic gastritis)

위점막 내에 위선의 위축 또는 소실과 동시에 림프구와 형질세포의 침윤이 관찰되는 상태로 원인은 복수의 인자가 관여하며 종류에는 자가면역성 만성 위염과 나이가 들면서 발생하는 환경성 만성 위염이 있다. 발생기전으로 강한 산을 분비하는 점막에 각종 자극이 가해져 염증, 조직의 손상과 재생, 복원의 과정이 반복되면서 결과적으로 위선의 위축과 장상피화생이 발생하게 되는 것이다.

환경성 위염인 날문 만성 위염은 점막고유층 표층부에 림프구와 형질세포의 침윤을 주로 보이는 만성 염증성 세포 침윤과 장화생을 동반하는 것으로 담즙에 의한 역류 손상과 *Helicobacter pylori*의 감염이 흔히 동반되기도 한다. 자가면역성 위염인 위축성 만성 위염은 점막고유층 전층에 걸친 만성 염증성 세포 침윤과 함께 위바닥샘이나 날문샘의 감소, 몸통부의 높이의 감소를 볼 수 있다. 자가면역성 위염에서는 항벽세포항체(90%), 항내인자 방해항체(75%), 항내인자 결합항체(50%)가 혈청과 위액 내에서 확인되며 벽세포 주위에 림프구 침윤이 증가하고 벽세포는 소실된다. 동시에 내인자의 분비와 VB_{12}의 흡수도 감소되며 그로 인해 VB_{12}의 결핍증을 초래하게 되어 적혈구의 핵과 세포질의 크기가 증가하는 큰적혈구성 빈혈(대구성 빈혈, macrocytic anemia)인 악성 빈혈(pernicious anemia)이 발생하게 된다(그림 13-13).

만성 위염이 지속되면 결국 위축성 위염이 되고 주변의 상피는 재생이 활발해지면서 이형성을 동반할 수도 있어 샘종이나 샘암종으로 진행하는 경우도 있다.

임상적으로 환자는 만성 위염의 대부분은 조직학적으로 상당한 변화를 보이더라도, 무증상이거나 경도의 배윗쪽의 불쾌감, 복통, 구역질, 구토, 식욕감퇴 등을 보일 수 있다. 그렇지만 위염이 위암으로 진행될 수 있기 때문에 매우 중요한 병변이다.

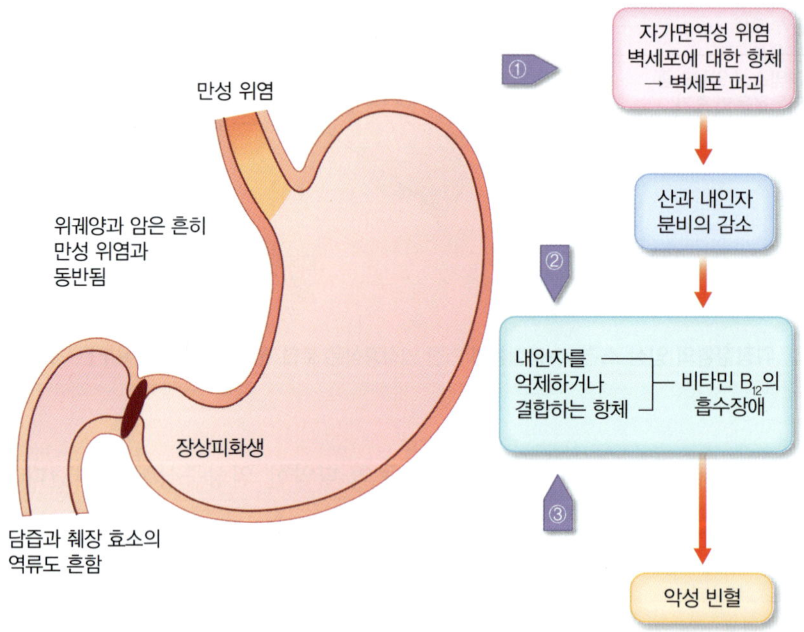

그림 13-13. **만성 위축성 위염.** 악성 빈혈을 일으키는 자가면역성 위염은 특수한 형태의 만성 위염으로 위축성 위염으로 나타나며 빈도는 드물다. 비타민 B_{12} 흡수장애는 ① 항체에 의한 벽세포의 파괴, ② 감작된 T-세포, ③ 내인자와 결합하는 항체 등이 복합적으로 관여하고 있다. 일반으로 만성 위염은 Helicobacter pylori 감염, 담즙역류, 장상피화생, 위궤양, 암과 흔히 동반됨

3) 위궤양(gastric ulcer)

위궤양은 위점막의 일부가 상실되어 점막밑조직이 노출된 상태로(그림 13-14) 만성 소화성 궤양(chronic peptic ulcer)이라고도 한다. 크기(수 mm ~ 수 cm 정도)는 다양하며 궤양이 치유되면 점막은 완전히 재생될 수 있지만 점막근층 이하까지 궤양이 생겼을 경우는 반흔이 남는다. 궤양에는 급성 궤양과 만성 궤양이 있다.

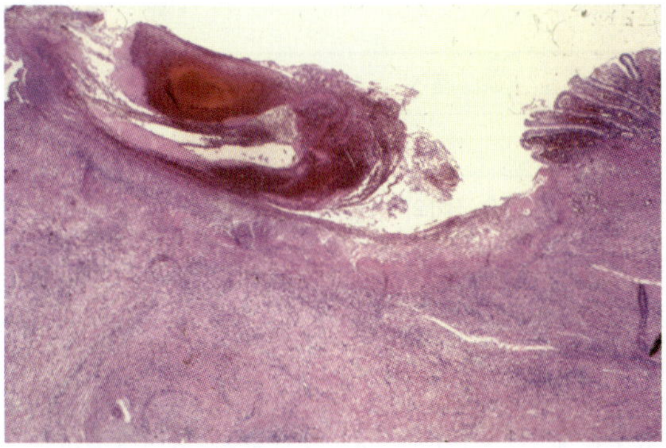

그림 13-14. **위궤양.** 위벽의 점막전층이 소실되고 점막밑층이 노출되어 있고 궤양 밑부분에는 육아조직과 섬유소성 및 괴사성 삼출액으로 덮여 있음

(1) 급성 위궤양(acute gastric ulcer)

급성 위궤양은 강한 스트레스, 쇼크(중증의 화상이나 외상), 두부 외상이나 두개골 뇌수술 후에 급격히 발생하며 위 또는 십이지장에 나타나고 때로는 양쪽에 모두 일어난다. 발생기전은 불명료하지만 국소 허혈이 관여하는 것으로 생각된다. 경과가 짧기 때문에, 궤양바닥의 섬유화는 관찰되지 않고, 급성 출혈성 위염처럼 보이는 경우가 많으며 일반적으로 완전 치유되지만 만성화될 수도 있다.

실험적으로 흰쥐를 바구니에 집어넣어서 풀에서 계속 헤엄치게 하면 2시간 정도로도 급성 궤양이 생기는 것으로 보아 궤양과 스트레스와의 깊은 관련성이 있음을 나타내는 것이다.

(2) 만성 위궤양(chronic gastric ulcer)

일반적으로 위궤양이라고 부르는 만성 질병인 만성 위궤양(chronic peptic ulcer)은 흔한 질병으로 20~40세에 다발하고 위(25%)와 십이지장(75%)에서 흔히 관찰된다(표 13-2). 가족력이 있으며 혈액형은 0형에서 많이 발생한다. 임상적으로 급성 궤양이라고 생각되어도 실제는 만성 궤양이 상당히 진행된 상태가 많다. 궤양은 펩신과 위산에 의해 위벽 자체가 소화를 받은 결과라고 생각되므로 만성 소화성 위궤양(chronic peptic ulcer)이라고도 한다. 따라서 위액(산·펩신 분비액)에 노출되는 장소라면, 궤양은 소화관 어디에든 생길 수 있지만, 가장 다발하는 부위는 십이지장과 위이다. 십이지장에서는 위의 날문에 근접한 곳, 위는 날문 전정부(antrum)의 작은굽이측에 가장 흔히 발생한다. 기타 소화성 궤양이 생길 수 있는 곳은 위액의 역류가 일어나는 식도하부, 위절제술 후 위와 장의 연결부위, 위점막을 포함하고 있는 멕켈(Meckel) 게실, 가스트린을 분비하는 종양에 의해 과도하게 위산분비가 되는 졸린저-엘리손(Zollinger-Ellison) 증후군에서는 십이지장 말단부와 공장에도 발생한다.

표 13-2. 소화성 궤양의 발생부위

발생부위	특징
샘창자(제1부)	소화성 궤양의 75%
위	소화성 궤양의 75%, 주로 작은굽이와 날문전정부에 흔함
식도하부	위산역류와 관련 있음 위장문합부의 변연부에 발생
메켈(Meckel)게실	게실 내 위샘에 의해서 발생
샘창자 말단과 빈창자	졸린저-엘리슨증후군에서는 위, 십이지장 제1부에서도 동시에 발생함
돌창자, 대장	대단히 드물지만 이소성 위점막과 관련이 있음

위궤양의 발생기전으로는 위산 분비과다, 점막의 저항력약화, 위의 운동성 증가, 펩시노겐 분비 증가 등을 들 수 있다(그림 13-15).

위산분비 과다는 위궤양을 형성되는데 꼭 필요한 요소지만 정확한 역할은 잘 모른다. 그러나 십이지장 궤양과 위산과다와는 밀접한 관계가 있으며 졸린저 엘리슨(Zollinger-Ellison) 증후군에서 이자종양에 의한 가스트린(gastrin) 분비 증가로 위에서 산의 분비가 과다하게 되어 위, 십이지장, 공장까지도 궤양이 발생한다.

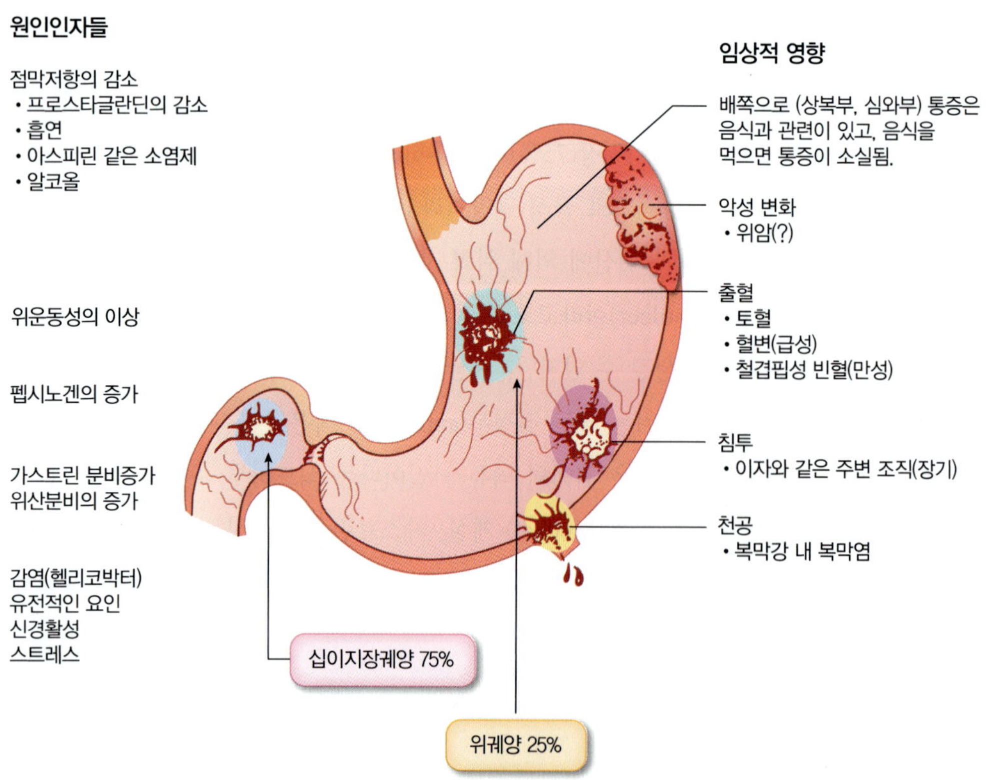

그림 13-15. 만성 위궤양 발병기전과 합병증

산에 대한 점막의 저항력 약화는 가장 초기단계 변화로 스트레스 등으로 점막의 저항성이 약화되면 위산과 펩신에 의한 자가 손상을 받아 궤양이 발생한다.

이외에 위의 운동성 증가, 펩시노겐 분비증가, 세균(*Helicobacter pylori*)에 의한 염증, 알코올, 흡연, 음식물, 유전 요인 등 다양한 원인을 들 수 있다.

만성 위궤양은 대개 단발성이며 직경 1 cm보다는 큰 원형 또는 타원형의 궤양이다. 궤양의 활동성, 만성도, 치유 정도에 따라 병리조직학적 소견은 다양하며, 활동기에는 궤양 바닥에 특징적인 4층 구조가 관찰된다(그림 13-17). 그러나 치유기로 접어들면 삼출층과 괴사층은 불명료하게 되며 궤양 가장자리 점막상피로부터 재생상피가 자라나기 시작한다. 증식상태가 심하면 세포의 비정형성과 경도의 이형성이 관찰되어 샘암종과 감별해야 할 경우도 있다. 치유되면 섬유 조직(반흔층)이 증가하며 그 상부는 재생 점막상피에 의하여 완전히 덮이게 되어 치유된 궤양의 반흔이라는 상태가 된다.

임상증상 중에서 배가 고플 때 복통이 생기며 이때 음식이나 제산제를 투여하면 통증이 사라지는 것이 특징이다. 위내시경에 의한 조직생검으로 확진할 수 있으며 임상적으로는 만성 경과를 취하고 재발이 잘 된다.

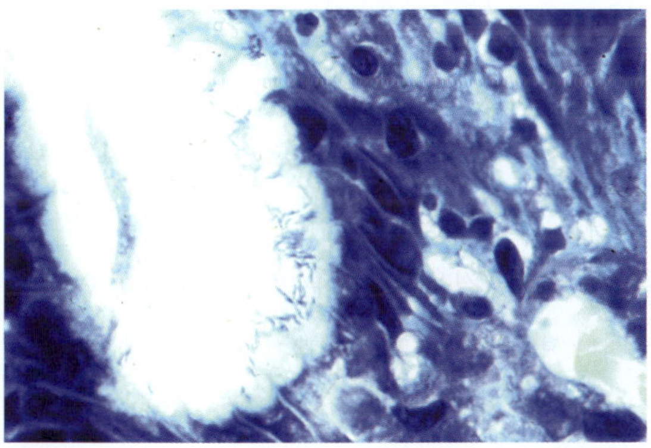

그림 13-16. 만성 위염조직의 헬리코박터. 위 샘상피 표면에 세균이 많이 붙어 있음(Giemsa 염색)

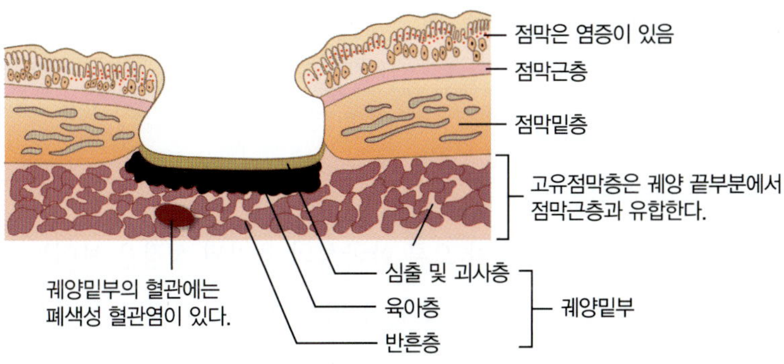

그림 13-17. 만성 위궤양의 현미경 소견 모식도

합병증은 출혈(30%), 천공(5%), 침투, 협착, 악성 종양화(1~3%)를 들 수 있다(그림 13-15). 출혈은 궤양이 급속하게 진척될 때 일어나기 쉬우며 궤양 바닥에 있는 동맥이 궤양에 의해 파열되어 일어나게 된다. 대량의 토혈, 하혈을 동반하며, 긴급 수술이 필요하다(그림 13-18).

천공(perforation)은 위와 같이 내강을 갖고 있는 내장기관벽에 구멍이 뚫리는 것이고 궤양바닥의 육아조직층 내지 반흔층이 충분히 생기지 못하여 내부의 압력을 견디지 못할 때 생긴다. 천공이 생기면 위내용물(음식물 등)이 복강으로 나와 복막염을 초래한다. 위궤양에 의한 사망자 중 70%를 차지한다.

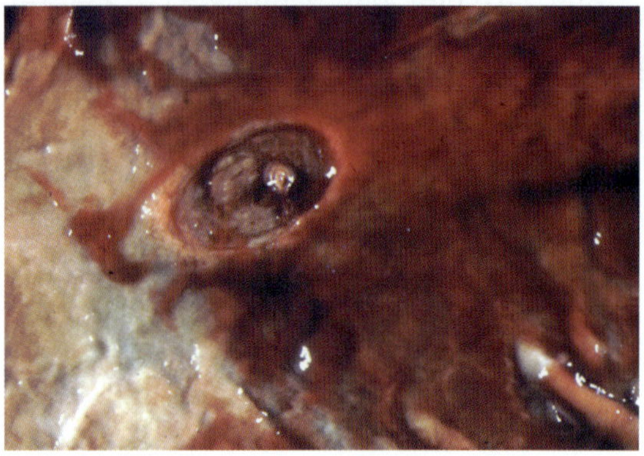

그림 13-18. **위출혈이 동반된 위궤양.** 위궤양 바닥에 노출된 동맥이 관찰되고 위점막이 혈액으로 덮여 있음

침투(penetration)는 궤양이 진행하여 바로 옆에 붙어 있는 다른 내장기관으로 천공 후 침투하는 상태로써, 위궤양에서는 해부학적으로 위와 아주 인접해 있는 이자에 침투하는 경우가 많고, 이 경우에는 급성 이자염을 일으킨다. 협착은 궤양이 날문 근처에 생겼을 때, 섬유화가 진행되어 단단하며 날문의 확장되지 않으므로 날문 협착 증세를 나타내나 빈도는 높지 않다. 악성 종양화에 있어 궤양과 동반된 암을 보는 것은 드물지 않지만, 그 대부분은 원래 있었던 암의 중심부가 궤양화한 것이고 실제로 만성 궤양에서 암이 생기는 일은 대단히 드물다.

위궤양의 치료는 히스타민 H_2-수용체 길항제(Cimetidine)가 효과적이지만 궤양의 크기가 크거나 치료가 잘 안되면 수술로 치료해야 한다.

4) 위의 종양(stomach tumors)

(1) 양성 종양(benign tumors)

폴립은 육안으로 주위 점막보다 높게 솟아 오른 한국성의 융기된 성장을 보이는 병변으로 위 폴립(gastric polyp)은 위점막 상피의 증식성 병변이다. 상피성 폴립은 과형성 폴립과 샘종(샘종성 폴립이라고도 함)으로 나눈다.

위 폴립의 90%는 과형성 폴립(hyperplastic polyp)으로 잘 분화한 위점막 조직으로 되어 있다. 따라서 종양성 병변은 아니며, 악성화하는 경우도 드물다. 내시경에 의한 폴립절제술(polypectomy)을 행할 수도 있다.

샘종성 폴립(adenomatous polyp)은 위 폴립의 10%를 차지하고 샘종이며 양성 종양이다. 또한 샘종에는 이형상피라고 하는 병변도 포함하고 있다. 조직학적으로는 이형성을 보이며 드물게 악성화될 수도 있다. 특히 직경이 2 cm 이상 크기의 경우에는 악성인 것이 많다.

(2) 이소성 이자(ectopic pancreas)

위근층에 이자의 일부조직이나 결합조직의 증식을 동반한 관상의 조직이 있는 경우로 이소종(choristoma)이라고 한다.

(3) 악성 종양(malignant tumors)

위암(Gastric cancer)은 한국에서 가장 발생빈도가 높은 암의 하나이며, 악성 종양에 의한 사망률 중에서도 남녀 모두 높은 순위를 차지하고 있다. 따라서 위암의 조기발견 및 치료가 중요하다. 호발 연령은 50~70세이고 남녀비는 거의 3:2로 남성에게 많다. 위암은 위의 어느 부위에나 생길 수 있으나 날문 전정부에서 많이 발생한다.

위암은 점막선상피에서 발생하여 주위로 퍼지는 수평 방향성과 근층으로 향하는 수직 방향성이 있다. 내부분의 암은 양방향으로 신선하나, 특히 점막으로부터 근층 방향으로 암세포의 수직 침윤도가 위암 환자의 치료 후의 경과와 밀접한 관계가 있다. 침윤정도에 따라 조기위암과 진행위암이 있다.

조기 위암(early gastric carcinoma)은 림프절의 전이 유무와 관계없이 암이 점막 내지는 점막밑층에 국한되어 있는 것(위암 취급 규약)으로 정의되어 있다. 조기 위암(그림 13-19, 20)은 치료 후의 경과가 양호한 군으로 5년 생존율은 90% 이상이며, 완전 치유를 충분히 기대할 수 있다. 조기암은 I :

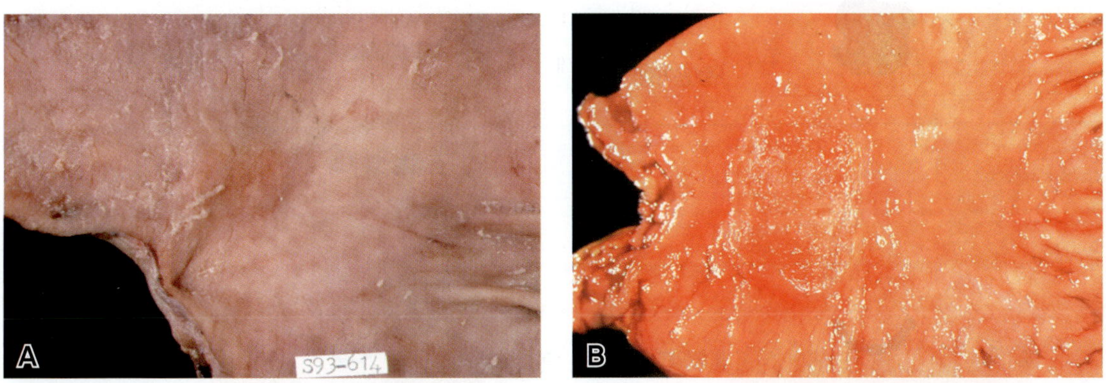

그림 13-19. 조기 위암. A. IIa+IIc 주변점막보다 약간 융기되거나 약간 낮은 함몰을 나타내고 있는 부위가 암조직임
B. IIa 주변 점막보다 약간 융기된 암조직이 환상으로 관찰되고 있음

융기형, II : 표면형, III : 궤양형의 3형으로 구분되고, II형은 다시 IIa, IIb, IIc의 3형으로 구분된다(그림 13-21). 그러나 암이 다양한 형태로 나타날 때에는 그림에서 나타낸 IIc+III과 같이 면적이 넓은 것부터 차례로 기재한다.

진행 위암(advanced gastric carcinoma)의 육안 분류는 보르만(Borrmann)의 분류와 위암 취급 규약에 의해 5가지 형으로 구분된다(그림 13-22). 보르만 1형(한국 융기형)은 폴립상으로 내강으로 돌출한다. 보르만 2형(한국 궤양형)은 중심에 대형 궤양을 형성하는데 근처 가장자리에서 제방상의 융기가 보이며 한국성 발육을 나타낸다(그림 13-23A). 보르만 3형(침윤 궤양형)은 2형과 같이 궤양을 형성하나 근처 가장자리에서의 침윤이 강하고 근처 가장자리의 융기는 두드러지지 않고 형태도 불규칙하게 된다(그림 13-23B). 보르만 4형(미만 침윤형)은 융기도 궤양 형성도 두드러지지 않고, 위벽 전체에 미만성으로 퍼져 있다. 보르만 5형(분류 불능형)은 위의 분류 중 어디에도 속하지 않는 것이다.

위암의 대부분은 샘암으로 그 조직형은 다양하고 치료 후의 경과와도 관련이 있으며, 위암 취급

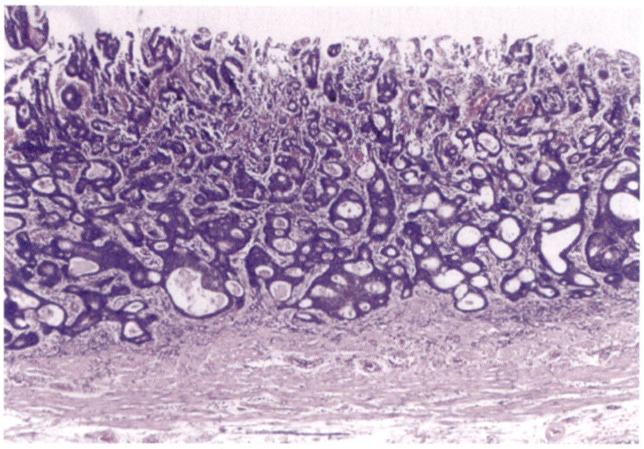

그림 13-20. 조기위암. 위의 점막 전층이 암세포로 대치되어 있으나 점막밑조직으로의 침윤은 없음

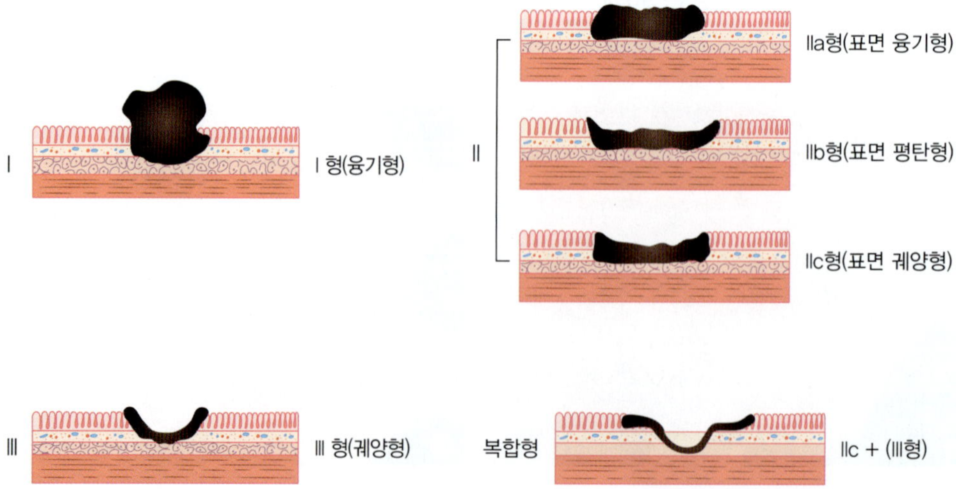

그림 13-21. 조기 위암 육안 분류(모식도) I : 융기형, II : 표면형, III : 궤양형

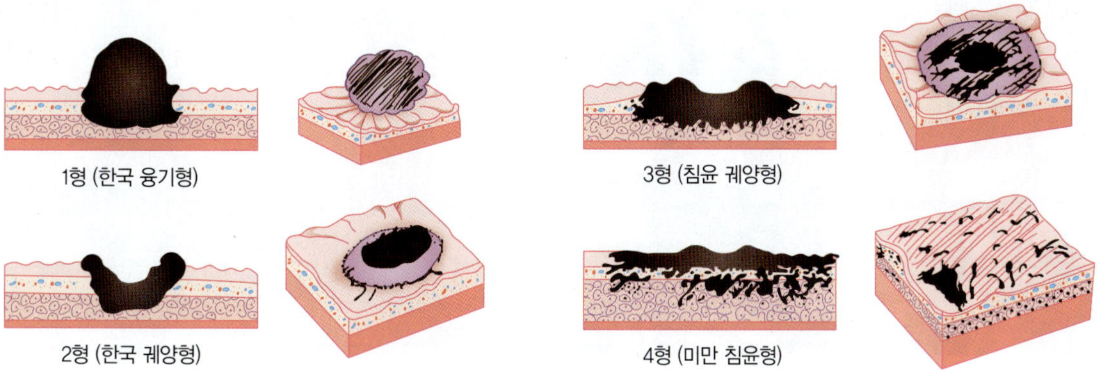

그림 13-22. 보르만에 의한 진행 위암의 육안 분류(모식도)

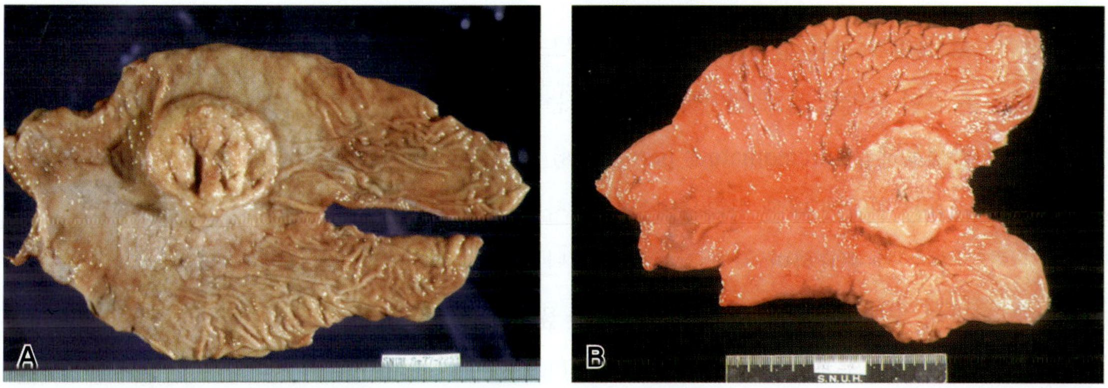

그림 13-23. 진행위암. A. 융기형, 즉 보르만 I형의 진행된 위암종. B. 침윤 궤양형(보르만 III형)으로 주변점막으로 미만성 침윤 존재

규약에 의한 분류에 의해 나눈다. 일반 조직 분류로는 샘암을 유두상샘암, 관상샘암(고분화형, 중분화, 저분화형으로 세 분류), 점액암종(mucinous carcinoma)(그림 13-24A), 반지형세포암(그림 13-24B) 등 5가지 형으로 나누며, 특수형으로 선편평상피암, 편평세포암, 신경내분비세포종양, 미분화암 등도 관찰된다. 젊은이의 위암은 저분화샘암과 인환세포암이 많으며, 보르만 4형(미만 침윤형)이 되기 쉽고, 치료 후의 경과가 현저하게 불량하다.

위암은 점막상피에서 발생하여 조기암에서 진행암으로 진행되며 전이는 모든 형태(림프행성, 혈행성, 파종성)로 이루어질 수 있다. 림프행성 및 혈행성 전이의 빈도는 암이 점막 내에 머물고 있는 동안은 드물지만 혈관, 림프관이 발달되어 있는 점막밑층에 암이 퍼지면 전이의 위험성은 현저하게 증가하며, 암이 근층부터 장막으로 퍼질 무렵에는 대부분이 전이를 동반하고 있다.

림프행성 전이는 발생 부위에 가까운 위의 림프절(소속 림프절)에서 차츰 먼 곳의 림프절로 퍼져가며, 소위 빌효절(Virchow node)이라 불리는 좌측 빗장뼈림프절로 상승 림프절 전이를 초래한다.

혈행성 전이는 위의 정맥혈에서 문맥을 통해서 간으로 들어가기 때문에 간으로의 전이가 많고 간정맥으로 들어가 폐로 퍼진 후 전신으로 퍼지게 되기도 한다. 이외에 림프관으로 들어가 흉관을 통

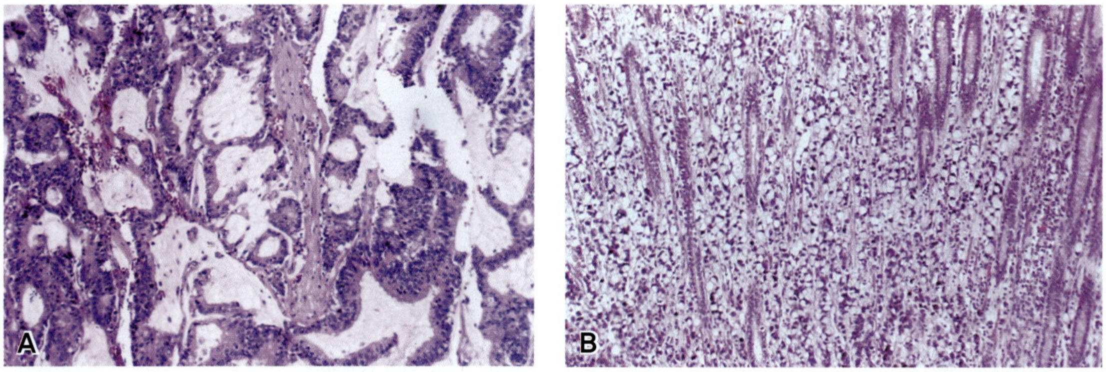

그림 13-24. **위의 샘암종.** A. 점액을 생산하는 비교적 분화가 좋은 샘암종. B. 인환세포로 구성되어 있는 분화가 나쁜 반지형 세포암종

해서 정맥으로 들어가 전신 전이를 초래하는 경우도 있다.

복막파종은 암이 장막을 뚫고 전이하여 일어나는 것으로 복막에 무수한 소형의 종양 결절을 만든다. 이것이 암성복막염(carcinomatous peritonitis) 상태로 다량의 복수의 저류와 악액질로 인해 죽음에 이르게 된다. 위암에 대한 화학요법이나 방사선 요법도 그다지 효과가 없기 때문에 조기 발견과 조기 치료(수술)가 중요하며 원격 전이가 일어난 후에는 완전 치유 가능성은 매우 낮다.

위암은 상당히 진행되기까지 무증상인 경우가 많으며 일반적인 증상으로는 식욕부진, 체중감소 등이 흔히 나타난다. 위궤양과 같이 종양으로부터의 출혈이 있고 빈혈이 나타나는 경우도 있지만 상당히 진행되지 않으면 토혈과 하혈, 특히 흑변(tarry stool)은 보이지 않는다. 위암은 조기에 발견하여 외과 절제를 행하면 완전 치유를 기대할 수 있는 질병이다.

조기 위암은 내시경하에서 채취된 생검 재료에 의한 병리조직학 진단을 통해 확정 진단된다. 생검 시료는 작기 때문에 암 조직이 없었다고 해서 안심해서는 안 된다. 특히 임상의의 의견과 병리 진단이 일치하지 않을 때에는 반복하여서 생검을 행하는 것도 중요하다.

위암의 원인은 유전 소인과 환경 인자가 작용하는 것으로 알려져 있으며, 특히 식사의 영향과 같은 환경 인자가 큰 역할을 하게 된다. 식염의 섭취량, 단백질로 유도되는 니트로소화합물 등의 발암물질 등이 관여하게 된다.

(4) 기타 위종양(other gastric tumors)

암종 이외에 위에서 발생하는 간엽성 양성 종양으로 대부분 점막의 궤양을 동반하는 점막밑 종양의 형태로 나타나는 경우가 많다. 악성 종양으로는 악성 림프종과 위장관 간질종양(gastrointestinal stroma tumor, GIST)이 중요하며, 위의 악성 종양의 3%에 해당된다.

악성 림프종은 B 세포성 림프종(MALToma)이 많으며 관찰부위는 점막심부 내지는 점막밑층이다. 육안 소견은 융기형 종괴, 궤양, 점막의 두께가 증가되는 경우와 같이 다양하며 일반적으로 다른 부위의 악성 림프종보다 치료 후의 경과는 양호하다. 5년 생존율이 50~60%가 되며, 위의 Helicobacter와 관련성이 있다고 알려져 있다.

위장관 간질종양(gastrointestinal stroma tumor, GIST)은 위의 악성 종양의 2%를 차지하는 가장 흔한 간엽성 종양이다. 위벽의 간질 조직에서 기원하여 육안으로 큰 종괴를 만들므로 위내강으로 융기하거나 위외부로 튀어 나오기도 한다. 점막은 궤양이 일어나고 종괴는 간질 조직으로 구성되며 악성도는 형태로 알기는 쉽지 않다. c-kit에 대한 면역조직학적 염색에 양성인 점이 진단에 매우 유효하다.

6. 장 질환(intestinal diseases)

장(장관)은 영양분의 흡수가 이루어지는 작은창자와 수분의 흡수에 관여하는 큰창자로 이루어져 있다. 작은창자는 샘창자(duodenum), 빈창자(jejunum), 돌창자(ileum)로 구성되고 큰창자는 막창자(cecum), 잘록창자(colon), 곧창자(rectum)로 구성되어 있다. 잘록창자는 오름잘록창자(ascending colon), 가로잘록창자(transverse colon), 내림잘록창자(descending colon), 구불잘록창자(sigmoid colon) 등으로 세분된다. 장의 질환은 음식물의 흡수 불량 내지는 통과 장애의 형태로 임상증상이 출현하는 것이 많다.

1) 장의 선천성 질환(intestinal congenital diseases)

(1) 장폐쇄증(atresia)

장 폐쇄증은 태생기 장의 발육과정에서 선천적으로 장내강 형성이 되지 못한 경우로 빈창자와 돌창자에서 호발하며 다발성 분절로 나타날 수도 있다. 장폐색 증상으로 생후 1주 내에 알 수 있으며 수술로 병변부위를 절제한다.

(2) 쇄항(imperforated anus)

쇄항은 항문 폐쇄로 선천적으로 내배엽(endoderm)의 후장(hindgut)과 항문 함몰부(anal dimple)가 만나는 곳의 천공이 일어나지 않아 발생한다.

(3) 멕켈 게실(Meckel diverticulum)

멕켈 게실은 태생기의 배꼽과 장간막을 연결하는 관인 배꼽장간막관(omphalomesenteric duct)과 돌창자와의 연결부위가 완전히 소실되지 않고 남아 있는 것이다. 인구의 2% 정도에서 나타나며 소화기관 중 가장 흔한 선천기형이다. 대개 막창자–돌창자 경계부에서 50 cm 이내에 생길 수 있다.

멕켈 게실은 작은창자 점막으로 구성되나 40%에서는 이소성 위점막 또는 이자 조직이 나타난다. 합병증은 이소성 위점막의 기능에 의하여 이차 소화성 궤양이 생길 수 있고 출혈, 게실염, 천공, 장염전, 장중첩 등을 초래할 수 있다(그림 13-25).

(4) 선천성 거대잘록창자(congenital megacolon)

선천성 거대잘록창자는 히르시슈프룽병(Hirschsprung disease)이라고도 하는데, 이 질환은 선천으로 큰창자의 근신경총(myenteric plexus)과 점막밑 신경총 내에 신경절세포가 없으므로 큰창자의 내강의 협착과 내부 압력을 받아 그 상부에 확장이 되는 선천성 질환이다. 신경절세포가 없는 부위의 90%는 곧창자 내에 국한되어 있다. 신경절 세포가 없으므로 장이 늘어날 수 없어 상대적으로 내강이 경직되고 좁아져 장폐색이나 심한 변비를 호소하게 된다. 그 결과 상부인 정상부위가 내부 압력에 의하여 심하게 늘어나게 되므로 정상부위는 거대잘록창자(megacolon)가 되며 장내압이 증가하므로 복부도 팽만하게 된다.

일반으로는 생후 심한 변비 증상으로 곧 알 수 있게 되며 신경절 세포가 없는 부위를 수술로 절제하여 치료한다.

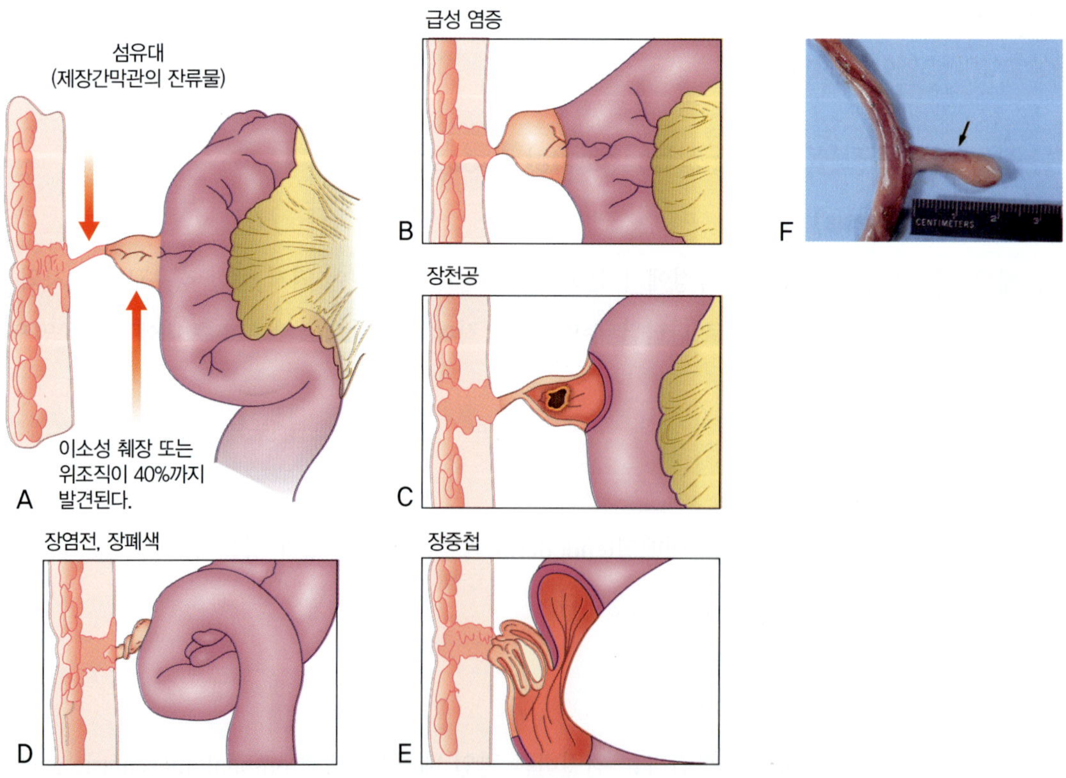

그림 13-25. 멕켈 게실. A. 게실은 배꼽(제)과 배꼽 장간 막관의 섬유대로 연결되어 있다. 그러나 대부분은 이러한 섬유대가 발견되지 않는다. 합병증으로는 급성 염증(B), 궤양이나 장천공(C), 장염전과 폐색(D), 장중첩(E) 등이 있음
F. 멕켈 게실(화살표)이 소장에서 튀어나와 있음

2) 장폐색증(ileus)

장관의 내강이 완전하게 막히는 경우를 장폐색증이라고 하며, 불완전한 폐쇄, 즉 다소 통하는 상태를 장협착이라고 한다. 그러나 양자를 구별하지 않고 장폐색증이라 한다. 장폐색의 원인에 따라 기계적 장폐색과 기능적 장폐색으로 구분된다. 임상 증상은 구토, 변비, 복통, 전해질 균형 이상이 나타나나 마비에 의한 장폐색인 경우에는 복통은 없다.

(1) 기계적 장폐색(mechanical ileus)

가장 많은 것은 외부 압박, 헤르니아, 복강 내 섬유성 협착, 장중첩, 장염전, 장벽의 병변(섬유화로 인한 협착, 종양), 이물질에 의한 경우 등이 있다(그림 13-26).

hernia(헤르니아, 탈장, 장탈출증)는 체강벽에 부분적으로 결손부와 저항이 약한 곳이 있어서 체강내압의 상승 등에 인해 그 부분에서 내장이 복막에 싸여서 탈출한 상태를 말한다. 장탈장을 일으키는 가장 흔한 장소는 서혜부, 가로막, 넙적다리관, 배꼽, 복벽, 수술반흔 등을 들 수 있다. 탈장의 유형별로 분류하면 안쪽서혜관(internal inguinal ring)을 통한 탈장인 간접 서혜부 탈장, 서혜관(inguinal canal) 후벽을 통한 탈장인 직접 서혜부 탈장, 넙적다리관(femoral canal) 탈장, 배꼽주위 탈장, 수술반흔(surgical scar) 탈장, 요추 탈장(posterior abdominal wall), 가로막 탈장 등이 있다. 탈장부위의 입구가 넓어 장관에 혈액순환이 되면 임상 문제를 일으키지 않으나 탈장의 입구가 좁아서 혈관이 압박 받을 경우에는 장관 조직이 허혈성 및 출혈성 괴사를 일으키게 되는데, 이것을 교액성 장폐색(strangulation)이라고 한다.

장중첩(intussusception)은 장관의 일부가 반대편 장관 속으로 들어간 상태를 말한다. 일단 시작되면 연동운동은 계속 장의 앞부분을 장관 속으로 중첩시키며 밀어 넣게 된다(그림 13-27). 소아에게 많으나 성인은 드물며 호발부위는 돌창자 말단부이다. 소아에서는 장벽의 림프조직의 증식이

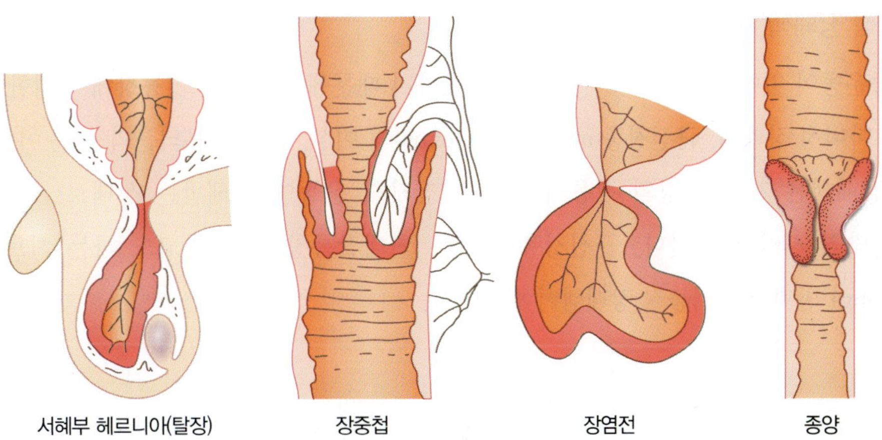

그림 13-26. 여러 가지 기계 장폐색 모식도. 탈장, 장중첩, 장염전, 종양에 의한 장폐색

원인이 될 때가 많으나 성인에서는 흔히 지방종과 민무늬근종이 원인이 된다. 소아에서는 장벽의 특별한 이상이 없어도 일어나는 경우가 있다. 이 경우에는 초기에 고압관장(barium enema)에 의해서 정상으로 회복할 수 있다. 그러나 시간이 지나면 교액성 장폐색이 되어 출혈성 경색과 괴저가 일어나므로 개복수술이 필요하게 된다. 임상증상으로는 복부팽만, 장폐색, 복통, 구토 등이 나타날 수 있다.

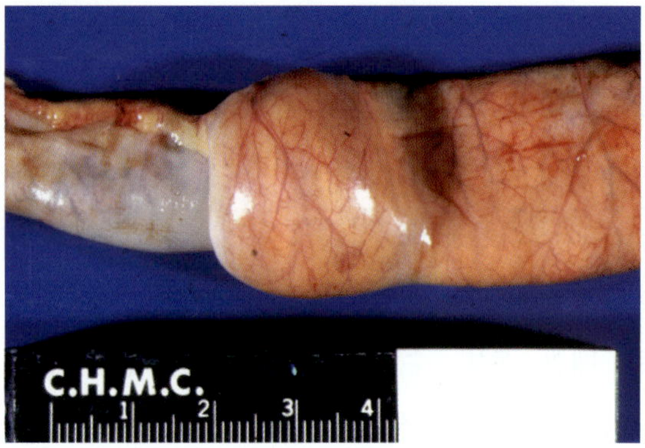

그림 13-27. **장중첩.** 소장(좌)이 우측의 대장 속으로 들어가 장중첩 발생

장염전(장꼬임, volvulus)은 길고 가는 고무 풍선을 비틀어서 고리를 만드는 것과 같은 형태로 장관이 장간막을 축으로 회전되거나 주변 섬유화에 의한 유착으로 꼬인 상태이다. 호발부위는 구불잘록창자, 작은창자, 막창자이다. 유착은 국소성의 복막염을 앓고 난 후나 수술 후에 합병증으로 일어날 수 있다. 시간이 지나면 출혈성 괴사가 발생할 수 있다.

장벽에 염증성 병변으로 섬유화되거나 암종으로 인하여 장벽이 두꺼워져서 늘어나지 않게 되어 장폐색을 일으키는 경우이다. 성인은 암에 의한 경우가 가장 흔하며 그외에 장결핵, 크론병에 의해서도 장폐색이 일어날 수 있다.

(2) 기능적 장폐색(functional ileus)

장의 연동운동이 없어져서 음식물이 내려가지 못하기 때문에 발생되는 기능장애에 의한 장폐색이다. 원인은 마비성 장폐색, 근신경총(myenteric plexus)의 이상, 장의 민무늬근의 선천 이상 등이다.

마비성 장폐색은 자율 신경의 작용이 약해져 창자의 운동이 방해받는 상태로, 개복수술 후와 급성 복막염 시에 나타난다. 근신경총이 없는 거대잘록창자증이라고도 하는 히르시슈프룽(Hirschsprung) 병에서도 기능적 장폐색이 발생한다.

3) 허혈성 병변(ischemic lesions)

(1) 급성 작은창자 경색(acute infarction of small intestine)

급성 작은창자경색의 50%는 위장간막동맥(superior mesenteric artery)의 폐색에 의한 경색이며 그 원인은 동맥경화(90%), 혈관염, 특히 다발성 결절성 동맥염, 대동맥박리 동맥류, 심장내 혈전, 감염성 심내막염의 판막 혹(vegetation)에서 기원한 색전증 등이다. 25%는 위장간막동맥의 폐색없이 일어나는 경색이며, 심한 쇼크, 장순환 혈관의 장기간 동안의 연축에 의해 발생한다. 25%는 장간막 정맥의 폐색에 의한 것으로 혈전증(혈관 내 응고능이 상승한 경우)과 악성 종양의 침윤에 의해 일어난다.

침범된 작은창자는 출혈로 자줏빛이나 검은색을 나타나며 괴사된 조직과 정상인 조직의 경계가 아주 명확하지는 않다. 병리조직학적으로 작은창자벽 전층에 출혈성 괴사가 있고 장내 세균이 2차로 침범하여 급성 염증을 유발한다. 혈전이 없는 경우에는 군데군데 정상부위가 섞여 있다.

나이 많은 사람에게는 동맥경화로 인하여 발생하는 경우가 많으며 갑작스러운 복통과 함께 발열, 구토, 복부팽만, 연동운동 소리(장음)가 없는 것이 특징이다. 반면에 기계적 장폐색인 경우에는 장음이 크다. 장점막 괴사에 의한 소견으로 혈변이 나타난다. 병의 진행이 급하므로 1~2일 내에 쇼크와 복막염을 초래하여 적당한 치료를 못하면 100% 사망하고 응급절제술 후에도 50~75%나 사망한다.

(2) 허혈성 장염(ischemic enteritis)

동맥경화가 광범위하게 나타나 동맥의 내강이 좁아진 경우에 발생하며 지라굽이(splenic flexure, 왼쪽잘록창자굽이 left colic flexure), 곧창자, 구불잘록창자가 호발부위이다. 침범부위에는 국소 점막괴사에 급성 염증과 궤양이 동반되며 대개는 섬유화되어 치유된다. 그러나 드물게 범위가 광범위하면 섬유화와 협착이 일어날 수도 있다. 병리조직학적으로 비특이 괴사, 염증, 궤양 등이 점막에서 관찰되며 임상증상으로는 발열, 왼쪽복통, 혈변 등이 나타난다.

4) 장의 염증(intestinal inflammation)

물 같은 변(watery stool)과 구토를 주 증상으로 하는 콜레라, 궤양을 형성하는 세균성 이질, 장티푸스, 결핵 등과 같은 장의 염증성 질환은 예방의학의 발달에 의해 격감되었으나, 병인이 충분히 밝혀져 있지 않은 특발성 염증성 장질환인 크론병과 만성 궤양성 큰창자염은 상대로 증가하고 있는 추세이다.

(1) 충수돌기염(appendicitis)

충수돌기염은 20세 이하의 젊은이에게 많고 원인으로는 충수 내강 폐색과 세균 감염을 들 수 있으나 자세하게 알려져 있지는 않다. 급성 복증(acute abdomen)의 대표 질환으로 백혈구(다형핵백혈구) 증가가 관찰되며 진단은 어렵지 않으나, 유아와 노인의 경우 증상이 강하지 않은 경우가 있다. 처치가 늦으면, 화농성 충수염에서 천공으로 진전되며 복막염을 일으키게 된다.

(2) 크론병(Crohn's disease)

크론병은 원인 불명의 염증성 질환으로 아직까지도 감염원이 밝혀지지 않았으며 동양인에게는 드문 질환이다. 추정 원인의 하나로 면역 기전을 생각하고 있는데, 그 이유는 상피세포에 대한 항체나 T 세포의 기능이상이나 말초혈액에 T 세포 감소와 육아종형성 등이 나타나기 때문이다.

침범장소는 돌창자와 큰창자를 동시에 침범하는 경우가 50%로 가장 많지만 소화기관 어느 부위에서도 발생할 수 있다. 돌창자 단독침범이 30%, 큰창자 단독침범이 20% 정도 된다. 75%는 항문 주위에 농양과 누공 등을 일으킨다.

육안으로는 분절상으로 침범하므로 사이사이에 정상 부분(skip area)이 있다는 것이 특징이다. 급성기에 장은 종창되고 붉어지며 점막은 미만성으로 충혈이 나타나는 급성 염증과 궤양이 나타난다. 만성기에는 침범된 부위가 대단히 두꺼워지고 뻣뻣해져 수도관이나 고무호스 모양이 된다. 돌창자 부위는 장간막의 지방이 장막위를 덮는 지방이(creeping fat)가 관찰된다. 장점막은 길고 꾸불꾸불한 궤양 사이사이에 주변이 종창된 점막이 섬처럼 존재하여 둥글둥글한 바닷가의 자갈(cobblestone) 모양으로 보이게 된다(그림 13-28).

병리조직학적으로는 장점막과 장벽 전체의 염증과 건락괴사가 없는 육아종이 관찰된다. 장벽은 부종과 미만성의 림프구 침윤으로 인하여 두꺼워지며 육아종은 60%에서 관찰된다. 균열(fissure)을 일으키는 궤양이 특징적으로 나타나며 균열에 의해서 누공이 잘 발생한다. 주변 장간막 림프절에도 육아종이 관찰되기도 한다. 장벽은 점차 섬유화된다.

임상적으로 급성기에는 발열, 설사, 오른쪽 아랫배통증이 있어 급성 충수돌기염과 혼동될 수도 있으나 재발과 회복을 반복하면서 점차 만성기로 진행된다. 장이 두꺼워져 고무호스나 수도관처럼 변

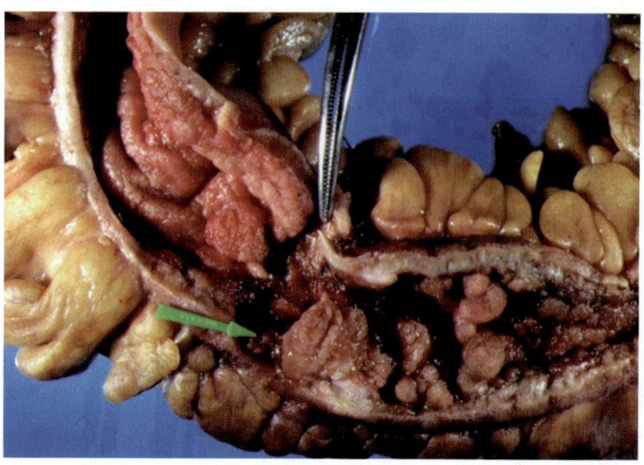

그림 13-28. **크론병.** 돌창자 말단부위가 만성 염증 반응으로 장벽이 두꺼워져 있고 화살표 부위에 깊은 궤양이 존재

형되어 장협착 증세가 나타나며 복부에서 종괴가 촉지되기도 한다. 체중감소, 빈혈, 발열, 설사 등도 나타난다.

합병증으로는 영양흡수 불량, 철결핍성 빈혈, 관절염, 안구의 포도막염, 누공(fistula) 형성, 샘암종 등이 있다(그림 13-29, 30 A, 표 13-3).

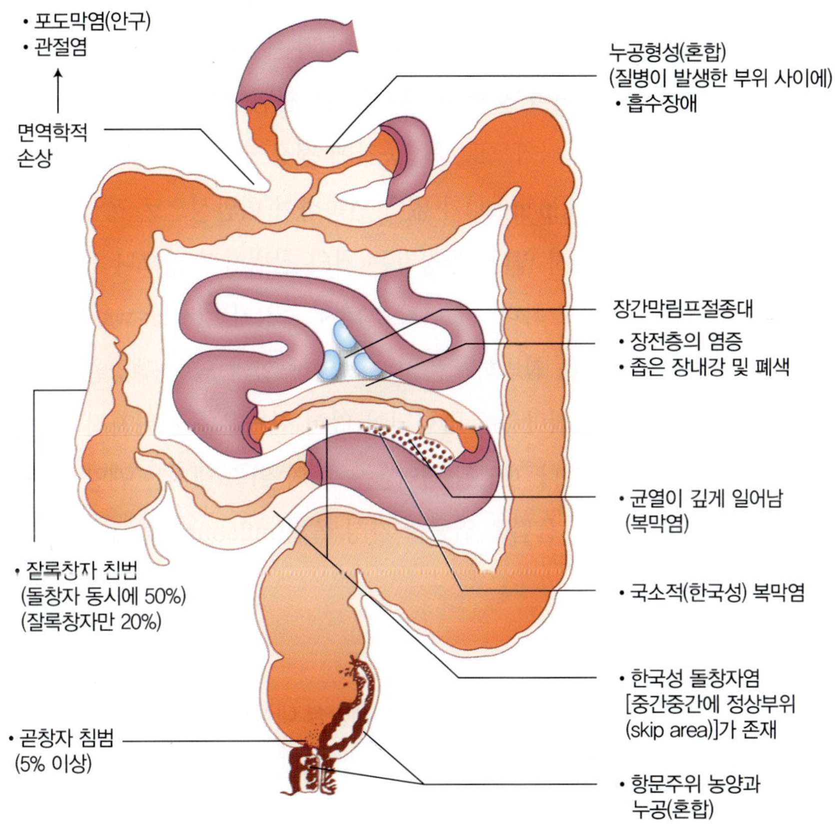

그림 13-29. 크론병의 병리 소견

표 13-3. 크론병의 합병증

합병증	비고
흡수장애 증후군	의인성이 흔함(수술 후) (short bowel 증후군)
누공형성	–
항문병변	균열, 누공
급성 합병증	장천공(출혈, 확장–드묾)
악성 종양	위험도 증가–샘암종
전신성 아밀로이드증	드묾

(3) 궤양성 대장염(ulcerative colitis)

궤양성 대장염은 그 이름과 같이 장점막에 광범위한 궤양 형성을 수반하는 염증이며 서양에서 비교적 흔한 질병이다. 20~30세에 호발하며 여자에 조금 더 많이 발생한다. 염증은 통상 점막밑조직까지만 침범하여 비교적 표층에 국한되지만, 완쾌가 힘들며 재발을 되풀이한다. 병변은 곧창자에서 시작되어 점차 큰창자의 기시부, 즉 막창자(cecum)로 향해 퍼져 나간다.

원인은 잘 모르고 감염원도 알려지지 않고 있으나 장상피와 *E. coli*의 어떤 혈청형에 대한 항체가 일부 환자에서 발견되기도 한다. 정신 스트레스가 원인이 되는 경우도 많다.

곧창자는 거의 모든 예에서 침범되며 곧창자만 단독으로 침범되는 경우도 있다. 병변은 시작으로부터 옆으로 서서히 연속으로 퍼져 나가므로 중간중간에 정상 점막이 존재하는 분절상이 나타나지 않는다. 즉 궤양이 없는 정상부위(skip areas)가 없이 연속하여 미만성으로 궤양이 일어난다. 따라서 큰창자 전체를 침범하는 것도 드물지 않다. 돌창자는 거의 침범하지 않으나 10% 정도에서는 돌창자 말단부에만 경도의 염증이 있기도 하다. 그 현상을 역세 돌창자염(back-wash ileitis)이라고 한다.

육안으로 급성 초기에는 점막층을 침범하므로 미만성의 충혈과 얕은 궤양들이 벨벳모양(velvety appearance)으로 산재하며 병변이 점막층에 국한되어 있어 장벽은 두꺼워지지 않는다. 만성기에는 점막이 위축되므로 점막층이 얇아지나 재생된 점막은 주변의 위축 내지는 궤양 부위에 비해 상대적으로 융기되어 폴립처럼 보인다. 이 폴립을 염증성 가성 폴립(inflammatory pseudopolyp)이라고 한다(그림 13-30 B, 31).

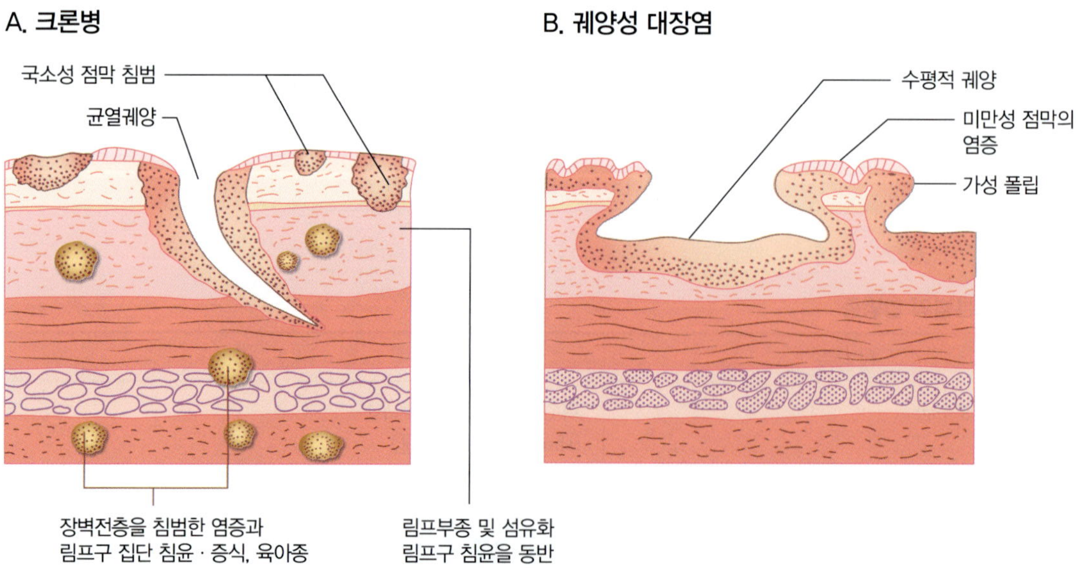

그림 13-30. **크론병과 궤양성 장염 병변의 비교.** A. 크론병 B. 궤양성 대장염. 거짓용종(pseudopolyp)

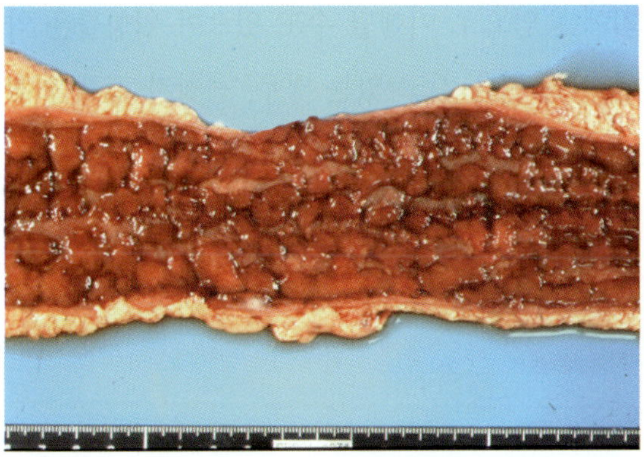

그림 13-31. 급성 궤양성 장염에서 장점막의 미만성의 부종과 발적이 관찰된다. 광범위한 점막의 궤양은 거짓 폴립모양의 염증성 반응을 보이는 정상점막으로 덮이게 됨

병리조직학적으로 급성기에는 점막에 다형핵백혈구를 동반한 심한 염증이 관찰되며 다형핵백혈구의 침윤이 점액샘 내에도 나타난다. 이를 음와농양(또는 소낭샘 농양, crypt abscess)이라고 한다. 만성기에는 음와(crypt)는 위축, 소실되지만 후에는 재생되면서 음와 모양이 원형이 아니고 별모양 같은 변형이 나타나며(그림 13-32, 33) 상피세포의 이형성도 흔히 동반된다. 만성 염증세포 침윤이 점막에 국한되어 있는 점도 크론병과 다른 점이다.

급성기에는 발열, 백혈구 증가, 아랫배 통증, 설사, 피와 점액이 섞인 대변 등이 나타나고 만성기에는 재발과 회복이 반복된다. 크론병과의 감별진단은 육아종이 나타나지 않는 것이다. 합병증은 급성기에 심한 출혈, 중독성 거대잘록창자(toxic megacolon) 등이 동반되며 그 외에도 관절염, 포도막염, 괴저성 농피증(pyoderma gangrenosum), 경화성 담관주위염(sclerosing pericholangitis : 담

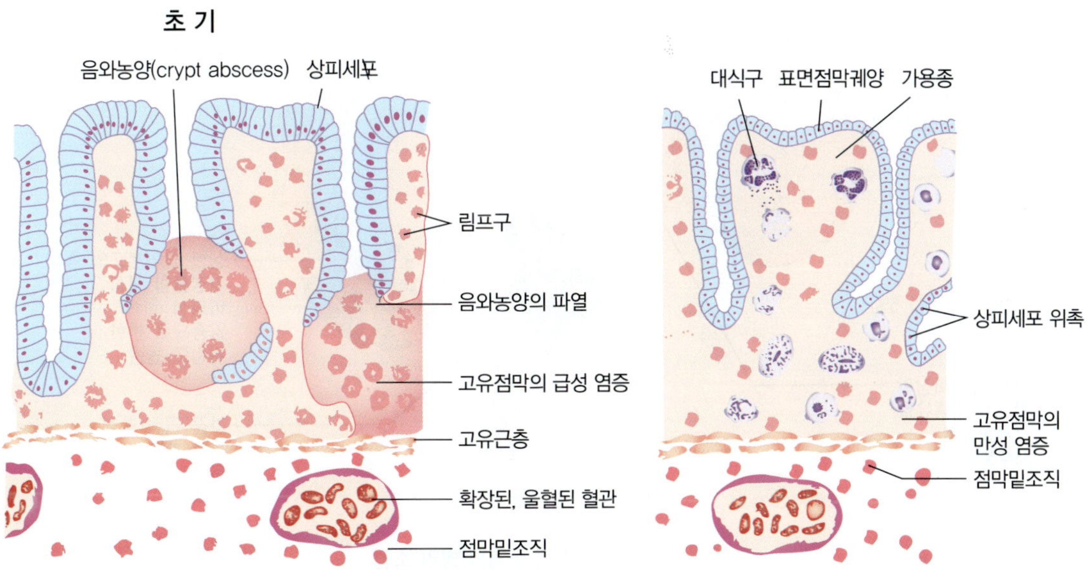

그림 13-32. **궤양성 큰창자염.** 초기와 진행된 궤양성 큰창자염의 현미경 소견 모식도. 초기에는 음와농양이 주요 소견이며 진행 후에는 거짓용종과 궤양이 주요 조직 소견임

관 주위에 섬유화를 동반한 염증) 등이 있다. 만성기에는 암으로 이행될 수도 있으며 위험률은 약 10%이다. 암이 합병될 수 있는 주요 위험인자는 7년 이상 병을 갖고 있는 경우, 큰창자 전체를 침범한 경우, 어린 나이에 시작한 경우, 상피에 이형성증이 있는 경우 등이 있다(그림 13-34).

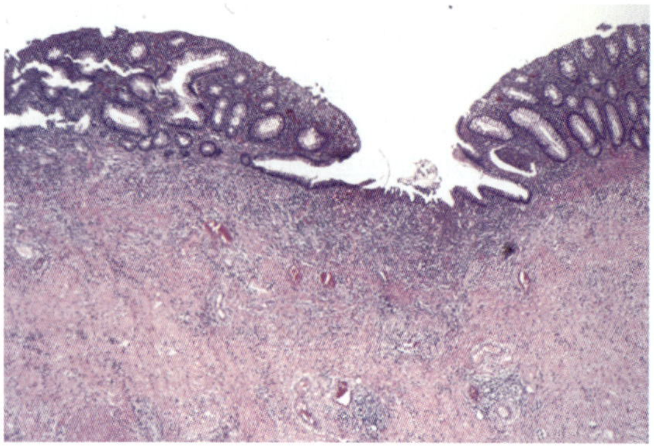

그림 13-33. **큰창자의 염증성 용종.** 궤양성 큰창자염의 염증성 병변으로 인하여 점막밑조직에 발생한 육아조직과 폴립성 점막. 육아조직 주변의 점막의 과형성으로 인하여 폴립처럼 보이게 된다. 이 폴립은 종양이 아니므로 거짓 폴립(pseudopolyp)이라고 함

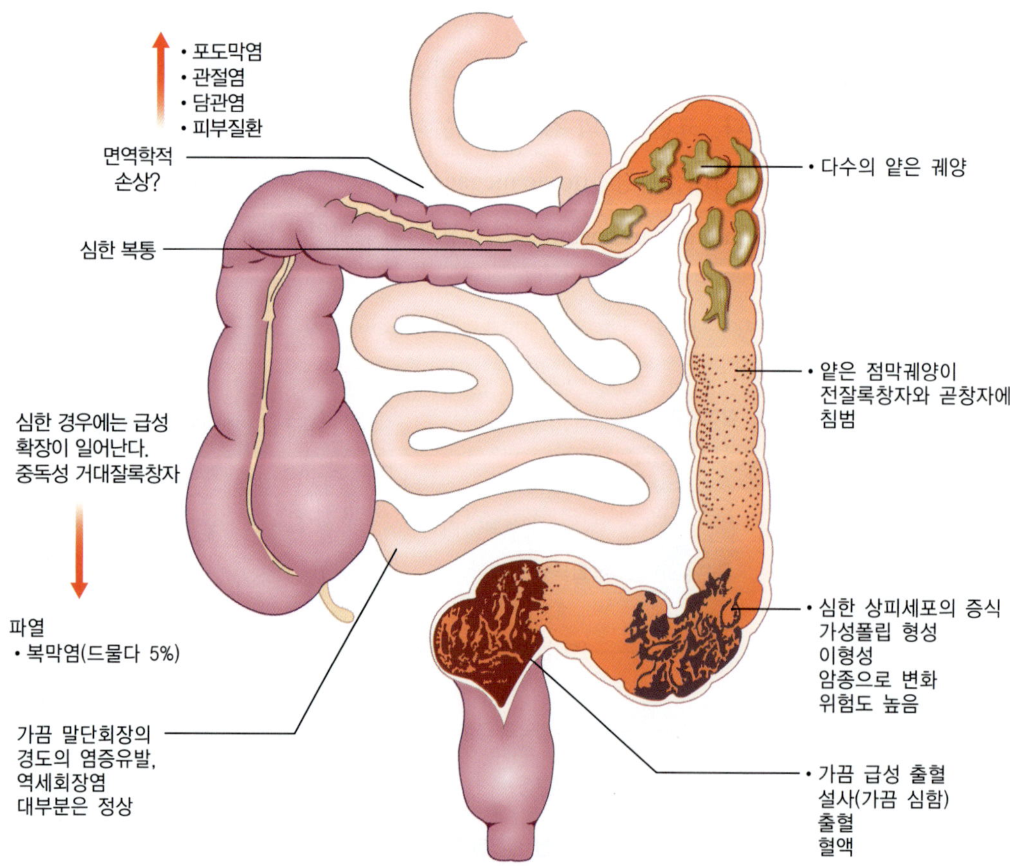

그림 13-34. **궤양성 장염의 병리 소견**

(4) 게실염(diverticulitis)

게실은 장의 점막이 장벽의 약한 부분으로 튀어나가는 것을 말하며 여기에 염증이 발생한 것을 게실염이라고 한다. 선천성인 것은 장벽을 모두 갖고 장밖으로 튀어나가 있으므로 진성 게실(true diverticulum)이라 하고 게실 벽에 근육층이 없는 후천적인 것을 거짓 게실(false diverticulum)이라고 한다. 선천성인 것 중 대표적인 것으로 멕켈(Meckel's) 게실이 있다.

큰창자게실은 비교적 선진국에서 흔하고 60세 이상에서 환자의 50%가 발견되며 구불잘록창자에서 가장 흔하게 발생한다. 점막만 빠져나가는 거짓 게실이며 주름창자띠(taenia coli)를 따라 2열로 배열한다. 고기와 같이 섬유소가 적은 음식을 먹으면 대변량이 적어서 배변 시 힘을 많이 주기 때문에 게실이 발생하기 쉽다. 따라서 식습관이 중요하고 채소와 같이 섬유소가 많은 식물을 많이 먹는 것이 좋다. 합병증으로는 게실염, 장폐색, 장과 방광 사이의 누공형성, 출혈 등이 일어날 수 있다(그림 13-35).

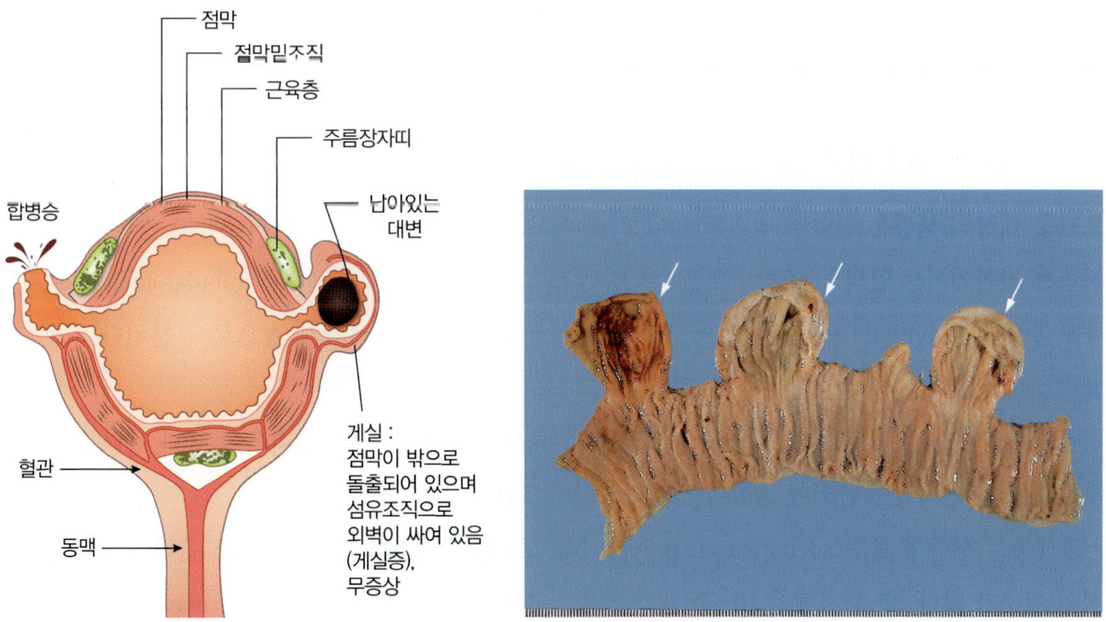

그림 13-35. **구불잘록창자 절단면에서의 게실.** 3개의 큰 게실(화살표)이 대장에서 외측으로 주머니처럼 튀어 나와 있음

5) 장의 양성 종양(intestinal benign tumors)

세계적으로 큰창자에서는 샘종, 암종 어느 것이나 다발하며 우리나라에서도 큰창자암은 점차 증가하는 경향이 나타나고 있다.

(1) 과형성 폴립(hyperplastic polyp)

큰창자 점막에서 대단히 흔한 유사종양성 병변이다. 위의 과형성 폴립과 동일하게 이형성이 없는 상피의 과형성에 의해서 일어난다. 대개는 직경 5 mm 이하로 작고 증식성 대장 점막상피로 구성되어 있으며 세포 내 점액이 많다.

(2) 약년성 폴립(juvenile polyp)과 저류성 폴립(retention polyp)

주로 소아에게 발생하므로 약년성 폴립이라고 하였지만 때로는 성인에서도 발생한다. 이는 형태적으로 저류성 폴립에 해당한다. 출혈과 미란을 동반하기 쉬우나, 샘관상피에 이형성은 볼 수 없는 비종양성 병변이다. 병리조직학적으로 점액샘의 확장과 점액을 함유하고 있어 일명 저류성 폴립이라고도 하며 간질에는 염증성 반응이 관찰된다.

(3) 샘종(adenoma)

샘종은 50세 이상의 사람에서 20~30%를 차지하며 샘상피세포의 증식으로 이루어지는 한국성 양성 병변으로 유경성인 경우와 무경성인 경우가 있다.

위장의 폴립과는 달리 큰창자 폴립의 대부분은 샘종으로 암 합병 빈도도 높으며, 직경 2 cm 이상인 경우에는 그 반수 이상에서 암이 합병된다. 즉 샘암종이 샘종 내(흔히 표층) 국소에 발생하고 있으므로 대장의 샘종은 전암성 병변의 하나로 볼 수 있다. 특히 큰창자 선종증(큰창자 폴립증)이라고 불리는 질환에서는 암의 발생률이 더욱 높다. 샘조직 형태로 분류하면 관샘종(tubular adenoma), 관융모샘종(tubulovillous adenoma), 융모샘종(villous adenoma) 등 3가지 형으로 구분된다(그림 13-36).

빈도로는 관샘종이 가장 많으나(90%) 융모샘종은 암의 합병률 내지 암화율이 높다. 관샘종의 일부는 융모성 변화가 동반되어 혼합형으로 나타난다(그림 13-37).

관샘종은 샘종성 폴립(adenomatous polyp)이라고도 한다. 큰창자 샘종의 90%를 차지하며 다발성인 경우가 많다. 한 환자에서 10~20개가 관찰되고 대개는 잘 형성된 목(stalk, neck)을 갖고 있으

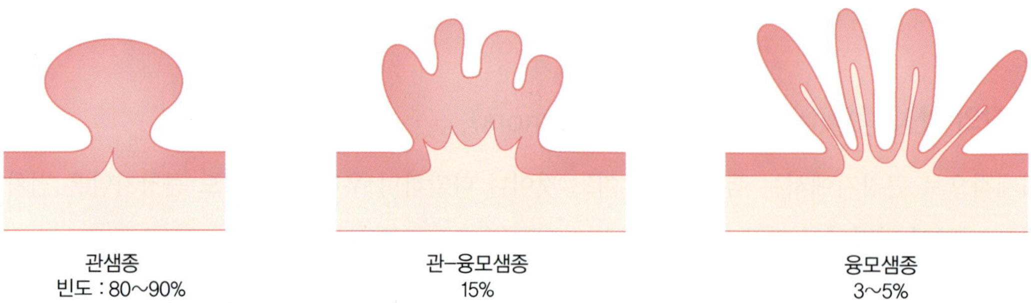

그림 13-36. 샘종성 폴립(샘종)의 형태 분류 및 빈도. 샘종에는 관샘종, 관융모샘종, 융모샘종으로 분류함

며 관샘종과 융모샘종이 혼합되어 있는 경우(관융모샘종)도 있다(그림 13-37). 병리조직학적으로 증식한 점액샘 상피는 핵이 농염되고 다층상으로 배열되어 이형성을 나타내며 점액분비가 감소된다. 관샘종의 점막상피의 증식은 장 내강으로 튀어나온 점막 내에 국한되고 목으로의 침투는 없으나 크기가 증가하면서 암종으로 이행할 위험률은 1~3%이므로 전암성 병변으로 판단할 수 있다. 암종으로의 위험률은 폴립의 직경이 2 cm 이상이 될수록, 폴립의 수가 많을수록, 상피의 이형성 정도가 높을수록 암종으로 이행할 위험도는 높아진다. 샘암종과의 감별점은 주변 조직으로의 침윤 여부이다. 샘종의 표면에 암종이 공존하더라도 경내 침투가 없으면 림프절 전이 확률은 1~2%이므로 단순한 수술로도 98~99%의 완치 효과를 보인다. 그러나 암종이 샘종의 기저부를 침범하면 장 절제술을 받아야 한다. 임상적으로 큰창자의 샘종은 별 특이한 증상이 없다. 일부에서는 직장 출혈과 잠혈이 발견되기도 하나 진단은 조직 검사로만 가능하다.

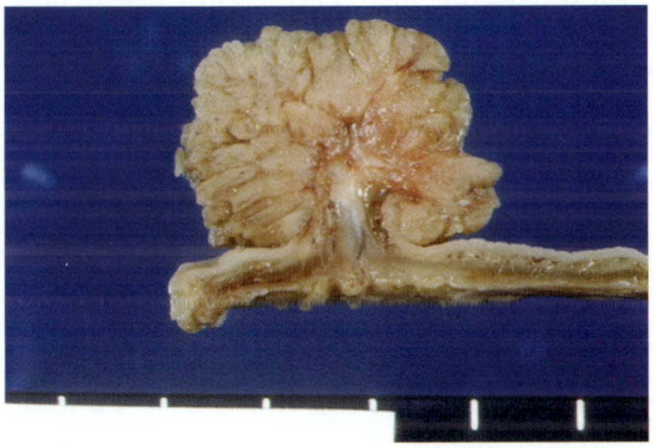

그림 13-37. **관-융모 폴립(관융모샘종).** 잘 형성된 목부위(경)를 갖고 있으며 표면은 매끄럽지 않고 약간 유두모양의 형태를 하고 있어 혼합형임

융모샘종(villous adenoma)은 큰창자샘종의 약 10%를 차지하며 노인층에 호발한다. 곧창자에서 가장 잘 발생하고 대개는 단발성으로 비교적 크기가 크고 목이 없는 형태(sessile)이다. 육안으로 솜털같이 부드럽고 유두상 증식을 하므로 내강 내로 돌출하며 상당히 커서(1~5 cm 크기) 곁에서 만지기가 어렵다. 곧창자 출혈과 점액의 배출이 대변에서 관찰된다. 병리조직학적으로 손가락같이 유두상 증식과 넓은 기저부를 가지고 있으며 증식하는 상피는 큰창자의 점막상피로 구성되어 있다. 점막밑조직으로의 침투 여부가 유두상 샘암종(papillary adenocarcinoma)과 감별점이다. 크기가 커서 내시경으로는 완전히 제거할 수 없는 경우가 많으므로 수술해야 한다. 이 융모샘종은 30~70%에서 샘암종을 일으킨다. 큰창자에서 발생하는 폴립증 증후군중 가족력이 있는 증후군들이 있다(표 13-4).

표 13-4. 가족력 있는 폴립증 증후군

증후군	폴립의 종류	발생 장소	암발생 위험도	유전 방식	기타 소견
가족성 결장폴립증	샘종	큰창자	100%	상염색체 우성	
가드너 증후군	샘종	큰창자, 작은창자	100%	상염색체 우성	골연부조직병변 팽대부 암종
포이츠-제거스 증후군	과오종	빈창자, 기타부위	약간 증가	상염색체 우성	입술의 색소침착, 난소종양
약년성 폴립증	저류성	큰창자	약간 증가	상염색체 우성	

6) 큰창자암(large intestine cancers)

큰창자암은 곧창자암(rectal cancer)과 잘록창자암(colon cancer)으로 구분되는데, 큰창자암의 반수(50%) 이상은 곧창자암이며 큰창자암 중 90%는 큰창자암종이다. 90% 이상은 50대 이후에 발생하고 원인은 명확하지 않으나 육류소비가 상대적으로 많은 선진국에서 많이 발생하므로 음식물과의 관련성이 추측되고 있다. 대부분의 샘암종은 전암성 병변으로부터 발생하는 경우가 많으며 악성 위험도가 높은 전암성 병변들은 가족성 폴립 증후군(100%), 융모샘종(30~70%), 만성 궤양성 대장염(10%), 관상샘종(1~3%) 등이 알려져 있다. 잘록창자암에 비해 치료 후의 경과가 불량하다. 잘록창자암 발생은 구불잘록창자 등 왼쪽 잘록창자에 많고 오른쪽 잘록창자에는 적다. 다발성으로 생기는 경우도 5%이다. 일반적으로 오른쪽 구불창자 암종은 크고 융기형이 많고 왼쪽 구불창자 암종은 장벽을 침투하여 가운데가 잘룩하게 된 나프킨 링(napkin ring, 식당에서 냅킨에 반지를 끼워 놓은 모양과 비슷하게 보인다고 하여 붙여진 이름) 모양으로 되는 경향이 많다. 곧창자암은 골반강 내에 있기 때문에 수술이 어렵고, 또한 인공 항문을 설치하지 않으면 안되는 등의 불리한 점이 있다. 곧창자암은 대개 궤양을 동반하는 침투형이다.

(1) 육안 분류(gross classification)

큰창자암도 위암과 마찬가지로 조기 큰창자암(암침윤 정도가 점막밑층까지)과 진행암(그림 13-38)으로 구분되며, 위암의 육안 분류에 준해서 분류된다. 다만 조기암 융기형의 I형은 유경형(Ip, polypoid, stalk)과 광범위형(Is, spreading, broad base)으로 분류된다(그림 13-38, 39).

(2) 병리조직학적 분류(histopathological classification)

큰창자암도 위암과 마찬가지로 대부분이 샘암종이며 샘관 형성의 명료도에 의해 고분화, 중분화, 저분화 등의 3가지 형으로 분류한다. 그밖에 점액암종, 반지(인환)세포암종, 편평세포암종, 샘편평세포암종, 미분화암종 등이 있다.

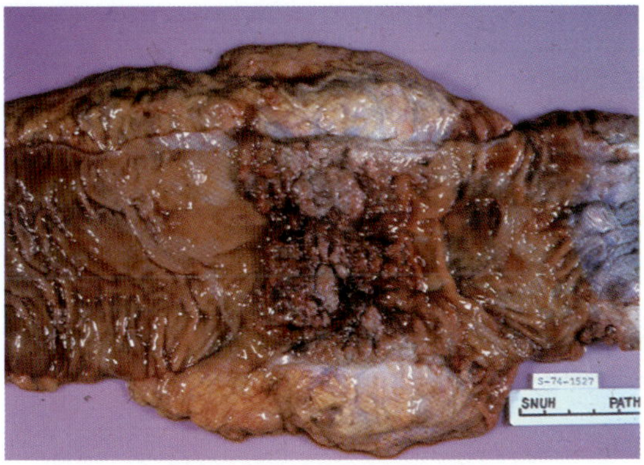

그림 13-38. **곧창자암.** 항문근처에 발생한 궤양성 곧창자암이 있으며 장벽으로 침윤되고 있음

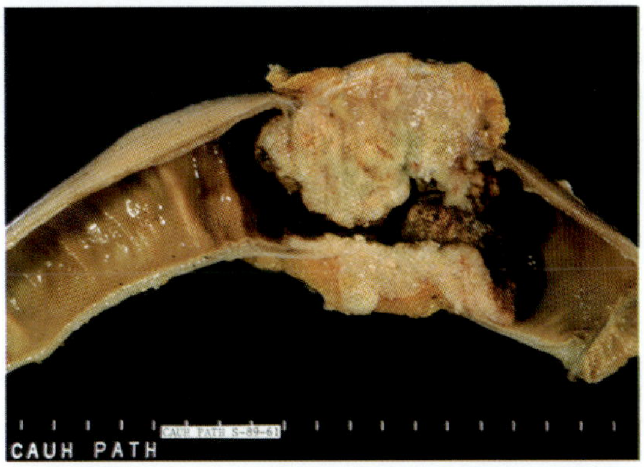

그림 13-39. **융기성 큰창자샘암종.** 큰창자 내강으로 돌출된 암종은 장벽을 뚫고 장막면으로 파급하여 장관밖으로 종괴를 형성하고 있음

(3) 대장암의 진행(progress)과 전이(metastasis)

큰창자암도 위암과 마찬가지로 점막상피로부터 발생하여 수평 및 수직으로 진행되는데, 특히 수직 방향으로의 진전이 강한 것이 특징이다. 또한 곧창자암의 경우 골반 내 장기에 직접 침투가 있으면 수술하기 어려우며, 치료 후의 경과도 불량하다. 진전의 정도에 따라, 조기암과 진행암으로 구분할 수 있으며, 진행암은 듀크스(Dukes) 분류에 의해 A, B(B_1, B_2), C(C_1, C_2), D의 4형으로 구분된다(그림 13-40, 표 13-5).

듀크스 분류와 치료 후의 경과와는 밀접한 관계가 있으며, 조기암이 가장 예후가 양호하고 먼 곳의 림프절 전이가 있는 듀크스 D형이 가장 불량하다.

전이는 림프행성, 혈행성, 파종성 모두에서 볼 수 있으며(그림 13-41) 간으로의 전이가 가장 많고 폐, 뼈, 뇌에서도 관찰된다. 조직 등급과 예후와의 관계는 임상병기보다는 못하지만 분화도가 나쁘거나 점액 분비가 많을수록 예후는 나쁘다.

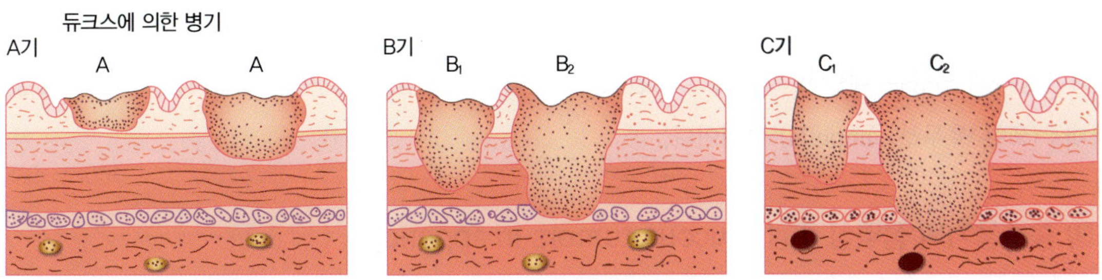

그림 13-40. **듀크스(Dukes)에 의한 임상병기 분류.** A–C기는 원격전이가 없는 상태, 원격전이가 발생되면 D기가 됨(표 13-5 참조). A. 암이 점막과 점막밑조직에 국한됨 B. 암이 근층을 침범했으나 림프절 전이 없음 C. 암발생 장소 근처 림프절에 침범 D. 원격전이

표 13-5. Astler–Coller의 대장암의 듀크스 병기 분류 변형

듀크 암 병기	대장벽의 침범	림프절 전이	원격전이	5년 생존율
A	점막과 점막밑조직	없음	없음	90% 이상
B_1	근육층 일부분	없음	없음	67%
B_2	근육전층	없음	없음	55%
C_1	근육층 일부분	있음	없음	40%
C_2	근육전층	있음	없음	20%
D	그이상	없음 또는 있음	있음	10% 이하

(4) 큰창자암의 임상증상(clinical signs)과 진단(diagnosis)

임상 증상으로는 진행암이 된 후부터 통과 장애에 의한 설사, 변비, 혈변 등이 있다. 왼쪽 큰창자암은 출혈이나 장폐색으로 증상이 오고 오른쪽 큰창자암은 복통, 체중감소, 빈혈, 종괴촉지 등으로 나타난다. 큰창자암도 위암과 같이 조기 발견 및 조기 치료가 중요하다(그림 13-41).

그러나 위암과는 달리 대장의 X-선 진단과 내시경 검사는 관장의 전 처치가 필요하므로 위처럼 간단하게 집단 검진을 행할 수 없다. 큰창자암은 조기부터 출혈을 동반하는 경우가 많으므로 변의 잠혈 반응에 의한 스크리닝을 행하고 잠혈 반응 양성자에 한해서 정밀 검사를 행하는 것이 일반적이다. 40대 이후는 곧창자경 검사로 스크리닝할 것을 추천하고 있다. 큰창자암 중에는 곧창자암이 많으므로 진단에 있어서 손으로 하는 곧창자 내진이 중요하다.

7) 장의 비상피성 종양(non-epithelial tumors)

B 림프구성 악성 림프종이 흔하며 장의 어느 부위에서나 발생할 수 있다. AIDS가 있을 때는 더 잘 생긴다. 돌창자막창자판(ileocecal valve) 주위는 버키트 림프종이 호발한다.

민무늬근종양에는 민무늬근종과 민무늬근육종이 있으며 점막밑조직에 생기고 장폐색과 장중첩을 일으키기도 한다. 육종은 흔히 출혈과 괴사를 일으킨다.

8) 작은창자의 암종(carcinoma in small intestine)

작은창자의 암종은 대단히 드물어 소화관의 암종 중 1% 미만이다. 가장 호발하는 부위는 샘창자 팽대부(또는 유두부, ampulla) 주위이다.

9) 충수돌기의 점액성 종양(mucous tumors in appendix)

충수돌기에 점액을 생산하는 종양은 드물게 발생한다. 대부분은 점액성 낭샘종이며 간질조직으로 침윤은 없다. 육안으로 충수돌기의 내강은 확장되고 점액으로 가득차 있다. 이 낭성 병변을 점액류(mucocele)라고 하며(그림 13-42), 낭포의 내강은 점액상피로 피복되어 있다. 점액샘 상피가 확실하게 보이면 점액낭샘종이며 악성인 경우는 점액낭샘암종이 된다. 점액샘암종의 경우 주변조직으로 침윤하게 되면 복막 내에 점액이 가득차게 된다. 이것을 복막거짓점액종(pseudomyxoma peritonei)이라고 하고 점액소 안에 샘암종세포가 있으면 악성이고 없으면 양성 종양에서 기원한 것으로 판정한다.

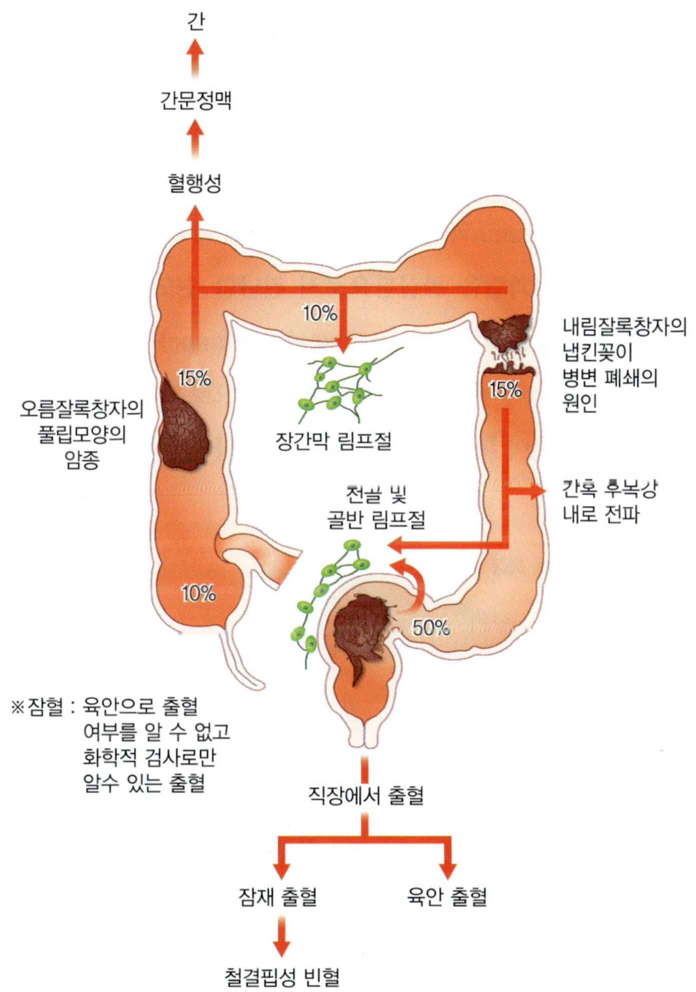

그림 13-41. 잘록창자암(큰창자암)의 발생 빈도, 육안소견, 전파경로. 잠혈 : occult blood

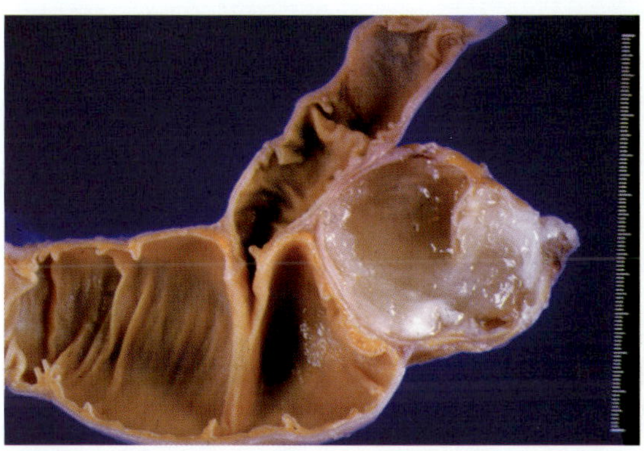

그림 13-42. 점액류. 충수돌기가 점액이 내부에 고여 있어 확장되어 낭포를 형성하고 있다. 병리조직학적으로 양성 점액성 낭성 샘종으로 확인됨

10) 신경내분비세포 종양(APUDoma, neuroendocrine tumor, carcinoid tumor)

소화관 내에 분포한 신경내분비 세포에서 기원하는 종양으로 호발 부위는 충수돌기(40%), 돌창자(25%), 곧창자(20%), 잘록창자(10%), 위(5%) 순이다. 다발성으로 발생하며(25%) 이 중 악성도가 높은 곳은 잘록창자와 위이다. 충수돌기에 생기면 대개 증상이 없으며 종양의 대부분은 직경 2 cm 이내이고, 95%는 양성이다. 반면 직경 2 cm 이상인 경우에는 악성도가 높아진다. 육안으로는 황색의 단단한 결절로 관찰되고 병리조직학적으로는 작고, 균일한 원형 내지 다각형의 세포로 구성되어 있고 혈관 분포도 높다. 혈관 침투가 관찰되기도 하나 그 자체만으로는 이 종양의 악성도나 예후를 알 수 없으며 타장기로의 전이만이 악성도의 확실한 증거가 된다.

면역조직화학염색으로 chromogranin과 NSE (neuron specific enolase) 염색이 진단에 도움이 된다. 전자현미경학적으로 신경분비과립을 관찰함으로서 진단할 수도 있다. 돌창자에 발생하면 장을 폐색할 수 있으며 신경내분비세포종양 증후군(carcinoid syndrome)을 일으킬 수 있다. 특히 간으로 전이했을 때 이 증후군이 흔히 일어나는데, 그 이유는 종양으로부터 세로토닌이 분비되기 때문이다. 복통, 설사, 기관지 연축, 얼굴이 확 달아오름, 폐동맥 협착 등이 주요 증상이다. 돌창자 내 종양

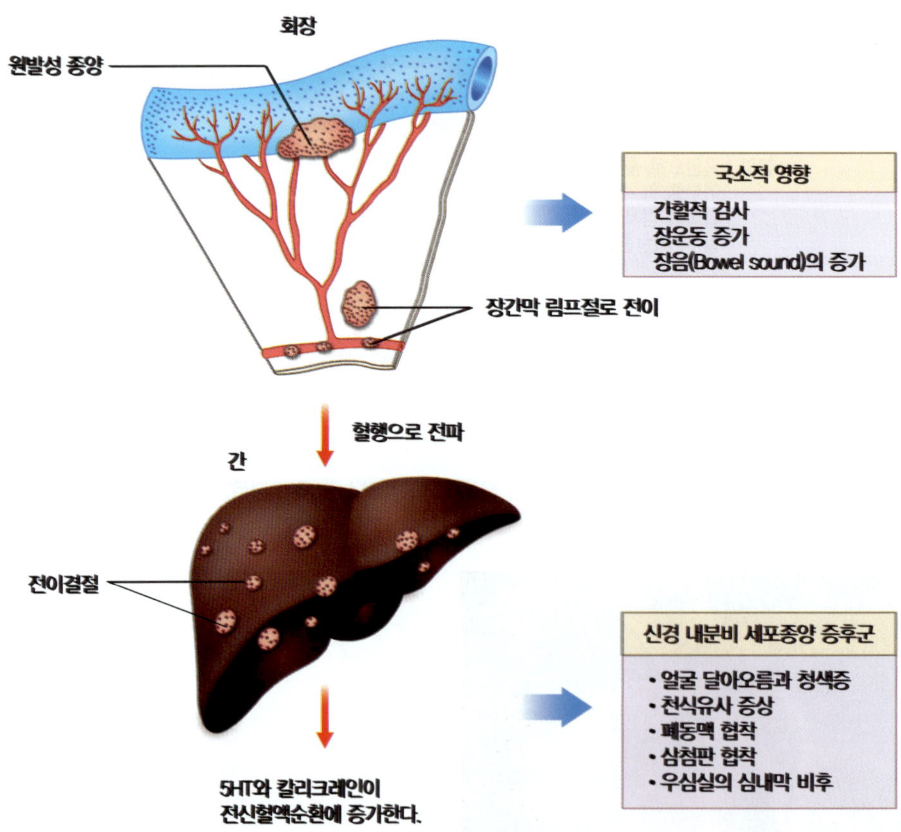

그림 13-43. **작은창자의 신경내분비종양과 영향.** 신경내분비종양은 충수돌기에서 호발한다. 그러나 악성도는 돌창자의 빈도가 높으며 전신에 주는 증후군 영향은 전이 시에 나타나며 모든 예에서 비슷함. 5HT : 5 hydroxytryptamine

에서 세로토닌을 분비해도 신경내분비세포종양 증후군이 일어나지 않고 오직 간에 전이된 이후에야 나타나는 것은 장에서 나온 세로토닌은 간에서 5-OH-indole acetic acid (5HIAA)로 대사되어 불활성화되기 때문이다(그림 13-43).

7. 복막 질환(peritoneum diseases)

소화기관의 대부분은 배안에 존재하고 배안을 구성하는 것을 복막이라 하며, 그 표면(복강면)은 중피세포에 의해 덮여 있다.

1) 복막염(peritonitis)

복막염은 세균 감염과 화학 자극에 의해서 일어나며, 가장 많은 것은 소화관의 염증 파급과 천공에 의한 지속성 복막염이다. 예를 들어 급성 충수염과 위궤양의 천공을 들 수 있다. 이 경우에는 화농성 복막염이 되며, 특히 궤양을 형성하면 치료가 길어져 염증을 없애도 장관이나 복벽 유착이 남게 되어 기능 장애가 일어나는 경우가 많다. 다른 형태로 암이 복막으로 파종된 경우를 암성 복막염(carcinomatous peritonitis)이라 한다.

2) 복막 중피종(peritoneal mesothelioma)

복막 중피종은 복막 표면을 덮는 중피세포 유래의 드문 종양이다.

3) 복막위점액종(pseudomyxoma peritonei)

복막위점액종이란 난소의 점액성 종양이나 충수의 점액류가 터져서 배안에 점액성 물질이 대량으로 차 있는 상태를 말한다. 장막 표면에 점액분비능을 가진 상피세포가 증식하기 때문에(그림 13-44), 복막위점액종은 지속되는 경우가 많고, 장관의 유착을 일으켜서 장폐색을 초래하는 경우도 있다.

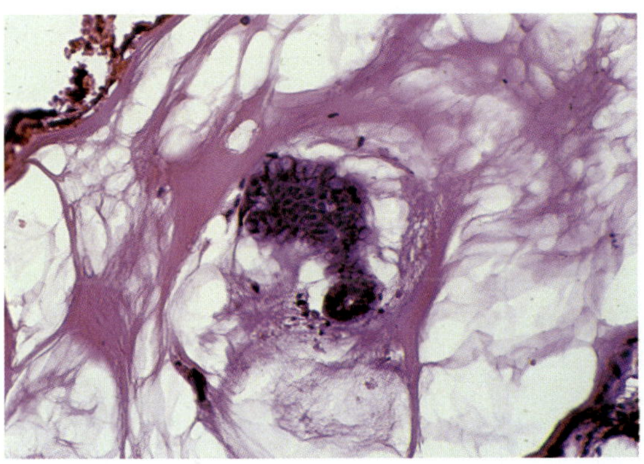

그림 13-44. **복막위점액종.** 복막위점액종이 충수돌기의 점액성 악성 낭샘종의 파열로 인하여 발생하였고, 점액분비샘 암종 상피소가 중앙에 관찰됨

Chapter 14

간담도 및 이자질환 (Hepatobiliary and pancreatic diseases)

Ⅰ. 간질환(Liver diseases)

우리나라의 중 · 장년층에는 아무런 이상 징후 없이 만성적인 간질환을 갖고 있는 사람이 많은데, 우리나라에서의 주원인은 간염 바이러스이며, 유럽 등 서구에서의 주원인은 과음으로 인한 알코올성 간질환이다. 이러한 만성 간질환은 계속 진행되어 간암이나 간경변증과 같은 중대한 병변을 초래할 수도 있기 때문에 더욱 의미가 크다. 우리나라에서 간암의 빈도가 높은 것도 이와 유관하리라고 판단하고 있다. 간질환에서는 간염과 간경변증 그리고 간암이 중요하다.

한편, 이자의 질병은 간담관계 질환과 밀접하게 관련된 면이 많은데, 그 이유는 췌관이 담도와 연결되기 때문이다. 본 장에서 간담관계와 이자의 질병을 함께 다루기로 한다.

1. 간의 정상구조(normal structure of liver)

간은 가로막(횡경막) 아래 복부의 오른쪽 윗부분에 위치하며, 간동맥(hepatic artery)을 통해 산소가 풍부한 동맥혈이 유입되어 간세포에서 산소와 이산화탄소의 교환이 이루어지게 하고, 간문맥(portal vein)을 통해 위나 장에서 흡수된 영양분 등이 정맥혈에 유입되어 간에서 가공처리 및 저장과 독소의 해독이 이루어지게 한다.

간세포(hepatocyte)는 길다란 밭이랑처럼 배열되어 있고, 그 사이에 골처럼 패인 곳을 굴모양혈관(sinusoid)이 지나가는데, 간으로 들어온 간동맥과 간문맥이 점점 가늘어져서 만나게 되는 부분이

굴모양혈관이라고 부르는 약간 넓은 혈관이다.

이곳에서 혈액 내의 산소와 영양분 등은 간세포로 들어가고, 간세포 내의 이산화탄소와 대사산물 및 노폐물 등은 혈액 내로 빠져나오는 교환(exchange)이 이루어진다. 굴모양혈관의 혈액은 중심정맥(central vein)이라는 작은 혈관으로 모인 후, 간소정맥(hepatic venule)과 간정맥(hepatic vein)을 거쳐서 대정맥(vena cava)으로 향하게 된다. 중심정맥을 중심으로 형성된 육각형 모양의 기능적인 최소 단위를 간소엽(hepatic lobule)이라고 한다. 이 간소엽이 층층이 쌓여서 간 실질을 이루고 있다. 정상 성인에서 간세포의 수는 약 2,500억 개로 간을 구성하는 세포의 약 60% 정도를 차지하고 있다. 간세포의 크기는 약 13~30 μm이고, 세포질(cytoplasm)은 주로 포도당(glucose)의 저장형태인 글리코겐(glycogen)으로 구성되어 있으며, 전체 간세포 용량의 18%가 미토콘드리아(mitochondria)가 차지하고 있을 정도로 많은 양의 미토콘드리아를 가지고 있다. 간이 수행하는 화학공정의 종류는 현재 알려진 것만 해도 500여 가지에 이르며, 생산하는 효소의 종류도 1,000가지 이상이나 된다.

간의 조직학 구조는 해부학적 모델로 구분할 경우 육각형 모양의 전형적인 해부학적 모델인 간소엽과 간세동이(portal triad; 간동맥, 간문맥, 담관)로 나뉘며, 기능적으로 구분할 경우 간의 기능적 단위인 세엽(acinus)이 있다. 세엽구조는 혈액의 흐름을 중심으로, 엽상구조는 단순형태학 구조와 담즙(bile)의 흐름을 중심으로 본 구조라고 할 수 있다(그림 14-1). 세엽구조는 문맥정맥 분지를 기점으로 중심 정맥관의 거리를 3등분하여 문맥정맥분지에 가까운 곳이 제1구역(zone 1), 중심정맥에 가까운 곳이 제3구역(zone 3)으로 나누고 있다. 따라서 제3구역(zone 3)은 저산소증에 약한 부위이고 만성 울혈 시 세포손상이 잘 오는 부위가 제3구역이 된다.

간장의 조직은 간소엽이라고 하는 직경 1 mm 정도가 소단위의 집합으로 이루어진다. 1개의 간소엽은 중심 정맥이라고 불리는 정맥을 중앙에 갖고 있으며, 주위는 여러 가닥의 문맥지로 둘러싸여 있다. 이 문맥지는 글리슨 피막(Glisson capsule) 또는 섬유혈관 피막(문맥으로 들어오는 혈관과 담관을 둘러싸는 콜라겐섬유 피막)의 속을 담관과 간동맥이 함께 흐르며, 여기서부터 다수의 모세혈관이 나눠지는 데, 이 모세혈관망을 굴모양혈관(sinusoid, 동양혈관)이라고 하며, 간소엽을 관통하여 중심정맥으로 모인다. 굴모양혈관과 굴모양혈관 사이에는 간세포가 일렬로 배열되어 간세포줄(hepatic cord)과 같은 형태로 있으면서 혈액과의 사이에 물질 교환을 행한다. 중심 정맥이 모여서 간정맥이 되며, 하대정맥(inferior vena cava)으로 이어진다. 이 간소엽의 구조 특성 때문에, 문맥으로부터 들어온 혈액은 간세포와 충분한 접촉을 갖게 되며 해독작용이 일어난다. 반면에 담즙의 순환은 혈액의 방향과 반대로 중심정맥 주변의 모세담관에서 시작하여 문맥강 내의 담관 내로 이동하고 간외 담관을 거쳐 그 후 장내로 배출된다. 또, 제3구역의 간세포는 혈액에서 가장 멀기 때문에 저산소 손상에 취약하다. 따라서 세엽 개념(acinus concept)이 간의 병태생리를 좀 더 잘 설명한다고 할 수 있으며, 반면에 소엽개념은 조직형태를 쉽게 이해하게 해준다.

간이라고 하는 내장기관은 혈액순환의 형태가 특징인데, 간에는 정맥혈인 문맥이라고 하는 특별한 혈관을 동시에 갖고 있기 때문이다. 문맥은 위장관, 이자(pancreas) 그리고 비장(spleen, 지라) 등으로부터의 정맥혈이 모인 혈관, 즉 문맥순환으로, 간에 들어가서 재차 모세혈관으로 분지되어 중심정맥(말단간정맥)으로 나뉜다(그림 14-2). 이러한 문맥 순환이 있기 때문에 음식물이나 외부로부터 흡수된 영양분 또는 독성 물질은 우선 간으로 보내져, 거기서 간세포와 접촉하여 필요한 대사를 받아 세포 내에 저장 또는 배설하여 신체의 균형을 이룰 수 있게 해준다.

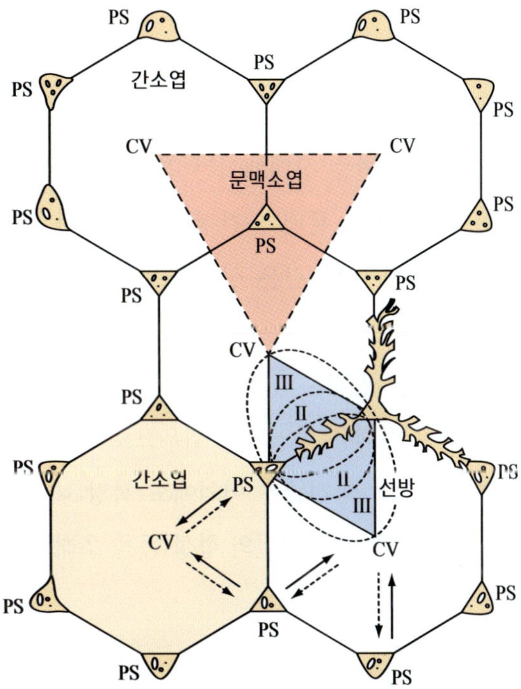

그림 14-1. 간소엽(hepatic lobule), 간세엽(hepatic acinus) 그리고 문맥소엽(portal lobule)의 영역을 나타내는 모식도. 간소엽은 중심정맥(CV)을 중심으로 문맥(PS)을 실선으로 연결된(6각형) 부위이다. 문맥소엽은 문맥(PS)을 중심으로 주변 CV를 점선으로 연결된(삼각형) 부위이다. 간세엽은 간문맥정맥 중 하나의 가지로 공급되는 다이아몬드 부위이다. 정맥이 가까운 부위로부터 다시 I, II, III 구역(zone)으로 나눔. (hepatic lobule; 간소엽, hepatic acinus; 간세엽, portal lobule; 문맥소엽, portal triad; 간세동이, zone; 구역)

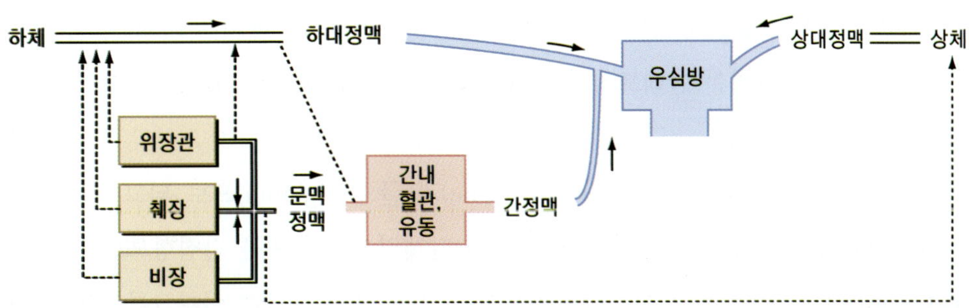

그림 14-2. 문맥과 대정맥계의 관계(모식도) 하대정맥 : inferior vena cava, 상대정맥 : superior vena cava

또 하나 간기능에서 잊어서는 안 되는 것은 해독 기능이다. 간세포에는 여러 가지 독성 물질과 알코올 등을 대사하여 무해한 물질로 바꾸는 작용이 있으며, 그중에서도 중요한 것은 장으로부터 흡수되는 단백질 분해 산물(암모니아와 아민류)의 해독으로, 이것들을 콩팥으로부터 배설 가능한 요소(urea)로 바꾼다. 간에 장애가 발생하여 간세포에 의한 해독이 충분하게 이루어지지 않게 되면 단백질 분해 산물이 해독되지 않은 채로 뇌에 도달하여 간성 혼수(hepatic coma)라고 하는 뇌의 기능 장애를 초래한다. 간성 혼수의 원인으로 암모니아가 중요한 역할을 한다고 생각하고 또 간기능의 척도도 될 수 있으므로 간성 혼수의 진단에 혈청 중 암모니아의 정량을 측정하고 있다. 간성 혼수는 간세포가 독성 물질을 충분히 처리하지 못하게 되기 때문에 발생하는 것이고 이 상태를 간부전증(hepatic failure)이라 한다.

문맥의 혈류는 위 · 장 등의 모세혈관을 한 번 통과한 뒤이므로 그 때문에 혈압은 낮아 8~10 mmHg 정도가 정상이다. 그런데 간경변증 상태에서는 간경변증 정도에 따라 문맥의 혈압은 비례하여 상승하게 된다. 이것은 간장 내의 문맥과 간정맥의 가지가 눌려, 혈액이 간장을 통과하는 것이 어려워져 그 결과로 발생되며 이와 같은 상태를 문맥압 항진증 또는 문맥고혈압(portal hypertension)이라고 한다.

문맥고혈압은 환자의 생명을 위태롭게 하는 위험한 상태인데, 그것은 식도 정맥류(esophageal varix)를 초래하기 때문이다. 확장된 정맥은 파열되기 쉬우므로 대출혈을 일으키게 되므로 간경변 환자의 사인으로 가장 중요하다. 문맥압 항진증은 이외에도 복강 내 림프의 생산 · 흡수의 장애에 의한 복수, 비종대, 문맥계의 정맥경화증, 문맥혈전의 형성 등을 초래한다.

2. 간의 병리학적 구조(pathological structure of liver)

1) 황달(jaundice)

(1) 빌리루빈 대사(bilirubin metabolism)

황달에 대해서 기술하기 전에 간단히 빌리루빈의 대사에 관하여 상기해 볼 필요가 있다. 빌리루빈의 재료는 헤모글로빈(hemoglobin)이다. 수명이 다한 적혈구가 지라에서 파괴되면, 혈중에 방출된 헤모글로빈은 전신에 산재하는 단핵포식계(mononuclear phagocytic system, MPS)의 세포에 탐식된다.

이들 세포 내에서 헤모글로빈은 분해되어 헴(heme)과 글로빈(globin)으로 되고, 다시 헴은 빌리루빈이 되고, 이것이 재차 혈액으로 이행하는데, 이 단계의 빌리루빈은 간접형으로 간접형 빌리루빈(indirect bilirubin)은 간에 도달하면 간세포에 흡수되며, 세포 내에서 글루크론(glucuronic acid) 접합(conjugation)을 받아서 직접형 빌리루빈(direct bilirubin)이 되어 모세담관으로 분비된다. 이와 같은 이유에서 황달의 환자 혈청 중에 증가하고 있는 빌리루빈은 그 총 양(총 빌리루빈치)뿐만 아니라, 직접형과 간접형 빌리루빈의 비율도 또한 황달의 원인을 아는 중요한 정보이므로 중요한 임상검사 항목이다. 즉 직접형이 높아지면 폐쇄성 황달이 오고 간접형이 높아지면 용혈성이나 간세포성 황달로 생각할 수 있다.

담관으로 분비된 담즙(bile) 속의 빌리루빈은 장내세균에 의해 재흡수되어 유로빌리노겐(urobilinogen)이 되어 콩팥으로 배설된다. 또 대변으로는 스테르코빌리노겐(stercobilinogen)으로 배설된다. 이때 장내 담즙이 재흡수되는 것은 담즙의 장간순환(enterohepatic circulation)이라고 한다(그림 14-3).

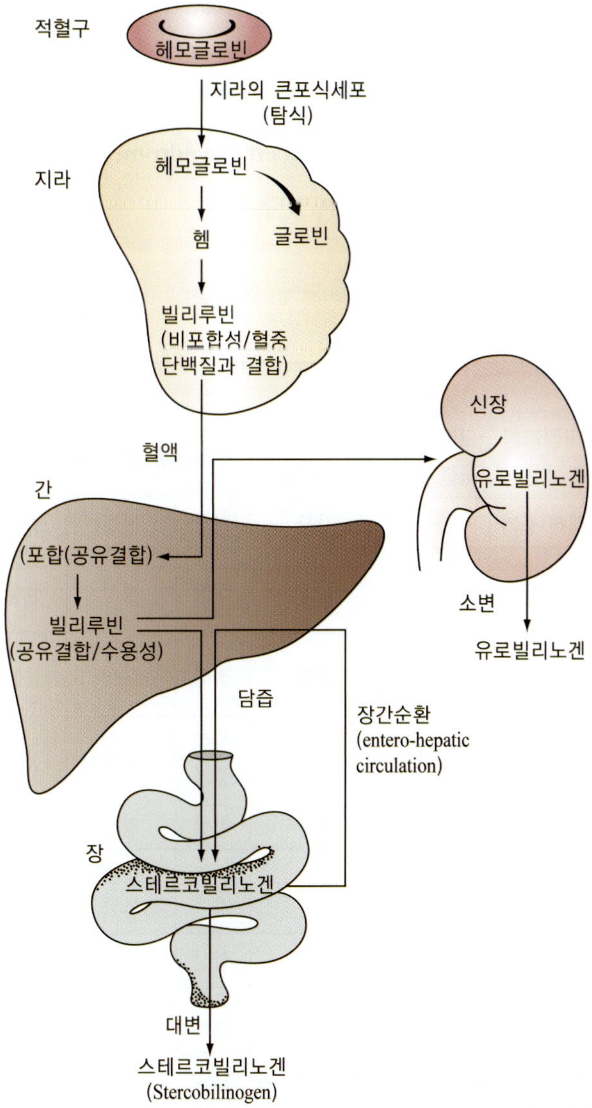

그림 14-3. 빌리루빈대사와 황달의 기전. 빌리루빈의 정상 생성과정, 간세포 내 접합과정 그리고 장(intestine)과 콩팥(kidney)을 통한 배설을 도시하고 있음

(2) 황달의 분류(classification of jaundice)

황달은 혈중 내 빌리루빈이 정상범위 최고치인 0.8 mg/dl를 넘는 것을 말한다. 황달에는 여러 가지 원인이 있고 크게 용혈성 황달, 간세포성 황달 그리고 폐색성 황달의 3가지로 분류한다(표 14-1, 그림 14-4).

① 용혈성 황달(hemolytic jaundice)

적혈구의 용혈(hemolysis)에 의해 생성된 빌리루빈이 과잉 생성되어 기인하는 황달이다. 즉 간세포가 정상으로 처리할 수 있는 양을 초과하였기 때문에 발생하는 과빌리루빈혈증(hyperbilirubinemia)에 의한 것이다. 각종 용혈성 빈혈일 때 발생하는 황달이 여기에 속한다.

② 간세포성 황달(hepatocellular jaundice)

간세포의 빌리루빈 관련 대사장애와 관련이 있는 황달이다.

㉠ 빌리루빈의 간내 이동 결함(길버트 증후군(Gilbert's syndrome)) : 상염체 우성으로 유전하고 경한 황달이 있고 간의 큰 손상 없이 지낼 수 있다.

표 14-1. 황달의 감별진단

<table>
<tr><th colspan="2" rowspan="2">황달의 종류</th><th colspan="6">혈액</th><th rowspan="2">대변색</th><th colspan="2">소변</th></tr>
<tr><th>Hct</th><th>비접합성
(간접 반응)</th><th>접합성
(직접 반응)</th><th>alk.
phosphatase</th><th>GOT</th><th>콜레스테롤</th><th>빌리루빈</th><th>유로빌리노겐</th></tr>
<tr><td colspan="2">용혈성</td><td>감소</td><td>심히 증가</td><td>정상</td><td>정상</td><td>정상</td><td>정상</td><td>정상</td><td>음성</td><td>증가</td></tr>
<tr><td rowspan="3">간세포성</td><td>길버트 증후군</td><td>정상</td><td>증가</td><td>정상</td><td>정상</td><td>정상</td><td>정상</td><td>정상</td><td>음성</td><td>정상 또는 감소</td></tr>
<tr><td>접합이상</td><td>정상</td><td>증가</td><td>정상</td><td>정상</td><td>정상</td><td>정상</td><td>정상</td><td>음성</td><td>정상 또는 감소</td></tr>
<tr><td>간세포손상</td><td>정상</td><td>증가</td><td>증가</td><td>증가</td><td>심히 증가</td><td>정상</td><td>정상</td><td>증가</td><td>증가</td></tr>
<tr><td rowspan="3">폐색성</td><td>분비이상</td><td>정상</td><td>정상</td><td>증가</td><td>정상</td><td>정상</td><td>정상</td><td>정상</td><td>증가</td><td>정상</td></tr>
<tr><td>간내 담즙정체</td><td>정상</td><td>정상</td><td>증가</td><td>증가</td><td>정상</td><td>정상 또는 증가</td><td>창백</td><td>증가</td><td>감소</td></tr>
<tr><td>간외 담도폐색</td><td>정상</td><td>정상</td><td>증가</td><td>심히 증가</td><td>정상 또는 증가</td><td>증가</td><td>창백</td><td>증가</td><td>감소</td></tr>
</table>

GOT : amidotransferase : 간세포의 손상 및 괴사정도를 파악할 수 있음.
간접형 빌리루빈 : 간세포의 대사를 받기 전 단계 빌리루빈(간세포 손상이나 용혈)
직접형 빌리루빈 : 간세포의 대사를 받은 단계 빌리루빈(담관의 폐쇄 여부를 알 수 있음.)
Alk. phosphatase(알카린 포스파타제) : 담관폐색 시 증가하므로 담관의 폐쇄 여부를 알 수 있음.

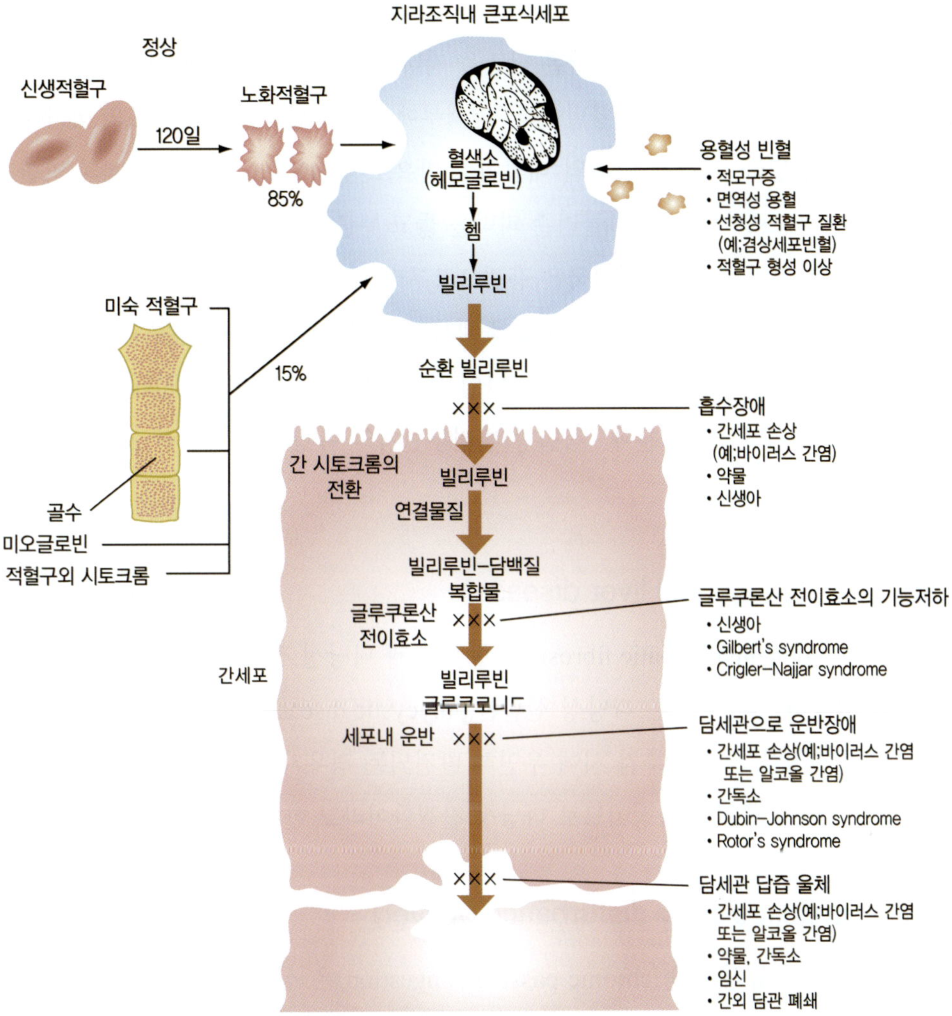

그림 14-4. **황달의 기전.** 용혈성 빈혈과 같은 경우엔 헤모글로빈이 다량 파괴되어 빌리루빈 배설이 증가된다. 담도의 폐쇄성 황달에서는 공유결합(접합)되어 수용성인 빌리루빈이 역류하여 혈액 내로 들어가고 그 후 유로빌리노겐(urobilinogen) 상태로 소변으로 배설된다. 간염 시 간세포 손상으로 스테르코빌리노겐(stercobilinogen)과 접합성 빌리루빈의 담관 배설이 장애 받게 되므로 이것들이 대변으로 배설이 안되고 소변으로 배설되므로 소변이 검게 변함

㉡ 빌리루빈의 접합과정 결함(신생아 황달) : 신생아는 glucuronyl transferase 효소량이 부족하여 정상에서 일시로 온다.

㉢ 간세포 손상 : 바이러스 감염이나 독성 등의 다양한 원인으로 간세포가 손상 받을 때 발생하는 황달이다. 간세포 손상 때문에 세포의 간접형 빌리루빈의 처리능력이 저하하는 것(글루크론산 접합의 장해)이다. 그러므로 간접형 빌리루빈이 혈중에 증가하게 된다. 그러나 급성 바이러스 간염 때에는 간세포의 간소엽에서 간세포 괴사가 발생한 결과 모세 담관의 연결도 끊기므로, 담즙이 혈액 내로 역류가 일어나므로 혈중에는 직접형 빌리루빈이 증가하게 된다.

③ 폐색성 황달(obstructive jaundice)

간세포로부터 모세담관으로 분비된 담즙은 담관을 지나서 십이지장으로 배설되는데, 담관의 경로가 어딘가에 폐색되었을 때 발생하는 황달이다. 폐색부에서부터 상류는 모세담도의 폐쇄로 담즙이 정체하면 담관이 확장된다. 따라서 담관의 내압이 전반으로 높아지며, 특히 담관계의 약한 부위인 가는 가지인 모세담관으로부터 담즙이 글리슨 피막을 뚫고 누출된다.

담즙은 림프관으로 흘러 들어가고, 결국은 흉관으로부터 혈액으로 들어가서 황달이 발생하는 것이다. 이 경우에는 당연히 혈청 속에는 간세포 중에서 글루크론산 접합을 받은 직접형 빌리루빈이 증가하게 된다. 또한, 담즙의 다양한 성분 중 하나인 특히 알카린 포스파타제(alkaline phosphatase) 혈중치의 상승도 특징이다. 그 때문에, 직접형 빌리루빈치의 측정이나 알카린 포스파타제 활성의 검사가 중요하다.

2) 선천성 간질환(congenital liver disease)

선천성 간섬유증(congenital hepatic fibrosis)(그림 14-5)과 다낭성 간질환(polycystic disease of the liver)은 드물게 발생하는데, 대개는 다낭성 신질환(polycystic disease of the kidney)에 동반되는 경우가 많고 다낭성 신질환 환자의 부검 시에 우연히 발견되는 경우가 흔하다. 문맥강을 연결하는 섬유화와 담관의 비정상적 증식이 특징이므로 다낭성 간질환이라고 한다.

3) 간의 순환장애(circulatory disturbance of liver)

간 내 발생한 만성 수동성 울혈(chronic passive congestion)은 심부전증(heart failure)에서 흔히 동반된다(그림 14-6). 중심정맥 중심으로 울혈이 일어나고 심해지면 중심정맥주변 간세포의 괴사가

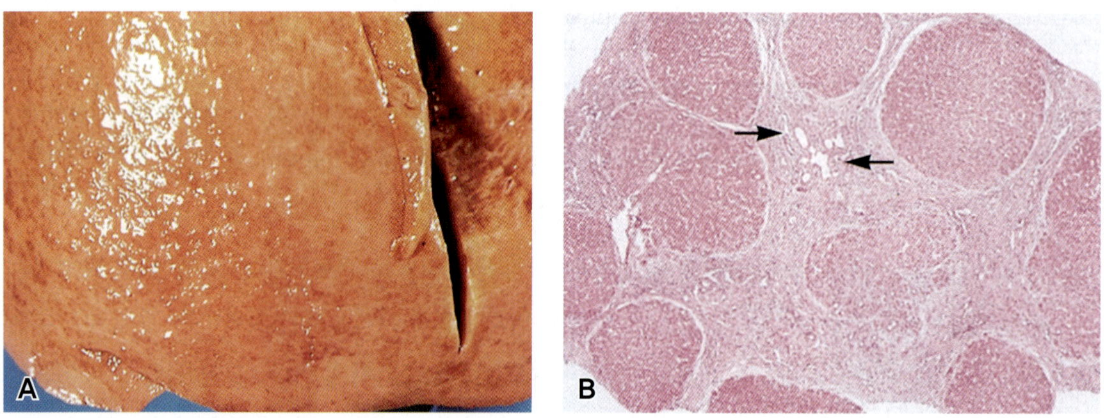

그림 14-5. **선천성 간섬유증(congenital hepatic fibrosis).** A : 간은 단단하고 표면에 미세한 과립 결절들이 광범위하게 나타나고 있다. 절단면에서는 섬유화로 인해 미세한 그물 형태의 구조를 보이고 있다. 연갈색 부위가 섬유화된 부위이다. B : 광범위한 섬유화로 인하여 간 실질은 두꺼운 섬유조직 사이막으로 나뉘고 간세포는 결절형태로 나타나고 있다. 섬유화된 부위에 확장된 쓸개관 구조(화살표)가 보임. H&E염색

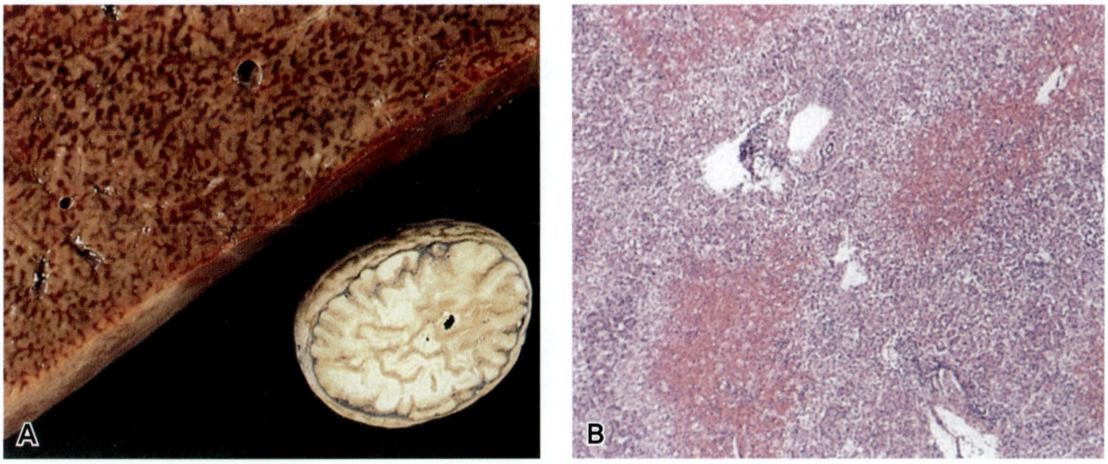

그림 14-6. **만성 수동성 울혈**(chronic passive congestion). A : 만성 수동성 울혈이 일어난 간의 육안 소견에서 연황색의 실질부에 둘러싸인 울혈부위가 서로 교대하는 패턴이 마치 육두구(nutmeg, 우하단)의 모습을 연상케 하므로 얼룩간이라고도 부른다. 적색으로 관찰되는 부위가 울혈부위이며 중심정맥부이다. B : 만성 수동성 울혈의 특징은 중심소엽 부위가 울혈, 출혈과 괴사로 붉게 관찰되고 있는 반면, 문맥 주변부위는 울혈이 없는 점이다. 그러나 정상 문맥 부위의 간세포에서도 약간의 공포변성이 나타나는 지방간 변화를 보이고 있음. H&E 염색

일어나고 섬유화 된다. 임상으로 경도의 황달과 약간의 통증, 간종대가 있으나 간기능 부전증은 거의 일어나지 않는다.

4) 간세포의 괴사(necrosis of hepatocyte)

간세포의 괴사는 간질환에서 흔히 관찰되는 소견이며 간세포의 괴사 정도에 따라 임상증상과 예후가 차이가 날 수 있다. 또 이러한 간괴사의 유형이 간질환마다 다르므로 형태 유형을 알아두면 진단에 유용하게 이용될 수도 있다(그림 14-7).

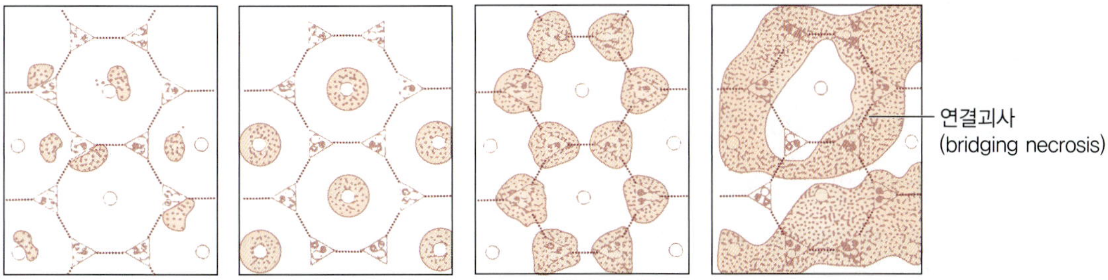

그림 14-7. **간세포괴사의 유형.** A. 국소괴사는 소엽 내 소수세포가 불규칙하게 괴사된다. B, C. 지역(대)괴사는 간소엽의 일정한 지역(대)이 괴사되는 것이다. D. 준광범위 또는 광범위 괴사는 여러 소엽을 동시에 광범위하게 괴사를 일으키는 것임

(1) 국소괴사(focal necrosis)

국소괴사란 하나의 세포나 또는 소수의 세포가 불규칙적으로 괴사가 일어난 것을 말한다. 핵이 응축되거나 소실되고 세포질은 붉은색으로 염색되는 호산성체나 간세포 주변에 쿠퍼세포나 염증세포가 위성처럼 둘러싸는 형태로 나타난다. 이러한 단일세포 괴사를 위성증(satellitosis)이라고 한다.

(2) 지역괴사(zonal necrosis)

지역괴사란 모든 간소엽에서 조직학 구역, 즉 중심소엽이나 문맥소엽에만 국소적으로 간세포의 괴사가 일어나는 것이다. 예를 들면, 사염화탄소 중독 시에는 중심소엽 괴사가, 임신중독증이나 인 중독인 경우에는 문맥소엽 괴사가 관찰되는 것을 들 수 있다.

(3) 준광범위괴사와 광범위괴사(submassive and massive necrosis)

간소엽의 범위를 벗어나 몇 개의 소엽의 일부가 서로 연결되는 비교적 광범위한 괴사에서 그 범위에 따라 준광범위괴사와 광범위괴사로 나누고 있으며, 이 경우에는 중심정맥과 문맥 부위가 다리와 같이 서로 연결되기도 한다. 이러한 괴사를 연결괴사 또는 다리괴사(bridging necrosis)라고 하며 심한 바이러스 간염에서 흔히 관찰된다. 후에 섬유화되며 간경변증으로 잘 이행하게 되므로 예후 판정에도 중요하다.

5) 알코올에 의한 간장애(liver disability due to alcohol)

알코올의 소모량이 워낙 많기 때문에 독성 간세포 손상의 원인으로 가장 많은 것은 알코올(에탄올)에 의한 것일 것이다. 알코올 그 자체도 직접 간세포에 독성을 일으킬 수 있다고 생각하고 있다. 장기간 대량의 음주를 계속한 사람에서 발생하는 알코올성 간질환은 중년 남자에서 가장 흔하지만, 최근에는 점차 여성에서도 늘고 있다. 알코올에 의한 간세포의 손상은 일반적으로 알코올성 지방간, 알코올성 간염 그리고 알코올성 간경변증의 3종류로 대별된다(그림 14-8).

(1) 알코올성 지방간(alcoholic fatty liver)

알코올성 지방간이란 알코올 손상의 초기 변화이며 간세포의 세포질 내 지방이 과립상으로 출현한 상태이다. 간세포의 지방변성은 지방산의 산화, 트리그리세라이드(triglyceride)의 합성이 많은 때는 세포의 대부분이 지방 공포로 관찰된다(그림 14-9). 간은 미만성으로 커지며, 정상일 때 1,300 g 정도의 중량인 것이 2,000 g 이상으로 증가되며, 단면은 육안으로도 지방 축적으로 노랗거나 하얗게 보일 수도 있다. 알코올의 경우 특징은 간에 콜라겐 섬유의 증가가 개개나 소수의 간세포 주위에 나타나는 것이다. 이 단계에서 간장 기능에 중대한 장애는 발생하지 않는다.

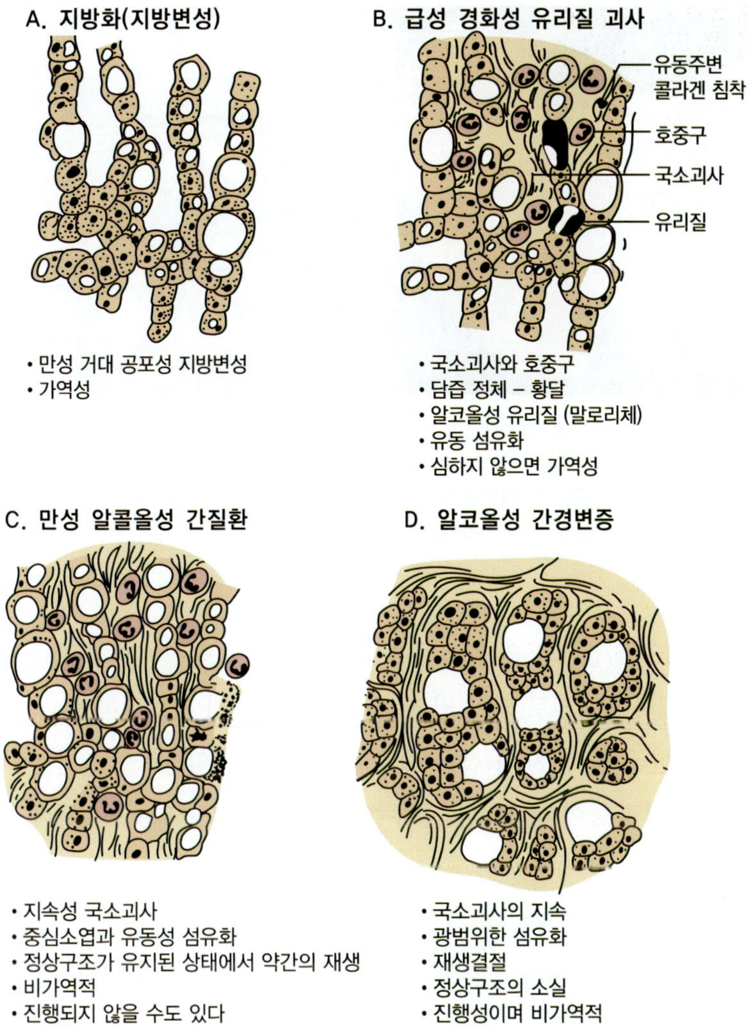

그림 14-8. 알코올성 간질환. A. 지방간(지방화), B. 급성 알코올성 간염(급성 알코올성 유리질괴사), C. 만성 알코올성 간질환, 간경변증 전단계, D. 알코올성 간경변증

(2) 알코올성 간염(alcoholic hepatitis)

① 급성 알코올성 간염(acute alcoholic hepatitis)

알코올성 간염(alcoholic hepatitis)은 일명 급성 경화성 유리질괴사(acute sclerosing hyaline necrosis)라고도 한다. 황달을 일으키며 혈청 중의 트랜스아미나제(transaminase) 수치가 상승하는 등 급성 바이러스 간염과 유사한 증상을 나타내는 질병으로, 단기간에 대량의 음주를 행한 뒤에 일어난다.

병리소견은 지방간이 있으며 간세포의 손상과 간세포의 국소 괴사도 관찰된다. 담즙정체가 있고, 호중구의 침윤, 중심정맥 및 동벽 주위의 섬유화가 진행되고 후에는 중심정맥을 폐쇄시킨다 (그림 14-7). 괴사는 소엽의 중심부를 차지하고, 손상을 받은 세포에서는 세포질에 말로리 유리질

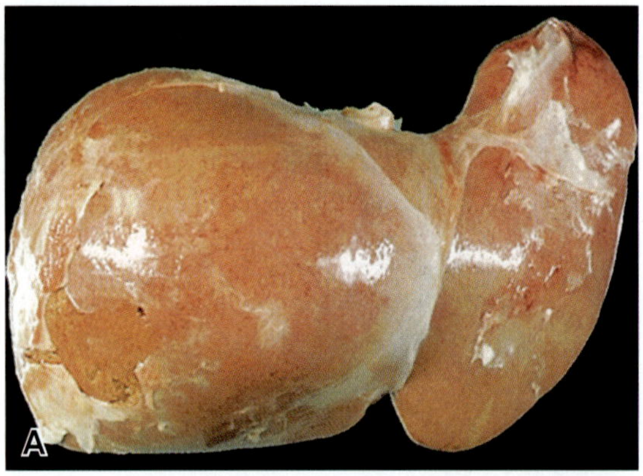

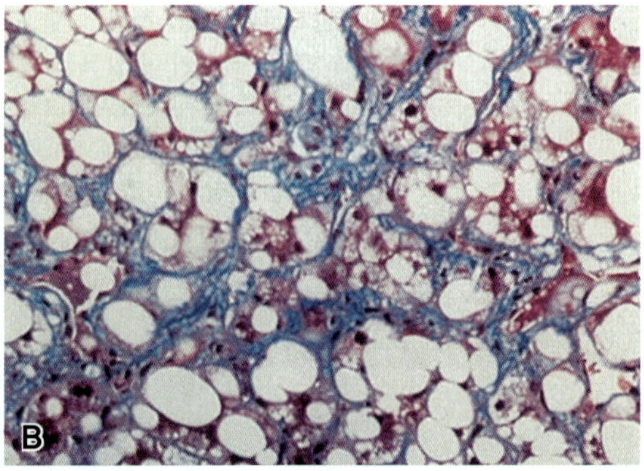

그림 14-9. **알코올성 간염.** A : 알코올에 의한 간염과 지방변화로 인하여 간이 커져 있다. 표면은 아직 평활하여 섬유화는 진행되지 않은 상태이다. 적갈색의 정상 간의 색깔은 퇴색하고 지방의 과도한 축적으로 황색으로 변해 있다. B : 중심소엽 부위에 간세포 주위로 경도의 섬유화가 관찰되고 있고, 아교섬유는 특수염색에서 푸르게 염색되어 뚜렷하게 구별되고 있다. 간세포의 크고 작은 둥근 공포변성, 즉 지방화가 심함. Masson's trichrome 염색

(Mallory's hyaline)이라고 하는 일종의 봉입체가 출현하는 것이 특징이다(그림 14-10). 전자현미경상 봉입체의 본체는 섬유세사 덩어리로 되어 있다. 간세포의 괴사가 광범위하게 퍼져, 간성 혼수가 발생하는 경우도 있으나 한국에서는 이와 같은 증례는 매우 적다. 임상적으로 발열, 황달, 간종대, 복수와 최근 대량의 음주 병력 등이 나타난다. 음주를 하지 않으면 상태는 호전된다.

② 만성 알코올성 간염(chronic alcoholic hepatitis)

지속적인 중심정맥 및 동벽 부위를 섬유화하며 간의 기본구조를 다소 변형시킨다. 지방간이 존재하고 있으며 재생성 결절은 아직 없는 상태이다. 음주를 중단하면 더 이상 진행되지는 않는다.

(3) 알코올성 간경변증(alcoholic cirrhosis)

오랜 세월에 걸쳐 대량의 음주를 계속한 사람에게는 최후에는 알코올성 간경변증이라 불리는 상태가 되는데, 그것은 간의 지방화, 급성 및 만성 알코올성 간염 등 다양한 규모로 반복한 결과라고

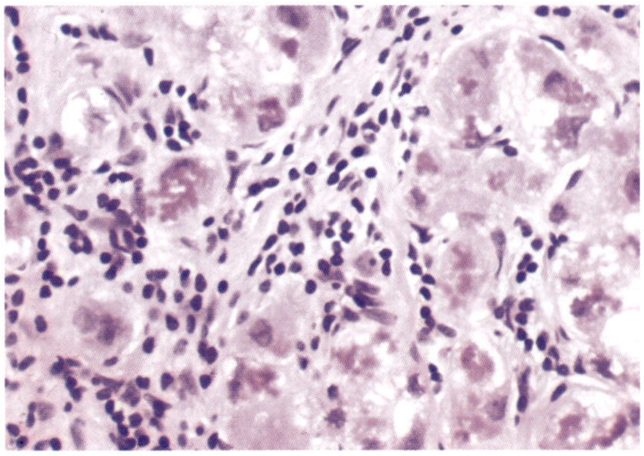

그림 14-10. **알코올성 간염.** 간세포는 종창되어 있으며 말로리 붉은색의 유리질소체를 함유하고 있음. H&E 염색.

볼 수 있으며 조직 소견에서도 확인할 수 있다. 초기에는 지방간으로 인하여 정상보다 커지지만 또 섬유화가 진행되면 지방간세포를 포함한 소결절(micronodular)이 나타나게 되므로 소위 소결절성 간경변증이 되며 점차 작아진다. 그러나 음주를 중지하면 섬유화의 진행은 느려진다. 일반적으로 만성 간장애가 발생하는 것은 정종의 경우 1일 평균 600 ml 이상 음주를 계속한 경우라고 볼 수 있다.

6) 바이러스 간염(viral hepatitis)

바이러스 간염은 원인이 되는 바이러스에 따라, A형 간염(hepatitis A), B형 간염(hepatitis B), C형 간염(hepatitis C) 그리고 델타간염(delta hepatitis) 등으로 분류할 수 있다(표 14-2).

A형, B형의 경우는 각각 바이러스의 성질, 감염 경로 등이 잘 밝혀져 있으며, C 형의 바이러스도 최근에 밝혀졌다. A 형은 대부분의 경우 적정한 치료에 의해 순조로운 경과를 거쳐 치유되며, B형과 C형은 주로 수혈로 감염되는 것으로 대개의 경우는 치유되나, 때로는 중대한 만성 간질환으로 이행된다(표 14-3).

표 14-2. 흔한 바이러스 간염의 비교

	A형 간염	B형 간염	NON–A, NON–B 간염
유전자	RNA	DNA	모름
잠복기	3~6주	6주~6개월	7~8주(평균)
감염원	구강	구강 외(parenteral)	구강 외, 드물게 구강
혈액	아니오	예	예
대변	예	아니오	드물다
수직	아니오	예	모름
전격성 간괴사	대단히 드물다	예	예
만성 간염	아니오	10%	50%
보균자	아니오	예	예
간암	아니오	예	모름

표 14-3. 간염 바이러스와 간질환의 여러 임상 유형*

	무증상	급성 간염	극증 간염	아급성 괴사	만성 지속성 간염	만성 활동성 간염	간경변증	간암
A형 간염	+	+	–	–	–	–	?	–
B형 간염	+	+	+	+	+	+	+	+
C형 간염	+	+	+	+	+	+	+	?
델타 간염	+	+	?	?	+	+	?	?

* 바이러스에 의한 간염 환자의 예후는 연령, 면역상태, 바이러스의 양, 바이러스의 상호관련성(델타 간염) 등에 좌우된다.

(1) 급성 바이러스성 간염(acute viral hepatitis)

급성 바이러스 감염 시 조직학적 변화로는 국소부위의 괴사, 호산성 변화, 림프구의 침윤 그리고 쿠퍼세포의 증가 등이 관찰된다(그림 14-11).

국소로 일부 간세포의 괴사와 호산성의 변화, 풍선변성이 관찰된다. 이러한 변화에 의하여 간소엽의 간세포 배열이 무질서하게 되는 간세포끈의 배열이상이 관찰된다. 림프구의 침윤과 쿠퍼세포의 증가도 관찰된다.

① A형 간염

감염성 간염이라고도 하며 RNA 엔테로바이러스에 의해 감염된다. 분변-구강 경로로 감염되며 잠복기는 2~6주이다. 오염된 물, 우유, 조개류 등으로 유행할 수도 있다. 사회 수준이 낮은 사람에게서 호발한다. 대개는 경과가 좋고 잘 회복한다. Ig M 항체가 초기에 나타나고 후에 Ig G 항체가 나타나 평생 지속한다.

② B형 간염

주로 혈액을 통해 전염되므로 혈청간염이라고도 하며, DNA 바이러스로 외피(envelope) 속에 유전정보(DNA)를 포함하여 싸여 있는 상태인 데인입자(Dane particle)에 의해 감염된다. 바이러스의 복제는 많은 외피를 만들며 자유롭게 혈중으로 나오는데 그 크기는 22 nm이며 피막항원(surface Ag, HBsAg)이라고 한다. 이 피막항원 자체는 감염력이 없고 DNA와 DNA 중합효소(polymerase)로 구성된 중심(core)이 있어야 한다. 전파방법은 수혈, 혈액제재를 통해서, 약물 남용자, 검사실에서의 오염된 검사물 접촉, 신투석실 요원들 등에 의해 일어난다. 6주~6개월의 잠복기가 있다.

임상양상은 다양하다. HBsAg가 먼저 나타나고 HBeAg가 나타나며 Anti-HBsAg와 Anti-HBeAg에 의하여 소실되면서 회복된다. Anti-HBc는 급성기 전체에 나타난다(그림 14-12). 따라서

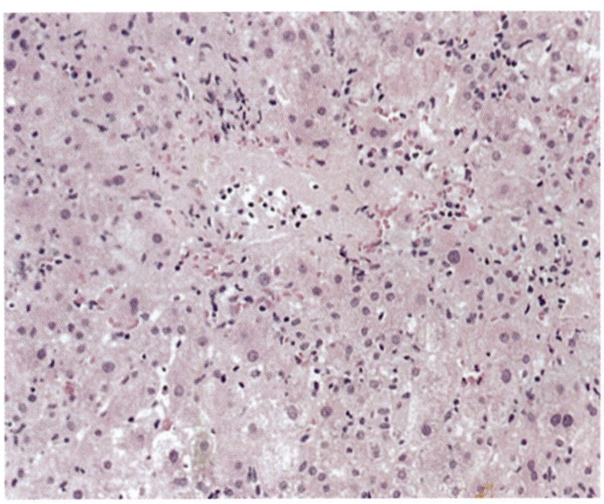

그림 4-11. 급성 바이러스 간염 (acute viral hepatitis, liver), H & E 염색

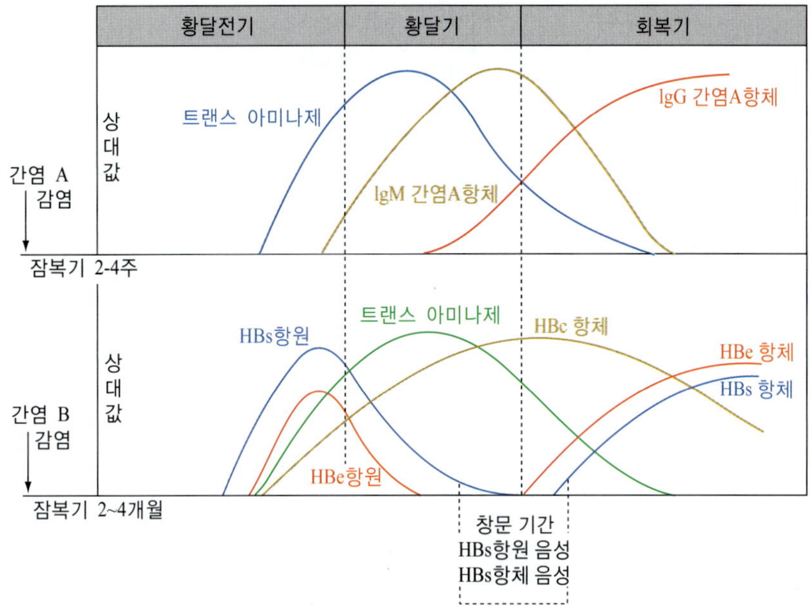

그림 14-12. A형 간염과 B형 간염에서의 혈청내 항체와 항원변동

검사는 다음 세 가지, 즉 HBsAg, Anti-HBc, Anti-HBs를 꼭 실시해야 한다. 또 HBeAg는 감염성이 있다는 뜻이다.

그러나 Anti-HBe의 존재는 데인입사(Dane particle)가 없다는 뜻이므로 감염성이 없다(그림 14-13). Hepatitis B 바이러스에 감염되면 간세포는 간유리(groundglass) 세포질로 바뀌고, orcein 염색 양성, victoria blue 염색 양성, HBsAg에 대한 면역조직화학적 염색에서 양성으로 나타난다.

A형과 B형 간염의 경과를 비교하면(그림 14-14) A형 바이러스는 직접 간세포 내에서 복제되며 직접 영향을 주어 괴사를 일으키므로 항체가 생기면 대개 회복되나 B형 바이러스는 간세포 내에서 복제되며 간세포 표면에 바이러스 항원을 표현시켜 면역 반응을 일으키며 세포가 괴사된다. 그러므로 적절한 면역반응을 일으키지 못하는 숙주에서는 만성으로 이행하게 되거나 건강한 보균자가 된다.

③ C형 간염

혈액제재를 수혈받고 발생하는 간염의 90% 이상이 C형이며 최근에 증가하고 있다. non-A non B 간염이라고도 한다. 약물 남용자, 장기 이식받은 사람, 콩팥 투석하는 사람에서 호발 한다. 잠복기는 2주에서 6개월이며 임상소견은 B형과 같다.

④ 델타(delta) 간염

RNA 바이러스이며 B 바이러스의 껍질을 갖고 있으나 core Ag은 다르다. 따라서 B 바이러스의 도움이 있어야 감염을 일으킬 수 있다. 수혈이나 약물 남용자에게서 많이 관찰된다.

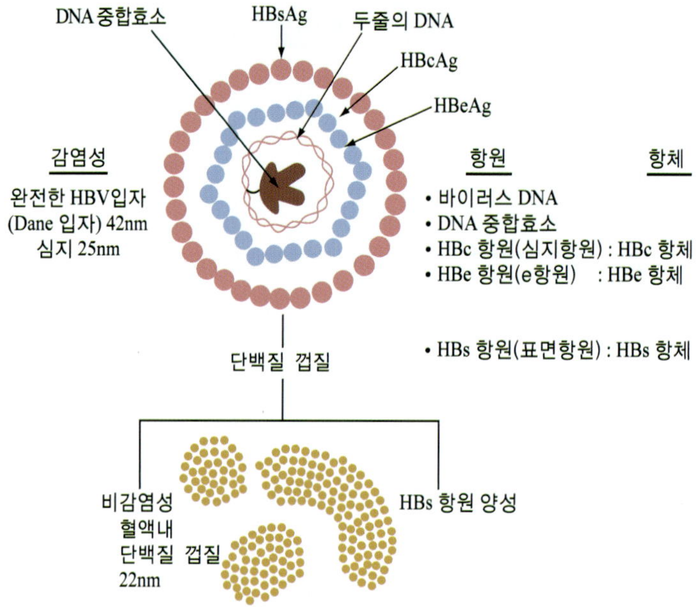

그림 14-13. B형 간염 바이러스. B형 간염 바이러스 진단을 위해 혈청에서 발견되는 항체들은 오른쪽에 기록되어 있다. 구형과 세사형은 비감염성이고 데인입자는 감염성 바이러스 입자임

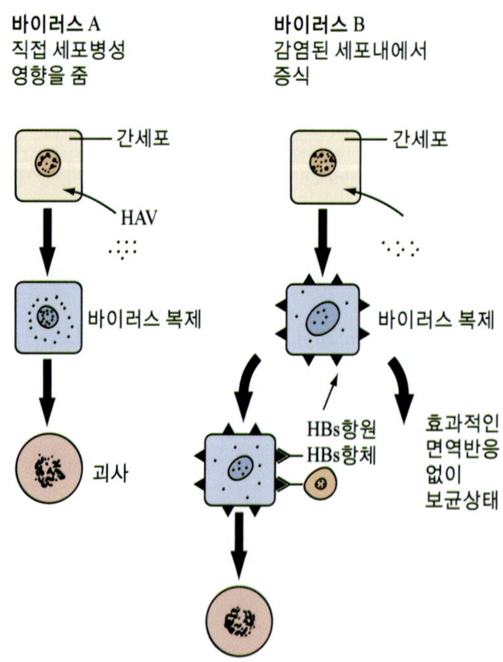

그림 14-14. A형 간염과 B형 간염의 발생 기전의 비교. A 바이러스는 B 바이러스와는 달라 직접 세포병성(cytopathic) 영향을 준다. B 바이러스는 간세포 표면에 바이러스 항원을 표현시켜(HBsAg : B형 간염의 표면항원) 면역 손상 및 제거가 일어난다. 그러나 보균자 상태는 바이러스에 대한 면역이 없을 때 발생함

(2) 만성 바이러스성 간염(chronic viral hepatitis)

바이러스성 간염을 앓고 난 후 발생할 수 있는 다양한 임상경과이다. 만성간염(chronic hepatitis)은 통상 만성 지속성 간염(chronic persistant hepatitis), 만성 활동성 간염(chronic active hepatitis)과 만성 소엽성 간염(chronic lobular hepatitis) 등 3가지로 크게 나누고 있다. 그러나 최근에는 만성 간염으로 진단하고 조직상태를 등급으로 나누어 표기하는 경향도 있다.

활동성 만성 간염은 몇 년부터 십 년 이상의 만성 경과를 나타내기도 하는 병형으로, 그 중 상당수는 결국 간경변으로 이행한다. 숙주의 면역 반응이 지속되는 상태라고 할 수 있다. 원인이 바이러스성 간염과 같이 직접 바이러스에 의하든 또 루푸스모양 간염(lupoid hepatitis)과 같이 면역 기전이든 원인에 상관없이 병리 소견은 동일하다. 루푸스모양 간염이 면역 기전임을 증명하는 것은 항핵항체(antinuclear Ab)를 포함한 여러 자가항체들이 발견되어 홍반성 루푸스와 비슷한 임상소견을 나타내기 때문이다. 이 질환은 젊은 여성에서 호발한다. 형태는 만성 활동성 간염과 같다. 만성 활동성간염의 병리소견은 문맥강을 중심으로 염증반응이 강하게 일어나 림프구가 다수 침윤하며 주변의 간세포의 괴사를 일으키는 것이 특징이다(그림 14-15). 이 변화를 조각괴사(piecemeal necrosis)라고 하며, 그 괴사 정도가 강한 만큼 간염은 활동성이 높으며, 간경변으로 이행하기 쉽다. 그러나 만성 지속성 간염 환자는 장기간 관찰하더라도 염증반응이 강하지 않아 조각괴사가 없고 림프구 침윤만 관찰되며 간경변증으로 이행하지 않는다. 그러나 이와 같은 차이를 나타내는 기전은 아직 알려져 있지 않다(그림 14-16).

(3) 간염의 임상 및 형태 분류

바이러스 간염에 의해서 초래되는 간장의 병변은 간세포의 손상과 괴사이다(그림 14-17). 그러나 이 손상은 바이러스 자신이 직접 일으키거나 바이러스에 감염된 간세포가 세포성 면역반응에 의해

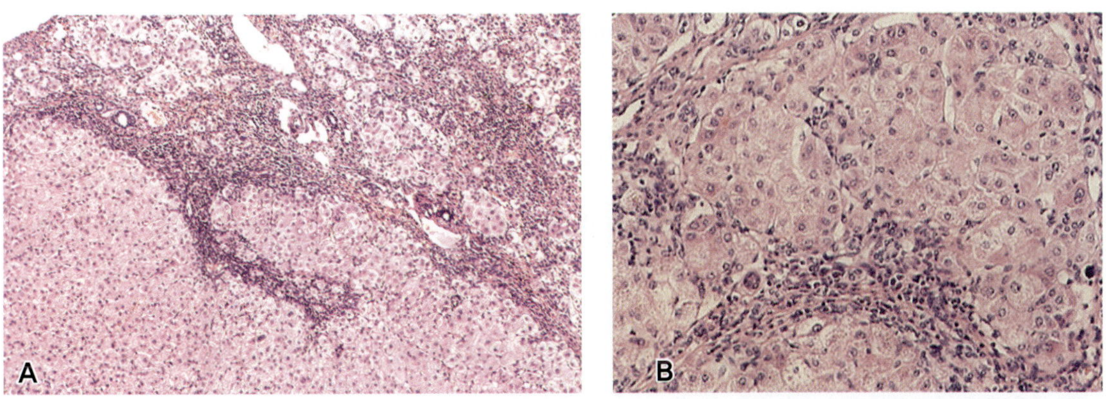

그림 14-15. 만성 활동성 간염. A; 심한 조각괴사가 일어나 살아 남은 간세포가 림프구 침윤사이로 흩어져 있고 아래쪽에는 재생성 대결절이 관찰된다. B; 만성으로 반복되는 간세포의 조각괴사로 인하여 간세포가 소실되고 세포의 재생으로 인하여 간결절이 형성되고 있다. 그 주위에는 섬유 사이막과 림프구 침윤을 동반하고 있다. 초기 단계의 간경화증을 일으키고 있음. H&E 염색

서 파괴되기 때문에 일어난다. 괴사에 따라 간세포에 포함되고 있었던 여러 가지 효소가 혈중으로 이행한다. 특히 트랜스아미나제(GOT와 GPT)가 간세포 내 존재하는 비교적 특이한 효소이기 때문에 간세포 괴사 후 혈중으로 유입된 이 효소가 혈청 내의 활성을 검사하는 것으로 간세포 괴사의 단서를 얻을 수 있다.

바이러스 간염이 발생하는 괴사의 규모와 퍼져가는 몇 개의 형이 있으며, 그에 의해서 환자의 경과도 다르기 때문에 그에 따라 경증감염(nonfatal hepatitis)과 극증간염(fulminant hepatitis)로 병형 구분을 하기도 한다.

① 경증 급성 간염(mild acute hepatitis)

급성 간염이 발생하면 갑자기 황달을 나타내며 경증인 경우에는 치료에 1~2개월 정도 걸린다. 이 경우는, 간세포의 수에 따라 손상 부위가 1개 혹은 여러 개의 소단위의 괴사인 점상괴사가 간소엽 내에

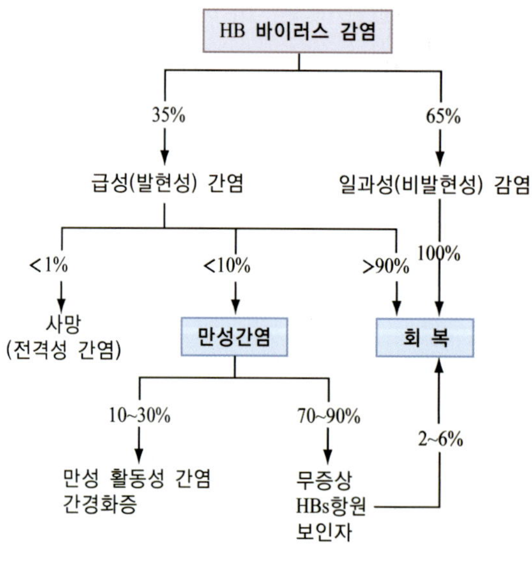

그림 14-16. 간염 바이러스에 의한 간염 후의 경과

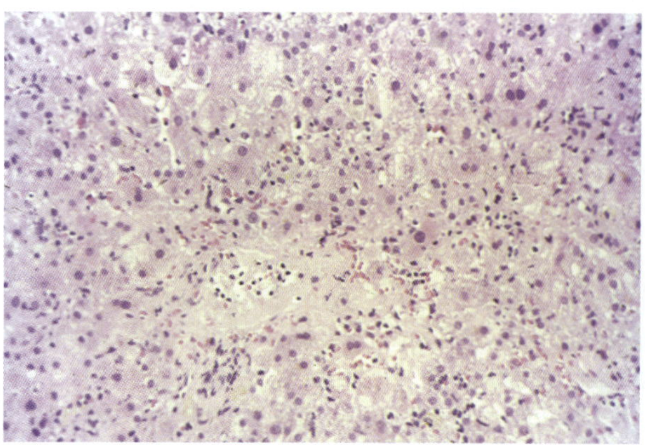

그림 4-17. 급성 바이러스 간염 기구성 변성을 일으킨 간세포와 국소성 괴사를 나타내고 있다. 또한 간세포의 정돈된 구조가 파괴되고 있음. H&E 염색

다수 흩어져 발생한다(그림 14-18). 그리고 문맥강에는 림프구와 형질세포 침윤이 있다(그림 14-19A).

괴사에 빠진 간세포는 산성 색소인 에오진에 붉게 염색되므로 호산체(acidophilic body)라 불린다. 괴사가 작은 경우에는 남은 간세포로부터 정상 형태로 재생되므로, 이에 의해서 보통은 흔적을 남기지 않고 치유된다. 임상으로 발열, 식욕감퇴, 구토, 황달, 간종대 등이 나타난다. 이 경우에 나타나는 황달은 간세포 기능 이상으로 일어난다. 따라서 소변에 담즙과 유로빌리노겐(urobilinogen)이 나타난다. 혈중에 간내 효소도 증가한다. 그러나 황달이 없는 경우도 있는데 이 유형을 무황달성 간염(anicteric hepatitis)이라고 한다. 또 심한 간소엽내 담즙정체를 일으키는 간염을 담즙정체성 간염(cholestatic hepatitis)라고 한다.

② 전격성 간염(fulminant hepatitis)

감염 발병 후 환자는 급속하게 간성 혼수에 빠지며, 많게는 1개월 이내에 죽음에 이르는 급성 바이러스 간염의 중증형을 전격성 간염(fulminant hepatitis)이라 한다. B형과 C형의 약 1%에서 발생한다. 이 경우는 간소엽이 다수의 소엽에 걸쳐 넓은 영역이 괴사에 빠지는 경우로, 이 병변을 광범위 괴사라고 한다(그림 14-18).

괴사를 면한 얼마 안되는 간세포만으로는 충분한 해독이 이루어지지 않아 암모니아를 비롯한 단백질 분해 산물이 혈액 중에 남게 되어 농도가 증가되면 간성 혼수가 발생한다. 한편, 괴사에 빠진 간세포는 발병 후 수일부터 용해가 시작되어, 그것과 함께 간장은 원래 체적의 1/2로부터 1/3까지 축소되는데, 이 상태는 급성 황색위축(acute yellow atrophy)이라고 불린다(그림 14-19 B, C). 광범위 괴사에는 초점성 괴사와 달라서, 재생에 의해도 본래의 상태로 되돌아가는 것은 기대할 수 없고 후괴사성 간경변증(간경화)으로 이행되는 경우가 많다.

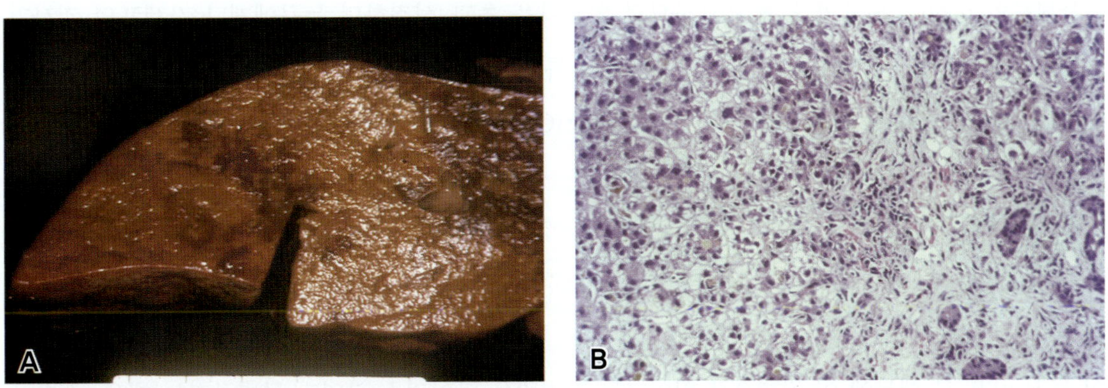

그림 14-18. **극증간염.** A. 발병 후 1주간에, 간장은 아직 작아져 있지 않다. 하얗게 보이는 영역에서는 간조직이 어느 정도 살아남아 있는데, 어두운 부분은 광범성 괴사상태에 있다. B. 간세포의 광범위한 괴사로 인하여 일부 간세포가 남아있음. H&E 염색

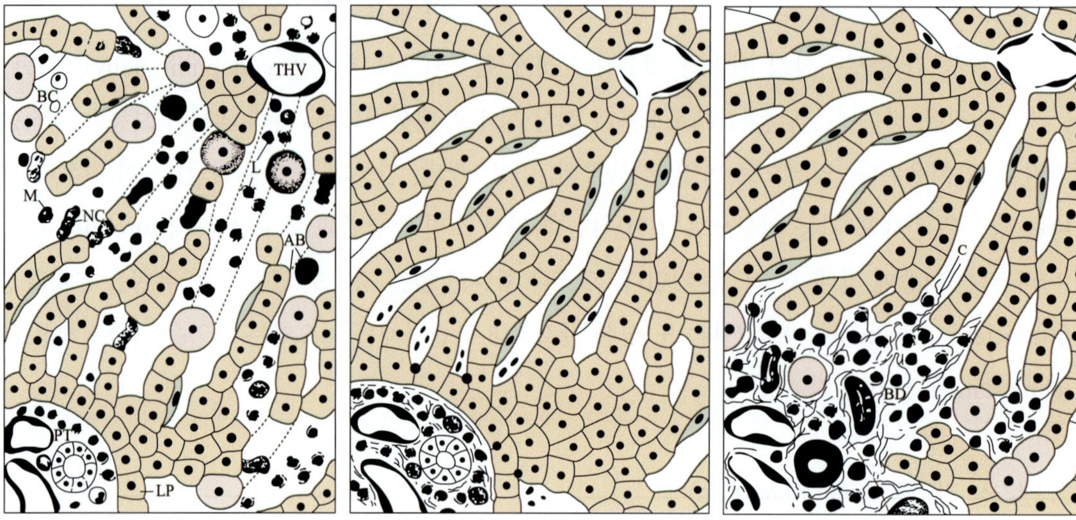

그림 14-19. 급 · 만성 간염의 조직학적 소견(모식도). A. 급성 간염 : 개개 또는 수 개의 간세포의 괴사, 기구상 변성(BC), 괴사성 세포(NC), 호산성체(AB) 등이 관찰되며, 문맥강주변에 림프구(L)침윤과 큰포식세포(M)가 있으며, 경계판(limiting plate)도 있다. B. 만성 지속성 간염 : 문맥주변에 염증이 국한되어 있고, 경계판이 정식으로 유지되고 있다. C. 만성 활동성 간염 : 심한 문맥주위염이 있다. 경계판이 파괴됨. 조각괴사(piecemeal necrosis)라고 함. 소엽내로 염증이 증가되며 문맥강주변은 섬유화(C)가 진행됨. 그 주변에 소담관(BD)의 증식도 동반됨

7) 독성 간염(toxic hepatitis)

바이러스 간염과는 별도로, 여러 가지 독물(특히 약제)에 의해서 발생하는 간염을 독성 간염(toxic hepatitis)이라고 한다. 병리소견은 괴사 외에 담즙정체, 급성 간염, 지방변화, 육아종성 간염 등이 관찰된다. 이것에는 발생 기전의 차이로부터, ① 물질자체의 독성에 의한 독성 간염, ② 물질에 대한 과민증에 의한 과민성 독성 간염의 두 종류가 구별된다(표 14-4).

(1) 독성 간염

간세포의 손상이 독물의 양에 관계하므로 일정량을 초과 섭취하면 누구에게나 간세포의 괴사가 발생한다. 따라서 간손상을 예측할 수 있는 것이 특징이다. 대표적인 예는 아세트 아미노펜, 살리실레이트, 메소트렉세이트, 클로로포름, 사염화탄소(CCl_4), 알코올 등이다.

(2) 과민성 간염

과민성 반응에 의한 간세포의 손상은 한정된 소수의 감작된 사람에게 발생하는데, 간세포에 부착된 독성 물질에 대해서 숙주 면역반응이 가해지는 경우이다. 따라서 간손상을 예측할 수 없다는 것이 특징이다. 그 때문에 이 질병으로 일어나는 간병변은 바이러스 간염과 구별하기는 매우 어렵다. 대표적인 예는 할로탄(halothane)과 아이소나이아지드(isoniazid)이다.

표 14-4. 화학물이나 약물에 의한 간질환

간손상의 기전	간손상의 유형	원인 : 약물이나 화학물
용량 의존성 반응 (예측가능)	간세포괴사	버섯중독 아프라톡신 인 사염화탄소, 클로로포름, 벤젠 세포독성 약물(예 : methotrexate) 아세트아미노펜 살리실레이트 비타민 A(독성량)
특발성 과민 반응 (예측불능)	급성 지방간 간세포괴사 담즙정체 급성 간염과 유사 지방간 육아종성 간염 국소성 결절성 증식 간세포선(샘)종 혈관육종 간세포암	테트라사이클린(정맥주사) 할로탄, 아이소나이지드, 메칠도파 phenothiazine, 피임제, 동화(anabolic) 스테로이드, 항당뇨제재 아이소나이아지드, phenytoin, salicylate methyldopa, oxyphenisatin, methotrexate phenylbutazone, hydralazine, allopurinol 경구피임제, 동화스테로이드 경구피임제, 동화스테로이드 vinyl chloride, thorium dioxide (thorotrast) 아프라톡신

3. 간경변증(liver cirrhosis)

바이러스 간염과 알코올성 간질환 등 만성의 간장 병변이 치유되지 않고 진행된 경우 섬유화(fibrosis)가 진행하여 최후에는 간경변증(liver cirrhosis)이라는 종말상태에 도달한다. 즉 간병변증이란 서서히 간세포의 괴사와 섬유화 그리고 재생이 지속적으로 반복하여 진행되므로 섬유화와 재생성 결절 등이 간 전체에서 나타나 결국 간의 정상구조가 변형되는 것을 말한다(그림 14-20).

간장의 표면에도 다양한 크기의 둥근 결절들이 다수 보이며, 특유한 표면상을 띤다. 복강경(복강 내부를 관찰하기 위한 내시경)으로 간 표면의 상태를 파악하는 것에 의해 간경변증의 진단이 확

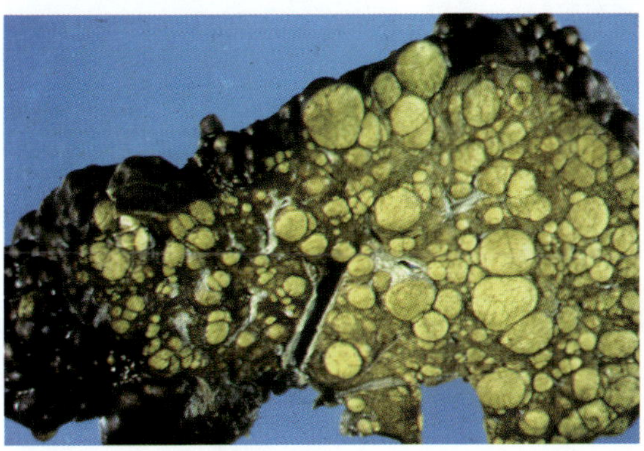

그림 14-20. **간경변증.** 간은 위축되어 있고 표면에는 다수의 크고 작은 적색조의 원형 융기가 관찰되며 단면에서도 간 실질 조직이 마찬가지로 결절의 집합으로 이루어지는 것을 알 수 있음

정된다. 간경변증은 원인과 선행질환 상태의 기간이 다양하므로 실로 다양한 형태를 나타내는데, 대결절성(macronodular)과 소결절성(micronodular) 간경변증으로 나뉜다(그림 14-21). 또 원인별로 간경변증을 분류하면(표 14-5) ① 후괴사성(postnecrotic) 간경변증, ② 알코올성 간경변증, ③ 후간염성(posthepatitic) 간경변증, ④ 담관 간경변증, ⑤ 혈철색소증, ⑥ 윌슨병(Wilson's disease), ⑦ α1-안티트립신 결핍증, ⑧ 갈락토스혈증(galactosemia) 등으로 나눌 수 있다(그림 14-22).

표 14-5. 간경변증의 원인들

알코올성 간질환(Alcoholic liver disease)
만성 활동성 간염(Chronic active hepatitis)
일차성 담즙성 간경변증(Primary biliary cirrhosis)
간외 담도폐색증(Extrahepatic biliary obstruction)
혈철색소증(Hemochromatosis)
윌슨병(Wilson's disease)
낭성섬유증(Cystic fibrosis)
α1-Antitrypsin deficiency
글리코겐 축적질환(제 Ⅲ, Ⅳ형)
갈락토스 혈청(Galactosemia)

1) 간경변증의 분류(classification of liver cirrhosis)

(1) 후괴사 간경변증(postnecrotic cirrhosis)

후괴사 간경변증이라는 것은 극증간염에 의한 광범위 괴사 후에 생긴다. 결절 간 간질의 섬유화 폭이 넓고, 섬유화 간소엽 1개 이상 여러 개를 포함하고 있다는 점이 특징이며, 결절의 형태는 일반으로 불규칙하다. 결국 대결절성 간경변증으로 나타난다. 간장은 보통 간경변증이 심해지면 축소된다.

(2) 알코올성 간경변증(alcoholic cirrhosis)

알코올성 간경변증에서는 지방간의 배경에 섬유성 섬유로 구성된 간질이 얇고, 결절은 직경 1~2 mm로 소형이며, 크기가 고르다는 것이 특징이다. 즉 소결절성 간경변증이 나타난다(그림 14-21).

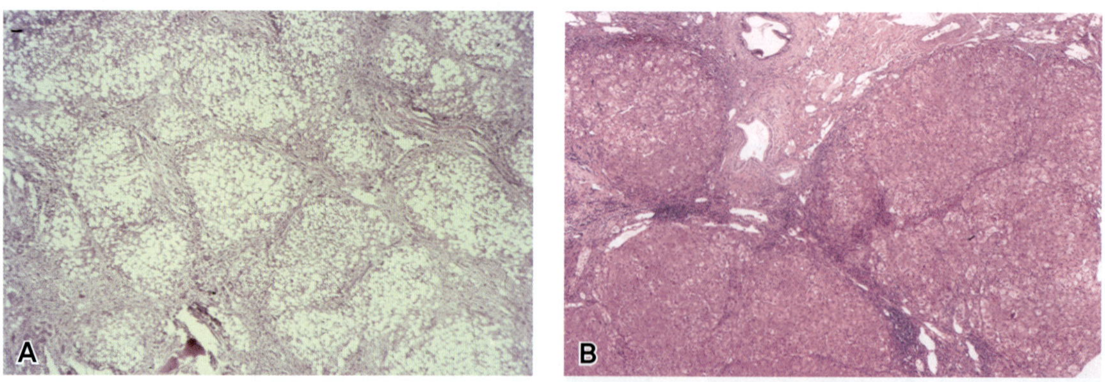

그림 14-21. 간경변증의 유형(조직상). A : 알코올성(소결절성), B : 후간염성(대결절성). H&E 염색.

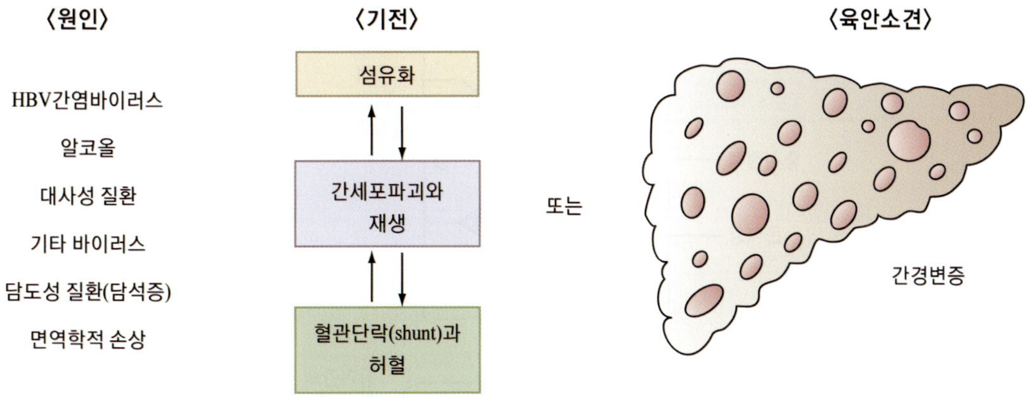

그림 14-22. 간경변증의 원인, 기전 및 육안 소견

(3) 후간염 간경변증(posthepatitic cirrhosis)

후간염 간경변증도 얇은 섬유성 간질을 가지는데, 이 경우는 결절이 여러 간소엽을 포함하고 있어 대형이고 둥그스름한 모양을 나타내고 있다. 결국 대결절성 간경변증을 만든다. 이 유형은 만성 활동성 간염으로부터 이행하는 것에 많다. B형 바이러스에 의한 간염 후에 발생했을 때는 B형 바이러스에 대한 항원을 이용하여 면역조직화학 염색을 시행하면 증명할 수 있다.

(4) 담즙성 간경변증(biliary cirrhosis)

1차성 담즙성 간경변증(primary biliary cirrhosis)은 담관 상피에 대한 면역학적 반응으로 발생한 담관의 염증으로 인하여 문맥강을 중심으로 하는 동심원 섬유화를 초래하지만 재생성 결절을 잘 만들지 않는다. 2차성 담즙성 간경변증의 원인은 비교적 큰 간외 담관의 오랜 기간 동안의 폐색으로 인하여 발생하며 섬유화는 모든 문맥강이 일어나므로 결국 소결절성 간경변증을 나타내며 서서히 진행한다(그림 14-23). 담도폐색을 일으키는 원인은 담석과 암 등이 있다(그림 14-24).

(5) 혈철색소증(hemochromatosis)

혈철색소증은 다량의 철이 체내 축적의 결과로 일어난다. 간의 육안 소견은 혈색소로 인해 특징적으로 갈색이 나타난다. 철이 간 내의 쿠퍼세포(Kupffer cell)와 간세포 내에 축적되면 세포가 괴사를 일으키고 염증과 섬유화가 유발되므로 간경변증이 일어난다.

임상적으로 특발성 혈철색소증(idiopathic hemochromatosis)과 이차성 혈철색소증(secondary hemochromatosis)의 2가지로 분류된다. 특발성 혈철색소증은 상염색체 열성으로 유전되며 장에서 철의 흡수가 증가되어 철의 축적으로 인하여 간세포의 파괴가 일어나고 섬유화가 진행하여 간경변증이 일어난다. 조직에서 Prussian blue로 철염색을 시행하면 혈철소가 간세포, 쿠퍼세포, 담관세포 및 섬유화 부위에도 나타난다. 2차성 혈철색소증은 철분이 많은 음식을 많이 먹거나 수혈을 많이 하

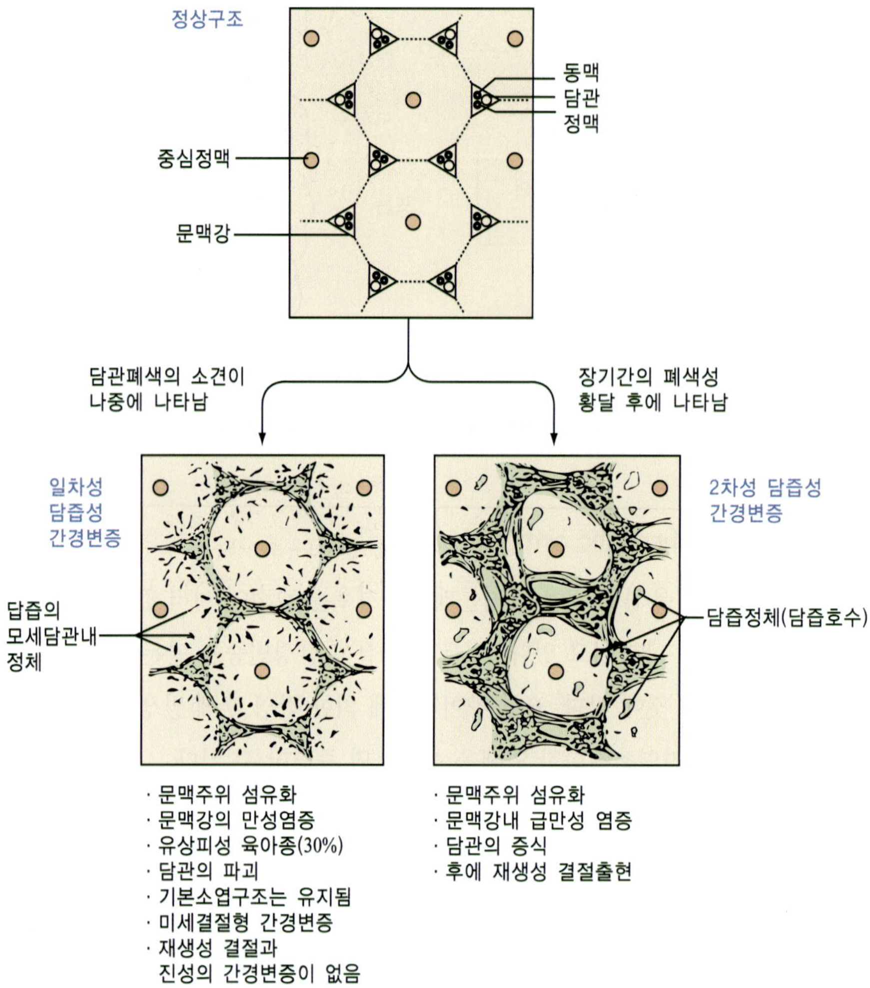

그림 14-23. 담즙성 간경변증. 1차와 2차 담즙성 간경변증의 변화 비교

였을 경우 또는 만성 용혈성 빈혈이 있는 경우 체내에 철이 축적되어 간세포의 괴사와 섬유화가 동반되어 간경변증이 일어나는 것이다. 철색소증에 의한 다른 장기의 변화는 이자섬 파괴로 인한 당뇨병, 간부전증, 내분비 감소증, 피부의 갈색 색소 혈철소 침착(갈색뇨병) 등이 나타난다.

(6) 윌슨병(Wilson's disease)

윌슨병은 상염색체 열성유전으로 간과 뇌의 기저핵을 동시에 침범하므로 간기저핵 변성(hepatolenticular degeneration)이라고도 한다. 구리(copper, Cu)를 담즙으로 배설하지 못하고 세포 내 축적되어 세포손상을 일으킴으로 간경변증을 일으킨다. 구리의 세포 내 축적은 주로 용해 소체(lysosome) 내에서 일어나는데, 축적이 증가되면 미세 공포성 지방변성과 국소 간세포 괴사가 일어난다. 이 상태가 계속 진행되면 결국 대결절성 간경변증이 된다(그림 14-25). 대체로 소아말기에

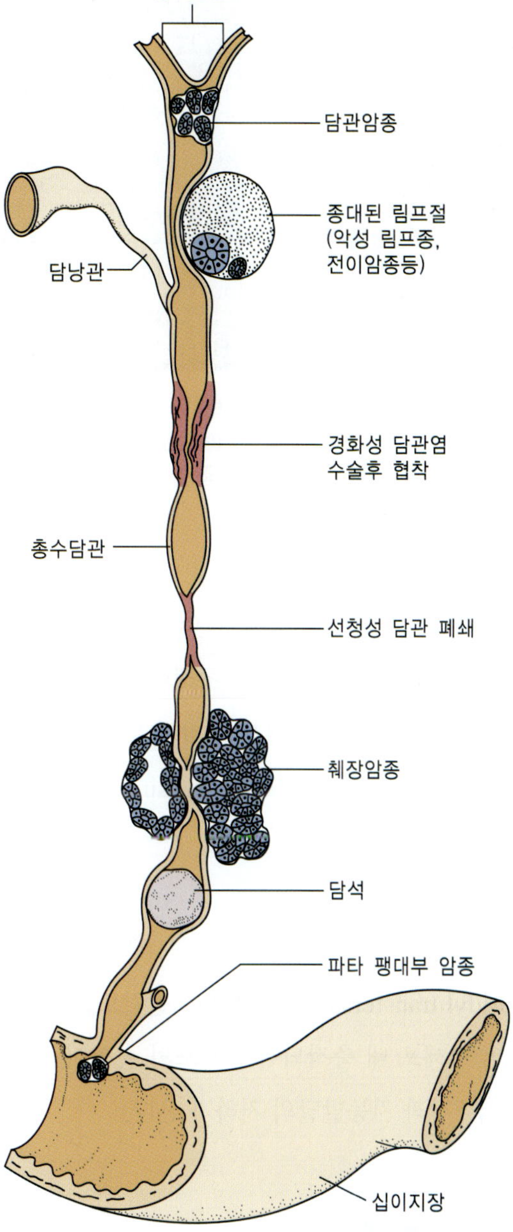

그림 14-24. 간외 담도 폐색의 주요 원인들

간기능 이상이 나타나게 된다. 혈청 내 구리(Cu) 농도가 증가하는 이유는 혈청 내에서 구리의 운반을 맡고 있는 세룰로플라스민(ceruloplasmin)이 선천성으로 적거나 없기 때문이다. 다른 장기의 변화는 뇌의 기저핵(특히 lenticular nucleus, thalamus, red nucleus), 소뇌의 치아핵(소뇌 가쪽핵, dentate nucleus) 등의 변성이 일어난다. 또 눈의 공막과 각막의 경계부에 녹갈색의 환(소위 Kayser-Fleischer ring)도 나타난다. 이것은 구리가 데스메 막(Descemet membrane)에 침착하기 때문이다.

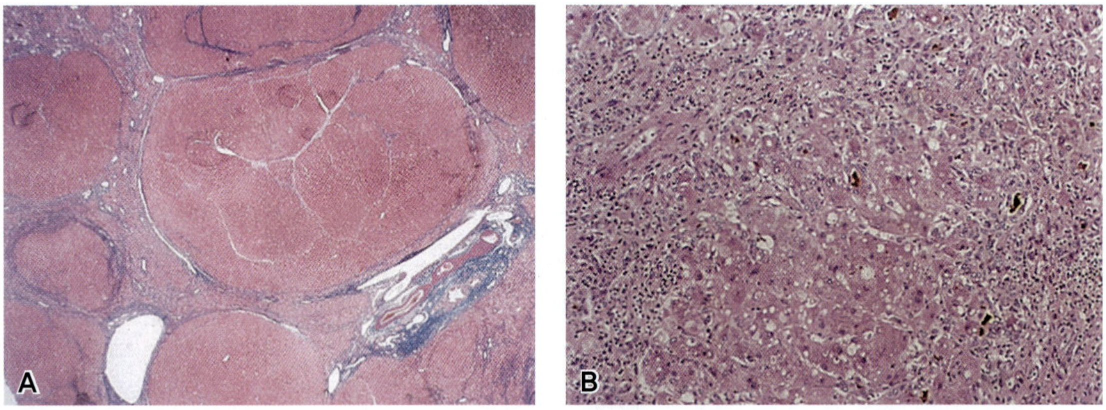

그림 14-25. 윌슨병(Wilson's disease). A : 큰 결절 간경화증을 보인다. 다양한 크기의 재생 결절이 주변을 둘러싸는 교차 사이벽 섬유화에 의하여 결절로 구별되고 있다. 몇 개의 중심정맥을 소유한 결절, 소위 큰 결절이 많이 관찰된다. Masson'a trichrome 염색. B : 기본 조직소견은 만성 간염과 비슷하다. 염증세포의 침윤과 조각괴사도 관찰된다. 구리의 침착은 로다민(rhodamine) 염색을 하면 볼 수 있다. 간문맥의 섬유화도 관찰됨. H&E 염색

(7) 알파1-안티트립신 결핍증(alpha1-antitrypsin deficiency)

알파1-안티트립신 결핍증은 폐질환이나 간질환을 초래할 수 있는 유전적 장애이다. 심한 결핍은 핏자 동형접합체(Pizza homozygous)인 사람에게서 관찰되며 비교적 드물다. 소아시기에 간경변증이 일어나고 이상(비정상) 알파1-안티트립신(α1-antitrypsin) 분자가 간세포 내에 축적되어 호산성 과립으로 관찰된다(그림 14-26).

(8) 갈락토스혈증(galactosemia)

Galactose-1-phosphate uridyl transferase의 결함으로 갈락토스혈증과 간경변증이 생긴다. 갈락토스(galactose)의 대사산물이 간세포 내 축적되어 간세포의 손상이 일어나며 지방변성과 섬유화 그리고 간경변증이 발생한다. 백내장과 지능발달의 저하가 온다.

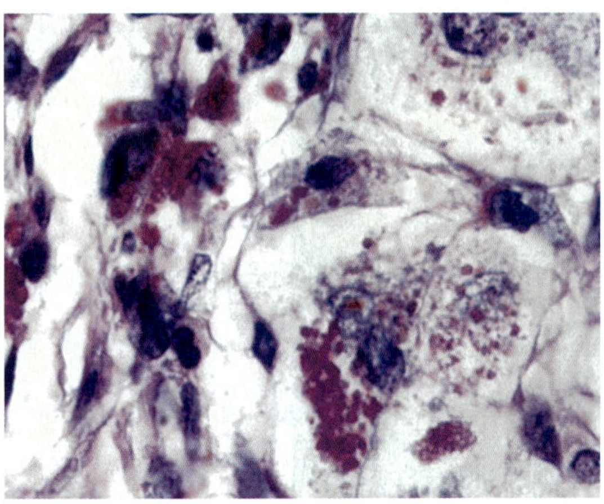

그림 14-26. 알파1-안티트립신 결핍으로 인하여 다양한 크기의 많은 호산성 과립들이 간세포 속에 축적되어 있다. 간세포도 풍선확장 변성을 나타내어 투명한 세포질을 갖고 있음. PAS 염색

2) 간경변증의 임상소견

간경변증이 된 후에는 개체의 차이는 있기는 하나 조만간 환자는 간부전증이 발생한다. 간경변증이 진행되면 간부전증의 발생, 식도 정맥류의 파열 그리고 간암의 발생 등이 일어나, 이것이 환자를 죽음에 이르게 하는 것이다.

괴사 후 남은 간세포가 재생을 계속하여(그림 14-27) 대결절 형태로 변모하였다고 생각하고 있다. 간세포는 괴사에 의해서 모두 소멸하지만 이들 혈관, 또한 간세포 사이에 있었던 모세혈관은 파열되지 않고 남게 되므로 간질의 내부에는 문맥으로부터 중심 정맥으로 향하는 상당한 양의 혈액이 흐르게 된다. 이 혈류는 간세포와 접촉하지 않고 간정맥으로 빠지기 때문에, 그 양이 많을 때는 장으로부터 흡수된 독성 물질이 간세포에서의 해독을 받지 않고 전신순환으로 들어가 뇌에 도달하며 간성 혼수와 간부전증을 일으키게 된다.

(1) 문맥고혈압(portal hypertension)

간질은 대형화한 결절과 결절 사이에 압박되어 얇아지며, 동시에 간질 내에 분포되어 있던 문맥과 간정맥의 가지도 압박되어 얇아질 것이다. 그로 인해 문맥으로부터 간정맥에 걸쳐서 순환의 저항이 증가되어 혈액은 간장 내를 통과하기 어렵게 된다. 간경변증에서는 이와 같은 혈관의 압박에 의해서 문맥압 항진증 또는 문맥고혈압(portal hypertension)이 발생하는 것이다(그림 14-28).

문맥고혈압의 분류는 원인 소재에 따라 간에 혈액이 들어오기 전에 고혈압의 원인이 있으면 전간성이라 하며, 간 자체의 병변으로 문맥압이 올라가면 내간성이라 하고 고혈압이 간을 지난 후에 그 원인이 있으면 후간성으로 나누고 있다(그림 14-28). 간경변증의 임상 소견을 종합하면 문맥압의 상승과 간세포의 기능부전으로 나눌 수 있다.

(2) 문맥압 상승의 결과

식도 정맥류가 생기고 이것이 터지면 혈변과 토혈을 한다. 비장종대(만성 울혈성 비장종대)가 일어나 복부에서 촉지된다. 복부의 정맥이 확장되는데 특히 배꼽 주변의 정맥이 확장되면 그리스신화

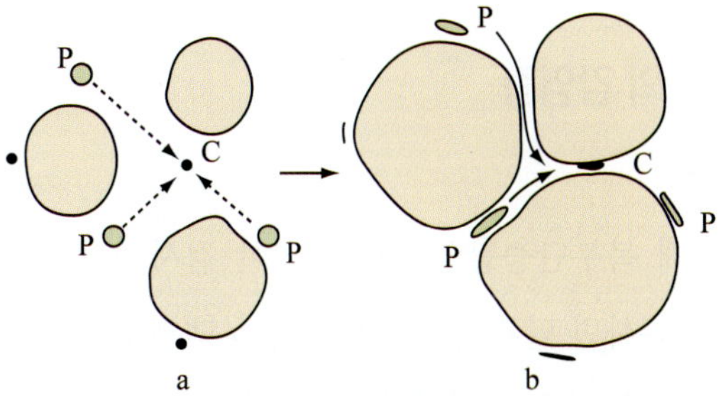

그림 14-27. 간경변에서 간순환의 모식도. a : 정상 간에서의 혈액순환, b : 간경변증 시 혈액순환장애로 문맥고혈압을 일으킨다. P : 문맥, C : 중심정맥

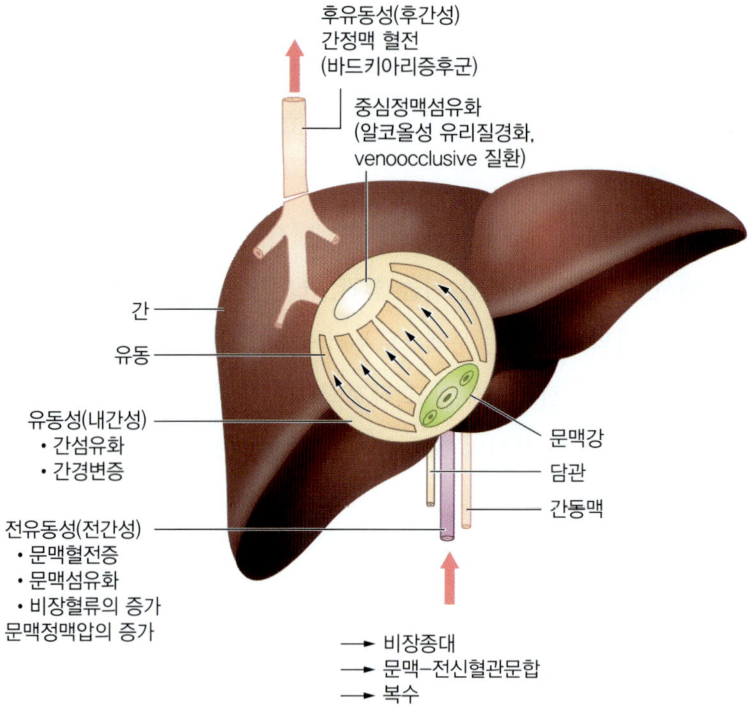

그림 14-28. 문맥고혈압의 형태 분류와 원인. 문맥고혈압의 형태는 전유동성(presinusoidal) 또는 전간성(prehepatic), 유도성(sinusoidal) 또는 내간성(intrahepatic), 후유동성(post sinusoidal) 또는 후간성(posthepatic)으로 원인을 분류하고 있음.

의 메두사 머리를 연상케 한다고 하여 메두사 머리(caput medusa)라고 한다. 복수가 심하게 나타나고, 치핵(hemorrhoidal varices) 등이 나타난다.

(3) 간세포 기능부전의 결과

간혼수에서 나는 냄새인 간성 구취(fetor hepaticus)가 나고, 거미혈관종(혈중 에스트로겐 과잉으로 말초 혈관이 확장되는 것)이 출현하고, 여성유방(남성에서 에스트로겐 과잉으로 유방의 관과 간질의 증식으로 유방이 커지는 것)처럼 비후가 일어나거나, 황달, 복수, 음모의 소실, 고환의 위축, 손떨림, 출혈성 소인(피브리노겐, 프로트롬빈 생산 감소), 발목부종 등 다양한 임상증상이 관찰된다 (그림 14-29, 30, 표 14-6).

3) 바이러스 간염 이외의 간의 감염증

(1) 간농양(hepatic abscess)

원인 불명의 발열이 계속될 때 복부단층촬영(CT)에 의한 검사에서 간에 농양(abscess)이 발견되는 일이 있다. 발생 기전으로 분류하면 담관염성 간농양과 문맥염성 간농양의 두 종류가 있다.

담관염성 간농양은 상행 감염, 즉 염증이 십이지장으로부터 담관을 따라서 간장으로 진보한 결과 농양이 발생하는 것이다. 대부분 예외 없이 담관의 폐색이나 담즙의 통과 장애가 있어서, 담즙의 울체가 발생하면 박테리아의 상행감염으로 이어진다(그림 14-22).

문맥염성 간농양은 문맥을 통해 감염이 혈액 순환성으로 간장에 도달하는 경우로, 충수염과 이자염 등, 복강 내장기관의 염증에 이어서 발생한다.

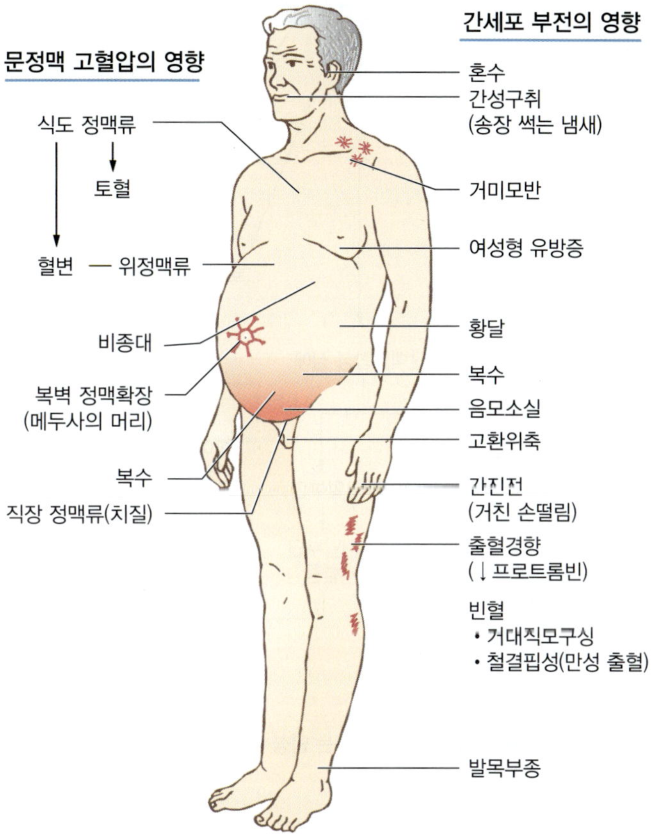

그림 14-29. 문맥고혈압의 영향

표 14-6. 만성 간질환 시 관찰되는 임상 소견의 병태 생리

임상 소견	병태생리
부종	알부민 합성의 감소로 저알부민혈증이 출현
복수	저알부민혈증, 이차성 과알도스테론증, 문맥고혈압
토혈	문맥고혈압에 의한 식도정맥류가 파열됨
거미혈관종 여성유방	과에스트로겐 혈증 〃
자반과 출혈	응고인자 합성 감소
혼수	장내 박테리아 분해 독성 산물 제거의 실패('false neurotransmitters'), 암모니아 증가
감염	쿠퍼세포수와 기능의 감소

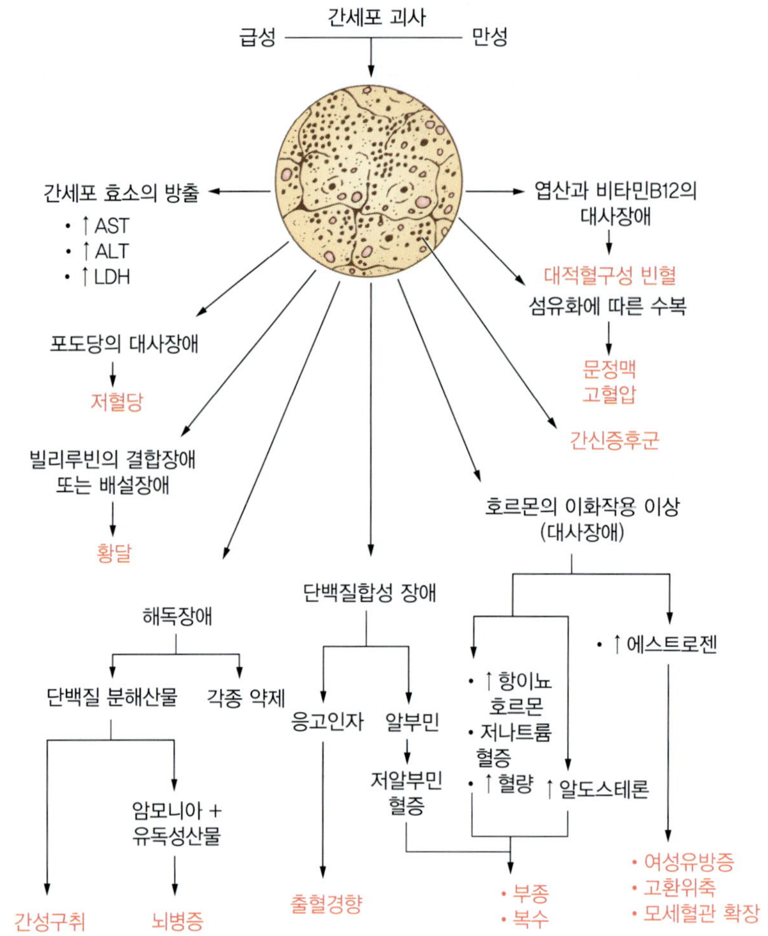

그림 14-30. **간세포 기능부전의 임상 및 병리.** 대부분은 급성 또는 만성 간세포괴사와 관련된 결과이다. 간신증후군(hepatorenal syndrome)

(2) 기생충증

기생충에 의한 간장 질환으로 중요한 것은 간흡충증(간디스토마, clonorchiasis)이 있다. 간디스토마(간흡충)는 담관 안에 기생하여 담관의 폐색이나 만성 염증을 일으킨다. 낙동강 유역에서 호발하고 있으며 간암 발생과도 연관이 있다.

4. 간의 종양(tumor of liver)

간암(liver cancer, hepatic cancer)은 간에서 시작하는 암으로 원발성 간암(primary hepatic cancer)이라고도 한다. 병리학적으로 원발성 간암에는 상피성 악성 종양인 암종(carcinoma)과 비상피성 악성 종양인 육종(sarcoma) 등이 있다.

1) 상피성 종양(epithelial tumor)

간의 상피성 종양으로 중요한 것은 간세포암(hepatocellular carcinoma), 담도암(cholangiocarcinoma) 그리고 간모세포종(hepatoblastoma)의 세 종류로 구별된다.

(1) 간세포암(hepatocellular carcinoma)

간세포암은 한국에서 암의 빈도수가 제 2~3위를 차지하는 중요한 악성 종양이며 간세포에 유래하는 암종이다. 대다수(90%)는 미리 간경변증을 가진 간에 발생하는 것이 하나의 특징이다(그림 14-31). 따라서 간경변증 자체가 일종의 전암성 병변이라고 고려되고 있는데, 특히 B형 간염에 의한 간경변증에서 간암의 발생이 많은 것이 최근 주목되게 되었다. 임상으로 간경변증 환자에서 황달, 통증, 체중감소, 발열, 복수 증가 등이 생기면 간암의 합병을 의심해야 한다.

발암원으로 화학물질 특히 아프라독소(aflatoxin), B형 바이러스 그리고 간경변증 등이 흔한 원인이다. 간경변증에서는 특히 혈철색소증, 간염후성 간경변증, 알코올성 간경변증 등이 원발성 간세포암의 직접 또는 간접 원인으로 생각되고 있다. 육안으로 큰 단발성의 충실성, 종괴형, 다발성 결질형, 미만성 침두형 등 3가시 형태로 나눌 수 있나.

암세포는 풍부한 세포질과 둥근 핵을 가진 형태가 간세포와 닮아 있고, 또한 간세포가 그렇듯이 수지상, 판상 또는 끈상의 세포 집단을 구성한다(그림 14-32).

간정맥 내로의 침윤도 흔하다. 드물게는 간정맥 내 종양혈전(tumor thrombus)이 하대정맥까지 퍼지는 경우도 있다. 간암은 폐로 전이가 잘된다(그림 14-23). 90% 정도에서 태생기의 혈장 단백인 α-fetoprotein (AFP)을 생산하는 점도 간세포의 태아기 특성의 흔적이다. 혈청의 생화학 검사에 의해서 이 단백의 증가가 확인된 때는 간세포암(또는 간모세포종)의 존재를 의심하게 된다. 한편, 간세포암종의 세포는 정상 간세포의 기능인 자주 담즙을 만들기도 한다. 임상소견은 복부종괴, 팽만,

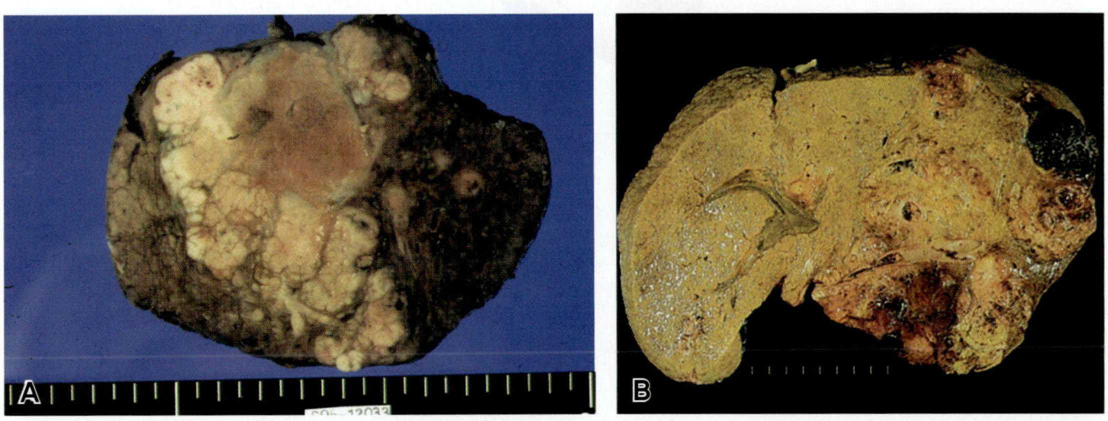

그림 14-31. **간세포암종.** A : 큰 단발성의 충실성 종괴로 나타나고 주변에 전이한 결절들도 관찰된다. B : 오른쪽엽에서 주변으로 침윤성장을 하고 경계가 불명확한 다결절 출혈 종괴가 관찰되며 혈관을 침윤하여 종양혈전(오른쪽 위)도 보임

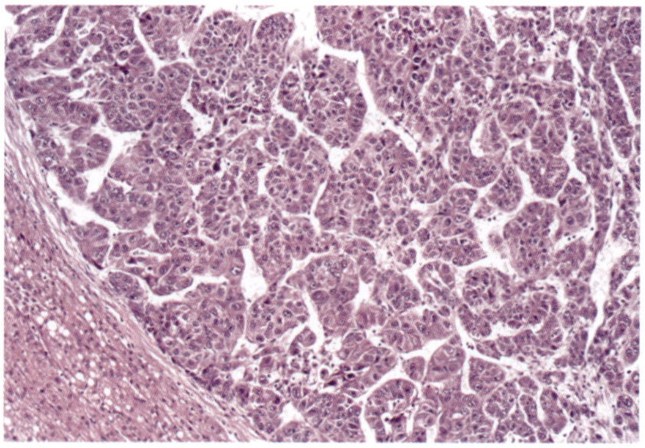

그림 14-32. **간세포암종.** 종양 세포가 간세포와 유사한 색상 또는 충실성의 배열을 나타내고 있다. 오른쪽 아래의 일부에는 암세포가 만든 담즙이 세포 사이에 모여 있음. H&E 염색

황달, 통증 등 다양하다(그림 14-33). 부종양성 증후군(paraneoplastic syndrome)도 드물게 발생할 수 있는데, 그중에는 저혈당, 적혈구 증가증, 고칼슘혈증 등을 일으킬 수도 있다. 예후는 나쁘고 5년 생존율도 거의 없다.

(2) 담관세포암(cholangiocarcinoma)

담관세포암은 간 내부의 담관 상피로부터 유래하는 암이다. 동양에 많은데 그 이유는 아마도 간디스토마의 영향인 것으로 추정되며 간경변증과 병존하는 일은 적다. 육안으로 간암과 구별하기 어려

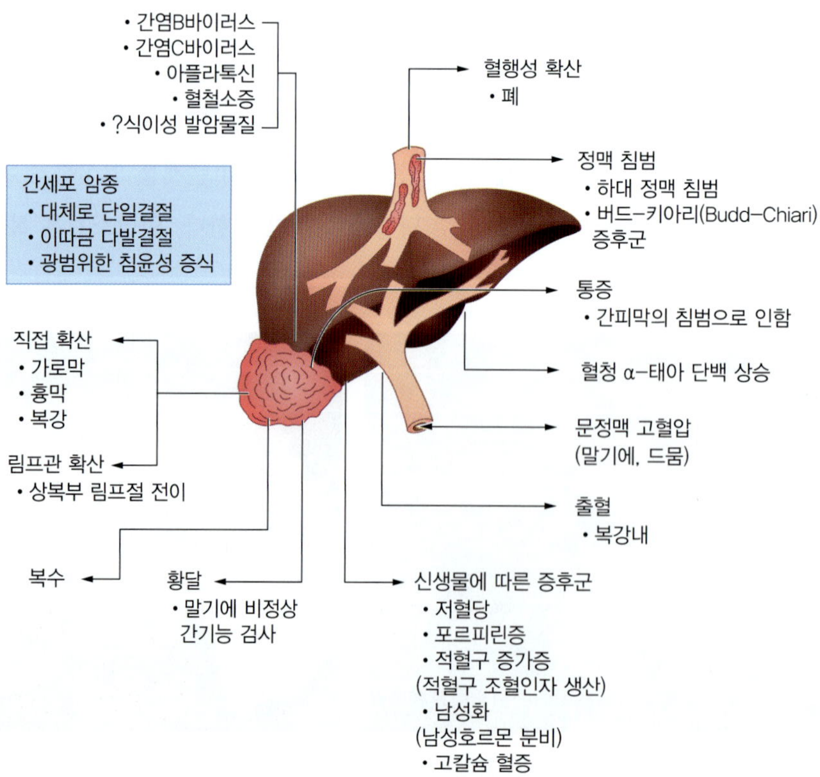

그림 14-33. **간세포암의 임상 및 병리적 영향**

울 때가 많다. 조직학적으로 간외 담관(extrahepatic bile duct) 상피 유래의 암과 같은 샘암이다. 점액을 분비하며 섬유화가 심한 것이 특징이어서 조직 소견만으로는 위암 등이 간으로의 전이되어 나타나는 전이소와 감별하는 것이 어려운 경우도 많다. 간세포암과는 달라서 담관암은 부종양성 증후군이나 α-fetoprotein 생산 등도 관찰되지 않으며 임상경과는 비교적 느린 편이다.

(3) 간모세포종(hepatoblastoma)

간모세포종은 젖먹이 아이에게 발생하는 일종의 간세포암으로 소아간암으로써 중요하다. 성인의 간세포암과 달라서 간경변증과 상관없이 발생한다. 암세포는 발생기 또는 태생기 세포와 유사하다. 이 종양은 α-fetoprotein을 생산하며 예후는 나쁘다. 간엽조직인 골조직과 근조직도 존재하기도 한다. 종양이 상피로만 구성되면 상피형, 간엽조직이 혼합되면 혼합형으로 분류한다(그림 14-34).

2) 비상피성 종양(non epithelial tumor)

(1) 해면모양 혈관종(carvernous hemangioma)

간에서 발생하는 양성 비상피성 종양 중 혈관에서 유래하는 해면상 혈관종이 가장 흔히다. 이 종양은 흔히 간장 표면 바로 아래에 꼭 해면과 같은 형태로 큰 혈관이 동굴모양으로 집합하여 있다. 표면에서 보라색 얼룩으로 보이며, 많은 경우 아무런 증상도 없어서 수술과 부검에서 우연히 발견되기도 한다.

(2) 혈관육종(haemangiosarcoma)

이 육종은 발암성을 갖는 물질이 간내피 세포나 쿠퍼(Kupffer) 세포 내에 장기간 저장되어 있는 사이에 발암을 일으킨다고 추정된다. 원인 물질로는 소로트라스트(thorotrast), 비닐클로라이드계의

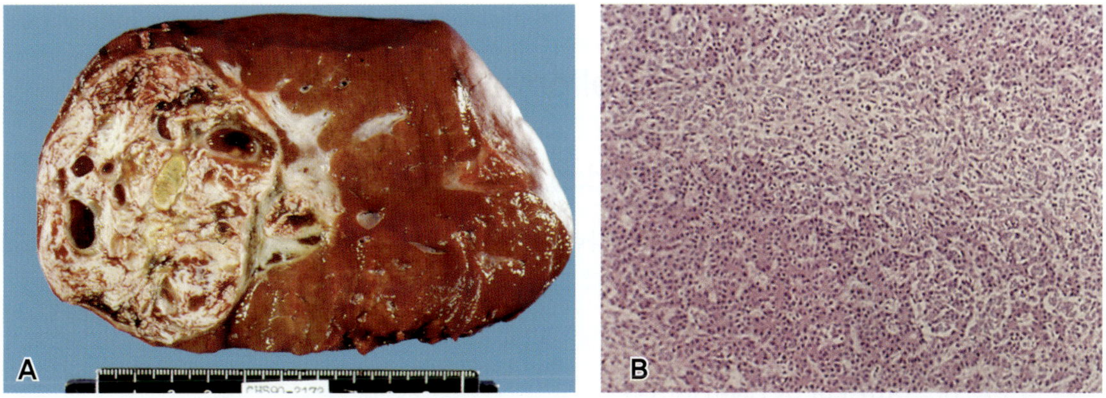

그림 14-34. **간모세포종.** A : 비교적 경계가 분명한 큰 종괴가 간모세포종이며 출혈성 괴사가 관찰된다. 종양은 고형을 보이며 어두운 적색의 종괴는 다양한 두께의 섬유띠를 가지고 있다. 주변의 간세포와는 색조가 다르다. B : 종양세포가 간모세포로 어린이의 가장 흔한 악성 간암종이다. 상피와 간엽조직 모두 관찰될 수 있으나 이 증례는 상피로만 구성되어 있고, 그 상피는 태아의 간세포를 많이 닮은 태아간세포형임. H&E 염색

염화비닐모노머 등을 들 수 있다. 소로트라스트는 제2차 대전 중에 방사선진단을 위하여 혈관 조영제(contrast media)로 사용되었다. 염화비닐모노머도 그것을 다루는 미국의 공장 노동자에게 이 종양이 다발했다는 것에서 발암성이 있는 것이라고 추정된다. 혈관육종은 성장 속도가 대단히 빠르며 종양은 충실성, 출혈성 종괴이고 악성 혈관내피세포로 구성된 비정형 혈관으로 형성되어 있다. 예후는 대단히 나쁘다.

3) 전이성 종양(metastatic tumor)

간으로 전이하는 종양은 대단히 많으며 소화기암, 유방암, 폐암, 악성 흑색종이 가장 흔하다. 간 표면에 다수의 결절을 만들고 중심성 괴사에 의하여 종괴중심이 움푹 들어가는 배꼽모양(umbilication)의 육안소견, 또 결절의 크기가 비슷하다는 특징을 갖고 있으며 간종대가 일어난다. 물론 단발성으로 전이한 것도 있다. 조직 특징은 원발성 암종의 그것과 동일하다.

II. 담도질환(Biliary tract diseases)

담도(biliary tract)는 간세포사이의 가는 모세담관으로 시작되어 좌우 간담관 그리고 총수담관으로 되어 십이지장에서 끝나는 수지상의 시스템, 즉 담도계를 구성한다(그림 14-35). 담도의 역할이라는 것은 결국 간세포로부터 분비된 담즙을 십이지장으로 옮기는 것이다. 따라서 담도의 질병으로는 담도 폐색을 일으키는 것이 실제 중요하다. 간내외담관이 폐색되면 담즙의 흐름이 막혀 혈액으로 담즙이 역류하게 되므로 황달이 일어난다. 간외담관의 폐색을 일으키는 원인들은 담관암종, 담석, 이자염 등 다양하다(그림 14-35).

1. 담도의 선천이상(congenital malformation of biliary tract)

1) 담낭무형성(aplasia of the gallbladder)

담낭의 무형성, 중복, 간 내에 있거나 가느다란 줄기에 매달려 있는 담낭 등 여러 가지 경우가 있을 수 있다.

2) 담도폐쇄증(atresia of bile ducts)

총수담관이나 간담관 등이 선천성으로 일부 또는 전체의 내강이 완전히 막혀 있어서, 생후에 폐색성 황달이 나타나 점차 악화해 가는 질병이다. 선천성 담도 폐쇄증(bilirary atresia)이라고 하고, 생

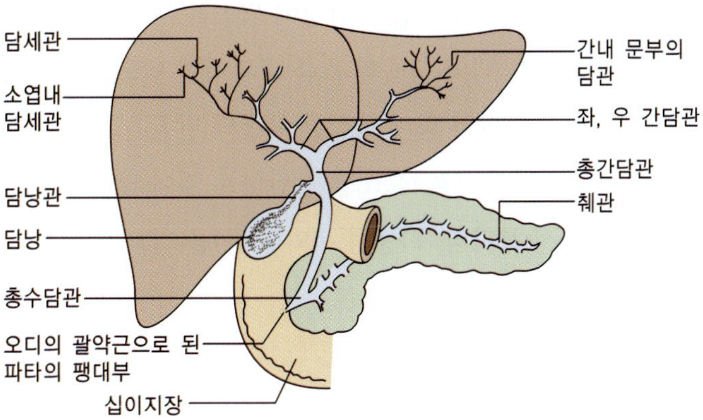

그림 14-35. **담도계의 해부학 구조**

후 5개월 정도까지의 단기간에 담즙성 간경변증이 된다. 그러므로 적절한 수술을 조기에 행하는 것이 필요하다.

3) 총담관낭(choledochal cysts, bile duct cyst)

총담관낭의 빈도는 드물지만 대개는 총수담관의 국소 확장에 의해 발생하며 소아에서 가장 흔한 폐색성 황달의 원인이 되고 있다. 낭포벽은 섬유화되고 두꺼우며 그 안에는 담즙이 들어 있다.

2. 담석증(cholelithiasis)

담도 내의 이물에 의해서 발생하는 담도의 폐색 중, 중요한 것은 담석에 의한 급·만성 염증, 즉 담석증(cholelithiasis)이다. 담석은 담즙의 농축 결과 생기는 딱딱한 덩어리로 대부분은 담낭에서 만들어진다(그림 14-36). 담석의 종류는 혼합형, 콜레스테롤형, 복합성, 색소형, 칼슘형 등 여러 종류

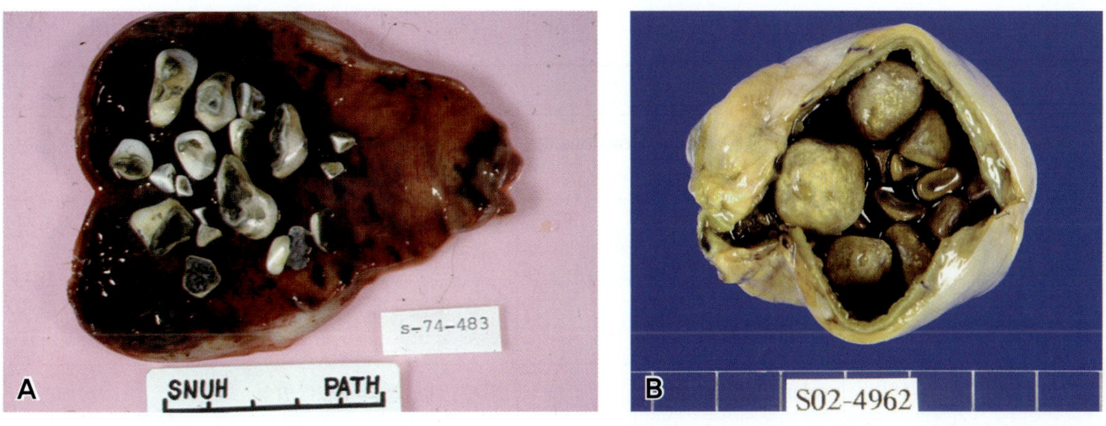

그림 4-36. **담석증.** 거무스름한 돌이 여러 개 담낭에 꽉 차 있다. 이 증례에서는 담낭암을 만들고 있기 때문에, 담낭(쓸개)의 벽이 두껍게 보임

가 있다(표 14-7). 약 30% 정도는 아무런 증상 없이 담낭에 담석을 가지고 있는 사람도 많지만, 담석이 담낭으로부터 흘러나와 총수담관을 막아 담즙의 흐름이 막히면 담도 폐색을 일으키는 것이 일반적이다. 이와 같은 경우에는 폐색성 황달과 함께 극심한 복통의 발작을 동반한다. 담낭이 담석을 포함한 상태에서는 급성 또는 만성 담낭염(그림 14-37)을 수반하는 것이 많아서, 염증이 심한 경우에는 담낭의 천공으로부터 복막염(담즙성 복막염, 화농성 복막염 등)을 일으키는 일도 있고, 이자염도 일으키며 담낭암이 발생하기도 한다(그림 14-38, 표 14-7).

3. 담낭염(cholecystitis)

담낭염은 담관의 폐색으로 인한 이차적인 세균의 감염으로 발생하는 염증성 질환이다.

1) 급성 담낭염(acute cholecystitis)

급성 담낭염은 담석이 없는 경우에 발생하는 일은 거의 없다. 80% 정도는 담낭관을 담석이 막

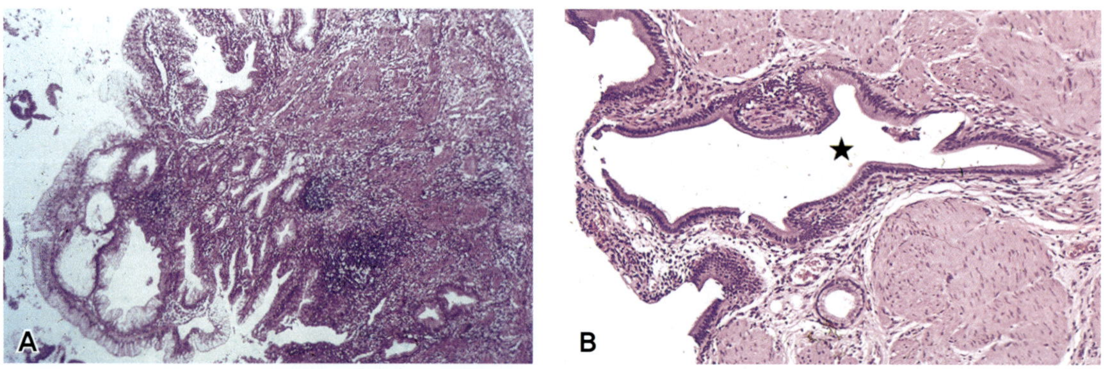

그림 14-37. **만성 담낭염의 조직소견.** A. 심한 염증세포의 침윤과 점막상피의 위축이 관찰된다. B. 염증세포의 침윤과 Rokitansky Aschoff Sinus가 관찰됨. H&E 염색

표 14-7. 담석의 종류

종류	빈도	화학 성분	육안 소견
혼합형	80%	콜레스테롤, calcium carbonate, calcium bilirubinate	다수, 작음, 다면성; 크기와 모양의 다양성; 평활한 표면, 노란색, 활면상 층판구조
콜레스테롤	5%	콜레스테롤	단수, 크고, 타원형, 흰색, 거친 표면, 활면상 방사상의 결정형 구조
복합 (combined)	10%	중심은 콜레스테롤, 주변은 혼합물	단수 또는 2개, 타원형 또는 물동이 모양, 노란색, 평활한 표면
색소형	드물다	calcium bililubinate	다수, 대단히 작음, 다면성, 흑색
칼슘	대단히 드물다	calcium carbonate	다수, 형태가 일정치 않음, 작은 낱알, 드물게는 크다

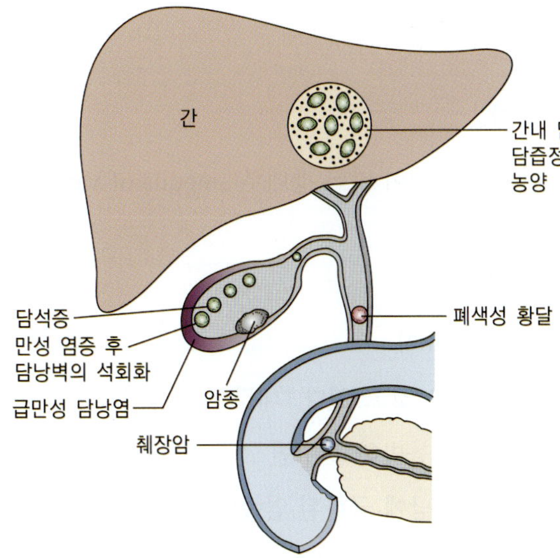

그림 14-38. **담석의 병리 및 임상 양상.** 급 · 만성 당낭염, 암종, 황달, 간농양 등이 발생함

아(폐색) 담낭염을 일으킨다. 담낭관이 막히면 담낭 내의 담즙 농도가 높아져 화학 염증이 발생하며 그 후에 세균 특히 대장균(*E. coli*)이 침범하여 급성 염증이 일어난다. 병리소견은 담낭벽의 혈관 확장과 울혈, 심한 호중구의 삼출 등이 일어나며 농이 담낭 내에 채워진다. 이것을 담낭의 축농(empyema of gallbladden)이라고 한다. 심한 담낭벽 괴사가 일어나는 경우도 있는데 괴저성 담낭염(gangrenous cholecystitis)이라고 한다.

2) 만성 담낭염(chronic cholecystitis)

만성 담낭염은 거의 모두 담석증과 관련이 되어 있다. 병리소견은 담낭벽이 두꺼워져 섬유화되고 림프구, 큰포식세포, 형질세포의 침윤이 관찰된다. 석회화도 일어날 수 있다. 가끔 콜레스테롤이 점막에 침착하여 노란색으로 변색될 수도 있다. 이것을 콜레스테롤증 또는 딸기담낭(strawberry gallbladder)이라고도 한다.

4. 원발성 담즙성 간경변증(primary biliary cirrhosis, PBC)

원발성 담즙성 간경변증은 빈도는 낮지만 중년의 여성에서 호발하는 질병으로 자가 면역질환으로 분류되고 있다. 조직으로 간 담관 주변에 많은 림프구의 침윤과 면역 기전에 의하여 모세담관의 상피가 파괴되어 담관 폐색이 일어난다. 그 결과 담즙 배설이 곤란하게 되어 최종 담즙성 간경변증으로 진행되는 특이한 질환이다.

5. 간외 담도계의 종양

1) 양성 종양(benign tumor)

비교적 드물게 발생하며 샘종(adenoma)이 바터 팽대부(ampulla of Vater)와 담낭 내에 출현한다.

2) 악성 종양(malignant tumors)

① 담낭의 담관암종(cholangiocarcinoma)

비교적 드문 종양이다. 80%는 담석을 갖고 있다. 내강으로 융기성 종괴이며 담낭벽으로 침투하고 있다. 샘종이며 흔히 심한 섬유화를 동반하고 주변 조직 내 신경으로 침투를 잘한다. 담석증 수술 시 우연히 발견되는 경우도 많다. 담낭에 국한된 암종(carcinoma)의 경우는 예후가 비교적 좋으나 주변으로 침투한 경우에는 5년 생존율 0%로 아주 나쁘다.

② 간외 담관암(carcinoma of extrahepatic bile duct)

간외 담관에서 발생하는 담관암은 비교적 드물지만 이것은 담관의 벽에서 발생한 선암에 의해서 담도의 폐색이 발생되는 중요한 원인이 된다. 앞에 서술한 간내 담관암에서 암은 말초의 세담관에 주로 생기기 때문에 그것만으로는 폐색성 황달이 현저히 나타나지는 않지만, 담관이 한 줄기로 합류한 총수담관 등에서 발생하는 암종은 간단하게 담즙의 흐름을 막으므로 폐색성 황달이 조기에 나타난다. 따라서 암 그 자체는 비교적 작은 크기에도 담도 폐색에 의한 증상이 나타나지만, 담관암은 주변조직으로 침투가 빠르므로 수술에 의한 치료가 어려운 경우가 많아서 예후는 나쁜 편이다. 암은 간의 간문부에 발생할 수도 있지만 총수담관의 하단 바터 팽대부(ampulla of Vater) 주변에 호발

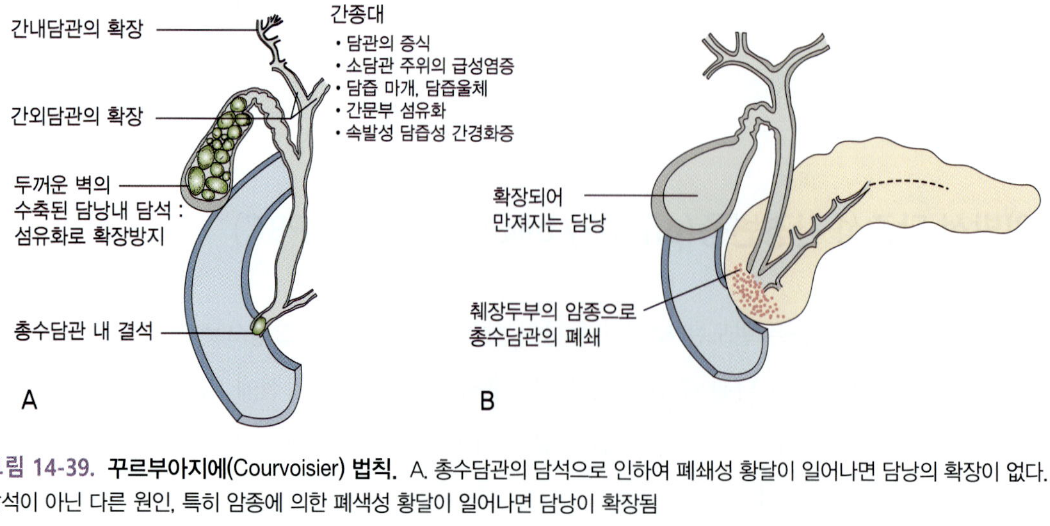

그림 14-39. 꾸르부아지에(Courvoisier) 법칙. A. 총수담관의 담석으로 인하여 폐쇄성 황달이 일어나면 담낭의 확장이 없다. B. 담석이 아닌 다른 원인, 특히 암종에 의한 폐색성 황달이 일어나면 담낭이 확장됨

한다. 암은 대개 섬유화를 동반한 샘종이다.

총수담관의 폐색에 의하여 폐색성 황달이 일어났을 때 구별하는 방법으로 꾸르부아지에(Courvoisier)법이 있다(그림 14-39).

III. 이자질환(Pancreas diseases)

이자는 여러 가지 소화 효소를 분비하는 외분비샘(exocrine gland)이며, 이자조직 내에는 췌도(랑게르한스섬, Langerhans island)라고 하는 작은 내분비샘(endocrine gland)이 산재해 있다. 사람의 췌도는 이자의 몸꼬리부에 많이 분포해 있는데, 그 수는 이자 전체로 수천만 개에 이른다고 하며, 주로 인슐린(insulin), 글루카곤(glucagon) 등 당대사에 관계하는 호르몬을 만든다. 당뇨병에 대해서는 선천성 질환과 내분비계 질환에서 서술하고 있기 때문에 여기에서는 외분비 이자조직의 병리를 중심으로 서술한다.

1. 선천성 질환(congenital disease)

1) 이소성 이자조직(ectopic pancreas)

부검상 2% 정도의 사람에서 이소성 이자조직이 발견된다. 발견되는 장소는 위, 십이지장, 공장 등에서 발견되며, 위벽에서 관찰되는 이소성 이자조직은 췌선, 췌도관과 민무늬근의 증식이 관찰된다. 위벽에는 정상으로 이자조직이 없는 곳이므로 이 종괴를 이입종(choristoma)이라고 한다.

2) 이자의 이상발육(abnormal growth of pancreas)

가장 흔한 이상발육은 췌두 부분의 십이지장을 둘러싸는 환상(annular) 이자이다. 이 경우는 십이지장을 둘러싸기 때문에 십이지장을 협착시키거나 폐색시킬 수도 있다.

3) 낭성섬유증(cystic fibrosis, CF)

낭성섬유증은 일명 점액점착증(mucoviscidosis)이라고도 한다. 원인은 제 7염색체의 장완(q arm)에 있는 CF 유전자가 CFTR 단백을 만든다. CF 유전자의 돌연변이는 상염색체 열성으로 유전하며 외국에서는 비교적 흔한 편이나 동양계는 드문 질환이다. CF 유전자의 변이에 의해서 CFTR 단백의 돌연변이가 발생하면 염소(chloride)의 세포외 이동이 막히므로 수분과 소디움(sodium)의 이동이 제한되어 점액은 수분 함량이 적어 과도하게 점도가 높은 분비물이 이자와 온몸의 외분비선에서 분비하는 것이 기본 이상이다. 분비물에는 소듐과 염소, 칼슘과 당단백 등의 양이 높다. 그 결과 외분비선의 도관내강이 점도가 높은 점액 분비물에 의해 폐색된다.

유전자의 돌연변이 정도에 따라 그 임상증상은 경증에서 중증으로 다양하게 나타난다. 그 이유는 CF 유전자의 돌연변이 정도가 다양하게 나타날 수 있기 때문이다. 돌연변이 정도에 따라서 분비액의 점도가 달라진다. 이자는 만성 이자염이 발생하며 췌선의 위축, 섬유화, 췌도관의 확장 등이 80%에서 관찰된다. 폐는 폐렴, 부분 무기폐(기관지의 폐색에 의함), 폐농양, 기관지 확장증 등이 발생한다. 신생아기에는 점도가 높은 태변(meconium)에 의해서 장폐색증이 발생하는데 이것을 태변 장폐색(meconium ileus)이라고 한다. 그 외 담관폐색도 발생하여 황달이 올 수 있으며, 정관과 정낭 등의 폐쇄 및 위축으로 불임이 올 수도 있다. 진단은 땀의 소듐치가 60 meq/l 이상이면 가능하다.

2. 염증 질환(inflammatory disease)

극심한 복통을 일으키는 급성 질환을 급성 복증(acute abdomen)이라고 하는데 이자염(pancreatitis)도 복통으로 시작하여 환자가 급속하게 중독 상태에 빠져 가는 경우가 있어서 급성 복증 중의 하나이다. 이때는 신속한 응급처치가 요구되기 때문에 원인이 되는 질환을 빠르게 확정하지 않으면 안 된다. 급성 복증의 원인이 되는 질병으로는 위궤양의 천공, 담석에 의한 총담관의 폐색, 장폐색, 급성 충수염 등과 더불어 중요한 것이 급성 이자염이다.

1) 급성 이자염(acute pancreatitis)

급성 이자염이라는 것은 췌액에 포함된 강력한 소화 효소에 의해서 이자 자신의 조직이 소화되는 일종의 자기 소화의 상태이다.

(1) 원인(cause)

25%는 원인을 알 수 없으며, 감염원도 대개는 없으나 일부는 멈프스바이러스(mumps virus)가 드물게 경도의 이자염을 일으킨다. 담석이 50%에서 존재하고 있어 도관 폐색이 급성 이자염의 원인으로 생각되고 있다. 그 외 알코올 중독(65% 미국), 고칼슘혈증, 고지혈증, 쇼크, 약물, 외상 등도 병인으로 작용할 수 있다(그림 14-40).

(2) 기전(mechanism)

정상 췌액은 이자 내에 불활성의 상태에 있는데, 십이지장에 도달하여 장의 내용과 접촉하여 활성화된다. 그러나 원인은 잘 모르지만 췌액이 췌관 내에서 활성화되는 경우도 있는데, 이럴 경우 자기 소화에 의해서 췌관을 파괴하고 주위 조직에 누출되어 손상을 야기한다. 그래도 명확하게 파악되는 경우가 담석이 십이지장 유두의 팽대부를 폐색하였을 때에 발생하는 급성 이자염이다. 췌관은 십이지장 유두로 열리기 전에 총담관과 합류하고 있는 것이 많아 이와 같은 해부학 구조 때문에 유두부에 폐색이 일어나면 담즙은 췌관 내로 역류한다(그림 14-41). 담즙에는 췌액 중의 효소를 활성화하는 역할이 있어서 그 때문에 급성 이자염이 발생하는 것이다.

이자 효소인 트립신, 카이모트립신은 포스포리파제(phospholipase)와 엘라스타제(elastase)를 활성화할 뿐만 아니라 키닌, 보체, 응고과정, 플라스민을 활성화하여 급성 염증, 혈전증, 출혈을 일으킨다. 엘라스타제는 혈관을 손상시키고, 포스포리파제는 세포막을 파괴하며, 리파제(lipase)는 주변 지방조직을 파괴하여 지방괴사를 일으킨다(그림 14-42).

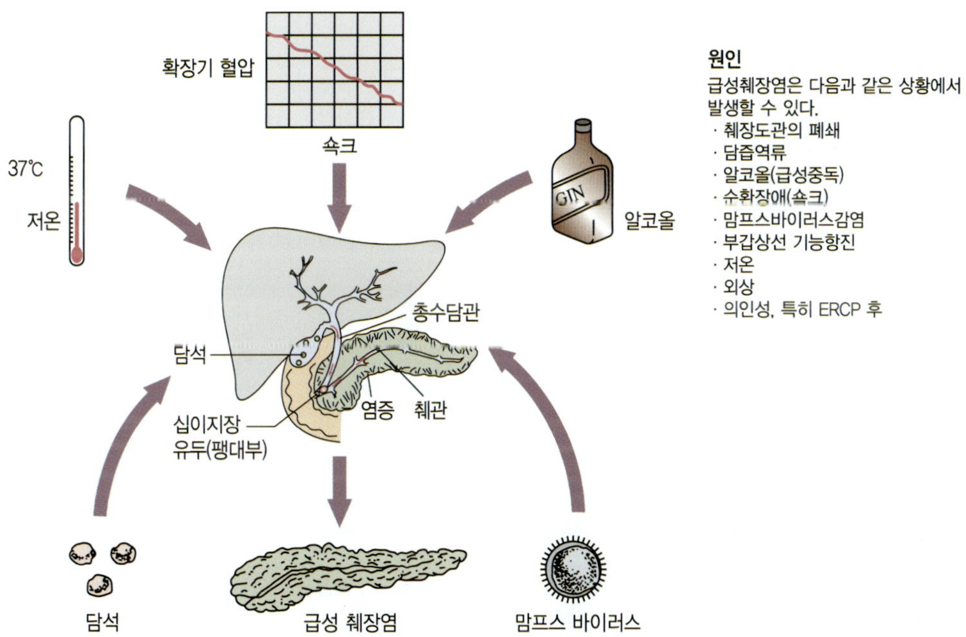

그림 14-40. 이자염의 흔한 원인들

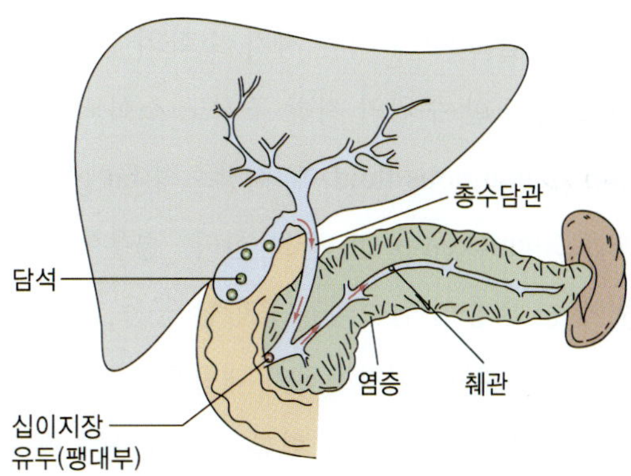

그림 14-41. 담석의 존재에 의해 췌관으로 역류하는 담즙(육안상의 모식도)

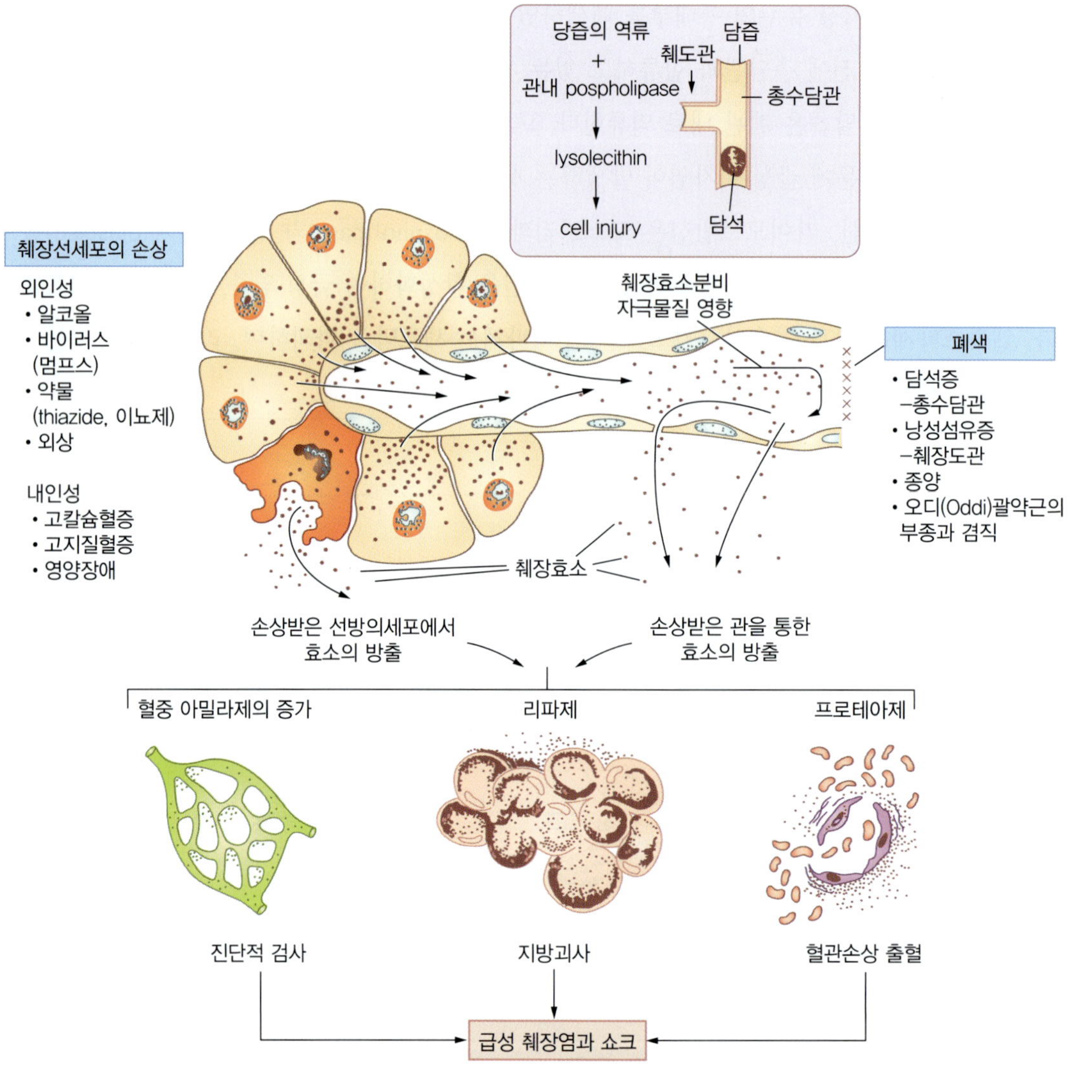

그림 14-42. 급성 이자염의 기전. 이자도관이나 선상피의 손상은 이자효소의 방출을 유도하게 된다. 이때 방출된 리파제, 프로테아제가 주변조직을 소화(파괴)하여 급성 이자염이 발생한다. 방출된 아밀라아제의 혈중치는 급성이자염의 진단 척도가 됨

(3) 병리(pathology)

급성 이자염에서는 이자에서 기원한 효소에 의한 자가 소화의 결과, 췌조직의 괴사 및 혈관의 파괴와 출혈을 수반하는 경우가 많고, 또한 주위의 지방 조직도 소화되어서 지방 괴사를 일으킨다. 또 복강 내는 혈성 장액성 체액(serosanguinous fluid)에 지방소적(fat globule)이 둥둥 뜨는 경우도 있다. 이 경우의 복수를 치킨 브로스(chicken broth)라고 한다. 경우에 따라서는 이자 주위에서 후복막의 조직을 액화 융해하여 뒤에 큰 염증성 삼출액을 포함한 공동, 즉 위낭포(pseudocyst)를 남기는 것도 있다. 한편 이자염 급성기에는 외분비 이자조직이 대량으로 파괴되기 때문에 거기에 포함되어 있었던 리파아제, 아밀라아제 등 여러 가지 효소가 혈류로 이행하여 혈액 내에 증가하기 때문에 췌염의 표지자로 진단에 이용된다.

이 질환은 임상적으로 응급상태이고, 심한 심와부(epigastric) 통증, 등(허리) 통증, 쇼크(출혈과 키닌에 의함)와 구토가 일어난다. 심하면 피부가 변색하면서 배꼽주위(Cullen sign)에 잘 나타난다. 이것은 응고기능의 항진으로 혈관의 혈전 정맥염이 일어나 혈류가 폐색되기 때문에 발생한다. 또 응고기능의 항진으로 DIC가 초래되기도 한다. 그 외에도 급성 이자염의 다양한 임상 증상들이 있다 (표 14-8).

진단상 보통은 혈청 또는 요 중의 아밀라아제를 지표로 하고 있는데, 급성 이자염의 초기에는 그 활성이 정상의 10~20배나 현저하게 상승하지만 2~3일 내에 정상으로 돌아간다. 저칼슘혈증이 심하면 나타나는데 나쁜 증후이다. 임시 당뇨현상도 10%에서 나타난다. 대개는 다시 치유되어 정상으로 돌아간다. 합병증으로는 이자 내 심한출혈, 파종성 혈관내 응고증(disseminated intravascular coagulation, DIC), 호흡곤란 등에 의해 사망하거나 농양과 거짓(위)낭포(pseudocyst)를 형성한다.

2) 만성 이자염(chronic pancreatitis)

만성 이자염이라는 것은 이자 실질조직의 파괴가 만성으로 계속되고, 이자의 외분비 조직은 시간과 함께 파괴되어 점차 섬유화되어 콜라겐 섬유로 치환되며 동시에 췌도관은 협착 또는 확장된다. 췌결석도 도관 내에서 발견되기도 한다.

원인은 만성 알코올 중독이 40%에서 나타나고 담석증이 20%, 30~40%는 원인 모르게 만성 이자염을 일으킨다.

병리는 섬유화와 이자선의 위축이 미만성으로 온다. 그러나 드물게는 국소에서 암종과 구별해야 될 때도 있다. 췌도관은 확장과 협착이 다발성으로 일어나고 그 안에는 분비물이 농축되어 그 후에 석회화(결석)되기도 한다. 현미경으로 이자 외분비샘의 감소, 심한 섬유화, 도관의 확장, 염증세포 침윤, 석회화 등이 관찰된다. 그러나 췌도는 어느 정도 남아 있다.

표 14-8. 급성 이자염의 임상 영향

임상적 영향
• 통증(상복부통 등 근육통) • 구토 • 혈중 리파제 증가 • 혈중 아밀라아제 증가 • 혈중 혈당 증가(일시적) • 혈중 칼슘 감소 • 지방괴사, 복부와 후복막 출혈 • 옆구리의 변색(Turner's sign) • 배꼽 주변의 변색(Cullen's sign) • 복막에 염증성 삼출률(이자성 복수) • 황달(경도) • 합병증 : 농양, 위낭포, 재발, 만성화

임상으로는 간헐 복통이 일어나는데, 그 이유는 간헐 급성 이자염이 일어나기 때문이다. 만성 이자염을 특징짓는 것은 췌조직이 파괴되어 췌액의 분비 장애 및 췌도의 장애로서 당뇨병(30%)이다. 외분비 장애로 지방변(steatorrhea, 대변에 지방이 소화되지 못하여 지방성분이 많이 포함되는 증상), 지용성 비타민 흡수장애, 체중감소가 온다. 약 5%에서는 심한 췌두(pancreatic head)에 섬유화로 폐색성 황달을 일으킬 수도 있다(그림 14-43).

3. 종양(tumor)

외분비 조직으로부터 발생하는 양성 종양으로 낭종(cystoma), 악성 종양으로는 이자암 및 내분비 조직에 유래하는 도세포종(islet cell tumor, 인슐린종; insulinoma)이 중요하다.

1) 이자 위낭포(pancreatic pseudocyst)

이자낭종 중 가장 흔한 유형이다. 대개는 단발성이며 액체가 차 있는 단방성의 낭포이며 상피세포로 피복되어 있지 못하고 바로 콜라겐과 육아조직이 낭벽을 이루고 있다.

낭포 내에는 갈색의 장액성 액체가 들어 있고 혈액과 아밀라아제의 양이 많다. 대체로 위낭포(pseudocyst)는 급성 괴사성 이자염이나 만성 재발성 이자염 후유증으로 그 주변에 발생한다. 임상으로는 복부 종괴로 나타난다. 치료는 내용물을 외부 또는 위나 공장으로 잘 내보내는 것이다.

합병증으로는 위낭포의 벽이 파열되며 위, 대장의 장출혈을 일으킬 수 있다. 2차 감염이 일어나서 농양을 형성한다. 총수담관을 압박하여 폐색성 황달을 일으킬 수도 있다.

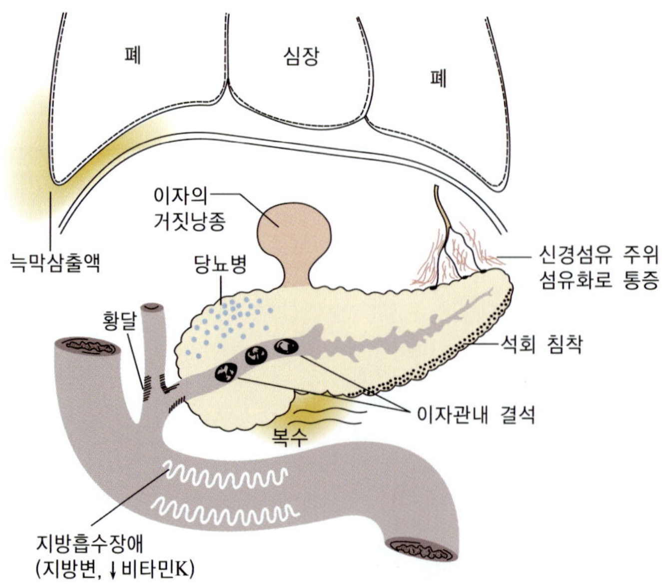

그림 14-43. 만성 이자염의 합병증

2) 선천성 낭종(congenital cyst)

이자도관의 이상 발육으로 다발성 낭종이 발생할 수 있다. 크기는 다양하며 5 cm 이하이다. 이 낭종은 상피세포로 피복된 진성 낭포(true cyst)이다. 다낭성 신질환, 선천성 간섬유화, 폰히펠 린다우(von Hippel-Lindau)병 등과 동반된다.

3) 종양성 낭샘종(cystic adenoma)

(1) 장액성 낭샘종(serous cystadenoma)

이자의 드문 낭종으로 양성(benign)이다. 대부분 우연히 발견될 때가 많고 상피는 작은 입방형 상피이다. 다발성의 소낭포로 구성되어 있으며 내용물은 장액성 체액이 들어 있고 상피세포에는 글리코겐이 풍부한 것이 특징이다.

(2) 점액성 낭샘종(mucous cystadenoma)

장액성보다는 흔한 편이다. 단발성이며 단방성이고 흔히 크다. 상피는 원주상의 점액상피이다. 점액을 함유하고 있나. 악성으로 점액성 낭(샘)종도 있으며 저악성 종양으로 취급하고 있다.

4) 악성 종양(malignant tumor)

(1) 이자암종(pancreatic carcinoma)

이자암종은 미국의 악성 종양에 의한 사망 통계에서는 6%를 차지하는 중요한 종양이다. 60~80대 남자에게 잘 발생하며, 발생기전이 정확히 밝혀져 있지 않아 조기진단이 어렵다. 원인은 환경적 요인과 유전적 요인이 복합적으로 관여하는 것으로 알려져 있으며, 몇 가지 정도의 위험요인이 밝혀졌거나 추정되고 있는 정도이다. 흡연자가 이자암의 발생과 관련해 상대 위험도가 약 5배가량 높다. 이자암의 70%는 췌두부에, 20%는 체부, 10%는 꼬리(미부) 부분에서 발생한다. 99%는 췌도관 기원 암종이고 1%가 췌선에서 기원한다(그림 14-44). 육안으로는 주변 조직에 침투하는 단단한 종괴로 관찰되며 췌도관을 폐색한다(그림 14-45). 이 때문에 이자염도 이차로 발생할 수 있다.

조직상 이자암은 대부분이 선암인데, 주로 췌관의 상피로부터 발생한다. 간으로부터 총담관은 십이지장 유두로 열리기 직전 췌두부로 절반 싸여진 형태로 달리고 있어서 췌두부암이 어느 정도 커지면 총담관을 압박하게 되므로 이것에 의한 황달이 최초의 증상이 되는 경우가 많다. 따라서 이자암이 작을 때 발견될 수도 있으며 현미경으로는 대부분 분화도가 높은 샘종이다. 분화도가 높고 종괴의 크기가 작을 때 발견되는 경우도 암은 조기에 담관을 따라서 간장 내로 진전하기 때문에, 수술에 의한 치료도 곤란한 것이 많다. 또 췌두부는 문맥과도 근접해 있기 때문에, 암은 용이하게 문맥에 침입하고, 이것도 이자암의 치료를 곤란하게 하는 요인의 하나이다. 더욱이 이자암은 몸체 부분과 꼬리 부분에서도 발생하는데, 상당히 진행하기까지 증상이 전혀 없어 소위 불현성 암(occult

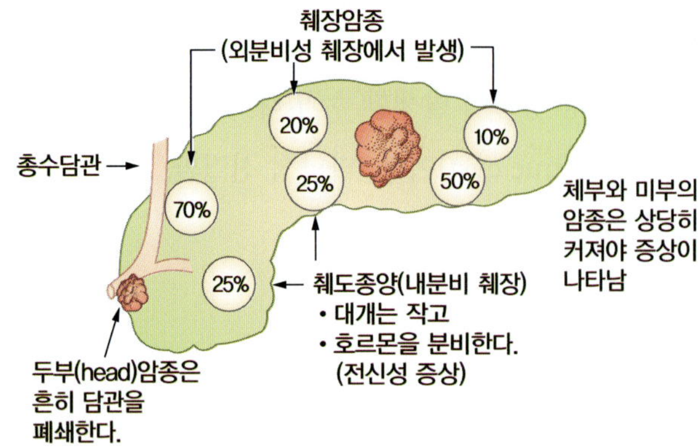

그림 14-44. 이자의 신생물(종양). 약 20% 정도의 이자종양은 미만성으로 발생한다. 췌도종양은 대부분 양성 종양이며 약 10%는 다발성임

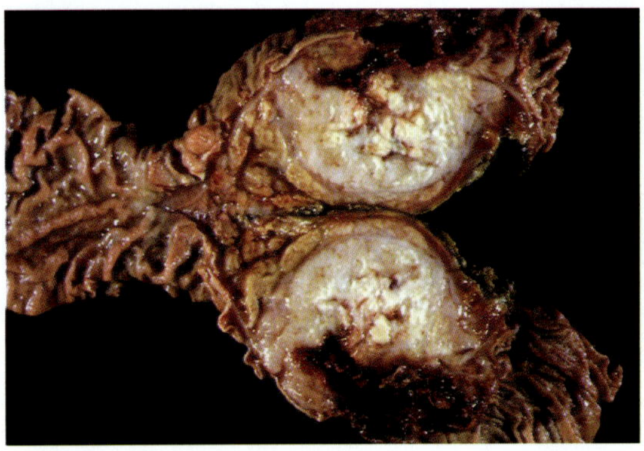

그림 14-45. 이자머리부의 암종. 이자머리부에서 암종이 발생하여 주변조직으로 침윤하고 있음

carcinoma)으로 있다가 후에 발견되었을 때는 늦은 경우가 많을 뿐만 아니라 혈관 및 림프관 침습도 조기에 일어나므로 전이도 빠르다. 그 때문에 췌의 체부와 꼬리 부분 암종의 조기 발견을 위한 진단 기술의 확립은 현재도 더욱 큰 문제로 남아있다. 임상으로 췌두부 암종은 총수담관의 폐쇄에 의한 심한 담낭의 확장과 황달이 조기에 나타난다. 이자 체부 및 미부의 암종은 후기에 복부 종괴, 심한 체중감소, 빈혈 등으로 나타난다. 많은 경우에 전이를 진단 당시에 발견되기도 하며 흔히 간으로 전이한다. 부종양성(paraneoplastic) 증후군으로 다리 정맥에 표재성 혈전정맥염(super ficial thrombophlebitis)이 관찰되기도 하는데, 이것을 트루소 징후(Trousseau sign)라고 하며 파종성 혈관 내 응고증(DIC)이 동반될 수도 있다. 예후는 5년 생존율은 5% 이하로 나쁘며 진단 후 6개월에 대체로 사망한다(그림 14-46).

(2) 이자섬세포종(islet cell tumor)

이자섬의 내분비 세포로부터 발생하는 종양을 도세포종이다. 글루카곤종, 소마토스타틴종(somatostatinoma), 인슐린종, 가스트린종, 비포종(vipoma) 등이 있다. 이 종양들이 호르몬을 만드는 세포에 유래하기 때문에, 도세포종은 자주 고유한 내분비 기능에 관계한 증상을 나타낸다(그림

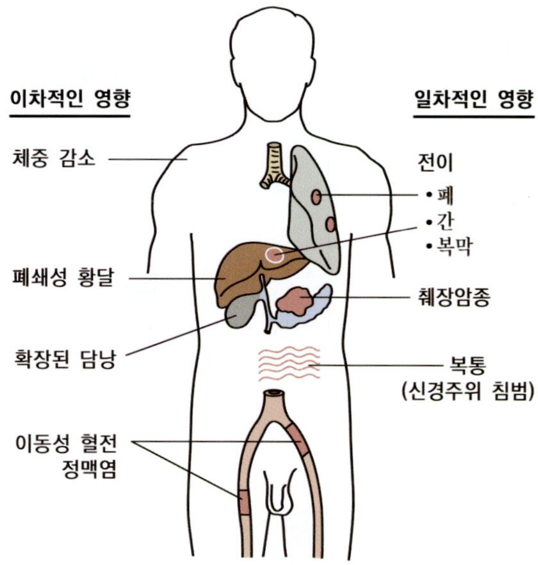

그림 14-46. 이자암의 합병증. 이자암은 기능상과 위치상 다양한 합병증을 나타냄

14-47). 임상적으로 도세포종은 양성으로부터 악성 종양까지 다양하며, 종양에 의한 증상도 조직 유형에 따라 다양하다. 그러나 호르몬을 분비하는 종양은 세포는 양성이라도 기능적으로는 악성으로 생각하고 있으며, 이들의 악성도는 세포 자체로는 감별이 어렵고 이 종양의 전이나 주변부 침윤으로 감별해야 하는 경우가 많다.

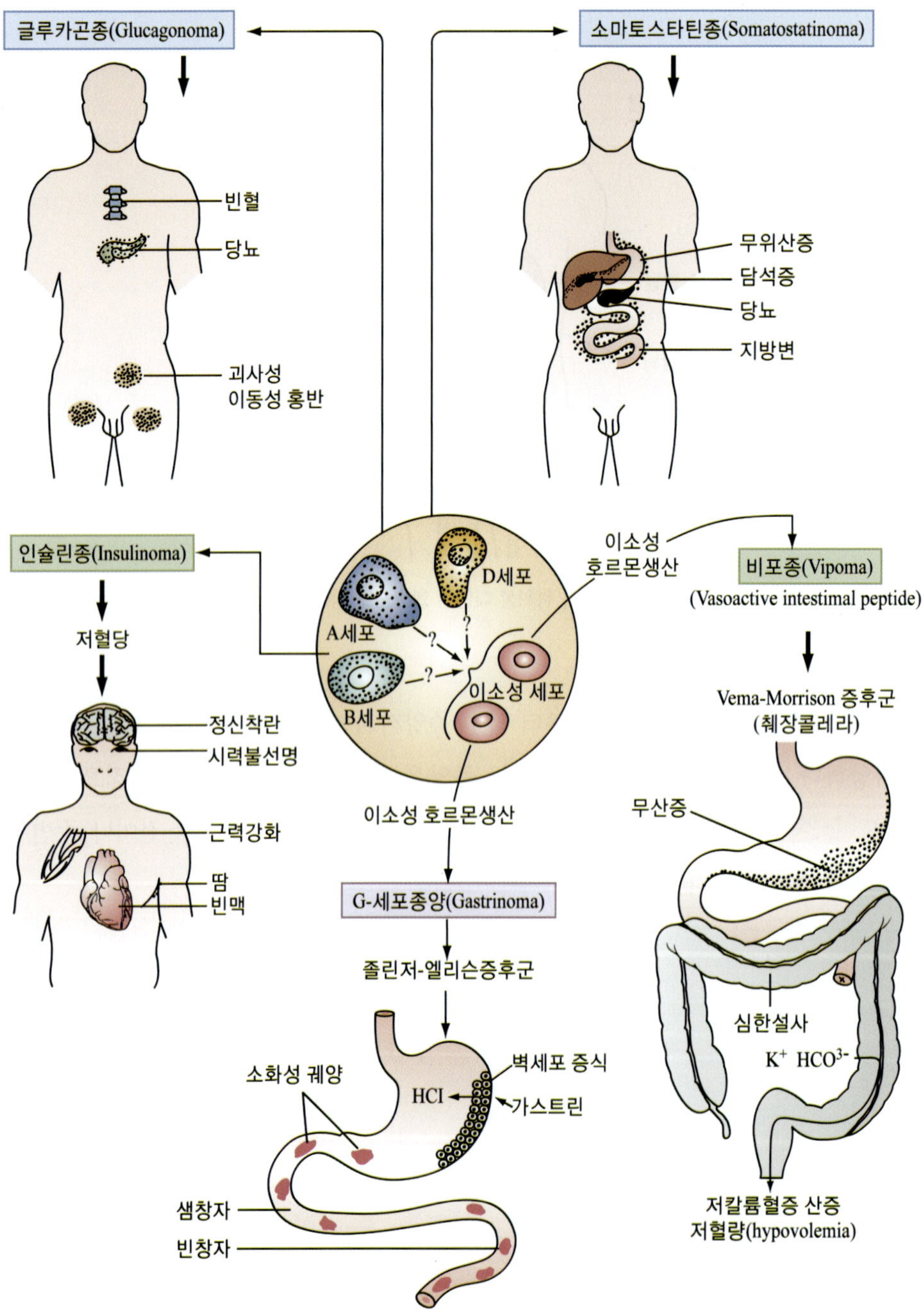

그림 14-47. 이자에서 발생한 도세포 종양은 각각에서 고유한 호르몬을 분비함으로 그에 상응한 임상 증후군을 나타나게 됨

Chapter 15

비뇨기와 남성생식기 질환 (Diseases of urinary system and male reproductive system)

콩팥은 여과장치인 사구체의 집합으로, 혈액 중에 축적된 노폐물이 사구체에서 여과하고 소변으로 배출하는 장기이다. 그러나 사구체에 염증이 일어나면 사구체의 기능이 약화되어 노폐물의 배출이 감소하게 되므로 노폐물이 혈액 내에 축적된다. 처음에는 증상 없이 질소화합물이 혈중에 증가되는 고질소혈증(azotemia)이 일어나지만 점차 질병이 진행하여 심해지면 체내에 독소가 배제되지 않고 계속 축적되며 요독증(uremia)이라고 하는 생명이 위험한 콩팥부전증(renal failure) 상태가 된다.

일단 심하게 손상된 콩팥은 다시 기능이 회복되지 못하므로 콩팥부전증 환자에서는 노폐물 제거를 인공투석에 의존하거나, 콩팥이식을 시행해야 한다.

1. 콩팥의 질환(renal diseases)

1) 콩팥의 구조와 기능(structure and function of kidney)

콩팥은 후복막강 상부에 존재하는 좌우 한 쌍의 커다란(길이 약 11~14 cm, 약 110~190 g) 완두콩 모양의 실질장기이다(그림 15-1 A). 신문부에서는 전방으로부터 신정맥, 신동맥 및 요관 순서로 출입하고 있다. 콩팥은 크게 피질(겉질, cortex)과 수질(속질, medulla)로 나누어지며, 조직으로는 피질영역에 존재하는 공모양의 사구체(glomerulus, 직경 0.2 mm)와 그에 이어지는 근위곡세뇨관(토리쪽곱슬세관, proximal convoluted tubule)과 원위곡세뇨관(먼쪽곱슬세관, distal convoluted tubule) 그리고 주로 수질에 존재하는 꾸불꾸불한 관모양의 요세관(renal tubule)으로 이루어지는 하나의 기본단위, 즉 사구체에서 집합관까지를 네프론(nephron)이라고 하는데(그림 15-2), 이 네프론의 총 수(양쪽 콩팥의 합계)는 약 200만 개로 추정된다.

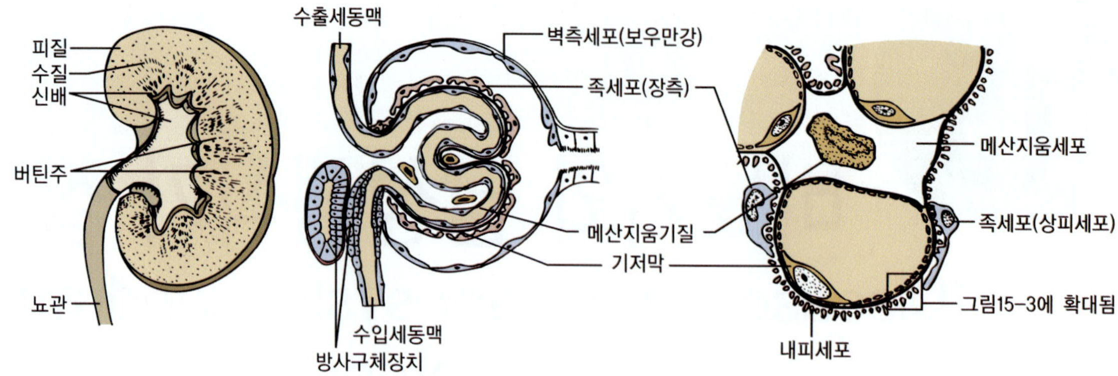

그림 15-1. 콩팥, 사구체 그리고 사구체 모세혈관의 구조

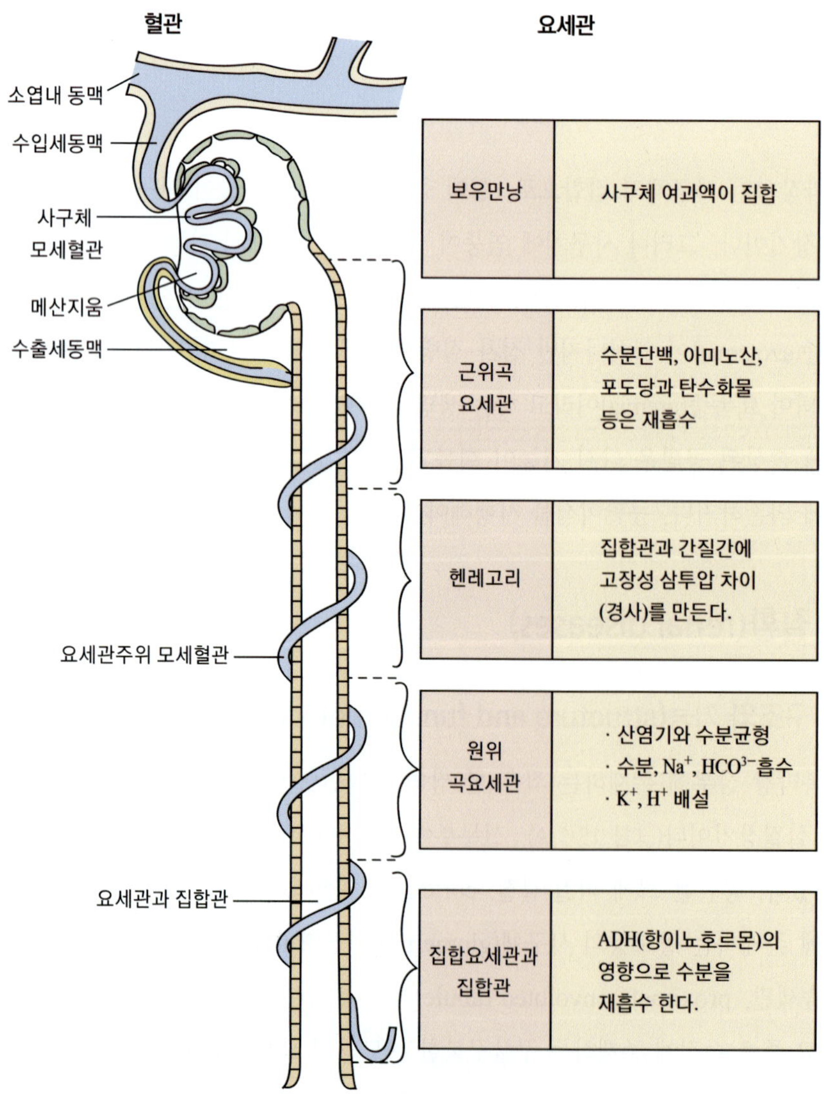

그림 15-2. 콩팥의 주된 기능 단위인 네프론(nephron)의 구조

사구체는 한 개의 세동맥(수입동맥)에 유래하는 모세혈관이 사구체(토리) 모양으로 모인 모세혈관계(모세혈관의 집합체)이며 혈관과 혈관사이의 조직을 메산지움(mesangium)이라고 한다. 모세혈관은 내피세포(endothelial cell), 기저막(basement membrane)과 족세포(podocyte)로 구성된다(그림 15-1 B, C). 혈액이 이곳을 통과하는 동안에 혈중의 수분, 포도당 등을 보우만주머니(Bowman's capsule) 내로 여과한다. 정상에서는 분자량이 아주 작은 물질만 통과할 뿐 알부민이나 적혈구 등은 통과하지 못한다. 더욱이 소변(원뇨)에 포함되는 대부분의 수분을 비롯하여 아미노산, 전해질 등 인체에 있어 유용한 것은 원위곡세뇨관이나 집합관의 상피세포에 의해 거의 대부분 재흡수된다. 재흡수되고 남은 노폐물만이 요세관에서 신우로 배설된 후 요관, 방광, 요도 등 하부 요로를 거쳐 체외로 배설된다.

콩팥의 중요한 기능은 혈중의 노폐물을 제거하고 요세관 상피에 의한 소듐(sodium), 포타슘(potassium), 인산(phosphate), 탄산(carbonic acid) 등과 같은 전해질의 재흡수와 혈중 산염기 평형을 유지하고 혈액의 pH를 7.4 전후로 유지할 수 있는 것이다. 전해질 중 특히 소듐량의 조절은 혈압이나 체액의 삼투압을 적절히 유지하기 위해 중요하다.

2) 사구체의 구조와 기능(structure and function of glomerulus)

사구체를 구성하고 있는 모세혈관벽의 구조(그림 15-3)는 안쪽에서부터 세포질에 여과기능이 있는 무수한 작은 구멍을 갖는 내피세포, 콜라겐 섬유 제IV형으로 구성된 기저막, 등으로 무수한 문어발 같은 돌기를 가지고 있어 족세포(podocyte)라고도 하는 상피세포로 덮여 있다. 사구체의 기본 역할은 혈액의 여과(필터) 작용에 있으므로 사구체 모세혈관에 여과장애가 있으면, 혈중에 노폐물이 쌓이거나, 단백뇨(proteinuria)나 혈뇨(hematuria)를 일으킨다.

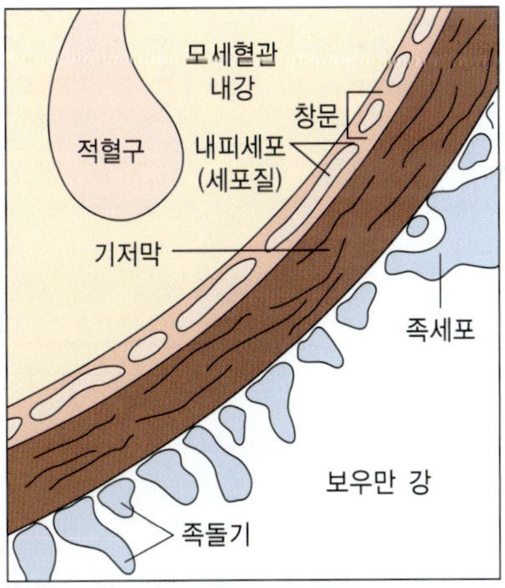

그림 15-3. 사구체 여과막의 세밀도. 기저막, 족세포, 내피세포로 구성되어 있음

3) 사구체질환(glomerular diseases)

(1) 사구체질환의 분류(classification of glomerular disorders)

사구체신염(glomerulonephritis)은 사구체의 일차 병변이 나타나는 사구체질환들을 총칭한다. 사구체질환의 분류는 선천성과 후천성, 급성과 만성 등 임상증상, 증식성, 막성, 미소변화 그리고 면역기전을 근거로 나누고 있다(표 15-1, 2). 사구체질환은 초점성 또는 국소성(focal : 일부의 사구체에만 병변이 있음)이거나 미만성(diffuse, 모든 사구체에 병변이 있음)일 수도 있다. 이것들은 다시 분절성(segmental)이거나 전체성(global)으로 발생할 수도 있다(그림 15-4).

표 15-1. 사구체신염의 원인 및 형태 분류

선천성 사구체신염
유전성 신염
선천성 신증
원발성 후천성 사구체신염
미소변화
후감염 사구체신염
굿패스쳐 증후군(Goodpasture's syndrome)
메산지움 사구체신염(mesangial glomerulonephritis)
막성 사구체신염(membranous glomerulonephritis)
막증식성 사구체신염(membranoproliferative glomerulonephritis)
국소성 사구체신염(focal glomerulonephritis)
국소성 사구체경화증(focal glomerulosclerosis)
속발성 사구체신염
만성 사구체신염
기타 사구체신염
당뇨병
아밀로이드증

※ 의학용어로 사구체를 토리라고도 하므로 사구체신염을 토리염이라고도 한다.

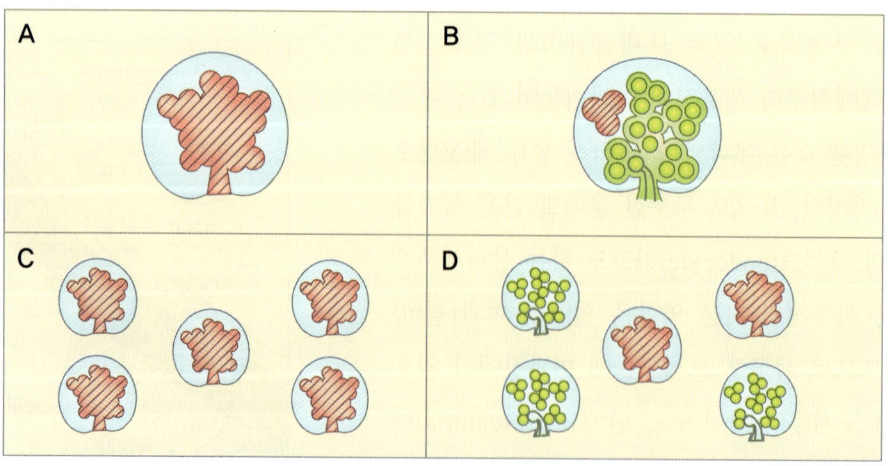

그림 15-4. 전체성, 분절성, 미만성, 호점성의 용어에 대한 개념(모식도). A : 전체성(global), 전체 사구체를 모두 침범, B : 분절성(segmental), 사구체 여러 분절(소엽) 중 1~2개를 침범, C : 미만성(diffuse), 콩팥 내 거의 모든 사구체를 침범, D : 국소성(focal), 콩팥 내 일부 사구체만 침범

또 전자현미경이나 형광현미경에서는 면역복합체의 침착부위에 따라 상피하(subepithelial), 내피하(subendothelial)형으로 구분하며 형광현미경상에서는 크게 모세혈관형, 메산지움형, 혼합형으로 나누고 혈관벽에 침착하는 유형에 따라 선상 또는 과립상으로 분류하고 있다(그림 15-5).

표 15-2. 사구체신염의 감별진단

사구체신염	임상소견	증식성	막성	면역형광				전자 현미경	미만성/ 초점성	기전
				형태	Ig	보체	피브린			
원발성 미소변화 사구체신염	콩팥증후군	–	–	–	–	–	–	족돌기 융합	미만성	미상
후감염성 사구체신염 (poststreptococcal)	급성 신염, 콩팥증후군	+	–	과립상	Ig G	+	–	상피하 침착	미만성	면역복합체
반월상(crescentic) 사구체신염	급성 신염, 급성 진행성	반월상 +	–	과립상 /선상	Ig G/ Ig A	+	+	다양한 침착	미만성	면역복합체, 기저막항체
굿패스쳐 (Goodpasture's) 증후군	급성 신염	반월상 +	+	선상	Ig G	+	+	기저막 비후	초점성/ 미만성	기저막항체
메산지움 사구체신염	단백뇨, 혈뇨	메산 지움 +	–	메산 지움	Ig G	+	–	메산 지움 침착	미만성	면역복합체
Ig A (Berger's 병)	콩팥증후군, 단백뇨, 혈뇨, 급성 신염		–		Ig A	+	–			
Ig A (H-S purpura)	콩팥증후군, 단백뇨, 혈뇨, 급성 신증		–		Ig A	+	+			
막성 사구체신염	단백뇨, 콩팥증후군, 만성 신부전	–	+	과립상	Ig G	+	–	상피하침착, 스파이크	미만성	면역복합체
막증식성 사구체 신염	급성 신염 증후군, 콩팥증후군	내피, 메산 지움 +	+ + + +	과립상	Ig G	+	–	내피하침착, 기저막분리	미만성	면역복합체
	콩팥증후군, 만성 콩팥부전증			과립상	–	+	–	기저막비후	미만성	면역복합체
초점성 사구체신염	단백뇨, 콩팥증후군	초점성 +	+	과립상	Ig M Ig A	+	+	족돌기융합	초점성, 분절상	면역복합체
이차성 사구체신염 루푸스신염	다양함	다양함 +	다양함 + wireloop	과립상	Ig G	+	+	다양함	미만성/ 초점성	면역복합체
만성 사구체신염	만성 콩팥부전증	이상 사구체신염 모두 가능함		과립상, 선상, 다양함				다양함	미만성/ 초점성	면역복합체/ 기저막항체
당뇨병성 신증	콩팥증후군, 만성 콩팥부전증	–	초점성 경화	없음	–	–	–	경화	미만성/ 초점성	미상
아밀로이드증	콩팥부전증, 만성 콩팥부전증	–	+	없음	–	–	–	섬유상 아밀로이드	미만성	아밀로이드 침착

(2) 사구체신염의 기전(pathogenesis of glomerulonephritis)

사구체질환의 기전은 면역기전과 비면역기전으로 나눌 수 있다.

① 면역기전(immunological mechanism)

사구체 내에 항체항원복합체, 즉 면역복합체(immune complex)가 침착함으로써 사구체질환이 발생한다. 순환하는 면역복합체가 침착하는 면역복합체 사구체신염과 사구체 자체 항원에 대한 면역복합체에 의해서 발생하는 사구체 기저막항체 사구체신염으로 크게 나눌 수 있다.

a. 면역복합체 질환

사구체 모세혈관 손상의 대표적인 것으로 가장 흔한 사구체질환의 원인기전이며, 항체는 내인성 자가항체 또는 외인성일 수 있다. 형태학적 특징은 면역복합체의 침착이다. 일단 면역복합체가 사구체에 침착하면 호중구, 보체, 단구와 대식구, 혈소판, 피브린 등이 함께 작용하여 사구체 혈관의 손상을 일으킨다.

면역복합체는 사구체 모세혈관의 기저막 주변이나 메산지움에 침착한다. 면역복합체가 침착하면 여러 가지 다양한 형태의 사구체 병변이 일어나며 면역형광검사로 면역글로불린과 보체를 관찰할 수 있다. 면역형광의 염색상은 불규칙하며 과립상으로 혈관벽, 메산지움 등에서 관찰된다(그림 15-5 B). 전자현미경으로 전자밀도가 높은 과립상(granular) 물질의 침착이 상피하, 내피하, 기저막 위치에서 관찰되는데 이물질이 곧 면역복합체이다(그림 15-5 A).

b. 사구체 기저막 항체 질환

사구체 기저막에 대한 항체의 침착이 모세혈관의 기저막에 침윤하여 면역복합체 사구체질환과 유사한 광학현미경 소견을 나타낸다. 그러나 면역형광검사로 선상(linear)의 면역글로불린과 보체의 침착이 사구체 혈관의 기저막 선상에 나타난다. 폐출혈과 콩팥의 사구체 굿패스쳐 증후군(Goodpasture's syndrome)이 대표적인 질환이다.

② 비면역기전

고혈압에 의한 상피 혈관 내피세포의 손상은 면역기전과 상관없이 점차 심해지며 사구체 경화도 더욱 진행되는데, 그 현상은 고혈압의 정도에 비례한다. 당뇨병 시에도 비면역으로 기저막의 경화가 발생하므로 시간이 경과하면서 사구체가 점점 경화되어 콩팥부전증을 초래한다. 어떤 기전이든지 일단 콩팥질환이 발생하여 사구체의 수가 정상의 30~50% 수준이 되면 사구체 여과속도(glomerular filtration rate, GFR)가 감소하게 되는데, 그 이후에도 지속적인 사구체 경화가 일어나면 콩팥부전증을 초래한다.

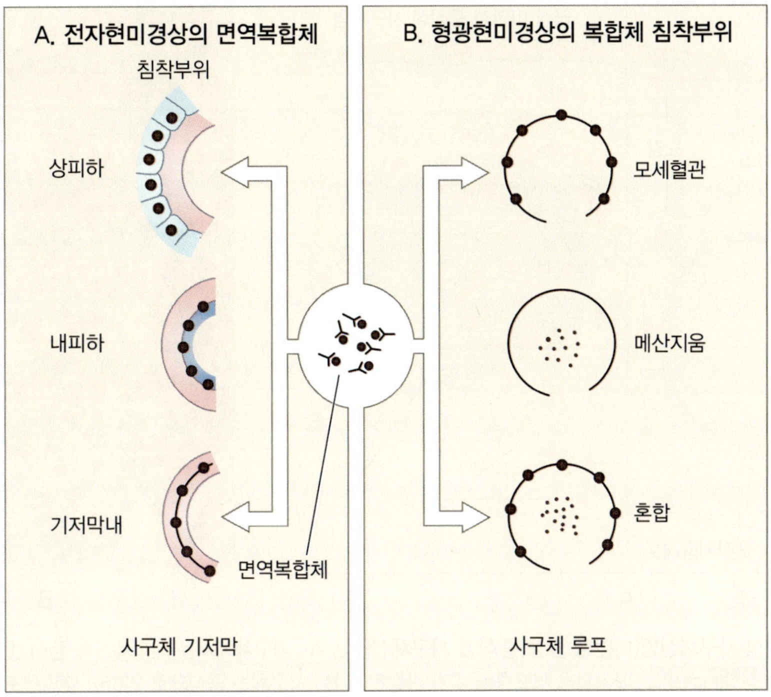

그림 15-5. 면역복합체 사구체염에서 면역복합체의 침착부위에 내한 전자현미경 및 형광현미경의 소견(모식도)

4) 신염 증후군(nephritic syndromo)

급성으로 발생하며 대개 육안으로 관찰되는 혈뇨와 경도 또는 중등도의 단백뇨, 고혈압 등을 동반하는 증후군을 신염 증후군(nephritic syndrome)이라고 한다.

신염 증후군에 속하는 신염은 후감염성 사구체신염, 급성 진행성 사구체신염, 굿패스쳐신염, 메산지움증식성 사구체신염, 막성 사구체신염 등이 있다.

(1) 후감염성 사구체신염

사구체 병변의 형태 특성상 미만성 증식성 사구체신염(diffuse proliferative glomerulonephritis) 또는 관내증식성 사구체신염(proliferative endocapillary glomerulonephritis)이라고 하는데, 연쇄구균에 의한 편도염이나 피부염 발생 후에 발생하므로 후감염성 사구체신염이라고 한다(그림 15-6).

A군의 $\beta-$ 용혈성 연쇄구균에 의한 편도염이나 피부염증 후 1~2주가 지나면, 세균성분이 항원으로써 기능하여 체내에서 항체가 만들어지고 그 결과 항원항체가 결합하여 혈중의 면역복합체가 사구체혈관의 기저막을 중심으로 침착하며 내피세포의 증식과 염증을 일으킨다.

① 병리

육안으로 콩팥이 다소 커지고 표면엔 점상출혈이 관찰될 수 있다. 현미경으로 모든 사구체를 침범

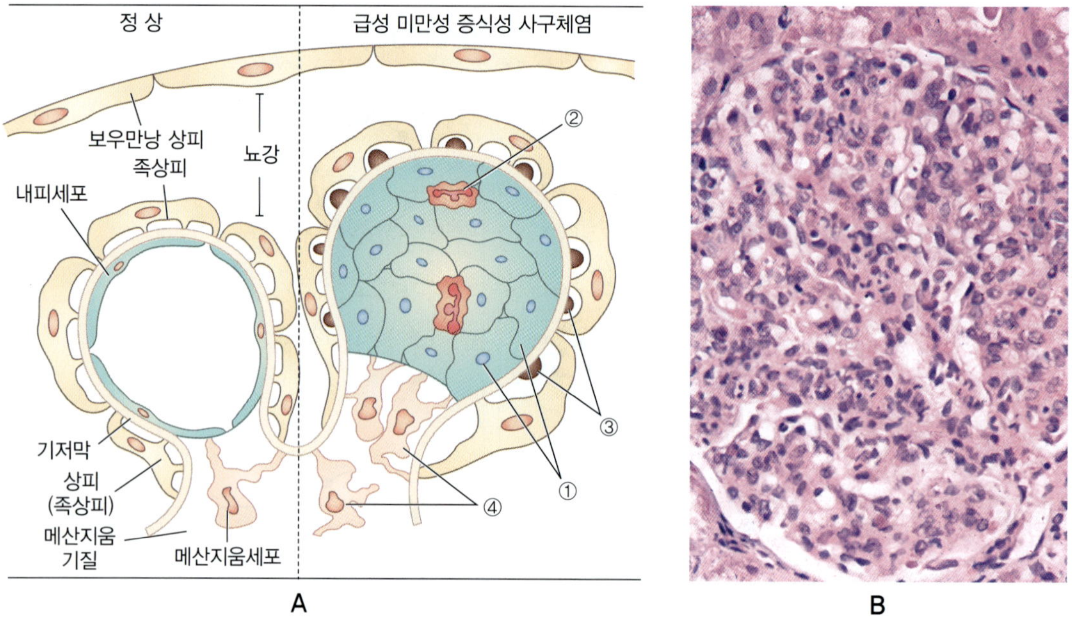

그림 15-6. 후감염성 사구체신염(미만성 급성 증식성 사구체신염). A : 사구체에서는 내피세포의 증식 ①, 호중구 ②, 상피조직하부의 면역복합체 침착(lump) ③, 메산지움 세포증식 ④가 관찰된다. B : 사구체는 증식으로 인하여 내피세포와 메산지움 세포의 세포수가 증가한다. 사구체 내 모세혈관 내강은 증식된 세포에 의해 폐색됨

하는 미만성의 사구체염이 관찰된다. 사구체는 커지고, 종창되며, 혈관내피세포와 메산지움 내 세포증식이 관찰된다. 호중구와 단구의 침윤도 동반된다. 반월판(crescent)도 가끔 관찰된다. 전자현미경으로 관찰하면 면역복합체는 모세혈관 기저막의 외측 상피 직하부에 전자현미경상 전자밀도가 높은 침착물이 관찰된다. 이 침착물을 험프(hump)라고 한다. 또 면역형광현미경상 Ig G와 C_3가 사구체 기저막을 중심으로 과립상으로 침착된 것이 관찰된다.

② 임상

소아의 급성 사구체신염의 대표적인 질환이다. 대부분의 환자들은 급성 콩팥염 증후군 증세를 나타낸다. 특징은 눈 주위의 부종, 혈뇨, 단백뇨, 혈중 요소와 크레아티닌의 증가 등이다. 소수의 환자는 콩팥증후군으로 나타나는 경우도 있다. 혈중 연쇄구균에 대한 항체인 스트렙토라이신항체(antistreptolysin O, ASO)가 증가되어 있다. 대개의 경우 치료가 잘되어 정상으로 돌아오지만 소수에서는 1~2년 내에 급속히 악화되어 콩팥부전증에 이르기도 한다. 소아에서는 95% 이상 회복되나 어른에서는 65% 정도가 회복된다.

(2) 급속 진행성 사구체신염

원인은 잘 모르지만 급속히 진행하여 수주에서 수개월 동안 신부전으로 이행하여 치료 후 경과가 불량한 성인의 콩팥 질환을 급속 진행성 사구체신염(rapidly progressive glomerulonephritis)이라고

하며 또 임상경과가 빠르게 진행한다.

비교적 드물고 사구체의 약 80% 이상에서 반월체를 관찰할 수 있는 것이 특징이다. 대부분은 원인을 모르지만 일부에서는 후감염 사구체신염과 전신성 질환, 즉 전신성 홍반성 루푸스(SLE), 굿패스쳐 증후군(Goodpasture's syndrome), 혈관염, 헤노크쉔레인 자반증(Henoch-schonlein purpura)에 이차로 발생하기도 한다(표 15-3).

표 15-3. 사구체 내에 반월판을 형성하는 원인 질환들

미만성 사구체신염
- 급성 미만성 증식성 사구체신염
- 미만성 메산지오 모세혈관 사구체신염
- 굿패스쳐 사구체신염의 미만성 형태

초점성 분절성 사구체신염
- 헤노크-쉔라인 신염
- 현미경성 다발성 동맥염, 베게너 동맥염
- 급성 경피증
- 분절성 홍반성 루푸스신염

사구체 기저막에는 상당한 수의 균열이 있다고 알려지고 있고 이 균열을 통한 피브린의 방출이 보우만주머니의 상피세포를 증식하게 하여 반월체가 형성된다고 생각하고 있다. 사구체의 보우만주머니 외측벽(Bowman capsule wall)에 반월체(crescent)를 형성하기 때문에 반월체형성 사구체신염, 또는 세포의 증식부위를 기준으로 관외 증식성 사구체신염(extracapillary proliferative GN)이라고 불리기도 한다. 현미경으로 80% 이상의 사구체에서 반월체를 관찰할 수 있고 면역형광검사상 Ig A와 C_3가 일부에서 관찰되나 꼭 일정하지는 않다. 전자현미경상 불규칙하게 파괴된 사구체의 형태 변화를 관찰할 수 있다. 예후는 대단히 나쁘다(그림 15-7).

(3) 사구체 기저막 항체 질환, 굿패스쳐 증후군

굿패스쳐 증후군(Goodpasture's syndrome)은 증식성 사구체염을 일으키는 드문 질환이며 사구체 기저막에 존재하는 항원에 대한 항원항체반응에 의하여 발생하는 질환이다. 젊은 성인에게 잘 발생하며 남성에서 호발한다. 혈중에는 사구체 기저막에 대한 항체가 증명되며 면역글로불린은 Ig G이다. 이 항체는 신사구체 기저막뿐만 아니라 폐혈관의 기저막에도 반응하므로 사구체염과 동시에 폐출혈을 동반하게 된다(그림 15-8).

병리학적으로 초기에는 국소성 증식성 사구체염을 일으키나 후에는 미만성 증식성 사구체염을 일

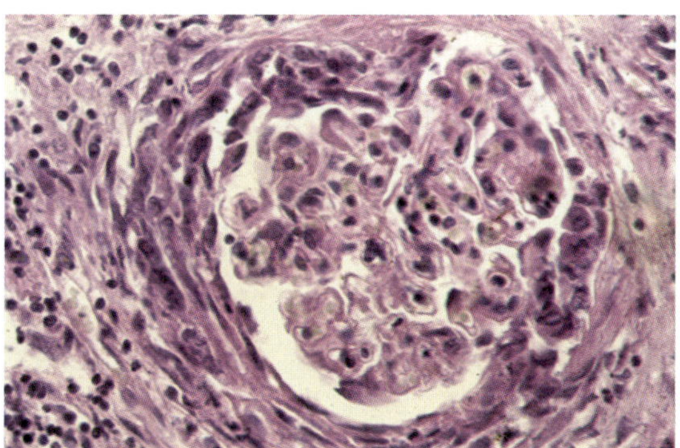

그림 15-7. 반월판 사구체신염. 급속 진행성 사구체신염. 급속증식성 사구체신염의 특징 소견인 상피세포의 증식으로 형성된 반월판이 사구체 모세혈관(glomerular tuft)을 압박하고 있음

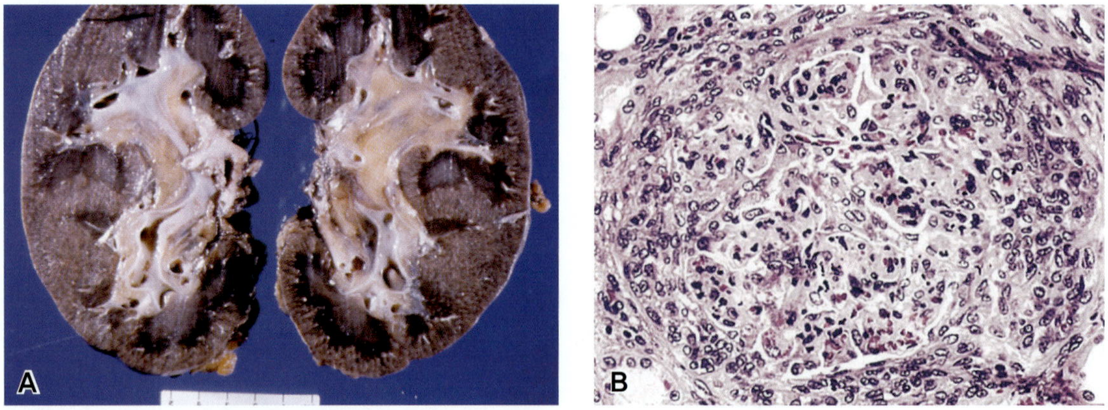

그림 15-8. 굿패스쳐 증후군(Goodpasture's syndrome). A : 콩팥의 단면으로 다양한 형태의 암적색의 반점이 피질과 피질수질 이행부에 산재하고 있으며, 이 반점은 기저막 항원에 대한 항체반응으로 인한 출혈 때문에 생성된 것이다. 기저막항원에 대한 항체반응으로 출혈이 발생한다. B : 토리 내 세포의 증식, 모세혈관의 폐색, 초점 섬유소모양 괴사, 호중구의 침윤과 반월체 형성 등이 토리에서 보인다. 토리 기저막항원에 대한 항체반응으로 발생한다. 폐에서도 같은 메가니즘으로 출혈이 일어남

으킨다. 세포증식성 변화는 흔히 괴사와 상피세포의 반월판(crescent)과 함께 관찰된다. 후에는 사구체 경화가 심해진다. 면역형광으로 Ig G와 C_3의 침착이 미만성으로 선상(linear)의 침착을 나타내는 것이 특징이며, 침착부위는 사구체 모세혈관의 기저막이다. 전자현미경상 미만성으로 사구체 모세혈관 기저막의 불규칙한 비후를 나타내고 있다.

임상으로 만성 출혈 및 혈뇨는 빈혈을 초래하기도 한다. 단백뇨와 혈뇨가 나타나고 점진적으로 콩팥부전증을 일으키고 폐출혈이 있는 경우에는 호흡곤란과 함께 피를 각혈한다. 예후는 대체로 나빠서 대개 진단 후 1년 내에 콩팥부전증이 온다.

(4) 메산지움 증식성 사구체신염

특별한 변화 없이 메산지움세포의 증식만 있는 경우이며 침착된 면역글로불린의 유형(Ig G 또는 Ig A)에 따라 분류한다.

① Ig G 침착형

메산지움에 Ig G의 침착은 비교적 흔하다. 또 후감염 사구체신염의 회복기에도 나타날 수 있으나 대부분의 경우에는 원인을 알 수 없다. 광학현미경으로 메산지움에 세포의 증식이 관찰된다(정상범위는 소엽당 3개의 핵이 관찰). 동시에 메산지움의 기질도 증가한다. 면역형광검사상 메산지움 내에 Ig G와 C3가 침착되어 있다. 전자현미경으로 관찰할 때 전자 밀도가 높은 물질의 침착이 메산지움 내에서 관찰된다.

② Ig A 침착형

a. Ig A 신병증(Ig A nephropathy)

일차성 사구체신염증 약 2~5%를 차지하고 있으며 10~30세 남자에 주로 호발하고 일명 버저병(Berger's Disease)이라고도 한다.

광학현미경상 경도 내지 중간 정도의 메산지움 세포와 메산지움 기질의 증가로 경화를 보이고, 메산지움에 면역복합체의 침착을 볼 수 있다(그림 15-9).

형광현미경에서는 다량의 Ig A와 보체 C_3이 메산지움에 침착됨을 알 수 있다. 전자현미경상 메산지움 세포의 증식, 경화, 전자밀도 높은 물질의 침착 등이 관찰된다(그림 15-10). 콩팥은 양쪽 모두 침범을 당한다. 임상은 혈청 Ig A값이 높고 조직 내에 Ig A의 침착이 있다. 또한 사구체의 염증으로 인하여 혈뇨를 수반하는 일도 있으며, 일부에서는 콩팥 이외의 피부나 근육의 소혈관벽 등에도 Ig A의 침착을 보이는 경우도 있다. 질병의 진행은 느린 편이나 예후는 비교적 나빠서 대개 6년 이내에 만성 콩팥부전증이 오는 것으로 알려져 있다.

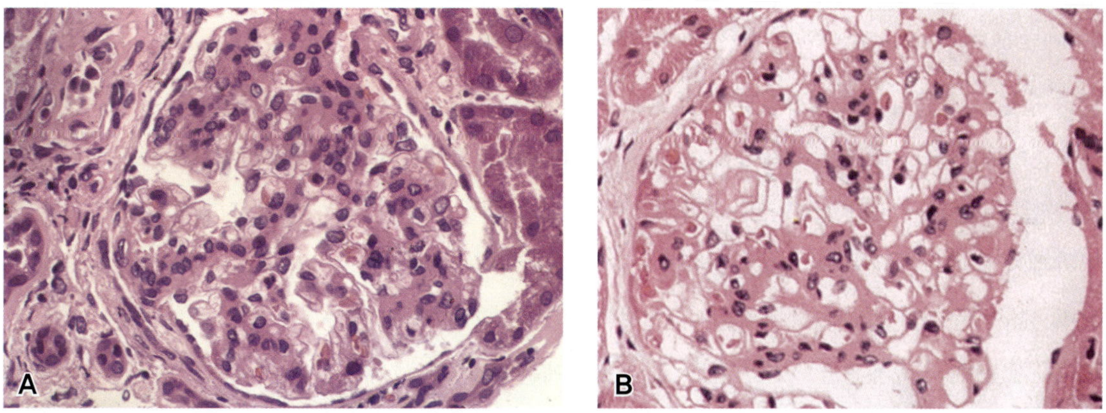

그림 15-9. Ig A 신병증. A : 경도의 메산지움의 증식과 경화가 관찰되고 있을 뿐이다. B : 메산지움 내에 Ig A의 침착과 메산지움 내 세포의 증식이 광범위하게 관찰됨

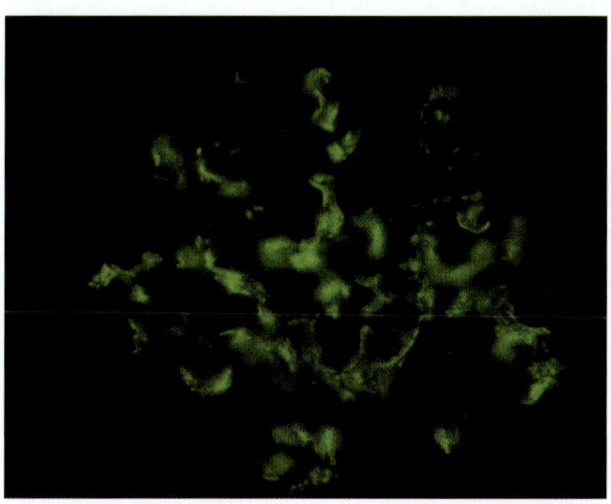

그림 15-10. Ig A 신병증. Ig A에 대한 면역형광염색에서 토리 메산지움 안에 광범위하게 Ig A 침착이 관찰됨

b. 헤노크-쉔레인 자반증(Henoch-Schoenlein purpura)

비교적 드물고 소아에서 주로 발병하는 질환으로 임상으로는 피부, 관절, 장과 콩팥을 침범하는 전신성 혈관염에 의한 출혈성반(자반)이 다수 나타난다. 콩팥을 침범하는 경우가 흔하고 심하면 혈뇨 및 단백뇨뿐만 아니라, 급성 콩팥부전증과 콩팥증후군을 일으킬 수 있다. 기전은 과민반응에 의한 면역복합체가 주로 세정맥이나 모세혈관 벽에 붙어서 괴사성 혈관염을 전신성으로 일으키게 된다. 혈관염의 원인을 밝히려면 피부생검에 의한 형광현미경 검사상 혈관벽에서 Ig A 침착을 발견하는 것이 중요하다. 콩팥에서는 광학현미경상 메산지움 세포의 증식과 상피세포의 반월상이 관찰된다. 형광현미경상 메산지움에 Ig A가 침착된 것을 알 수 있다. 전자현미경상 메산지움 내 물질침착과 세포증식이 관찰된다. 이 질환은 진행성이며 약 20%는 만성 사구체신염이 된다.

(5) 만성 사구체신염(chronic glomerulonephritis)

만성 사구체신염은 사구체신염의 마지막 단계에서 관찰되는 질환이며, 실제로 일부에서는 사구체신염을 앓은 병력을 갖고 있다. 연쇄구균 감염 후 발생하는 후감염성 사구체염에서 1~2%, 급속 진행성 사구체신염에서 90%, 막성 사구체염에서 50%, 국소성 사구체경화에서 50~80%, 막성 증식성 사구체신염에서 50%, 그리고 Ig A 신증에서 30~50% 정도가 만성 사구체신염으로 이행한다고 알려져 있으나 만성 사구체신염 환자의 20%는 사구체신염을 앓은 병력이 없다.

육안으로 크기가 대단히 작아져 있고 양측이 비슷하다. 표면은 미세한 과립상의 모습을 갖는 위축된 콩팥(granular contracted kidney)이 특징이다. 절단면상 피질은 좁아져 있고 피질수질 경계는 불명확하여 동맥은 두꺼워져 있다. 현미경으로 좁아진 피질 내에 네프론의 수가 현저히 감소되어 있으며 사구체는 미만성의 경화가 일어나 모세혈관의 구조가 보이지 않는다.

사구체 사이의 요세관들도 위축되고 요세관 내에는 H&E 염색상 분홍색의 단백 원주들이 가득차 있어 갑상샘에서 교질을 갖고 있는 여포를 보는 듯하다. 이것을 갑상샘화(thyroidization)라고 한다. 간질 내에는 염증세포의 침윤과 섬유화도 많이 관찰된다. 면역형광검사상 Ig G, Ig A, C_3 등의 침착이 있고 전자현미경상에도 전자밀도가 높은 물질의 침착이 있을 수도 있다.

임상적으로 만성 콩팥부전증이 있고 고혈압, 단백뇨, 콩팥증후군, 현미경성 혈뇨 등이 관찰된다.

5) 콩팥의 쇼크(shock of kidney)

(1) 신전성 요독증(prerenal uremia)

초기 혈액감소로 인한 쇼크 시에는 사구체 내 여과량의 급격한 감소로 핍뇨(oliguria)가 초래되어 하루 요량이 400 ml/l 이하로 될 수도 있는데, 이 상태를 쇼크신(shock kidney)이라고 한다. 이 경우 소변은 대단히 농축되어 있으며 요소와 크레아티닌은 높은 수치를 나타낸다. 이 상태를 신전성 요독증이라고 한다. 이는 콩팥의 요세관 상피가 혈액의 감소를 보충하기 위하여 수분을 재흡수하는 정상기능을 하였다는 뜻이다. 콩팥으로 들어가는 혈액량이 감소하여 여과량이 감소하므로 혈청 내 요소의 농도는 증가하나 쇼크 상태가 호전되면 콩팥 자체는 이상이 없으므로 노폐물이 배설되고 곧 회복된다.

(2) 급성 요세관 괴사

급성 요세관의 괴사는 허혈이나 신독소에 의해서 요세관 상피의 파괴가 일어난 것으로 하며 급성 콩팥부전증을 일으키며 핍뇨, 무뇨증을 동반한다. 원인으로는 혈관의 폐쇄, 심한 사구체신염, 급성 간질성 신염, 파종성 혈관 내 응고증, 요도폐색, 급성 요세관 괴사 등을 들 수 있다.

허혈성 요세관 괴사는 패혈증, 화상, 조직 좌멸손상(crushing injury), 심한 순환장애 등으로 인하여 쇼크 상태가 심해지고 혈관 수축이 오래 지속되면 저산소증이 초래되어 급성 요세관 괴사가 초래된다. 근위 및 원위 곡뇨세관 모두에서 부분 괴사를 관찰할 수 있다. 이 점은 신독소에 의한 독성 요세관 괴사 시에는 주로 근위곡뇨세관에서 일어나므로 허혈성(저산소성) 요세관 괴사와 독성 요세관 괴사의 감별점이 될 수 있다. 초기의 현미경 변화는 원위 곡뇨세관 상피의 브러시보더(brush border)의 소실이다. 쇼크 상태에서 회복되면 2수째 상피의 재생을 관찰할 수 있나. 임상으로 급싱 요세관 괴사는 다음과 같은 특성을 갖는다. 즉 급성 콩팥부전증, 핍뇨와 고질소혈증(azotemia)이 일어난다. 소변의 농도가 떨어지고 비중이 1%에 근접한다. 또 적혈구 또는 상피 원주캐스트 등이 관찰된다. 임상 경과는 발병기 그리고 유지기, 즉 핍뇨기는 대체로 10~14일 소요된다. 핍뇨기에는 고칼륨혈증(hyperkalemia) 심장의 수축장애를 일으켜 심부전을 초래할 수 있으므로 임상에서 중요하다. 그 후는 회복기(이뇨기)가 되어 소변량이 대단히 많아진다. 왜냐하면 이때는 요세관 상피가 재생하는 시기이므로 요세관 상피의 재흡수 기능이 없기 때문이다.

신독소에 의한 요세관 괴사는 다양한 약물과 독소에 의한다. 신독성을 일으킬 수 있는 약물은 젠타마이신, 세팔로스포린, 사이클로스포린, 수은, 납, 비소, 메틸알코올, 에틸렌글리콜, 살충제, 버섯 중독, 제초제 등 대단히 많다. 또, 심한 혈색소뇨증이나 미오글로빈뇨증(myoglobinuria) 시에도 일어날 수 있다.

형태로는 심한 세뇨관 괴사가 근위곡뇨세관에서 일어난다. 그 후 상피가 재생되며 회복된다. 예후는 독성에 의한 것이 허혈에 의한 것보다 더 좋다. 그 이유는 독성에 의한 것은 대체로 기저막 손상보다 요세관 상피의 손상이 주병변이므로 완전 재생이 되기 쉬우나 허혈에 의한 저산소증 시에는 기저막까지 손상을 줄 수 있어 완전 재생이 어렵기 때문이다.

6) 콩팥부전증(renal failure)

콩팥부전증의 분류는 급성과 만성 콩팥부전증으로 나눈다. 일반으로 급성 콩팥부전증은 요세관 손상을 주병변으로 하고, 만성 콩팥부전증은 만성 사구체의 미만성 손상에 의한다.

급성 콩팥부전증은 원인에 따라 신전성(prerenal), 신성(renal) 그리고 신후성(postrenal)으로 나눈다. 출혈이나 탈수에 의해 콩팥 혈류량 자체가 감소하고, 노폐물의 배설이 감소하는 경우를 신전성 콩팥부전증이라고 한다. 순환부전에 의해 요세관 괴사를 일으킨 쇼크 콩팥도 포함된다. 한편 급성 콩팥부전증이란 콩팥염 등에 의한 사구체의 기능 저하가 주체이다. 신후성 콩팥부전은 요로결석이나 종양에 의한 통과 장애로 인하여 콩팥 실질이 파괴된 경우를 가리킨다.

콩팥 실질이 파괴되어 콩팥부전증이 일어나면 대개는 다량의 노폐물이나 물의 혈중체류를 일으킨다. 동시에 전해질의 불균형을 초래하고 요독증으로 혈중 노폐물 축적에 의한 폐렴, 심낭염, 뇌손상 및 기능장애 등을 일으키며 악화되면 사망한다. 단백질의 분해산물인 혈중 요소질소의 축적률이나 크레아티닌 클리어런스, 즉 크레아틴 배설률을 조사하면 신기능을 알 수 있다.

또한 사구체 모세혈관 내강의 협착이나 사구체의 순환혈액량을 감소시킨다. 원인에 상관없이 사구체 내 혈류량이 감소하면 사구체 입구 가까이에 있는 수입동맥 주위의 방사구체장치로부터 레닌이 방출되어 레닌 · 안지오텐신계를 활성화하여, 혈관을 수축시키므로 고혈압 콩팥성 고혈압을 일으킬 수도 있다(그림 15-11).

7) 콩팥증후군(nephropathic syndrome)

사구체 혈관의 투과성이 항진되면 심한 단백뇨가 배설되며, 단백뇨의 양이 3.5 g/day 이상이 되어 주로 알부민이 혈중에서 빠져 나가서 그 결과 저알부민혈증이 발생한다. 기저막 손상의 정도에 따라 혈중 단백의 선택 단백뇨(알부민, 트랜스페린 정도만 빠져나가는 상태)와 비선택 단백뇨(알부민과 고분자단백도 빠져나가는 상태)가 나타나기도 하므로 기저막의 손상 정도를 간접적으로 알 수 있는 지표가 된다. 이들 중 심한 단백뇨, 저알부민혈증, 고지질혈증 그리고 지질뇨증이 콩팥증후군(nephrotic syndrome)의 대표적인 4가지 증후이다. 콩팥증후군의 원인은 일차와 이차 신질환으로 구별하고 있다(표 15-4).

표 15-4. 콩팥증후군의 원인들

1차성 신질환 :	미소변화 사구체신염(지방신증)
	다른 유형의 사구체신염
	신정맥 혈전증
	신독소(금, 비스므스, 수은)
2차성 신질환 :	당뇨병
	아밀로이드증
	과민성 반응(poison ivy, 곤충, 종양)
	감염(말라리아, 매독)
	골수종신(myeloma kidney)
	굿패스쳐 증후군
	헤노크쉔라인 자반증

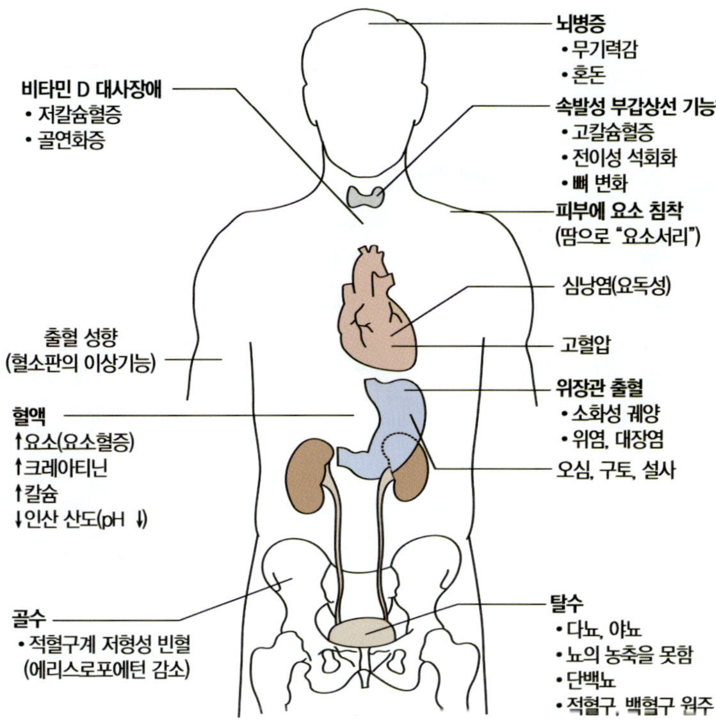

그림 15-11. 만성 콩팥부전증의 임상 소견

(1) 미소변화 질환(minimal change disease)

미소변화 질환은 어린아이에서 주로 발생하며 어른에서는 드물다. 알레르기성 과민질환과 함께 동반되는 경우가 많지만 아직도 원인과 기전은 잘 모른다.

병리학적으로 광학현미경상 사구체의 이상을 발견할 수 없고 전자현미경상에서만 미소변화가 관찰되므로 미소변화 사구체질환이라 명명되었다. 또한 면역 형광현미경상으로도 면역글로불린이나 보체의 침착을 사구체 내에서 발견할 수 없다. 전자현미경상으로는 상피세포의 문어발과 같은 모양의 족돌기의 융합만이 관찰될 뿐이다(그림 15-12).

임상에서 어린 나이에 발생하는 콩팥증후군 중 가장 흔한 원인 중에 하나이며 분자량이 낮은 단백, 특히 알부민의 소실이 일어나는 선택 단백뇨가 나타난다. 소변 내에는 알부민이 많고 트랜스페린(transferrin)/Ig G 비율도 높다. 스테로이드로 치료하면 대개 잘 회복되지만 스테로이드 치료를 중지하면 약 50%에서는 재발한다. 재발형도 역시 스테로이드에 잘 치료된다.

(2) 국소성 분절성 사구체경화

국소성 분절성 사구체경화는 콩팥증후군을 초래하며 일부의 사구체에 병변이 일어나는 것이 특징인데, 비교적 심한 비선택 단백뇨를 일으키며 소아와 젊은 성인에서 발생하는 비교적 드문 질환이다. 원인은 잘 모른다.

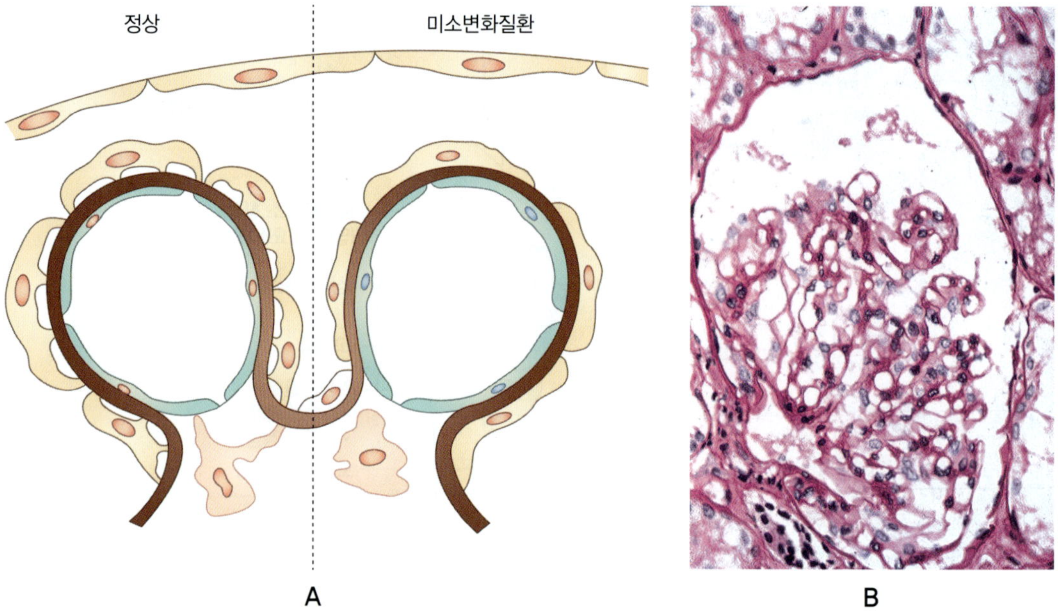

그림 15-12. **미소변화 질환.** A. 모식도. 정상에서는 족돌기가 규칙적으로 배열되어 있다. 그러나 미소변화 사구체질환에서는 족돌기가 융합되나, 기저막은 정상이다. B. 미소변화질환의 사구체소견으로 정상과 같음

병리학적으로 사구체의 20% 정도를 침범하는 국소성(focal)이며 한 사구체 소엽의 한 부분을 침범하는 분절성(segmental)의 경화된 부위가 나타나는 것이 특징이며, 사구체 내의 세포 증식은 동반되지 않는다. 초기에는 심부 피질이나 피질-수질 경계부에서 병변이 시작하므로 피질부위의 콩팥 침생검에서는 발견이 안 될 수도 있으므로 미소변화 질환으로 진단될 수 있다. 미소변화신증과 차이점은 면역형광 검사상 과립상의 Ig M, C3 가끔 Ig A 그리고 섬유소원이 사구체에 침착되고, 현미경상 메산지움 기질의 증가와 경화부분의 모세혈관의 폐쇄가 관찰되며, 심한 비선택 단백뇨가 일어난다. 그러나 스테로이드에 잘 반응하지 않으며, 약 50%가 10년 내에 만성 콩팥부전증이 된다(그림 15-13).

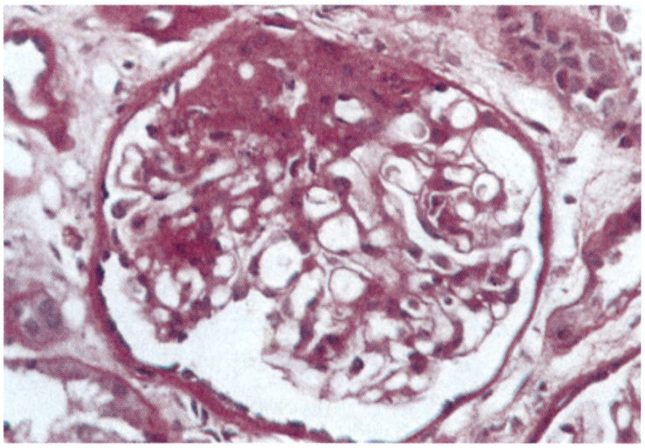

그림 15-13. **국소성(초점성) 분절성 사구체경화.** 국소성으로 침범된 사구체 내에 분절성 경화(12시 방향)가 관찰되며 세포증식은 없음

(3) 막성 사구체신염(막성 신증)

면역복합체가 사구체의 상피 직하부의 기저막에 비선명한 덩어리로써 침착되어 사구체의 모세혈관벽이 미만성으로 두꺼워짐에도 불구하고, 백혈구 침윤이나 메산지움의 반응이 없는 콩팥염을 막성 사구체신염(membranous glomerulonephritis) 또는 막성 사구체 신병증(membranous glomerulonephropathy)이라고 한다(그림 15-14, 15 C). 어린아이에서는 드물지만 어른에서는 콩팥증후군을 일으키는 가장 흔하고 중요한 원인으로 평균 연령은 35세 정도이다. 이 질환의 병인 및 기전은 순환하는 면역복합체가 사구체의 모세혈관에 축적되는 결과로 일어나는 것으로 생각되나 그 항원의 기원이나 성분에 대해서는 아직 아는 바가 없다. 일부에서는 전신 감염증, 즉 B형 간염, 말라리아, 매독 및 나병 등과 동반되기도 하고, 페니실아민(penicillamine)이나 헤로인 중독자, 금이나 수은과 같은 중금속, 악성 림프종, 호지킨병, 암종 등과 동반되고, 자가면역질환인 전신성 홍반성 루푸스, 전신성 진행성 경화증 등과 콩팥정맥 혈전증이나 겸상적혈구 빈혈증과도 동반되는 경우들이 있는 것으로 보아 원인은 다양한 것으로 추정되며 따라서 형태로 진단할 수밖에 없다.

병리적으로 광학 및 전자현미경상 소견을 기준으로 3기로 나눌 수 있다.

제1기는 광학현미경상 거이 정상이고 전자현미경상 상피직하부에 반원형의 전자밀도가 높은 물질의 침착이 있다.

제2기는 침착물 사이로 기저막이 상피쪽으로 빠져나가 기저막에 의한 가시돌기(spike)가 나타난나. 기저막은 은염색으로 염색이 잘 되지만 침착물은 염색되지 않으므로 광학현미경상 혈관의 기저막상에 가시돌기가 돋은 것처럼 보이게 된다. 이 형태 특징이 진단에 중요하다.

제3기는 상피 쪽으로 나간 기저막의 가시돌기가 서로 융합하여 침착물을 둘러싸게 되므로 이때는 염색상 2중 기저막 같이 나타나기도 한다. 그러나 이 시기에도 사구체 내에 세포의 증식이 없다는 점이 특징이다. 시간이 경과되면서 기저막 물질이 증가되며 사구체는 유리질 덩어리로 변한다. 면역형광검사상 Ig G와 C_3가 상피직하부에 과립상으로 침착된 것이 관찰된다(그림 15-15 D).

임상으로 환자는 사구체염의 정도에 따라서 콩팥증후군의 증상 없이 단백뇨만 있을 수도 있으나

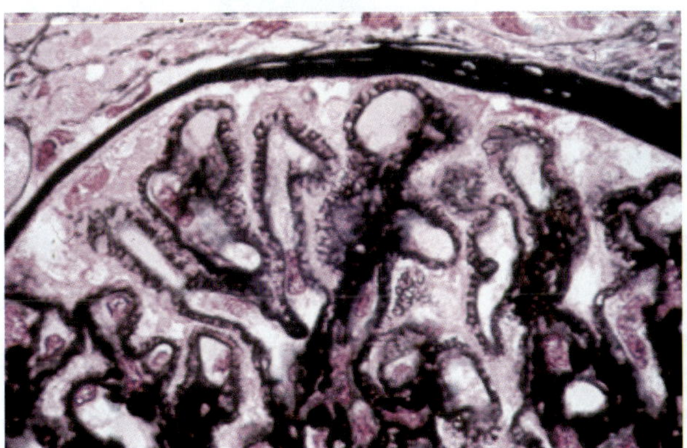

그림 15-14. 막성 신증 PAMS 염색 광학현미경상. 상피 바로 아래의 침착물은 기저막을 은염색으로 보면 기저막에 있는 과립상의 면역복합체에 의해 바깥을 향한 스파이크 모양으로 보인다. 침착물은 은염색이 안되고 기저막은 은염색이 되기 때문임

일반으로 막성 신염의 단백뇨는 비선택이며 정도도 심하여 대개는 콩팥부전증으로 이행한다. 면역복합체의 침착이 고도화됨에 따라, 그들을 둘러싸는 기저막이 바깥쪽을 향해 특징인 빗살 모양의 가시돌기(spike)를 형성하고 있다는 것이, PAMS 염색(periodic acid methenamine silver staining)으로 확인된다(그림 15-14). 성인의 콩팥증후군의 대부분을 차지하고 용해되어 소실되는 경우도 있다. 전자현미경으로도 침착물은 전자 밀도가 높게 상피세포 직하부 또는 모세혈관 기저막에 나타남을 관찰할 수 있다(그림 15-15).

(4) 막성 증식성 사구체신염, 메산지움 모세혈관성 사구체신염

사구체 모세혈관의 비후와 메산지움 세포의 증식이 동시에 관찰되는 것이 특징인 콩팥염이다. 병리소견으로 제1형의 막성 증식성 사구체신염(membranoproliferative glomerulonephritis)과 제2형

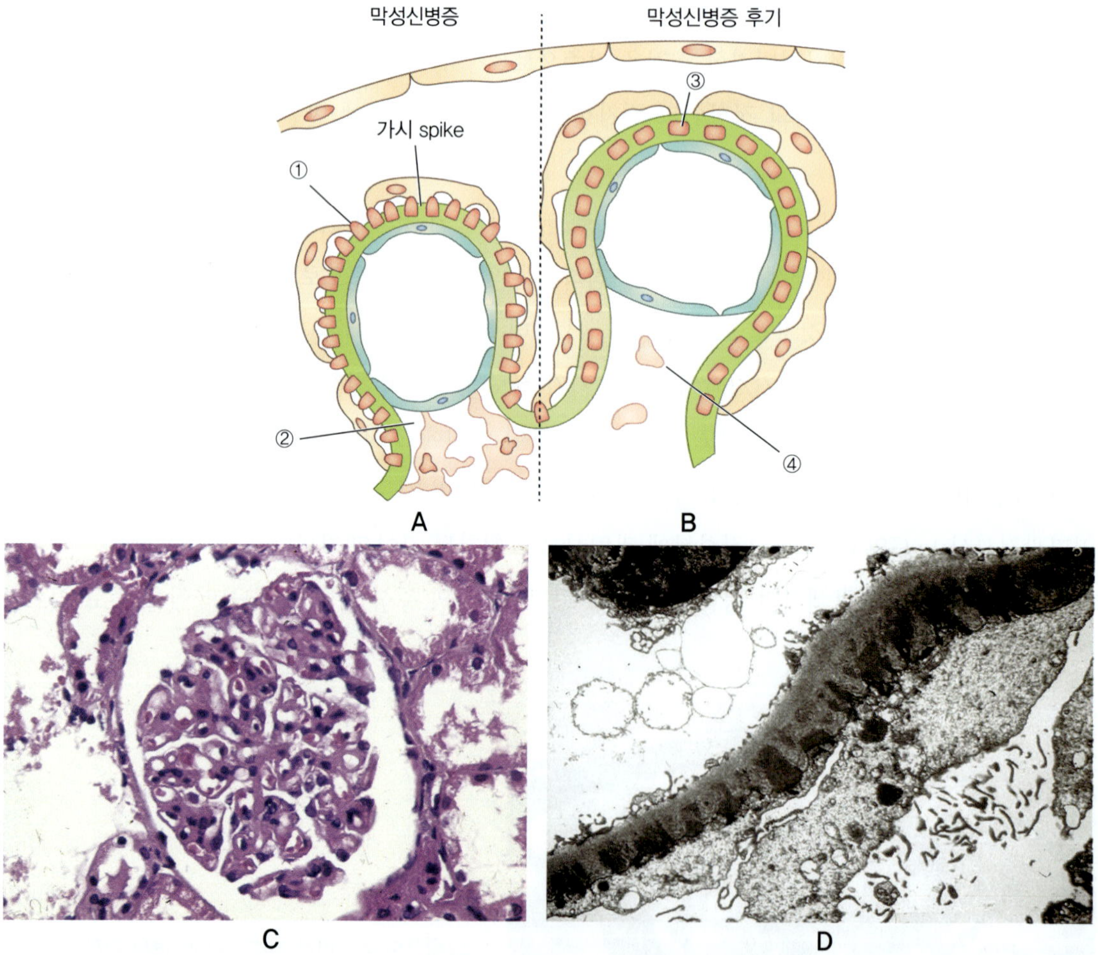

그림 15-15. 막성 신병증(막성 사구체신염). ① 막성 신병증에서는 전자밀도가 높은 물질이 상피하부에 침착되며, ② 약간의 메산지움이 증가된다. ③ 후기에는 침착물이 소실되며 두꺼운 레이스막(lacy membrane)을 만들게 된다. ④ 메산지움은 감소된다. A : 제2기, B : 제3기. C : 광학현미경상 세포의 증가 없이 기저막의 비후가 관찰된다. D : 전자현미경에서 침착된 면역복합체(Ig G)의 침착으로 기저막상에 과립성의 침착된 물질이 검게 관찰됨

의 고밀도침착병(dense deposit disease, DDD)의 2가지 유형으로 나눈다.

제1형인 막성 증식성 사구체신염(membranous proliferative glomerulonephritis)은 전체의 65% 정도를 차지하고 있다. 면역복합체가 사구체 모세혈관 내피하와 메산지움 내에 동시에 침착하는 경우이다(그림 15-16). 난치성으로 만성 신부전으로 이행하기 쉬운 사구체신염이다. 이 질환의 대부분은 아직 원인을 모르고 있다. 형태로 사구체 모세혈관 내피하에 메산지움이 기어가는 듯이 뻗어 나가, 그 안에 침착물을 내포하고 기저막은 비후가 일어나 광학현미경상 PAMS (periodic acid methenamine silver) 염색에서 모세혈관 벽으로 뻗은 메산지움이 은(silver)에 염색되어 기존의 기저막과 같이 검은색으로 관찰되고, 새로 형성된 기저막과 같이 보이므로 광학현미경상 기저막의 구조가 이중구조인 기찻길(tram-track)과 같이 보인다. 면역형광염색에서 Ig G와 C_3가 사구체 모세혈관에 과립상 침착된 것이 관찰된다. 전자현미경상 내피직하부에 전자밀도가 높은 과립상 침착물이 관찰된다. 소아나 젊은 성인에서 콩팥증후군으로 잘 나타난다. 단백뇨와 혈중의 보체 값이 낮은 것이 특징이다. 예후는 좋지 않다.

제2형은 고밀도침착병(dense deposit disease, DDD)이라고도 한다. 막성 증식성 사구체신염의 35%를 차지하며 예후는 나쁘다. 이 질환은 전자현미경상 전자밀도가 높은 물질이 기저막 내에 띠 모양 리본 모양으로 침착되는 특징을 갖고 있다(그림 15-17). 광학현미경상 호산성이며 비교적 균일하게 두꺼워진 기저막을 관찰할 수 있고 반면에 메산지움의 증식은 거의 없다.

면역형광검사상 모세혈관벽과 메산지움에 C_3의 과립상 침착이 관찰되지만 면역글로불린 침착은 없다. 임상으로 어린애와 젊은 성인에서 호발하고 임상으로 제1형과 거의 유사하다. 혈중 C_3치는 낮은 반면에 C_1q, C_2, C_4는 정상범위이므로 C_3 콩팥염인자(nephritic factor : C_3 convertase의 자가항체)에 의해 C_3의 활성으로 보체반응이 일어나고 사구체에 침착하여 사구체신염이 일어나는 것으로 추정된다.

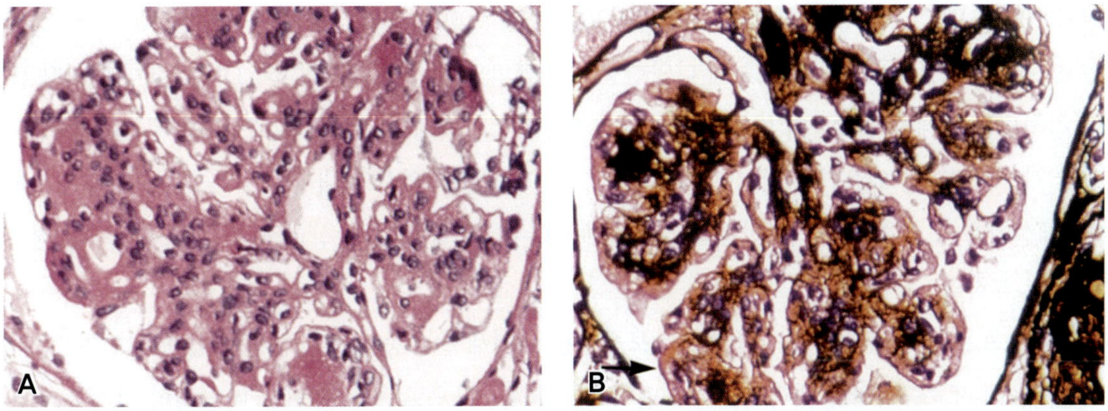

그림 15-16. 막성 증식성 사구체신염(membranous proliferative glomerulonephritis). A : 모세혈관 벽의 비후와 메산지움 내 세포증식이 미만으로 일어나 분엽화의 증가가 동시에 관찰된다. B : PAMS 염색에서 토리의 모세혈관 기저막이 이중막 구조를 보이며 이를 기찻길 형태(화살표)라 함

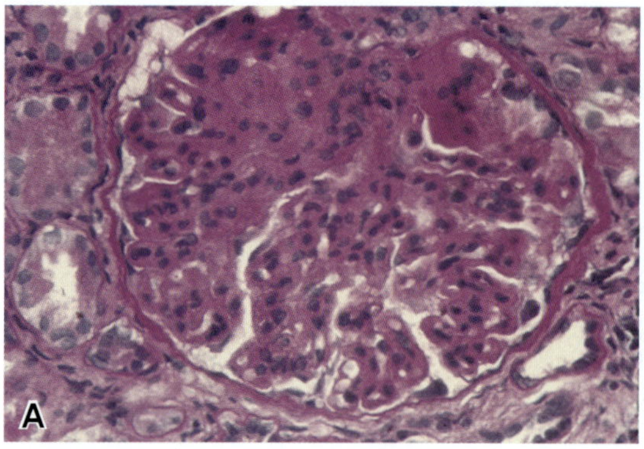

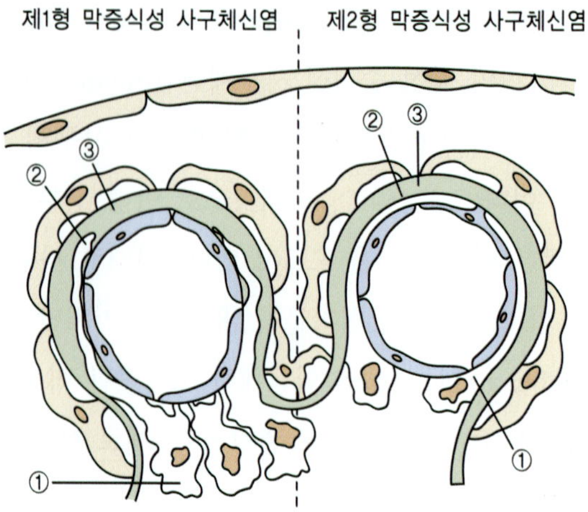

그림 15-17. **막성 증식성 사구체신염.** A : 메산지움의 증가로 사구체의 소엽모양(lobularity)이 잘 나타난다. B : ① 메산지움 세포의 증식. ② 메산지움이 기저막 쪽으로 퍼져 들어옴으로 기저막의 비후가 관찰된다. 기찻길(tram track)이라고 한다. ③ 보체의 침착. 제1형은 내피하(Ig G와 C3) 그리고 제2형에서는 선상의 침착(C3)이 관찰됨

8) 전신병에 수반하는 콩팥질환(renal disorders by systemic diseases)

전신병에 수반하는 사구체의 손상은 양쪽의 콩팥에 동시에 일어난다.

(1) 루푸스신염(lupus nephritis)

세포의 핵단백질에 대한 자가면역질환으로 유명한 전신성 홍반성 루푸스에서 사구체질환이 발생한다(그림 15-18). 또 전신성 홍반성 루푸스의 사망원인 중 가장 흔한 원인도 콩팥부전증이다. 환자의 약 5%에서 나타난다.

임상적으로 단백뇨, 현미경 수준의 혈뇨, 콩팥증후군, 급성 신염 증후군과 콩팥부전증이 관찰된다. WHO에서는 루푸스 신염을 5가지로 나누고 있다. I : 미소변화, II : 메산지움 증식성 사구체신염(10%), III : 초점성 증식성 사구체신염(30%), IV : 미만성 증식성 사구체신염(50%), V : 막성 사구체신염(10%) 등이다. 이렇게 다양한 사구체염의 원인 기전은 DNA와 DNA 항체와 기타 많이 침착되는 항체들이 각각의 항원과 결합하고 사구체혈관벽에 침착하거나 메산지움에 침착하여 다양한 사구체질환을 일으키는 것이다. 따라서 미소변화군을 제외하고 내피직하부, 기저막, 상피직하부, 메산지움 등 도처에 면역복합체의 침착을 보이는데, 이들 중에는 상피직 하부에 침착되는 경우가 가장 흔하다.

국소성 또는 미만성 사구체신염에서는 모세혈관 내피세포의 증식이 가장 중요한 병변이며 그 외 메산지움의 세포증식이나 내피직하부에 면역복합체의 침착으로 초점성 또는 미만성의 기저막 비후가 오며 특징인 모세혈관벽의 비후(배양루프모양 병변, wire loop lesion), 또는 내피직하부의 피브린 침착 등 천차만별의 변화와 사구체 경화도 일어난다(그림 15-18). 드물게는 세포핵의 변성인 자색

의 헤마톡실린체를 모세혈관 내에서 볼 수 있는 경우도 있다(그림 15-18 B).

면역형광검사상 Ig G와 C_3를 사구체 기저막과 메산지움에서 관찰된다. 전자현미경상 내피직하부, 메산지움과 상피직하부에 전자밀도가 높은 물질의 침착이 관찰된다. 임상 및 예후는 조직 진단에 영향을 받는다(표 15-5).

(2) 진행성 전신성 경화증(progressive systematic sclerosis, 경피증; scleroderma)

진행성 전신성 경화증 소위 경피증 환자에서는 콩팥의 혈관이 흔히 침범되며 단백뇨와 콩팥증후군을 일으키고 콩팥부전증을 일으킬 수도 있다.

광학현미경상 수입동맥의 섬유소성 괴사나 특히 소엽간 동맥의 내막섬유화가 일어나 양파껍질 같은 모양을 나타내는 것이 특징이다. 사구체에는 사구체 경화가 진행되므로 점차 사구체의 기능이 저하된다. 면역형광검사상 사구체 모세혈관에 Ig M과 C_3의 과립상 침착이 관찰된다. 전자현미경상 사구체에는 특이한 소견이 발견되지 않는다.

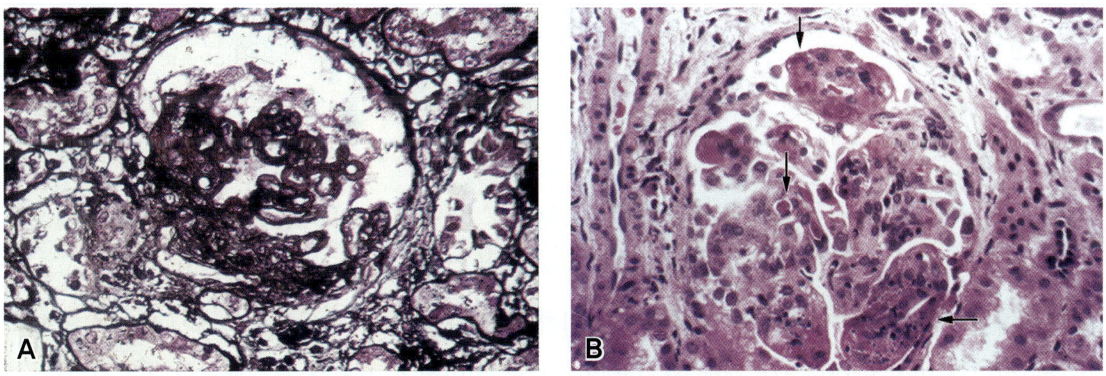

그림 15-18. **루푸스신염.** A : 내피하 면역복합체의 침착으로 모세혈관의 비후가 일어나 와이어루프 모양으로 관찰되며 경화상으로 보인다. B : 초점성으로 사구체 소엽의 세포증식과 괴사(←), 헤마톡실린체(↓)가 관찰됨

표 15-5. 세계보건기구 분류에 의한 루푸스신염

분류	진단	%	임상 소견
I	무(미소)변화		현미경상으로 혈뇨, 단백뇨가 경하며, 서서히 진행함
II	메산지움 증식성 사구체신염	10%	
III	초점성 증식성 사구체신염	30%	
IV	미만성 증식성 사구체신염	50%	현미경상으로 혈뇨, 단백뇨가 심하며, 급속히 진행하여 콩팥부전증 초래
V	막성 사구체신염	10%	콩팥증후군, 서서히 진행하여 콩팥부전증 초래

(3) 베게너 육아종증(Wegener's granulomatosis)

신염은 베게너 육아종증의 3대 증상 중 하나인데, 3대 증상은 상기도 그리고 폐와 콩팥에 괴사성 혈관염을 동반한 육아종성 염증을 일으키는 것이다. 90%에서 콩팥을 침범하며 단백뇨, 혈뇨, 급속한 콩팥부전증을 초래한다. 광학현미경상 괴사성 육아종성 동맥염이 특징이며 침범하는 동맥의 크기는 중간 또는 소동맥이다. 사구체는 초점성 분절성 증식성 사구체신염을 나타낸다. 섬유소성 괴사, 모세혈관의 혈전증 그리고 상피성 반월판 등이 공통으로 관찰된다(그림 15-19). 면역형광검사상 Ig A, C3, 피브리노겐이 과립상으로 모세혈관 벽에 침착한 것이 증명된다.

(4) 당뇨병성 신병증(diabetic nephropathy)

당뇨병은 당대사의 이상이 있어서 전신 모세혈관의 병성을 초래하는 질환으로 특히 안저와 콩팥 혈관에서 병변이 잘 관찰된다. 제1형(약년형) 당뇨병에서는 55%, 제2형(성인형)에서는 30% 정도가 단백뇨를 일으킨다. 대개는 당뇨병이 시작되고 성인형은 12~22년 후에 약년형은 4~5년 후에 단백뇨가 나타난다. 제2형 당뇨병의 10%는 만성 콩팥부전증으로 사망하는 반면, 제1형 당뇨병에서는 더 높아서 30% 정도가 콩팥부전증을 일으킨다.

당뇨병의 기본병명은 전신 미세혈관의 경화가 일어나므로 당뇨병성 신병증(diabetic nephropathy)은 당뇨병성 미세혈관 질환의 결과로 발생되는 것이며 콩팥염 환자의 대부분에서 당뇨병성 망막병증을 동반하고 있다.

당뇨병에서는 당뇨병성 미세혈관질환이 발생하는데, 그것은 전신의 세동맥내피 직하부로 혈장성분의 침입이 기본병변의 기전이라고 할 수 있다. 사구체 모세혈관은 그중에서도 호발부위이며, 현미경상 기저막의 비후나 결절상 유리질물질의 침착 등을 나타낸다. 모세혈관의 상기변화가 진행되면 당뇨병성 신염이 발생되는데 형태 특징을 기준으로 미만형과 결절형 사구체 경화증으로 분류하고 있다. 미만성은 사구체 모세혈관의 기저막이 비교적 균일하게 두꺼워지는 것이며, 결절형은 메

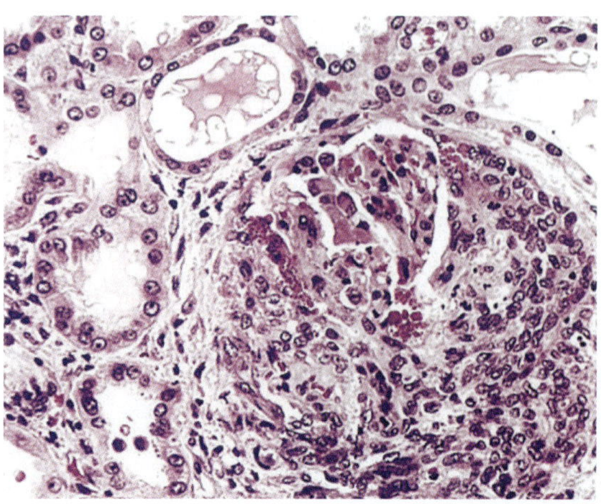

그림 15-19. **베게너 육아종증.** 세포반월을 형성하는 괴사 토리 염증이 보인다. 원래의 토리는 반월로 인하여 위쪽으로 눌려 있고 핵먼지들이 관찰되고 있어 세포의 괴사가 일어났음을 알 수 있다. 이러한 괴사혈관염이 위 · 호흡기계와 폐에서도 보임

산지움 세포의 증가없이 메산지움 기질의 증가가 특징인 결절성 경화의 형태를 나타낸다(그림 15-20, 21, 22).

결절성 경화가 특징인 당뇨병성 신증을 킴멜스틸-윌슨(Kimmelstiel-Wilson)병이라고도 한다. 모세혈관의 파괴는 당뇨뿐만 아니라 단백뇨도 일으킨다. 사구체에서 여과된 다량의 당은 요세관에서 재흡수되어 글리코겐으로 축적되므로 요세관상피의 공포변성이 일어난다. 사구체의 경화성 변화는 신실질의 반흔성 위축을 일으키고, 그 결과 콩팥은 육안으로 초기에는 변화가 없으나 나중에는 크기가 감소하여 세과립상의 표면을 형성한다. 광학현미경상 국소성 또는 미만성은 사구체 경화증과 입출세동맥(afferent & efferent arterioles)벽의 유리질화가 특징으로 관찰된다(그림 15-21 B). 전자현미경상 전자밀도가 높은 물질의 침착은 없으나 결절성 부위는 메산지움의 기질 증가로 이루어져 있

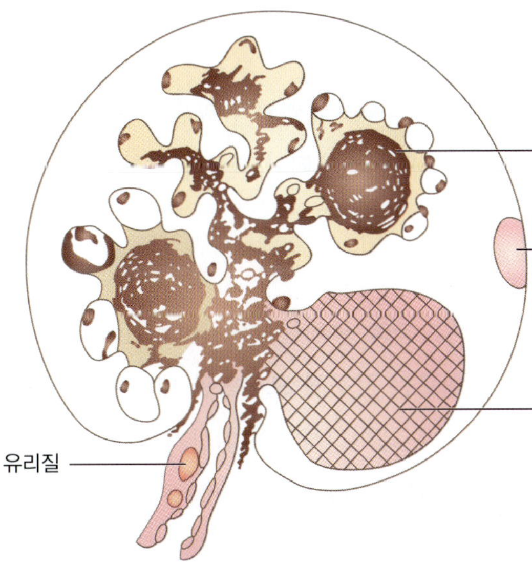

그림 15-20. 당뇨병성 콩팥염(현미경 소견의 모식도). 메산지움의 증가 외에 유리질 물질의 결절상 침착과 공모양의 피브린 침착이 보인다. 수입동맥 내피하로의 구상(globular) 유리질 삼출물(exudate)의 침착도 곧잘 관찰됨

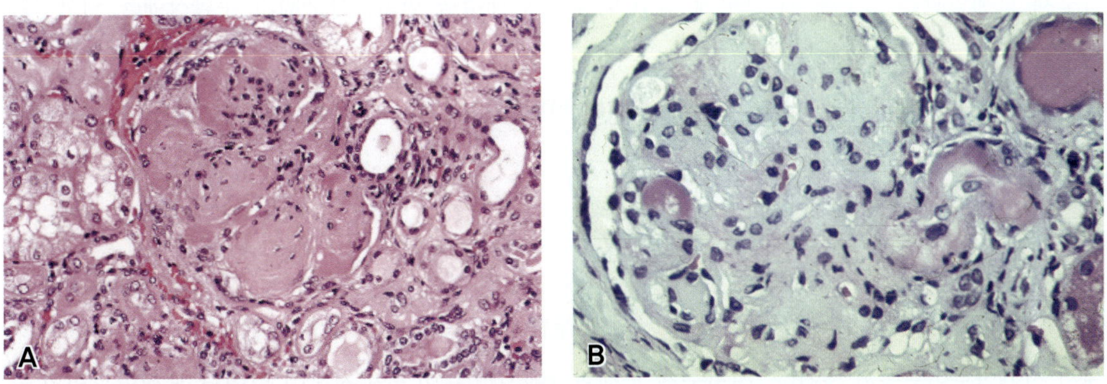

그림 15-21. 당뇨병성 신병증. A : 중앙의 사구체에는 세포증식 없이 결절성 경화가 관찰된다. B : 사구체 내에는 호산성으로 염색된 피브린 이슬(우측)이 있으며 세동맥벽의 유리질화(좌측)가 관찰됨. H&E 염색

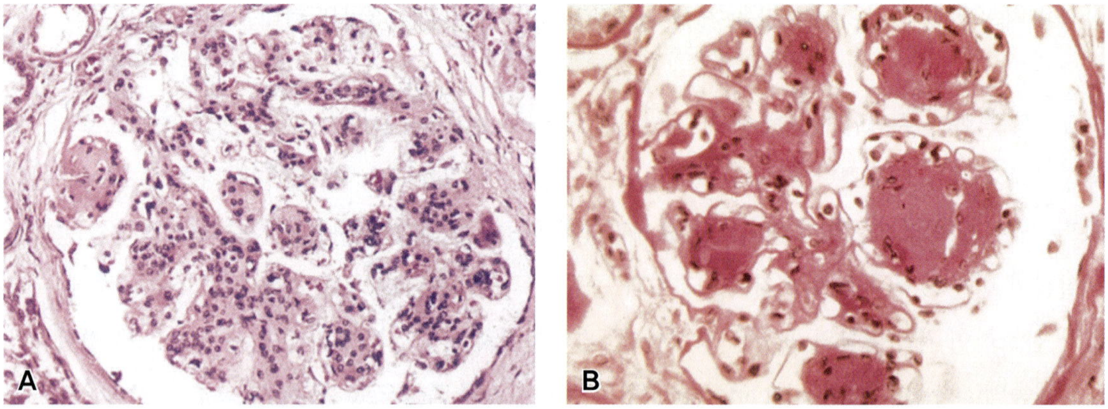

그림 15-22. **당뇨병토리경화증**(diabetic glomerulosclerosis). A : 토리 메산지움 안에 광범위하게 세포의 증식과 바탕질의 증가가 보인다. 일부에서는 결절형태로 변형되고 있다. H&E 염색. B : 토리가 메산지움 안 기질의 증가로 경화되어 결절형태로 변형되고 있다. 이러한 형태가 당뇨병에 의한 토리콩팥염의 특징이다. 둥글고 호산성인 작은 결절이 보이며, 주변 모세혈관의 동맥자루확장이 동반되어 있음. PAS 염색

다. 따라서 면역형광검사는 음성이다. 임상으로는 단백뇨와 콩팥증후군 등을 일으키며 레닌분비에 의한 고혈압도 흔히 동반된다. 콩팥병변은 계속 진행되어 결국 콩팥부전증이 된다.

(5) 임신중독증

임신에 수반하여 단백뇨, 부종, 고혈압 등을 보이는 경우를 임신중독증(gestational toxicosis, toxemia of pregnancy)이라고 한다. 형태로는 사구체 모세혈관 내피나 메산지움의 종대에 따른 사구체 모세혈관계 내강의 협소화가 특징이며, 내피직하부와 메산지움안으로 침착물이 관찰되는데 여기에 피브린이나 면역글로불린, 보체 등이 증명된다.

(6) 파종성 혈관내 응고증후군(disseminated intravascular coagulation syndrome, DIC)

백혈병, 패혈증, 암의 말기 등에는 파종성 혈관 내 응고 증후군이 발생하여 신선한 피브린 혈전이 사구체 모세혈관을 비롯해 폐 그밖에 전신의 세동맥 내강을 막고, 사구체의 순환장애를 일으키는 경우가 있다(그림 15-23, 24).

광범위한 경우에는 양측성으로 신피질 전체에 허혈성 응고괴사가 일어나게 되므로 급성 콩팥부전증으로 사망한다.

(7) 신아밀로이드증(renal amyloidosis)

이차성 신아밀로이드증에서는 콩팥이 거의 모두에서 침범되나 일차성 아밀로이드증에서는 30%에서 신아밀로이드증이 생긴다. 신사구체 모세혈관에 아밀로이드의 침착이 일어난 모세혈관벽의 균질성 비후가 관찰된다(그림 15-25). 침착된 아밀로이드는 콩고레드 염색 후 편광현미경으로 관찰하면

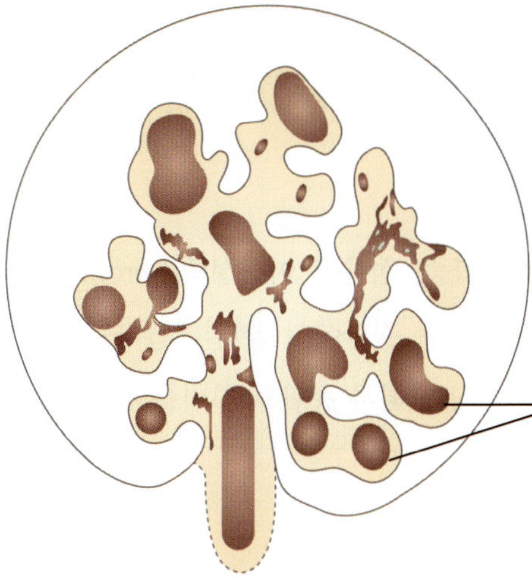

그림 15-23. DIC 사구체염의 현미경 소견 모식도

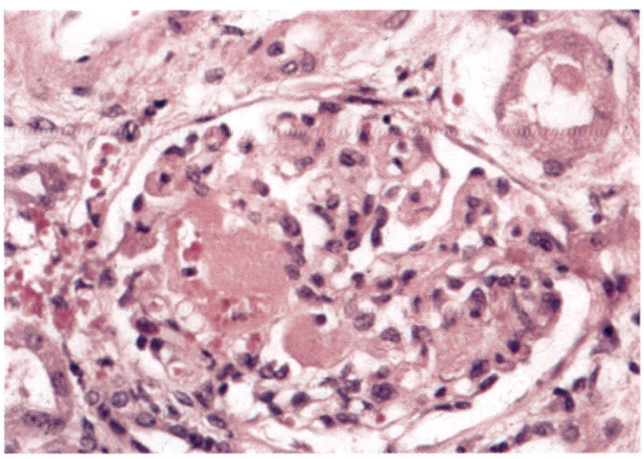

그림 15-24. DIC **사구체염.** 사구체 내의 모세혈관 내에 피브린 혈전이 관찰됨. H&E 염색

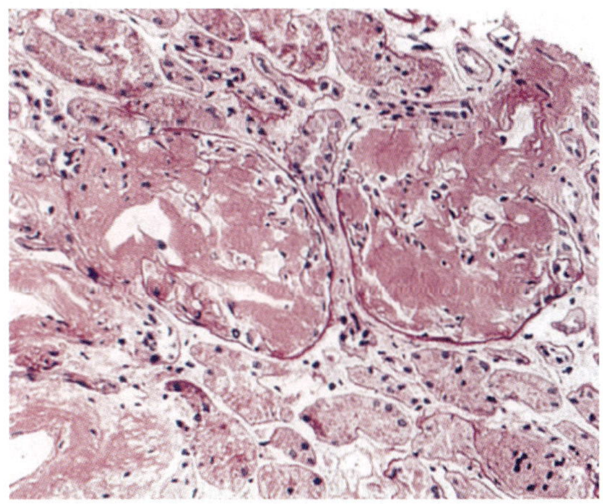

그림 15-25. **아밀로이드증**(amyloidosis). 두 개의 콩팥토리와 작은 동맥 혈관 벽에 아밀로이드의 광범위한 침착이 보인다. 아밀로이드는 H&E 염색에서 균질한 호산물질로 나타난다. 모세혈관벽에 아밀로이드 침착으로 인하여 토리의 모세혈관 내강이 소멸되었음. H&E 염색

녹색의 반사광이 나타난다. 전자현미경상으로는 아밀로이드의 미세사를 관찰할 수 있다. 임상으로는 단백뇨를 일으키며 결국엔 콩팥부전증이 일어난다.

(8) 만성 사구체신염(chronic glomerulonephritis)

사구체질환은 치료가 되지 못하면 결국 만성 사구체신염으로 진행되며 콩팥부전증을 일으키게 되는 공통의 길을 가게 된다. 사구체질환의 원인 및 기전은 다양하나 만성 사구체염으로 진행되면 원인 불명인 경우가 대부분이다. 만성 사구체신염의 형태 소견은 육안으로 크기가 아주 작아지며 표

면은 과립상으로 나타난다. 현미경상 사구체 대부분이 경화되어 정상인 사구체가 거의 없고 주변에는 요세관의 소실과 위축, 간질의 섬유화와 림프구 침윤, 그리고 혈관의 동맥 경화 등이 관찰된다.

9) 신혈관 질환(renal vascular diseases)

신성 고혈압(renal hypertension)은 동맥경화증, 섬유근 이형성증(fibromuscular dysplasia), 장기이식 후 동맥협착 같은 신동맥의 협착을 일으키는 질환에서 잘 일어난다(그림 15-26). 신혈관 질환이란 오랫동안 지속된 고혈압에 의한 신혈관 손상에 따른 콩팥의 질병을 총칭한다.

(1) 양성 신경화증(benign nephrosclerosis)

양성 신경화증은 일명 유리질 세동맥성 신경화증(hyaline arteriolar nephrosclerosis)이라고도 한다. 일차 고혈압 환자의 대부분에서 발생하는데 장기간의 고혈압은 신동맥벽의 중막비후나 내막손상을 동반하고, 내막에 섬유성 비후나 내막하부에 지질의 침착을 일으킨다. 결국 동맥중막의 비후와 내탄력막의 파괴를 초래하고 혈관 내강의 협소화를 일으킨다. 그 말초영역에서는 혈압의 저하와 혈류량의 감소를 일으킴으로 허혈성 조직 손상을 초래하게 된다. 고혈압이 주요 원인이며 양측에 같이 영향을 주게 되므로 양측 콩팥에서 모두 발생한다.

콩팥에서 사구체 모세혈관은 허혈상태가 지속되므로 증식성 변화 없이 혈관벽에 변성과 경화가 일어나며 사구체도 경화가 일어난다(그림 15-27). 콩팥은 허혈 상태가 지속되므로 네프론의 요세관도 곧 위축된다. 네프론 반흔성 위축과 남은 네프론의 보상성 과형성은 위축된 콩팥에 세과립상(fine granular) 표면으로 변화한다. 절단면상 광범위한 미만성 신피질 위축이 관찰된다. 현미경으로 세동맥 동맥경화로 인하여 소동맥 및 세동맥벽의 유리질변성과 비후가 오며 사구체가 경화되고 네프론

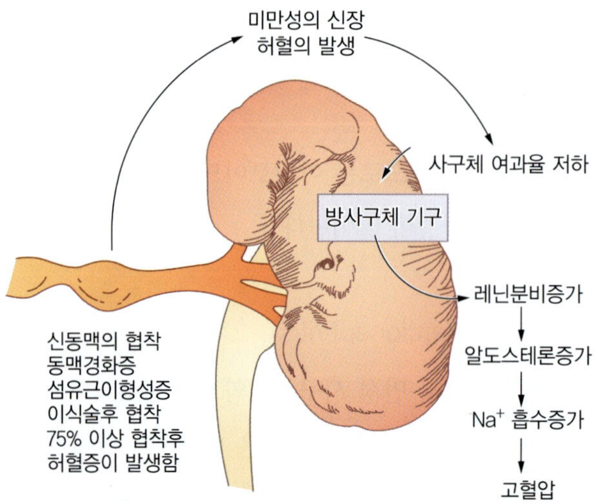

그림 15-26. 신성 고혈압을 일으키는 신동맥의 협착과 그 기전. 방사구체기구 : Juxta glomerular apparature

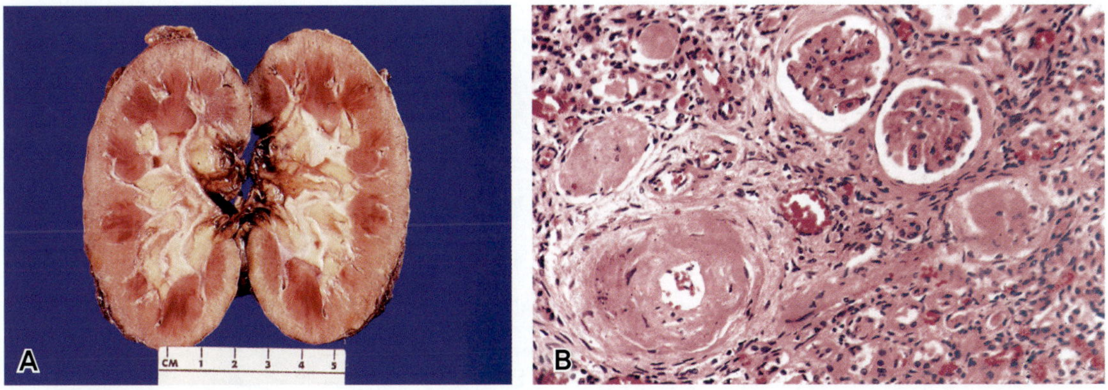

그림 2-27. **양성 신경화증.** A : 콩팥동맥의 동맥경화증으로 인해 콩팥은 위축되어 있고 피질부는 창백하다. B : 콩팥의 소동맥벽에는 유리질변성이 관찰되고 간질에는 결합조직의 증가를 볼 수 있음. H&E 염색

의 위축과 간질 내 섬유화가 일어난다. 질환의 실태는 세동맥성 신경화증에 바탕을 둔 것으로 현저한 혈관괴사나 신실질 조직의 허혈성 괴사는 일어나지 않아 비교적 예후가 좋은 양성의 임상경과를 취하므로 양성 신경화증이라고 한다. 만성 콩팥부전증이 오는 경우는 약 5% 이내이다.

(2) 악성 신경화증(malignant nephrosclerosis)

악성 신경화증은 일명 악성 세동맥성 신경화증(arteriolonephrosclerosis)이라고 한다. 악성 고혈압(확장기 혈압이 130 mmHg 이상)과 동반되어 콩팥의 혈관에 악성 고혈압에 의한 증식성 및 괴사성 병변이 발생하는데, 그 빈도는 약 5%에서 일어난다.

임상은 급격한 신부전과 고혈압을, 병리는 양쪽 콩팥 사구체의 수입세동맥벽의 피브리노이드 괴사 및 내피세포의 증식으로 이에 따른 내강의 협소화를 특징으로 한다. 그 결과 급격히 수입동맥의 혈액량이 감소한다. 이것은 방사구체 장치로부터의 레닌분비를 촉진시키고, 안지오텐신계를 활성화시켜 악성 고혈압을 더욱 심화시킨다.

병리는 동맥에 양파껍질 같은 중막세포의 증식을 주 소견으로 하는, 증식성 동맥경화증(hyperplastic arteriolosclerosis)이 일어나며 세동맥에는 섬유소성 괴사, 즉 괴사성 세동맥염이 관찰된다. 그러므로 그 괴사가 발생한 혈관의 지배하에 있는 사구체는 변성, 괴사, 출혈, 유리질화를 일으킨다(그림 15-28). 육안으로 콩팥의 크기는 정상범위이나 혈관염에 의하여 표면에는 점상 출혈이 관찰된다. 이것을 일명 여러 군데 불규칙하게 벼룩에 물린 콩팥(flea bitten kidney)이라고 한다. 그러나 나중에는 콩팥이 수축되어 허혈성 괴사가 일어난 부위가 섬유화되며 V-형의 함몰을 표면에서 관찰할 수 있다. 임상은 혈뇨, 단백뇨, 요소질소의 상승을 나타내며 급성 콩팥부전증을 초래할 뿐만 아니라 또 망막의 유두부종, 뇌졸중, 심맥관계 질환 등도 동반된다. 치료하지 않으면 90%는 1년 내 사망하지만 최근에 고혈압 치료가 발전하여 60%가 5년 이상 살 수 있게 되었다.

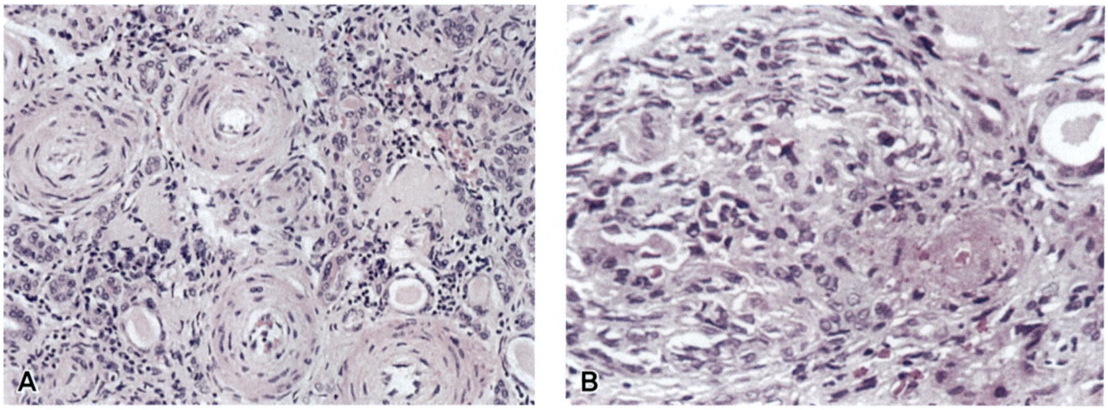

그림 15-28. 악성 신경화증(malignant nephrosclerosis). A : 세동맥은 탄력층의 중첩과 중막의 민무늬근육세포의 증식으로 인하여 내강이 좁아져 있고 혈관벽의 모습이 양파껍질과 같은 모양을 보인다. 이러한 동맥경화를 증식세동맥경화증이라고 한다. 악성 고혈압에서 관찰된다. B. 콩팥토리 안 상피세포의 증식으로 인한 반월형성과 콩팥토리 모세혈관의 폐쇄가 보이고 동시에 섬유소 모양 괴사를 보이는 작은 동맥염이 관찰된다. 이러한 변화는 악성 고혈압에서 흔히 관찰됨. H&E 염색

(3) 신동맥 협착증(renal artery stenosis)

일측성인 신동맥 협착이 2~4%의 신고혈압에서 나타나는데, 그 이유는 일측성 콩팥의 혈류 감소로 인하여 레닌의 분비가 증가되었기 때문이다. 협착의 원인으로는 70%는 신동맥에 발생한 죽상판(atheromatous plaque)의 폐쇄로 인한 것이며, 나머지는 섬유근 이형성증(fibromuscular dysplasia)으로 인한 것이다. 후자의 경우는 90%가 수술로 치유가 가능하나 동맥경화로 인한 경우는 치유율이 60~75%로 낮아진다. 섬유이형증은 동맥의 내벽 또는 중벽에 섬유모세포나 섬유근 모세포의 증식으로 해당 동맥벽이 부분적으로 불규칙하게 두꺼워지는 질환인데 결국 동맥내강의 협착을 일으키고 콩팥 내 혈류를 감소시켜 레닌의 분비를 촉진시키고 신성 고혈압을 일으킨다. 침범 범위가 작으면 그 협착 부위의 절제술로 쉽게 치유될 수 있다.

10) 간질의 염증성 질환(renal interstitial inflammatory diseases)

간질의 염증은 신우신염(pyelonephritis)이 주종을 이루고 있는데, 이들의 염증은 증상 없이 지낼 수도 있고 심한 염증 증상과 고열을 동반할 수도 있다. 그람음성균도 85%나 감염을 일으킬 수도 있다. 농원주(pus casts)가 출현하며 소변 내 세균이 10^3~$10^5/mm^3$ 이상이 되면 감염된 것으로 간주한다.

(1) 급성 신우신염(acute pyelonephritis)

여자에 더 호발한다. 남녀의 비가 약 1:10 정도나 된다. 원인으로는 패혈증에 의하거나 또는, 원격의 염증소로부터 혈행성, 림프행성으로 포도구균이 콩팥간질 조직으로 옮겨지는 경우도 있다. 원인 중 가장 고빈도를 보이는 것은 상행성 신우신염(ascending pyelonephritis)이다. 즉 방광 등 하부

요로의 감염소에서 대장균(75%), 클레브시엘라, 프로테우스, 녹농균 등이 기계처치술이나 요로폐색에 의해 2차적인 상행성으로 신우염(pyelitis)을 일으키고, 신유두부에 다발성 농양을 형성하고 더욱 진행되면 요세관의 손상 및 염증을 수반한다. 양측성보다는 단측성이 많다.

병리적으로 신우 및 콩팥 내 실질조직의 간질 및 요세관에 염증이 있고, 농양(abscess)을 만드는 일도 많다. 따라서 신우신염 간질조직에 주 병변이 있으므로 사구체에는 염증성 변화가 없다. 신우점막은 충혈되고 삼출액으로 덮이며 수질에는 요세관 내강에 농(pus)이 모이고 그 안에서 농축되기 때문에 농이 실같이 요에서 관찰되기도 한다. 이 실 같은 구조는 농세포(호중구)에 점액성분이 농축되어 혼합되어 있는데 그것을 농원주라고 한다. 신수질 내에 농양을 만들기도 하고 또 주변으로 퍼지면 신주위의 조직에 농양도 만든다. 현미경으로는 급성 화농성 삼출물이 신간질 내와 신뇨세관 내에서 관찰된다(그림 15-29, 30). 임상적으로 오한, 고열, 옆구리 동통, 배뇨곤란, 빈뇨 등이 나타난다. 소변은 경도의 단백뇨, 다량의 호중구, 세균 등이 관찰된다.

(2) 만성 신우신염(chronic pyelonephritis)

만성 신우신염은 만성 콩팥부전증의 11~20%를 차지하고 있나. 특징적인 형태 소견으로 심한 만성 요세관 간질성 염증으로 U형의 불규칙한 반흔과 그 주변의 요세관 확장, 신배(calyces)의 형태 손상 등이 관찰된다. 원인에 의한 분류는 폐쇄성, 역류성 등으로 나눌 수 있는데, 대부분은 역류성이다(그림 15-31).

어린이는 방광-요관역류로 하부 요로에서 소변의 막힘이 오래 계속되면, 상행성으로 염증이 파급되기 쉽고 자주 만성 신우염이나 만성 신우신염을 합병한다. 또한 치료 목적으로 실시되는 방광 내 유치 카테터(catheter)도 마찬가지로 감염의 원인이 되기 쉽다.

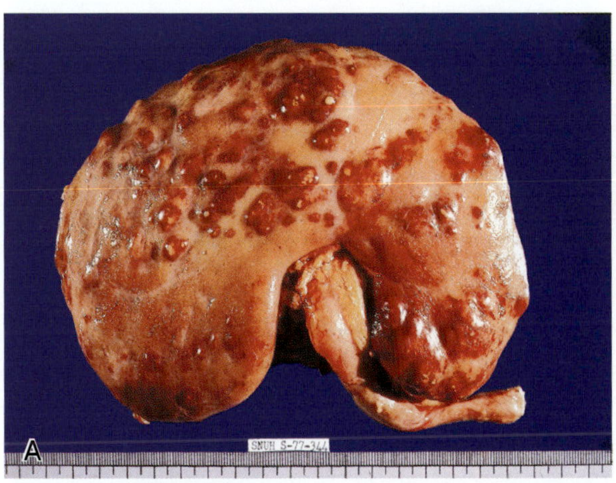

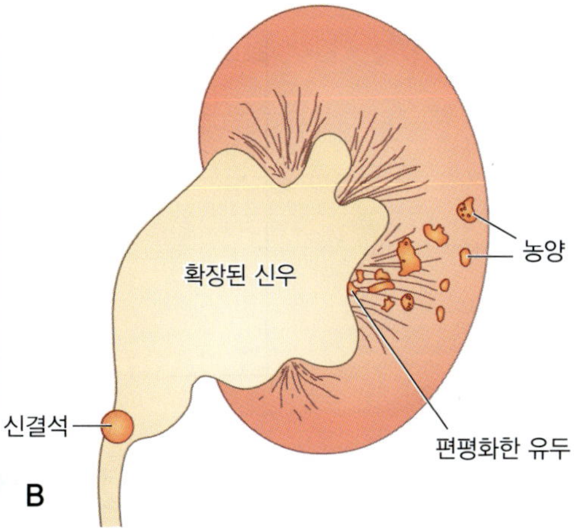

그림 15-29. 급성 신우신염. A : 콩팥의 표면에는 다양한 크기의 적색조의 융기부가 산재해 있고 융기부 중심부에는 유황색조를 띠고 있는 융기부(농양)도 존재한다. B : 육안상의 모식도. 요관의 기시부에 결석에 의한 폐쇄에 의해 신우가 확장되고 유두의 상피세포는 편평화 된다. 이로 인해 상행성 감염이 발생하게 되어 콩팥 실질 내에는 쐐기형 모양으로 다수의 농양을 형성하게 된다.

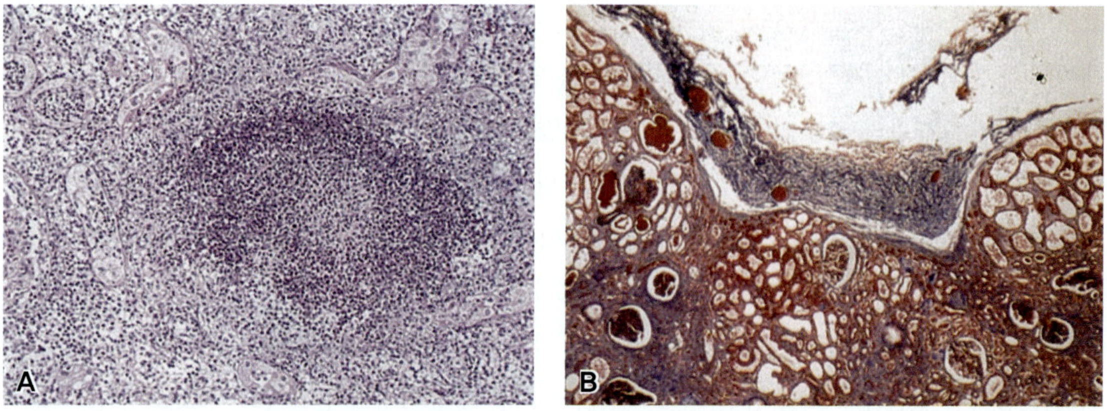

그림 15-30. 급성 신우신염(acute pyelonephritis). A : 사진의 중앙에 고름집이 관찰되고 있다. 호중구로 구성된 주변의 실질조직의 소실이 보인다. 사이질조직의 심한 부종과 염증세포의 침윤이 동시에 관찰된다. H&E 염색. B : 콩팥의 표면은 조직 결손과 섬유화(반흔) 때문에 U자형의 함몰을 보인다. 푸르게 염색된 부위가 섬유화를 일으킨 부위이며 흉터의 왼쪽과 오른쪽의 튀어나온 부위는 정상부위이다. 요세관의 확장이 관찰되고 있음. Masson's trichrome 염색

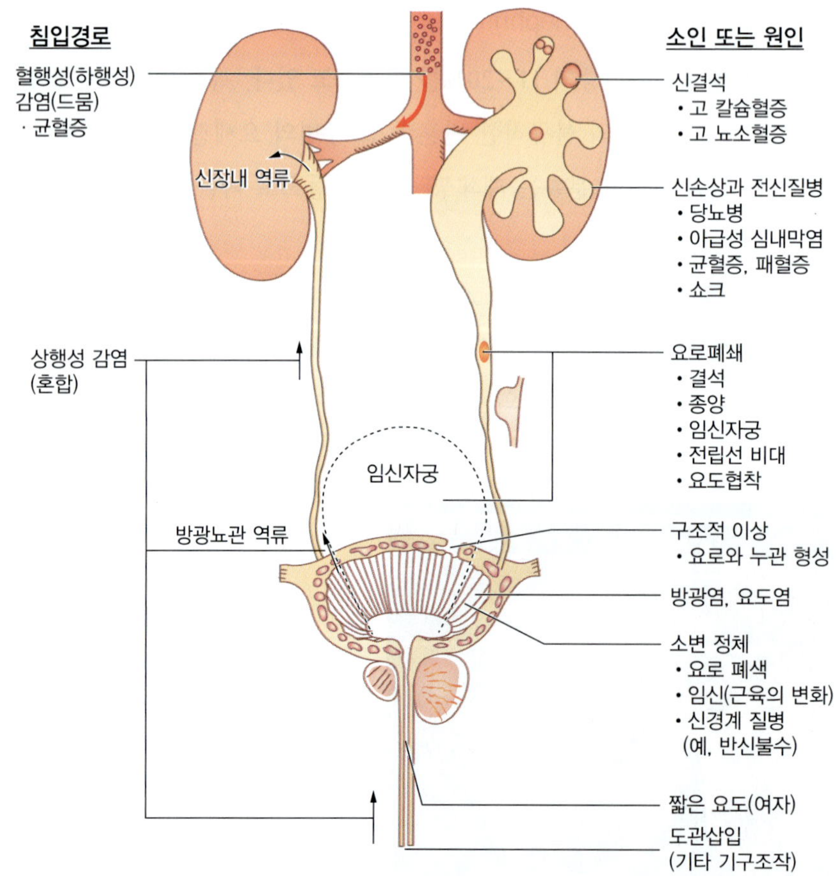

그림 15-31. 급성과 만성 신우염의 원인들

병리적으로 콩팥은 좌우 비대칭이며 불규칙하게 섬유화되어 소위 U자 모양의 함몰이 나타나고 수축된다. 신우 및 신배계(pelvocalyceal system)의 비정상 형태로의 변형과 수신증도 동반되기도 한다. 현미경 소견으로는 부분적인 만성 염증과 섬유화가 있다. 사구체 주변의 섬유화가 특징이다. 사구체는 비교적 잘 유지되어 있으나 요세관의 확장과 원주를 내강에 함유하여 H&E 염색상 호산성으로 요세관 내 저류된 단백원주가 붉게 염색되므로 갑상샘과 같은 모양을 나타내는데 이 현상을 갑상샘화(thyroidization)라고 한다. 간질에는 단구의 침윤과 섬유화가 관찰된다(그림 15-32). 후에 혈압이 증가되므로 혈관의 경화도 동반된다.

(3) 수신증(물콩팥증, hydronephrosis)

수신증은 요관이 막힘으로 인하여 신우와 신배의 확장이 신실질의 위축과 함께 일어나며 그 부위에 요가 채워지는 병변이다. 대부분은 요로 폐색에 의해서 발생한다(그림 15-33).

그 원인으로는 선천 이상으로 요관–신우 경계부의 선천성 협착, 염증에 의한 협착, 임신, 기능성 질환인 신경성 방광, 그리고 전립샘 비대증에 의한 요도의 압박이나 신우 및 요관의 요로결석증 등에서 주로 볼 수 있고, 그 결과는 콩팥의 실질조직은 거의 소실되고 신우는 확대되어 낭포와 같이 변한다(그림 15-34, 35).

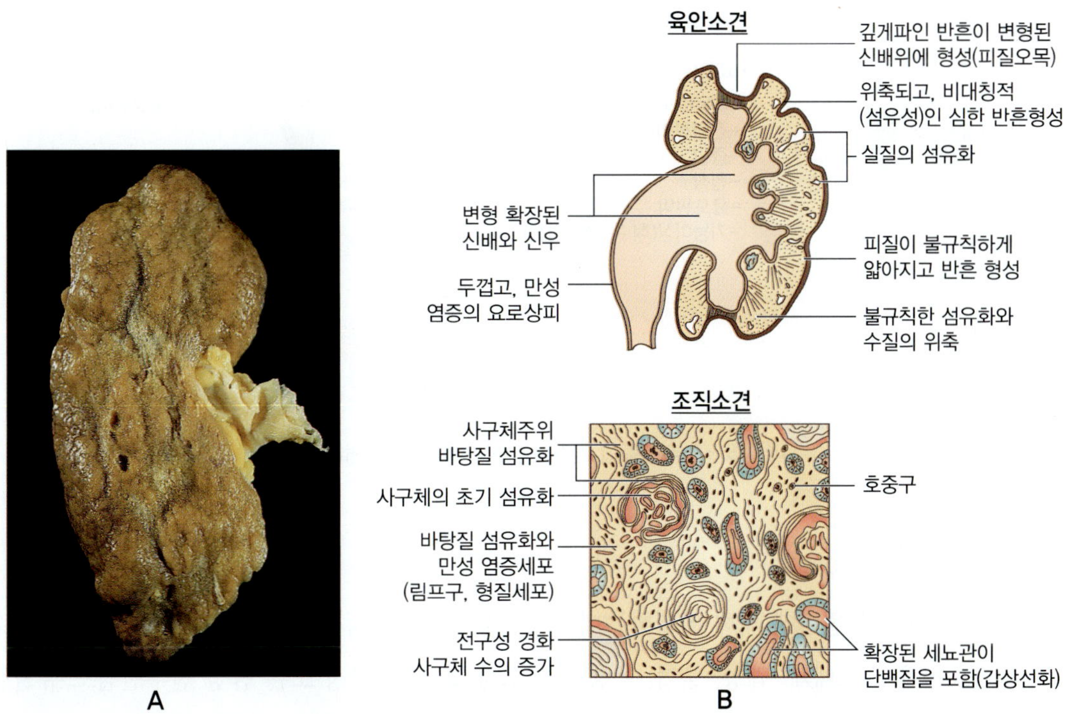

그림 15-32. 만성 신우신염(chronic pyelonephritis). A : 콩팥은 창백하고 심한 섬유화로 표면이 울퉁불퉁하다. B : 만성 신우신염의 병리 소견으로 콩팥 실질조직의 소실과 섬유화가 있음

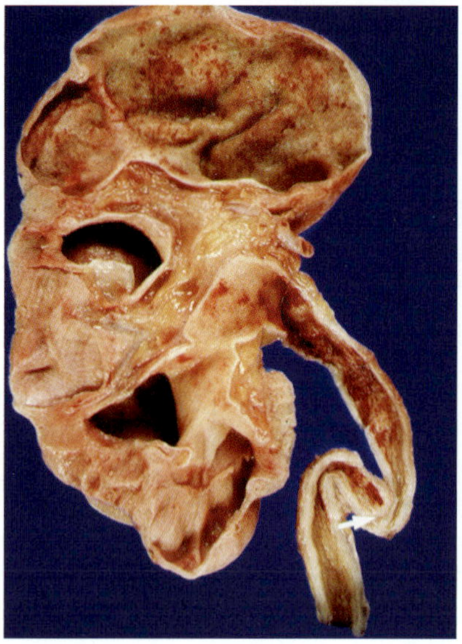

그림 15-33. **수신증.** 요관의 협착(화살표)으로 신실질조직이 거의 없어지고 낭성 구조를 보이는 심한 수신증이 동반되고 있음

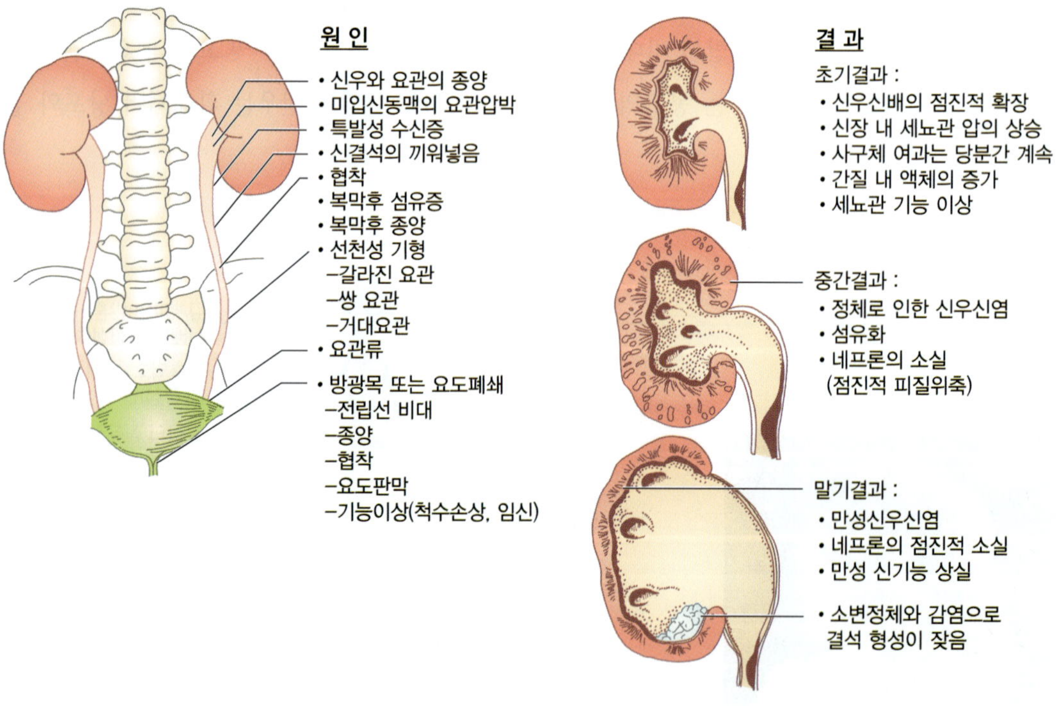

그림 15-34. 수신증의 원인과 임상 영향 그리고 병리 변화

(4) 신결석증(nephrolithiasis)

신결석증은 다양한 원인에 의해 발생하는데 콩팥, 요관, 방광 등 요로의 어느 곳이나 발생할 수 있다. 임상증상은 요로폐쇄, 궤양, 출혈, 동통을 일으킬 수 있고 급성 또는 만성 신우신염도 유발할 수 있다(그림 15-36). 주종을 이루는 신결석의 종류로 70%는 칼슘을 함유하고 있는 칼슘옥살레이트(calcium oxalate) 결석이며 15%는 3중 결석(triple stone), 즉 칼슘인산(calcium phosphate), 마그

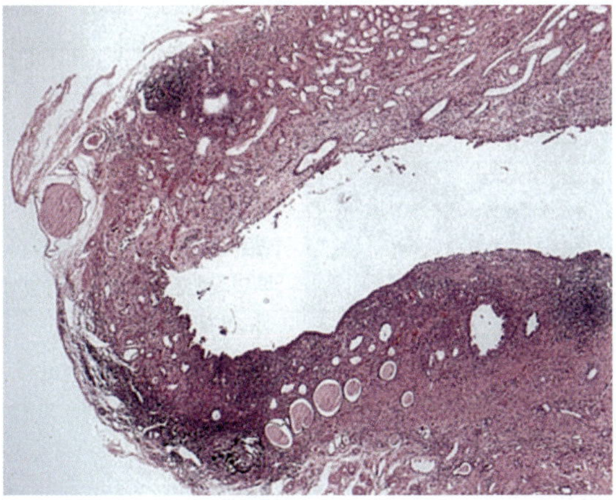

그림 15-35. 수신증(물콩팥증, hydronephrosis). 수신증을 일으킨 콩팥의 조직소견으로, 소변의 압박으로 인해 콩팥실질의 현저한 소실과 얇아짐을 보인다. 피질부위에 특히 토리가 거의 보이지 않고 있다. 국소로 림프구의 침윤이 동반되고 있는 만성 신우신염도 관찰됨. H&E염색

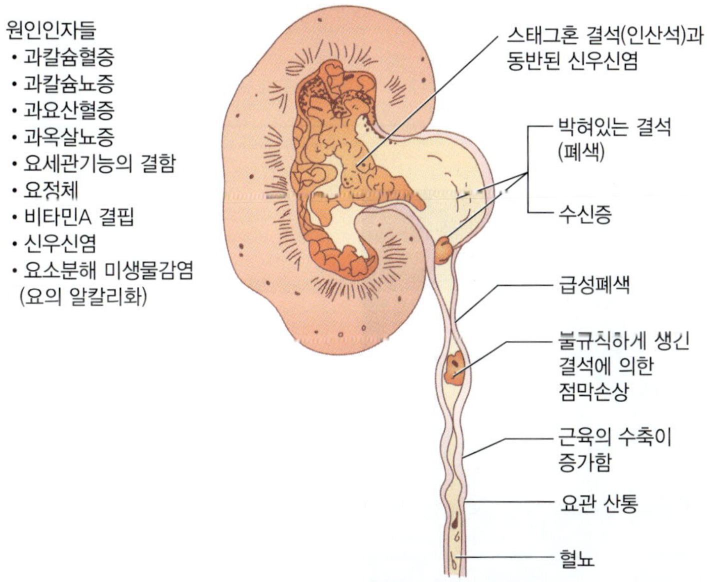

그림 15-36. 요관 결석의 원인과 임상 영향

네슘 암모늄인산(magnesium ammonium phosphate)을 함유한다. 그리고 10%는 요산석(uric acid stone), 2%는 시스틴(cystine)석 등이다(표 15-6).

유기질 성분은 점액단백이며 결석의 1~5%를 차지한다. 칼슘을 함유한 결석은 대개 과칼슘혈증이나 고칼슘뇨증과 동반된다(60%). 25% 정도는 원인이 분명치 않다.

녹각 또는 사슴뿔(staghorn) 결석은 신우를 꽉 채우는 결석으로 신배까지 연결되는 결석이다(그림 15-37). 요산결석은 고뇨산혈증이나 고뇨산뇨증이 동반되기도 한다. 그외 요의 농축, 요의 산도의 변화, 해당 결석 성분의 혈중증가, 세균 등이 신결석을 만드는 데 기여한다고 생각되고 있다. 비뇨기계 요석의 분류와 특성은 표 15-6에 요약되어 있다.

표 15-6. 비뇨기계 요석(신석, 방광석)

유형	빈도	유발인자	요의 산성도	형 태
칼슘옥살레이트 (calcium oxalate)	70%	과칼슘혈증(primary hyperparathyroidisms, 골전이암종) 특발성 과칼슘뇨증 hyperoxaluria(녹색채소 과량섭취)	요의 산성도와 관련없음	단단함, 작고(〈5 mm), 다수, 표면이 평활하고 둥글고, 방사선 불투명
인산석(calcium phosphate and magnesium ammonium phosphate mixture)	15%	요소를 분해하는 세균 감염 (프로테우스균)	알칼리	부드럽고, 회백색, 크고, 단수, 사슴뿔 결석 (staghorn calculi), 방사선상 불투명
요산석	10%	대부분 혈중 요산치는 정상 통풍	산성	황갈색, 작고, 단단, 다수, 방사선 투명
시스틴과 산틴(xanthine)석	드물다	시스틴뇨증, 산틴뇨증(xanthineuria)	상관없음	황색, 부드럽다. 작고, 평활한 표면, 둥글고, 다수, 방사선상, 약간 불투명(시스틴석), 투명(산틴)

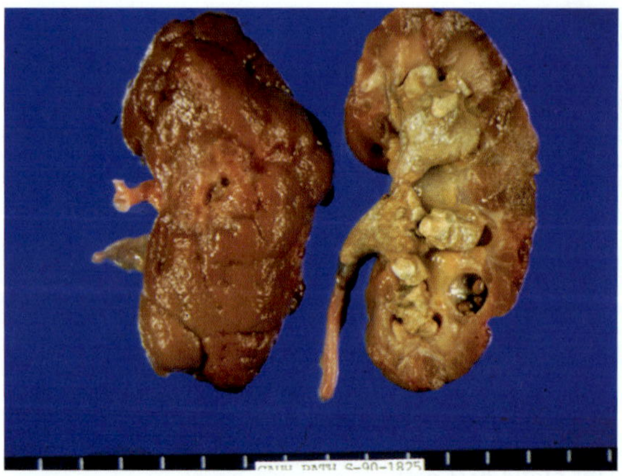

그림 15-37. **신석증.** 콩팥의 신배와 신우 내에 사슴뿔 모양의 신석이 가득 들어 있다.

(5) 신결핵(renal tuberculosis)

콩팥의 결핵은 크게 나누어 2가지 기전으로 나눌 수 있다. 하나는 장기결핵(organ tuberculosis) 그리고 또 하나는 속립성 결핵증의 부분현상으로 발병되는 신결핵이다.

장기결핵으로 신결핵이 발생한 경우에는 신수질 유두부를 중심으로 커다란 건락괴사소에 의한 공동을 수반하는 결핵성의 육아종을 형성한다. 장기결핵이 발생한 콩팥은 대개는 외측성이며 양측성인 경우도 좌우에 정도의 차가 있다. 이 경우 결핵성 병변이 신우 이하의 부위에도 파급되거나, 또는 건락괴사에 빠진 콩팥조직이 요로에 쌓여서 요관이 막히므로 수신증도 합병된다. 방광결핵을 수반하는 경우도 많다.

한편 속립성 결석으로 신결핵이 발병한 경우에는 피질, 수질의 구별 없이 직경 2~3 mm의 육아종성 병소를 다수 형성한다(그림 15-38). 장기결핵의 경우와 달리 콩팥은 좌우가 모두 침범 당한다. 콩팥혈류가 많은 장기이므로 속립결핵증의 호발 부위이기도 하다.

11) 만성 콩팥부전증(chronic renal failure)

만성 사구체신염, 만성 신우신염, 당뇨병성 신염, 다낭신 등으로 콩팥 내 네프론이 감소하게 되면 서서히 신기능이 저하하게 되는데 이 상태를 만성 콩팥부전증(chronic renal failure)이라고 한다.

만성 콩팥부전증과 관련되어 주로 요세관이 손상 받는 급성 신부전과 달리 사구체가 손상 받으며 만성 콩팥부전증의 정도는 사구체의 손상 정도에 좌우된다(표 15-7).

만성 콩팥부전증 시 혈청의 생화학 검사 중 가장 정확한 것은 크레아티닌 청소검사(creatinin clearance test)이다. 또 혈청 내 요소와 크레아티닌이 증가하기 시작하는 것은 크레아티닌 청소량이 정상의 30~40% 수준까지 내려올 정도로 네프론의 파괴가 선행되어야 한다.

만성 콩팥부전증이 일어난 콩팥의 병리 소견이 그 원인을 찾기 어렵기 때문에 이와 같이 황폐한 콩팥을 총칭해서 말기콩팥(end stage kidney)이라고도 부른다. 또한 만성 신부전의 치료로써는 인공투석이 있으며 최종 치료는 콩팥이식을 실시해야 한다.

표 15-7. 만성 콩팥부전증의 원인

만성 사구체신염	30%
만성 신우신염	15%
폐색성 신질환, 수신증	10%
고혈압성 신질환	10%
다낭신	10%
당뇨병 신질환	10%
아밀로이드증	5%
다발성 골수종	드물다
신석증, 과칼슘혈증	드물다
진통제에 의한 신질환(약물, 화학 손상)	드물다

* 대개 폐쇄성 신질환, 신석증, 신우신염은 동시에 잘 발생함.

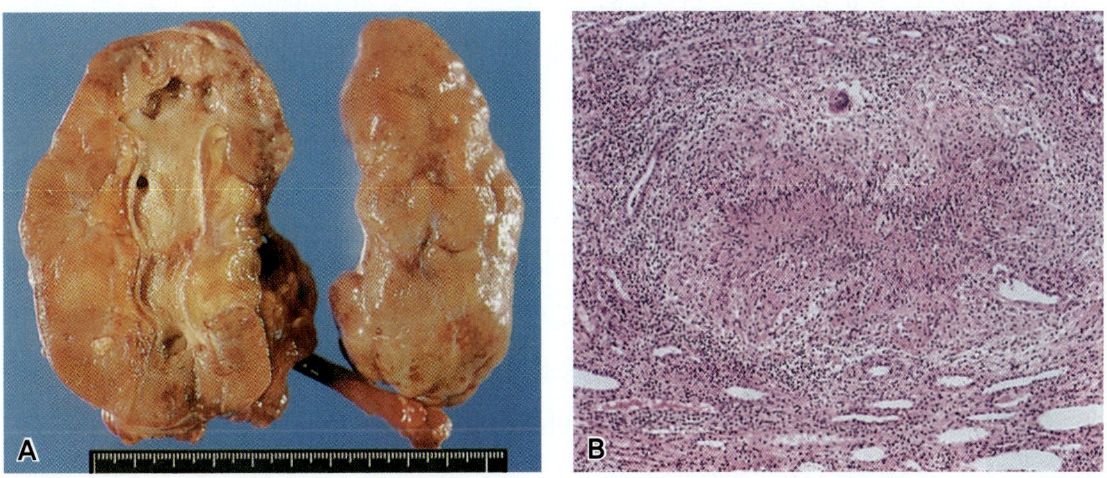

그림 15-38. 신결핵(renal tuberculosis). A : 콩팥의 겉면은 결절모양으로 나타나며 절단면에서 겉질에 여러 개의 작은 황색 결절들이 보인다. 특히 위에는 겉질이 결핵 육아종에 의해 거의 소실되었다. B : 콩팥의 속질 내에 비교적 경계가 좋은 결절이 중앙에 보인다. 이 결절 중앙에는 호산성의 치즈괴사가 일어나고 있다. 결핵 병터의 특징인 상피모양세포 및 거대세포가 관찰되고 있음. H & E 염색

12) 콩팥이식(kidney transplantation)

급성 콩팥부전증이나 만성 콩팥부전증으로 인해 인공투석 요법을 실시하고 있는 환자에게 콩팥을 이식하면 신부전의 상태를 개선시킬 수 있다. 그러나 문제점은 이 경우 콩팥제공자와 수용자 사이의 주요 조직 적합성이 일치하지 않으면, 이식된 콩팥은 거부반응이 일어나 콩팥조직은 괴사 또는 만성 염증을 일으키며 급성 또는 만성으로 파괴되어 콩팥경색 및 괴사 등의 변화가 나타난다.

거부반응의 가장 초기, 즉 초급성 거부(hyperacute rejection) 시에는 이미 수혈자 혈액이나 조직 내에 공혈자 조직에 대한 항체가 서로 반응하여 혈관의 내피세포 상해에 의한 사구체 혹은 요세관 주위의 모세혈관 내에 백혈구 침윤이나 피브린 혈전이 생겨서 혈관의 괴사성 혈관염과 경색을 일으킴으로 급성 순환장애를 초래하고, 급성 요세관 괴사나 출혈이 일어난다.

이식 수주일 후에 나타나는 급성 거부(acute rejection) 시에는 이식된 요세관 상피에 대한 세포성 면역반응(지연형 알레르기)에 의해 일어난다. 즉 콩팥의 소동맥, 사구체 모세혈관계의 피브리노이드 괴사나 피브린 혈전증을 일으키고, 간질 내에 미만성의 림프구 침윤을 동반하고 있으며 Ig M이나 보체 등의 침착이 관찰된다.

또한 거부반응이 수개월 내지 수년 후에 나타나는 만성거부(chronic rejection)도 있다. 병리는 신동맥 시작에서 세동맥에 걸쳐 경도의 혈전형성이 되풀이되어, 고도의 내막 섬유성 비후나 재소통의 형태도 관찰된다. 상당기간을 잘 지내다가 갑자기 거부반응이 일어날 때는 괴사성 혈관염을 볼 수 있으나 서서히 콩팥부전증이 되는 만성 거부반응 시에는 괴사성 혈관염이 없고 미만성의 림프구 침윤과 전체 사구체와 모세관의 소실이 관찰된다.

13) 콩팥종양(renal tumors)

콩팥에 발생하는 양성 종양으로는 피질선종, 맥관근지방종(angiomyolipoma) 등이 있으나 드물고 대부분은 악성 종양으로 콩팥세포암종, 신모세포종 그리고 이행상피암종이 대표적이다.

(1) 양성 종양(benign tumors)

① 콩팥겉질샘종(renal cortical adenoma)

콩팥겉질샘종은 부검 시 우연히 발견되는 경우가 흔하고, 주변과 경계가 분명하며, 둥글고, 황색의 종괴를 피질에 만든다. 직경은 3 cm 이하이고 세포학적으로 잘 분화된 양성의 다각형이며 투명한 세포로 구성되어 있다. 세포는 유두상 또는 충실성으로 배열되어 있고 콩팥세포암 세포와 거의 유사하므로 실제로는 조기 콩팥세포암과 감별이 아주 어렵다.

② 맥관근지방종(angiomyolipoma)

맥관근지방종은 비교적 드문 양성 종양이다. 단발성, 다발성 또는 양측성으로 나타날 수 있다. 양측성인 경우 대부분 결절성 경화증(tuberous sclerosis) 증후군에서 수반된다. 종괴를 크게 만들어 암종과 같이 임상으로 보일 수도 있다. CT 검사상 지방성분을 찾아내면 진단에 도움이 된다. 병리는 지방조직, 근조직, 혈관조직의 혼합으로 구성되어 있다.

(2) 악성 종양(malignant tumors)

콩팥에서 발생하는 악성 종양은 발생하는 위치에 따라 신실질에서 발생하는 종양과 신우에서 발생하는 신우암으로 구분한다. 신실질에서 발생하는 종양의 대부분은 원발성 종양으로 그중에서 85~90% 이상은 콩팥세포암이다. 신우암은 콩팥에서 발생하는 암의 5~10%를 차지하고 있으며 요로상피암이 주로 발생한다. 그러므로 일반적으로 콩팥암이라고 하면 실질에서 발생하는 원발성 악성 종양인 콩팥세포암을 말한다(표 15-8).

① 콩팥세포암종(renal cell carcinoma)

콩팥에서 가장 많이 발생하는 악성 종양으로 어른에서 모든 콩팥종양의 85%를 차지한다. 성인 남성에서 많고(M:F=3:1), 요세관 세포에서 유래한다. 폰힙펠린다우병 환자의 약 2/3에서 호발하며, 유두모양 콩팥세포암은 7번 염색체에 있는 MET 유전자의 돌연변이가 있어 유전 요소가 많음이 알려져 있다. 콩팥세포암은 투명형 콩팥세포암(70~80%), 유두형 콩팥세포암(10~15%), chromophobe형 콩팥세포암(5%), collecting duct형 콩팥세포암(1%), 그리고 미분화형으로 분류한다.

육안으로 비교적 경계가 명확한 충실성 종양으로 출혈, 괴사, 낭포변성 등이 동반되며 황백색조의

표 15-8. 콩팥의 악성 종양

구분	빈도	육안 소견	현미경 소견	임상 소견	기타
콩팥세포암종	흔하다	크고, 다양한 모양, 피막이 불확실, 신정맥 침투	투명세포, 충실성, 유두상, 낭성 등 다양함	종괴, 혈뇨, 전이성 질병	성인 암종의 1~2%
신모세포종(윌름스종양)	소아에서 흔하다	크고, 단단하고, 충실성 종괴	원시방추세포, 과분화, 간엽조직분화	종괴, 복부 팽만	10세 이하에서 25~30%
신우의 이행세포암종	흔하다	유두상 종괴	유두상이행세포 증식	혈뇨, 종괴, 악성 세포가 소변에 검출	다발성인 경우도 있음
일차성 육종	아주 드물다	큰종괴, 피막에 발생	육종의 종류에 따라 다름	종괴	
일차성 악성 림프종	아주 드물다	큰종괴, 충실하고 살코기색	대세포 또는 면역모세포성 림프종	종괴, 림프절종대	전신성 림프종에 의한 경우가 더 많음

할면을 보이는 것이 특징이다. 조직으로는 글리코겐과 지방을 포함하는 밝고 풍부한 세포질을 가진 종양세포가 특징이다. 이 때문에 육안으로는 노란색, 현미경으로는 투명세포로 관찰된다(그림 15-39). 그래서 일명 투명세포암종이라고도 한다(그림 15-40). 반면에 과립상으로 나타나는 콩팥세포암종도 있으며, 이때는 미토콘드리아가 풍부하다. 소포상, 시트 모양의 넓은 세포배열을 나타내고, 혈관분포가 풍부하고 모세혈관의 주위에서는 방사상으로 증식한다.

임상적으로 혈뇨(90%), 발열, 일반증세들, 그리고 부종양(para neoplastic) 증후군, 즉 적혈구 증가, 과칼슘혈증, 고혈압, 여성화 또는 남성화, 쿠싱증후군, 아밀로이드증 등 다양한 임상증상을 동반하기도 한다. 콩팥세포암은 종양 자체도 혈관이 풍부하며 또 혈관 특히 신정맥, 하대정맥을 잘 침습하여 조기에 전이를 잘하므로(25%) 예후는 나쁜 편이다. 5년 생존율은 전이가 없으면 70% 정도이다(그림 15-41, 표 15-9).

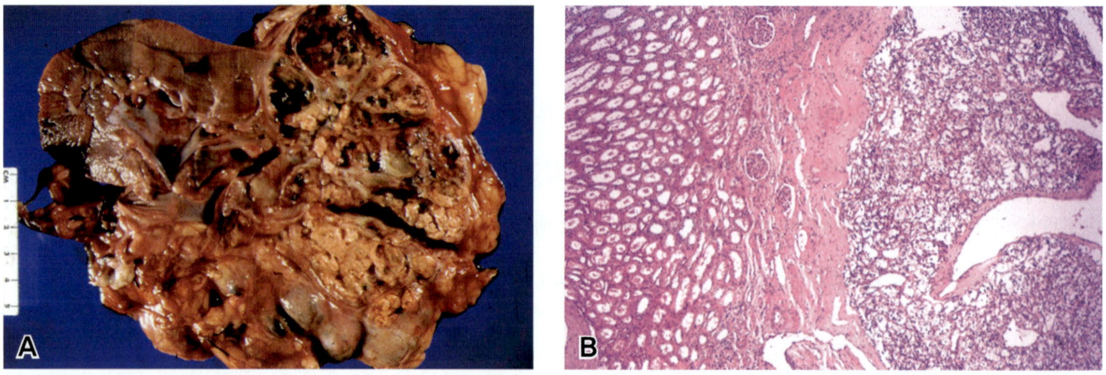

그림 15-39. **콩팥세포암종(renal cell carcinoma).** A : 암종의 육안 소견으로 침윤성 종괴가 콩팥 상부에 관찰되며 출혈과 황색색조를 나타낸다. B : 현미경 소견으로 우측에 투명한 암세포로 구성되어 있는 콩팥세포암종이 관찰된다. 좌측은 정상콩팥조직임. H&E 염색

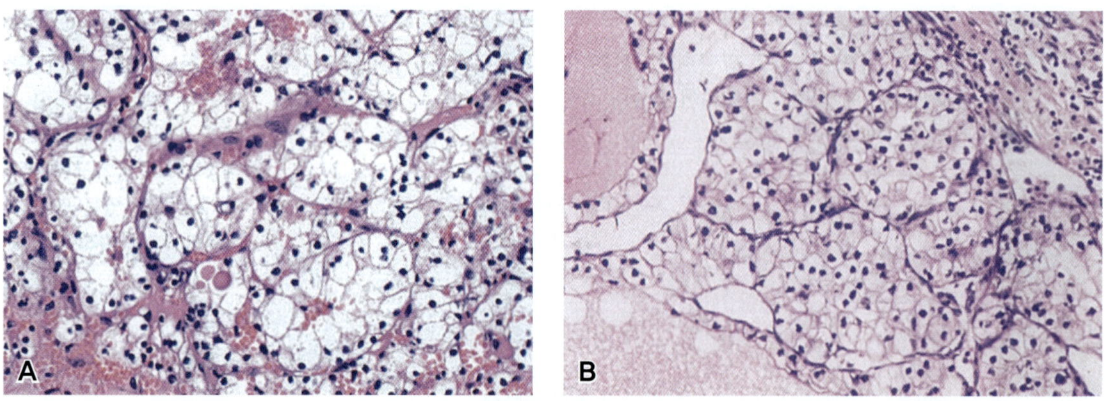

그림 15-40. **콩팥세포암종, 투명세포형(renal cell carcinoma, clear cell type).** A : 종양세포는 크고 명확한 경계를 보인다. 암세포는 주로 투명한 세포로 구성되어 있다. 그래서 일명 투명세포암종이라고도 한다. 투명세포를 둘러싸는 섬유 혈관조직이 잘 관찰된다. 투명세포 안에는 글리코겐이 축적되어 있다. B : 콩팥세포암은 아주 투명한 다각형 또는 타원형 세포들이 벽이 얇은 혈관과 섬유막 사이에 끼어들어 넓게 펼쳐진 양상을 보인다. 세포소는 둘러싸는 섬유혈관조직에 의하여 엽모양으로 배열하고 있다. 크고 빈 공간들은 혈관임. H&E 염색

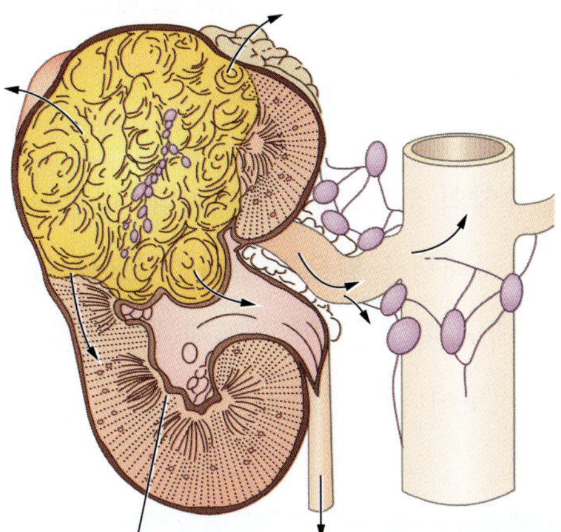

그림 15-41. 콩팥세포암의 병리 소견과 전파 경로

표 15-9. 콩팥세포암종의 병기

구분	기준	5년 생존율
I	콩팥에 국한되어 있고 피막 침윤이 없음	70%
II	콩팥 주변 지방조직에 침윤	30%
III	신정맥 침습 또는 주변 림프절 침습	<10%
IV	콩팥 주변 지방조직(제로타막)을 넘어 침습하거나 또는 전이	<5%

② 신모세포종(nephroblastoma)

신모세포종은 2세를 정점으로 하는 소아의 콩팥종양 일명 윌름스종양(Wilms' tumor)이라고도 하는 악성 종양으로 75%는 5세 이하에서 볼 수 있다(그림 15-42). 윌름스종양은 원인은 잘 모르나 약 10%는 11번 염색체에 있는 WT 유전자(Wilms tumor associated gene)와 관련이 있다고 밝혀졌다. 이것은 WAGR 증후군 환자의 약 33%에서 윌름스종양이 발생한다는 사실에서 알게 되었다. Danys-Prash 증후군에서는 90%에서 윌름스종양이 발생한다. 이 증후군은 생식기 이상, 조기 신병증이 발생하여 콩팥부전증이 오는 질환이다.

임상적으로 복부팽만을 보이며 혈뇨와 동통, 장폐색 등이 올 수 있다.

병리학적으로 후신모조직에서 발생한다고 알려져 있다. 핵에 비해 세포질이 적은, 방추형의 종양세포가 빽빽하게 증식하는 조직 내에 상피세포가 장미꽃모양(로제트)의 배열이나 신뇨세관 구조,

소포상, 때로는 사구체모양의 구조를 보이며 혼재하고 있다(그림 15-43). 뼈대근이나 골세포, 연골세포, 민무늬근세포 등도 혼재하고 있는 경우도 볼 수 있다. 출혈 및 괴사를 동반하기 쉽고 악성도가 높은 종양으로 폐, 간장, 뇌로 잘 전이한다. 5년 생존율은 90% 정도로 나타나고 있다.

③ 이행세포암종(transitional cell carcinoma)

이행세포암종은 신우에서 발생하며 콩팥종양의 5~10%를 차지한다. 방광에서 발생하는 것과 형태학적으로 동일하다. 임상적으로 조기에 요로폐색을 일으키고 다발성으로 일어난다. 유두상 또는 침윤성 증식이 나타난다. 50% 정도는 방광에도 이행세포암이 존재한다. 5년 생존율은 저등급(low grade)인 경우 70%, 악성도가 높으면 10% 정도이다(그림 15-44).

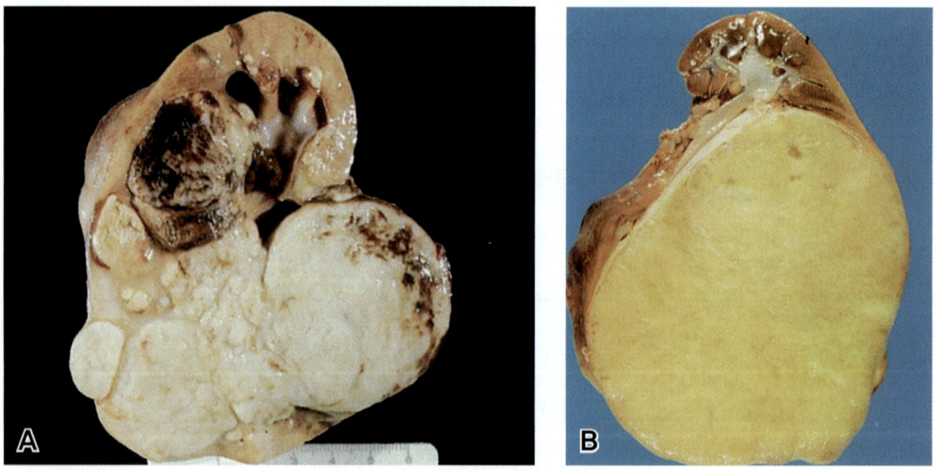

그림 15-42. 신모세포종(nephroblastoma), 윌름스종양(Wilms' tumor). A : 콩팥 종양의 절단면은 회백색 육질의 표면을 가진 큰 다결절의 고형종양을 보인다. 국소로는 출혈괴사도 있으며 주변조직으로 침윤성장도 하고 있다. 콩팥의 크기가 작아 어린이에서 발생한 것을 알 수 있다. B : 커다란 확장종괴가 콩팥의 한쪽 극에 보인다. 단면은 황색, 균질, 고형으로 보이며 종괴는 피막으로 둘러싸여 있는 것 같이 관찰된다.

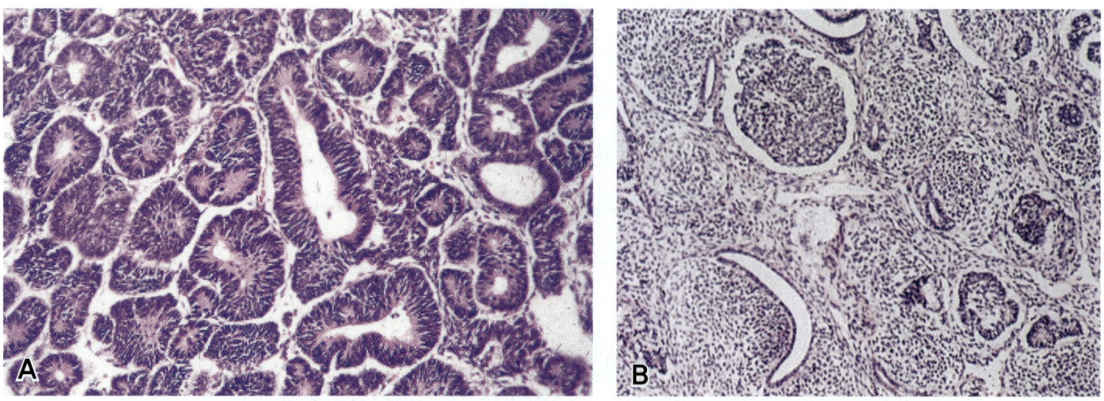

그림 15-43. 신모세포종(윌름스종양). A : 종양세포는 콩팥의 요세관 모양의 관상구조를 나타내고 있다. B : 조직소견으로 원시형태의 콩팥과 비전형적인 콩팥뇨세관들이 방추세포로 된 사이질에 둘러싸여 있다. 이 종양은 콩팥모세포종이라는 이름이 의미하듯이 콩팥으로 분화를 하는 것이 특징임. H&E 염색

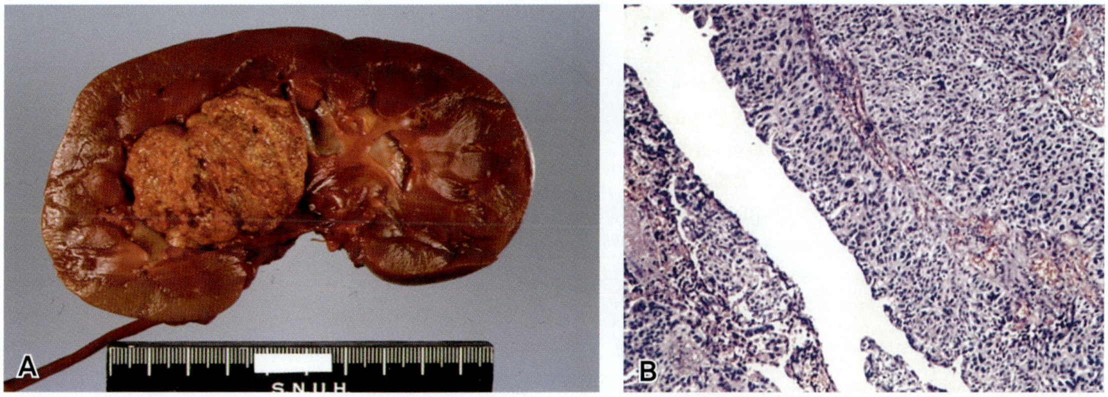

그림 15-44. **이행세포암종**(transitional cell carcinoma). A : 유두상의 종괴가 신우를 가득 채우고 있다. B : 유두상 이행세포암종을 현미경으로 보면 가운데 가는 섬유혈관을 중심으로 이행세포가 분지하는 양상이다. 종양세포는 핵의 형성이상 및 다형성이 심하고 상피세포의 다층화가 분명하다. 종양의 오른쪽 위에는 침윤성 성장을 하고 있음. H&E 염색

2. 하부요로(방광질환, diseases of urinary bladder)

1) 방광염(cystitis)과 요도염(urethritis)

요의 통과에 장애를 일으키는 결석증 등에 의하여 소변 장애가 발생하며, 요 내에 대장균 등이 증식하고 역행성으로 파급되어 염증을 일으킨다. 빈도는 해부학적으로 여성이 요도가 짧기 때문에, 특히 노년층 여성에게 많고, 일반적으로 요도 · 방광염(urethrocystitis)의 형태를 취한다. 동통, 발열 외에 방광점막이 자극을 받아 독특한 잔뇨감, 빈뇨를 나타낸다. 방광염(cystitis)의 원인으로는 대장균, 프로테우스(*Proteus* spp.), 크레브시엘라(*Klebsiella* spp.), 결핵균, 캔디다(*Candida* spp.) 등이 흔하다. 요도염(urethritis)의 대부분은 임균이나 클라미디아에 의해 나타난다. 특히 최근에는 남성의 요도 · 방광염이 주목을 받고, 그 반수는 비임균성으로, 클라미디아에 의한 것이 가장 흔한 원인균이다.

(1) 급성 방광염(acute cystitis)

급성 방광염이 발생하면 임상증상으로는 발열, 하복부 동통, 빈뇨, 배뇨곤란 등이 나타난다. 진단은 세균의 배양과 중간뇨에서 채취한 요의 배양에서 세균집락 수의 증가 등으로 실시하며, 치료는 항생제로 한다. 병리학적으로 방광점막에 충혈, 고유점막에 호중구의 침윤과 부종이 관찰된다(그림 15-45). 특수한 유형의 방광염도 발생할 수 있다.

① 급성 세균성 방광염

급성 세균성 방광염은 대장균, 프로테우스, *S. faecalis* 등의 역행성 감염으로 일어난다. 여성에서

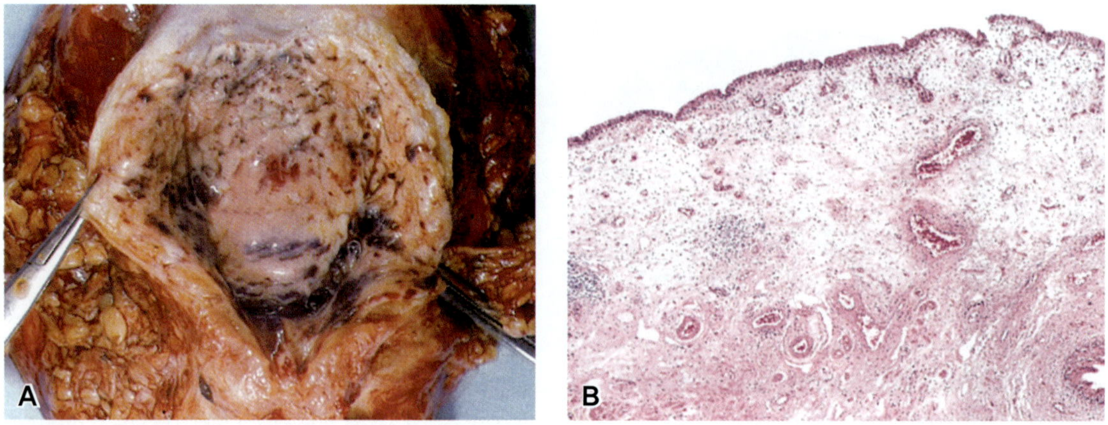

그림 15-45. 급성 방광염(acute cystitis). A : 방광의 점막은 급성 염증반응으로 출혈과 얕은 궤양을 동반하며 전반적으로 심한 부종으로 전체 점막이 부어 있다. B : 급성 염증으로 현저한 사이질의 부종을 형성하며 작은 원형 단구들이 초점성으로 침윤하고 있음. H&E 염색

성관계, 임신 또는 기계 검사 후 잘 일어난다. 남자에서는 전립샘 비대가 가장 흔한 원인이다. 대개는 급성 신우신염과 동반된다.

② 약물방광염

항암제 중 사이클로포스파미드(cyclophosphamide)는 급성 출혈성 방광염을 일으킨다.

③ 방광결핵

신결핵의 70%에서 발병하는데 처음 결핵이 시작하는 부위는 삼각부(trigone)이다. 점막하의 육아종성 염증으로부터 시작하여 심한 건락괴사와 궤양을 만든다. 후에 방광의 섬유화를 일으키므로 요관 개구부가 방광벽 내에 함몰하거나 심하게 방광이 축소한다. 임상으로는 빈뇨, 동통, 배뇨곤란, 미열 등이 나타나고 진단은 결핵균을 찾는 것이다.

④ 낭성 방광염(cystitis cystica)

만성 염증에 의하여 상피세포가 고유점막에 함몰되면 그것을 von Brunn cell nest라고 하고 그 세포소가 낭포성 확장을 일으키고 물을 함유함으로 점막표면에 낭포로 튀어 올라온다. 신우, 요관, 방광에 모두 나타날 수 있다. 이 상피가 점액상피로 화생되면 선상방광염(cystitis glandularis)이라고 한다.

(2) 만성 비특이성 방광염(chronic nonspecific cystitis)

비특이한 만성 방광염에서는 방광점막 내에 상피양세포나 조직구의 침윤은 관찰되지 않으나 림프구와 형질세포의 침윤이 특징으로 보인다.

(3) 연반(malakoplakia)

연반은 특이한 만성 염증 병변으로 임상은 무통성 혈뇨, 빈뇨, 급뇨, 통증 등이 나타난다. 예후는 종양의 종류, 조직 형태, 임상병기 등에 의해 좌우된다. 고유근층까지 침윤한 경우는 5년 생존율이 30~80%이다. 만성 염증에 의해서 점막에 융기된 황색의 판, 결절, 폴립 등으로 나타난다. 그 속에는 림프구와 포말성 조직구(대식구)가 많이 침윤되어 있고 PAS-양성 과립, 세균을 포함하고 있는 둥글고 나이테 모양의 석회덩어리인 소위 미카일리스 구드만체(Michaelis Gutmann body)라고 하는 표적 모양의 둥근소체가 특징이다. 이 소체들은 박테리아가 중심체가 되는 일차 원인으로 생각하고 있다.

(4) 방광결석(bladder calculus)

일차로 방광 내에서 발생할 수도 있으나 2차로 콩팥에서 내려오는 경우도 많고 성분은 신결석과 동일하다. 일반 인구 중 0.5~2% 정도에서 발생하는 비교적 흔한 임상 질환이다. 대부분의 비뇨기계 결석은 신우(신결석증)나 방광에서 형성된다.

① 칼슘옥살레이트 결석

비뇨기계 결석 중 70%를 차지한다. 대부분의 환자들은 특별한 원인을 찾을 수 없으나 일부에서는 고칼슘뇨와 hyperoxaluria가 있다. 칼슘옥살레이트 결석(calcium oxalate calculi)은 작고 단단하며 울퉁불퉁하다.

② 인산결석

비뇨기계 결석의 15%를 차지한다. 요소를 분해하는 프로테우스(*Proteus*)균에 의한 비뇨기계 감염과 관련 있다. 왜냐하면 프로테우스는 암모니아를 생산하여 소변을 알칼리로 만들기 때문이다. 인산결석(phosphate calculi)은 크고, 단발성이고, 사슴뿔 결석(Staghorn stone)을 잘 만든다.

③ 요산결석

비뇨기계 결석 중 10%를 차지한다. 방사선상 투명하여 단순 X-선 촬영으로는 발견할 수 없다.

임상은 급성 요관 폐색, 요관성 산통, 혈뇨 등이 나타나고 작은 결석은 소변과 함께 빠져 나오기도 한다.

요관에 결석이 박히면 요관은 폐색이 온다. 그 결과 콩팥의 수압이 증가하고 또 요의 정체로 인한 감염으로 수신증, 급성 신우신염 등이 뒤따른다. 요관 결석은 칼슘을 포함하고 있어 90%가 방사선에 투과되지 못하므로(radiopaque) 단순 X-선 촬영으로도 진단할 수 있다. 반면에 10%의 방사선을 투과하는(radiolucent) 결석은 역행성 신우 조영술로 진단할 수 있다. 이러한 환자들에서는 혈중 칼슘, 수산(oxalate), 시스틴(cystine), 요산(uric acid), 비뇨기계 감염 등을 조사할 필요가 있다. 치료는 결석을 수술로 적출하거나 쇄석기로 파쇄한다.

2) 방광의 종양(uninary bladder tumors)

(1) 양성 종양(benign tumors)

① 이행세포유두종(transitional cell papilloma)

방광점막의 이행세포가 내강을 향해 증식하는 유두상의 양성 종양을 이행세포 유두종이라고 하지만 대단히 드물다. 상피는 세포이형성의 정도가 낮고, 기저막에서 표층까지 7층 이하의 세포로 구성되어 있으며, 증식된 상피 사이에는 결합조직성 중격이 존재한다. 10% 정도에서 침윤성 암으로 이행한다.

(2) 악성 종양(malignant tumors)

① 이행세포암종(transitional cell carcinoma)

이행세포암종은 가장 호발하는 방광 내 암종으로 원발성 암종의 빈도는 90%는 이행세포암종, 5%는 편평세포암종, 5%는 혼합형이다. 원발부위는 주로 방광이지만, 신우, 요관에서도 발생한다. 원인은 몇 가지 화학물질이 알려져 있다. 또 고무나 전선의 절연물질 공장에서 일하는 사람과 벤지딘(benzidine)과 알파2-나프틸아민(α2-naphthylamine)이 포함된 아닐린 또는 아조색소와 관계있는 직업에 종사하는 사람에서 호발하여 직업암으로도 유명하다. 담배도 주요 원인 중의 하나이다.

임상은 무통성 혈뇨, 빈뇨, 급뇨, 통증 등이 나타난다. 예후는 종양의 종류, 조직 형태, 임상병기 등에 의해 좌우되나 가장 중요한 것은 임상병기이다. 고유근층까지 침윤한 경우는 5년 생존율이 30~80%이다. 이 암종은 50세 이상의 남성에게 많고, 혈뇨를 주요 임상 증상으로 하며 배뇨곤란, 동통, 요로폐색에 의한 2차 수신증, 신우신염 등이 일어나고 암종의 침습에 의해서 대장과 누공도 일으킬 수 있다. 진단은 조직생검에 의한다.

병리학적 소견으로 방광암은 방광점막 어느 부위에서도 생길 수 있으나 방광삼각(trigone)부근이나 게실 부위에 가장 호발한다. 일반적으로 암종은 다층의 이행세포가 현저하게 증식을 일으키며 돌출성 성장을 하고 있다. 일반으로 이행세포암은 방광내강을 향해 유두모양의 종양을 만든다(그림 15-46).

분화도가 나쁠수록 궤양성 침윤성으로 성장한다. 현미경적으로 이행세포암종이 가장 흔하고 그 외 편평세포암종이나 샘암종도 발생한다. 이행세포암종의 분화도에 따라 대개 3등급으로 나누고 있으며 등급 I, II, III(4등급으로 포함할 때는 제1등급은 이행세포유두종이다), 고유점막 내 민무늬근, 혈관 내 침습은 예후를 나쁘게 한다.

이형세포암종은 유두상으로 성장하여 침윤성 증식이 적고 분화도가 좋은 경우(등급 I, II)가 약

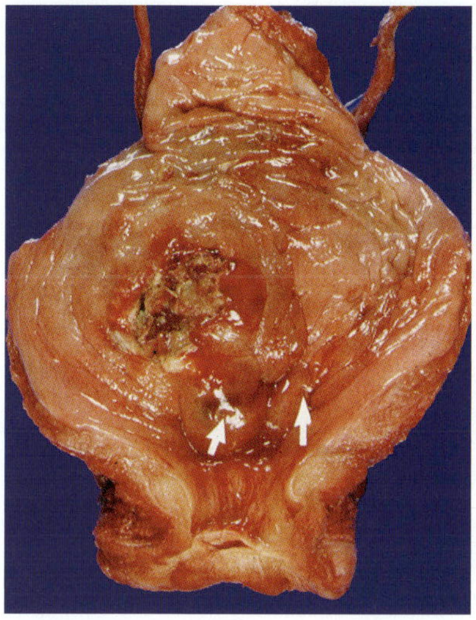

그림 15-46. **이행세포암종.** 방광의 삼각부(화살표)에 궤양을 동반한 이행세포암이 점막하조직으로 침윤성 성장을 보였음(grade Ⅲ)

70% 그리고 이형성이 강한 종양세포가 상피하로 침윤하는 비유두모양암종(등급 III)이 20~30%를 차지한다(그림 15-47).

등급 III의 침윤성 암종은 Grade I, II의 유두모양암종에 비해 치료 후 경과는 좋지 않지만, 고도의 세포이형성이 존재하기 때문에 세포진단으로 발견되기 쉽다. 주변 점막에서 이행세포의 이형성, 표재성 암종 등도 흔히 동반된다. 종양이 방광 내 있을 때는 수술로 절제를 잘하면 50~80%까지 5년 생존율을 높일 수 있다. 그러나 방광외부로 침윤이 있으면 20~30%로 떨어진다. 조기발견이 중요하다. 이행세포암종의 임상병기는 예후에 영향을 주며(표 15-10) 방광 내 암종의 상대적 전이빈도는 비슷하다(그림 15-48).

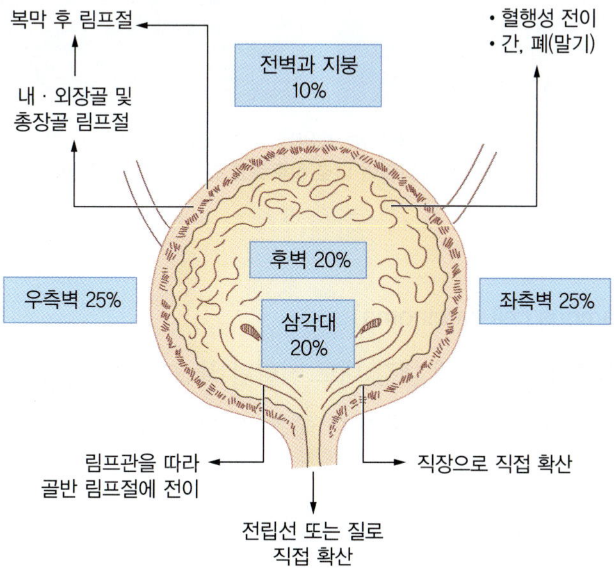

그림 15-47. **방광 내 이행세포암종의 전이 방법** 상대적 빈도수는 퍼센트로 기술되어 있음

표 15-10. 방광의 이행세포암종 병기

0	PIS	제자리암
	Pa	침투가 없는 유두상 종양
A	P1	종양이 고유점막으로의 침투함
B_1	P2	종양이 근층의 상부층으로의 침투함
B_2	P3a	종양이 근층의 심부층으로의 침투함
C	P3b	종양이 방광벽을 통과하여 주변 지방조직으로 침투함
D_1	P4a	종양이 전립샘, 질, 자궁으로 침투함
	P4b	종양이 골반부나 복부벽에 침투하여 고정됨
	N1–3	종양이 골반부 림프절 전이가 있음
D_2	M1	종양이 원 전이한 경우
	M4	종양이 대동맥분지 상부의 림프절 전이함

P : 원발성 종양의 임상상태
N : 림프절 상태
M : 전이상태

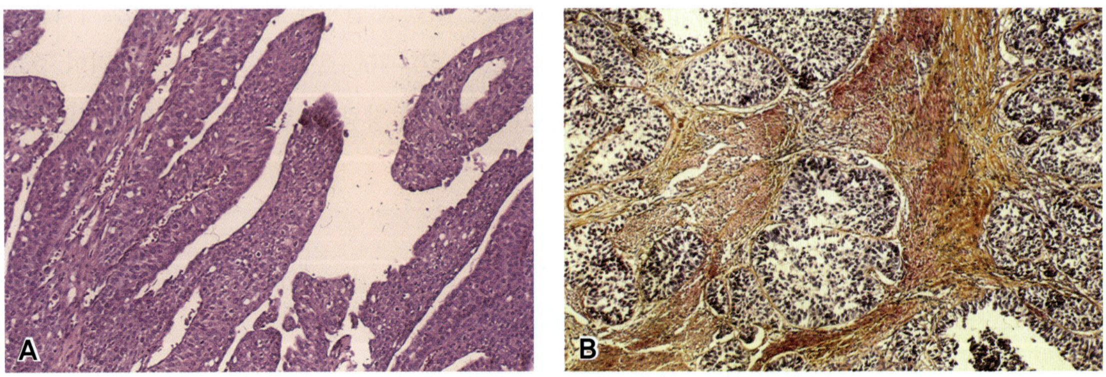

그림 15-48. 이행세포암종의 등급. A : 등급 I에 해당하는 종양은 유두모양으로 증식하고 있고 세포의 과형성과 이형성의 정도가 심하지 않다. H&E 염색. B : 등급 III에 해당하며 방광벽 내로 침투하고 있고 세포의 이형성이 심하고 분화도도 좀 더 나쁨

② 편평세포암종(squamous cell carcinoma)

드물게 발생한다. 분화도가 좋아 대개 내강 내로 커다란 돌출형 종양을 만든다. 상당기간 동안 방광 내에 머물고 있어 이행세포암종보다 예후가 더 좋은 경우도 많다.

③ 선(샘)암종(adenocarcinoma)

방광 내 원발성 선암종은 대단히 드물며 형태로는 대부분 점액다당류를 생산 분비하는 선암종이다. 이 종양의 기원은 1) 방광의 우산세포(둥근지붕, 돔) 내에 있는 요막관 상피, 2) 방광점막의 선상피 화생을 일으킨 상피, 3) 선상방광염 등이라고 생각한다.

(3) 임상증상에 의한 감별 진단

① 혈뇨

비뇨기계의 임상 증상 중 가장 흔하며 또 중요한 이유는 혈뇨를 일으킬 수 있는 것 중 악성 종양에 의한 것이 많기 때문이다. 또 콩팥, 방광, 요도에 이르는 비뇨기계 어느 부위의 병변도 혈뇨의 원인이 될 수 있으므로 감별을 요한다(표 15-11).

② 핍뇨와 무뇨증

핍뇨(oliguria)와 무뇨증은 콩팥부전증 시 가장 중요한 임상증상이며, 특히 급성 시에는 응급을 요하므로 그 원인들을 숙지하여 감별할 필요가 있다(표 15-12).

표 15-11. 혈뇨의 원인

혈뇨의 원인		혈뇨 외 추가 검사 소견
콩팥의 질환	급·만성 사구체신염	적혈구원주, 과립원주, 백혈구, 단백
	급·만성 신우신염	단백, 백혈구, 상피세포원주, 미생물
	종양	단백, 악성 세포
	신석	백혈구
	외상	없음
	약물, 화학적 손상	단백, 원주
	유두괴사	괴사성 유두
	다낭신	없음
방광, 요관, 요도	방광염	백혈구, 미생물
	요도염	백혈구, 미생물
	종양	악성 세포
	방광, 요관석	백혈구
	외상	없음
전신성 질환	악성 빈혈	단백
	세균성 심내막염(전신적 전색증)	단백
	출혈성 소인, 항응고치료	없음
	Osler-Weber-Randu병	없음
	혈색소질환, 용혈	혈색소뇨
	운동성 혈뇨	없음

* 혈뇨란 요에 현미경 또는 육안 수준의 적혈구를 포함한 경우를 의미한다.
* 과립원주(granular cast)는 손상을 받은 세뇨관상피로 구성되어 사구체와 세뇨관의 손상을 의미한다.
* 유리질원주(hyaline cast)는 단백의 손실을 의미한다.

표 15-12. 핍뇨와 무뇨증의 원인

구분	원인
전신성(prerenal)	쇼크(저부피성 : hypovolemic), 신동맥협착, 신혈류량의 감소 수술 후 핍뇨(항이뇨 : antidiuresis) 심한 탈수
신성(Renal)	급성 사구체신염 급성 세뇨관 괴사 신독성 : 약물; 가나마이신, 네오마이신, sulfonamide X-선 조영제 금, 수은, 비소 공업용(사염화탄소, ethylene glycol) 허혈성 : 쇼크 시 저혈압 상태의 지속 외상(crushing injury), 수혈 부작용, 화상, 자간증, 간신 증후군* 거부 반응 급성 피질괴사 심한 허혈, 심한 쇼크(패혈성 쇼크), 화상, 임신 중 출혈 파종성 혈관 내 응고증 뱀독(사교증) 급성 신우신염(유두괴사가 동반된 경우) : 드물다
후신성 폐색(postrenal obstruction)	무뇨증을 일으키려면 양측요관 폐색, 방광입구 부위 및 요도의 폐색이 있어야 한다. 흔한 원인 : 종양, 전립샘 비대, 신석, 외상

3. 남성생식기 질환(male reproductive diseases)

1) 남성생식기의 구조

남성생식기는 다음의 장기로 구성되어 있다. 즉 고환, 부고환(epididymis), 정관, 정낭(seminal vesicle), 정삭(spermatic cord), 전립샘(prostate), 요도, 음경 및 음낭이다. 임상으로 특히 중요한 것은 고환과 전립샘이다(그림 15-49).

2) 고환과 부고환 질환(diseases of testis and epididymis)

(1) 고환의 정상 구조

고환(testis)은 좌우 대칭의 장기로 정자를 생산한다. 조직으로는 정원세포(spermatogonia) 및 지지세포인 세르톨리 세포(Sertoli cell)로 구성되는 정세관(seminiferous tubule)과 그 사이에 있어 남성호르몬인 안드로겐(androgen)을 분비하는 간질세포인 라이디그 세포(Leydig cell)로 이루어진다. 정모세포의 분화과정은 정원세포-일차정모세포-이차정모세포-정세포-정자 순으로 성숙한다(그림 15-50).

고환은 태생기에는 후복막에 있는데, 태아가 성장하면서 고환의 하강이 일어나 점차 서혜부 아래 음낭쪽으로 내려와서, 생후에는 부고환과 함께 음낭 안에 존재한다.

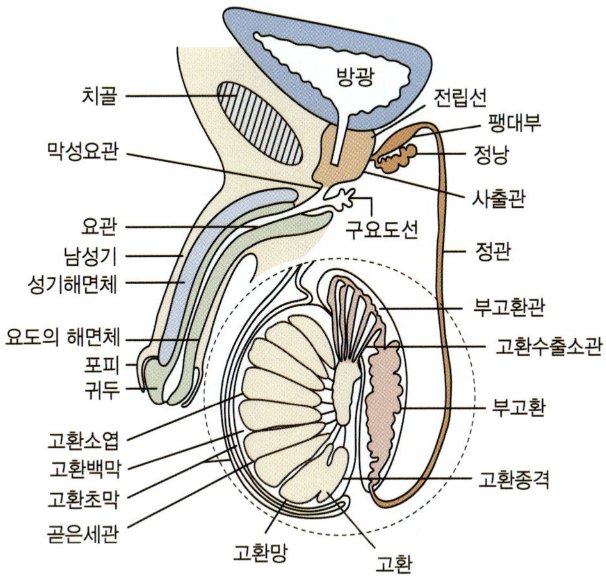

그림 15-49. 남성 생식기의 해부학 구조 모식도

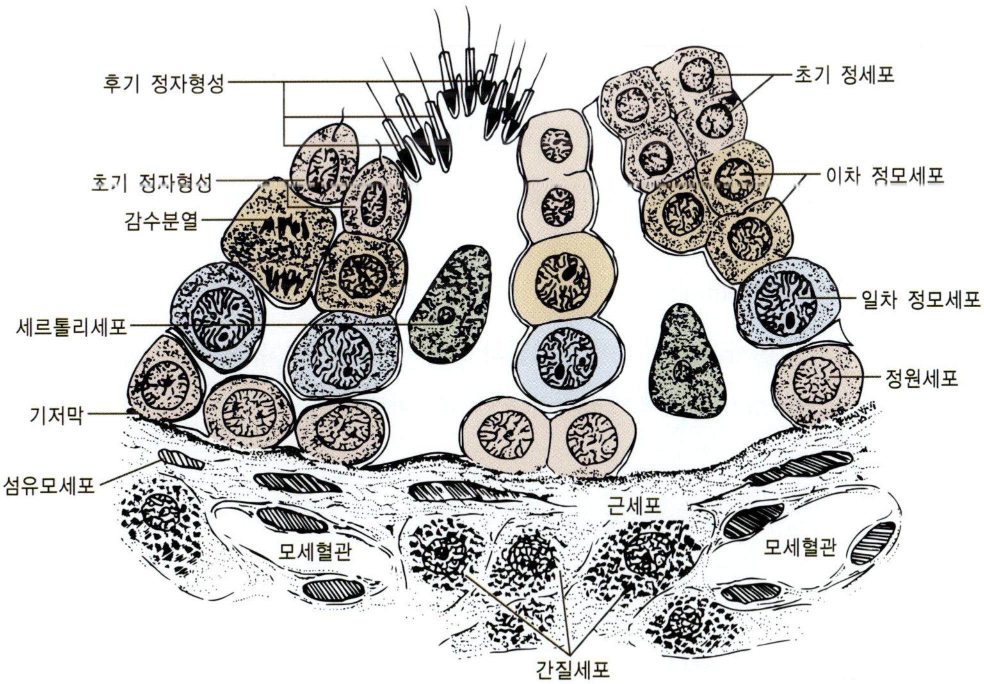

그림 15-50. 정세관과 간질조직의 일부 구조 모식도

(2) 잠복고환(cryptorchidism)

고환이 정상으로 음낭 내로 하강하지 않고, 하강 도중에 복강 내 또는 서혜부에 멈춰버린 것을 정류고환 또는 잠복고환이라고 한다. 원인은 정삭이 짧은 경우, 서혜관(inguinal canal)의 협착과 같은 구조 이상, 13삼염색체증과 같은 유전 이상, 황체화호르몬의 감소와 같은 호르몬 이상 등을 들 수

있다. 정류고환의 빈도는 남성 인구의 약 0.3~0.8%를 차지한다. 신생아에서는 3% 정도에서 발견되나 1년 이내에 대부분 음낭 내로 들어간다. 25%는 양측성 정류고환이다. 정류고환 상태로 시간이 경과할수록, 2년만 경과해도, 정자형성이 현저히 장애를 받으며 또 사춘기 이후에는 고환은 위축이 되며, 정원세포의 감소, 정세관 기저막의 비후와 유리질화, 간질 섬유화, 라이디그 세포의 증식 등이 나타난다. 외상을 받기도 쉬울 뿐만 아니라 정류고환으로부터는 악성 종양이 발생될 수 있기 때문에 최소한 6세 이전에 수술하여 정류고환을 음낭 내로 옮기는 것이 중요하다. 정류고환의 위치는 복강, 서혜부, 서혜관 등이다(그림 15-51).

(3) 고환과 부고환염(testis and epididymitis)

요도염에서 파급되어 고환이나 부고환에 염증이 2차로 잘 발생한다. 바이러스가 원인인 경우는 소아에서 유행성이하선염(멈프스) 발병 시에 증상이 있는 환자 중 약 20%에서 급성 고환염(orchitis)이 합병된다. 이 경우를 멈프스 고환염(mumps orchitis)이라고 한다. 치료된 후 정세관의 위축 및 섬유화가 일어나고, 심한 경우에는 남성 불임증이 될 수도 있다.

대부분의 급성 임균성 또는 클라미디아(chlamydia)에 의한 부고환염(epididymitis)은 급성 임균성 또는 클라미디아요도염에 속발되는 것이다. 그 외 비임균성 부고환염은 포도구균, 연쇄구균, 대장균 등에 의하여 일어날 수 있으며, 이때는 부고환에 화농성 염증과 농양이 잘 형성된다. 결핵성 요도염 후에도 부고환 또는 고환에 염증이 파급할 수 있고 불임을 유발할 수도 있다.

(4) 정자육아종(sperm granuloma)

정자육아종은 비교적 흔하게 관찰되며 부고환과 고환에서 정자의 유출이 있으면 그 주변조직에 생기며 육아종성 염증이 정자와 함께 발견되며 후에 섬유화된다.

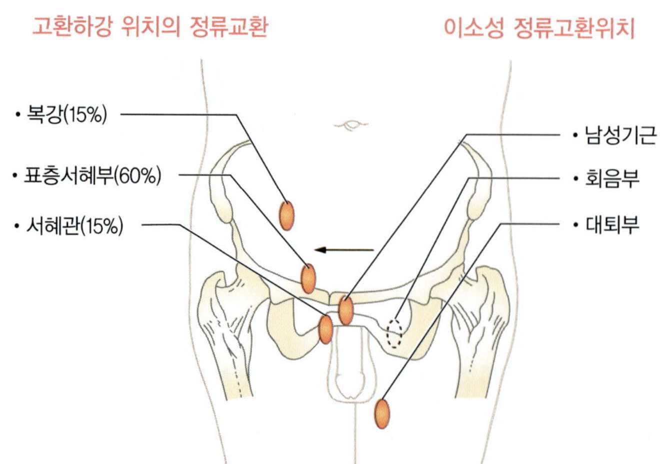

그림 15-51. **정류고환의 호발부위.** 태생기의 고환하강 위치에 따라 이소성으로 정류고환이 발생할 수 있음

(5) 수종(hydrocele)

수종은 고환초막(tunica vaginalis)의 2중막 사이의 공간에 혈장과 같은 액체가 고이는 것을 말한다(그림 15-52). 외상, 감염 또는 고환의 종양에 의해 발생할 수 있으며 대체로 맑고 혈장과 같은 장액성(straw-colored : 볏짚을 삶은 물 같음)의 액체이다. 만약 이 공간에 피가 고여 있으면 혈류(hematocele)라고 한다.

(6) 염전(torsion)

염전은 정삭(spermatic cord)이 뒤틀려서 혈관의 폐쇄가 일어나 고환의 출혈성 괴사가 일어나는 현상으로 정류고환과 같이 고환의 위치 이상이 있거나 인대의 이상이 있는 경우에 잘 발생한다. 병리소견으로 부종과 출혈이 일어나 결국 고환의 출혈성 경색이 발생한다.

(7) 정계정맥류(varicocele)

정계정맥류는 덩굴 정맥총(pampiniform plexus)의 정맥류로써 음낭의 피부아래 청색으로 보이는 벌레 주머니 모양의 종창(swelling)을 일으키고 음낭 내 견인통이나 둔통을 수반하며 가끔 남성불임의 원인이 되기도 한다(그림 15-53).

(8) 남성불임증(male infertility)

임상적으로 정자의 수, 기형 여부 그리고 활동성이 남성불임증(male infertility, male sterility)을 일으키는 주요 인자가 된다. 정자의 수가 적을 경우에는 핍정자증(oligospermia), 정자가 완전히 없는 경우를 무정자증(azospermia)이라 한다. 적절한 진단을 위해서 고환의 생검에 의한 조직진단이 필수이다.

불임증의 원인에 따라, 다음과 같이 분류한다.

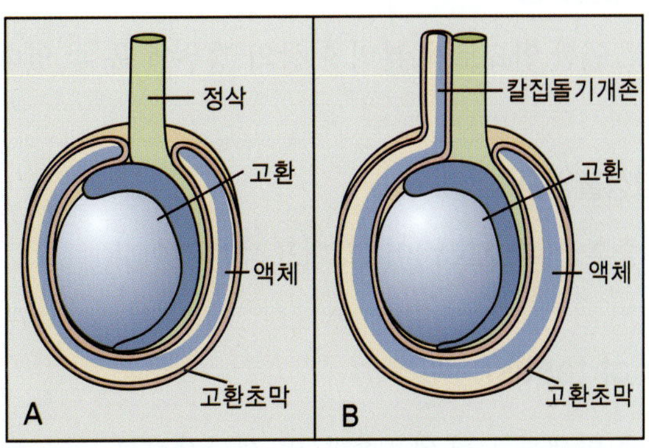

그림 15-52. 수종(hydrocele). A. 수종은 고환초막 내에 액체(체액)가 고이는 것이다. B. 선천성 수종에서는 칼집돌기(초돌기)의 개존(patent)이 있어 복강액이 흘러 들어옴

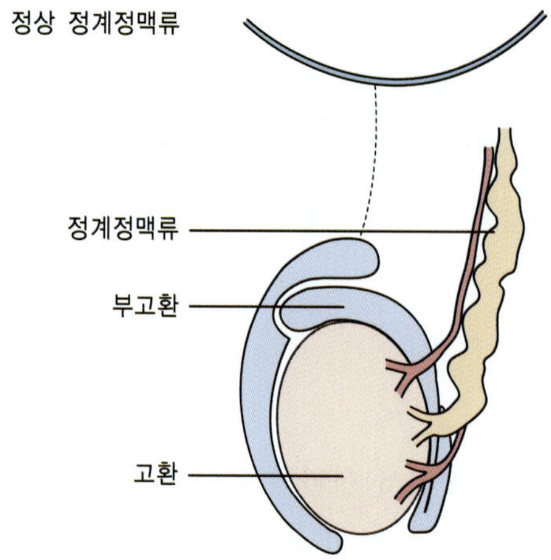

그림 15-53. **정계정맥류**(varicocele). 정계정맥류는 팜피니폼 정맥총이 확장되고 꾸불꾸불해지면서 발생함

① 특발성 남성불임증

원인은 불명이며, 남성불임증 중 가장 많이 발견된다. 고환의 조직소견으로부터, 1) 성숙정지, 2) 저정자형성, 3) 세르톨리세포 단독 증후군(정세포 무형성), 4) 정세관 · 관주위섬유증

② 전신성 요인에 의한 남성불임증

방사선 조사와 약제투여 등에 속발되는 경우

③ 국소성 요인에 의한 남성불임증

원인은 1) 정소 자체의 병변에 의한 것(고환 위축과 정자형성 과정의 부전증), 2) 도관계의 폐색(정세관 또는 정관의 폐색은 남성불임의 약 50%) 등으로 나눈다. 도관의 폐색이 있다고 말할 수 있는 경우는 무정자증 환자 중에서 고환 조직으로 정상인 경우를 말한다.

④ 내분비 이상에 의한 남성불임증

황체화호르몬 분비 감소로 인한 안드로겐 분비 이상의 경우에 올 수 있다.

⑤ 염색체 이상에 의한 남성불임증

클라인펠터(Klinefelter) 증후군(47,XXY)이 그 대표적인 것이다.

3) 고환의 종양(tumor of testis)

고환에서도 여성의 난소에 발생하는 배세포종양 및 성삭간질성 종양 등이 발생한다. 배세포종양의 빈도는 전체 고환종양의 90%를 차지한다. 악성 림프종도 5%를 차지한다(그림 15-54).

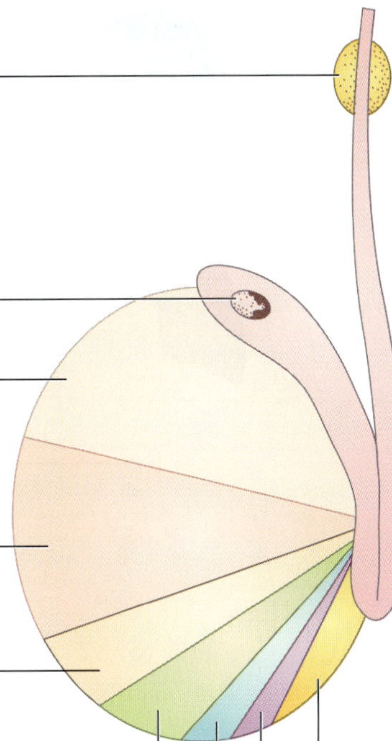

그림 15-54. 고환종양의 여러 유형과 상대적 빈도

배세포종양의 분류는 정상피분화(seminomatous)를 보이는 것과 보이지 않는 것으로 나눌 수 있다. 즉 정상피종(seminoma)과 정상피종이 아닌 것으로 나눈다. 정상피종이 아닌 부류에 속하는 종양은 배아암종(embryonal carcinoma), 난황낭 종양(yolk sac tumor), 내배엽동 종양(endodermal sinus tumor), 융모암종(choriocarcinoma) 등이다. 배세포종양의 원인은 대부분의 경우 잘 모르지만 일부는 정류고환(10%)에서 생기며 유전 영향과 고환이형성(testicular dysgenesis)과도 관계있다.

배세포종양은 난소의 그것과 공통성이 많다. 정상피종은 고환의 종양 중에서 가장 중요하며 빈도도 높다. 난소의 이형배세포종(dysgerminoma)과 뇌의 배세포종은 같은 조직상이며 치료 후의 경과는 비교적 좋다. 또한, 난소에서는 적었던 배아암종이 상대적으로 흔하다. 난소에 많은 표층상피성 종양이나 간질성 종양은 고환에서는 관찰되지 않는다.

일반 임상증상으로는 1차로 고환의 종괴, 종창, 수종, 동통 등을 호소하며 호르몬의 영향 그리고 전이에 의한 임상증상 등을 나타낼 수 있다(그림 15-55). 배세포 기원 종양으로는 정상피종, 배아암종, 기형종 그리고 융모막암종 등이 있다(표 15-13).

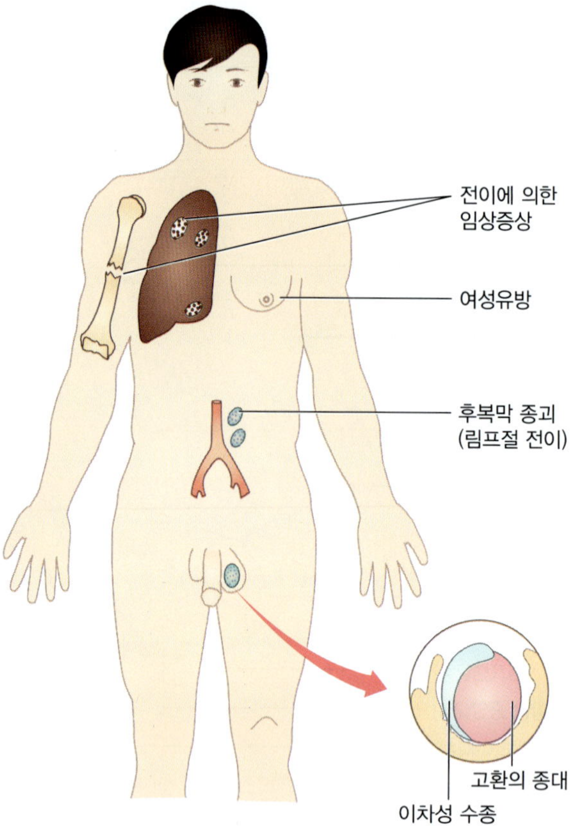

그림 15-55. 고환종양의 임상증상

표 15-13. 배세포기원 암종의 발병기전과 대표적 암종

생식선 내 원시배세포	정세관 분화 • 정모세포모양의 암세포 • 섬유간질조직 내 림프구 침윤	정상피종
	원시 상피변화(최소한) • 상피세포의 원시 배열 • 케라틴 발현 • α–태아단백양성	배아암종
	체절(somatic) 분화 • 3배엽 기원조직의 분화 • 성숙 또는 미성숙 성분	기형종
	난황낭 분화 • 쉴러–듀발소체 • α–태아단백 양성	난황낭 종양
	융모막 변화 • 세포성 영양막세포 • 합포성 영양막세포 • β-hCG	융모막 암종

(1) 정상피종(seminoma)

정상피종은 배세포 기원 종양의 30%를 차지한다. 30대에 호발하며 고전형인 정상피종(85%), 미분화성 정상피종(5~10%), 정세포성 정상피종(spermatocytic seminoma)(4~6%) 등으로 분류하고 있다.

① 고전형 정상피종(classic type seminoma)

형태는 균질적이고 엽상의 회백색 종괴이며 출혈 및 괴사가 없으며 백색막(tunica albuginea)이 잘 유지되어 있다. 현미경 소견으로 다각형의 정상피 세포로 구성되어 있고 세포질이 풍부하고 중앙의 핵은 크고 핵소체도 뚜렷하다. 세포질 내에 글리코겐이 많다. 섬유성 간질세포에는 림프구의 침윤이 있다(80%). 육아종(20%)도 관찰된다. 합포성 거대세포도 나타날 수 있으며 이 세포에서 융모성 고나도트로핀(human chorionic gonadotropin, HCG)을 분비하기도 한다.

② 정세포성 정상피종(spermatocytic Seminoma)

비교적 드물고 고전 정상피종보다 나이가 든 사람에서 발생하며 서서히 자라고 전이는 드물다. 현미경으로 고전 정상피종 구성 세포와 2차 정모세포(secondary spermatocyte)와 유사한 세포가 혼합되어 있다. 이러한 형태 특성에서 이 종양의 이름이 유래하였다.

③ 역형성 정상피종(Anaplastic seminoma)

고전 정상피종과 유사하다. 세포의 비정형성이 심하고 유사분열수도 증가한다(고배율시야당 3개 이상).

(2) 배아암종(embryonal carcinoma)

배아암종은 20~30대에 호발하고 정상피종보다 진행이 빠르다. 대개는 주변과의 경계가 나쁘고 주변의 부고환과 정삭으로 침윤한다. 육안으로 회백색의 종괴이며, 출혈과 괴사가 혼재하고 있다. 현미경으로 초기 발생기의 원시세포로 구성되어 있고, 세포는 세포경계가 불명확하고 판상, 관상, 폐포모양, 유두상 등 여러 형태로 암세포가 증식한다. 거대세포도 많은데, 이는 합포성세포이며 HCG를 분비한다. 이러한 물질이 분비되면 순수형보다 융모막 암종 성분을 포함한 혼합형으로 생각하는 것이 좋으며 난황막이나 영양막세포 분화가 있다고 생각해야 한다.

(3) 난황낭 종양(yolk sac tumor)

난황낭 종양은 소아에서 가장 흔한 고환의 종양이며 내배엽동 종양(endodermal sinus tumor)과 동의어이다. 이 종양은 침투성 성장을 하며, 균질성, 황백색의 점액성 종괴로 나타나고 현미경으로 내배엽동(endodermal sinus)과 유사한 구조가 나타난다. 호산성의 유리질 과립이 나타나며 알파-페토프로테인(α-fetoprotein, αFP), 알파1-안티트립신(α_1-antitrypsin)이 양성이다. 세포는 시트(sheet)를 이루거나 낭성 구조를 이루고 내부에 유두상 증식이 있다. 유두와 낭성 구조를 종양세포가 피복하고 있어 사구체 모양을 연상케 되는데, 이것을 쉴러-두발소체(Schiller-Duval body)라고 한다.

(4) 융모막 암종(choriocarcinoma)

융모막 암종은 고도의 악성 종양이며 세포성 및 합포성 영양막세포(trophoblast)로 구성되어 있다. 유사한 종양이 자궁 내 태반조직이나 난소에서도 발생하며 종격동에서도 발생한다. 고환에서는 순수형보다는 혼합형 배세포의 한 성분으로 나타난다. 전이를 일으킨 경우라도 고환의 원발성 융모막암종은 그 크기가 작은 경우가 많다. 육안소견은 커다란 출혈성 종괴로부터 아주 작은 섬유로 대치된 부위까지 다양하다. 조직상 다각형의 세포성 영양막세포와 합포성 영양막세포로 구성되어 있다. 잘 분화된 융모는 없다. 침투형, 균질형, 황백색의 점액성 종괴로 나타나며 혼합형으로 나타날 때는 배세포종양에서 관찰되는 내배엽동(endodermal sinus)이라는 구조도 나타난다. 세포 내에는 호산성의 유리질 과립이 나타나며 αFP, 알파1-안티트립신이 양성이다. HCG는 합포성 영양 막세포에서 관찰된다.

(5) 기형종(teratoma)

기형종(teratoma)은 종양 내에서 3배엽, 즉 내배엽(endoderm), 중배엽(mesoderm), 외배엽(ectoderm)에서 기원한 조직으로 구성되는 종양이다.

① 성숙 기형종

기형종을 이루고 있는 조직은 모두 분화된 성숙한 조직이다. 간엽조직(근, 연골, 지방조직 등), 외배엽조직(신경, 피부 등), 내배엽조직(장, 기관지상피, 장상피 등) 성분들이 혼합되어 관찰된다.

② 미숙 기형종

각 배엽에서 미분화 성분이 나타나는 종양이며 주로 뇌성분이 많이 나타나며 저악성 종양으로 취급해야 한다.

③ 악성 기형종

악성 종양 특히 편평세포암종, 선(샘)암종이 성숙 또는 미숙 기형종에서 발생하는 경우의 악성 종양 또는 기형암종(teratocarcinoma)을 말한다.

(6) 혼합 생식세포종

60%의 배세포종양은 여러 배엽성분이 혼합된 혼합생식세포종(mixed germ cell tumor)으로 나타난다. 가장 많이 혼합되는 성분은 기형종, 배아암종, 난황낭 종양 등이다. 또 전이된 곳에서는 다른 성분이 나타날 수도 있다. 기형암종(teratocarcinoma)은 기형종과 배아암종이 같이 혼합되어 있는 악성 종양이다.

임상으로 무통성 종괴가 고환에서 나타나며 후복막 대동맥 주변 림프절 전이가 흔하다. 혈행전이는 폐로 가는 경우가 흔하다. αFP나 HCG와 같은 표지자들이 고환종양의 진단이나 임상병기 결정과 치료 효과 등에 중요한 자료가 된다.

(7) 성삭-간질종양(sex-cord gonadal stroma)

생식선의 성삭-간질 조직에서 기원하는 종양에는 라이디히 또는 간질세포종양(Leydig or interstitial cell tumor)과 세르톨리세포종양(Sertoli cell tumors), 그리고 혼합형이 있다.

① 라이디히(간질) 세포종양

비교적 드문 종양으로 고환종양의 2% 정도이다. 안드로겐만을 분비하는 경우도 있으나 다른 에스트로겐이나 스테로이드를 같이 분비하기도 한다. 따라서 임상으로 고환의 종괴와 더불어 호르몬 이상분비로 인한 성의 조숙, 여성 유방 등이 발생하기도 한다.

육안으로 다양한 크기로 나타날 수 있고 지방질 때문에 황갈색이다. 현미경에서는 다각형의 풍부하고 과립상의 세포질을 갖는 세포로 구성되어 있고 호산성의 라인케 결정체(Reinke crystalloids), 지방소적(방울) 등이 나타나며 10%는 침투형이거나 전이를 한다.

② 세르톨리세포종양

드문 종양으로 세르톨리세포(Sertoli cell)로 구성되어 있거나 과립막 세포(granulosa cell)가 섞여 있다. 안드로겐과 에스트로겐을 분비한다. 여성에서는 남성모세포종(androblastoma)이라고도 한다. 그러나 호르몬이 임상 변화가 나타날 만큼 다량이 나오는 경우는 드물다. 균질의 회백색의 종양이며, 삭모양(cord like), 관모양(tubular)의 구조를 나타내는데 정세관(seminferous tubule)과 비슷한 것이 특징이다. 10% 정도가 악성이다.

4) 전립샘 질환(prostate diseases)

(1) 정상구조

전립샘(prostate)은 15 g 전후의 둥근 모양의 외부 분비선으로, 안드로겐의 표적기관이다.

(2) 전립샘염(prostatitis)

전립샘염은 임균과 대장균 감염에 의한 급성 화농성 염증으로 나타나기도 하고 원인은 불명확하나 림프구, 형질세포, 큰포식세포 침윤을 수반하는 만성 염증으로 나타나기도 한다. 급성 염증 시 화농과 농양이 관찰되며 배뇨 시 또는 사정 시 동통을 호소한다. 만성 염증에는 육아종성 염증도 포함된다.

(3) 전립샘 비대증(prostatic hypertrophy)

전립샘 비대증 또는 결절성 과형성(nodular hyperplasia)이란 전립샘의 구성 요소인 선과 간질(주로 콜라겐섬유와 민무늬근)이 결절성으로 증식하여 전립샘 전체가 종대된 것이다. 노인에게서 발병한다. 40~60세에는 50%에서, 70세 이상에서는 95%에서 관찰된다. 그러나 증상을 갖는 경우는 60세 이후 남자의 약 5~10%이다. 전립샘의 중심부를 통하는 요도에 가까운 내선의 영역에서 비대증이 발생하므로 조기부터 배뇨장애를 호소한다. 원인은 모르지만 나이가 증가하면서 안드로겐의 감소로 인한 상대적인 에스트로겐의 상승에 기인한다고 생각하고 있다.

호르몬의 영향은 요도 주위의 조직, 즉 중앙소엽(median lobe)부터 받는다. 소엽들이 과형성되므로 샘은 커지고 주변조직을 압박하여 결절 형태로 되며 고무 같은 딱딱함을 갖는다. 현미경상에서 증식성의 선과 간질조직이 결절의 형태로 혼합되어 있다(그림 15-56). 임상적으로 초기 배뇨 곤란이 주된 증상이다. 그 이유는 과형성된 전립샘의 중앙엽이 방광내부로 돌출하거나 내측 요관입구나 요도입구를 막기 때문이다. 합병증으로 방광 근육의 비대 및 소변의 저류, 방광의 염증, 콩팥염, 수신증 등이 있다(그림 15-57). 수술 제거가 가장 좋은 치료방법이다.

(4) 전립샘 암종(prostatic carcinoma)

국내에서도 노령인구가 증가함에 따라 전립샘암종이 증가하는 경향이 있으며, 50세 이후에 호발된다. 임상적으로 전립샘암이라고 진단되고, 조직검사에서 확인된 임상암(clinical cancer)이 많

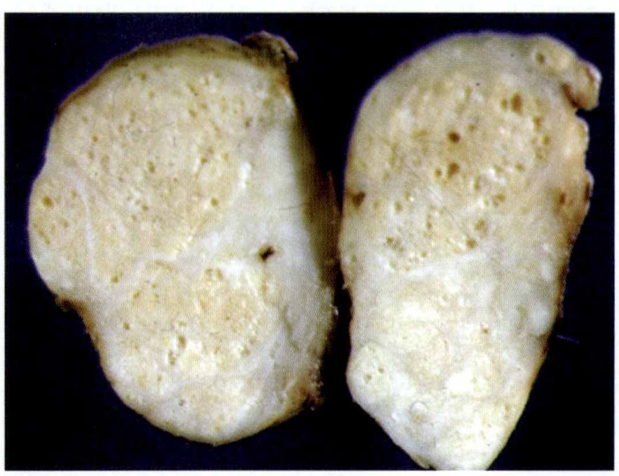

그림 15-56. 전립샘 과형성증(비대증). 과형성되어 결절 모양의 증식성 결절과 확장된 관들이 보인다(중앙부).

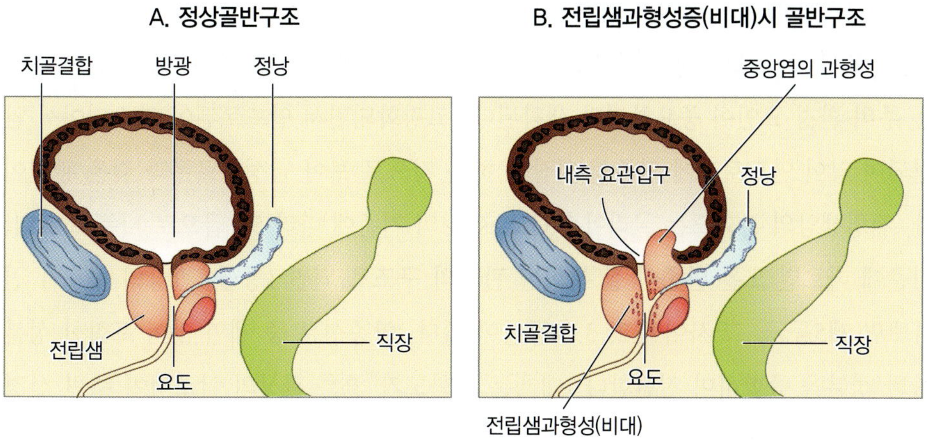

그림 15-57. 남성의 골반장기 모식도(전립샘 중심으로). A. 정상 남성의 골반장기 B. 전립샘 비대 시 변화. 과형성된 중앙엽이 방광내부로 돌출하며 막성 요도를 협착시킨다.

지만, 때로는 전이암소가 먼저 발견되는 경우도 있다. 원발소가 불분명한 경우를 불현성암(occult carcinoma)이라고 한다. 전립샘 비대증과는 반대로 전립샘암은 요도로부터 떨어진 전립샘의 외선 영역에서 발생되기 쉬우므로, 증상(배뇨장애)이 나타나는 것이 늦어지므로 초기에는 증세가 없을 수 있다(그림 15-58). 조직상 대부분은 분화가 잘 된 선암으로, 혈청의 산 포스파타아제 값의 상승을 수반한다. 광범위한 골전이를 일으키기 쉽고, 이 경우에는 혈중 알칼리 포스파타아제 값도 올라간다. 남성호르몬은 전립샘암 세포의 증식을 촉진한다고 생각되고 있으므로, 유방암과는 반대로 여성호르몬 투여가 유효하다.

사후의 부검에 의해 처음으로 발견된 잠복성 암 또는 잠재암(latent carcinoma)은 50세 이상의 부검 예의 약 15~20%에서, 70세 이후에는 70% 이상에서 발견되고 있어 임상으로 발견되는 암에 비

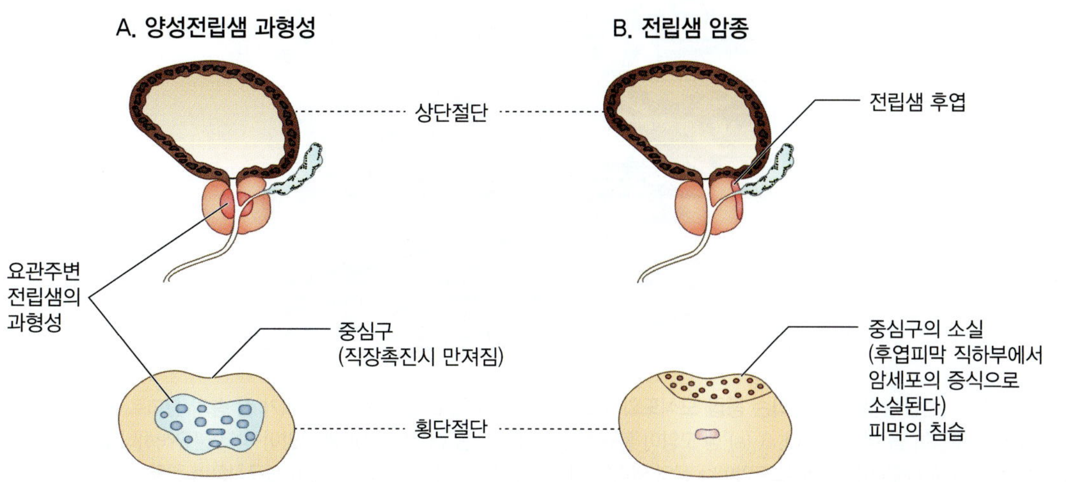

그림 15-58. 전립샘 과형성과 암종의 비교. A. 과형성으로 요관 주위에 발생하고, B. 암종은 주변부에서 발생한다.

해 그 빈도가 현저히 높다는 것이 알려져 있다.

전립샘암의 원인은 잘 모르지만 미국으로 이민 간 일본인에서 전립샘암이 증가하는 것을 보면 고령화 또는 주위 환경 요인이 중요하리라 생각된다. 고령화되면서 안드로겐이 감소되어서 암이 외선에서 발견되며 암이 안드로겐에 의존성 성장을 하는 것으로 보아 남성호르몬과 깊은 관련이 있다고 보고 있다. 전립샘암의 분화도는 글리아슨(Gleiason)의 기준에 따라 5등급으로 나누고 있다(그림 15-59). 그 기준에 따르면 모든 암종이 잘 분화된 관상의 구조로 되면 1등급, 관상의 구조가 전혀 없어 분화가 나쁘면 제5등급, 그 사이에 2, 3, 4등급이 있다. 암종성분 중 제일 많이 포함한 성분과 제일 분화가 나쁜 성분을 종합하여 진단한다. 대개는 분화도가 좋은 관상의 암조직이 주변 신경으로 침투를 잘 한다.

암세포는 초기에 피막을 뚫고 주변조직으로 침투하거나 후에 주위 림프절과 타장기로 전이하기도 한다. 특히 척추로 잘 간다(그림 15-60). 종양이 피막 내에 있는 초기에는 5년 생존율이 약 80% 정도 된다. 전립샘암의 예후는 글리아슨 등급과 임상병기에 따른다(표 15-14).

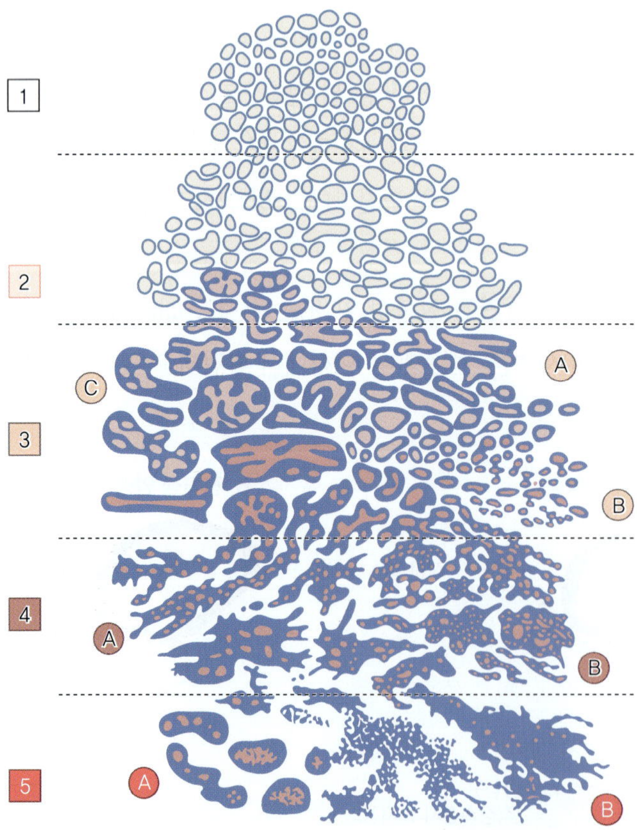

그림 15-59. 전립샘 암종의 글리손 등급 모식도와 기준. 1. 샘암의 샘 모양은 둥글고 상피가 한 층의 상피로 구성되어 있다. 2. 샘의 크기나 모양이 좀 더 다양하다. 3. (a) 샘 모양이 불규칙한 모양이며 좀 더 크다. (b) 샘 모양이 작고 불규칙하나 융합되나 연결되어 있지는 않다. (c) 체형이나 유두상 모양이나 샘의 외곽은 평활하다. 4. (a) 융합된 샘의 외곽이 불규칙하며 한두 개 세포로도 존재함. (b) (a)와 비슷하나 좀 더 큰 투명세포가 보인다. 5. (a) 체형이거나 충실성세포소 내에 괴사가 관찰됨(면포성 암종). (b) 미분화성 암종

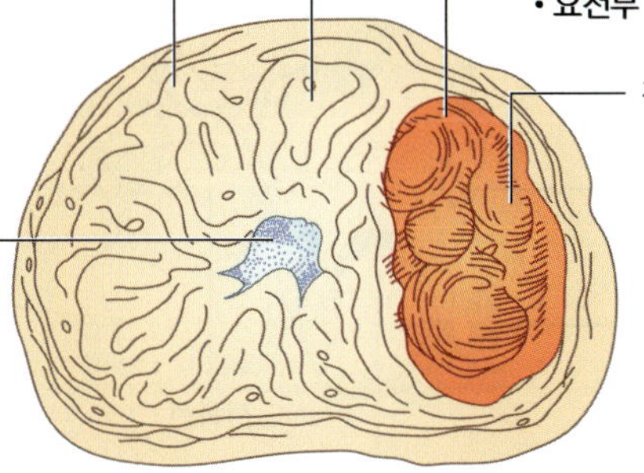

그림 15-60. **전립샘 암종의 전파경로.** 전립샘 암종의 전파경로는 다양하며 임상증상은 전이 암종의 위치에 따라 다르다.

표 15-14. **전립샘 암종의 임상병기**

A기 : 불현성, 잠재성 암종, 임상으로 정상이나 수술 후 병리로 암이 확인되는 암
B기 : 임상으로 의심되는 암종, 전립샘 내에 국한된 경우
B1 : 직경 1.5 cm 이하인 암종, 한쪽 엽을 침범
B2 : 직경 1.5 cm 이상이거나 한쪽 엽 이상을 침범
C기 : 피막 외로 침범
D기 : 원격전이

5) 음경과 요도(penis and urethra)

음경 및 요도의 선천성 기형으로는 요도의 개구가 음경의 아래쪽(ventral)에 있는 경우를 말하고, 이 경우를 요도하열(hypospadia)이라고 한다. 반면에 요도의 개구가 음경의 위쪽(dorsal)에 있으면 요도상열(epispadia)이라고 한다.

(1) 요도염(urethritis), 귀두염(balanitis), 포피염(posthitis)

요도나 음경에는 요도염(urethritis), 귀두염(balanitis) 또는 포피염(posthitis) 등의 급성 또는 만성 염증을 일으킨다. 이들 중 임질 요도염은 임균에 의한 화농성 요도염을 말하는데 합병증으로 불임이 잘되는 성병으로 중요하며 최근에는 약제에 내성이 강한 균이 출현하여 잘 낫지 않는 경우도 많다.

진단은 호중구 내 쌍구균을 발견하거나 배양하는 것이 중요하다. 급성 요도염, 부고환염, 요도협착 등을 일으킬 수 있다(그림 15-61).

① 첨형 콘딜롬

성행위 감염증의 하나로 귀두의 관상구, 포피, 음낭 등에 발생된다. 인체유두종 바이러스에 의하

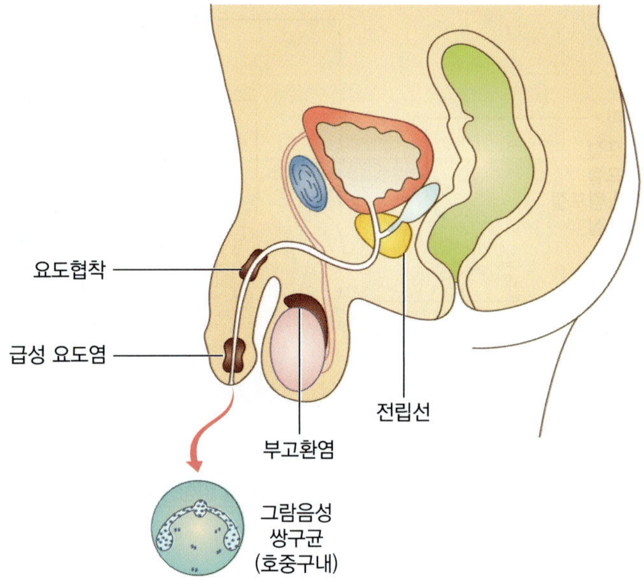

그림 15-61. 임질 요도염의 합병증

여 생기며 비교적 흔한 양성 종양이다.

조직 소견으로 코일로세포증과 유두종증이 특징이다.

(2) 음경의 종양(penis tumors)

① 홍색판(erythroplasia of Queyrat)

음경에서 발생하는 전구암종으로 피부의 보웬병(Bowen's disease)에 해당하는 질환이다. 임상으로 적색의 판으로 관찰된다. 현미경상 전층이 이형성 세포로 구성되어 있으나 간질 내 침습은 없다.

② 편평세포암종(squamous cell carcinoma)

음경암은 대개 편평세포암종이며, 처음 진단 받을 때 20~30%는 이미 서혜부 림프절에 전이되어 있는 경우가 많다. 남성암의 1% 미만이고 포경인 사람에게서 많이 발생하며 동양계에 비교적 많다. 음경암의 호발부위는 귀두(glans)이다. 육안으로 회백색 또는 적색의 반(patch) 또는 판(plaque)으로 시작하여 대부분은 궤양을 만든다. 현미경상 일반적인 편평세포암종과 동일하고 분화도의 정도는 일반적으로 좋은 편이다.

③ 사마귀모양암종(verrucous carcinoma)

유두종과 같이 성장하며 편평상피의 분화가 아주 좋고 팽창형 침윤을 하는 특별한 형태의 암종이다. 이때는 방사선치료를 하지 말고 수술해야 한다.

Chapter 16

여성생식기 및 유방 질환

(Diseases of female sexual organs and mammary gland)

I. 여성생식기 질환(Disorders of female reproductive system)

여성생식기는 외음부, 질, 자궁경부, 자궁체부, 난관, 난소 등으로 구성된다(그림 16-1). 암종으로는 자궁경부암, 자궁체부암, 난소암과 융모막암종 등이 중요한 질환이다. 유방도 여성 특유의 장기

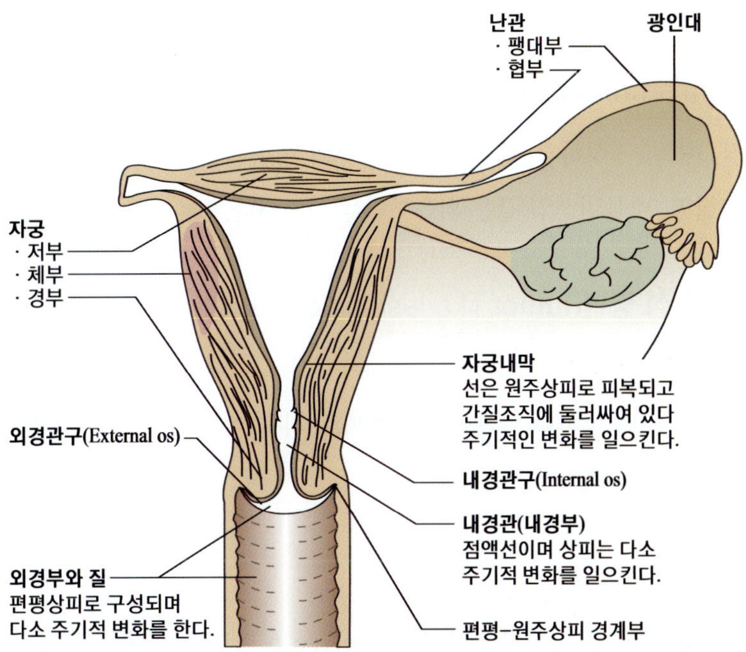

그림 16-1. 여성생식기계의 해부학 구조와 명칭

라고 할 수 있으며 유방암도 증가하고 있다.

남성생식기에는 고환, 부고환, 부속샘, 음경 등으로 구성된다. 악성 종양으로는 배세포종양에 속한 종양들이 중요하다. 그 외 여성 및 남성 성기를 침범하는 여러 가지 성행위로 매개되는 감염증도 불임 및 암의 발병과도 관련이 있기 때문에 중요하다.

1. 여성생식기의 발생(development of female reproductive system)

여성생식기는 발생학으로 난소는 성선에서, 자궁관, 난관, 질의 상부 2/3는 중신방관이라고 하는 뮬러관(Müllerian duct)에서 기원하며 질의 하부 1/3은 배설강에서 기원한다. 남성의 생식기를 만드는 중간신장관(중신관)이라고 하는 볼프관(Wolffian duct)은 여성에서는 퇴화된다. 난소는 난관 및 자궁과 광인대로 연결되어 있다.

2. 외음부(vulva)

1) 정상구조(normal structures)

외음부는 여성의 외부생식기로써 치구(mons pubis) 대.소음순, 음핵, 질전정, 질전정샘(바톨린샘, Bartholin gland), 요도구와 질구로 구성된다.

2) 외음부 염증(inflammation of vulva)

외음부에는 임질, 매독, 경성하감, 음부헤르페스 등의 성행위 매개감염증 소위 성병에 속한 병변이 외음부 피부염, 질염, 바톨린선염 같은 외음부염을 일으킨다.

3) 외음부의 유종양성 병변(tumor like lesions of vulva)

(1) 바톨린 낭포(Bartholin cyst)

바톨린샘의 주요 도관(이행상피나 납작한 입방상피로 피복)이 폐쇄되어 분비물이 도관 내에 저류할 경우에 바톨린 낭포가 발생한다.

(2) 첨규콘딜로마(condyloma acuminatum)

첨규콘딜로마는 사람 유두종 바이러스(HPV, serotype 6, 11)에 의해 일어나는 종양이다. 육안적으로는 사마귀같이 상피위로 융기된 병변이고 현미경적으로 유두종성으로 편평상피가 증식되어 있으며, 과립층의 편평세포 핵이 오목하게 찌그러지고 핵주변에 공포변성을 보이는 코일로세포(koilocyte)가 특징적으로 관찰된다(코일로세포증, koilocytosis). 다발성으로 자궁경부와 항문 주위에도 발생된다.

(3) 외음부 이영양증(dystrophy of vulva)

외음부이영양증에는 증식성 이영양증과 경화성 태선 위축증이 있으며 암전단계인 이형성(dysplasia)과는 감별이 필요하다(그림 16-2).

증식성 이영양증은 외음부의 피부가 백색판 내지는 적색판으로 관찰되는 경우로 육안적으로 흰색으로 보이는 것을 백판증(leukoplakia)이 부르며 상피암과 감별이 필요하다. 현미경적으로 상피세포의 증식, 과각화증, 염증세포의 침윤 등이 관찰되나 이형성은 대부분 동반되지 않는다. 이형성이나 전암성 병변과 구별하기 위하여 상피과형성(epithelial hyperplasia)이라고 한다.

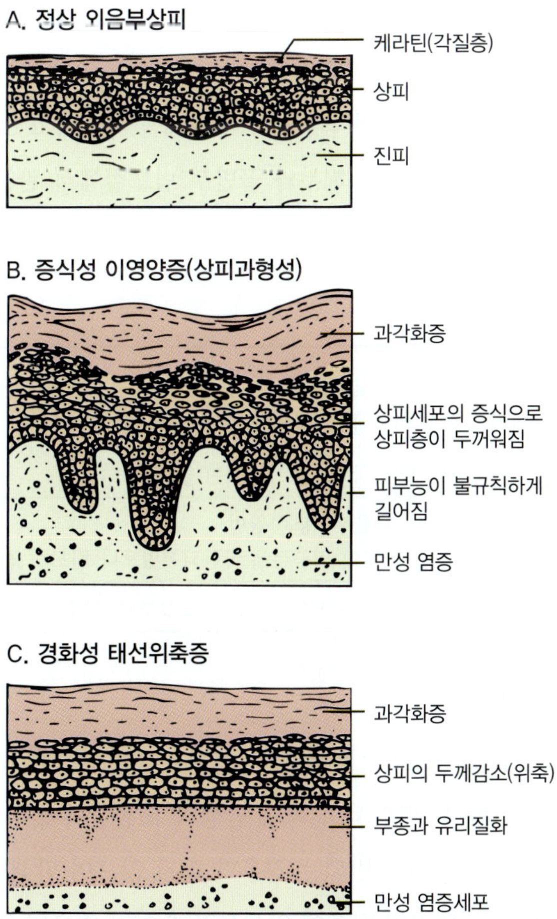

그림 16-2. 외음부 이영양증
A. 정상, B. 증식성 이영양증(상피과형성), C. 경화성 태선위축증

경화성 태선 위축증은 점막이 위축되고 가려운 황백색반 또는 판으로 나타나는 염증성 병변이며 암의 전구병변은 아니다. 현미경적으로 상피는 위축되고 상피하 유두진피에 유리질화(경화)가 심하며 과각화증도 동반한다. 그러나 이형성은 없으며 상피와 진피 경계부와 진피에 유리질 물질과 림프구의 침윤이 띠 모양으로 관찰되는 것이 특징이다. 원인은 불분명하다.

4) 외음부의 악성 종양(malignant tumors of vulva)

(1) 이형성 및 상피내암(dysplasia and carcinoma in situ)

표피 내에 이형성 세포의 출현 정도에 따라 경도, 중등도, 고도(mild, moderate, severe)의 3단계로 나누며 전층이 모두 이형성 세포로 바뀐 것을 상피내암(carcinoma in situ, intraepithelial neoplasm)이라고 한다. 또 상피내암에서는 일명 외음부 상피내암(vulvar intraepithelial neoplasia, VIN)이라고 하며 임상으로는 외음부 이영양증(vulvar dystrophy)과 감별이 어렵다. 약 5%에서 암으로 발전하므로 생검을 시행하여 병리조직학적으로 감별해야 한다. HPV 16, 18이 80~90%에서 증명되고 있다.

(2) 편평세포암종(squamous cell carcinoma)

가장 흔한 외음부(vulva)암종이며 여성생식기 암종 중 4%를 차지하고 60대 이후에 호발한다. 대개는 분화가 좋은 편이고 전이는 조기에 서혜부와 골반부 림프절에서 관찰된다. 외음부 암종의 예후는 임상 병기에 따른다(표 16-1).

표 16-1. 외음부암종의 임상병기

0	상피내암(100%)
I	직경 2cm 미만이고 외음부에 국한, 림프절 전이 없음(80%)
II	직경 2cm 이상이고 외음부에 국한, 림프절 전이 없음(70%)
III	외음부를 넘어서 요도, 질, 회음부, 항문 침범 림프절 전이는 없음, 또는 종양이 외음부에 국한되어있으나 림프절 전이가 있음(40%)
IV	외음부를 넘고 림프절 전이, 또는 직장, 방광, 요도상부의 점막을 침범, 또는 원격전이(20%)

(3) 유방외 파제트(Paget)병

육안적으로 표피가 발적되고 습진모양으로 보이며 병리조직학적으로는 선암세포가 표피내에 개개로 흩어져 있는 형태로 관찰된다. 따라서 상피내 땀샘의 도관상피에서 기원한 것으로 생각하며 유방의 파제트병과는 달리 땀샘암종이 동반되는 경우가 많지 않으며 땀샘암종이 합병하지 않을 경우에는 치료 후의 경과도 좋다. 이와같이 상피에 암세포가 흩어져 있으면 진피 내에 암종 유무와 상관없이 유방외 파제트병을 진단한다.

3. 질(vagina)

1) 정상구조(normal structures)

질의 표면은 비각화 중층편평상피로 덮여 있으며, 상피는 에스트로겐 및 프로게스테론의 분비상태에 따라 성숙의 정도가 변화된다. 질도말표본에서 표층 편평상피가 많으면 에스트로겐 영향으로, 중간층 편평상피가 많으면 프로게스테론의 영향으로 인한 것이다.

2) 질염(vaginitis)

트리코모나스, 캔디다, 음부헤르페스, 클라미디아 등의 성병에 속하는 질환이 모두 질염을 일으킬 수 있다.

3) 골반내 염증성질환(pelvic inflammatory disease, PID)

골반내 염증성질환은 외음부나 질에서 염증이 시작하여 상행성으로 전파되어 여성생식계 장기 중 골반장기까지 염증이 피진 경우를 말한다. 가장 흔한 것이 임질, 유산 후 감염, 클라미디아 감염이며 이러한 골반염증성 질환의 합병증으로 복막염, 장폐색, 불임증이 생길 수 있다.

4) 질의 악성 종양(malignant tumors of vagina)

가장 흔한 질내 암종으로는 편평세포암종(95%)으로 원발성보다는 자궁경부암에서 질조직으로 침윤한 것이 많다. 원발성인 경우 조기에 전이가 일어나며, 아래 1/3에서 생긴 경우는 서혜부 림프절로 전이한다. 예후는 대개 나쁘며 5년 생존율이 30~40%이다. 그 외 이형성, 상피내암, 샘암종, 일명 포도상 육종이라고 하는 태아형 가로무늬근 육종, 악성 흑색종이 발생할 수 있다.

4. 자궁경부의 질병(cervical diseases)

1) 정상구조(normal structures)

자궁(uterus)은 해부학적으로 자궁 경부(cervix)와 자궁 체부(corpus)로 나뉘어 성인에서는 경부가 1/3, 체부가 2/3를 차지하며 자궁경부와 체부는 조직학적 구조와 질병이 완전히 다르다. 중량은 90g 전후이다.

자궁경부는 외경부(자궁질부)와 내경부(경관)로 나뉘며 외경부는 비각화 중층편평상피로, 내경부는 점액을 분비하는 단층원주상피로 덮여 있다. 두부위의 경계부를 편평 원주경계부(squamo-columnar junction) 또는 전환지역(이행대, transformation zone)이라 한다(그림 16-3).

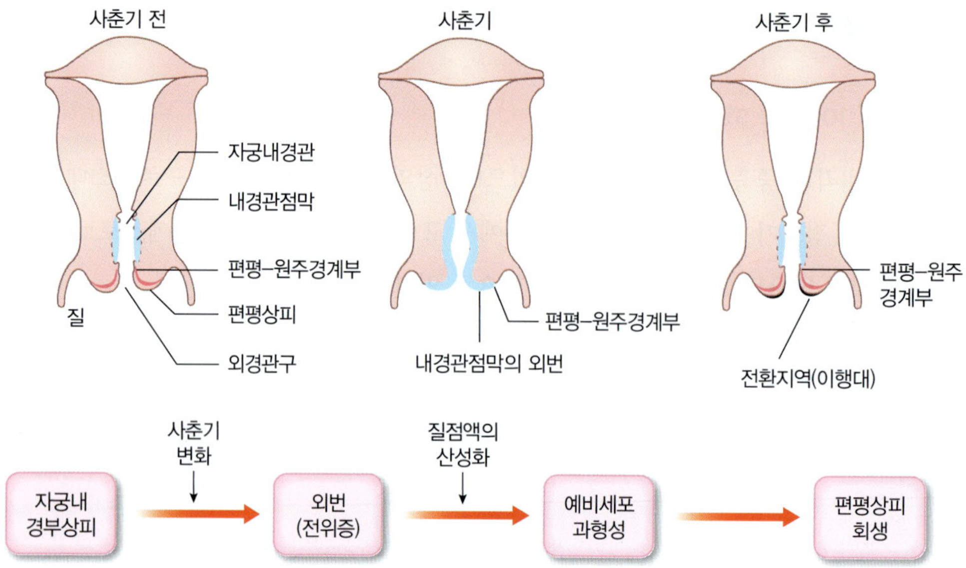

그림 16-3. **자궁경부의 이행대 또는 전환지역(transformation zone)에서 상피변화**

2) 자궁경부염(cervicitis)

자궁경부의 급성 염증은 흔히 성병인 임질, 캔디다, 마이코프라즈마, 트리코모나스 등에 의한 감염질환이 있고 포도구균, 연쇄구균, 대장균에 의한 비특이 염증이 있다. 급성 시에는 현저한 호중구의 침윤, 상피 박리, 미란(erosion)이 나타난다. 반면 만성 자궁경부염은 대단히 흔한 질환으로 원인도 다양하다. 현미경학적으로 만성 염증세포인 림프구, 형질세포, 큰포식세포 등의 침윤, 편평세포화생, 점액샘 도관이 막혀 점액이 저류하게 되어 만들어진 나보트 낭포(Nabothian cyst) 등이 관찰된다. 편평세포화생(squamous metaplasia)은 원주상피하의 예비세포 증식에 뒤이어서 성숙편평상피로 변화하는 것으로 자궁경부에서는 아주 흔한 병변이다.

3) 유종양성 병변(tumor like lesions)

(1) 첨규콘딜로마(condyloma acuminatum)

HPV(6, 11형) 감염에 의해서 발병되지만 자궁경부암과는 무관하다. 세포학으로 편평세포에 핵종대, 염색질농축과 핵 주변의 세포질 공포를 수반하는 코일로세포증(koilocytosis)이 특징적이다.

(2) 경관폴립(endocervical polyp)

내경관폴립은 자궁 내 경관 점막의 융기성 병소를 말하며 자궁경부 염증에 흔히 동반된다. 폴립절제술로 쉽게 치료된다.

4) 전암성 병변 및 악성 종양(precancerous lesions and malignant tumors)

(1) 이형성 및 상피내암(dysplasia and carcinoma in situ; 자궁경부 상피내종양)

자궁경부 상피내 종양(cervical intraepithelial neoplasm, CIN)은 자궁경부 점막의 상피내에 이형성을 나타내는 편평상피세포가 나타나는 병변으로 이형성 세포의 점막층 점유 정도에 따라 경도(CIN I 아래 1/3 점유), 중등도(CIN II), 고도(CIN III 2/3 이상 점유)로 분류하고 CIN III에는 고도 이형성증과 표재성암(상피내암종)이 포함된다(그림 16-4, 표 16-2).

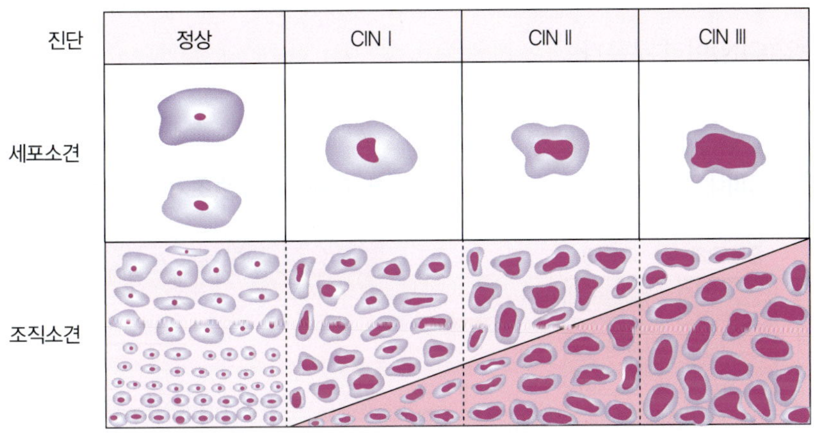

그림 16-4. **조직과 세포학 변화 등급의 기준.** CIN : 상피내종양

표 16-2. 편평상피 이형성증 및 암종세포의 진단 기준

세포진	조직
정상 　크고, 표층편평상피, 응축된 핵	규칙적이고, 정돈된 성숙과정이 기저세포에서 표층상피까지 관찰됨
경도이형성증(CIN I) 　경도의 핵세포질비의 증가 　농염된 핵 　비정형 염색체 모양	성숙과정이 무질서 경도의 이형성증 상피 출현 저층 1/3에서 관찰
고도이형성증(CIN III) 표재성암종 　기저세포형의 높은 핵과 세포질비 　심한 핵농염과 비정형 염색체	성숙이 안된 상피가 2/3 이상 전층에서 관찰됨 현저한 세포의 변화 표층의 유사분열
침윤성암 　현저한 다형성 　불규칙한 핵내 염색체 응집 　현저한 핵소체	상피전층에 고도이형성의 세포가 관찰됨 기저막을 통과한 침투

CIN : cervical intraepithelial neoplasm, 상피내종양

경도 이형성에서 암종의 이행은 7년, 고도 이형성에서 암종의 이행은 10년 정도 소요된다고 알려져 있다. 이형성은 편평세포암종의 전암성 병변으로 생각하고 있으나 경도 이형성은 가역 상태이며, 고도로 갈수록 비가역이며 암으로 진행될 가능성이 크다(그림 16-5).

상피내암은 증식된 세포가 형태학적으로 암이라고 진단할 수 있을 정도로 심한 이형성을 보이는 세포가 편평상피 전층을 치환하고 있으며, 상피의 증식과 이형성이 심하지만 아직 간질내 침윤성 증식은 없는 상태를 의미한다. 상피내암은 치료없이 그대로 두면 70% 정도에서 5년 이내에 침윤성 암으로 진행한다.

상피내암은 침윤성 증식이 없다는 점에서 진정한 의미의 암종과는 구별되며 이형성과 함께 자궁경부 상피내종양(CIN)이라 부른다.

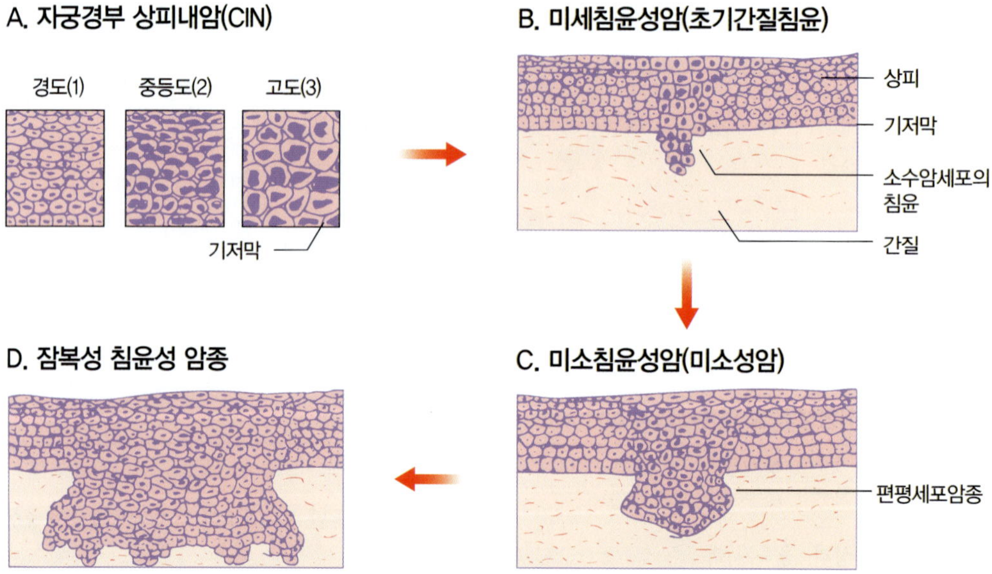

그림 16-5. 상피내종양과 침윤성 편평세포암종의 관계

A. 자궁경부 상피내종양의 개념은 증식된 세포가 상피내에서 성숙과정이 관찰되는 수준으로 등급을 정한다. 경도 이형성은 핵의 이상이 전층에서 관찰되나 세포질의 분화는 위층 2/3에서 관찰된다. 중등도 이형성, 세포질 분화도를 위층 1/3에서 관찰되고 고도 이형성과 제자리암(carcinoma in situ)은 2/3 이상에서 전층에 걸쳐 이형성세포가 관찰됨
B. 초기의 간질내 침윤이 1mm 이내이며 림프절 전이 위험은 없음
C. 미소침윤성 암종(microinvasive carcinoma)으로 침윤이 500mm^3 이내이며 림프절 전이 위험도는 낮음
D. 잠복성 침윤성 암종(occult invasive carcinoma)으로 침윤이 500mm^3 이상이며 림프절 전이 위험도 높으나 아직 임상적으로는 찾아내지 못함

(2) 편평세포암종(squamous cell carcinoma)

여성 악성 종양 중 대표적 암종의 하나로 우리나라에서 자궁암이라고 하면 바로 이 종양을 의미할 만큼 흔하고 중요하다. 조기 성관계를 한 사람이나 다수의 성접촉 상대를 가진 자에서 호발하는 것으로 보아 성관계와 깊은 관계가 있다고 생각된다. 자궁경부암은 초기에는 특별한 증상이 없으므로

조기발견을 위해서는 세포진단에 의한 스크리닝 검사가 필요하다. 통상 35세 이상의 여성을 대상으로 해서 연 1회 진단을 행하는 것이 바람직하다.

자궁경부에서 발생하는 암종의 대부분은 편평세포암종(자궁경부암의 75%)으로 거의 90%가 이에 속한다. 특히 이행대에서 발생해서 침윤성으로 성장하여 주변조직으로 침윤하고 전이도 한다(그림 16-6). 세포의 크기 및 각화의 유무에 따라, ① 각화형 편평세포암종(25%), ② 대세포 비각화형 편평세포암종(65%) (그림 16-7), ③ 소세포 비각화형 편평세포암종의 3가지 형태로 분류한다. 암종의 원인으로는 제2형 단순포진 바이러스와 유두종 바이러스(HPV 16, 18, 31, 33, 35형)가 중요하다.

자궁경부암의 호발 연령은 40~55세이며 우리나라 여성에서 가장 많은 암종이다. 조직발생의 암화과정은 이형성 → 상피내 암종 → 미소침윤성 암종 → 침윤성 암종의 과정을 거쳐 발병하는 경우가 많다(그림 16-8). 대부분의 편평세포암종은 이행대에서 발생하여 주변으로 퍼진다. 자궁경부암 환자의 예후는 임상병기와 비례하므로 임상병기(표 16-3)를 정하고 치료하는 것이 중요하다.

표 16-3. 자궁경부암의 국제 임상병기 분류(FIGO 분류, 간략화)

병기	내용
0기	상피내암
I 기	암이 자궁경부에 국한됨(체부침윤의 유무는 고려하지 않음).
Ia기	병리조직학적으로 미소침윤암(초기 침윤) (병리조직학적으로만 진단이 가능)
Ib기	Ia기 이외의 것(침윤의 깊이가 3 mm 이상)
II 기	암이 자궁경부를 넘어 확장되어 가고 있는데, 골반벽 혹은 1/3에는 도달하지 않음.
III 기	암침윤이 골반벽에 도달하거나 질벽침윤이 아래 1/3에 달하고 있음.
IV 기	암이 소골반강을 넘어 확장되든지, 방광, 직장의 점막을 침범하고 있음.

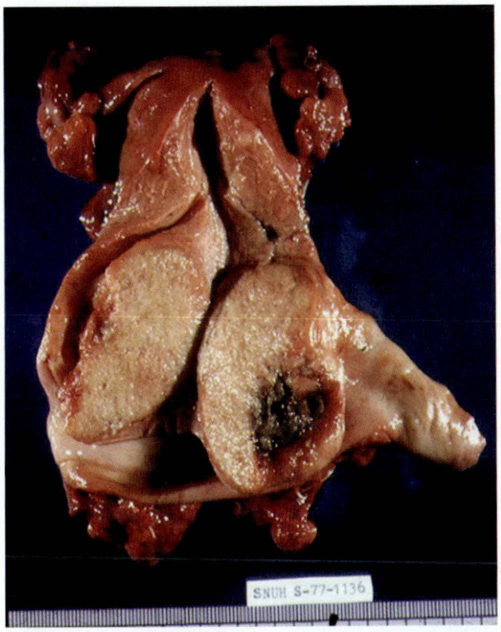

그림 16-6. 자궁경부암종. 자궁경부가 편평세포암종에 의해 주변조직까지 침윤되고 출혈성 괴사가 관찰됨

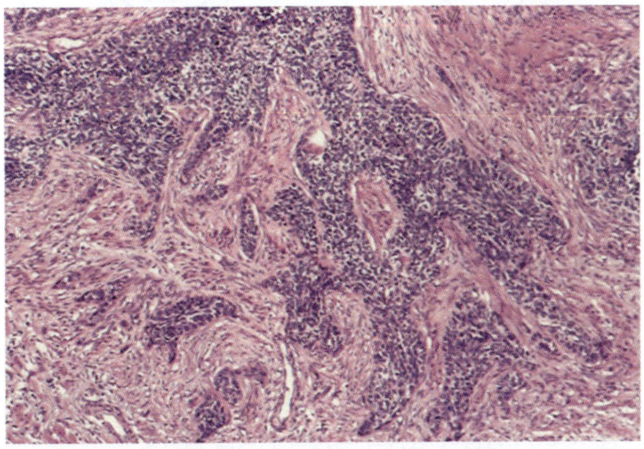

그림 16-7. 자궁경부의 편평세포암종. 자궁경부의 간질내로 침윤하고 있는 편평세포암종이 관찰되나 각질진주는 관찰되지 않음. H&E

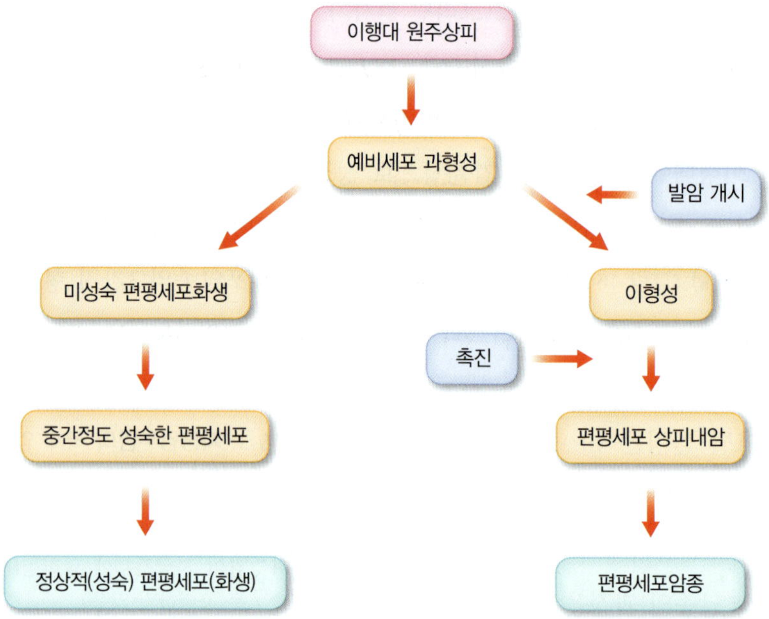

그림 16-8. **자궁경부의 편평세포암종 발생 모식도**

(3) 샘암종(adenocarcinoma)

샘암종은 내경부의 상부로부터 발생되는 사례가 많으며(그림 16-9), 10~15%는 자궁경부암종을 차지하고 자궁의 내경부샘(endocervical gland)에서 기원한다. 육안적으로 유두상(papillary) 모양을 하는 경우가 많으며 현미경적으로는 고분화 샘암종(well differentiated adenocarcinoma)이 많다. 예후는 편평세포암종보다 나쁜 편이다.

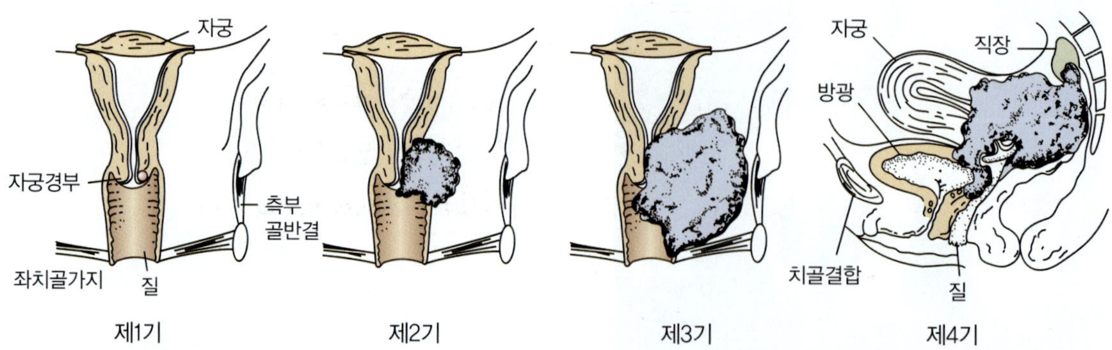

그림 16-9. **자궁경부암의 병기.** 제1기 : 암종이 자궁경부에 국한됨, 제2기 : 암종이 질상부를 침범, 제3기 : 암종이 골반골벽에 고정됨, 제4기 : 암종이 방광과 직장의 점막을 침범함

5. 자궁체부(uterus)

1) 정상구조(normal structures)

자궁체부는 내강측으로부터 자궁속막, 자궁근층, 자궁바깥막으로 구분한다. 자궁속막은 성숙기에 들어오면 뇌하수체-난소호르몬의 지배에 의해 주기적으로 변화하고 수정란의 착상에 대비한다. 임신이 성립되지 않을 때에는 자궁속막의 기능층이 매월 정기적으로 박리 탈락하는데, 이것을 월경(menstruation)이라고 한다. 탈락된 자궁속막은 기저층으로부터 다시 재생되고, 배란이 있는 기간 동안은 증식기, 분비기, 월경기의 변화를 반복한다. 이 과정에는 난포자극호르몬, 황체호르몬, 에스트로겐, 프로게스테론의 조절이 중요하다(표16-4, 그림 16-10~12).

표 16-4. 자궁속막의 월경주기에 따른 조직 변화

날짜		세포학적 및 조직학적 변화
월경기	1~4일	월경 ; 호중구, 괴사, 분비기 후반과 증식기 초반의 속막샘 혼합
초기증식기	4~7일	얇은 표층상피 재생, 곧고, 짧은 속막샘, 치밀한 간질, 소수의 유사분열
중기증식기	8~10일	원주형의 표층상피 재생, 긴 속막샘, 비교적 치밀한 간질, 다수의 유사분열
후기증식기	11~14일	세포중첩이 있는 긴 속막샘과 치밀한 간질, 다수의 유사분열
분비기	14~15일	후기증식기와 거의 유사함
	16~17일	상피의 핵직하부에 공포출현, 세포중첩이 소실됨, 유사분열도 없어짐
	18~20일	상피의 핵직하부에 공포가 없어지며 핵이 기저부로 이동함 호산성 분비물이 샘내강에 출현, 내막샘이 꾸불꾸불해짐
	21~22일	간질의 부종이 출현, 속막샘의 꾸불꾸불해짐 정도가 증가하고 내강이 톱날같이 됨
	23일	나선 세동맥이 뚜렷해짐
	24~25일	간질세포는 세포질이 풍부해지며 전탈락막 변화를 함
월경전	26~28일	호중구가 나타남, 속막의 괴사 및 출혈의 증가

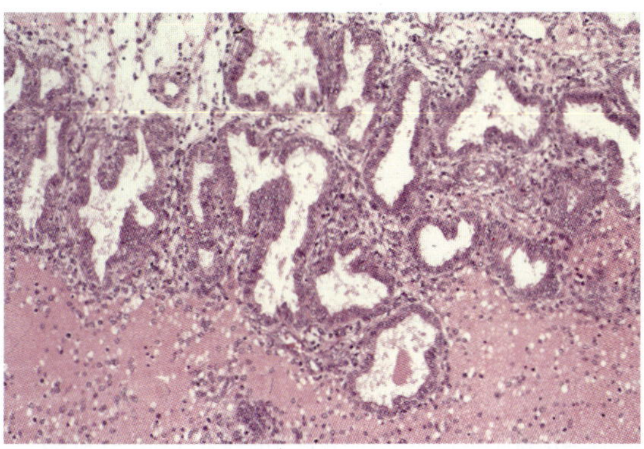

그림 16-10. 분비기 자궁속막. 자궁속막샘은 꾸불꾸불하며 상피는 입방형으로 높이가 낮고 간질내에는 부종(하방)이 현저함. H&E

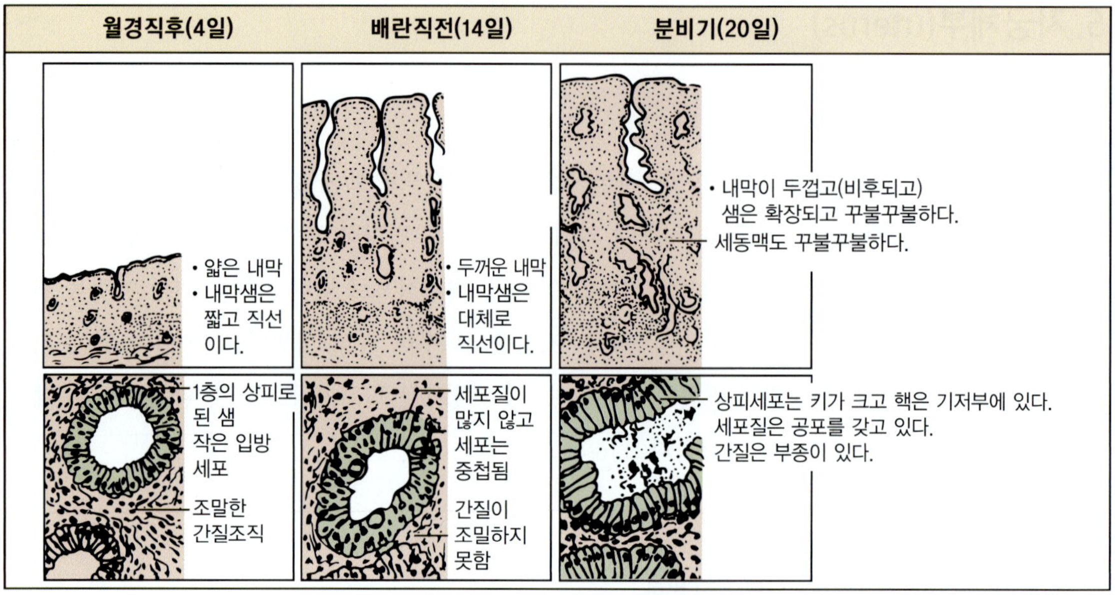

그림 16-11. 월경주기에 따른 자궁속막의 변화

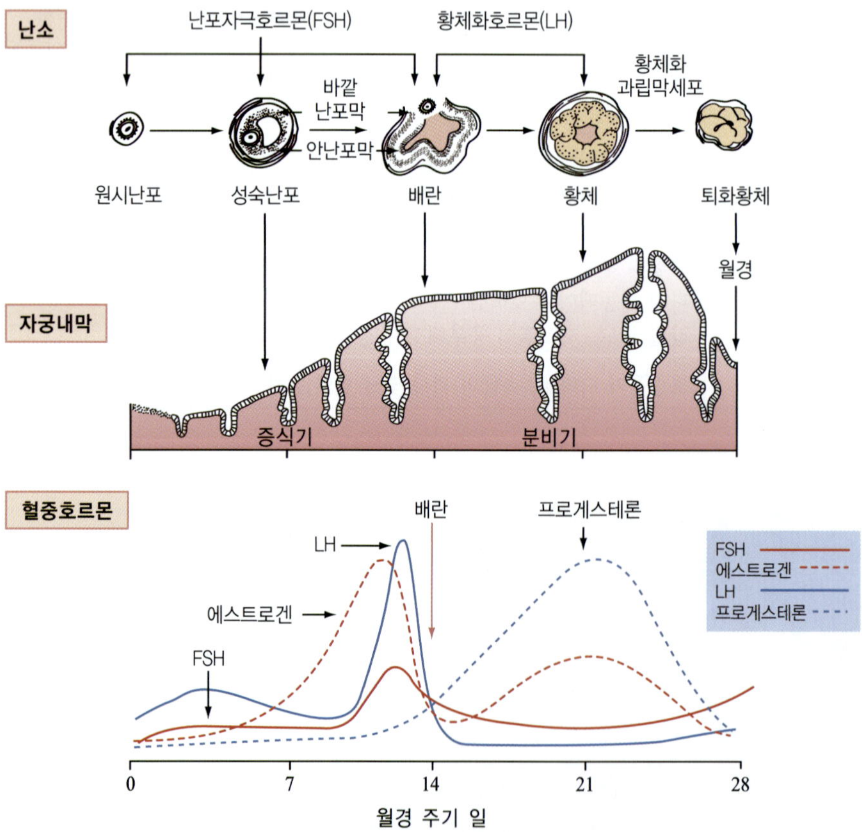

그림 16-12. 월경주기에 따른 난소, 자궁속막 및 혈중 호르몬치의 변화. 배란하는 시기인 14일을 기준으로 호르몬이 바뀜. LH: 황체화호르몬, FSH: 난포자극호르몬

2) 자궁속막염(endometritis)

자궁속막염은 매월 정기적으로 탈락과 재생이 반복되므로 비교적 드물다. 만성자궁속막염의 원인으로는 만성 골반염증질환이 있거나 유산과 분만 후에 일어나는 감염에 기인하는 경우가 많다. 드물게 결핵성 자궁속막염도 볼 수 있으며 불임의 중요한 원인이 되기도 한다.

3) 이상기능성 자궁출혈(dysfunctional uterine bleeding, DUB)

이상기능성 자궁출혈은 자궁속막의 기질성의 변화가 아니라, 내분비 상태의 불균형(특히 에스트로겐, 프로게스테론, 황체화호르몬, 난포자극호르몬 등의 불균형)에 의해 발생한다. 가임여성에서 가장 흔한 질환으로 월경주기 사이에 출혈이 나타난다. 이러한 자궁출혈은 무배란성인 경우가 많다. 자궁근종, 자궁샘근종 등 자궁질환이 있을 경우에는 이를 기능성 출혈(functional hemorrhage)이라고 한다. 이상기능성 출혈(dysfunctional hemorrhage)은 이외의 내분비기관의 이상이나 에스트로겐 분비, 난소종양 등에서 나타나나 원인을 모르는 경우도 많다. 현미경적으로는 경도의 증식성 속막샘이 주로 관찰된다.

6. 자궁체부의 유종양성 병변(tumor-like lesions of uterus)

1) 선근증(adenomyosis)

자궁속막 조직이 자궁속막 기저부로부터 3mm(100배 시야) 이상 떨어져 자궁근층 내에 이소성으로 존재할 경우를 샘근증이라고 한다. 40대 이후의 여자에 많으며 부검에서는 약 40%가 발견될 정도로 흔하다. 근육층이 이소성 자궁속막의 증식과 근세포의 증식이 동반되어 자궁전체 혹은 일부가 비대해진다. 국소성으로 비대해질 때는 임상적으로 자궁근종과 감별이 어렵다. 그 이유는 속막샘증식과 함께 자궁근의 증식이 동반되기 때문이다.

2) 자궁속막증(endometriosis)

자궁속막조직이 자궁근층 이외의 부위에 존재하는 경우를 자궁속막증이라고 한다. 여성 불임의 주요 원인이 되는 질환으로 난소, 난관벽, 자궁방(옆)조직, 대장장막, 배꼽, 비뇨기 및 피부에 나타날 수 있으며 드물게는 비점막에도 나타날 수 있다. 특히 난소에 있을 때는 초코릿색의 혈액이 가득한 낭종을 만들므로 초콜릿낭포(chocolate cyst)라고도 한다. 현미경적으로 내면에 자궁속막 조직을 발견할 수 있다. 발생 원인은 아직 정확히는 알 수 없으나 체강상피(coelomic epithelium)의 화생에 기인하거나 월경시 탈락된 자궁속막이 난관을 통해 복강내로 전파된 것으로 생각된다.

3) 자궁체부의 유종양성 병변과 악성 종양(tumor like lesions and malignant tumors of uterus)

(1) 자궁속막 과형성증(endometrial hyperplasia)

속막과형성증은 병적 자궁출혈의 중요 원인 중의 하나로 자궁속막이 지속적으로 에스트로겐의 자극을 받게 되면 자궁속막이 증식되는 것이다. 그 자체는 양성인데 심하게 되면 비정형성 세포의 증식이 발생하여 체부암의 전암병변이 되기도 한다. 원인은 에스트로겐이 혈중에 증가할 수 있는 질환, 외부에서 투여하거나 에스트로겐 분비종양, 프로게스테론에 의한 길항작용을 받지 못하는 경우 등을 들 수 있다. 치료는 프로게스테론으로 한다. 속막과형성증은 단순과형성증(simple hyperplasia without atypia), 복잡과형성증(complex hyperplasia), 이형과형성증(atypical hyperplasia) 등 3가지 유형으로 분류된다. 단순과형성증(simple hyperplasia)은 속막샘의 과형성과 낭성 확장이 관찰되므로 낭포성 샘증식증(cystic glandular hyperplasia)이라고도 한다. 그러나 속막샘의 과형성이 현저하지는 않은 경도의 과형성증이다.

복잡과형성증(complex hyperplasia)은 일명 샘종모양 증식증(adenomatous hyperplasia)이라고도 하는데 형태학적으로 속막샘의 증가가 좀 더 심해져 복잡한 증식성 구조인 등맞댐(back to back)배열 즉 증식된 속막샘사이에 간질조직이 거의 없는 복잡한 샘구조와 배열을 만들고 세포 중첩이 현저하나 이형성은 아직 없는 중등도의 과형성증이다(그림 16-13). 이형과형성증(atypical hyperplasia)은 속막샘상피의 증식이 현저하며 이형성 세포의 증식이 동반되나 아직 침윤은 없는 경우이다. 약 15%는 악성으로 이행하기도 하는 고도의 과형성증이다.

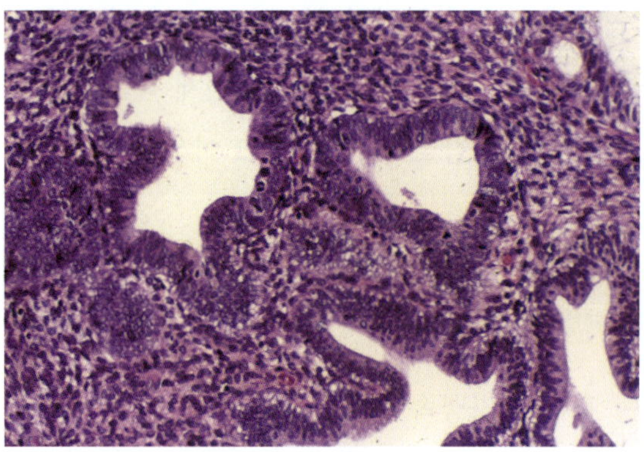

그림 16-13. **자궁속막 과형성증.** 속막샘상피의 증식으로 세포수의 증가, 세포핵의 농염성과 중첩 등이 관찰됨. H&E

(2) 자궁속막 샘암종(endometrial adenocarcinoma)

자궁체부암은 폐경후, 특히 55~65세에 발생하며 자궁체부에서 발생하는 암종 중 가장 중요한 암이 자궁속막 샘암종이다. 자궁 속막샘암종의 빈도는 자궁 경부암종의 약 1/10이고 미국은 여성암의 7%를 차지하고 있으나 현재 우리나라에는 많지 않은 편이다. 그러나 증가하는 경향이 현저한 암종으로써 중시되고 있다. 에스트로겐의 과다한 자극이 가장 중요한 원인이다. 이외에 비만, 당뇨병, 고혈압, 불임환자에서 좀 더 호발한다. 자궁속막암종은 대부분(80%)이 샘암종이며, 10~20%에서 편평상피화생이 관찰되는 선극세포암종(adenoacanthoma)이다.

임상적으로는 부정기 자궁출혈이 있으며 임상병기(표 16-5)와 조직 분화도가 예후에 영향을 준다.

표 16-5. 자궁체부암의 임상진행기의 국제분류(FIGO 분류, 간략화)

0기: 자궁속막이형증식증 및 상피내암, 조직소견이 악성으로 의심되지만 결정적은 아님
I 기: 암이 자궁체부에 국한되어 있음
II 기: 암이 체부 및 경부에 이름
III 기: 암이 자궁밖으로 퍼지는데, 소골반을 넘지 않음
IV 기: 암이 소골반을 넘든지, 확실히 방광 혹은 직장의 점막을 침범하고 있음

(3) 민무늬근종(leiomyoma)

민무늬근종은 여성에서 가장 흔한 양성 종양으로 일반적으로는 자궁근종(uterine myoma)이라고 불리고 있다. 자궁 체부의 민무늬근에서 발생하는 양성 종양이지만 자궁 경부 및 자궁 방부(옆, parametrium)에서도 볼 수 있다. 자궁 체부에서는 발생 부위에 따라, 점막밑 근종(폴립모양으로 나타남), 근층내(간질내) 근종과 장막하 근종, 경부근종 등으로 나눈다(그림 16-14, 15).

육안적으로 단발성 혹은 다발성의 팽창성 결절을 형성하며 절단면에서 소용돌이 모양의 근섬유 배열을 볼 수 있다. 현미경적으로 시가(cigar) 모양의 핵을 가진 방추형의 민무늬근 세포의 증식을 볼 수 있고 2차 퇴행성 변화 즉 적색변성, 낭성변성, 유리질 변성, 석회화 등을 흔히 보인다.

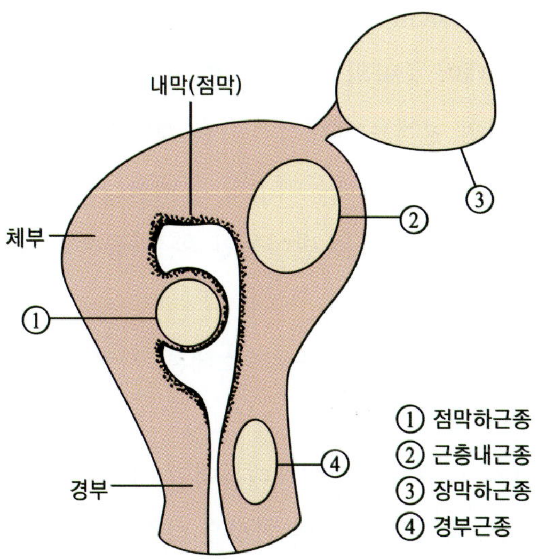

그림 16-14. 자궁근종(육안상의 모식도)

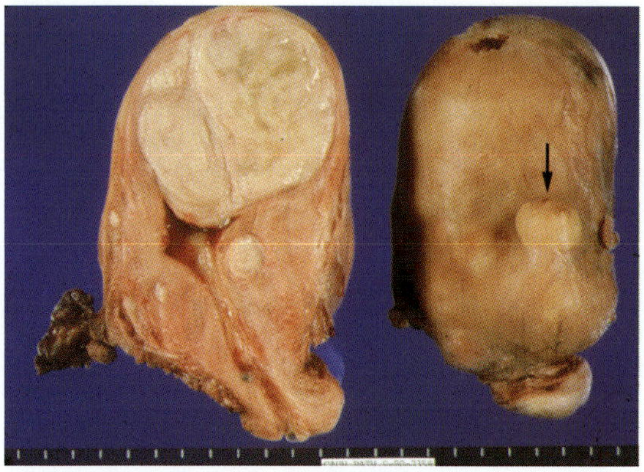

그림 16-15. 자궁근종(민무늬근종).
자궁근층에 다수의 민무늬근종이 관찰되며 자궁저부의 큰 근층내 근종은 변성도 동반되고 자궁내강의 변형도 유발하고 있다. 우측에는 장막하근종(↓)이 관찰됨

민무늬근종은 여성의 종양 중에서도 가장 빈도가 높은 것으로, 부검례에서는 성숙한 여성의 20~30%에서 발견되고 있다. 임상에서 문제가 되는 예는 30~40대가 많고, 20세 이전 및 55세 이후에는 드물다. 평활근종이 악성으로 전환되는 것은 매우 드물다. 심한 자궁출혈을 동반할 수도 있으며 불임을 초래하기도 한다. 샘근증이 평활근종이라고 진단되어 자궁이 적출되는 경우도 많으며 근종과 샘근증이 동시에 존재하는 경우도 적지 않다.

(4) 민무늬근육종(leiomyosarcoma)

민무늬근육종은 자궁근층에서 발생하며 자궁육종 중에서 가장 많으나 자궁에서 발생하는 악성종양의 3% 정도로 드문 종양이다. 민무늬근종과의 감별은 조직으로 민무늬근세포의 이형성이 심하고, 핵분열이 많이 보이는 것으로 세포의 비정형성이 없는 경우는 고배율시야당 10개 이상의 유사분열상, 비정형 세포가 있는 경우는 고배율시야당 5~10개의 유사분열상이 관찰되는 경우 육종으로 진단할 수 있다. 연부조직이나 타장기에서 발생한 민무늬근육종에 비하여 유사분열이 현저히 많은 것이 특징이다. 5년 생존율이 40% 정도이다.

7. 임신과 태반(pregnancy and placenta)

1) 정상구조와 기능(normal structures and functions)

임신은 수정란이 착상되고, 배아와 태아가 발육해 분만에 이르기까지의 전 과정을 말한다. 정상인 수정은 난관 팽대부에서 수정된 후에 수정난은 분열을 반복하고, 상실배(morula)의 형태로 자궁속막에 착상한다. 그곳에서 태반을 형성하여 수정 후 8주까지의 배아(embryo), 9주 이후 출산까지의 태아(fetus)를 성장시킨다. 만삭(37~40주)의 태반은 직경 약 20cm, 두께 약 2cm의 원반상의 조직으로 태아막과 제대(배꼽)가 부착되어 있고, 전체의 중량은 태아 중량의 약 1/6인 약 500g이다.

태반의 혈액 흐름에는 태아혈행과 모체혈행이 있다. 태아의 혈액은 제대정맥(1개, 정맥혈을 포함한다)을 통해 태반에 이르고, 융모 간질내의 모세혈관 안을 흐르고, 제대동맥(2개, 동맥혈을 포함한다)을 거쳐, 태아의 혈액에 산소와 영양물을 주고, 탄산가스와 노폐물을 받아들인 후, 자궁속막 정맥을 거쳐 모체로 되돌아간다.

태반은 사람융모성 고나도트로핀(성선자극호르몬, hCG), 에스트로겐, 프로게스테론, 사람태반성 락토겐(hPL) 등의 호르몬을 분비하는 내분비기관으로서도 작용하고 있다.

제대동맥의 이상으로는 2개가 있어야 할 제대동맥이 1개가 부족한 단일제대동맥이 가장 흔하며 모든 임신의 약 1%에서 볼 수 있다. 이 경우, 태아의 심혈관계 및 요로계의 기형을 다수(15~50%)에서 합병하고 있으므로 신생아의 정밀 검사가 필요하다.

2) 태반의 착상이상(implantation abnormality of placenta)

(1) 전치태반(placenta previa)

정상적으로 수정란은 자궁저부(fundus)에 착상을 하지만 전치태반은 자궁하부에 착상을 하여 태반을 형성한 경우이다. 이 태반은 분만 시 태아보다 먼저 분리 탈락되어 심한 출혈을 동반하기 때문에 태아는 자궁내에서 사망하기 쉽다. 분만 전에 초음파검사로 진단해야 하고 제왕절개술을 시행해야 한다(그림 16-16).

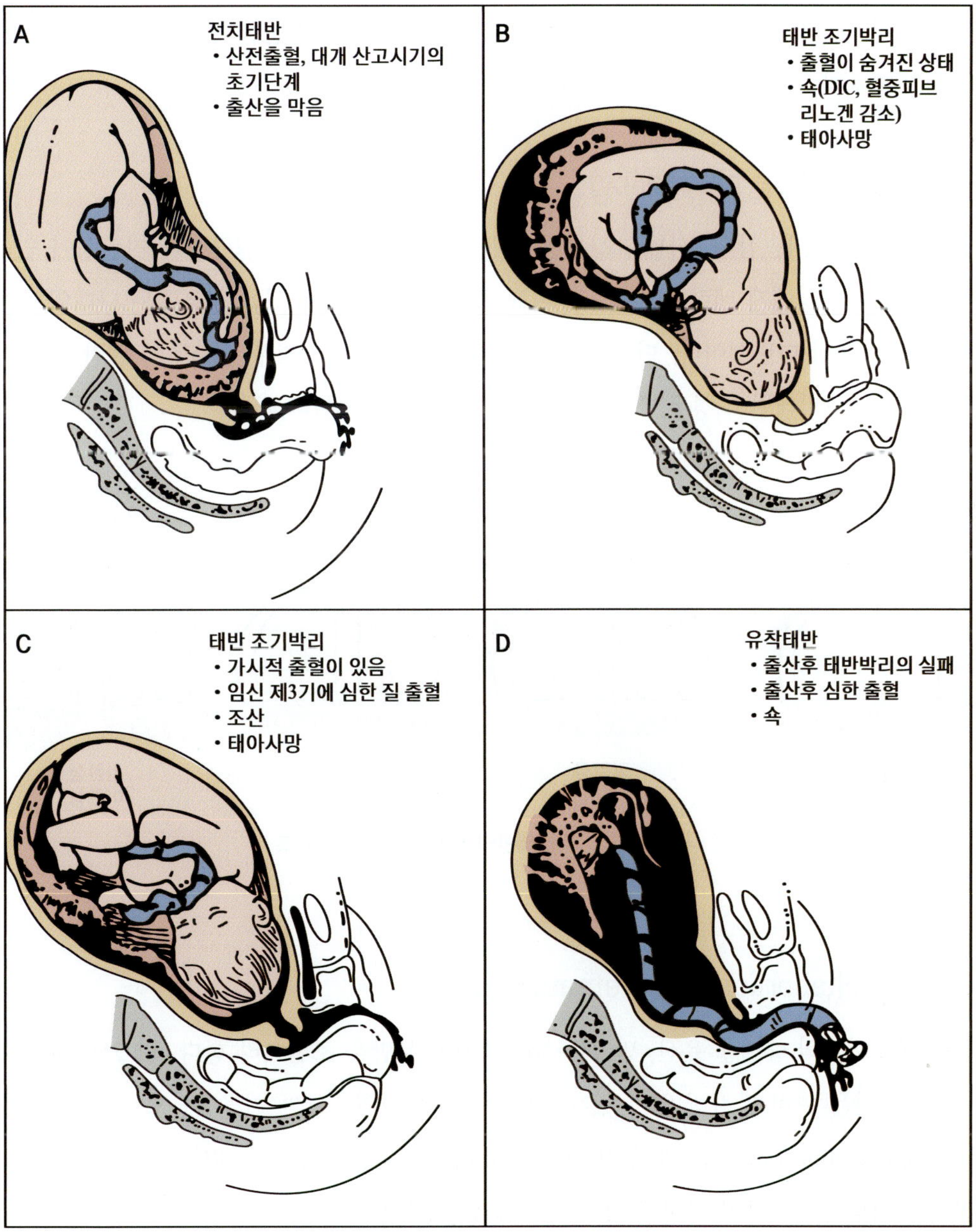

그림 16-16. 태반의 착상이상과 임상 영향

(2) 태반조기박리(abruptio placenta)

태반조기박리는 임신 20주 이후에 태반의 조기박리가 일어나 산전에 심한 출혈이 동반되는 것을 말한다. 20% 정도는 내부 혈종을 만들지만 나머지는 심한 하혈을 하게 된다. 이때는 쇽, 파종성 혈관내 응고증(DIC), 사산 등이 초래될 수 있다.

(3) 유착태반(placenta accreta)

정상 융모는 자궁근층과 탈락막을 사이에 두고 있으나 유착태반은 탈락막이 없이 융모와 자궁근층이 직접 붙어 있는 경우를 말하고 이때는 박리가 잘되지 않아 분만 후 태반의 일부가 자궁내에 남아 있어 분만 후 자궁출혈을 일으킨다. 융모가 자궁근층까지 침범한 경우를 침입태반(placenta increta)이라고 한다.

3) 다태임신(multiple pregnancy)

다태임신에서는 쌍태, 삼태, 사태, 오태 등을 볼 수 있으며 각각에 일란성과 다란성이 있다(그림 16-17). 불임증의 여성에게 배란유발제를 투여했거나 수정란을 이식했을 경우에는 다태임신이 되는 경우가 많으며, 통상 다란성이다. 단융모막 또는 이중양막 태반의 경우는 모두가 일란성이다. 이중융모막 또는 이중양막태반의 경우 태아가 이성이면 모두 이란성이다.

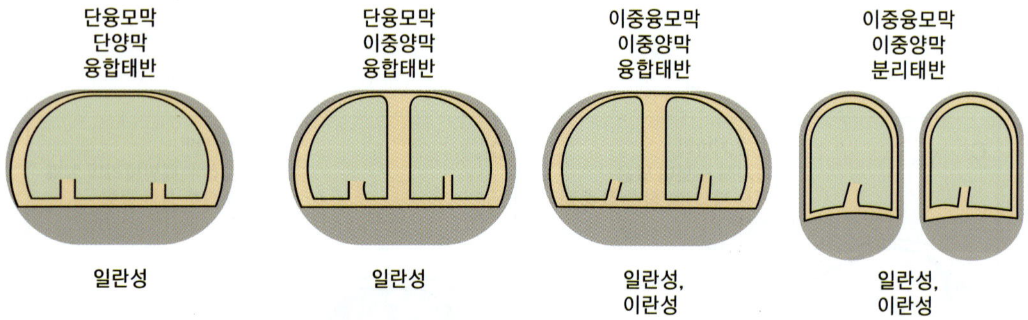

그림 16-17. 쌍태태반의 제형태의 육안상 구조

4) 유산과 조산(abortion and premature labor)

임신 만 20주까지의 중절을 유산, 만 21~36주까지의 분만을 조산이라 한다. 약 25%정도에서 발생하는 자연유산은 여러 가지 원인이 있다. 유산은 크게 자연유산과 인공유산으로 나누며, 불완전 유산(incomplete abortion) 또는 계류태반(retained placenta)은 자연유산 또는 인공유산 후 태반 적출이 완전히 이루어지지 않고 자궁내 남아 있는 경우를 말한다(표 16-6).

표 16-6. 자연유산의 원인

태아, 배란이상
　착상의 실패,
　염색체 이상,
　포상기태

모체, 자궁이상
- 자궁의 이상(근종, 자궁내 격막)
- 자궁외 임신
- 자궁경부의 기능 약화
- 내분비이상 : 황체의 부전, 당뇨, 고혈압, 갑상샘기능항진, 갑상샘기능저하
- 전신질환 : 콩팥부전증, 고혈압, 영양결핍, 심한 빈혈
- 감염 : 톡소프라즈마증, 풍진, 클라미디아, 헤르페스, 매독, 시토메갈로바이러스
- 약물, 화학물 : 납중독, 탈리도마이드 (thalidomide), 항응고제, 항암치료제

물리 요인
　심한 모체손상, 쇽, 방사선 조사
　전기충격 : 번개, 벼락

5) 자궁외 임신(ectopic pregnancy)

자궁외 임신은 자궁강 외에서 수정란이 발육하는 것을 말하며, 대부분은 난관임신, 특히 팽대부의 임신이 가장 흔하다(그림 16-18). 그 외 난소임신, 복강임신, 자궁벽내임신(간질부 임신), 경관임신 등이 있으나 모두 드물다. 난관임신은 임신 빈도의 0.3~0.5%를 차지하고 있다. 원인은 선행된

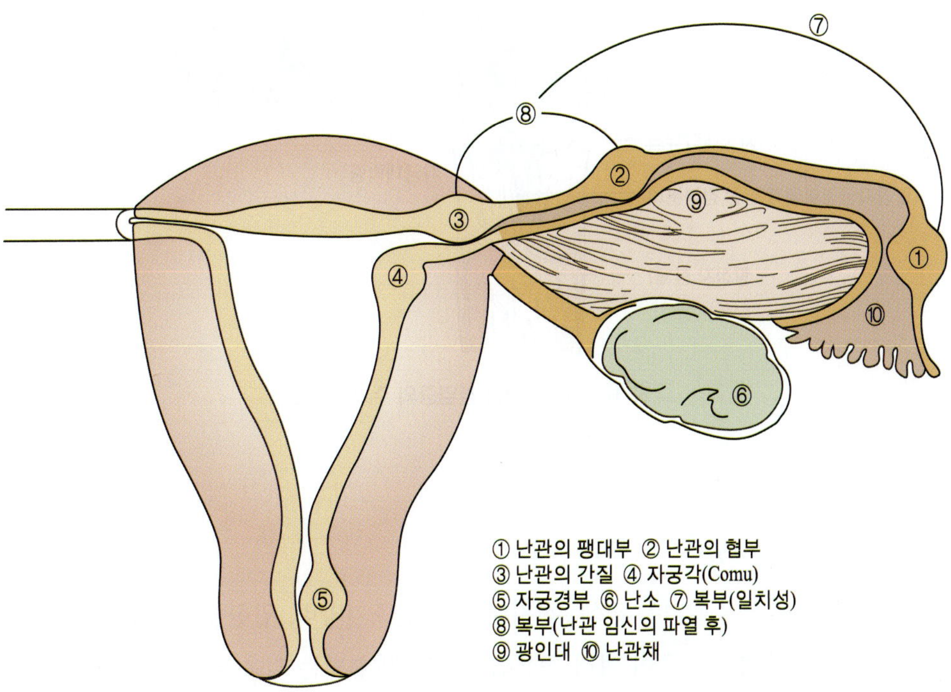

그림 16-18. 자궁외 임신의 호발부위

염증성 질환이나 난관내 자궁내막증 등이 있으나 대부분은 원인을 알 수 없다. 난관 임신은 수정 후 2~6주 후 대개는 터져 복통과 복강내 출혈을 동반하며 쇽에 빠지는 수가 많다.

자궁외 임신을 자궁속막 소파물 조직검사로 확실하게 진단할 수는 없다. 하지만 태반성분(주로 융모)과 태반착상부 반응이 없음에도 불구하고, 자궁속막샘에 아리아스-스텔라 반응(Arias-Stella reaction; 속막샘 상피의 증식과 세포의 투명화가 분명해지며 때로는 대형핵의 출현과 핵질의 증가)이 관찰될 경우에는 가능성이 높다.

6) 불임증(infertility)

불임증은 선천성과 후천성의 다양한 원인에 의하여 발생하지만 후천성 불임증의 주된 원인들에 대해 살펴보면, 뇌하수체나 시상하부의 병적상태로 인한 호르몬의 부족, 난소의 여러 가지 질병, 자궁속막의 병변, 난관의 염증, 정자에 대한 면역 반응 등으로 그 종류가 대단히 다양하나, 정상 상태에서도 임신이 되지 않는 경우도 많다(그림 16-19).

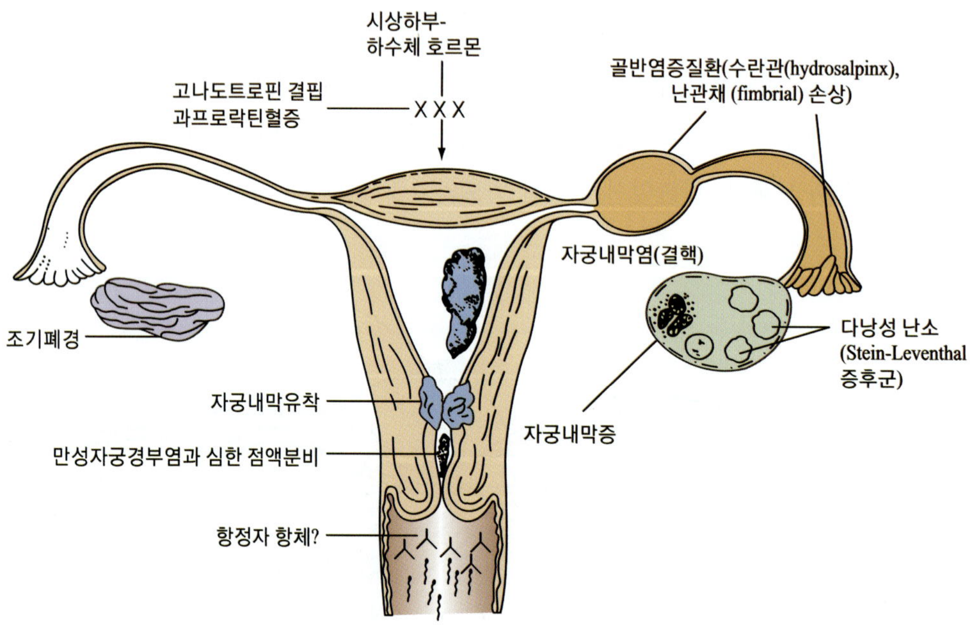

그림 16-19. 후천성 불임증의 주요 원인들

7) 순환장애(circulatory disturbance)

태반이나 태아의 순환장애 원인은 경색, 전치태반, 태반조기박리, 임신중독증 등이다. 임신중독증은 태아, 태반이 모체에 영향을 주어 여러 종류의 증상이 발현되는 것을 말한다. 이 중 임신 초기 임신중독증은 소위 임신 입덧이라고 하며, 후기(임신 20주간 이후)증상은 만기 임신중독증이라 한다

(그림 16-20). 또한, 신생아 용혈병(태아성 적모구증)과 모체의 당뇨병이 있을 경우, 순환장애로 인하여 태반에 부종이 생기고 태반의 중량이 증가된다.

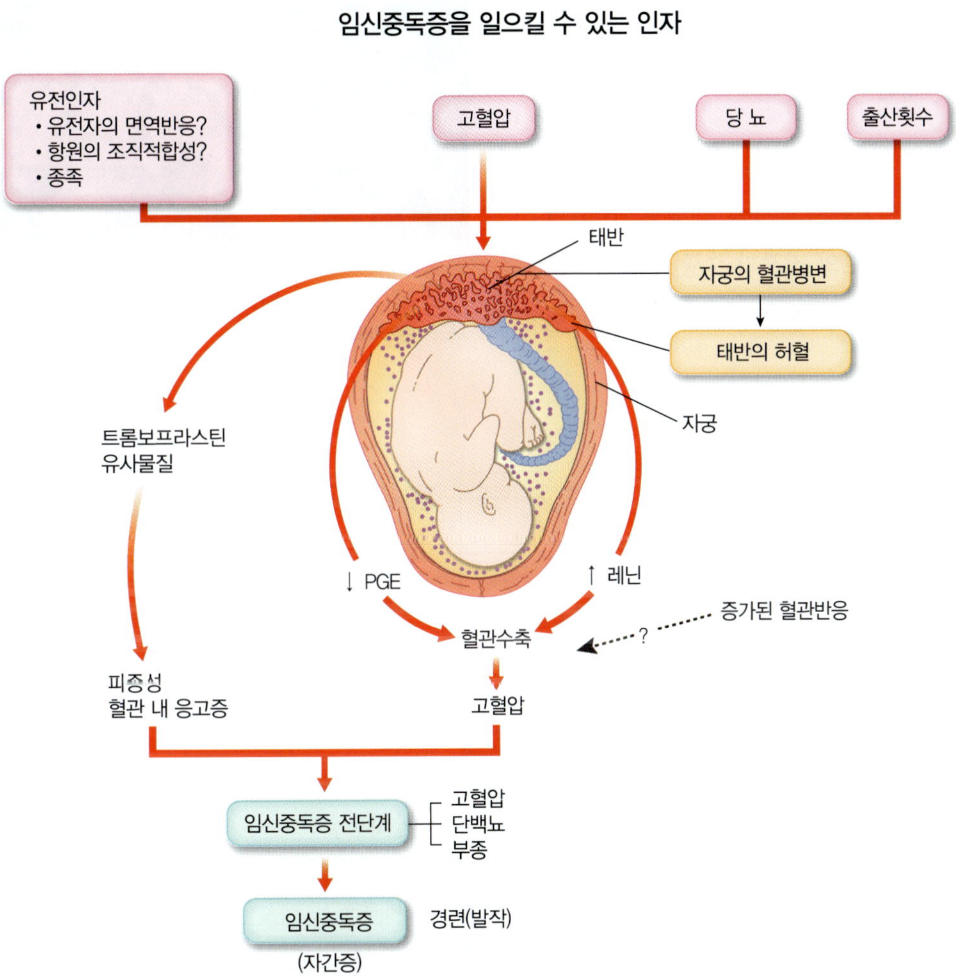

그림 16-20. 임신중독증. 정상에서는 태반에서 분비되는 프로스타글란딘 E(PGE)의 혈관확장 영향과 콩팥에서 분비되는 레닌의 혈관 수축영향이 균형을 갖고 유지된다. 태반에 허혈이 일어나면 PGE가 감소하고 레닌이 증가하여 혈관을 수축시킨다. 그 결과 고혈압이 일어난다. 동시에 트롬보플라스틴 유사 물질이 태반에서 방출되어 파종성 혈관내 응고증도 일으킨다.

8) 영양막 질환(trophoblastic diseases)

태반융모의 영양막세포(trophoblast)는 합포체성 영양막세포(syncytiotrophoblast)와 세포성 영양막세포(cytotrophoblast)의 2종류가 있으며 이들 세포가 증식되고, 이상을 나타내는 질환군을 영양막 질환이라고 한다. 임상적으로 HCG가 상승되므로, 이것을 기준으로 진단과 치료가 가능하다. 이 질환은 전(포상)기태(total mole), 부분(포상)기태(partial mole), 침습성기태(invasive mole), 융모막암종(choriocarcinoma)으로 분류한다.

(1) 포상기태(hydatidiform mole)

포상기태는 양성 융모성 질환으로 융모가 직경 2mm 이상의 낭포성 병변을 나타내는 것이 특징이다. 육안적으로 맑은 포도알이 자궁내에 가득 들어있는 것과 같이 낭성 융모조직이 가득 차 있다(그림 16-21). 조직학적으로는 영양막세포의 증식, 융모간질의 수종성 변성, 모세혈관의 소실을 관찰할 수 있다(그림 16-22). 융모의 전부가 수종성 변성으로 인하여 낭포화되고 영양막세포의 증식이 현

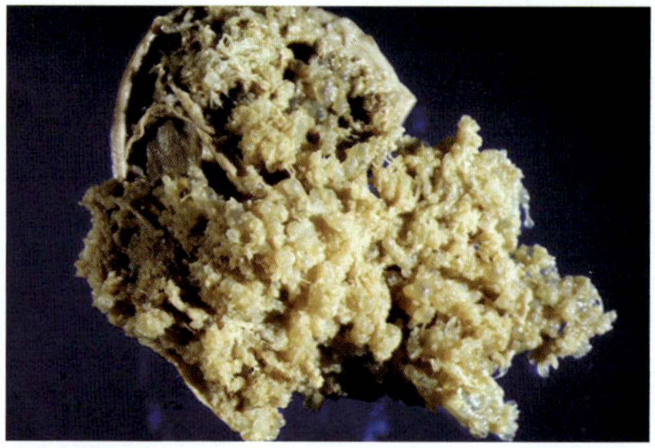

그림 16-21. **포상기태.** 다수의 낭포성 융모가 포도송이처럼 자궁내를 가득 채우고 있음

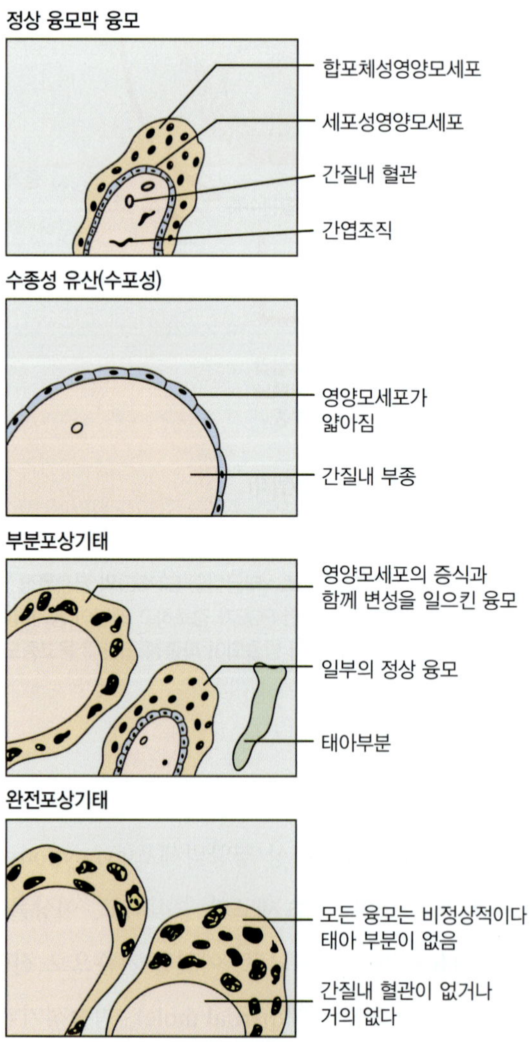

그림 16-22. **포상기태의 형태 변화**

저한 것을 전(포상)기태(total mole)라 하며 HCG분비량이 적고 악성화도 드물다. 일부가 낭포화되고 영양모세포의 증식이 경한 것을 부분(포상)기태(partial mole)라 하며 태아를 볼 수 있는 경우에는 전부가 낭포화되었다고 하더라도 부분기태로 분류한다. 소파수술을 시행하면 80~90%는 치유된다. 10%는 침습성기태(invasive mole)로, 2.5%는 융모막암종(choriocarcinoma)으로 이행할 수 있다. 따라서 소파 수술후에도 혈청내 HCG의 추적 검사를 계속해야 한다.

(2) 침습성 기태(invasive mole)

침습성 기태는 기태모양의 융모(molar villi)와 영양막세포가 자궁근층을 침윤한 질환을 말하고 이때는 융모상피의 증식도 강하다. 약 10%에서 자궁파열이 일어난다. 융모막암종과의 감별점은 융모(villi)가 관찰된다는 점이다. 포상기태의 발생은 지역차가 커서 미국에서는 2000명의 임신부 중 1명의 빈도를 나타내지만 아시아에 좀 더 많고 유럽에는 적다. 포상기태를 치료없이 방치할 경우 완전포상기태로 진행되고 이중 약 2.5%에서 융모암으로 진행되는 것으로 알려져 있으므로 전암성 병변으로써 관리.치료해야 한다. 소파수술이나 자궁적출술로 치료하면 혈중 HCG가 급속히 정상으로 떨이지므로 혈중 HCG를 주기적으로 검사해야 한다.

(3) 융모막암종(choriocarcinoma)

융모막암종은 영양막세포 유래의 악성 종양으로 합포체성 영양막세포와 세포성 영양막세포가 모두 종양화하여 특수한 패턴을 유지하고 있으나 융모를 만들지는 않으며 HCG가 현저히 증가하는 것이 특징이다.

원발병소는 일반적으로 자궁벽인데 자궁 근층으로 침윤이 심하고 심한 출혈과 괴사를 동반한다. 전이는 주로 폐에서 관찰되며 임신 중에는 드물게 발병하기도 하나, 출혈이 동반된다. 현미경상으로 악성 영양막세포가 시트(sheets)으로 관찰되며 종양세포는 다형성이 심하고 종양거대세포도 흔히 관찰된다. 임신성 융모막암종의 선행임신(융모막암종의 발생 바로 직전의 임신)에서 포상기태가 약 50%, 나머지는 유산(25%), 정상임신(23%)이며 자궁외 임신에 속발되는 경우는 적다(2%). 비임신성 융모막암종에는 난소와 고환의 배세포종양과 다른 암의 일부 암 성분으로 관찰될 수도 있다.

8. 난관질환(fallopian tube diseases)

1) 정상구조(normal structures)

난관은 좌우대칭으로 체부(fimbria), 누두부, 팽대부, 난관협부 및 자궁부(간질부)로 나뉜다. 난관점막은 단층원주상피로 덮여 있고 상피의 섬모를 통해 난자를 자궁으로 이동시키는 역할을 한다.

2) 난관염(salpingitis)

임균, 연쇄구균, 포도구균, 대장균의 감염에 의해 급성 화농성 난관염이 일어난다. 염증이 주변 골반장기에 파급되는 것을 골반내 염증성질환(pelvic inflammatory disease, PID)이라 하며 과거에는 결핵성 난관염도 있었다. 난관의 염증 치유 후유증으로 내강의 협착과 상피의 섬모운동 장애가 발생하고 이로 인해 불임증과 자궁외 임신의 원인이 되기도 한다.

3) 난관 임신(tubal pregnancy)

난관 임신은 자궁외 임신의 대표적인 사례로 수정란이 자궁내막으로 이동하여 착상하지 못하고 난관에 착상하는 것이다. 대개 난관에서 염증성 병변의 후유증 결과로 발생하며 임신초기에 난관이 파열되어 심한 출혈을 일으킨다.

4) 악성 종양(malignant tumors)

매우 드물지만, 샘암종이 발생하기도 한다.

9. 난소(ovary)

1) 정상구조(normal structures)

난소는 밤알이나 호두 정도의 크기를 가지는 좌우 대칭의 장기로 난자의 형성과 더불어 호르몬(난포로부터 에스트로겐, 황체에서 프로게스테론)을 분비하는 내분비 장기이기도 하다. 난포의 형성과정은 원시난포–1차난포–2차난포–그라프난포–배란의 과정을 거치며 성숙한다(그림 16-23). 위축난포는 그리프난포가 되지 못하는 경우이다. 난자가 수정되어 자궁속막에 착상하면 난소의 난포는 황체가 되고 그 후 백색체(corpus albicans)가 된다. 이러한 난포의 성숙 및 쇠퇴과정에는 뇌하수체의 난포자극호르몬(FSH)과 황체화호르몬(LH)의 영향을 받는다(그림 16-24).

2) 난소의 유종양 병변(tumor like lesions of ovary)

(1) 자궁속막증(endometriosis)

난소는 자궁내막조직이 이소성으로 존재하는 자궁속막증의 호발부위이다. 난소조직 내에 자궁속막이 있으면 그 자체가 월경주기에 따라 증식 후 출혈이 나타나고 이로 인해 낭포를 형성할 수 있다. 이를 초콜릿낭(chocolate cyst)이라 하며 현미경적으로 낭포에서 자궁속막샘과 간질조직이 관찰된다.

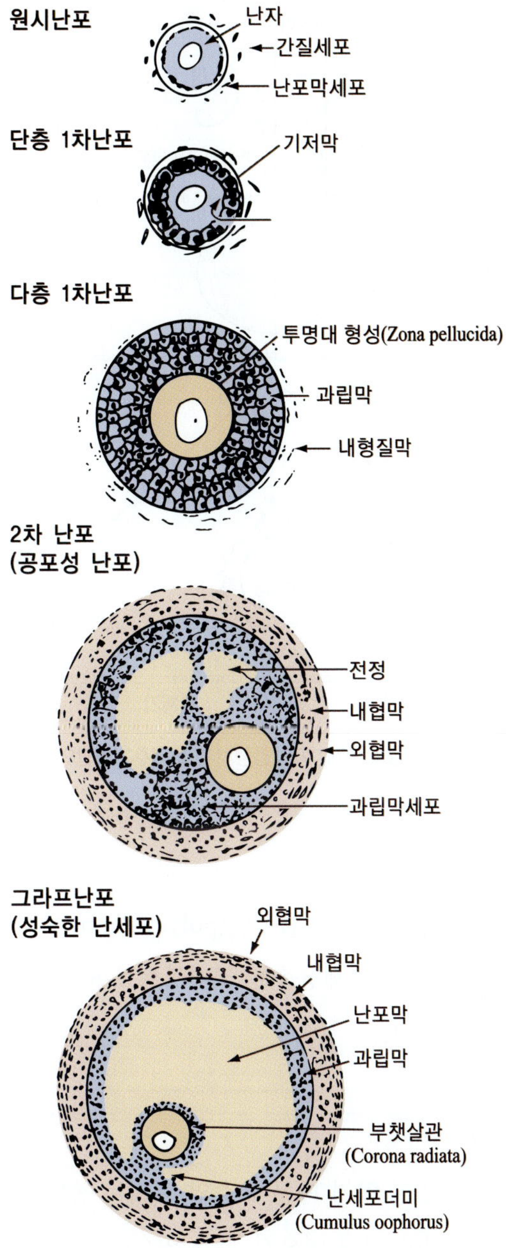

그림 16-23. **난소난포의 도식화.** 원시난포(primordial follicle)에서 시작하여 성숙한 그라프 난포로 진행

(2) 낭종(cyst)

낭종에는 난포낭종(follicular cyst)과 황체낭종(corpus luteum cyst)이 있다. 난포낭종은 난포의 성숙과정 또는 퇴행성 그라프난포(graafian follicle)에서 발생하는 것으로 낭종 내에는 혈청과 같은 액체가 존재한다. 내벽은 과립막 세포(granulosa cell)로 덮혀 있고 대개는 직경 5cm 이하이다. 특히 양측 난소에서 동시에 발생하고 간질조직이 증식하는 다발성 난포낭종을 형성하는 경우에는 남성호르몬의 과분비가 있으므로 무월경, 자궁속막 증식증, 불임, 남성화 등을 일으키고 뇌하수체의 내분

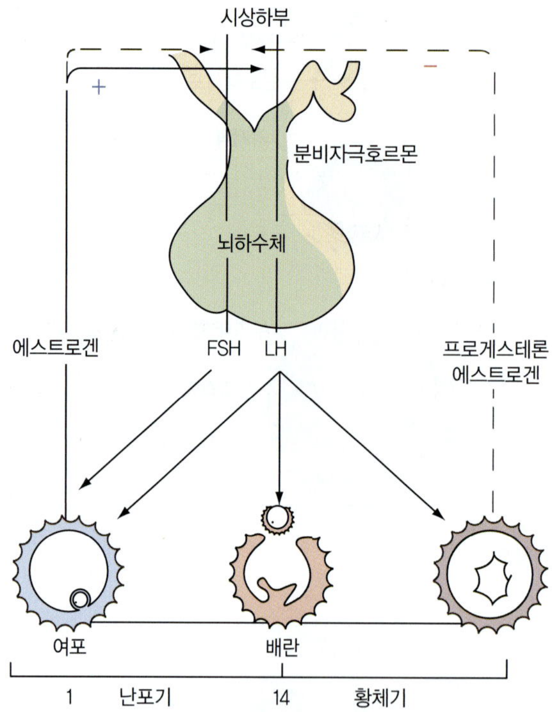

그림 16-24. **시상하부, 뇌하수체와 난소의 상호관계.** 되먹임장치가 월경주기동안의 호르몬 분비를 조절한다. 실선은 자극성, 점선은 억제성 관계임

비 이상이 나타나기도 한다. 이것을 다낭난소 증후군(polycystic ovary syndrome) 또는 슈타인 레벤털(Stein-Leventhal) 증후군이라 한다. 황체낭종은 고나도트로핀의 분비증가로 난포세포(follicular cell)가 황체화한 난포낭종을 의미한다.

(3) 축염전(축꼬임, axial torsion)

주변조직과 견고하게 고정되어 있지 않기 때문에 종양 내지는 종양유사 병변에 의해 종대된 난소는 난관을 중심축으로 하여 축염전을 쉽게 일으킬 수가 있으며 이로 인해 난소종괴는 혈행 장애가 발생하여 출혈성 경색이 일어나게 된다.

3) 난소 종양(ovarian tumors)

난소에는 많은 종류의 종양이 발생하며 이중 75~80%는 양성 종양이지만 여성에서 발생되는 악성 종양의 5%가 난소에서 발생한다. 양성 종양은 20~40세, 악성 종양은 40~60세에 호발한다. 난소 종양의 분류는 조직발생학으로 표층상피성.간질성 종양, 성삭간질성 종양, 배세포종양, 혼합 종양, 전이성 종양 등 5가지로 크게 나눌 수 있으며 임상적으로는 양성 종양, 경계악성 종양 또는 저등도 악성 종양(borderline or low grade malignancy), 악성 종양으로 분류한다(표 16-7, 그림 16-28).

표 16-7. 난소종양의 분류

종양의 분류	빈도%	연령(년)	육안소견
체강(coelomic)상피기원 종양 장액성종양 양성 장액성 낭샘종 경계성 장액성 낭샘종 장액성 낭샘암종	75 40	15~50	충실성 또는 낭성, 클 수도 있고, 양측성도 있음
점액성종양 양성 점액성 낭샘종 경계성 점액성 낭샘종 점액성 낭샘암종	20	15~50	크고, 충실성 또는 낭성
자궁내막모양종양 경계성 종양(드묾) 암종	5	30~70	크고, 충실성 또는 낭성
투명세포암종	2	50~70	흔히 양측성, 충실성 또는 낭성
브렌너종양 양성 경계성(드묾) 악성(매우 드묾)	2	30~70	흔히 작고, 충실성 ; 약간의 낭성부위
미분화성 암종	5~10	30~70	양측성, 출혈성 괴사
배세포 기원종양 기형종 양성(유상피종) 미성숙형(드묾)	20 15	1~80 >20 <20	흔히 낭성, 크고, 가끔 양측성
이형배세포종	5	1~80	충실성, 가끔 양측성
난황낭암종	드물다	1~30	충실성, 괴사
배아암종	드물다	–	충실성, 괴사, 기형종 동반함
융모상피암종	드물다	–	기형종 동반함
성선간질 기원종양 과립막-난포막세포종	5 2	1~80 50이후	충실성, 가끔 출혈성, 호르몬영향
미분화암종	드물다	50이후	급속히 진행됨, 양측성
섬유난포막종	3	50이후	충실성, 복수를 동반할 수도 있음
세르톨리-라이히그세포종	드물다	10~30	충실성, 괴사
혼합성배세포-간질성종양 (gonadoblastoma)	드물다		염색체이상이 있는 발육이상의 난소에서 호발함
전이성 암종	흔하다	40이후	흔히 양측성

(1) 체강 표층상피성 간질성 종양(coelomic or germinal epithelial tumor)

난소에서 발생하는 종양의 약 2/3는 체강 표층상피성 기원 종양이며 장액성 종양, 점액성종양, 자궁속막모양 종양과 브렌너종양 등이 이에 속한다.

장액성 종양은 난소 종양 중 비교적 흔한 종양으로 60%는 양성, 15%는 경계성, 25%는 악성이다. 악성의 70%는 양측성으로 발생한다. 장액성 낭샘종(serous cystadenoma)은 단방성(monolocular) 혹은 이방성(bilocular)의 낭포로, 내면이 평활한 것이 대부분이지만 유두상 구조가 존재하기도 한다. 조직학적으로는 섬모가 있는 원주상피가 단층으로 내면을 덮고 있다. 경계악성 종양(저악성도)은 병리조직학적으로 상피의 다층화와 유두상 구조가 두드러지게 관찰된다. 과증식과 이형성이 관찰되는 점은 악성 종양과 비슷하지만, 장액성 샘암종과 다르게 침윤성 및 파괴성 증식은 관찰되지 않는다. 비록 복강내로의 침윤이 관찰된다고 해도 악성 장액성 종양보다는 예후는 좋다. 5년 생존율이 95%로 예후는 대체로 양호하다. 장액성 샘암종(serous adenocarcinoma)은 주로 낭포성 변화이지만, 유두상 증식과 사종체(psammoma bodies)의 출현이 관찰되는 충실성 부위도 존재된다(그림 16-25). 병리조직학적으로 종양세포의 간질내 침윤도 확실하게 관찰할 수 있으며 주변 골반내 림프절 전이도 흔하게 나타난다. 종종 양측성으로 발생되고, 암성복막염으로 진행되어 예후가 좋지 않다. 점액성 종양은 난소의 낭성 종양 중 가장 흔한 양성 종양으로 난소종양의 20%를 차지하고 있다. 양성 종양이 80%, 악성이 5~10%이며 나머지는 경계성이다. 양측성 발생종양은 양성의 5% 악성의 20% 정도를 차지한다(그림 16-26).

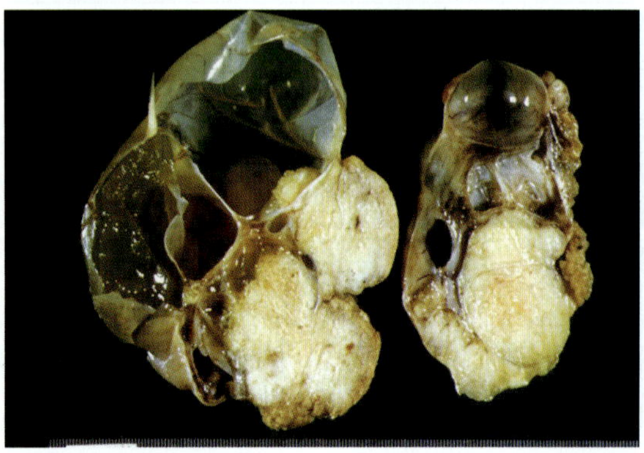

그림 16-25. 장액성 샘암종. 낭성부위와 충실성 부위가 있는데 충실성 부위가 유두상 악성종양부위임

점액성 낭샘종(mucinous cystadenoma)은 점액 분비세포와 낭포 내 다량의 점액이 존재하는 종양으로 병리조직학적으로 상피는 단층으로 배열되어 있으며 다방성 구조를 갖고 있는 경우가 많으나 이 경우에도 상피가 주로 단층으로 덮고 있다(그림 16-27). 경계악성 종양(borderline malignancy)은 양성 종양과 비슷하지만, 낭포는 다방성이나 미소형으로 증식하여 충실하게 관찰되기도 있다. 병리조직학적으로 상피는 다층화와 세포이형성도 보이지만 간질로의 침윤은 보이지 않는다. 점액성 샘

암종(mucinous adenocarcinoma)에서는 점액상피의 증식과 이형성이 더욱 심해지고 서로 밀접한 선구조가 불규칙하게 증식되며 간질내 침윤도 관찰된다. 이 샘암종은 복강전체로 퍼져서 복강에 점액양 물질이 다량 존재하기도 하며 이를 복막 가점액종이라고도 한다.

자궁속막모양 샘암종은 난소에 이소성으로 존재하던 자궁속막 샘상피에서 기원하는 자궁속막모

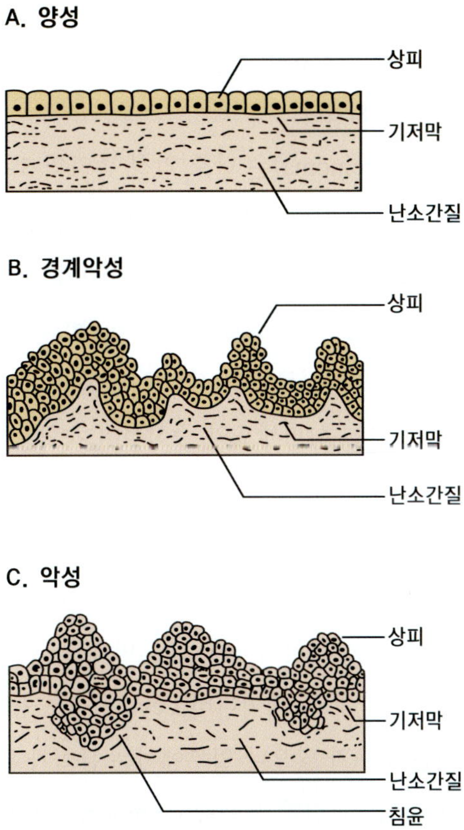

그림 16-26. 난소 점액성 종양의 분류기준

A. 양성점액성 낭샘종. 기저부에 핵을 가지고 있는 단층의 입방형 점액성 상피가 존재
B. 경계악성 점액성 낭샘종. 다소 불규칙한 구조로 세포의 다층화와 유사분열 증가 등이 관찰되나 기저막의 침윤은 없음
C. 악성 점액성 낭샘종 : 기저막과 간질내 종양세포의 침윤 관찰

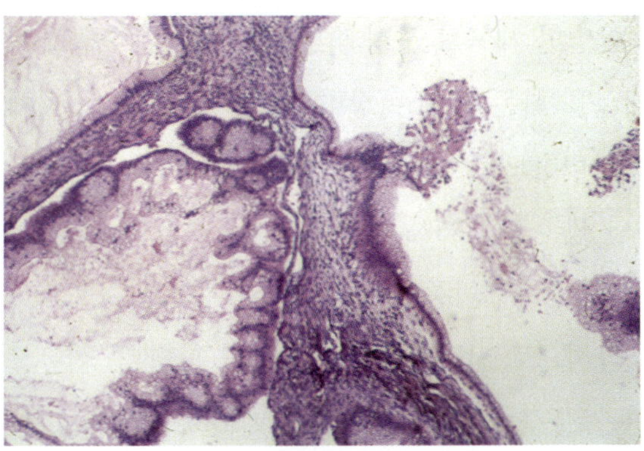

그림 16-27. 점액성 낭샘종. 다낭성 구조와 낭성구조 내에는 점액이 가득 차 있으며 증식되고 있는 세포는 점액분비세포로 구성되어 있음

양 샘암종(endometrioid adenocarcinoma)으로 난소의 악성 종양 중 15~20%를 차지하며 양성 종양과 경계악성 종양은 거의 없다. 종양세포가 관상의 샘구조를 이루기 때문에 장액성 및 점액성 암종과 감별이 가능하며 자궁체부에 생기는 속막암과 같은 소견을 보인다. 약 25%에서 자궁속막증이 동시에 관찰되므로 그 기원을 추측할 수 있다. 약 20%의 증례에서는 자궁체부암을 동반하기도 한다. 그러나 대부분은 체강상피(coelomic epithelium)의 자궁속막조직으로부터 분화되어 발생되는 것으로 알려져 있다. 육안적으로는 충실성, 낭성 종괴를 이루고 있고 출혈 및 괴사도 흔하게 관찰된다. 병리조직학적으로는 비교적 분화도가 높은 전형적인 선상구조를 이루나 점액분비는 원칙으로 없거나 미약하다. 5년 생존율은 약 50%이다.

투명세포 샘암종(clear cell adenocarcinoma)은 난소 악성 종양의 5%를 차지하며, 종양세포는 주로 글리코겐을 가진 크고 투명한 것이 특징이며 선모양, 관모양, 유두모양 구조를 이룬다. 원인으로는 diethylstilbesterol복용과 관련이 있으며, 중신(mesonephros)이 기원하는 것으로 알려져 있다.

브렌너종양(Brenner tumor)은 난소 종양의 2%를 차지하며, 비뇨계의 이행상피와 비슷한 세포와 간질이 동시에 증식하는 비교적 드문 종양으로 일반적으로 양성이다. 종괴는 충실성의 회백색 종양으로 점액상피가 일부 관찰되기도 한다. 상피세포의 증식성이 강할 경우는 경계 악성 종양으로 진단되고 악성 종양일 때는 이행상피암종과 유사하다.

(2) 성삭간질성 종양(sex cord stromal tumor)

성삭간질성 종양은 난소종양의 약 5%를 차지하며, 과립막세포, 난포막세포(theca cell), 간질 섬유모세포(stromal fibroblast), 세르톨리세포, 레이디히(Leydig)세포 등이 순수(단독) 또는 혼합상태로 관찰된다. 성호르몬을 분비하는 경우가 많으나 일부에서는 분화가 분명치 않은 것도 있다.

여성형 분화를 나타내는 종양으로는 과립막 세포종(granulosa cell tumor)과 난포막세포종(theca cell tumor)이 있으며 전자는 경계악성 종양, 후자는 양성 종양으로 분류된다. 과립막세포종은 에스트로겐을 분비하므로 여성의 조기 2차 성징이 나타나고, 자궁속막증식증과 자궁체암을 동반하는 경우도 있다. 5~25%정도는 악성으로 진행되지만, 서서히 성장하므로 10년 생존율이 85%나 된다. 주로 폐경기 이후에 발생하고 5%는 양측성으로 나타난다. 육안적으로 충실성 종양으로 출혈 및 낭성변화도 관찰된다. 병리조직학적으로 비교적 작고 균일한 세포로 구성되어 있으며 과립막세포 가운데 호산성 액체를 중심으로 그 주변을 장미꽃 배열을 하는 로제트(장미꽃)모양의 콜-엑스너체(Call-Exner body)가 특징적이다. 또 에스트로겐을 분비하므로 자궁속막 증식증 혹은 속막암종을 동반하기도 하며, 10~15%에서 전이되기도 한다. 5년 생존율은 85% 정도이다.

난포막세포종은 섬유성 간질세포와 같이 증식함으로 섬유협막종(fibrothecoma)이라고도 불리나 섬유세포만 증식한 경우는 섬유종이라고도 한다. 육안적으로 난포막세포가 많으면 황색을, 섬유모세포가 많으면 흰색을 나타낸다. 섬유종에 복수와 흉수(우측)를 수반하는 것을 메이그스(Meigs) 증후군이라 한다.

세르톨리 간질세포 종양은 10~30세에 호발하며, 태아고환과 비슷한 조직소견을 나타낸다. 일반적으로 안드로겐을 분비하여 남성화를 일으키지만, 드물게는 여성화를 수반하는 경우도 있다. 병리조직학적으로 종양세포는 주로 세르톨리 세포(Sertoli cell)와 라이디히세포(Leydig cell)가 혼합되어 있으며 구성성분의 정도와 혼합정도에 따라 세르톨리 세포종, 세르톨리 라이디히세포종, 라이디히세포종으로 세분한다.

(3) 배세포 종양(germ cell tumor)

배세포 기원 종양은 이형배세포종, 정상피종, 배아암종, 기형종 등이 있으며(그림 16-28). 이들 성분이 혼합하는 경우도 많다.

이형배세포종(dysgerminoma)은 여성의 난소에서 발생하는 종양으로 분화가 되지 않은 배세포에서 기원하고 같은 종양이 고환에서 발생하면 정상피종(seminoma)이라고 한다(그림 16-29). 난소 종양의 2%를 차지하며, 육안적으로 충실형이고 5~10%에서 양측성으로 발생한다. 병리조직학적으로 글리코겐을 갖는 둥근 내형세포가 증식되어 있고 간질에는 림프구가 침윤되어 있다. 소수의 증례에서 합포체성 영양막세포 유래의 거대세포가 혼재하며(혼합종), 혈청 HCG값의 상승도 나타난다. 악성 종양이지만 방사선 감수성이 높아 치료 후 경과는 양호하며 5년 생존율이 약 80%이다.

난황낭 종양(yolk sac tumor)과 배아암종(embryonal carcinoma)은 난소종양의 약 1%를 차지하며, 20세 이하의 여성에서 호발한다. 육안적으로 충실성을 보이고 출혈 및 괴사가 흔하다. 병리조직

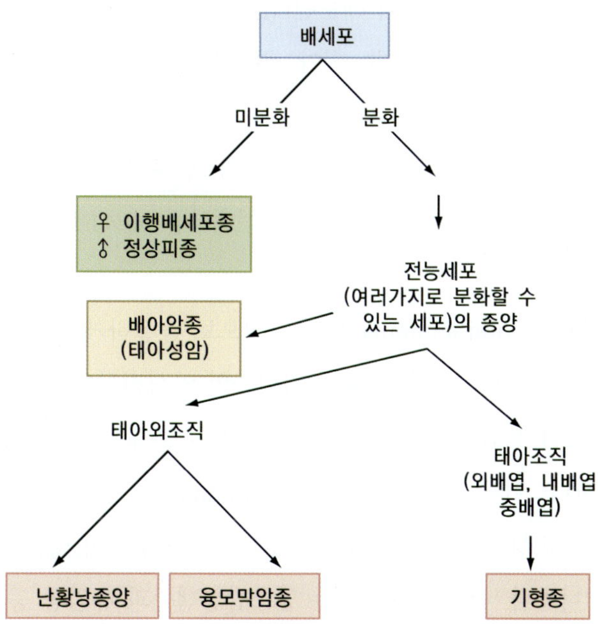

그림 16-28. 배세포종양(난소, 정소)의 조직발생(모식도)

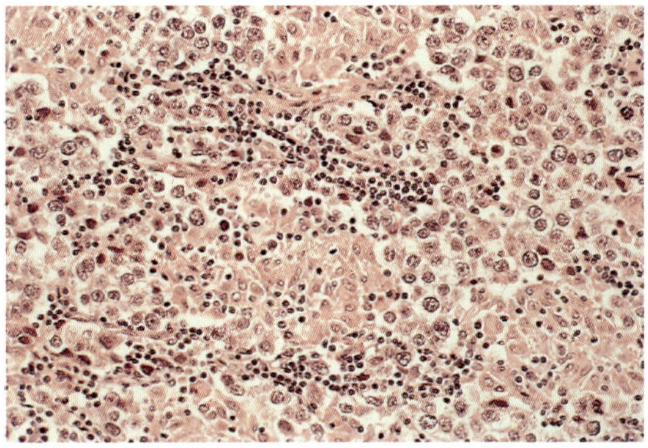

그림 16-29. 이형배세포종. 둥글고 큰 배세포가 있으며 사이사이에 림프구의 침윤이 관찰됨. H&E

학적으로 종양세포는 망상구조와 낭포와 같은 공간을 이루며, 미성숙세포로 피복되어 있는 유두상 구조 내에 혈관이 있는 구조인 쉴러두발소체(Schiller-Duval body)도 관찰된다. 이것은 쥐의 태반의 내배엽동(endodermal sinus)과 유사한 구조를 보이므로 내배엽동종양(endodermal sinus tumor)이라고도 한다.

융모막 암종(choriocarcinoma)은 악성으로 비임신성 융모막암종으로 분류되고 태반의 융모막 암종과 같이 세포성과 합포체성의 2가지 영양막세포로 구성된다. 순수형보다는 다른 배세포종양과의 혼합형이 많다.

기형종(teratoma)은 외.중.내배엽 중 2배엽 이상의 기원을 가지는 조직에서 발생한 종양으로 그 분화정도에 따라 성숙형, 미숙형, 특수형 등으로 구분할 수 있다.

성숙한 조직성분만으로 된 성숙기형종은 성숙 낭포성 기형종, 성숙 충실성 기형종, 성숙 낭종성 기형종의 악성전환 등의 3가지 형태로 다시 세분된다. 성숙 낭포성 기형종(mature cystic teratoma)은 육안적으로 낭포를 형성하며, 피지, 모발, 치아, 골조직 등을 볼 수 있다. 주로 피부관련조직의 분화가 두드러지므로 유피낭종(dermoid cyst)이라고도 한다(그림 16-30 A). 병리조직학적으로는 피부, 중추신경계 조직, 소화관 상피, 갑상샘, 호흡기계 상피, 민무늬근, 연골, 뼈 등을 관찰할 수 있다(그림 16-30 B). 난소에서 발생빈도가 높고 배세포종양의 대부분(90%)을 차지하며, 양성이므로 치료 후의 경과는 좋다.

성숙 충실성 기형종(mature solid teratoma)은 육안적으로 충실하게 보이며, 구성된 조직은 양성인 성숙한 조직으로 이루어져 있다. 성숙 낭종성 기형종의 악성전환의 경우는 성숙 낭포성 기형종의 일부에서 편평세포암종과 샘암종 등과 같은 악성 종양이 혼재한다. 이 경우 악성 기형종(malignant teratoma)이라고 한다. 미숙 기형종(immature teratoma)은 성숙형의 조직과 함께, 혹은 순수하게 미숙성분(특히 신경상피성조직)으로 구성되어 있다. 미숙 성분이 많을수록 미숙도가 높을수록 악성도가 높으며 예후가 나쁘다. 특수 기형종에는 난소갑상샘종과 유암종 등이 있다. 갑상샘조직을 많이 포함하면 난소갑상샘종(struma ovarii)이라고 하고 신경내분비세포를 포함하고 있으면 카르시노이드(carcinoid)라고 한다.

배세포와 간질세포의 혼합형인 성선모세포종(gonadoblastoma)은 드문 난소 종양으로 대개 간질세포 유래의 세르톨리-라이디히세포(Sertoli-Leydig cell)와 배세포 유래의 이형배세포종(dysgerminoma)이 혼합된 종양이다. 흔히 이형성(dysgenetic) 난소에서 발생하며, 병리조직학적으로 칼엑스너 소체가 출현한다. Y-염색체를 갖는 여성의 난소에서 잘 발생하고(예 : XX/XY 모자이크병) 예후는 이형배세포종 성분이 어느 정도인가에 따라 다르다.

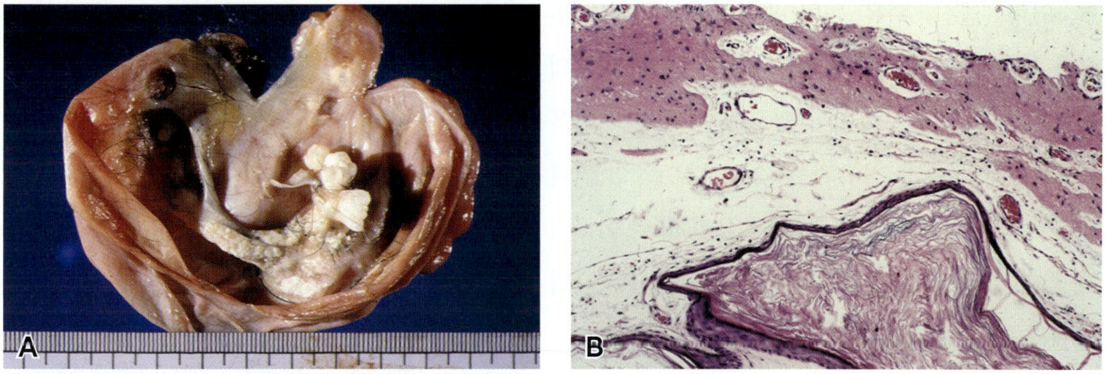

그림 16-30. **성숙 낭포성 기형종.** A. 낭성기형종으로써 비지같은 물질과 머리털을 갖고 있으며 하악골과 치아도 관찰됨 B. 각질을 함유한 각질낭포가 관찰되고 주변에는 신경조직도 있음. H&E

(4) 기타 종양들

전이성 종양(metastatic tumor)과 악성 림프종(malignant lymphoma)이 있다. 전이성 종양으로는 위암, 큰창자암, 유방암, 자궁체부암과 백혈병 등이 전이가 많다. 소화기관에서 발생한 인환(반지)세포암종 또는 저분화 샘암종이 난소로 전이되어 단단한 충실성 종괴를 형성하는 것을 크루켄베르그(Krukenberg) 종양이라 한다(그림 16-31). 위암으로부터 전이가 가장 많고 대부분 양측성으로 일어난다. 악성 림프종의 발생부위로 림프절을 제외하고 가장 호발장기는 난소이며, 특히 버키트 림프종이 잘 발생한다.

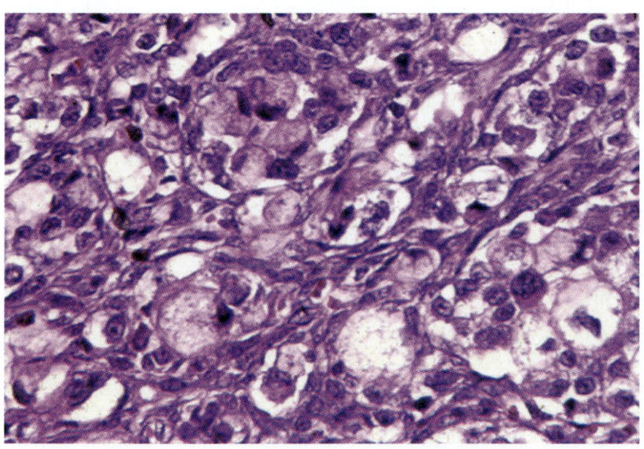

그림 16-31. **크루켄베르그 종양.** 위암으로부터 전이된 종양이며 세포질내에는 점액성분을 갖고 있어 세포질이 풍부하며 비교적 투명하게 보임. H&E

II. 유방(breast)

1. 유방의 질환(breast disorders)

1) 정상구조와 기능(normal structures and functions)

유방(breast) 또는 유선(mammary gland)은, 성별, 연령, 임신, 수유 등의 생리 상태에 의해 변화가 많은 장기로 성인여성의 경우는 15~20개의 독립된 선엽으로 구성되어 있으며 하나의 선엽은 10~100개의 종말 소유관을 갖는 다수의 소엽과 같은 수의 수지상의 소유관(종말 유관)으로 이루어져 있다. 소유관은 유관으로 이행되고 유관동, 집합관을 거쳐 마지막으로 유두로 개구하게 된다(그림 16-32). 한편, 선방(acinus)은 일반적으로 휴지상태에 있지만 여성호르몬의 영향을 받아 월경주기에 따라 변한다. 에스트로겐은 유관의 증식을, 프로게스테론은 선방의 증식을 유발하고 임신기에는 유선의 선방을 현저하게 증가시키며, 수유기에는 유즙을 생산 분비한다.

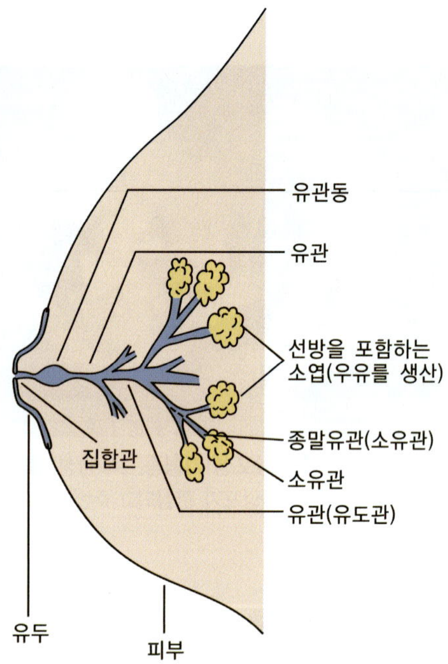

그림 16-32. 성인여성의 유방

2) 유방의 선천이상(congenital disorders of breast)

(1) 유방 또는 유두의 수 이상(super-numerary breast or nipple)

액와부(axilla)부터 서혜부까지 우유선(milk line)을 따라서 하나 이상의 유방조직 또는 유두가 관찰되는 경우를 다수 유방 또는 유두라고 한다.

3) 염증성 질환(inflammatory diseases)

(1) 유방염(mastitis)

급성 유방염(acute mastitis)은 수유기, 특히 초산 후의 수유기의 젊은 여성에게서 많이 볼 수 있으며, 원인균은 포도상구균(Staphylococcus aureus)이 제일 흔하다. 급성 염증의 기본증상인 발적, 종창, 동통 등이 국소에 나타나며 농양형성이 빈번하다.

만성 유방염은 유관 확장증(mammary duct ectasia)과 외상성 지방괴사 등에 속발되는 염증으로 형질세포의 침윤을 흔히 동반하며 특히 형질세포가 많을 때 형질세포 유방염(plasma cell mastitis)이라고 한다. 유방을 성형하기 위해 주입된 이물(실리콘이나 파라핀 등)에 대한 염증에서도 볼 수 있다.

(2) 지방괴사(fat necrosis)

외상에 의한 경우가 많지만 특별한 원인 없이도 지방괴사(fat necrosis)가 일어나는 경우도 많다. 후에 석회화와 섬유화가 되어 맘모그라피나 촉진시 딱딱하게 만져지게 됨으로 유방암과 감별해야 한다. 병리조직학적으로는 지방층에 포말성 조직구와 큰포식세포, 호중구 등이 관찰된다.

4) 유종양성 질환(tumor like disorders)

(1) 섬유낭성 질환(fibrocystic disease)

섬유낭성 질환은 여성의 약 10%를 차지할 정도로 빈번한 유종양성의 증식성 병변인 동시에 다양한 형태로 나타나며, 부검상에서 약 50% 정도의 빈도가 확인된다. 주로 40대의 여성에게 자주 일어나며 종괴를 형성하므로 유방암과의 감별이 필요하다. 원인으로는 유선의 증식을 유도하는 에스트로겐과 관련이 있고 특히 에스트로겐의 주기적 혈중 농도의 변화와 관련 있는 것으로 알려져 있다. 병리조직학적으로 소엽과 소유관의 수가 증가하는 선증(adenosis), 상피의 다층성 증식이 유두상을 보이는 유관 유두종증(duct papillomatosis), 유관의 확장에 의한 낭포형성, 소유관 상피의 아포크린선 화생, 간질의 섬유화, 섬유샘종 모양의 결절형성 등이 다양한 비율로 혼재하며 미세석회화(microcalcification)를 동반하기도 한다. 임상적으로 유방에 종괴가 만져지며 동통과 유두 분비물 등이 관찰된다. 양측성인 경우가 빈번하다.

5) 종양(tumors)

여성에 있어서 유방에 종괴가 촉지될 경우 생검을 실시하였을 경우 일반적으로 40%는 섬유성 질환, 10%는 암종, 7%는 섬유샘종, 13%는 기타 양성 질환, 30%는 특별한 변화 없음 등으로 나타난다. 유방 종양의 병리조직적 분류는 상피성과 간질성으로 나누지만(표 16-8), 유방암은 유선으로부터 발생되는 상피성 암종을 지칭하며 거의 대부분이 여성 유방에서 발생한다. 남성에서도 드물게 발생하여 여성의 약 1/100이다.

(1) 양성 종양(benign tumors)

양성 종양으로는 유관내 유두종(intraductal papilloma)과 섬유샘종(fibroadenoma)의 빈도가 높고, 유방암과의 감별이 중요하다. 전이성 종양은 거의 없다. 유관내 유두종은 유관내에 융기된 국한성의 유두상 병변으로 나타나는 유관상피의 양성 종양이다. 종괴로써 촉지되기 보다는 오히려 혈

표 16-8. 유방종양의 조직 분류

<table>
<tr><th></th><th>양성 종양</th><th colspan="2">악성 종양</th></tr>
<tr><td rowspan="4">상피성
종양</td><td rowspan="4">유관내
유두종

유두샘종</td><td colspan="2">유방암종(표 17-9)</td></tr>
<tr><td>비침윤암종</td><td>침윤암종</td></tr>
<tr><td>비침윤성유관암종
비침윤성소엽암종</td><td>침윤성유관암종
점액암종
유두상암종
침윤성소엽암종
기타</td></tr>
<tr><td colspan="2">유두의 파제트병</td></tr>
<tr><td rowspan="2">결합조직과
상피성
혼합종양</td><td>섬유샘종</td><td colspan="2">암육종</td></tr>
<tr><td colspan="3">엽상종양(양성 · 경계악성 · 악성)</td></tr>
<tr><td>비상피성
종양</td><td></td><td colspan="2">간질육종
혈관육종
악성림프종</td></tr>
</table>

성의 유두 분비물이 있어, 조기에 발견되는 경우가 많다. 크기는 대개 직경 1cm 미만이며 유륜직하(subareolar) 부위에 호발한다. 암이 발생할 확률은 정상에서 보다 1.5~2배이다. 병리조직학적으로는 섬유혈관성 간질을 동반한 원주상피의 유두상 증식이 특징적이며, 대개는 유두상 증식이 관내로 성장하므로 관이 확장되어 낭포와 같이 보일 수도 있다. 이형성을 나타내면 유두상 암종과 감별이 어렵다.

섬유샘종은 유방에서 발생하는 가장 흔한 양성 종양으로 젊은 여자에 호발하며 단단하고 잘 움직이는 이동성 결절로 만져진다. 약 10%는 여러 개가 동시에 발생한다. 종괴는 대개 1~5cm 직경의 피막으로 싸여 있고 단단하며 절단면은 회백색이다. 병리조직학적으로 유선과 간질의 증식이 동시에 관찰되며 관 모양은 과형성된 간질에 눌려서 틈새(slit)같이 되거나 조그만 관모양으로 보인다.

(2) 악성 종양(malignant tumors)

악성 종양은 크게 관암종(duct carcinoma)과 엽성암종(lobular carcinoma)으로 나눈다(표 16-9).

유방암이라 함은 유관 또는 선방상피 유래의 모든 악성 종양을 포함하는 것으로 90% 이상은 유관에서 기원하는 관암종이다. 미국은 10명 여성 중 1명꼴로 발생되며 우리나라에서도 점점 증가하는 추세이다. 일반적으로 유방에 만질 수 있는 종괴를 형성하기 때문에 유방암의 진단은 촉진을 기본으로 한다. 환자가 자신의 유방을 스스로 만져보고, 종괴를 발견하는 자기 검진법의 중요성하다. 종괴가 있으면 맘모그래피와 초음파검사법으로 정밀검사를 시행함과 더불어 유두분비물이 있을 경우에는 세포 검사를 병용한다. 호발부위는 상외측 50%, 중심부 20%, 나머지 부위가 30%이다. 대부분 다발성인 경우가 많고(약 30%) 특히 엽상암종은 양측성도 흔하다. 유방암의 90%는 관기원이며 10% 정도만 선방기원이다.

수술을 받은 환자의 치료 후의 경과는 일반으로 양호하여 5년 생존율은 80%, 10년 생존율은 70% 전후이다. 유방암의 과반수는 에스트로겐 수용체를 가지므로 에스트로겐이 유방암세포의 증식을 촉진시키게 되며, 이를 방지하기 위해 에스트로겐을 분비하는 난소를 절제하는 내분비치료법을 병용하기도 한다.

관암종은 조직으로 비침윤암종과 침윤암종으로 분류하고 있다. 비침윤 관암종은 전 유방암의 5% 정도로 상피내암이라고도 한다. 유관형과 소엽형의 2개 형태가 있으며, 유관형이 많으며, 코메도(comedo, 면포), 체모양(cribriform) (그림 16-33), 유두모양, 충실성 증식을 관찰할 수 있다. 침윤 관암종은 전 유방암의 약 95%을 차지하며 많은 조직형으로 분류되어 있지만 4가지 형태가 대표적이다(표 16-12).

표 16-9. 유방암종의 병리조직 분류

관암종 duct carcinoma
상피내 관암종
침윤성 관암종
특징적인 조직 소견은 없음
특징적인 소견을 보이는 유방암종
속질암종
세관암종(tubular carcinoma)
점액암종(교질암종)
유두모양 암종
염증성 암종(진피 림프관을 침범한 암종)
소엽성 암종 lobular carcinoma
소엽성 상피내암종(lobular carcinoma in situ)
침윤성 소엽성 암종
기타
유두의 파제트병
미분화암종
관암종과 소엽성 암종의 혼합형

이 중에서는 침윤성 관암종이 가장 많고, 전 침윤암의 85~90%를 차지한다. 침윤성 관암종은 증식형태의 특징에 의해, 유관내 증식을 주로 하는 유두상 관암종, 확장성 발육을 나타내는 충실성 관암종, 침윤성 성장과 섬유화를 주로 하는 경성(scirrhous)암종이 중요한 형태이다.

유방암의 원인은 유전적요소와 호르몬이 중요한 역할을 할 것으로 알려져 있으며, 그 외에도 유방의 전구병변 특히 관의 비정형성 과형성, 비만, 방사선조사, 지방식과 알코올과 같은 환경요인, 바이러스와 종양유전자(HER-2/neu protooncogen) 등도 영향을 주는 요인이다(그림 16-34).

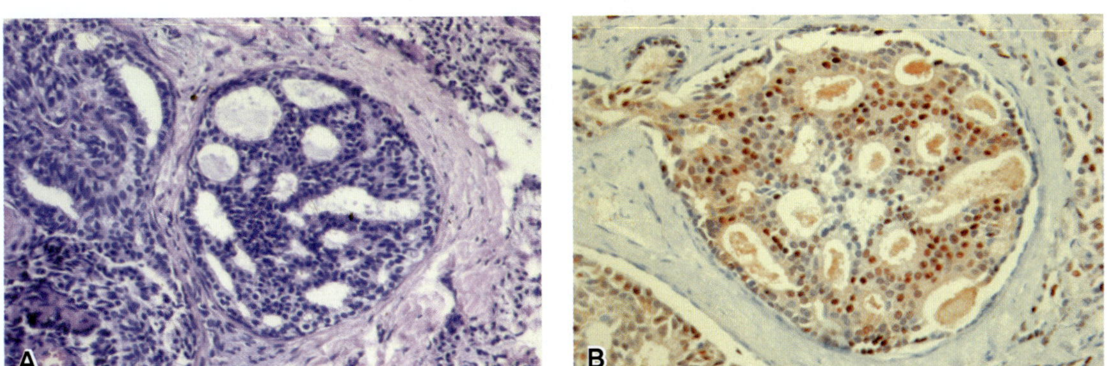

그림 16-33. 유선관내암종. A. 중앙부에 체모양(cribriform)의 증식이 잘 관찰됨. H&E. B. IHC

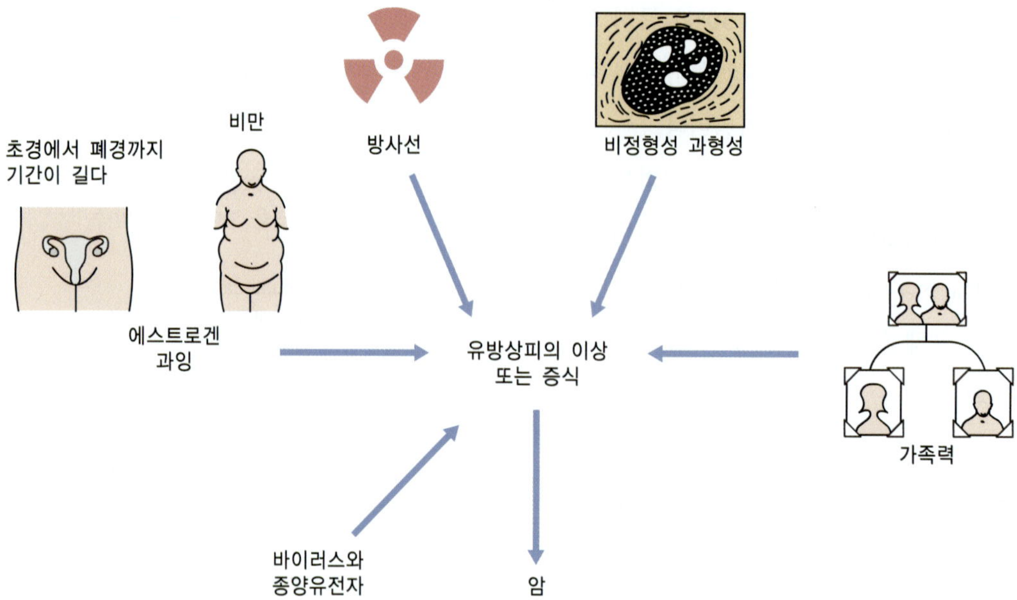

그림 16-34. 유방암의 발병에 관여하는 위험인자의 상호관련성

파제트병(Paget's disease)은 전 유방암의 1~2% 정도를 차지하며, 샘암세포가 유두부의 표피 내에 침윤된 특수한 암으로 표피하부에 있는 유방조직 자체에 침윤성 관암종에 수반되는 경우가 많기 때문에 유방암종의 피부전이라고 생각된다(그림 16-35).

수질암종(medullary carcinoma)은 유방암의 약 1% 정도로 비교적 경계가 명확하고 유연한 종양이다. 특히 심한 림프구의 침윤이 특징이며 크고 다형성의 종양상피세포가 합포체성 세포 또는 대형 림프구같이 보이지만 관상의 구조는 관찰되지 않는다. 예후가 좋은 종양이다(그림 16-36).

교질암종(점액암종)은 유방암의 2~3%를 차지하며, 천천히 성장하고 예후가 좋은 편이다. 병리조직학적으로 암세포가 점액을 분비하여 마치 점액풀 내에 떠 있는 모양을 보인다.

침윤성 소엽상암종은 침윤성 암종의 5~10% 정도로 관암종보다 다발성이며 양측성이 관암종보다

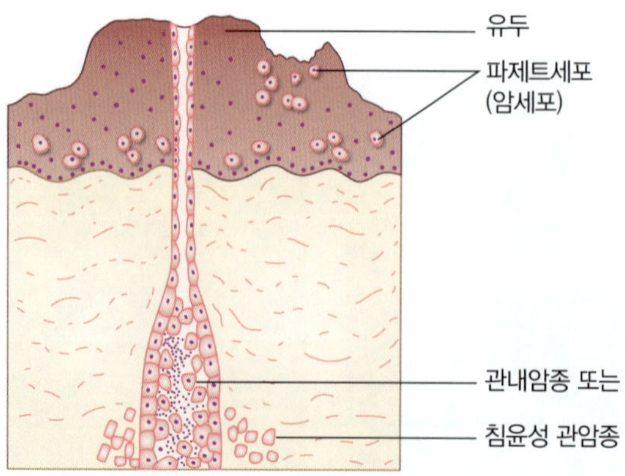

그림 16-35. 유두의 파제트병. 관내의 암세포가 유두의 상피로 전이하고 있는 모식도

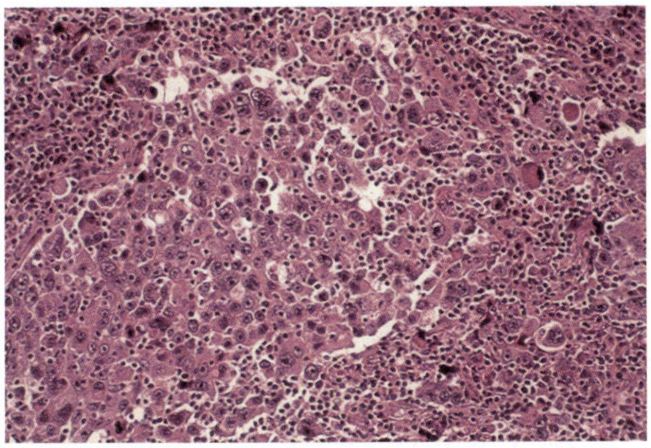

그림 16-36. **수질암종.** 관상의 구조가 없이 암세포가 증식하고 있으며 암세포 주변에는 많은 림프구의 침윤이 있음

더 많다. 에스트로겐 수용체가 관암종보다 많으며 예후는 관암종과 비슷하다. 종괴는 단단하고 주변과 경계가 분명치 않으며 병리조직학적으로 작고 균일한 세포가 소엽을 가득 채우고 있고 주변 간질내로 침윤하고 있는 암세포들이 관찰된다. 특히 일렬종대(indian file)로 주변 간질 내에 침윤하고 있는 것이 특징이다.

엽상종양(phyllodes tumor)은 섬유샘종과 비슷하지만, 상피성성분에 비해 간질성 성분의 증식이 현저한 종양이다. 간질성 성분에 의하여 양성과 악성으로 나누며, 80~90%는 저악성 종양이다. 국소 침윤성 성장을 하며 10~20%는 고도의 악성 종양으로 폐로의 혈행성 전이가 관찰된다. 육안적으로 종양이 5 cm 이상 양성인 경우에는 거대섬유샘종이라고 하기도 한다. 병리조직학적으로 상피세포보다는 간질세포 성분의 이형성 정도에 따라 양성, 경계악성, 악성의 3가지 형태로 세분된다. 악성화를 진단하는 것은 간질성분이기 때문에 이 종양은 육종의 형태를 취한다. 따라서 치료도 육종에 따른다. 림프절로 전이되는 일은 드물다.

임상적으로 모든 침윤성암은 점차 주변 조직에 파고들어 고정되어 움직이지 않고 유두, 피부를 함몰시키며,또 림프관으로 전이한 암세포들에 의하여 림프관이 폐쇄되어 이차로 그 부위에 림프부종을 일으킨다. 이로 인해 홍반성 부종이 생기며 피부가 귤껍질 모양이 된다. 종양세포 파급이 미만성이어서 급성 염증이 피부에 일어난 것처럼 보이기때문에 이 경우를 염증성 암종(inflammatory carcinoma)라고도 한다. 유방 X−선 촬영상 미세석회화도 관찰된다. 유방암은 직접 침투, 혈행성, 림프행성 전이를 통하여 전신에 퍼질 수 있다. 혈행성 전이는 간, 뇌, 폐, 뼈 등에서 잘 보이고, 림프절 전이는 겨드랑이, 빗장뼈 윗쪽, 안쪽유방림프절(internal mam-mary nodes)에서 흔히 나타난다 (그림 16-37). 유방암의 예후 관련인자는 종양의 크기, 림프절 전이 여부, 조직 유형, 에스트로겐 및 프로게스테론 수용체 유무, 핵의 비배수성 증가와 증식능 등이 있다.

비교적 예후가 좋은 병리조직학적 유형은 교질 암종, 수질 암종, 세관성 암종(tubular carcinoma), 유두모양 암종, 샘양낭암종 등이다. 유방암도 예후는 다른 암종과 같이 임상병기와 관련되어 있다 (표 16-10).

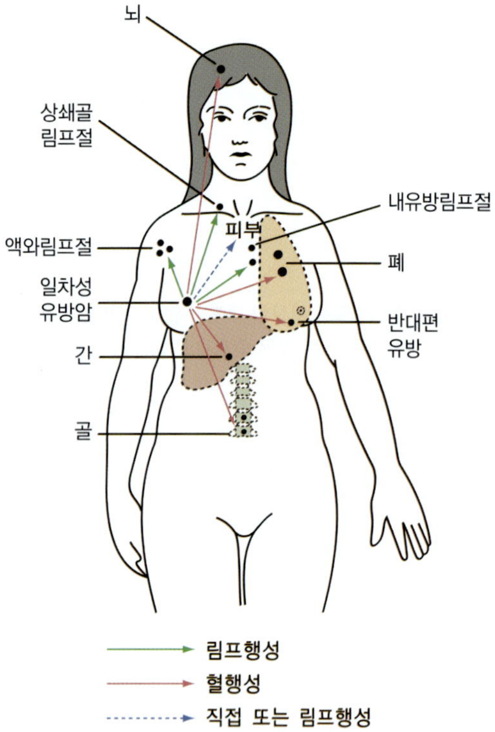

그림 16-37. 유방암의 일반 전이경로

표 16-10. 유방암종의 임상 병기

임상 병기	종양의 크기와 전이	5년 생존율
I	종괴가 직경 <2cm, 림프절전이 없음, 원격전이 없음	85%
II	종괴가 직경 <2cm, 겨드랑이 림프절전이는 있으나, 원격전이 없음	66%
III	종괴가 직경 >5cm, 흉부나 피부에 부착, 원격전이는 없음	41%
IV	원격전이 액와(겨드랑이)림프절 이외에도 전이	10%

6) 남성 유방질환(male breast disorders)

중요한 남성의 유방질환으로는 혈중 에스트로겐의 증가로 인한 여성 유방(gynecomastia)이다. 에스트로겐을 생산하는 고환의 암종이나 간경화 등에서 동반되며 유관상피와 간질의 증식이 관찰된다. 남성 유방의 암종은 대단히 드물지만 관암종이 발생하며 형태로는 여성의 유방관암종과 같다.

Chapter 17

내분비계 질환 (Diseases of endocrine system)

1. 내분비 질환(endocrine disorders)

내분비세포에서 분비되는 호르몬은 신경계와 마찬가지로 전신 세포의 기능을 조절하는 물질로 폴리펩티드, 아민, 스테로이드 중 어느 하나에 속한다. 당뇨병과 갑상샘 질환을 제외하면 호르몬의 이상에 의한 질병은 내분비 기관의 종류만큼이나 다양한 질병이 발생할 수 있으나 환자의 수는 비교적 적은 편이다. 이들 중 당뇨병은 점차 증가 추세에 있으며 성인병 중 매우 중요한 부분을 차지한다.

1) 내분비의 개념(concept of encrine)

내분비(endocrine=internal secretion)는 외분비(exocrine= external secretion)의 반대개념으로 신경전달과 유사한 세포 간 정보전달의 한 양식이다. 외분비(exocrine)샘은 샘에서 분비된 물질이 도관을 통하여 장이나 폐, 기관지 내강으로 분비되거나 체외로 분비되는 기관인 이자, 기관지 점막샘, 땀샘 등이 해당된다. 호르몬 생산 방식에 따라 자가분비(autocrine), 곁분비(paracrine), 내분비로 구분한다(그림 17-1).

호르몬의 표적세포에는 해당 호르몬에 대한 수용체가 존재하며, 수용체는 특정 호르몬의 수신장치인 동시에 표적세포가 그 고유한 기능을 발휘하게 하는 시동 스위치이기도 하다. 호르몬의 역할은 수용체와 결합해서 이 스위치를 켬으로써 표적세포는 일련의 고유기능을 실행하게 한다. 스테로이드의 수용체는 핵 내에 있으며, 갑상샘자극 호르몬수용체는 표적 세포의 세포막에 있다.

내분비세포의 분비는 호르몬 혈중치에 따라 되먹이기 기구(feedback system)에 의해 조절되며, 억제성(negative)과 자극성(positive) 되먹이기가 있다. 생체내에서는 억제성 되먹이기에 의해 호르

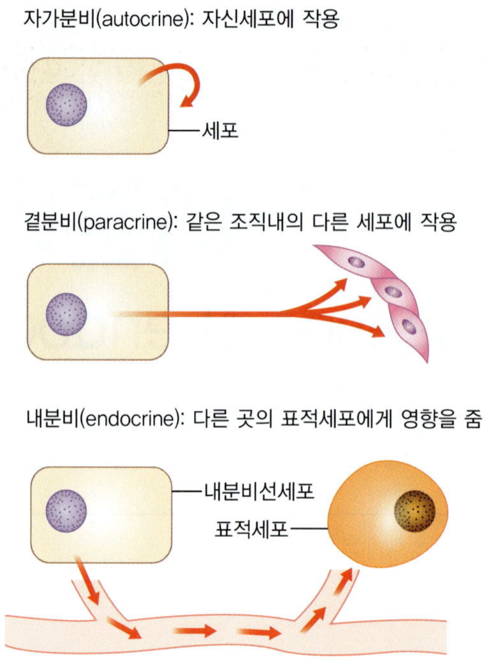

그림 17-1. **세포 간 정보 전달 양식.** 호르몬의 전달방식은 크게 3종류가 있다. 전달세포의 종류와 혈관개재의 유무로 분류되고, 신경 전달 이외의 전달 물질은 모두 호르몬이라 함

몬의 정상 혈중치를 유지하고 조절한다.

내분비검사는 되먹이기(feedback) 원리를 이용해서 상위자극에 대한 하위의 반응성과 하위에서 상위로의 피드백 유무를 조사해 질병을 진단할 수도 있다. 예를들면, 스테로이드 호르몬을 투여할 경우 혈중 ACTH가 감소하고 ACTH를 투여할 경우 혈중 스테로이드 호르몬치가 증가하게 되는 원리를 질병의 진단에 이용하는 것이다.

2) 내분비 질환에 대한 이해(interests on endocrine disorders)

소량의 물질로 몸 전체의 항상성을 유지하는 호르몬은 아주 예민하게 상호지배를 받으며 상호 조절된다. 호르몬분비의 조절.균형이 깨지면 여러 임상증후군이 나타나게 된다. 내분비 조절 방식은 호르몬과 호르몬의 억제성 되먹이기로 상호조절이 되는 것이 대부분이다.

(1) 분류(classification)

내분비계 질환은 호르몬 분비의 증가 또는 감소로 이어지므로 질병이 발생하면 증감에 따른 기능이상을 수반하기 때문에 주된 임상증상은 기능항진증(호르몬 과잉상태)과 기능저하증(호르몬 결핍상태)으로 구분된다.

내분비 기능장애는 원발부위에 의해 1차(원발), 2차(속발), 3차, 특발성 기능장애로 분류된다.

1차(원발) 기능장애는 내분비 기관의 기능장애가 같은 내분비샘에 생긴 병변에 의해 일어나는 경우이고 2차(속발) 기능장애는 내분비기관의 기능장애가 다른 장기(내분비샘 이외)의 병변으로 인하여 이차적으로 속발된 경우이다. 3차 기능장애는 내분비기관의 이차 장애 후 그 기관에 병변이 발생하여 추가로 일차성 기능장애를 일으키게 되는 경우를 의미한다. 예를 들면 이차로 내분비샘상피의 증식으로 과형성된 병변이 발생한 후에 그 병변이 호르몬을 생산하여 3차 기능 장애가 오는 경우이다. 반면에 특발성 기능장애는 내분비기관의 기능장애의 발생기전이 현재 불분명한 경우를 말한다.

(2) 증후군(syndromes)

내분비샘축상에 어느 장기의 기능에 이상이 있더라도, 사람에게는 결국, 최하위 내분비샘과 그 표적세포의 기능장애에 의한 증상이 발생한다. 동일 증상을 나타내는 질환에서도 언제나 여러 개의 원인이 있을 수 있으므로 원인과 관계없이 동일 증상을 나타내는 병적인 상태를 증후군이라고 한다. 예를 들어 쿠싱 증후군(cushing syndrome)은 혈중 스테로이드 호르몬이 증가하여 일어나는 증후군이지만, 원인은 뇌하수체이나 부신의 질환으로 혈중 ACTH가 증가하거나 스테로이드 호르몬 자체의 분비가 증가하는 경우에 발생한다. 즉 원인은 달라도 동일한 증상을 나타내게 된다.

(3) 기능성 종양(functional tumors)

호르몬을 생산 및 분비하는 종양은 호르몬 분비가 외부로부터 조절을 받지 않기 때문에 해당호르몬의 과잉상태가 된다. 따라서 일차성 호르몬의 기능항진증의 대부분은 기능성 종양에 의한다.

2. 시상하부(hypothalamus)와 뇌하수체(hypophysis, pituitary gland)

1) 구조와 기능(structures and functions)

시상하부는 대뇌 제3뇌실의 주위를 차지하는 간뇌의 일부로 내분비와 섭식.체온조절 등의 자율기능에 관여하는 중추이다. 다른 기능을 갖는 몇 개의 핵(중추신경세포의 집단)으로 구성되며, 그중 시신경위핵(supraoptic nucleus)과 뇌실곁핵(paraventricular nucleus)의 신경축삭돌기는 다발이 되어 뇌의 아래쪽으로 돌아가는 곳을 뇌하수체목이라고 한다. 이 종말부는 풍부한 혈관망을 따라가서 팽창부를 형성하며 이것을 뇌하수체 또는 하수체라 한다. 내분비중추로서의 시상하부는 뇌하수체 특정 호르몬 분비를 조절하는 각각에 대한 자극성 호르몬을 분비해서 뇌하수체의 분비기능을 조절하며 이를 신경내분비라 한다(그림 17-2).

항이뇨호르몬(antidiuretic hormone)과 옥시토신(oxytocin)은 시신경위핵 및 뇌실곁핵에서 생산하여 신경뇌하수체(뇌하수체 후엽)에 직접 수송되어 분비되며, 다른 시상하부 호르몬은 제3뇌실저에서 뇌하수체 문맥계로 방출되어 효율적으로 뇌하수체 전엽으로 수송된다. 항이뇨호르몬(ADH)은 혈장 삼투압 저하, 혈압 저하 등의 자극에 따라 신경뇌하수체에서 혈중에 방출되는 호르몬으로 먼쪽요세관과 집합관의 상피세포에 작용하여 물의 투과성을 항진시키고 그에 의해 물의 재흡수를 촉진시키며, 소변을 농축하는 항이뇨작용을 한다. 옥시토신(OT 혹은 OXT)은 뇌하수체 후엽 호르몬

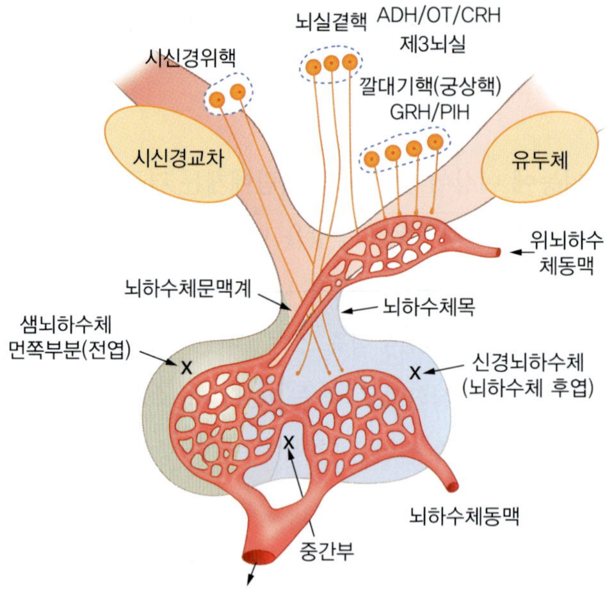

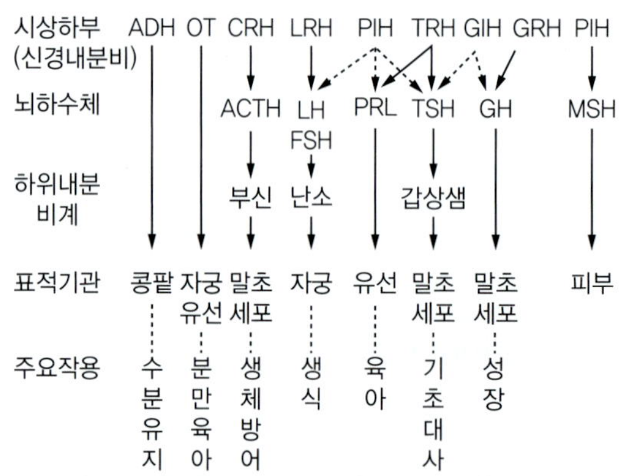

신경뇌하수체
- ADH : antidiuretic hormone(항이뇨호르몬)
- OT : oxytocin(옥시토신)

샘뇌하수체 중간부
- CRH : corticotrophic hormone releasing hormone(ACTH 방출호르몬)
- MSH : melanocyte stimulating hormone(멜라닌세포자극호르몬)

샘뇌하수체 먼쪽부분
- LRH : LH releasing hormone(LH 방출호르몬)
- PIH : prolactin inhibitory hormone(PRL 방출억제호르몬)
- TRH : thyrotropin releasing hormone(TSH 방출호르몬)
- GIH : growth hormone inhibitory hormone(GH 방출억제호르몬)
- GRH : growth hormone releasing hormone(GH 방출 호르몬)
- ACTH : adenocorticotropic hormone(부신피질자극호르몬)
- LH : luteinizing hormone(황체형성호르몬)
- FSH : follicle stimulating hormone(난포자극호르몬)
- PRL : prolactin(유즙분비호르몬)
- TSH : thyroid stimulating hormone(갑상선자극호르몬)
- GH : growth hormone(성장호르몬)

그림 17-2. 시상하부와 뇌하수체계의 구조모식도와 분비호르몬(→ 촉진 ···→ 억제)

의 하나로 분만 시 자궁 수축 작용, 유즙 분비 작용을 한다.

샘뇌하수체는 0.4 g 전후의 상피성의 내분비샘으로 먼쪽부분과 중간부분으로 이루어진다. 동맥도 분포하지만, 주로 뇌하수체 문맥혈액을 통해 영양을 공급받는다. 먼쪽부분과 신경뇌하수체 사이에 존재하고 있는 중간부분은 ACTH(부신겉질자극호르몬) 세포와 관계가 깊다.

먼쪽부분은 ACTH, LH, FSH, PRL, TSH, GH에 대한 내분비세포 6종과 상피성 지지세포로 구성되며(그림 17-2), 각 세포들은 전자현미경(그림 17-3)과 면역조직화학 염색으로 식별이 가능하다. H&E 염색으로는 호산성 세포, 호염기성 세포, 색소안듦 세포, 소포별 세포로 분류된다.

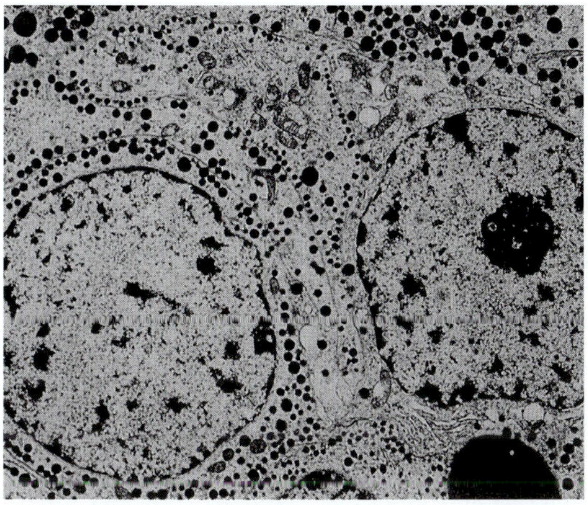

그림 17-3. **뇌하수체 먼쪽부분세포.** 뇌하수체먼쪽의 호르몬 생산세포 중 성장호르몬인 GH 세포의 전자현미경 소견으로 전자밀도가 높은 과립이 존재하고 있다. 과립세포질그물에서 합성된 호르몬은 발달한 골지장치의 기능에 의해 과립으로써 저장되고 분비됨(×18,000).

2) 시상하부 및 뇌하수체의 질병(diseases of hypothalamus and hypophysis)

내분비 질환은 크게 고유기능과 종양에 의한 영향과 관련이 있다. 즉, 그 고유의 호르몬 역할 때문에 기능이 항진 또는 저하될 수가 있고, 종양의 영향으로 시상하부, 시야장애, 뇌압상승 등이 나타날 수도 있다. 뇌출혈, 경색, 염증 등의 뇌 전체를 침범하는 질병에도 영향을 받지만, 시상하부 뇌하수체계의 특징적인 병변은 시상하부의 종양 및 뇌하수체의 샘종과 괴사 등이다.

(1) 시상하부의 종양(tumors of hypothalamus)

① 머리인두종(craniopharyngioma)

태생기때 남아 있던 조직에서 기원한 양성 종양으로 소아 · 청년기에 호발한다. 샘뇌하수체 먼쪽부분의 라트케낭(Rathke pouch)에서 유래되는 편평세포종양으로 병리조직학적으로는 치아의 에나멜상피종과 유사하며 때로는 커다란 낭포가 관찰된다. 시상하부의 종양 중에서 가장 많다(그림 17-4).

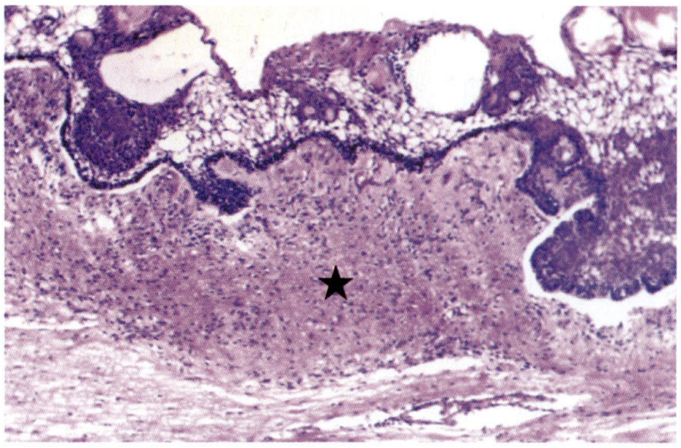

그림 17-4. 머리인두종(craniopharyngioma)
종양의 중심부에는 편평세포로 구성된 부위와 기저세포와 유사한 상피가 종양 외곽을 구성하고 있다. 종양의 주변 기저부는 신경조직(별표)으로 둘러싸여 있음

② 기타 종양(other tumors)

기형종(teratoma), 배아세포종(germinoma), 신경아교세포종(glioma), 랑게르한스 조직구증(histiocytosis X) 등이 시상하부와 신경뇌하수체에 호발한다. 조직구증 중 특히 Hand-Schuller-Christian병에서는 시상하부에 조직구의 침윤에 의하여 요붕증, 안구돌출증, 머리뼈 X-선상 다수의 방사선 투과성 병소 등 3징후가 관찰되는 것이 특징이다.

(2) 뇌하수체 샘종(pituitary adenoma)

대부분의 뇌하수체 호르몬의 기능항진증은 뇌하수체 샘종에 의한다. 뇌하수체 샘종은 비교적 드문 종양으로 머리뼈 내 종양 중 10%를 차지한다. 뇌하수체샘종의 30%는 호르몬 분비 기능이 없으며 뇌하수체를 파괴하므로 뇌하수체 호르몬 기능저하를 일으킨다. 30%는 프로락틴(prolactin), 25%는 성장호르몬(growth hormone), 10%는 ACTH, 나머지는 갑상샘자극호르몬(thyrotropin)이나 성샘자극 호르몬인 고나도트로핀(gonadotropin)을 분비하는 샘의 종양이다. 또 다발성 내분비샘종증(MEA)에서 뇌하수체 샘종이 발생되기도 한다. 샘종은 뇌하수체 종양의 대다수를 차지하고, 20~50세에서 호발한다. 샘종세포는 통상 염색방법인 H&E 염색성으로 크게 호산성 샘종(15~30%), 호염기성 샘종(5%), 색소안듦성 샘종(60~70%)으로 분류되지만, 색소안듦세포와 다른 세포의 혼합형도 적지 않다. 뇌하수체 샘종은 구성세포가 분비하는 고유의 호르몬 작용과 관계있는 임상증상이 나타날 수 있어 비교적 조기에 발견되기도 한다(표 17-1). 정확한 진단은 각각의 호르몬에 대한 면역조직화학염색이나 전자현미경 관찰이 필요하다(그림 17-3).

(3) 뇌하수체 괴사(pituitary necrosis)

뇌순환 장애나 대출혈에 의해 샘뇌하수체 먼쪽부분에 광범위한 괴사가 생길 수 있다. 외상 특히 바닥머리뼈 골절과 머리 외과수술에 의한 뇌하수체목의 절단 등도 원인이 된다.

표 17-1. 뇌하수체샘종과 임상적인 영향

종양에 의한 영향	분비호르몬에 의한 영향
큰 샘종인 경우에 나타남 대부분 기능이 없거나 성장호르몬 분비 – 정상호르몬 분비세포의 파괴, 뇌하수체기능저하, 요붕증 – 터키안의 확장 X–선상 나타남 – 터키안상부로 돌출 시신경 교차(optic chiasm)의 압박에 의한 시야의 이상 시상하부의 압박, 요붕증 제3뇌실의 뇌척수액(CSF)흐름의 장애, 뇌압의 상승, 수두증 – 혈관의 압박, 두통 – 신경의 압박(드물다) – 뇌, 해면굴, 코곁굴으로의 침투	크기가 작은 샘종인 경우는 호르몬에 의한 영향만 나타남. 호르몬 영향이 없으면 임상증상은 대부분 없음 30%에서는 관찰이 안됨 30%는 프로락틴 분비 – 젖분비의 증가 25%는 성장호르몬분비 거인증(소아) 말단비대증(성인) 10%는 부신겉질자극호르몬분비 쿠싱증후군 5%는 갑상샘자극호르몬이나 성샘자극호르몬분비

3) 시상하부증후군(hypothalamic syndrome)

시상하부에서 여러 내분비기관을 조절하는 기능 때문에 기능 장애 증상도 다양하다. 이들을 일괄적으로 시상하부증후군 또는 신경뇌하수체증후군이라고 한다. 시상하부의 기능장애로 인한 이차성 뇌하수체 기능장애라고 할 수 있다.

(1) 뇌하수체기능저하증(hypopituitarism)

어떤 원인에 의하여 시상하부가 파괴되면 시상하부에서 생산되는 자극성 호르몬 결손이 일어나고 그 결과 샘뇌하수체 먼쪽부분 호르몬 분비 저하가 발생하여 뇌하수체의 기능저하가 나타난다. 원인은 머리인두종, 배아세포종과 같은 종양, 뇌막염, 뇌염, 외상, 순환장애 등이다.

(2) 요붕증(diabetes insipidus)

항이뇨 호르몬의 결핍에 의한 콩팥의 수분 재흡수 장애로 인해 다뇨(4~10 ℓ/일), 갈증(다음), 다식 등의 주요 증상을 보인다. 배아세포종, 머리인두종, 뇌하수체샘종 등에 의한 시상하부 파괴가 주요 원인이지만, 조직구증인 Hand-Schüller-Christian병의 20% 정도에서 발생한다. 그러나 50%에서는 원인 불명의 특발성 요붕증이 나타난다. ADH 관련 질환 중 뇌하수체 질환과 직접 관련은 없으나 부적절한 ADH 분비(inappropriate ADH secretion)에 의한 증후군도 있다. 이 경우는 ADH가 조절되지 않고 계속 분비되어 혈중에 높은 수준으로 유지되므로 콩팥 요세관에서 다량의 수분을 재흡수하여 저소듐혈증과 수분의 체내저류가 발생한다. 원인은 ADH를 분비하는 악성 종양 특히 폐암 중 소세포암종이 있는 경우에 잘 나타난다(그림 17-5).

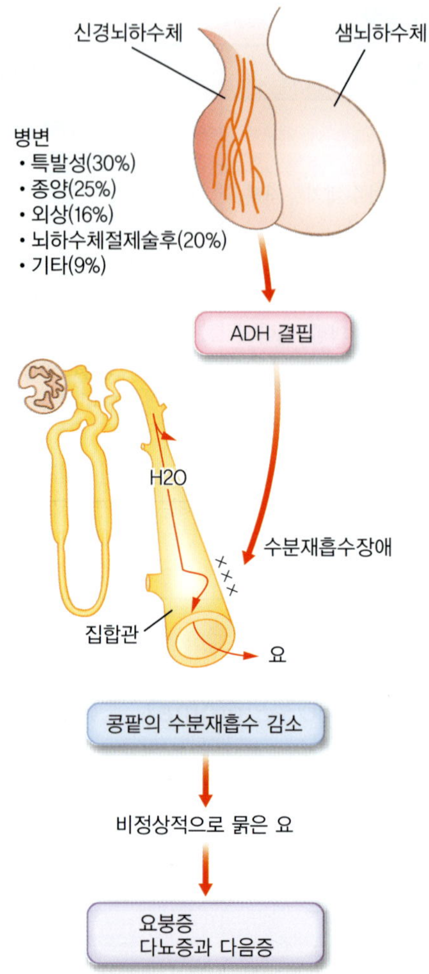

그림 17-5. 요붕증의 기전. 다뇨증 : polyuria 다음증 : polydipsia

(3) 과프로락틴혈증(hyperprolactinemia)

시상하부의 파괴로 인해 프로락틴분비 억제인자(PIF)의 분비가 저하됨으로 발생하며, 이로 인해 뇌하수체의 프로락틴 유즙분비호르몬(PRL)의 분비항진을 일으켜 과프로락틴혈증이 발생한다.

(4) 사춘기 조발증(precocious puberty)

사춘기 조발증은 남아 10세, 여아 8세 이전에 2차 성징인 고환, 음경, 음모, 유방의 발육 등이 나타나는 질병으로 뇌하수체의 난포자극호르몬/황체화호르몬(FSH/LH) 등이 과잉 분비되어 나타난다. 대부분은 원인을 잘 모르는 특발성이지만, 사람 융모성 고나도트로핀(hCG) 생산 배아세포종, 기형종, 황체화호르몬방출호르몬(LRH) 생산 과오종(난포자극호르몬이나 황체화호르몬이 많이 분비됨)과 같이 hCG나 LRH의 과잉생산에 의해 이차성 LH나 FSH의 증가로 남 · 여아의 조발증을 일으킬 수도 있다.

4) 뇌하수체기능항진증(hyperhypopisic syndrome)

(1) 말단비대증(acromegaly)과 거인증(gigantism)

성장호르몬(growth hormone, somatotropin)을 과다 분비하는 경우(종양)인 성장호르몬의 분비샘종이 원인으로 종양세포는 호산성이며 뇌하수체 종양의 약 25%를 차지한다. 사춘기 이후에 샘종이 발생한 경우에는 사지말단의 비대가 특징인 말단비대증이 생기고, 사춘기 전에 종양이 발생하는 경우에는 과도한 신장의 증가, 장기의 비대(즉, 심비대, 간비대, 혀비대), 당뇨병, 성기능 저하(발기부전, 무월경) 등의 성장 호르몬 과잉 증상을 나타낸다. 그 외에도 뼈엉성증, 고혈압, 신경병증 등도 같이 동반될 수 있다(그림 17-6).

(2) 쿠싱병(cushing disease)

뇌하수체로부터 부신겉질자극호르몬(ACTH) 생산 종양에 의한 ACTH의 분비가 증가(2차성 부신겉질기능항진증)되므로 발병하며, 대부분은 ACTH 생산 호염기성 샘종에 의해 발병한다. 뇌하수체유래의 쿠싱병에서는 혈중에 코르티솔과 ACTH가 모두 높게 나타난다. 한편 양측 부신을 절제할 경우에 뇌하수제에 색소안듦성 샘종(ACTH 세포)이 빌생힐 수 있으며 이깃을 넬슨(Nelson)증후군

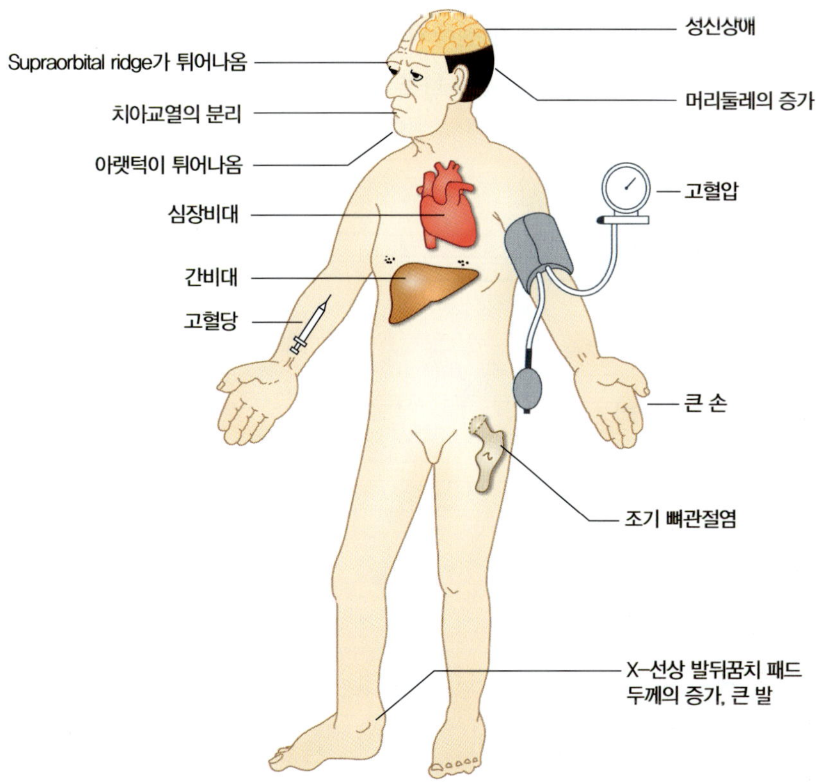

그림 17-6. 말단비대증의 전신 임상소견. 말단비대증은 성인에서 성장호르몬의 과잉분비로 발생되는 임상증상이다. 주요 임상소견은 손, 발, 머리의 비대이며 이차성 당뇨병도 동반한다. 심혈관계에 미치는 영향은 생명을 위협할 수도 있음

이라 한다. 이는 부신의 절제로 인해 혈중 코르티졸이 저하되고 ACTH 방출호르몬의 분비가 항진됨으로 뇌하수체내 ACTH 분비세포를 자극하며 이로 인해 뇌하수체샘종이 발생하게 된다.

(3) 과프로락틴혈증(hyperprolactinemia)

원인으로는 시상하부의 종양보다는 뇌하수체의 프로락틴 분비샘종에 의한 경우가 많으며, 이 종양은 뇌하수체샘종의 약 30%로 가장 많다. 여성에서 프로락틴의 분비증가로 인하여 유즙 누출, 무월경이 나타나고, 남성에서는 종양의 영향으로 성욕감퇴가 나타나며, 유루증이 나타날 수도 있다.

그 외에 드물게 갑상샘자극호르몬인 티로트로핀(thyrotropin) 또는 성샘자극호르몬인 고나도트로핀이 과잉 생산되는 샘종이 발생하기도 한다.

5) 뇌하수체 기능 저하증(hypopituitarism)

원인은 터키안 주변에 발생한 종양에 의한 압박, 비기능성 뇌하수체 종양에 의한 뇌하수체 파괴, 분만 후 뇌하수체 괴사, 특발성 시상하부 기원 시상하부종양, 뇌수술–방사선조사 등이 있다. 임상적으로 전신 권태, 피로감, 근력과 혈압저하(이상 부신겉질호르몬에 의함), 발육장애로 인한 난쟁이(성장 호르몬에 의함)와 성기능장애, 즉 여성에서는 무월경 및 불임, 남성에서 불임과 발기부전증(난포 자극 호르몬/황체화호르몬의 저하에 의함) 등의 증상이 나타난다. 임상 증상이 나타나기까지는 90% 정도의 뇌하수체 손상 또는 파괴가 선행되어야 한다.

기능저하증은 뇌하수체 장애의 정도에 따라 단독 호르몬 결손으로부터 전 호르몬 결손까지 다양하다(표 17-2).

표 17-2. 뇌하수체 기능저하증의 원인

뇌하수체의 허혈성괴사
출산후괴사(시한증후군)
머리(두부)손상
혈관질환(당뇨병과 관련이 많음)
터키안의 종양
무기능성 샘종
머리인두종
터키안상부 척삭종(chordoma)
조직구증X
터키안내 낭종
만성 염증성 질환
결핵, 사르코이드, 매독
침투성질환
아밀로이드증
혈철색소증
점액다당류축적병

시몬즈병(Simmonds disease)은 뇌하수체에서 분비되는 다수의 호르몬 결손증으로 범뇌하수체 기능저하증이다. 시한증후군(Sheehan syndrome)은 범뇌하수체 기능저하증 중에서 분만 시 허탈과 대출혈에 따른 분만 후 샘뇌하수체 먼쪽부분의 괴사에 의해서 발생하는 것으로 분만 후 수년~십수년 후에 발병하는 일도 많다(그림 17-7). 뇌하수체 소인증은 어린 시기의 뇌하수체 단독 호르몬 결손증의 대표 질병으로, 발육기의 성장 호르몬 결손에 의한 발육 장애를 보인다. 대부분은 원인 불명이지만, 뇌하수체기능저하로 인한 이차성 부신겉질자극호르몬(ACTH)과 갑상샘자극호르몬(TSH)의 결손증도 있다(표 17-2).

3. 갑상샘(thyroid gland)

1) 구조와 기능(structures and functions)

갑상샘은 갑상연골 하부, 즉 기관 제3~제4연골 고리의 높이로 기관의 앞벽에서 옆벽으로 부착한 20 g 전후의 나비형의 내분비샘으로 좌우 양엽과 연결협부로 이루어져 있다. 소포 상피는 단층입방상피로 덮여 있고 중앙에 콜로이드가 존재하는 내강이 있다. 내분비세포인 C세포(소포곁세포)는 소포와 소포 사이에 존재한다.

갑상샘세포는 무기 요오드를 티로글로불린의 티로신기와 결합시켜 유기화하고, 갑상샘호르몬인

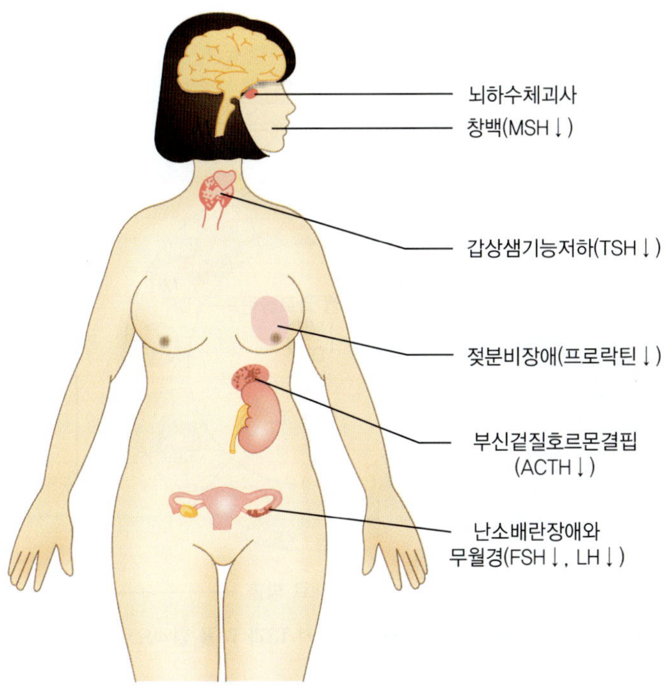

그림 17-7. 시한증후군의 주요 임상 소견

트리요오드 티로닌(T_3)과 티로닌(T_4)을 만든다. 갑상샘자극호르몬(TSH)은 갑상샘세포에 작용하고, 무기 요오드의 삽입과 유기화, T_3, T_4의 생성 등을 촉진시킨다(그림 17-8). 소포곁세포는 뼈파괴세포, 뼈세포에 직접 작용하여 뼈로부터 칼슘, 인의 방출을 제어함으로써 혈중 칼슘 및 인산의 농도를 저하시키는 칼시토닌을 분비한다.

2) 갑상샘의 질병(diseases of thyroid gland)

(1) 선천성 질병(innate diseases)

① 갑상혀관낭(Thyroglossal duct cyst)

태생기에 갑상샘조직이 혀의 맹공(foramen cecum)에서 목의 갑상샘위치로 이동하는 과정에서 일부의 태생기조직이 남아서 발생되는 병변이다. 목 정중선 낭포(midline cyst)로 나타나고 내피는 편평상피나 원주상피로 되고 주변에 갑상샘 조직이 관찰된다.

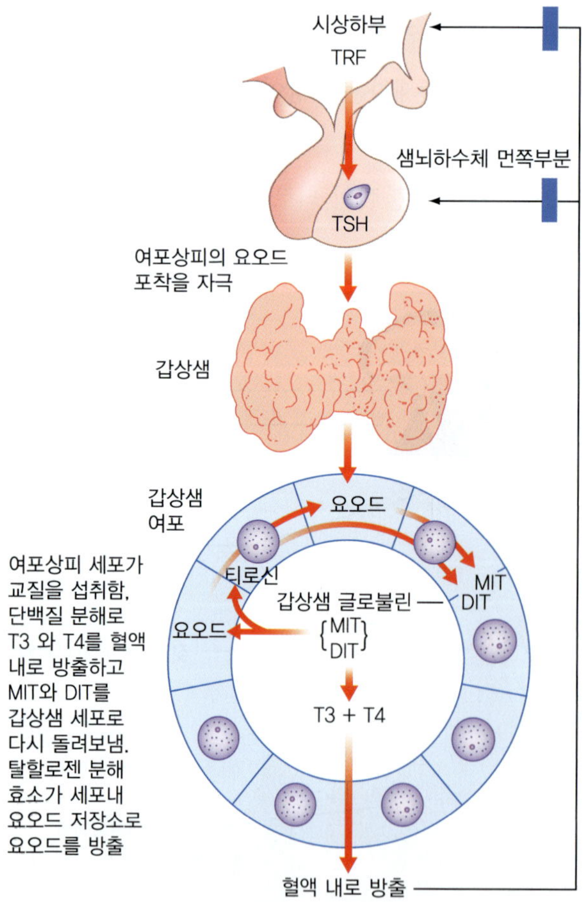

그림 17-8. 상피세포는 교질(colloid)을 내입한 후 단백분해를 일으켜 T3과 T4를 혈액으로 MIT와 DIT는 갑상샘세포로 돌아가게 된다. 요오드는 떨어져 다시 요오드 풀 속으로 돌아가서 저장됨
MIT : mono-iodothyronine, DIT : di-diodothyronine

(2) 염증성 질병(inflammatory diseases)

① 하시모토병(Hashimoto's disease)

중년 여성에게 많고 남녀 비가 1:10 정도를 보이는 가장 대표적인 자가면역질환으로 항티로글로불린 항체, 항소포성항체(antimicrosomal antibody), 교질(colloid)에 대한 항체 등이 관찰된다. 임상적으로 갑상샘이 커지며 단단해진다(그림 17-9A). 병리조직학적으로는 여포 사이에 다수의 림프구 침윤과 배중심이 보이는 림프여포가 다수 관찰된다(그림 17-9B). 활성화 T 림프구, 면역글로불린 등에 의해 갑상샘 여포 상피(follicular epithelium)는 변성되고 휘슬레세포(Hürthle cell) 또는 호산성 세포(oxyphilic cell)가 출현한다. 이 세포는 세포질이 호산성으로 염색되며 전자현미경상 많은 미토콘드리아가 관찰된다는 것이 특징이다. 여포는 점차 파괴되어 소실된다. 갑상샘은 처음에는 커지지만 말기에는 섬유화로 위축된다. 따라서 초기에는 갑상샘 기능항진증을 일으킬 수도 있으나 결국엔 기능이 저하된다.

② 아급성 갑상샘염(subacute thyroiditis)

일명 육아종성 갑상샘염, 또는 드구어바인(DeQuervain) 갑상샘염이라고도 한다. 남여 모두에서 발생되며 바이러스(특히 콕삭키 바이러스)에 의해 발생하는 것으로 알려져 있다. 갑상샘이 미만성으로 커지며 주변조직에 달라붙는다. 병리조직학적으로 여포의 파괴, 섬유화, 큰포식세포와 거대세포의 침윤이 관찰되며 교질(colloid)에 대한 육아종성 반응이 나타낸다. 임상적으로 급성 동통, 발열, 근육통과 함께 갑상샘 종대가 일어난다. 그러나 갑상샘의 기능은 대개 정상범위이다.

③ 리델 갑상샘염(Riedel thyroiditis)

만성 갑상샘염의 하나로 드문 질병으로 심한 섬유화가 특징이다. 병리조직학적 소견으로는 여포는 거의 소실되고 섬유화와 일부 림프구의 침윤이 관찰된다.

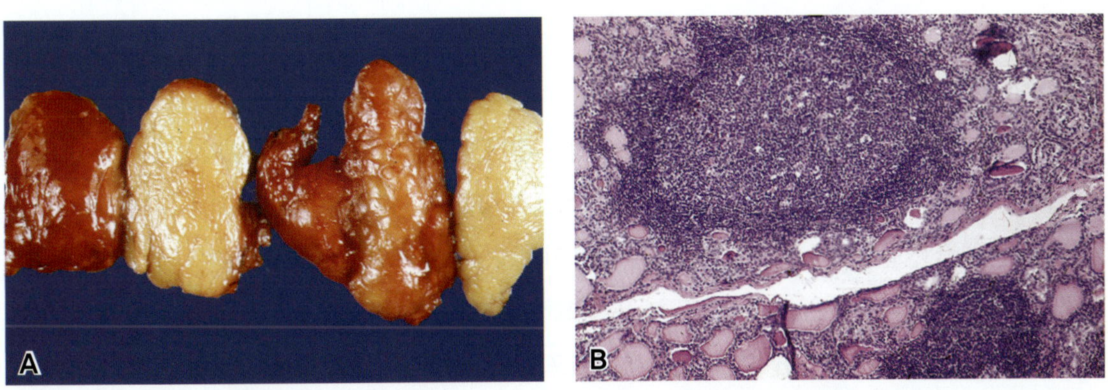

그림 17-9. **하시모토 갑상샘염.** A. 갑상샘이 양측성으로 미만성의 비대가 존재하고 할단면은 연황색을 보인다. B. 다수의 림프구침윤과 갑상샘 여포의 위축 파괴가 특징으로 여포세포는 호산성 세포(oxyphilic cell)로 관찰되며 배 중심을 갖는 림프여포도 보임(HE 염색)

(3) 갑상샘 종대(goiter, enlargement of thyroid gland)

갑상샘 종대(또는 고이터)는 좁은 의미로 갑상샘 호르몬의 생산이 부족하여 뇌하수체의 TSH 분비가 증가되어 이차로 갑상샘 종대가 일어나는 것이다. 그러나 임상적으로는 단순히 외형적으로 갑상샘이 커져 있는 상태를 의미하는 것으로 흔히 사용된다. 따라서 병리조직학적으로는 부족한 갑상샘 호르몬을 생산하기 위하여 여포증식이 일어나거나 여포의 직경이 커져 있는 것을 관찰할 수 있다. 즉 TSH에 자극받은 여포는 직경이 작고 상피가 원주형인 반면 퇴행성인 여포는 크고 풍부한 교질을 갖고 있으며 키가 낮은 납작한 상피로 구성되어 있다. 이외에도 낭성변성, 출혈, 섬유화, 석회화도 동반되므로 갑상샘은 결절상으로 관찰된다. 임상적으로는 무통성의 갑상샘 종대를 일으키나 기능은 대개 정상이다.

갑상샘 종대는 크게 기능장애를 일으키지 않을 경우인 단순성 갑상샘 종대와 기능 항진을 일으키는 독성 갑상샘 종대로 나뉜다. 단순성 갑상샘 종대는 지역성, 즉 요오드 결핍에 대한 보상성 과형성으로 해초를 먹을 기회가 없는 히말라야 등의 산악 지역에 많다(약 5%). 주로 여성에서 흔하다. 독성 갑상샘 종대는 기능항진을 동반하는 모든 갑상샘병변으로 미만성 갑상샘 종대, 결절성 갑상샘 종대, 유샘종성 갑상샘 종대(adenomatoid goiter) 등으로 분류된다.

(4) 샘종(adenoma)

가장 흔한 양성 종양은 여포성 샘종(follicular adenoma)으로 갑상샘 결절 중 단발성인 경우의 30%를 차지한다. 남녀 비가 1:4 정도 된다. 피막을 가지는 단단한 결절로 구성 세포의 모양이 이 결절의 주위에서 볼 수 있는 정상의 여포세포와 다르다. 이러한 소견은 샘종성 고이터에서 흔히 보이기 때문에 감별이 필요하다. 피막이 완전한 것이 샘종성 고이터와 샘 종대의 감별에 도움이 된다. 일부에서는 낭성 변화를 일으키기도 한다. 병리조직학적으로 다양한 크기와 분화를 보이는 여포의 증식을 관찰할 수 있다. 갑상샘기능항진증을 일으키는 경우에는 중독성 샘종(toxic adenoma)이라고도 한다.

(5) 암종(carcinoma)

갑상샘 암종은 비교적 드물며 남녀 비는 1:3 정도 된다. 갑상샘에서 기원하는 암종의 대부분은 여포세포에서 유래하며, 병리조직학적으로 유두암종(75~85%), 여포암종(10~ 20%)과 미분화암종(5%)으로 나뉜다. 유두암종의 5년 생존율은 90%인 반면에, 여포암종은 65%로 뼈와 폐로 전이하기 쉽기 때문에 양자의 감별은 임상적으로 매우 중요하다. 미분화암종은 치료 후의 경과가 좋지 않아서 5년 생존율은 매우 낮은 편이다. 그 외에 C세포 유래의 속질암종(5%)이 있으며, 칼시토닌이 생산된다. 매우 드물게는 편평세포암종(1% 미만)이 발생하기도 한다(그림 17-10, 표 17-3).

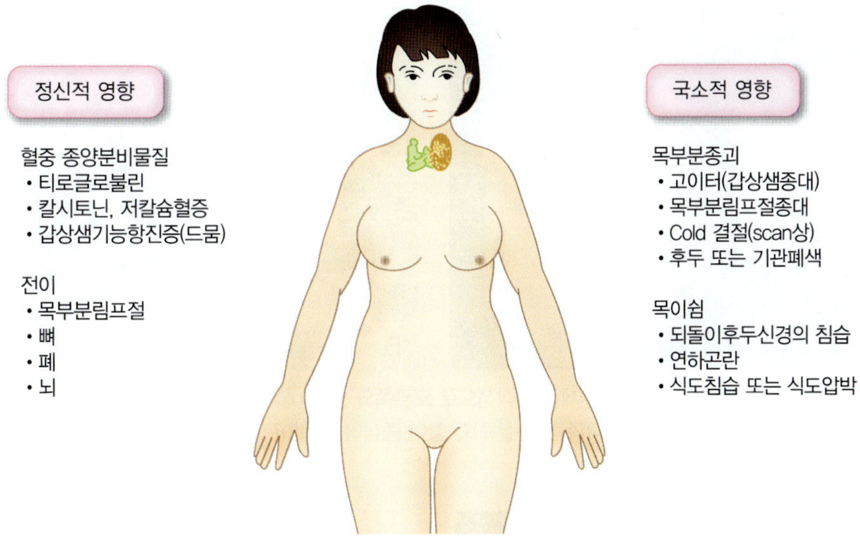

그림 17-10. 갑상샘 암종의 임상 영향
*Cold 결절 : 방사성동위원소를 여포세포가 흡수하지 못하므로 기능이 없는 여포로 구성된 종양은 scan상 동위원소의 흔적이 나타나지 않는다. 즉 cold 결절은 일반적으로 기능이 없는 종양을 뜻한다. 반면 기능이 있는 결절은 동위원소를 흡수하므로 Hot 결절이라고 함

표 17-3. 갑상샘암종의 감별점

종양	기원세포	빈도	나이, 성별	국소소견	림프전이	혈행성 전이	5년 생존율	종양표지자
유두상 암종	여포상피	80%	여>남 3:1 15~35	침윤성 종괴, 다발성, 양측성, 림프절종대	+++	말기/드뭄	90%	티로글로불린
여포성 암종	여포상피	10%	여>남 30>	침윤성 또는 피막성, 혈관침윤성	+	+++	65%	티로글로불린
미분화 암종	여포상피	5%	여〉남 50>	심한 침윤성, 국소적으로	+++	+++	0%	없음
속질 암종	여포 세포 또는 C세포	5%	여=남 30~60	서서히 성장하는 종괴, 침윤성	+	+	5%	칼시토닌

티로글로불린 : Thyroglobulin

① 유두샘암종(papillary carcinoma)

가장 흔한 갑상샘암종으로 갑상샘암종의 80%를 차지한다. 남녀 비는 1:3으로 여성에서 많으며, 15~35세에 호발한다. 육안으로 미소암으로부터 10 cm까지 다양하다. 비교적 천천히 자라며 주변으로 침윤되기도 하지만 국소 결절을 이루기도 한다(그림 17-11A). 현미경으로 유두모양 증식을 하고(그림 17-11B), 핵의 염색질이 투명한 모양을 가진 소위 만화주인공인 고아 애니의 눈과 같은 모양의 투명핵(ground glass nuclei)(그림 17-12), 핵내세포질 봉입체 출현, 모래종체(사종체, psammoma body)가 40%에서 관찰되며 섬유화를 동반한다.

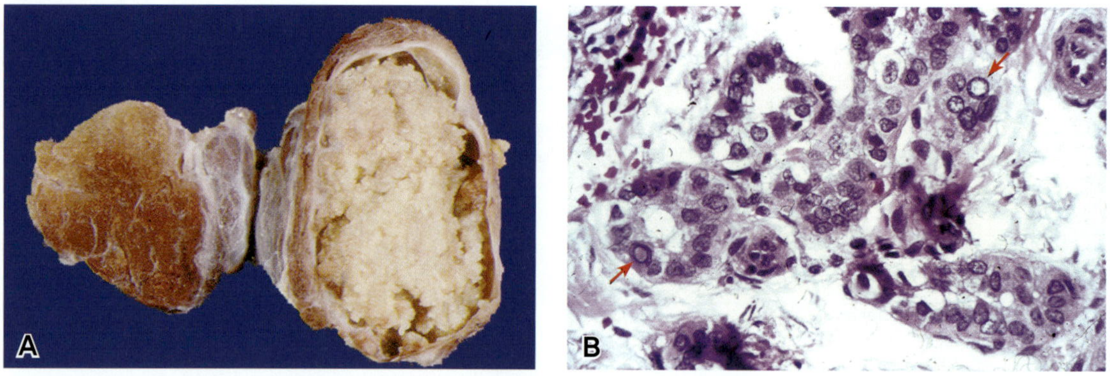

그림 17-11. 갑상샘의 유두상 샘암종. A. 절제된 갑상샘으로 오른쪽의 종괴 내에 회백색의 유두상 증식이 관찰된다. B. 유두상으로 증식하고 있는 샘암세포의 핵이 고아 애니의 눈(화살표)과 같이 중심이 텅 비어 있는 모습이 특징임

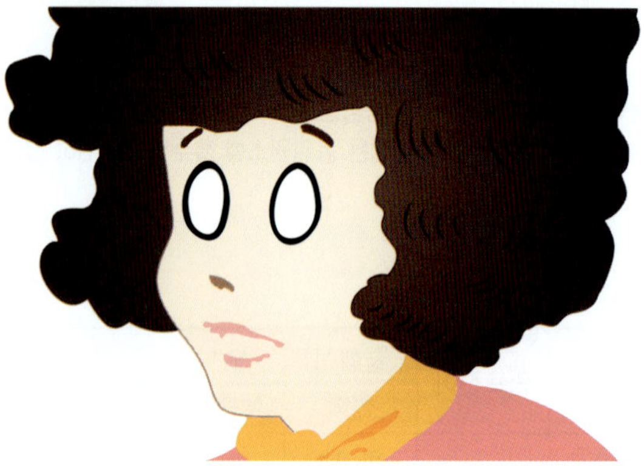

그림 17-12. 고아 애니(Orphan Annie). 만화주인공으로 나타났으며 눈의 모습이 갑상샘의 유두상 갑상샘 암종의 핵과 유사하므로 비유적으로 사용되는 용어

림프절 전이가 많으며 발견 당시 10%의 목부 림프절 전이가 관찰된다. 여포성 성분도 흔히 관찰된다. 예후가 나쁜 경우는 갑상샘 외부로 종양이 퍼졌거나, 분화도가 나쁘거나, 노인에서 발생했거나 질병의 장기화 등이다. 10년 생존율이 70~80% 정도이다.

② 여포성 암종(follicular carcinoma)

갑상샘 암종의 10%를 차지한다. 여성에 호발하고 40대 이후에 많이 발생한다. 육안으로 갑상샘종과 같이 피막에 둘러싸인 피막형(encapsulated)과 침투형(infiltrative)이 있다. 병리조직학적으로 다양한 크기와 분화도를 보이는 여포로 구성되고 주변조직, 혈관, 피막으로의 침윤이 관찰된다. 거의 모든 증례에서 티로글로불린(thyroglobulin)을 포함한다. 혈관으로 전이되면 뼈와 폐로 잘 전이된다. 예후는 5년 생존율이 약 30%이다.

여포성 암종의 변형으로 세포의 염색상이 호산성으로 염색되는 호산세포 암종(oxyphilic carcinoma)과 이자의 이자섬과 같은 세포섬(islet) 패턴이 관찰되는 섬암종(insular carcinoma)도 있다.

③ 미분화 암종(anaplastic carcinoma)

갑상샘종의 5%에서 관찰되며 50대 이후에 발생한다. 침윤성 성장을 보이고 방추형이나 거대세포형의 악성세포로 구성되며 심한 다형성과 유사분열상도 관찰된다. 종양은 빠르게 자라고 예후도 나쁘다.

④ 속질암종(medullary carcinoma)

갑상샘 암종의 5%를 차지하며 칼시토닌을 분비하는 C세포에서 유래한다. 90%는 산발적으로 10%는 유전성 다발성 내분비샘종 II형(MEA II)에서 발견된다. 육안으로 침윤성을 보이는 회백색 종양이다.

병리조직학적으로 신경 내분비세포인 작고 방추형 세포 또는 다각형세포로 구성되어 있고 아밀로이드의 침착이 동반된다(그림 17-13). 전자현미경상으로 신경내분비과립이 관찰되고 미세필라멘트 모양의 아밀로이드가 관찰된다. 칼시토닌을 종양세포에서 발견할 수 있고 혈중치도 증가하고 그에 따른 임상증상인 설사가 동반되기도 한다.

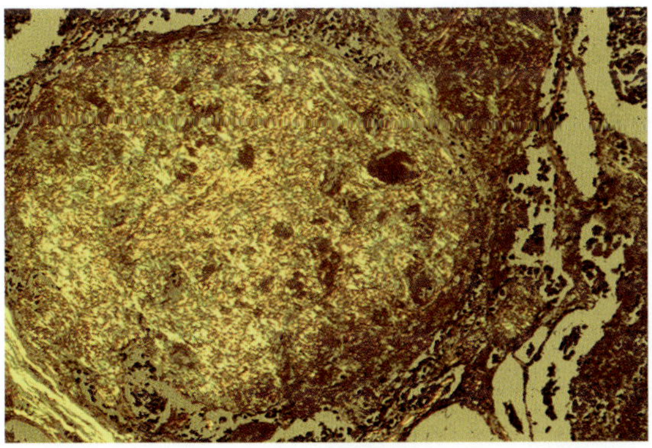

그림 17-13. 속질암종의 아밀로이드 침착. 콩고레드 염색 후 편광현미경으로 아밀로이드를 관찰하면 초록빛 편광으로 관찰됨

3) 갑상샘 기능항진증(hyperthyroidism, 갑상샘 중독증)

갑상샘 기능항진증을 일으키는 원인들은 그레이브스병(Graves disease)이 95%를 차지하며 그 외 결절성 갑상샘 종대, 기능성 여포성 샘종, TSH 분비 뇌하수체 샘종, 기형종, 하시모토 갑상샘염 등이 있다. 임상증상으로는 신경이 예민하고, 불안, 불면증, 가볍게 손끝이 떨림(진전증), 체중감소, 발한의 증가, 빈맥, 불임, 무월경, 근무력증, 뼈엉성증 등이 관찰되고 심하면 심부전증 등을 보이며 이를 갑상샘호르몬 중독증(thyrotoxicosis)이라고도 한다. 혈중 T_3, T_4는 증가하지만 TSH는 감소한다. 그러나 TSH 생산 뇌하수체 샘종에 의한 갑상샘 기능항진증이 발생한 경우는 예외이다. 이 중에서 자유 티록신치가 가장 중요한 지표이며 약 10%는 T_3의 단독증가만 보인다.

(1) 원발성 갑상샘 기능항진증(primary hyperthyroidism)

① 그레이브스병(Graves disease, 바세도우병, Basedow disease)

그레이브스병은 갑상샘 기능항진증을 일으키는 가장 흔한 질병(95%)으로 미만성 갑상샘종, 안구돌출, 빈맥을 3대 징후로 하는 질병이다. 발한, 가는떨림, 체중감소, 정강뼈앞점액부종(pretibial myxedema), 곤봉모양의 손가락끝(clubbed finger) 등이 나타난다(그림 17-14, 표 17-4). 혈중 갑상샘 호르몬(thyroxin)의 과잉에 의하여 나타나는 대표적인 기능항진증으로 30세 이후의 여성에게 많으며 남녀 비는 1:4~5이다. 이들 중 안구돌출이 가장 중요한 임상소견이다.

그레이브스병은 갑상샘 자극면역항체가 발견되는 자가면역질환으로 자가 항체인 항마이크로솜 항체와 지속성 갑상샘 자극물질(long acting thyroid stimulator, LATS)이라고 하는 갑상샘자극호르몬 TSH 수용체에 대한 IgG 항체, HTS (human thyroid stimulator), LATS-P (LATS protector) 등

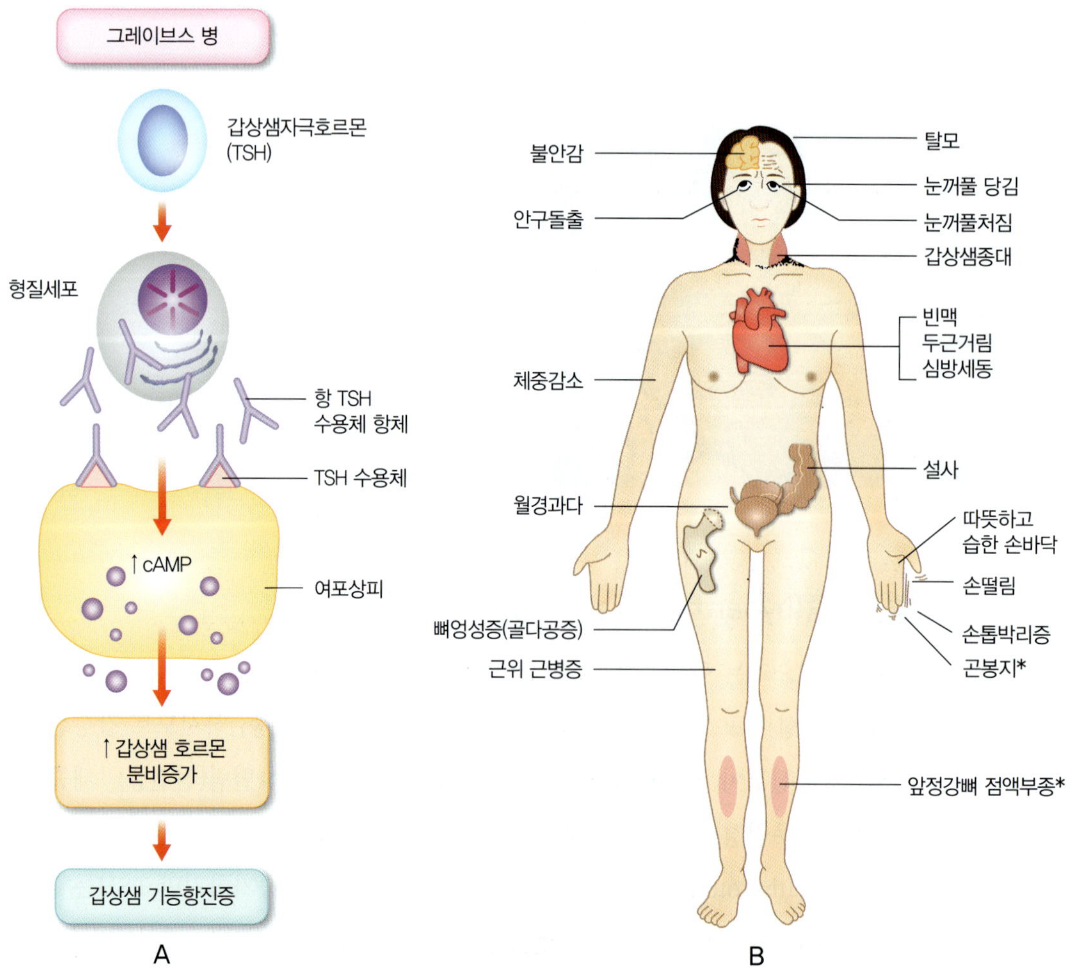

그림 17-14. 갑상샘 중독증의 전신 임상 소견.
*표는 그레이브스 갑상샘염에 의한 갑상샘 기능항진증에서 특징으로 관찰되는 소견

표 17-4. 갑상샘기능장애 시 관찰되는 임상 소견

	갑상샘기능항진	갑상샘기능저하
검사 소견		
자유 티록신 지수	증가	감소
T_3와 T_4혈중치	증가	감소
TSH치	감소	증가
생리 기전		
세포대사와 단백합성	증가	감소
β-adrenergic 효과의 증가	증가	감소
항인슐린기능	증가	감소
임상 효과		
기초대사량	증가	감소
고이터(갑상샘 종대)	대부분 관찰됨	가끔 관찰됨
체중	감소	정상 또는 증가
활동	증가, 불면증	감소, 졸림
반사	빠름	느림
심혈관계	빈맥, 부정맥	서맥
소화기	경도의 설사	변비
머리털(모발)	가늘어짐	거침, 부스러짐, 탈모
점액부종	정강이뼈 전반부 국한	전신 특히 다리와 얼굴
온도관용	열을 못 참음	찬 것을 못 참음
기타	안구돌출증(그레이브스병)	정신, 지능 장애(소아는 크레틴병) 빈혈, 고콜레스테롤혈증

이 관찰된다. 이러한 물질들이 갑상샘을 자극하여 여포증식과 기능항진을 초래한다. 갑상샘은 미만성 대칭성으로 커지고 혈관이 증가한다. 병리조직학적으로 여포상피의 증식으로 여포내강으로 유두모양 증식을 보이며 여포내강 교질량의 감소가 관찰된다(그림 17-15). 간질에는 때로 림프구가 침윤되지만, 여포의 파괴가 없는 점이 하시모토병과 다르다.

안구의 돌출은 이 질환의 70%에서 관찰되지만 안구돌출의 정도와 그레이브스병의 심한 정도와는 비례되지는 않는다. 환자의 혈청에는 안구돌출인자가 발견되며 돌출 이유는 안구후방에 부종, 점액

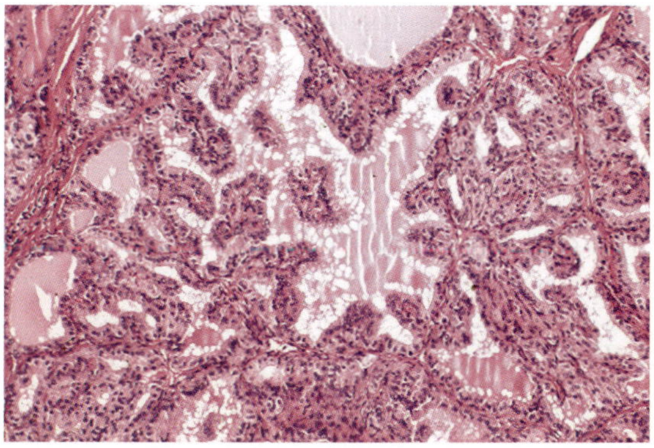

그림 17-15. 중독성 미만성갑상샘종(바세도우병). 원주모양의 여포세포가 여포강에 유두모양으로 증식되며, 작은 여포의 증식도 관찰된다. 여포세포 외강 내 공포는 호르몬 분비항진을 의미하는 소견임. H&E

다당류 침착, 림프구 침윤 등이 일어나기 때문이다. 정강뼈앞 부종은 이 질환의 5%에서 관찰되며 정강뼈 앞의 피부 진피에 점액다당류가 축적되어 부종처럼 보이나 증상은 거의 없고 눌러도 들어가지 않는 특수한 부종이다.

(2) 2차 갑상샘 기능항진증(secondary hyperthyroidism)

갑상샘 자극호르몬(TSH)을 생산하는 기능성 뇌하수체 종양에 의해 나타나지만 드물다.

4) 갑상샘 기능저하증(hypothyroidism)

갑상샘 기능저하증은 T_3, T_4의 결핍에 의해, 신진대사가 저하되고 모든 장기가 기능 장애에 빠진 상태를 말하며 원인에 따라 일차, 이차, 수용체 이상증 등으로 분류된다.

(1) 1차성 갑상샘 기능저하증(primary hypothyroidism)

성인형의 대다수를 차지하며 갑상샘 자체의 질병으로 발생한다. 만성 림프구성 갑상샘염에 의하여 갑상샘 기능저하가 일어난 것이다.

(2) 2차성 갑상샘 기능 저하증(secondary hypothyroidism)

드물게 2차성 기능 저하로 갑상샘자극호르몬(TSH) 결손에 의한 뇌하수체성과 TSH 방출호르몬(TRH) 결손에 의한 시상하부성 기능저하증이 있다.

(3) 호르몬 수용체 이상증(hormone receptor diseases)

갑상샘의 갑상샘자극호르몬(TSH) 불응증과 말초세포의 갑상샘호르몬 불응증 등이 있다. 중증으로 소아에서는 크레틴증에 동반된 갑상샘성 소인증, 성인에서는 점액부종이 나타난다. 피부에 점액다당류의 축적으로 피부가 밀납 모양의 부종상을 나타나지만, 손으로 눌러도 들어가지 않는다. 이 점이 일반 부종과 다르다.

크레틴증(cretinism)은 어린아이에서 갑상샘호르몬의 분비가 감소됨으로 발생하는 드문 질환이다. 원인은 갑상샘 무형성이나 호르몬 합성장애(선천성 효소결핍, 음식물 내 요오드 결핍 등)에 의해 발생되므로 원인에 따라 병리조직학 소견이 다르다. 갑상샘이 없거나 있는 경우에는 TSH의 증가로 인하여 갑상샘 종대가 일어난다. 임상적으로는 무력감, 체온하강, 불면증, 근무력감 등이 나타나며 지능발육의 저하, 성장저하, 뼈발육 감소가 일어나 결국에는 사망한다. 따라서 태어날 때 즉시 진단해야 하며 조기의 호르몬 투여로 갑상샘 기능저하를 막을 수 있다.

점액부종은 갑상샘의 기능저하가 성인에서 일어날 때 나타난다. 원인은 하시모토 갑상샘염이 대부분이며 뇌하수체부전, 항갑상샘호르몬제 투여, 요오드결핍증, 요오드 결핍을 초래할 수 있는 물질섭취 등도 있다. 임상적으로는 인체 내 모든 세포에서의 대사기능이 저하됨으로 무력감, 추위에 약함, 체중의 증가, 두피와 눈썹의 탈모, 정신신체장애, 빈혈이 나타난다(그림 17-16, 표 17-4).

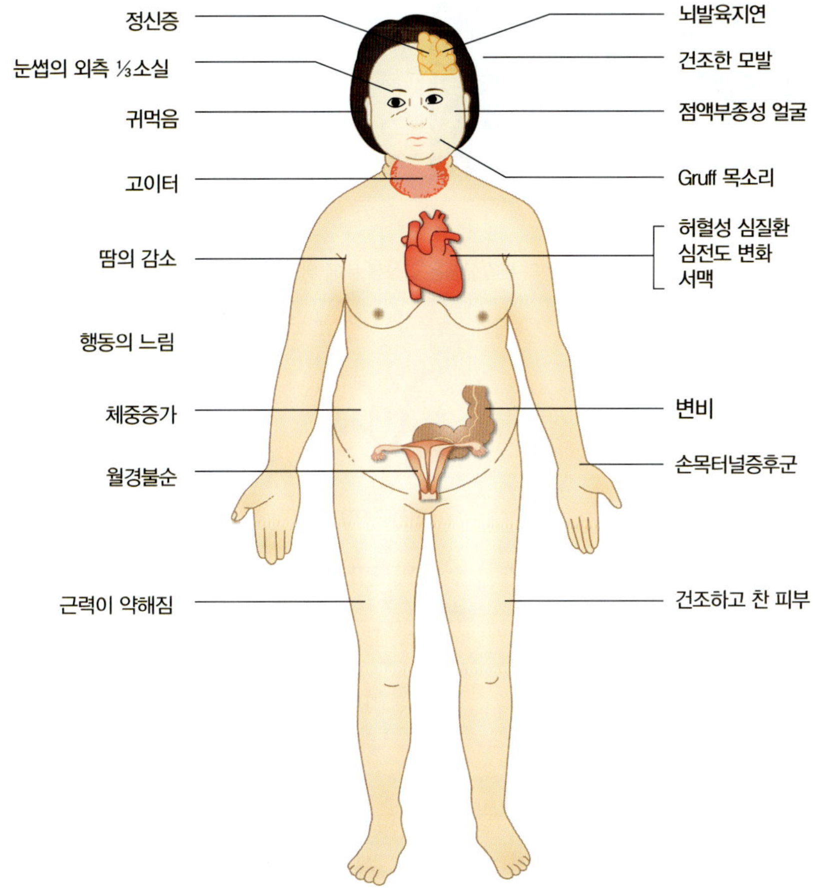

그림 17-16. 갑상샘기능저하증(점액부종)에서 관찰되는 전신 임상소견

4. 부갑상샘(parathyroid gland)

1) 구조와 기능(structure and functions)

부갑상샘은 갑상샘의 등쪽(배부)피막하에 좌우상하 모두 4곳에 존재하지만, 수와 존재 부위에는 개인차가 다소 있다. 총 중량 120 mg 정도의 작은 장기로 주세포(chief cell)와 일부의 호산성 세포로 이루어져 있으며, 후자는 나이가 듦에 따라 증가된다.

부갑상샘호르몬(parathyroid hormone, PTH)은 칼시토닌과 비타민 D와 함께 혈청 내 칼슘 농도를 조절하는 역할을 하며 뼈와 콩팥에 작용한다. 뼈로부터는 칼슘이 빠져나오게 하고 콩팥에서는 요세관에서 칼슘의 재흡수를 촉진시킨다(그림 17-17, 18).

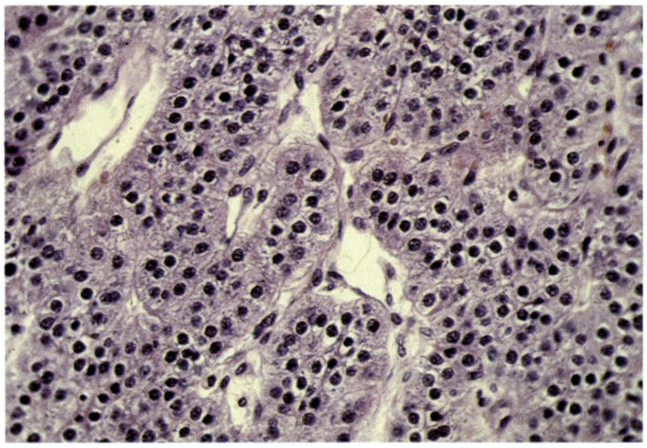

그림 17-17. 부갑상샘 샘종. 부갑상샘의 주세포의 증식이 관찰됨. H&E

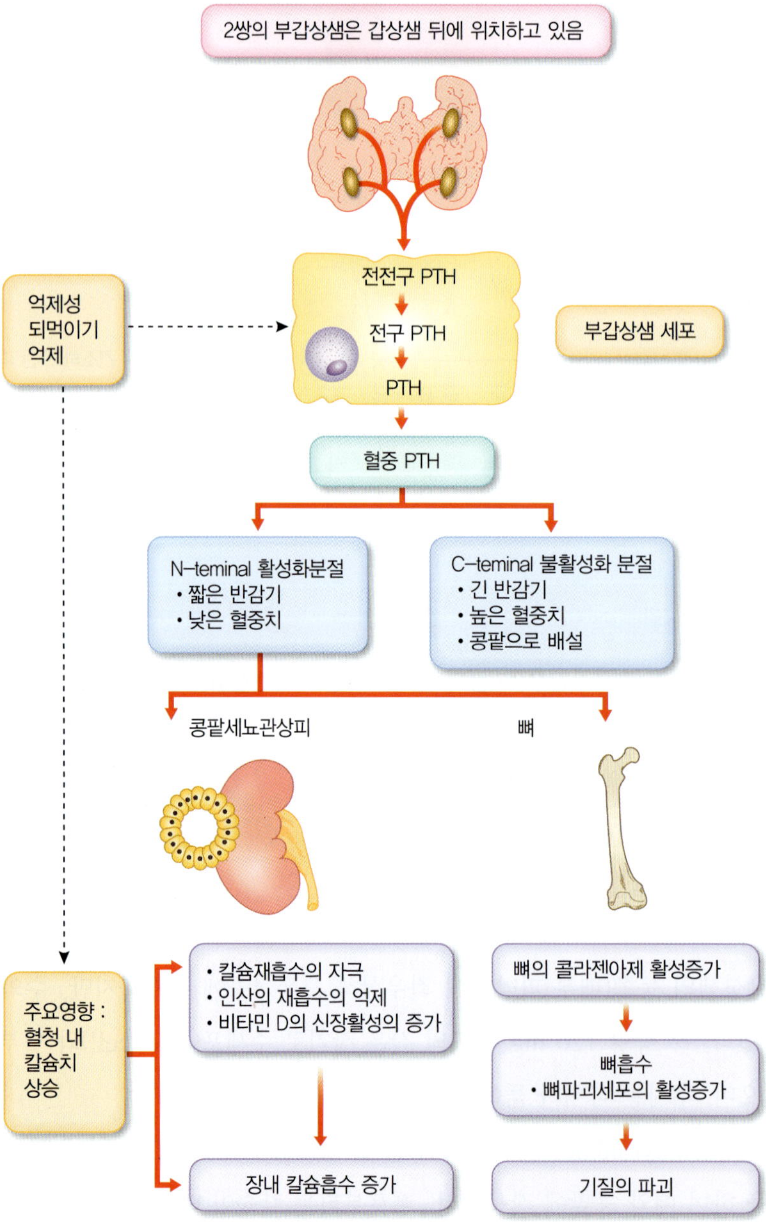

그림 17-18. 부갑상샘호르몬의 합성 및 주요기능

2) 부갑상샘의 질병(diseases of parathyroid glands)

(1) 부갑상샘 과형성(parathyroid hyperplasia)

과형성은 1차 부갑상샘기능항진증의 15%를 차지한다. 부갑상샘 4개 모두가 미만성으로 증식하는 경우(미만성 과형성)와 1개만이 결절성으로 증식되는 경우(결절성 과형성)로 나뉘며 병리조직학적으로 주세포, 투명세포, 호산성(oxyphilic cell) 세포가 모두 증식하지만 주로 주세포와 투명세포로 구성된다. 세포형태만으로는 과형성과 샘종의 감별은 안된다.

(2) 부갑상샘 샘종(parathyroid adenoma)

샘종은 1차성 부갑상샘기능항진증 원인의 80%를 차지하는 주된 원인으로 대개는 작고(1~2 cm), 1~3g 정도의 무게를 나타내며 피막에 둘러싸여 있다. 크기는 0.4 g부터 10 g까지로 다양하지만 대부분 단일 결절의 형태로 관찰된다. 주변의 정상 부갑상샘은 위축되어 있고, 종양세포는 본래의 부갑상샘의 정상 세포와 거의 같은 크기이며, 세포는 주로 주세포로 이루어져 있다(그림 17-17). 세포의 이형성은 관찰되지 않고 핵분열상은 거의 볼 수 없다. 부갑상샘의 샘종은 정상 부갑상샘과 다르게 크기가 정상(0.04 g)보다 크고 간질 내 지방이 없으며 정상조직이 압박받는 부분이 존재한다. 갑상샘이나 가슴샘에서 발생할 수 있다.

(3) 부갑상샘암종(parathyroid carcinoma)

극히 드물며 침윤성 성장과 전이가 관찰된다.

3) 부갑상샘기능항진증(hyperparathyroidism)

부갑상샘호르몬의 과분비로 인하여 혈중 칼슘 농도가 올라가고 그로 인한 여러 가지 기능 장애가 나타나는 것을 부갑상샘기능항진증이라고 하며 원발성, 이차성, 삼차성, 이소성 등으로 분류한다(표 17-5). 주요 임상 소견은 정서불안, 고칼슘혈증, 콩팥결석증 등이다(그림 17-19).

표 17-5. 부갑상샘기능항진증의 원인

1차성 부갑상샘기능항진증	
단발성 샘종	80~90%
다발성 샘종	1~4%
미만성 과형성	3~15%
암종	1~4%
2차성 부갑상샘기능항진증	
만성 콩팥부전증	
흡수장애 증후군	
비타민 D결핍증	
갑상샘내 속질암종	
이소성 부갑상샘호르몬 증후군	
폐의 편평세포암종	
콩팥세포암종	
기타	

(1) 1차(원발성) 부갑상샘기능항진증 (primary hyperparathyroidism)

80% 이상은 4개의 부갑상샘 중 1개에서 발생된 단일 부갑상샘호르몬(PTH) 생산샘종에 의해서 발생되지만, 드물게는 다발성 샘종과 암종에 의해 나타나기

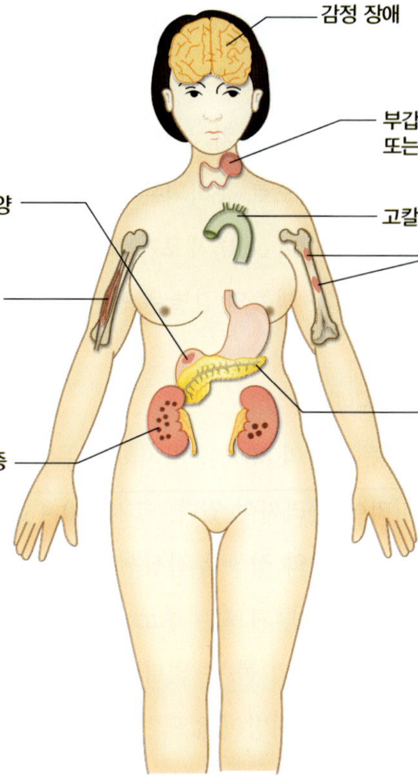

그림 17-19. 부갑상샘기능항진증의 주요 임상 소견

도 한다. 뼈 흡수의 촉진, 콩팥에서의 칼슘 재흡수와 인산배설의 효과로 고칼슘혈증과 저인산혈증이 나타난다.

전이성 석회화가 여러 장기에서 나타나고 심근의 수축이상, 섬유낭성 뼈염(osteitis fibrosa cystica), 일명 갈색종(brown tumor)이 발생하는데, 그 기전은 부갑상샘호르몬의 과잉분비로 뼈 속의 칼슘이 빠져나가 뼈엉성증, 섬유화, 낭포형성 등이 복합적으로 관찰되는 상태를 말한다. 고칼슘혈증으로 인하여 콩팥 또는 방광 결석이 자주 생기고, 요세관의 농축력 감소로 생기는 빈뇨, 소화성 궤양, 체력 저하, 이자염, 쉬피로감, 신경 증상도 나타난다.

원발 부갑상샘기능항진증은 주로 뼈에 병변이 일어나는 경우를 뼈형, 요로 결석을 반복하는 경우를 콩팥형, 고칼슘혈증만의 경우를 화학형으로 분류한다.

(2) 2차 부갑상샘기능항진증(secondary hyperparathyroidism)

혈청 내의 칼슘농도가 저하되면 2차로 부갑상샘호르몬(PTH)의 분비항진 상태가 초래되고 부갑상샘호르몬의 부족을 채우기 위해 부갑상샘은 보상성 과형성이 발생한다. 원인은 만성 콩팥부전증이 많은데, 그 이유는 콩팥부전증이 되면 혈중 칼슘이 요로 배설되어 혈중 칼슘치가 감소되므로 부갑상샘기능항진이 이차로 발생되기 때문이다.

(3) 3차 부갑상샘기능항진증(tertiary hyperparathyroidism)

전항의 과형성병변이 추후에 부갑상샘호르몬을 생산하는 샘종으로 발전되면 2차성 기능항진증이 다시 원발성 기능항진증으로 전환시킨 결과가 되므로 1차성 기능항진증과 구별하기 위하여 3차성 기능항진증이라고 한다.

(4) 이소성 부갑상샘기능항진증(ectopic hyperparathyroidism)

부갑상샘호르몬이나 호르몬유사 폴리펩타이드가 여러 가지 악성 종양에서 분비되어 부갑상샘의 기능항진증을 일으킬 수 있는 것을 말한다. 원인은 폐의 편평세포암종, 콩팥의 콩팥세포암종, 방광암종 등에서 관찰된다.

4) 부갑상샘기능저하증(hypoparathyroidisms)

부갑상샘호르몬의 결핍에 의해 혈청 칼슘의 감소가 일어나고 그 결과, 신경, 근육의 피자극성이 항진되고 후두경직, 경련, 테타니(근육의 경직성 연축)와 쉬보스테크(Chvostek) 징후(볼을 탁 쳤을 때 친쪽으로 근육이 수축하는 현상) 등의 특유한 신경–근육 증상을 나타낸다. 또 인산의 혈중치가 증가하므로 뼈밀도 증가, 기저핵의 석회화, 백내장 등이 발생한다.

(1) 1차(특발성) 부갑상샘기능저하증(primary hypoparathyroidisms)

소아기에 발병하는 조발형과 중년 이후의 지발형이 있다. 선천성 요인으로는 부갑상샘과 가슴샘의 결손을 수반하는 선천성 질병인 디조지 증후군(DiGeorge syndrome)이 있으며, 자가면역성 질환이다. 자가면역반응에 의한 부갑상샘 파괴 후 호르몬 분비감소가 일어나며 자가면역성 부갑상샘염의 약 40%에서 PTH에 대한 항체가 검출된다. 다른 면역질환인 하시모토 갑상샘염, 애디슨병, 악성 빈혈 등도 동반되는 경우도 있다. 병리조직학적으로 부갑상샘의 위축과 림프구의 침윤이 관찰된다.

(2) 2차 부갑상샘기능저하증(secondary hypoparathyroidisms)

갑상샘 수술에 따른 부갑상샘 절제(2~10%), 갑상샘의 ^{131}I 치료에 의한 부갑상샘 실질조직의 파괴가 일어나서 이차로 부갑상샘기능저하가 일어난다.

(3) 가성 부갑상샘기능저하증(pseudohypoparathyroidisms)

뼈와 콩팥 세뇨관의 부갑상샘호르몬(PTH) 수용체의 이상으로, 부갑상샘은 정상 또는 과형성임에도 특발성 부갑상샘기능저하증의 소견을 나타낸다. 가족성으로 특히 올브라이트 뼈이형증(Albright's osteodystrophy)은 작은키, 짧은 목, 피하뼈형성, 손허리뼈(중수뼈, metacarpal bone), 발허리뼈(중족뼈, metatarsal bone)의 이상 등이 가성 부갑상샘기능저하증과 함께 관찰되는 유전 질환이다.

5. 부신겉질(adrenal cortex)

1) 구조와 기능(structures and funtions)

부신은 겉질과 속질로 이루어지는 복합 기관으로, 1개당 소아에서 약 2~3 g, 성인에서는 약 6~7 g이다. 부신의 80%를 차지하는 겉질은 피막에서부터 토리층(구상대), 다발층(속상대), 그물층(망상대)으로 구분하고(그림 17-20), 부신겉질 호르몬인 콜티코스테로이드를 생산 분비한다. 겉질의 다발층의 세포에서 생산된 당질 콜티코이드(클루코콜티코이드), 그물층의 세포에서 생산되는 안드로스테네디온은 뇌하수체의 부신겉질자극호르몬(ACTH)에 의해 조절된다. 토리층의 세포로부터 생산되는 미네랄콜티코이드(알도스테론)는 안지오텐신의 자극을 받는다. 속질 세포는 크롬염 고정에 의해 갈색으로 변색되므로 크롬친화성 세포 혹은 갈색세포라고 하며, 노르에피네프린(노르아드레날린)과 에피네프린(아드레날린)을 생산한다(그림 17-21).

2) 부신겉질 기능항진증(hyperadrenocorticism)

부신겉질에서 분비되는 호르몬양의 증가에 기인하는 것이며 부신겉질에서 분비되는 호르몬인 알도스테론, 코르티솔, 안드로겐의 영향을 받게 된다.

(1) 알도스테론증(aldosteronism)

① 원발성 알도스테론증(primary aldosteronism)과 콘증후군(Conn syndrome)

중년 여성에서 다발하는 알도스테론증(콘증후군)은 알도스테론을 과분비하는 질환으로 대부분 알도스테론 생산 샘종이 원인이며(50~90%) 고혈압, 고나트륨혈증과 고칼슘 배설로 인하여 일어나는 저칼슘혈증이 특징이다. 샘종은 단발성이며 소형인 지질이 풍부한 투명세포로 구성되므로 육안적으로는 황금색을 나타낸다. 알도스테론 분비의 증가는 레닌-안지오텐신에 대한 억제성 되먹이기(negative feed-back) 기전으로 혈중 레닌은 저하된다. 이 계통은 레닌-안지오텐신계로서 혈압과 전

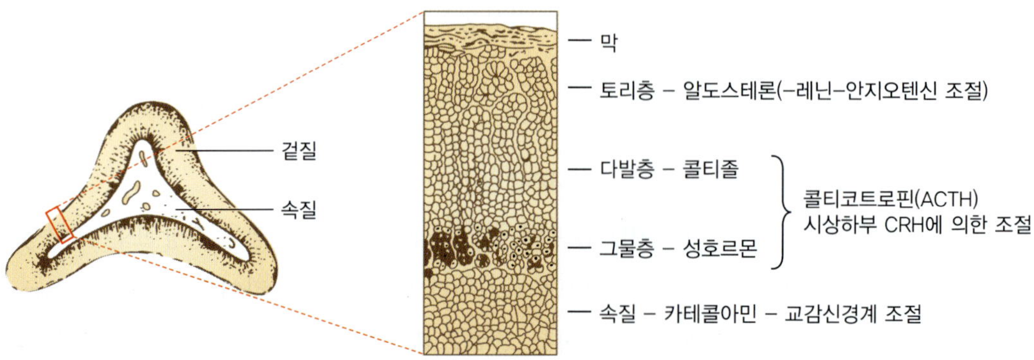

그림 17-20. 부신의 구조와 분비호르몬

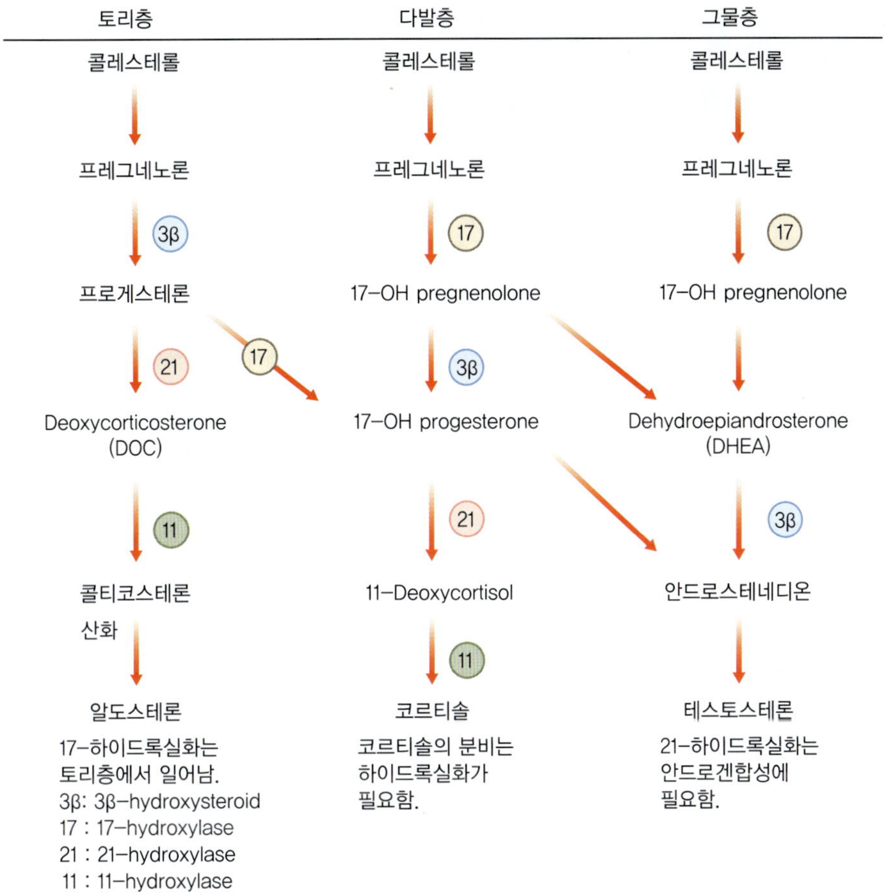

그림 17-21. 부신겉질에서 생산되는 스테로이드합성의 경로. 서로 다른 효소가 서로 다른 부위에서 필요함

해질 농도조절이 관여하고 있다.

병리학적으로는 코르티솔을 분비하는 부신겉질 샘종과 감별이 안되며 크기는 대개 작다(직경 2 cm 이하)(그림 17-22). 병리조직학적으로 토리층에 샘종 또는 과형성이 관찰된다. 임상적으로는 저칼슘혈증에 의해 근무력증, 피로감, 마비 등이 오고 대사성 알칼리증에 의해 혈중 칼슘치의 감소가 일어난다. 부신에 샘종이 없이 발병된 콘증후군은 특발성 알도스테론증으로 분류되고, 이때는 부신겉질의 과형성이 동반되며 선천성이 많다.

② 2차 알도스테론증(secondary aldosteronism)

레닌의 과잉분비는 안지오텐신에 의한 부신겉질 토리층의 과형성이 발생하여 알도스테론 분비를 증가시킨다. 레닌분비를 자극하는 콩팥 내 순환 혈액량의 감소(심부전과 간경변증 등), 콩팥혈관성 고혈압증과 레닌생산 종양, 레닌을 분비하는 사구체곁세포(juxtaglomerular cell)의 증식이 있는 바터증후군(Bartter's syndrome) 등에서 관찰된다.

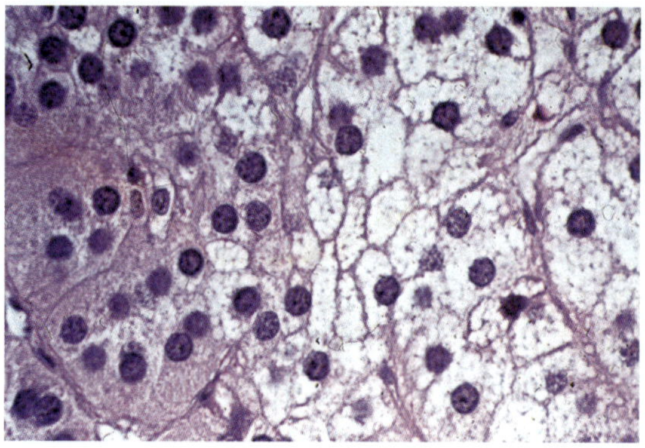

그림 17-22. **알도스테론 생산 부신겉질샘종.** 원발성 알도스테론증의 샘종에서 투명세포로 이루어짐. H&E

(2) 쿠싱증후군(Cushing syndrome)

코르티솔의 과분비로 당신생(gluconeogenesis)과 단백질의 이화작용(catabolism)이 촉진되고, 만월 모양의 얼굴(moon face), 중심성 비만(사지에 비해 체간의 피하에 지방침착이 두드러짐), 어깨지방침착(buffalo hump, 들소와 같이 어깨에 지방 침착을 볼 수 있음), 당뇨, 고혈압, 동맥경화, 혈중 콜레스테롤치 증가, 혈중 나트륨 증가, 뼈엉성증, 위축성 피부 선조(striae, 지방층이 많아져 피부가 갈라짐), 무월경 및 남성화, 정신 장애, 감염성 증가, 피부색소 침착 등 다양한 증상을 나타낸다(그림 17-23). 주원인은 ACTH나 코르티솔의 과잉으로 발생되며, ACTH나 코르티솔의 과잉 상태는 그 기원이 뇌하수체 또는 부신겉질, 치료목적으로 투여되는 경우 등에서 찾아볼 수 있다(표 17-6).

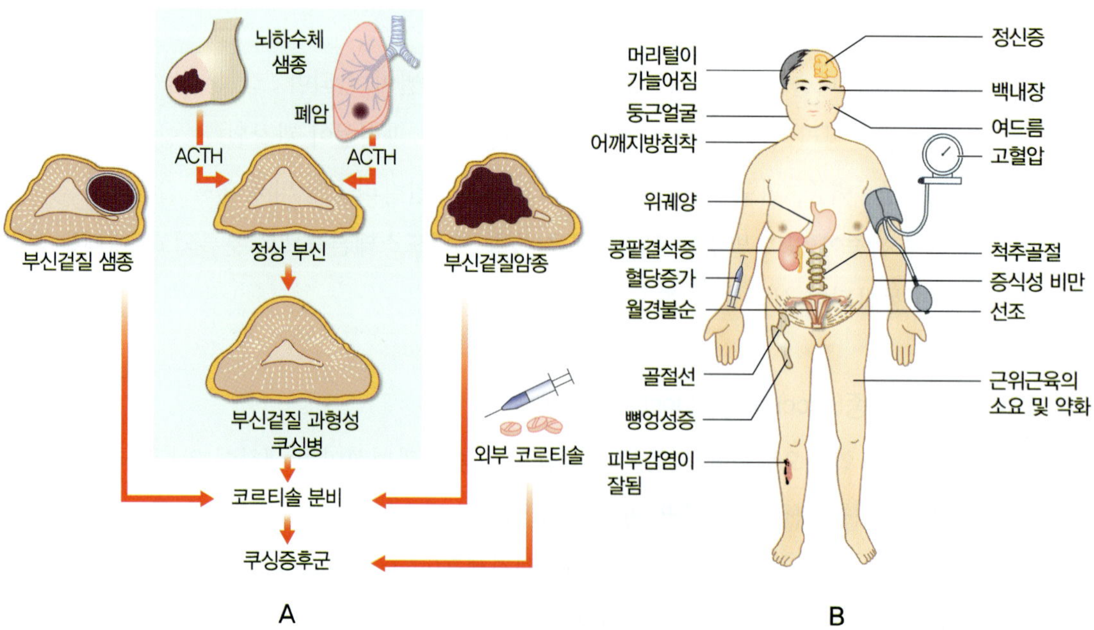

그림 17-23. **쿠싱증후군의 임상증상**

표 17-6. 쿠싱증후군의 원인

의인성	비의인성
스테로이드를 다른 질병의 치료목적으로 과량 투약	기능성 부신겉질의 종양(25%) 샘종(20%) 암종(5%) 양측성 부신 과형성(75%) ACTH 분비 뇌하수체샘종 ACTH 분비 뇌하수체종양(이소성 ACTH 증후군; 15%)

① 부신성 쿠싱 증후군(adrenal Cushing syndrome, 10~15%)

부신에서 기원한 쿠싱증후군의 원인은 코르티솔을 생산하는 부신겉질의 과형성, 샘종과 암종 등이다. 혈중 내 존재하는 과잉의 코르티솔은 피드백 기전으로 부신겉질자극호르몬(ACTH) 분비를 억제한다. 그 결과 뇌하수체에서 ACTH를 생산하는 호염기성 세포는 유리질 변성이 나타나며, 이를 크루크(Crooke) 변성이라고 한다. 쿠싱증후군의 약 25%는 샘종에서 기인하는 것으로 부신겉질 샘종은 대개는 작고(직경 5cm 이하, 5~50g) 황갈색의 절단면을 보인다(그림 17-24).

샘종은 어둠세포(dark cell)와 투명세포의 혼합형이 많다. 암종도 드물게 쿠싱증후군을 일으키는데, 암종은 대개 샘종보다 크며 침윤성 성장을 하거나 전이를 보이기도 한다. 종양에 의한 경우에는 코르티솔의 과잉분비로 ACTH 혈중치는 낮아지지만 부신겉질종양이 암종이므로 ACTH의 조절을 받지 않고 스테로이드를 생산하므로 다량의 스테로이드 투여도 코르티솔 생산을 억제할 수 없는 것이 일반적이다. 이러한 현상을 진단 목적으로도 사용할 수 있다(표 17-7).

② 뇌하수체성 쿠싱증후군(hypophysis Cushing syndrome, 60~70%)

뇌하수체 기원의 쿠싱증후군을 쿠싱병이라고 하며, 양측성 과형성이 가장 흔한 임상 소견이다. 그 이유는 뇌하수체샘종중 ACTH 분비샘종에 의해서 일어나기 때문이다. 따라서 부신의 기능항진과 과형성은 2차성이다.

육안으로는 미만성 또는 결절형으로 증식하며 병리조직학적으로는 투명세포로 구성되어 있다. 본

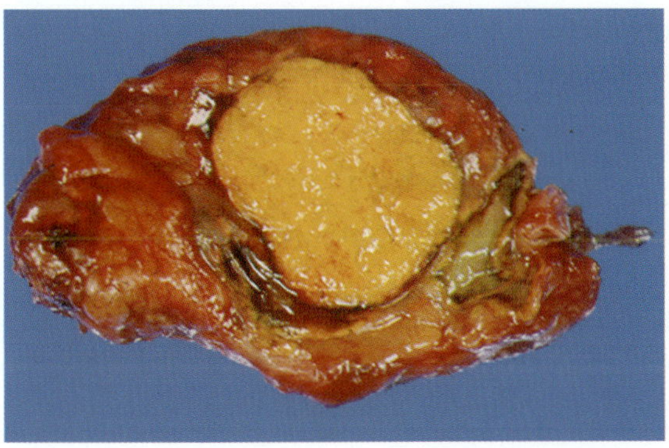

그림 17-24. 부신겉질샘종. 쿠싱증후군을 일으키고 있는 부신겉질샘종이며 황갈색절단면을 보이는 것은 세포내 지질을 많이 함유하고 있기 때문임

래 뇌하수체 세포에도 역시 크루크 변성을 볼 수 있다. 다량의 스테로이드 투여를 해도 ACTH를 분비하는 세포가 종양세포이므로 ACTH가 혈중에서 감소하지 않으므로 부신겉질에서 코르티솔 생산은 억제되지 않는다.

③ 이소성 쿠싱 증후군(ectopic Cushing syndrome, 10~15%)

폐소세포암, 가슴샘암, 이자암 등과 같이 본래 ACTH를 생산하지 않는 조직에서 기원한 종양에 의한 ACTH 분비가 원인이다. 일명 이소성 ACTH 증후군이라고도 한다. 이러한 경우에도 ACTH를 분비하는 세포가 종양세포이므로 다량의 스테로이드 투여로도 코르티솔 생산은 억제되지 않는다.

④ 의원성 쿠싱증후군(iatrogenic Cushing syndrome)

치료를 위한 스테로이드제의 대량 투여에 의해 발생하는 것으로 부신겉질의 위축뿐만 아니라 뇌하수체로부터 ACTH의 분비도 억제된다. 쿠싱증후군을 일으키는 여러 유형의 질환에 대한 감별진단법은 ACTH 혈중치의 억제효과와 종양의 크기로 할 수 있다(표 17-7).

(3) 부신성기증후군(adrenogenital syndrome)

부신겉질의 안드로겐 과잉 분비로 인하여 이차 성징을 초래하는 상태를 부신성기증후군이라고 말한다. 이 질환군의 원인은 부신겉질의 암과 샘종의 자율 분비에 의한 경우, 선천성 부신겉질효소 결핍증(코르티솔 결핍 → ACTH의 분비 촉진 → 안드로겐 과잉분비)에 의한 경우, 쿠싱증후군과 동반

표 17-7. 쿠싱증후군의 진단 단계

1단계 : 코르티솔의 혈중치 증가 여부의 확인 혈중 코르티솔 : 증가 하루의 시간에 따른 변동사항이 없음(일반적으로는 한밤중에 가장 높음)			
24시간 소변 내에 자유, 코르티솔치의 증가 : 좋은 스크리닝 시험			
2일간의 덱사메타존 소량투여에 의한 억제시험 : 쿠싱 환자는 억제가 안됨			
2단계 : 쿠싱증후군의 감별진단			
감별질환	혈중 ACTH	덱사메타존의 다량 투여에 의한 억제효과	CT 촬영 소견
뇌하수체에 의한 부신겉질의 과형성	증가	억제	뇌하수체샘종 양측성부신겉질과형성
부신겉질샘종	감소	비억제	부신겉질종양(소)
부신겉질암종	감소	비억제	부신겉질종양(대)
이소성 ACTH 생산	심한 증가	비억제	양측성 부신겉질 과형성, 정상 뇌하수체, 다른 장기의 종양

된 경우 등 3가지가 주원인이다. 코르티솔의 결핍은 뇌하수체에서 ACTH의 지속적인 분비를 초래하므로, 부신겉질은 고도의 과형성에 나타난다.

선천성 부신겉질과형성은 코르티솔 합성과정에 필요한 효소 중 하나가 선천성으로 결핍된 경우에 발생한다. 코르티솔의 부족은 ACTH 분비의 증가를 일으키며 결과로 다발층과 그물층의 과형성을 초래한다. 그리고 효소의 결핍에 의해 그 효소의 전단계 물질이 혈중에 증가하게 된다. 따라서 임상 증상은 전단계 물질의 영향에 따라 다소 다르게 나타난다. 효소의 결핍은 대표적으로 완전 21-hydroxylase 결핍증, 불완전 21-hydroxylase 결핍증, 11-hydroxylase 결핍증 등 3가지로 구분된다(그림 17-25).

완전 21−hydroxylase 결핍증은 선천 부신겉질 과형성의 30%를 차지한다. 코르티솔과 알도스테론의 결핍에 의한 심한 나트륨의 소실로 전해질의 이상이 나타나며, 17-OH-progesterone에서 안드로겐을 합성하게 되므로 여성은 남성화된다. 불완전 21-hydroxylase 결핍증은 선천 부신겉질 과형성의 65%를 차지한다. 알도스테론과 코르티솔의 혈중치가 정상 범위이나 안드로겐 합성 증가로 여성은 남성화되고 남성은 사춘기가 빨리 온다.

11-hydroxylase 결핍증은 선천 부신겉질과형성의 5%를 차지한다. 11-deoxycortisol과 deoxycorticosterone의 축적이 일어나 혈중 나트륨의 증가와 고혈압이 초래된다. 여성의 남성화는 ACTH의 증가로 안드로겐 분비가 증가하여 일어나게 된다.

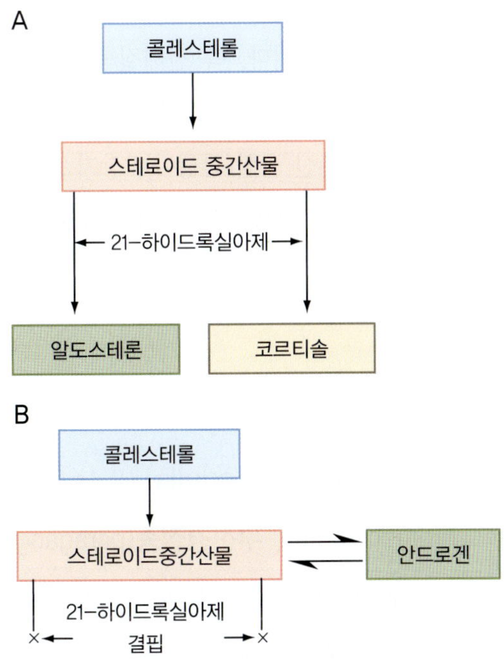

그림 17-25. **21-hydroxylase 결핍.** 선천성 부신과형성의 가장 흔한 원인이다. A는 정상대사과정이며, B는 효소결핍 시 대사과정이다. 알도스테론의 결핍으로 염이 소실되며, 코르티솔의 결핍으로 ACTH가 증가하며 부신겉질의 과형성이 일어난다. 스테로이드의 중간산물이 증가되며 안드로겐 합성이 증가된다. 그 결과 남성화가 일어남

(4) 부신겉질기능부전증(adrenocortical insufficiency)

부신겉질이 90% 이상의 파괴로 생체의 항상성(homeostasis) 유지가 어렵게 된 경우를 부신겉질기능부전증이라고 한다. 원인에 따라 원발성, 속발성, 급성으로 구분된다.

애디슨병(Addison disease)으로도 부르는 1차(원발) 부신겉질기능저하증의 원인으로는 전 겉질호르몬의 분비 저하 상태, 전이성 암종, 혈철색소증, 21-hydroxylase 결핍증, 부신 결핵, 자가면역성 부신염 등을 들 수 있다. 혈중 코르티솔의 결핍은 간에서 당신생의 저하를 일으키고 그 결과로 저혈당이 초래되며 체력 저하, 피로감 증가, 스트레스에 약한 모습 등을 보인다. 반면에 알도스테론 저하는 저나트륨혈증, 고칼슘혈증, 저혈압 탈수상태 등을 일으킨다. 부신겉질의 분비를 높이는 ACTH의 과다 분비로 인하여 같이 분비되는 MSH(멜라닌세포 자극호르몬)에 의해 얼굴과 입술에 멜라닌 색소 침착도 일어난다.

2차(속발) 부신겉질기능부전증은 뇌하수체로부터 부신겉질 자극 호르몬(ACTH)의 결핍에 의해 일어나는 속발성 전 겉질호르몬의 분비 저하 상태를 말한다. 스테로이드 호르몬의 대량 투여에 의한 후유증으로 생기는 경우가 가장 흔하며, 이로 인해 부신에서 스테로이드 합성을 억제하므로, 갑작스러운 감량 투여와 투여 중단도 부전증을 일으키므로 주의해야 한다.

급성 부신겉질기능부전증의 가장 흔한 원인으로는 계속 스테로이드 호르몬을 사용하여 부신겉질이 위축된 후에 생체에 스트레스가 가해지고 급격하게 코르티솔의 수요가 높아졌을 경우 부신이 호르몬 생산을 적절하게 조절하지 못하여 급성 부신겉질기능부전증이 발생하게 되면 쇼크에 들어가는 부신위기(adrenal crisis) 또는 애디슨위기(Addison crisis)라는 상태에 빠진다. 이때 가장 큰 영향을 주는 것은 알도스테론 결핍에 의한 변화이다. 즉 전해질 중 나트륨이 상실되어 저나트륨혈증이 되고, 탈수와 쇼크에 빠지며, 콩팥부전, 혼수, 경련 중에 사망한다. ACTH의 분비는 증가되므로 피부는 갈색으로 변한다. 애디슨병, 급성 부신 출혈(신생아), 장기 스테로이드 투여 후의 부적당한 감량 · 중지, 선천성 부신겉질 과형성 중 특히 염류상실형(salt losing type) 등에서 잘 발생한다.

6. 부신속질(adrenal medulla)

1) 부신속질의 종양(tumors of adrenal medulla) (표 17-8)

(1) 크롬친화세포종(pheochromocytoma), 부신경절종(paraganglioma)

부신겉질과 부신외 부신경절(paraganglia)에서 발생되는 종양으로 부신겉질 내에서 발생하면 크롬친화세포종, 부신밖(10%)에서 발생하면 부신경절종이라고 부르는 동일한 종양이다. 대개는 산발적으로 발생(90%)하나 가끔 가족력(10%)이 있기도 한다. 가족력이 있는 경우는 가족성 크롬친화세포종(보통염색체 우성유전), 폰 레클링하우젠병(von Recklinghausen's disease, 일명 신경 섬유종증), 다발성 내분비샘종 제IIa(또는 II)형 또는 IIb(또는 III)형과 동반된 경우 등으로 분류한다. 병리조직학적으로 혈관이 풍부하고 세포의 다형성이 특징이며 전자현미경상에서 신경 내분비과립을 관찰할 수 있다. 약 10%에서 다발성으로도 발생한다.

종양세포가 생산하는 부신속질 호르몬인 카테콜라민은 도파민, 노르에피네프린(=노르아드레날린), 에피네프린(=아드레날린)으로 뒤의 2개 호르몬이 부신속질로부터 생산된다. 크롬친화성으로 인해 중크롬산칼륨 고정액으로 고정하면 종양의 색조가 갈색으로 바뀌므로 갈색세포종이라고도 한다.

임상적으로 발작적인 고혈압이 가장 큰 특징이며 확실하게 치료가 가능한 고혈압 질환 중 하나이다. 고혈압의 0.1~0.2%를 차지하며, 종양절제로 완치할 수 있다. 진단을 위해 요에서 메타네프린(metanephrine)과 바닐만델릭산(vanillylmandelic acid, VMA)을 측정해야만 한다.

표 17-8. 부신속질의 일차성 종양

	크롬친화세포종	신경절신경종	신경모세포종
연령	성인	성인/소아	소아
생물학적 행동	양성 : 90%, 악성 : 10%	양성	고도의 악성
분비	카테콜아민의 고도 분비증가	카테콜아민의 경도의 분비증가	카테콜아민의 경도의 분비증가
임상증상	고혈압, 빈맥, 땀 흘림	복부종괴	복부종괴, 전이
육안소견	종괴, 흔히 출혈성	충실성, 단단한 종괴	종괴, 흔히 괴사성
병리조직학적소견	큰세포의 소, 혈관성	신경절세포, 신경세포	원시성 소세포
면역학적표지자	크로모그라닌, NSE	S100 단백	NSE

(2) 신경모세포종(neuroblastoma)

부신속질과 교감신경절의 신경모세포에서 발생하는 대표적인 악성 소아종양(90%는 5세까지)으로 출생 전 발생과 가족발생도 한다. 임상적으로는 병이 상당히 진행되어 림프절, 간, 뼈(특히 머리뼈)로 전이되고, 간지라종대, 빈혈 등이 나타난 후에 발견되는 경우도 많다. 제1번 염색체의 단완 일부가 결실되어 있다. 육안적으로 심한 출혈과 괴사가 있으며(그림 17-26A) 침윤성 성장을 한다. 병리조직학으로 작고 둥근 세포가 시트(sheet)를 이루거나 장미꽃 같은 세포배열(로제트 패턴)이 특징이다(그림 17-26B). 전자현미경상 세포질 내에서 신경 내분비과립을 관찰할 수 있다. 이 종양이 잘 분화된 경우는 신경절세포가 관찰될 수 있으며 이를 신경절신경모세포종(ganglioneuroblastoma)이라고 한다.

(3) 신경절신경종(ganglioneuroma)

신경모세포가 분화된 신경절과 신경세포가 관찰되고 이 종양세포가 잘 분화되어 양성 종양의 형태가 되면 육안으로 주변과 경계가 명확하며 병리조직학적으로 슈반세포와 섬유모세포의 증식을 동반한 신경섬유종 배경 위에 신경절 세포가 관찰된다. 이것을 신경절신경종이라고 한다(표 17-9).

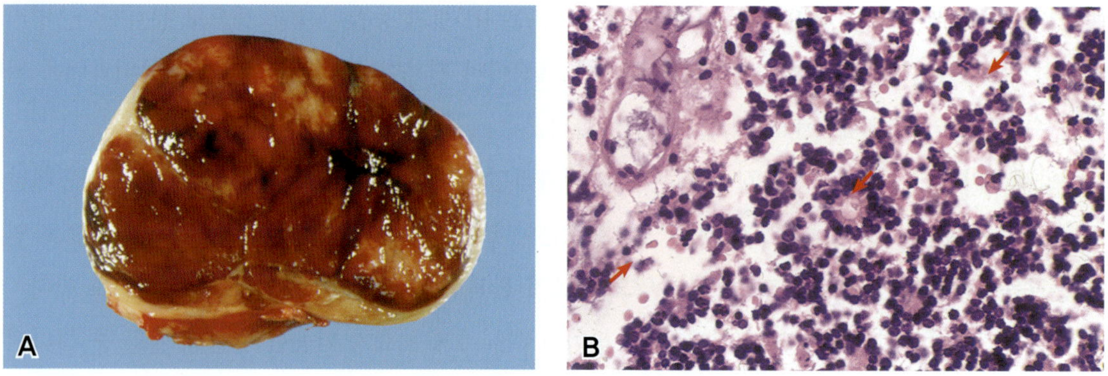

그림 17-26. **신경모세포종.** A. 부신속질에서 발생한 신경모세포종으로 출혈성 괴사가 현저하다.
B. 병리조직학적으로 작고 농염된 종양세포 특징인 로제트(화살표)가 잘 관찰됨, H&E

7. 이자섬(Pancreatic islets)

1) 구조와 기능(structure and function)

이자섬(pancreatic islets, 랑게르한스섬 island of Langerhans)은 태생기의 이자소관 내에 발생하는 최대직경 300 μm의 미소한 내분비조직으로 이자 내에 대부분 무수하게 존재한다. 특히 이자의 체부와 미부에 많다.

이자섬세포는 알파(α)세포, 베타(β)세포, 델타(δ)세포, PP세포의 4종류로 구성되고, 각각 글루카곤, 인슐린, 소마토스타틴, 이자 폴리펩티드(PP)를 분비한다. 인슐린은 글리코겐, 단백, 지방의 합성, 아미노산의 삽입, 세포막의 포도당 투과성 등을 촉진하는 작용이 있는 반면, 글루카곤은 글리코겐을 혈중으로 이동 촉진시켜 혈당을 상승시킨다. 소마토스타틴은 인슐린과 글루카곤 분비를 억제하고, 이자 폴리펩티드는 이자의 외분비를 억제한다.

2) 당뇨병(diabetes mellitus)

혈중에 당이 많아 요로 배설되는 질환이며, 인슐린의 상대적 또는 절대량의 결핍 혹은 인슐린 길항 인자의 과잉에 의해 만성으로 지속되는 고혈당 상태 및 당질, 지질, 단백질의 전반적 대사장애 상태를 말한다. 당뇨병 환자는 정상인에 비하여 당(포도당)대사가 느리다(그림 17-27).

당뇨병을 일으키는 원인과 병리 기전이 불명확한 경우가 많으며(그림 17-28), 1차성 당뇨병이 전체 당뇨병의 95%를 차지한다. 2차성 당뇨병은 자체의 5%를 차지하고 원인은 이자섬의 파괴나 항인슐린인자의 증가에 의한 것이다. 빈도는 전체 인구 중 20세 미만이 0.1%, 20~44세는 2%, 45~65세는 4%, 65세 이상은 8~10% 정도에서 발병하고 있다. 인슐린의 결핍은 말초세포, 특히 간과 근육의 포도당 이용을 억제함으로 혈당은 혈중에서 증가되고, 지방 조직은 지방산을 혈중으로 방출하

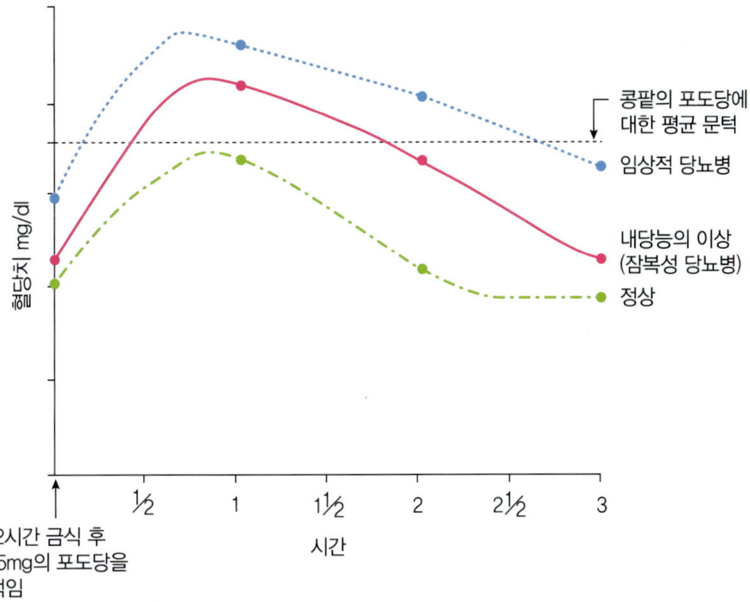

그림 17-27. 정상과 당뇨병 환자의 경구 당부하 검사(oral glucose load) 반응. 1) 정상 GTT (glucose tolerance Test)는 공복 시 기준으로 115 ml/dl 이하, 1시간 200 ml/dl 이하, 2시간에 140ml/dl 이하이며 당뇨가 없다. 2) 비정상 GTT는 공복 시 기준으로 115 ml/dl 이하, 1시간 200ml/dl 이상, 2시간 140ml/dl 이상이며, 이 경우는 잠복성 당뇨병이라고 한다. 그 이유는 이들 중 5~10%만 10년 내에 임상 당뇨병으로 발전하기 때문이다. 3) 당뇨병은 공복기준 115ml/dl 이상, 2시간 200ml/dl 이상, GTT 후 2시간에 200ml/dl 이상이면 당뇨병으로 진단할 수 있음

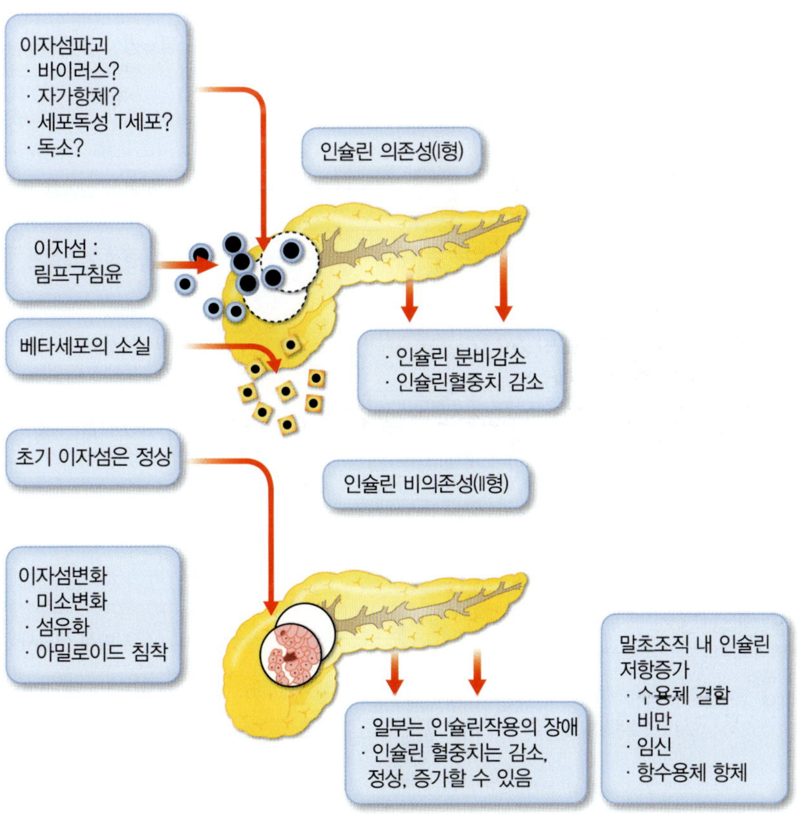

그림 17-28. 당뇨병의 발생원인과 기전

며, 이것이 간에서 산화되어 케토산증을 유발한다. 중증일 경우에는 당뇨병성 혼수가 급성 시기에 나타나며 이는 혈당이 부족하거나 혈당이 너무 높아도 일어날 수 있다. 이유는 혈당이 부족하면 포도당이 유일한 에너지원인 뇌세포에 에너지가 부족하게 되고, 혈당이 너무 높으면 혈장 내 삼투압의 증가로 순환장애가 일어날 수 있으며, 소변이 많이 나가게 되므로 탈수도 일어나기 때문이다. 만성 당뇨병에서는 콩팥경화증, 망막 혈관 병변, 말초 신경 장애, 고도의 동맥경화증 등이 동반된다(그림 17-29, 표 17-9).

WHO(1982)는 당뇨병을 제1형, 제2형, 잠복성, 임신성 등으로 분류하고 있다(표 17-10).

(1) 1차 당뇨병(primary diabetes)

① I형 당뇨병(diabetes type I) (표 17-11).

인슐린의 절대 부족으로 인하여 발생하므로 인슐린 의존형 당뇨병(insulin dependent diabetes mel1itus, IDDM)이라고도 한다. 인슐린 보충을 필수로 하는 30세 미만에서 발병하는 약년성 당뇨병(juvenile onset diabetes mellitus)에 해당된다.

혈중 인슐린치가 낮고 케토산증이 잘 온다. 원인은 이자섬의 파괴에 의해 일어난다. 이자섬 파괴

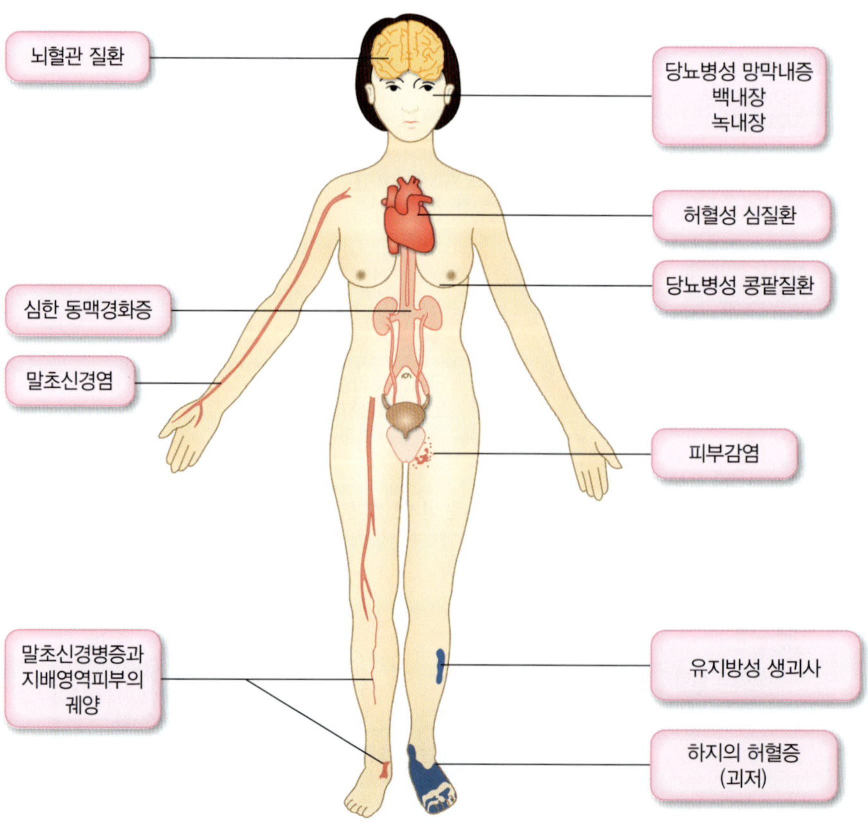

그림 17-29. 당뇨병의 임상 증상

표 17-9. 장기별 당뇨병의 만성 합병증

콩팥	사구체미세혈관질환 : 미만성 사구체경화, 결절형 사구체경화(킴멜스틸–윌슨병) 비뇨기계 감염 · 급성 깔대기콩팥염(신우신염), 괴사성 유두염, 폐기종성 깔대기콩팥염
눈	망막질환 – 비증식성 망막질환 : 모세혈관의 미세동맥류, 망막부종, 삼출액, 출혈 증식성 망막질환 : 작은혈관의 증식, 출혈, 섬유화, 망막박리 백내장 녹내장(홍채 내 혈관의 증식에 의함), 감염, 시력상실
신경계	뇌혈관동맥경화증 : 뇌졸중, 사망 말초신경염 : 말초 감각, 운동신경, 중추 및 자율신경계
피부	감염 : 모낭염, 큰종기 유지방성 생괴사(necrobiosis lipoidica diabeticorum) : 미소혈관병증에 의한 변화 황색종증 : 과지질혈증에 의한 이차병변
심혈관계	관상동맥경화증 : 심근경색, 죽음 말초동맥경화증 : 다리의 허혈, 괴저
생식기계	태아사망률의 증가(태반질환, 신생아 호흡부전증후군, 감염)
일반	감염에 대한 감수성의 증가, 상처치유의 지연

표 17-10. 당뇨병의 분류

일차성 당뇨병(95%)	이차성 당뇨병(5%)		
제1형 : 인슐린 의존성 당뇨병 제2형 : 인슐린 비의존성 당뇨병 GTT 장애(잠복성 당뇨병) 임신성 당뇨병	파괴성 이자질환	내분비질환	약물에 의한 당뇨병
	만성 이자염 혈철색소증 청동당뇨병 이자 절제술	말단비대(성장호르몬) 쿠싱증후군(코르티솔) 갑상샘기능항진증(티록신) 크롬친화세포종(카테콜라민) 글루카곤종(글루카곤)	thiazide furosemide propranolol antidepressants phenothiazines stress diabetes

청동당뇨병 : bronz diabetes, 혈철색소증과 동반함
GTT : glucose tolerance test

의 원인은 바이러스 감염, 자가면역기전, 유전 소인 등이 있지만, 90%에서 항인슐린 항체가 발견되는 것을 미루어 보아 자가면역기전이 가장 중요한 요인이다. 형태학적으로 이자섬에 림프구 침윤과 내분비 세포의 파괴와 소실 및 β세포의 탈과립(인슐린 고갈)이 관찰된다.

② II형 당뇨병(diabetes type II)

인슐린 비의존형 당뇨병(non-insulin dependent diabetes mellitus, NIDDM)이라고도 한다. 성인형 당뇨병의 대다수를 차지하고 유전 소인이 많이 작용한다. 발병기전으로서는 섭취한 포도당에 대한 인슐린 분비반응의 저하와 조직의 인슐린 감수성의 저하(수용체 결합에 의한 인슐린 저항성)의 2가지 요인을 생각할 수 있지만, 아직도 불명확한 점이 많다. 이 경우는 케토산증이 드물고, 외부 인

슐린 공급이 꼭 필요치 않으며 식사 요법으로도 효과가 있지만, 경우에 따라서는 당뇨병의 합병증이 나타난다.

임상적으로 고혈당, 당뇨, 빈뇨, 목마름, 근육의 위축, 몸무게 감소 등이 나타나지만, 상기의 증상이 제1형에서는 거의 모두 나타나고 제2형에서는 일부분이 나타난다(표 17-11). 합병증으로서 이자섬의 변화는 당뇨병진단에 확진할 수 있는 특이한 병변은 없으나 이자섬의 유리질 변성, 아밀로이드 침착과 콩팥 사구체의 결절성 경화는 본 질병의 병리학적 진단에 유용하다.

(2) 2차 당뇨병(secondary diabetes)

만성이자염, 갈색세포종, 쿠싱 증후군, 성인에서 뇌하수체 종양이 발생하여 과잉 성장호르몬의 분비로 인한 선단비대증, 갑상샘기능항진증, 인슐린 수용체 이상증 등에 수반된 당뇨병이다(표 17-11).

표 17-11. 일차성 당뇨병의 비교

	제1형 약년형	제2형 성인형
빈도	15%	85%
치료에 인슐린 필요성	항상	가끔
연령	30 이하	40 이상
비만증과의 관련성	−	+
유전성 요인	약함, 다인성	강함, 다인성
HLA계와 관련	+	−
glucose intolerance	심함	약간
케토산증	흔함	드물다
이자섬의 베타세포의 수	감소	일정치 않음
혈중 인슐린 치	감소	일정치 않음
전형 증상	흔함	드물다
원인	바이러스, 이자섬의 면역 손상	인슐린에 대한 저항성 증가

전형 증상 : 다음, 다식, 갈증, 체중감소

3) 이자섬종양(islet cell tumor)

기능성 샘종이 많고, 인슐린과 글루카곤 이외에도 소마토스타틴, PP, ACTH, 항이뇨호르몬(ADH) 등을 생산하여 분비한다. 한 개의 종양으로부터 여러 개의 호르몬을 생산하는 것도 적지 않다(그림 17-30).

(1) 인슐린 분비과잉(oversecretion of insulin)

인슐린을 생산하는 베타세포 종양인 인슐린종(insulinoma)에 의해 발생한다(그림 17-31B). 단발성인 경우가 70%, 다발성인 경우가 10%, 암종인 경우 10%, 과형성이 10%이다. 임상적으로 혈당치

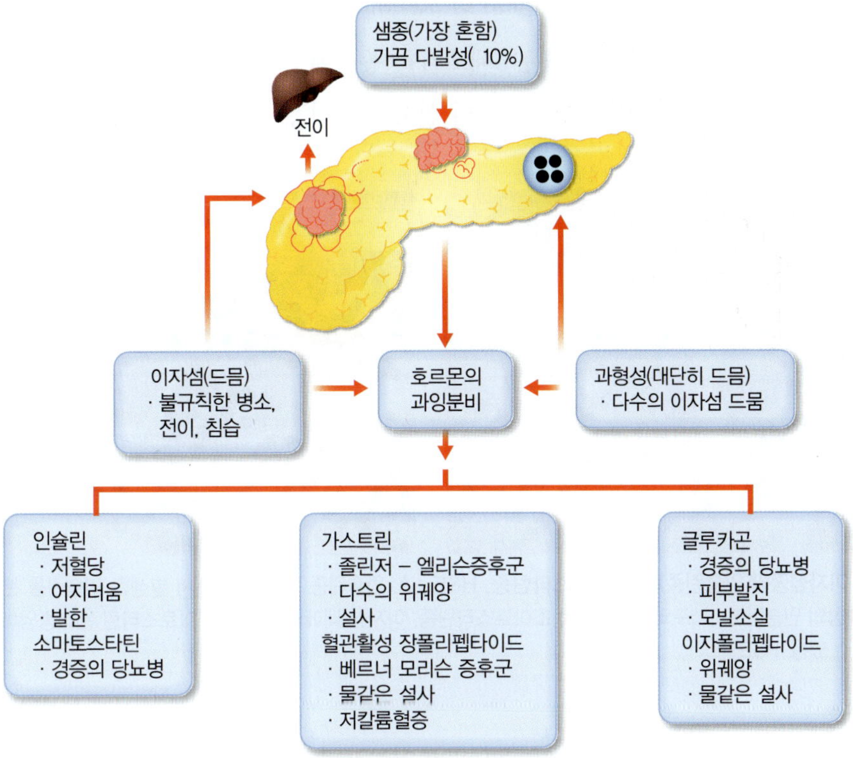

그림 17-30. 이자섬분비호르몬의 과잉분비의 임상적 영향과 요인

감소와 저혈당에 의한 쇼크가 일어나며 저혈당에 의한 쇼크는 혈중 혈당치가 40 mg 이하에서 일어난다. 일단 혈당을 투여하면 바로 증상이 좋아진다.

(2) 글루카곤 분비과잉(oversecretion of glucagon)

글루카곤(glucagon)을 생산하는 알파세포 종양인 글루카곤종(glucagonoma)에 의해 발생한다. 30%가 샘종이고 70%가 암종이다. 경도의 당뇨병이 나타나며 괴사성 이동성 피부발진, 탈모, 피부색소 침착 등이 발생한다.

(3) 가스트린 분비과잉(oversecretion of gastrin)

가스트린(gastrin)을 생산하는 G 세포기원 종양인 가스트린종(gastrinoma)에 의해 발생한다. 70%가 암종이다. 이 종양은 치료에 저항하는 위액 분비 작용을 갖는 가스트린을 생산하여 분비하므로, 그 결과로 과위산증에 의한 난치성 다발성의 위궤양이 약 90%에서 나타나며 졸린저-엘리슨 증후군(Zollinger-Ellison syndrome)이라 한다. 심한 설사와 저칼륨혈증이 30%에서 나타난다. 이 종양은 이자에서 가장 많지만, 때로 샘창자와 위전정부에서 발생하는 경우도 있다.

(4) 소마토스타틴 분비과잉(oversecretion of somatostatin)

소마토스타틴(somatostatin)을 분비하는 δ세포기원 종양에 의해 발생하며 대단히 드물다(그림 17-31B). 80%는 악성이다. 경도의 당뇨병이 있으며 설사와 담석증이 동반될 수 있다.

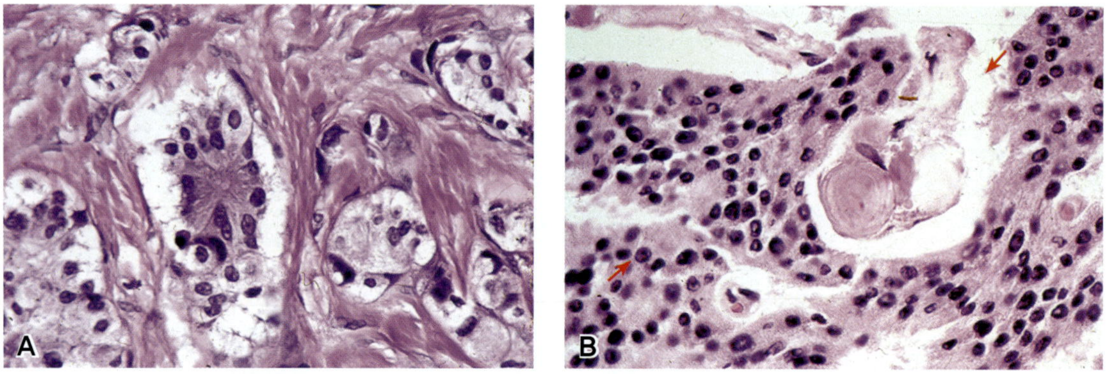

그림 17-31. **이자섬종양(인슐린종)과 소마토스타틴종.** H&E. A. 인슐린종, 이자섬 내에서 발생한 인슐린을 분비하는 종양이며 각 세포는 정상의 인슐린분비세포와 비슷함 B. 소마토스타틴종, 이자섬 내에서 발생한 소마토스타틴 분비종양이며 면역조직화학으로 증명할 수 있음. H&E

(5) 이자 폴리펩타이드 분비과잉(oversecretion of pancreatic polypeptide)

이자 폴리펩타이드(pancreatic polypeptide, PP)를 분비하는 세포기원 종양에 의해 발생하며 대단히 드물다. 심한 설사와 저칼륨혈증이 발생한다.

(6) 혈관 작동성 장관 폴리펩타이드(VIP) 분비과잉(oversecretion of vasoactive intestinal polypeptide)

WDHA 증후군(watery diarrhea with hypokalemia and achlorhydria syndrome), 즉 베르너-모리슨 증후군(Verner-Morrison syndrome)이 나타난다. 이것은 혈관 작동성 장관 폴리펩티드(vasoactive intestinal polypeptide, VIP)를 생산하는 D1 세포에서 기원한 종양(약 50%는 악성)이고 증상으로는 물 같은 설사, 저칼륨혈증, 위의 무산증 등이 있다.

8. 신경내분비세포(neuroendocrine cell, Amine Precursors Uptake and Decar-boxylase cell)

신경내분비는 일명 APUD system이라고도 한다. APUD란 Amine Precursors Uptake and Decarboxylase라는 글의 첫 글자를 딴 것으로 이들은 신체 여러 곳에 흩어져 있으나 기본 기능은 같다. 또 다발성 내분비 샘종에서와 같이 여러 내분비 종양이 다발로 동시에 발생할 수 있다는 사실에서 같은 유전자나 같은 발생학 기원을 암시한다. 따라서 APUD 또는 신경 내분비세포라는 것은 발생과 기능에서 서로 유사한 세포들을 총칭한다.

이들의 공통점은 태생학적으로 신경외배엽에서 기원하는 것으로 탈카복실아제(Decarboxylase)를 갖고 있어 아민 전단계 물질을 섭취하여 아민으로 바꿀 수 있는 기능을 갖는 세포이다. 세로토닌이나 카테콜라민과 같은 활성아민, 폴리펩타이드 또는 호르몬을 분비한다. 신경내분비과립(neuroendocrine granule, 전자현미경상 막에 둘러 싸여 있는 전자밀도가 높은 과립)을 갖고 있다. Neuron specific enolase (NSE), chromogranin, synaptophysin 등의 표지물질을 면역조직화학염색으로 증명할 수 있다. APUD 세포, 즉 신경내분비세포에서 기원한 종양을 총칭 APUDoma, 또는 신경 내분비종양이라고 부른다.

1) 다발성 내분비샘종증(샘종) (multiple endocrine adenomatosis or neoplasia; MEA, MEN)

여러 개의 내분비샘에 다발성으로 샘종과 과형성을 일으키는 질병을 다발성 내분비샘종증 혹은 종양이라 한다. 가족성으로 발생되고, 보통염색체성 우성 유전병이다. 일정한 조합이 있으며, 3가지 형태가 잘 알려져 있다(표 17-12).

표 17-12. 다발성 내분비샘종 증후군

	MEN I (Wermer's 증후군)	MEN II or IIa (Sipple's 증후군)	MEN IIb or III
뇌하수체	샘종		
부갑상샘	과형성+++샘종+	과형성+	과형성
이자섬	과형성+ 샘종+++	샘종	
부신	암종++ 겉질 과형성++	크롬친화세포종++	크롬친화세포종+++
갑상샘	C−세포 과형성±	속질암종+++	속질암종++
내분비 이외의 변화			피부점막 신경절종

상대적 빈도: +; 드물다, +++; 흔하다

I형 MEA (Wermer 증후군)은 유즙 분비 호르몬(prolactin)과 성장호르몬 분비 뇌하수체 종양, 이자섬(인슐린, 가스트린, 혈관 작동성 장관 폴리펩티드 VIP, 혹은 글루카곤 분비종양)에 기능성 샘종, 부갑상샘에 과형성을 동반한다. 카르시노이드를 수반하는 것도 있다.

II형 MEA (Sipple 증후군) 또는 IIa형은 갑상샘 속질암 또는 과증식, 부신 크롬친화세포종 또는 속질 과형성, 부갑상샘 과형성 또는 샘종을 동반한다. 보통염색체 우성으로 유전한다.

III형 MEA 또는 IIb형은 갑상샘 속질암, 부신 갈색세포종, 점막하 신경절 신경종을 동반한다. 부갑상샘기능항진증은 수반되지 않는다. 보통염색체 우성으로 유전한다.

2) 이소성 호르몬생산종양(ectopic hormone producing tumor)

원래 조직이 생산하지 않는 호르몬을 그곳에서 발생한 종양이 생산하는 종양을 이소성 호르몬 생산종양이라고 한다.

이소성 부신겉질자극호르몬(ACTH) 생산종양은 폐소세포암, 가슴샘종, 카르시노이드, 이자섬종양 등에서 ACTH 유사물질이 분비되어 쿠싱증후군이 동반된다. 이소성 항이뇨호르몬(ADH) 생산종양은 폐의 소세포암종, 이자암 등에서 흔히 관찰된다. 이소성 고나도트로핀(hCG) 생산종양은 폐의 대세포암종, 간세포암종, 위암, 배아세포종 등에서 흔히 관찰된다.

Chapter 18

피부 질환 (Integumentary diseases)

1. 피부의 정상구조(normal structures of the skin)

피부의 정상구조는 표피, 진피, 피하로 이루어져 있으며 피부내에는 관련 부속기관이 존재한다(그림 18-1). 표피 상피는 중층편평상피(stratified squamous epithelium)로 덮어 있으며 기저로 부터 기저층, 극세포층, 과립층, 투명층, 각질층 등 5층으로 구분할 수 있다. 표피 내에는 상피외에 멜라닌

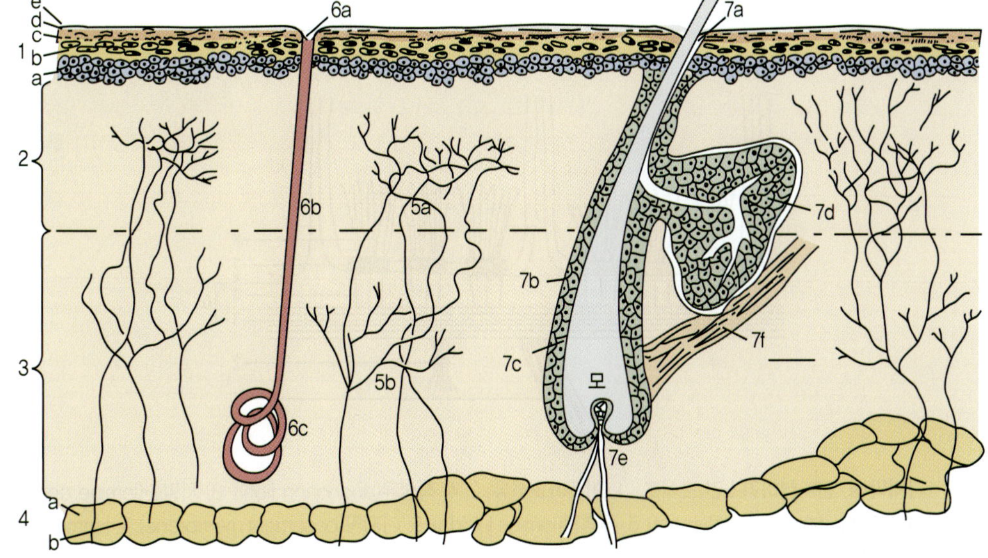

그림 18-1. 피부의 정상구조. 1. 표피(a. 기저층 , b. 극세포층, c. 과립층, d. 투명층, e. 각질층), 2. 유두진피, 3. 그물진피, 4. 피하(a. 소엽, b. 격막), 5. 혈관(a. 표층혈관총, b. 심부혈관총), 6. 땀샘(a. 선단환공, b. 외분비관, c. 분비나선), 7. 모낭(a. 누두, b. 외근초, c. 내근초, d. 기름샘, e. 주근, f. 털세움)

세포, 메르켈세포, 랑게르한스 세포가 존재한다. 기저층과 진피층 사이에는 기저막도 관찰된다(그림 18-2). 진피는 다량의 제1형 콜라겐 섬유로 구성되어 있으며 탄력섬유와 그물섬유도 존재한다. 또한 진피에는 혈관과 신경의 분포, 피부 부속기관인 땀샘과 모낭 등이 존재한다. 피하는 주로 지방세포로 구성되어 있다(그림 18-3).

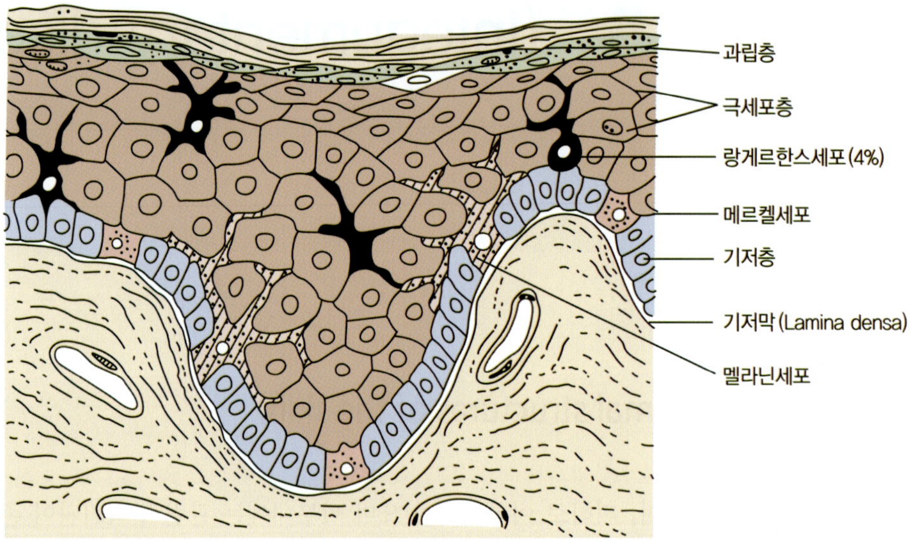

그림 18-2. 정상상피와 상피내로 이주한 세포. 상피는여러층의 각질세포(keratinocytes)로 이루어져 있으며 수분의 소실과 세균의 침입을 막아준다. 멜라닌세포는 상피의 3%를 차지하며 피부색을 좌우하고 자외선으로부터 피부를 보호한다. 랑게르한스세포는 멜라닌세포수보다 좀 더 많고 면역기능에 관여한다. 메르켈세포는 피부의 촉각에 관여할 것으로 생각되는 신경내분비세포이며, 입술, 손가락 등에 많음

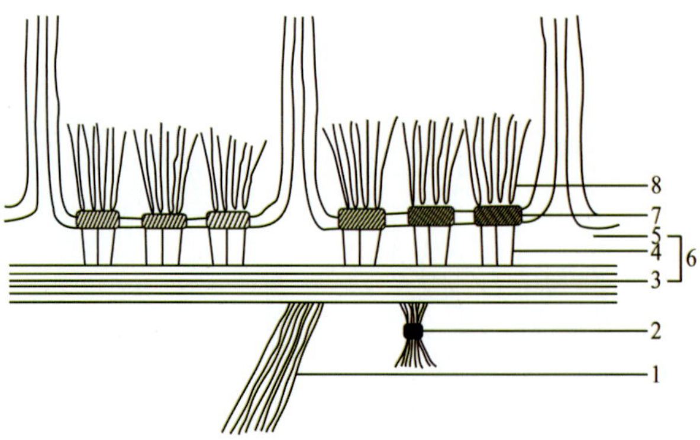

그림 18-3. 기저막내. 전자현미경소견 모식도. 1. 미세아교섬유, 2. 부착섬유(anchoring fibril), 3. 치밀판(lamine densa, 기저판 basal lamina), 4. 부착세사(anchoring filament), 5. 투명판(lamine lucida), 6. 기저막(basement membrane), 7. Hemidesmosome, 8. 탄력세사(tonofibril)

2. 피부병변(skin lesion)

피부에는 매우 다양한 질환이 존재하기 때문에 임상양상도 다양한 형태로 나타나게 되며 이들 중요 임상증상을 피부징후(signs of skin disease)라고 한다. 질환의 초기 피부병변을 원발성 병변(primary lesion)이라 하며 이들이 지속적으로 진행되거나, 여러 가지 외적 요인에 의해 변화된 피부 병변을 속발성 병변(secondary lesion)이라 한다.

1) 원발성 병변(primary lesion)

원발성 병변에는 반점(macule), 반(patch), 구진(papule), 판(plaque), 결절(nodule), 두드러기(팽진, wheal), 작은물집(소수포, vesicle), 큰물집(대수포, bulla), 농포(pustule) 등이 있다(그림 18-4). 반점은 피부 표면에 융기가 없고 색조의 변화만 있는 병변으로 크기는 직경 0.5cm 이하지만, 반은 반점과 같은 형태이며 직경은 0.5cm 이상의 좀 더 큰 병변이다. 구진은 경계가 뚜렷하고 단단한 융기로써 크기는 직경 0.5cm 이하이며 융기부의 끝은 뾰족하거나, 둥글며, 원추상인 반면에 판은 구진과 같은 형태지만 표면이 편평하며 직경은 0.5cm 이상의 좀더 큰 병변이다. 결절은 종양(tumor)이라고도 하고 구진과 같은 형태이지만 여러 가지 모양과 크기를 보이고 직경 0.5cm 이상이다.

두드러기는 크기가 다양한 상부 진피의 부종으로 융기된 병변이며 주변은 홍반이 관찰되는 병소이다. 작은물집은 직경 0.5cm 미만의 장액성의 맑은 액체가 포함된 물집이지만, 큰물집은 작은물집과 같은 형태지만 직경은 0.5 cm 이상의 큰 병변이다. 반면에 농포는 호중구를 포함한 작은물집 병변이다.

2) 속발성 병변(secondary lesion)

속발성 병변에는 인설(scale), 찰상(excoriation), 가피(crust), 미란(erosion), 균열(fissure), 궤양(ulcer), 반흔(scar), 위축(atrophy) 등이 있다(그림 18-5). 인설은 피부에서 각질층이 두꺼워져 눈으로 비늘처럼 관찰되는 각질의 층상 덩어리이며, 찰상은 상피에만 손상 또는 소실이 생기는 피부손상이다. 가피는 혈청과 농 및 혈액 등이 건조된 위막성 조직 덩어리이다. 미란은 물집이 터진 후 표피만 떨어져 나가 생긴 병소이고, 균열은 표피와 진피가 함께 찢어지는 것이며, 궤양은 염증이나 점진적인 괴사에 의해서 표피와 함께 진피의 소실이 오는 것이다. 반흔은 염증이나 손상에 의해 진피와 심부에 생긴 결손을 채워 주는 손상의 흔적으로 남아 있는 재생된 결합조직이며, 위축은 상피 또는 진피 두께의 감소한 상태이다.

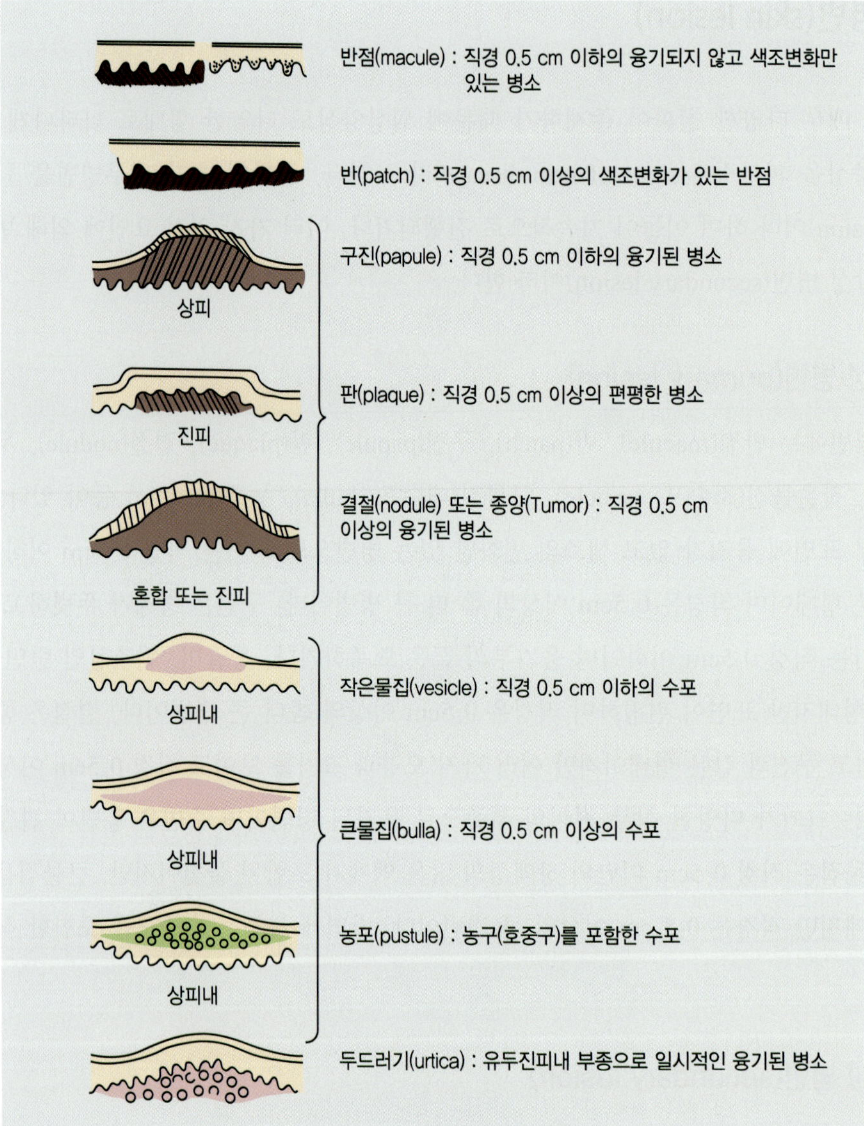

그림 18-4. 원발성 병변의 모식도

3. 병리 소견(pathological findings)

피부의 육안 소견은 진단하는 관점에서 매우 중요하지만, 병리소견 역시 피부질환의 진단 및 이해에 중요하다. 모든 조직 검사는 생검할 부위의 선정과 조직의 절단 방향이 매우 중요하다. 그러므로 표피로부터 피하지방까지 피부 전층이 포함된 생검조직을 얻어야 하며, 특징적인 조직 소견을 관찰할 수 있는 특징적인 병변을 선택하여야 진단에 도움을 줄 수 있다.

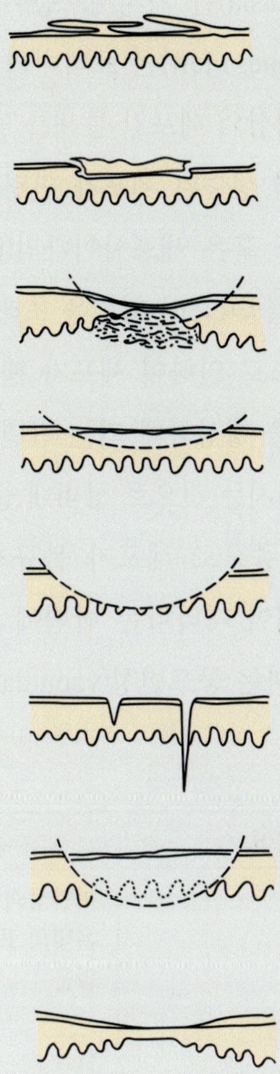

그림 18-5. 속발병소의 모식도

1) 표피의 병리조직 소견(histopathological findings of epidermis) (표 18-1)

표피의 병리조직학적 용어에는 위축(atrophy), 과각화증(hyperkeratosis), 착각화증(parakeratosis), 과립층비후(hypergranulosis), 가시세포증(acanthosis), 가시세포해리(acantholysis), 풍선양변성(ballooning degeneration), 해면증(spongiosis), 그물변성(reticular degeneration), 액화변성(liquefaction degeneration) 등이 있다(표 18-1).

위축(atrophy)은 상피의 극세포층의 두께가 감소되는 반면에 과각화증(hyperkeratosis)은 상피의 각질층의 두께가 증가하는 것이며, 착각화증(parakeratosis)은 불완전한 각질화로 각질층에 죽은 상피의 핵이 남아 있는 것이다.

과립층비후(hypergranulosis)는 각질유리질(kerato-hyaline) 과립을 가진 과립세포층이 두꺼워지는 것이며, 가시세포증(극세포증, acanthosis)은 가시세포(각질형성세포)의 증식으로 인하여 가시세포(유극세포)층의 두께가 증가하는 것이다.

거짓상피종성 과형성(pseudoepitheliomatous hyperplasia)는 가시세포층이 불규칙하게 편평세포암종과 유사하게 진피내로 증식하는 것이며, 열공(lacunae, cleft)은 표피내의 상피의 해리로 인하여 기저부의 바로 윗부분에 나타나는 수평으로 생긴 현미경상의 세포간 틈새를 말한다.

각화이상증(dyskeratosis)은 표피세포내의 불완전하게 성숙된 세포가 편평세포층에 나타나는 것이며, 가시세포해리(acantholysis)는 세포사이 부착구조 혹은 세포사이다리(intercellular bridge)가 약화되어 세포사이의 결합이 끊어져 표피내에 물집 및 열공(cleft) 형성을 초래하는 것이다.

풍선양변성(ballooning degeneration)은 세포내 부종으로 인하여 세포가 팽창된 것으로 결과적으로 편평세포내 공포를 만들거나 파괴되어 상피내 물집을 형성하게 되는 반면에 해면증(spongiosis)은 편평세포층에서 세포사이 부종으로 세포 간격이 넓어지는 것으로 상피내 물집을 만들기도 한다.

그물변성(reticular degeneration)은 심한 세포내 부종으로 세포가 불규칙하게 파괴되어 상피내 물집을 형성하는 과정으로 풍선모양 변성에 동반되어 나타나는 반면에 액화변성(liquefaction degeneration)은 기저세포의 세포질내에 공포화를 초래하는 공포변성(vacuolar degeneration)이다.

표 18-1. 손상에 대한 피부의 반응

반응	용어	임상 소견
각질세포의 과형성, - 상피의 비후	가시세포증	미만성의 비후, 구진 또는 판
각질세포의 성숙과정의 증가 - 각질층의 비후	과각화증	은빛의 표층 인설(비늘)
각질세포의 성숙과정의 증가 - 유핵세포의 각질층내 존재	착각화증	없음
각질화의 이상	각화이상증	없음
상피의 위축 - 상피의 두께 감소	위축	피부가 얇아짐
기저상피의 공포변화	기저세포 액화변성	상피하물집
상피세포의 분리	가시세포해리	상피내물집(기저상물집)
상피세포 사이의 부종	해면증	상피내물집
각질세포의 이형성	이형성	구진
상피내 염증세포의 출현	세포탈출증	없음
상피내 농형성	농포	농포(호중구)를 포함하는 상피내 물집반, 두드러기
진피내염증과 부종	두드러기	
진피내출혈	자반	점상출혈, 자반

2) 진피의 병리조직 소견(pathological findings of the dermis)

진피내의 병변에는 유두종증(papillomatosis), 섬유화(fibrosis), 경화(sclerosis)등이 있다.

유두종증(papillomatosis)은 유두진피의 유두가 상피의 기저세포층보다 상향으로 유두모양 증식이 관찰되는 것이며, 섬유화(fibrosis)와 경화(sclerosis)는 진피내 섬유모세포의 증식과 아교섬유의 증식이 있는 경우를 섬유화라 하며 이중 대부분이 아교섬유로만 구성되는 경우를 경화라고 한다.

4. 피부의 면역질환(immune diseases of the skin)

1) 알레르기성 피부염(allergy dermatitis)

피부질환중 가장 흔하며 습진, 접촉성 피부염, 아토피성 피부염, 자극성 피부염, 약물이나 광선에 의한 피부염 등 종류도 다양하다. 이 질환은 많은 알레르기성 항원이 피부염을 만든다(그림 18-6). 항원이 피부에 직접 작용하거나 혈액이나 위장관을 통하여 유입되어 일어날 수도 있다. 접촉성 피부염의 발병은 합텐이 피부에 접촉하면 랑게르한스세포막에서 합텐-캐리어 복합체가 형성되고 이 상태로 T-세포에 제시되며 T-세포의 감작이 일어난다. 감작된 T-세포는 림프관을 통하여 림프절로 이동하고 림프절에서 림프구의 증식이 일어난다. 증식된 T-세포는 다시 진피로 돌아오고 진피내로도 침윤하게 되며 피부염을 일으킨다. 그 결과 홍반과 상피내 조직에는 해면증이 동반되고 물집도 형성하게 된다. 다수의 항원 즉 알레르겐(allergen)들이 알려져 있으나 원인을 모르는 경우가 대부분이다. 제1형과 제3형 과민반응이 이에 속한다.

아토피성 피부염(atopic dermatitis)은 천식이나 고초열과 같이 유전 소인을 가진 알레르기성 피부염을 말하며 제1형 과민반응이 관련되어 있으니 대부분의 알레르기성 피부염은 제4형 반응이 관련

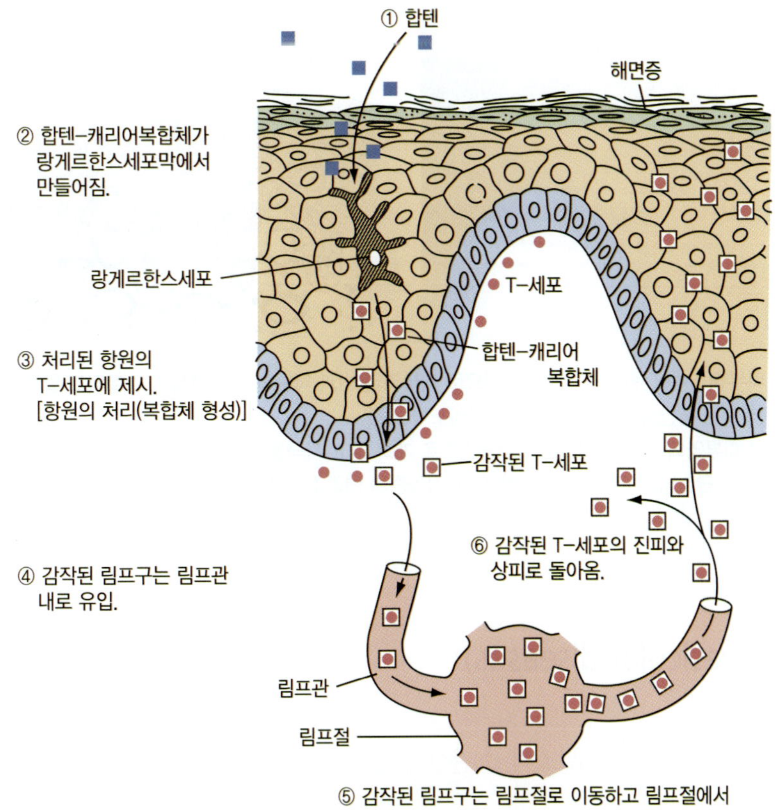

그림 18-6. 알레르기성 접촉성 피부염의 발병기전

되어 있다. 원인은 다양하지만 병리조직학적 소견은 모두 유사하여 조직병변만으로는 감별하기가 거의 불가능하다.

급성 피부염(그림 18-7 A)은 가려움증, 홍반과 물집성 병변을 동반하는 것이 특징이며 만성피부염(그림 18-7 B)은 피부가 두꺼워져 태선화가 되는 것이 특징이다. 조직에서 급성피부염에는 해면증과 작은물집이 상피내에 특징으로 나타나지만 만성피부염에서는 가시세포증과 과각화증이 현저하며 비특이반응을 나타내므로 병리 소견만으로는 다른 만성 피부질환과 감별이 어렵다. 진피에는 혈관 주위에 림프구의 침윤이 동반된다.

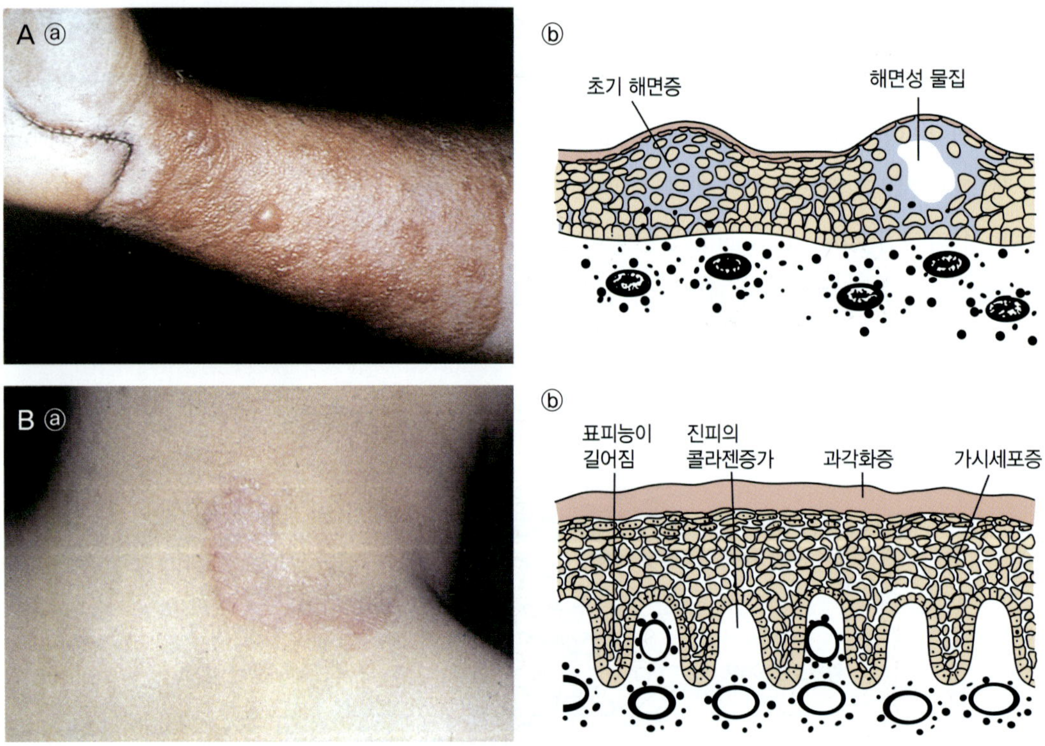

그림 18-7. A. **급성 피부염.** ⓐ 전형적인 급성피부염으로 피부의 홍반과 다수의 작은물집이 관찰되고 일부는 긁어서 파열되었다. ⓑ 급성 피부염시 관찰되는 홍반과 작은물집 형성의 병리조직 소견
B. **만성 피부염.** ⓐ 만성 피부염의 확대 사진으로 가려움증으로 계속 긁고 자극을 줌으로 인하여 생긴 피부의 비후로 다소 융기되어 보인다. ⓑ 만성 피부염시 관찰되는 피부비후(태선화)와 과각화증의 병리조직 소견

5. 물집성 질환(vesicular diseases)

물집성 질환은 종류가 다양하므로 조직 소견상 물집의 분포를 기억해 두면 여러 질병을 감별할 수 있다(표 18-2).

표 18-2. 피부에서 물집성 질환의 주요 원인

물집의 위치	질병	기전
상부표피형 (각질하)	농가진(impetigo) 화상, 마찰물집	감염 물리손상
상피내	바이러스감염 급성 피부염	감염 면역 기전
기저상부	천포창, 양성 가족성천포창 다리어(Darier')병	면역 기전 유전 유전
상피하	물집성 유천포창 포진성 피부염 물집성 표피박리증 다형홍반 편평태선	면역 기전 면역 기전 유전 면역 기전? 불확실

1) 천포창(pemphigus vulgaris)

만성 물집성 질환으로 40~60세에 발생하며 심하면 죽을 수도 있다. 호발부위는 두피, 얼굴, 구강 점막, 체간부이며 이들 피부와 점막에 물집이 형성된다(그림 18-8 A). IgG 자가항체가 혈청내에 있고 세포사이 접촉부위와 반응한다. 자가항체는 데스모솜(desmosome)에 있는 desmoglein이라는 물질에 대한 것이다. 물집이 생기는 기전은 자가항체(IgG)가 상피접촉부에 붙으면 각질형성세포 내에서 프로테아제(protease)가 방출되어 세포사이 공간으로 나오게 되며 그 결과 각질형성세포가 분리(해리)된다. 이 현상을 가시세포해리(acantholysis)라고 한다.

기저세포는 기저막에 부착되어 있으므로 유두진피가 기저세포로 떨어지지 않고 피복되어 있다. 기저부에서 유두들의 배열 모양이 마치 묘지의 비석 세워 놓은 것과 유사하게 보이므로 묘비(tomb stone)라고도 한다. 물집이 상피층 내 기저세포위에 형성됨으로 기저상부(suprabasal)물집라고 한다. 육안적으로 물집은 크고, 물집이 터지면 납작해지지만 주변 피부는 정상이다. 스테로이드로 치료한다.

2) 유천포창(bullous pemphigoid)

60~80세의 노인에서 호발하며 호발부위는 넓적다리 내측, 아래팔부, 복부피부 등이다(그림 18-9). 물집은 상피아래에 존재한다(그림 18-8 B, 그림 18-10). 자가 항체는 hemidesmosome에 있는 BP 항원에 대한 Ig G로 정확한 침착위치는 hemidesmosome의 외부 즉 치밀판(lamina densa)과 기저세포막 사이의 투명판(lamina lucida)이다(그림 18-3). 그 결과 투명판에서 분리가 일어나므로 기저세포는 진피로부터 박리되어 상피아래 물집(subepidermal bulla)을 만든다. 물집은 크고 광범위하며 물집이 터진 자리는 치유되는 경향을 나타내기도 한다.

3) 포진상 피부염(dermatitis herpetiformis)

20~40세에 호발하는 만성 질환으로 IgA가 상피와 진피 경계부에 과립상으로 침착하며 특히 유두진피 부위에 현저하다. 이것은 셀리악병(celiac disease)과 같이 그루텐에 의한 장질환(gluten induced enteropathy)과 관련이 있으나 밀가루에 많은 그루텐 성분이 없는(gluten free) 음식을 섭취하여도 낫지는 않으므로 아직 그 관계가 확실치 않다.

기전은 면역복합체의 침착에 의하거나 항글리아딘(antigliadin, protein moiety gluten) 항체가 경계부의 부착섬유(anchoring fiber)와 교차반응을 하여 일어난다고 생각하고 있다. 또한 transglutaminase에 대한 자가항체에 의해서 이 질환이 발생한다고 한다. 다수의 홍반성 물집와 심한 가려움증을 동반하며, 병리조직적으로는 호중구를 포함하고 있는 유두진피상부내 미세농양(microabscess)과 상피아래의 물집이 관찰된다(그림 18-8 C). 면역형광검사상 IgA가 기저막과 유두진피 상부에서 관찰된다. 자연 치유와 재발을 반복하며 만성 경과를 취한다.

4) 홍반성 루푸스(lupus erythematosus, LE)

여러 장기를 침범하는 급성 또는 만성 자가면역질환으로 특히 피부를 잘 침범한다. 피부만 침범하는 경우는 둥근원판 또는 동전 모양의 홍반성 반으로 나타나므로 원판형 홍반성 루푸스(discoid lupus erythematosus, DLE)라고 하며 피부와 콩팥, 심장, 관절 등 여러 장기를 동시에 전신을 침

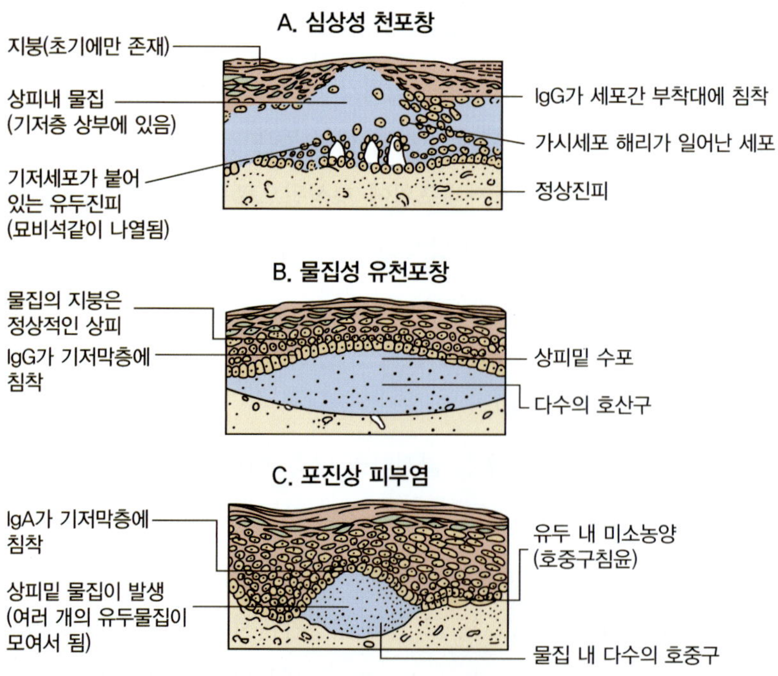

그림 18-8. 3가지 다른 물집성 질환. A. 천포창(pemphigus) 가시세포층의 편평상피 사이에 IgG항체의 침착으로 인한 기저위 물집(suprabasal vesicle)을 형성한다. B&C. 물집성 유천포창(bullous pemphigoid)과 포진상 피부염(dermatitis herpetiformis)은 모두 상피밑물집(subepidermal vesicle)를 형성한다. 전자는 IgG, 후자는 IgA가 기저막층에 침착됨

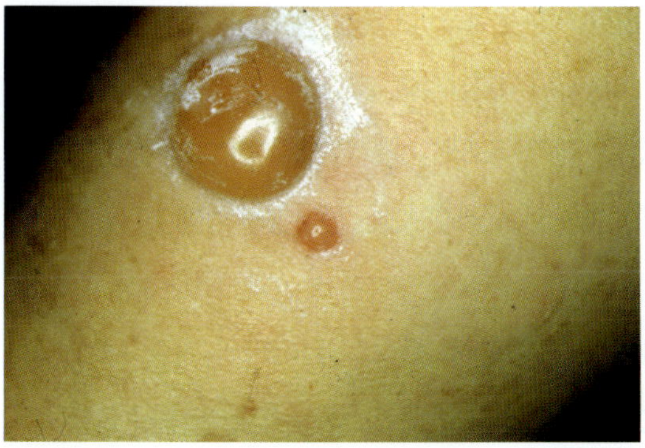

그림 18-9. 물집성 유천포창의 육안소견. 피부위로 체액을 가득 함유한 큰물집와 작은물집이 관찰됨

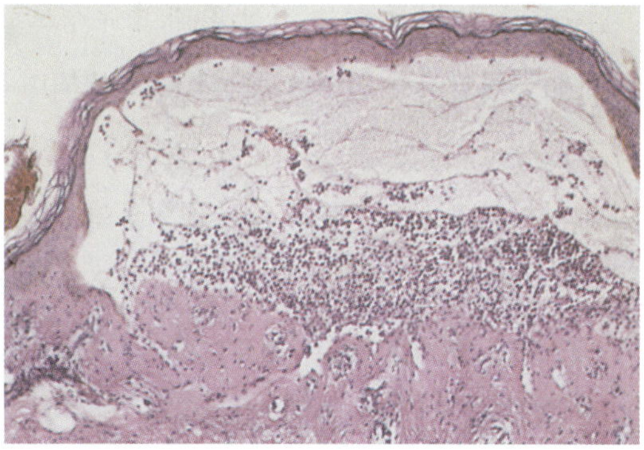

그림 18-10. 물집성 유천포창의 병리조직학적 소견. 기저위 물집이 관찰되며 그 내에는 체액과 염증세포와 침윤이 동반됨. H&E

범하는 경우를 전신성 홍반성 루푸스(SLE)라고 한다. 발병기전은 주로 면역복합체에 의하여 일어나지만 일부는 세포면역에 의하기도 한다. 이 면역반응으로 기저세포에는 공포변성 또는 액화변성(liquefaction degeneration)이 일어나며 색소 침착이 일어난다. 햇빛에 노출되면 악화되는 경향이 많으며, 얼굴 특히 코 주변의 뺨이 호발 부위이다.

병리소견으로 상피세포의 위축, 과각화증, 모낭에 각질전(keratin plug) 등이 관찰된다. 공포변성에 의한 액화변성이 상피의 기저세포층에서 관찰되고 진피에는 림프구성 혈관염이 관찰된다. 형광현미경검사를 시행하면 IgG, IgM, 보체가 기저막에 침착되는데 전신성 일때는 정상 피부에도 IgG의 침착이 관찰되나 DLE에는 병변부위에만 IgG의 침착이 관찰된다. 진피내 혈관과 피부 부속기관 주변에 림프구의 침윤은 DLE형일 경우에 SLE형보다 더 현저하다.

6. 유전성 질환(hereditary diseases)

1) 물집성 표피박리증(epidermolysis bullosa, EB)

대부분 유전성으로 발생되나 일부는 면역 기전으로 발병하는 질환군이다. 유전되는 유형은 대개 어릴 때부터 물집성 질병이 나타나서 가벼운 외상에도 물집이 생성된다. 이 질병의 분류는 물집이 분리되는 부위를 중심으로 하여 케라틴 단백의 돌연변이에 의한 단순형(simplex type), hemidesmosome이나 기저막이 부착세사(anchoring filament)의 이상에 의한 경계형(junction type), 진피내 부착세사(anchoring filament)의 이상에 의한 이영양형(dystrophic type) 등으로 나눈다. 상피가 분리되는 위치는 단순형이 기저세포 즉 기저막 윗부분, 경계형은 기저막 위치, 이영양형은 기저막 바로 아래부분이다(그림 18-11).

단순형(EB simplex)은 가장 흔하며 우성으로 유전된다. 기저세포에 있는 케라틴 제5, 14형의 유전자에 돌연변이가 일어나 유전되어 발병되며 증상은 약한 편이다. 세포 내 미세골격의 이상이 일어나므로 세포의 파괴가 일어난다. 따라서 물집형성 기전은 기저세포의 각질단백 유전자의 돌연변이에 의하여 기저세포의 변성이 일어나 외부의 기계적 압력에 쉽게 손상되며 물집을 형성하게 된다.

열성 유전되는 이영양(dystrophic)형은 좀 더 심한 궤양과 반흔을 형성하며 구강점막에도 침범한다. 후천성으로 발생하는 경우에는 치밀판 바로 아래부분 진피층에 선상의 IgG의 침착이 관찰되어 상피아래 물집을 형성한다. 따라서 육안적으로는 유천포창과 유사할 뿐만 아니라 면역형광검사로도 감별이 힘들다. 최근에는 면역전자현미경으로 두 질환을 감별할 수 있다.

경계형은 기저세포의 hemidesmosome과 치밀판을 연결하는 부착세사인 라미닌의 이상으로 기저막 부위에서 상피와 진피의 분리가 발생한다.

2) 모낭각화증(keratosis follicularis)

일명 다리어병(Darier's disease)이라고도 하며, 보통염색체 우성으로 유전되는 질병이다. 서서히 진행되는 피부발진이 나타나며 그 발진은 가피가 덮힌 과각화성 구진으로 진행된다. 병리학적으로 가시세포증, 과각화증, 이상각화증, 과립층에 원체(corpus ronds) 등이 관찰된다.

기저위 상피에 가시세포해리가 발생하여 상피내에 틈새 또는 열공(cleft)이 관찰되지만, 물집은 형성하지 않는다. 균열된 상피는 부착반의 수가 감소되어 있어 세포사이 접착구조의 이상이 가시세포해리를 일으키게 된다.

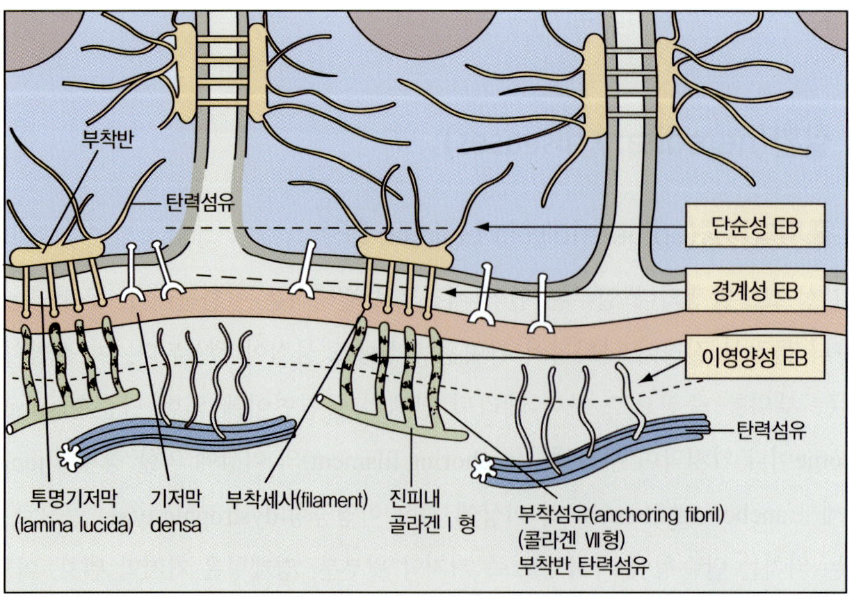

그림 18-11. 물집성 표피박리증(Epidermolysis bullosae, EB). 여러 가지 물집성 표피박리증의 분리되는 정확한 위치를 보여줌

3) 양성 가족성 천포창(benign familial pemphigus)

보통염색체 우성으로 유전되는 질병이며 헤일리–헤일리병(Haily-Haily disease)이라고도 한다. 국소성 물집의 발생이 특징이며 겨드랑과 서혜부에 호발한다. 병리학적으로는 가시세포 해리와 물집형성이 관찰되나 글로불린 침착은 없다. 가시세포 해리의 형태가 벽돌을 쌓아 놓은 것처럼 관찰되며 기전은 부착반(desmosome)과 탄력섬유의 칼슘 부족으로 일어난다.

4) 탄력섬유 거짓 황색종(Pseudoxanthoma elasticum)

탄력섬유의 이상이 있는 질환으로 드물게 발생하며 열성으로 유전된다. 피부에 황색판이 발생되며 호발부위는 목, 겨드랑이(액와), 서혜부이다. 외관상으로는 황색종과 유사하나 병리학적으로 황색종을 구성하는 지방을 탐식한 큰포식세포나 조직구의 침윤이 없다. 진피에서 변성을 일으킨 탄력섬유가 증가하며, 증가한 탄력섬유는 분절과 과립상으로 관찰된다.

5) 어린선(ichthyosis)

유전방식에 따라 보통염색체 우성, 열성, 성염색체 열성 등 여러 가지 유형이 있으며 임상 증상의 출현 정도도 다양하다. 병리학적으로는 층판성 과각화증(laminating hyperkeratosis)이 특징이며 과각화증이 일어나는 이유는 특히 X-linked 열성형인 경우에는 steroid sulfatase라는 피부각질층에 존재하는 인지질을 분해하는 효소의 결핍으로 각질층에서 각질의 탈락이 억제되기 때문이다. 층판형 어린선은 트란스글루타미나제(transglutaminase) 효소의 결핍으로 일어나며 육안적으로는 피부에 붙어있는 비늘(인설)이 마치 고기 비늘이 붙어있는 것과 같아서 어린선이라고 명명되었다. 심한 경우에는 어릴 때 사망한다.

7. 특발성 피부질환(idiopathic skin diseases)

1) 건선(psoriasis)

인구의 1%를 차지할 정도로 흔한 만성 질환이며 원인은 잘 모르지만 사람 백혈구 항원과 관련이 있어 유전 요인이 중요한 것으로 알려져 있다. 외상부위에 병변이 발생하는 쾨브너현상(Koebner phenomenon)이 관찰되는 것으로 미루어 외상도 중요한 원인이 될 수 있다고 추정되고 있다. 질병이 진행하면서 호전과 악화를 반복한다.

건선은 육안적으로는 경계가 명확한 구진과 은빛 비늘(인설)로 덮힌 적색판으로 관찰된다. 손톱이 약 30%에서 침범되며, 팔꿈치, 무릎, 머리피부(두피), 허리엉치뼈 부위(요천추부), 발바닥 등에서 잘 관찰된다. 드물게는 류마토이드관절염과 유사한 관절염을 동반하기도 한다. 상피 세포의 증식능 증가로 인한 상피세포의 증식과 착각화증이 나타난다. 건선의 기전에서 IL-1과 TNF-a가 염증 초기에 중요한 역할을 하며, 상피 성장인자의 증가로 인한 상피세포의 증식과 호중구 화학주성의 증가로 인한 호중구의 상피내 침윤이 관찰되며, 가시세포증과 규칙적으로 길어진 곤봉 형태의 표피능이 관찰된다. 과각화증과 착각화증을 동반하고 과립층이 소실된다. 착각화증 부위의 비늘을 제거하면 점상출혈이 일어나는 데 그 현상을 아우스피츠 증후(Auspitz sign)라고 한다. 그것은 유두진피위를 덮고 있는 얇은 상피층이 인설 제거시 같이 떨어져나가 유두 진피내 모세혈관이 파열되기 때문이다(그림 18-12). 상피에 호중구가 침윤되어 각질층에는 문로 미세농양(Munro's microabscess), 각질바로 아래부위 상피에 해면상 변화에 호중구의 침윤이 있는 해면상 농포(spongiform pustule of Kogoj)가 관찰되며 상피에 농포성 병변이 심한 경우에는 특별히 농포성 건선(pustular psoriasis)이라고 한다.

2) 편평태선(lichen planus)

원인불명인 만성질환이나 상피 성분에 의한 세포면역반응과 관련되어 있으며, 대개는 1~2년 내에 치유된다. 육안적으로 자색의 가려움을 동반한 구진 및 판 형태로 피부, 구강점막, 성기 등에 나타나고 30~60대 여성에서 좀더 호발한다.

병리조직학적으로 불규칙한 가시세포증, 과각화증, 과립층의 증가, 공포 변성이 기저세포에서 관찰되고 다량의 림프구(T 세포)가 띠모양으로 침윤이 진피 윗부위에 관찰되는 것이 특징이다. 기저세포의 괴사로 인하여 시바트소체(Civatte body) 또는 교질체(colloid body)가 경계부에서 관찰되며 기저세포는 소실된 후 편평세포로 대치되며 둥근형태의 표피능(rete ridge)이 톱날과 같은 형태로 변형된다(그림 18-13).

3) 다형홍반(erythema multiforme)

원인불명의 비교적 흔한 질환으로 세포면역기전과 관련된 것으로 알려져 있으며, 모든 연령층에서 발생한다. 감염성 질환, 약물, 암, 자가면역질환과 같은 여러 종류의 질병과 관련성이 있다.

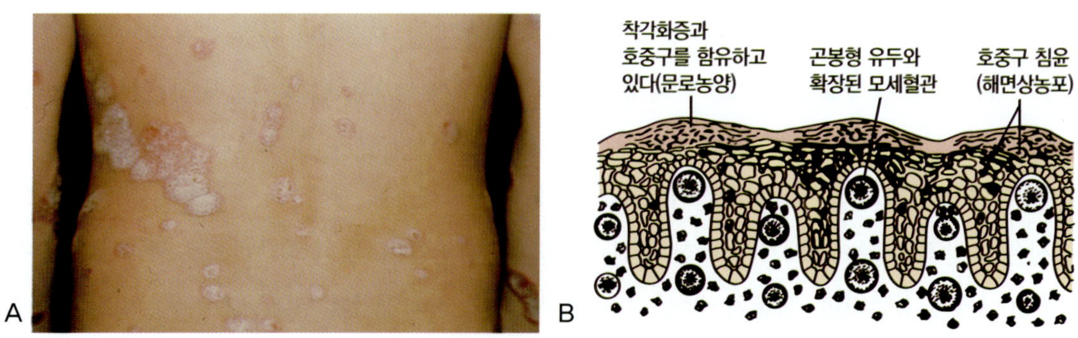

그림 18-12. 건선. A. 건선의 임상소견이며 두껍고 흰 비늘이 홍반을 덮고 있다. B. 건선의 병리 조직 소견의 모식도

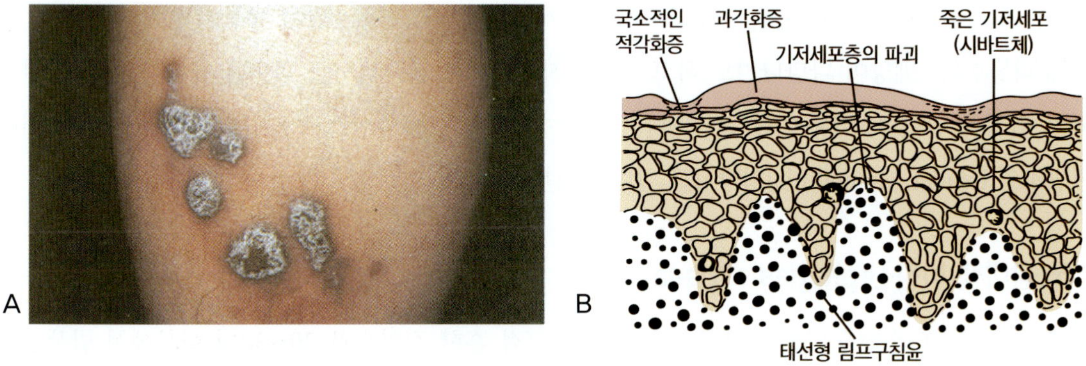

그림 18-13. **편평태선.** A. 편평태선의 육안소견으로 융기된 홍반성 구진이 관찰됨. B. 편평태선의 병리조직학적 소견 모식도

임상적으로 반점, 구진, 물집, 표적모양(target-like) 발진 등이 다양하게 나타나며 이들 중 표적모양의 발진이 진단에 중요하다. 병리조직학적으로 상피에는 해면증과 상피세포의 괴사가 있고 진피에서는 혈관염과 부종이 관찰된다. 표적모양의 발진에서는 중심부에 상피세포의 전층 또는 개별세포의 괴사가 있고 주변부에는 혈관의 확장과 림프구의 침윤이 다수 관찰된다. 가벼운 경우에는 잘 회복되나, 심한 경우 특히 스티븐스 존슨 증후군(Stevens-Johnson syndrome)에서는 심한 발열, 심한 물집형성, 상피의 전층 괴사, 궤양 등이 피부, 구강과 생식기 점막에 나타나고 사망율도 높다. 상피의 괴사가 심한 경우에는 독성표피괴사용해(toxic epidermal necrolysis)라고도 한다. 이 경우는 특히 약물에 의한 경우가 많다.

4) 결절 홍반(erythema nodosum)과 경절 홍반(erythema induratum)

가장 흔한 피하 지방층염(panniculitis)으로 결절홍반과 경절홍반이 있으며 최근에는 결절성 혈관염이라고도 한다. 대부분은 동반되는 질환이 없으나, 일부 동반되는 질환들은 감염증(연쇄알균, 결핵, 곰팡이, 나균 등), 약물(설폰아마이드, 요오드), 사르코이드증, 급성 류마티스열, 염증성 장질환, 악성 종양 등 다양하다.

결절홍반은 다수의 통증이 있는(painful) 적색 결절이 정강뼈 앞쪽(경골 전방부)에 나타나나(그림 18-14), 3~4주 후에는 치유된다. 병리조직학적으로는 지방층염과 경도의 혈관염이 관찰되며 지방층염은 격막을 중심으로 염증세포의 침윤과 섬유화가 진행되는 것이 특징이다. 격막이 두꺼워지므로 격막성 지방층염(septal panniculitis)이라고도 한다.

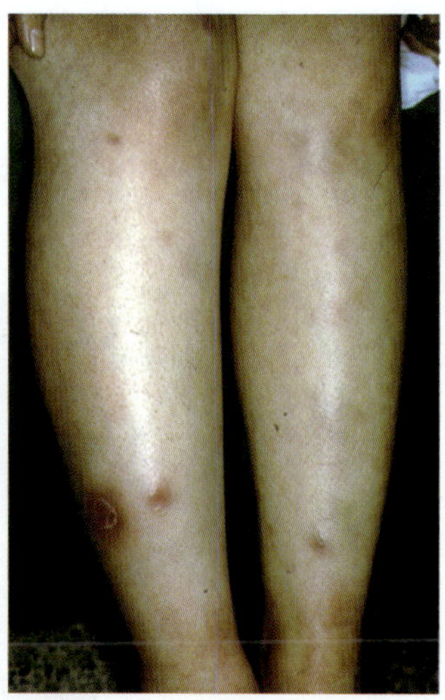

그림 18-14. **결절홍반.** 정강뼈의 앞쪽에 여러 홍반성 결절이 관찰되고 있다. 지방층염증이 있어서 생긴 것임

혈관에는 피브린 침착과 혈관벽의 괴사가 존재하기도 한다. 경절홍반은 통증이 없으며 정강뼈 뒷쪽에 다발한다. 궤양이 나타나기도 하고 병리조직학적으로 건락괴사를 동반한 육아종 염증이 관찰되며 결핵과 관련성이 있는 경우가 많다. 이때는 지방소엽을 중심으로 염증이 일어나므로 소엽성 지방층염(lobular panniculitis)이라고도 한다. 혈관의 괴사성 혈관염을 동반하는 경우도 흔하다.

5) 장미색 비강진(pityriasis rosea)

헤르페스 바이러스에 의한 것으로 추정되는 비교적 흔한 질환으로 20~30대 어른에서 발생되며 잘 회복된다. 처음에는 전령반(herald patch) 즉 주위와 경계가 명확한 타원형 연어색의 붉은 비늘성 반이 나타난다. 그 이후 얇은 비늘이 덮인 붉은 색 발진이 몸통에 다수가 나타나므로 일명 전령반이라고 한다. 경도의 과각화증, 진피내 림프구의 침윤과 세포탈출증(exocytosis)을 동반하는 비특이성 아급성 피부염이 특징이다.

6) 흑색가시세포증(acanthosis nigricans)

벨벳 표면 같은(velvety) 흑색반이 겨드랑이와 사타구니에 특징적으로 나타나고 대개는 임상적으로 중요한 질환은 아니지만 일부에서는 내부장기의 악성 종양을 동반하고 있어 내부의 악성 종양의 발생을 암시해 준다는 점에서 중요한 의미를 갖고 있다. 이 경우를 악성 흑색극세포증이라고 한다. 병리조직학적으로 과각화증, 유두종증이 관찰되나 멜라닌 세포나 색소의 증가는 없다. 흑색으로 보이는 것은 과각화증에 기인한 것으로 생각된다.

7) 멜라닌 색소이상 질환(melanin pigmentary disorders)

멜라닌 색소이상 질환에는 백반증(vitiligo), 백색증(albinism), 흑색점(흑자, lentigo), 주근깨(freckles)가 있다. 백반증은 비교적 흔한 질환이며 불규칙하고 다양한 크기의 흰색 반점 또는 반으로 나타난다. 발병기전은 면역학적으로 멜라닌 세포의 파괴로 인하여 기저부의 멜라닌 색소가 소실

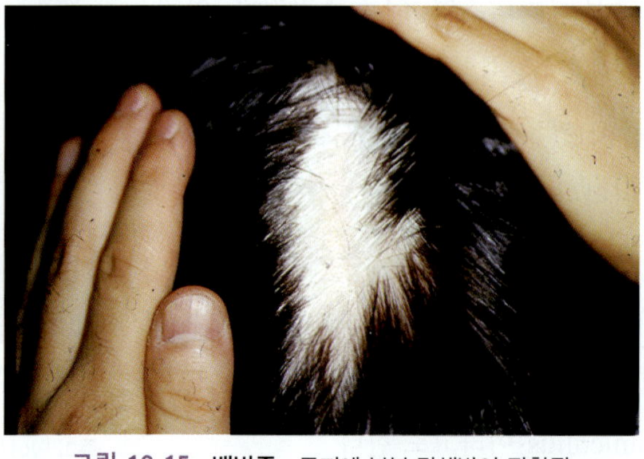

그림 18-15. **백반증.** 두피에 부분 탈색반이 관찰됨

(탈색)되는 것이다. 팔, 겨드랑이, 입, 항문, 눈 주위에 다발한다(그림 18-15). 백색증은 선천성으로 티로신 옥시다제(thyrosine oxidase)의 결핍으로 티로신이 DOPA를 통한 멜라닌색소로 바뀌는 과정에 장애가 일어나게 되므로 멜라닌 세포가 멜라닌 색소를 생산하지 못하는 질환이다.

흑색점은 소아에서 흔히 관찰되는 5~10 mm의 비교적 흔한 작은 색소성 흑갈색 반점이다. 병리조직학적으로는 표피능(rete ridge)이 길어지며 동시에 기저층에 멜라닌 세포의 증식이 동반되는 것이 특징이다. 주근깨는 멜라닌세포의 수는 증가하지 않으나 멜라닌 색소의 생산이 증가되어 기저층에 색소 침착이 증가되는 1~10 mm 크기의 색소성 흑갈색 반점이다.

8. 피부의 낭종(skin cysts)

1) 표피낭(epidermal cyst)

대단히 흔한 병변으로 비교적 경계가 명확하고 단단한 피하 결절로 나타나며 상피나 모낭 입구의 상피에서 발생한다. 병변부는 각질형성 편평상피로 피복되며 내부에는 층판성 각질이 가득차 있다. 과립층이 존재하는 것이 다른 낭종과의 감별에 중요하다. 흔히 표피낭이 파열되어 이차 염증을 일으키며 케라틴에 대한 이물육아종도 발생한다.

2) 모낭종(trichilemmal cyst, pilar cyst)

외근초세포(outer root sheath cell)로 피복되어 있으며 내부에는 단단한 각질로 가득차 있다.

3) 유피낭(dermoid cyst)

눈 주위에서 많이 관찰되는 낭종으로 외배엽기원이므로 정상피부의 모든 구조를 볼 수 있다. 낭종의 내부는 각질형성 편평세포로 피복되고 그 주위에 상피부속기관인 모낭과 모발, 기름샘의 분화가 동시에 관찰된다.

4) 다발성 기름낭종(steatocystoma)

기름낭종(지루낭종)은 다발성으로 나타난 경우가 대부분이지만 일부는 단발성으로도 나타나기도 한다. 낭종의 벽을 이루는 세포가 기름샘 입구의 상피와 유사하며 벽에는 압박받는 기름샘이 붙어 있는 경우가 많다. 주된 내용물이 지방이므로 표본제작과정에서 사라진다.

9. 피부의 종양(skin tumors)

피부의 종양은 그 기원에 따라 상피성, 피부부속기, 멜라닌세포, 메르켈세포, 진피의 간엽조직, 림프구, 비만세포기원종양으로 분류할 수 있다(표 18-3).

표 18-3. 피부의 종양

기원세포	양성 종양	악성 종양
상피세포	사마귀 첨형콘딜로마 전염성연속종 각질가시세포종	상피내암(보웬병) 편평세포암종 기저세포암종
멜라닌세포	모반세포모반 청색모반	악성흑자흑색종 표재확장성흑색종 결절성흑색종
메르켈세포		메르켈세포암종
진피의 간엽세포	진피섬유종 섬유황색종(fibroxanthoma) 혈관종 신경섬유종	융기형피부진피 섬유육종 혈관육종 악성슈반세포종
림프구		균상식육종 세자리증후군
비만세포	색소성담마진 단발성비만세포종	전신성비만세포증

1) 상피의 양성 종양(benign epithelial tumors)

(1) 바이러스에 의한 종양(viral tumors)

바이러스에 의해 발생하는 종양에는 사마귀(verruca vulgaris, wart), 첨형콘딜로마(Condyloma acuminatum), 보웬모양구진(Bowenoid papulosis), 전염성 연속종(molluscum contagiosum) 등이 있다.

사마귀는 인체 유두종 바이러스(HPV)의 직접 접촉으로 감염되며 피부의 어디서나 나타날 수 있으나 손이 가장 흔한 부위이다.

편평세포유두종은 병리조직학적으로 과립층 내에 각질유리질(keratohyaline)과립이 증가하고 바이러스에 의한 변화로는 공포를 갖는 세포가 표층에 존재하며 이 편평세포에서는 많은 수의 바이러스가 관찰된다. 편평사마귀(verruca plana)도 유두종 바이러스에 의하여 발병하나 상피의 가시세포층과 표층에 공포성 상피가 관찰되나 유두종증이 없는 것이 다른 점이다.

첨형콘딜로마는 대형 사마귀와 비슷하나 유두종 바이러스의 아형(PV 6, 11)이 다르며 회음부에 많이 발생한다. 유두모양 증식이 보통사마귀보다 더 현저하며, 표층상피에서는 공포성 변성 즉 코일로세포증(koilocytosis)이 특징적으로 관찰된다.

보웬모양구진은 회음부에 다발하며 주로 유두종 바이러스의 아형 16, 18에 의하여 발생된다. 구진이나 상피세포의 이형성이 동반되므로 병리조직학적 진단시 보웬병과 감별해야 하는 질환이나 임상적으로는 구별이 잘 된다.

전염성 연속종은 폭스(pox)바이러스군에 속하는 바이러스에 의해 발생하며 소아에서 다발한다. 작고 둥근 구진으로 중심부에 배꼽 모양의 함몰부위가 있다. 치즈같은 물질이 이 구진을 짜면 솟아나온다. 대개는 자연 치유된다. 병리조직학적으로 상피는 진피내로 자라 들어가고 상피세포에는 호산성의 큰 세포질 봉입체인 연속종체(molluscum body)를 갖고 있다.

(2) 기름각화증(지루각화증, seborrheic keratosis)

대단히 흔한 피부종양으로 특히 노인 연령층의 몸통, 사지, 얼굴에서 다발한다. 육안적으로 편평하고 연하며 주변과 경계가 명확한 갈색의 융기된 종양이다(그림 18-16 A). 병리조직학적으로 멜라닌 색소를 갖고 있는 편평상피 및 기저세포의 증식과 각질을 포함하는 각질낭포들이 섞여 있다(그림 18-16 B). 갑자기 이 종양이 많이 발생하는 경우 내부에 악성 종양이 함께 있는 경우가 높으며, 이를 Leser-trélet 증후라고 한다.

(3) 각질가시세포종(keratoacanthoma)

중년층에서 흔히 발생하고 얼굴과 위팔에 잘 관찰되는 종양으로 초기에는 급속하게 성장하지만 얼마간 지속되다가 일부는 자연치유되기도 한다. 육안적으로 중심부에 궤양을 동반한 융기된 종괴의 모양이 특징적이고 병리조직학적으로는 컵 모양으로 생겼고 불규칙하게 유리질 세포질을 나타내는 각질형성세포의 증식과 중심에 각질을 포함한 미세농포가 특징이다. 극히 일부에서 양성 종양으

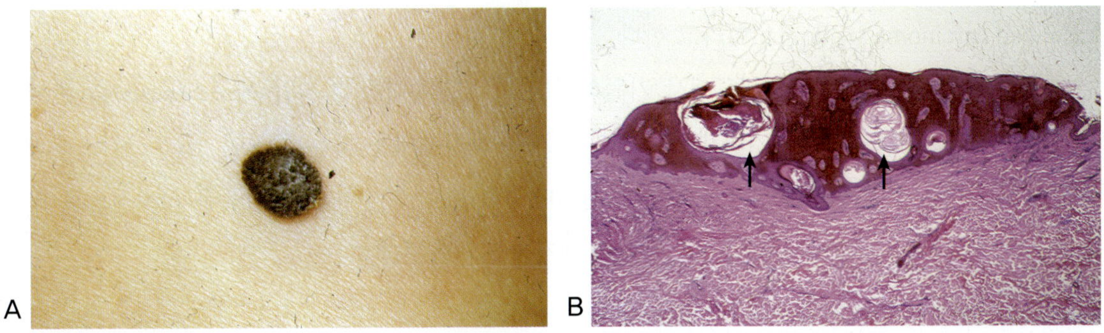

그림 18-16. 기름각화증
A. 주변과 경계가 명확한 융기된 흑갈색의 종양으로 나타난다.
B. 종양은 상당히 많은 멜라닌 색소가 풍부한 기저세포의 증식과 각질낭포(arrow)로 구성되어 있음. H&E

로 생각되기도 하지만 대부분의 증례는 세포이형성과 함께 침윤성 성장을 하므로 편평세포암종의 한 유형으로 간주하고 있다.

(4) 광선각화증(actinic keratosis)

피부가 약한 사람에서 햇빛 자외선의 영향으로 상피 및 진피가 손상을 받아 발생하는 질환이다. 피부가 거칠고 홍반성 또는 갈색판이 관찰되며 병리조직학적으로는 각질층에 과각화증이 있고 상피세포의 변화는 다양하여, 상피의 증식, 위축, 이형성과 상부 진피 탄력섬유와 콜라겐의 변성이 동반되는 것이 특징이다. 이때 상피의 변화가 동반되지 않고 진피의 탄력섬유 및 콜라겐 변성만 관찰되는 경우에는 광선 탄력섬유증(solar elastosis)이라고 한다.

광선각화증은 편평세포암종의 전단계 질환으로 여겨지며 특히 이형성증이 동반되는 보웬형인 경우는 절제하거나 지속 관찰 검사가 필요하다.

2) 상피의 악성 종양(malignant epithelial tumors)

(1) 보웬병(Bowen disease)

몸통이나 사지의 피부에 다발하지만 햇빛의 노출부에서도 발생한다. 내부장기의 악성 종양과 동반되는 경우가 있으며, 드물게는 비소와 관련성이 알려져 있다. 육안적으로는 서서히 확대되는 홍반성 반 또는 판으로 나타나며, 병리조직학적으로는 상피세포의 이형성이 전층에서 관찰되는 표재성 암(carcinoma in situ)으로 나타나나 기저막 이하로의 침투는 없다. 편평세포암종으로 이행하기도 한다.

(2) 기저세포암종(basal cell carcinoma)

흔한 피부종양으로 햇빛에 노출된 피부에서 다발하며 특히 얼굴이 가장 많이 발생하는 부위이다(그림 18-17 A). 드물게는 보통염색체 우성으로 유전되어 다수의 기저세포암종이 어린시기에 발생하는 경우도 있으며 뼈, 신경계, 눈에도 이상이 동반된다. 이 경우를 기저세포암종모반 증후군(nevoid basal cell carcinoma syndrome)이라고 한다.

기저세포암종은 상피의 기저세포에서 기원하여 진피로 침투하는 기저암 세포소(nests)를 관찰할 수 있으며, 이 세포소의 주변 기저세포는 울타리 또는 책상배열을 하는 특징이 있고 간질조직과의 균열이 일어나는 것이 진단에 도움을 주는 소견이다(그림 18-17 B). 기저세포암종은 국소적으로 침투하나 원격전이는 거의 없으므로 수술로 완전히 제거하면 치유된다.

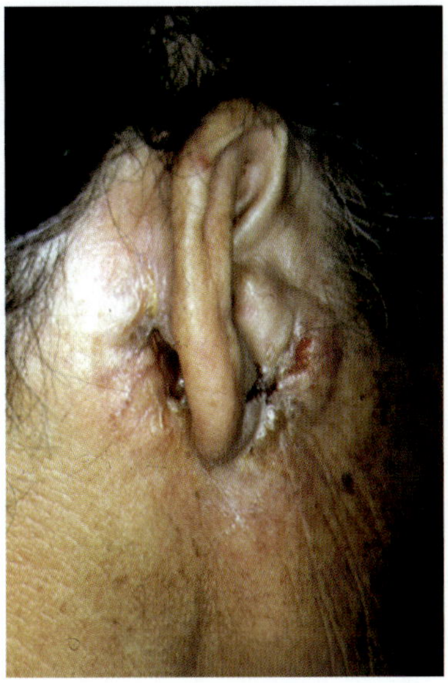

A

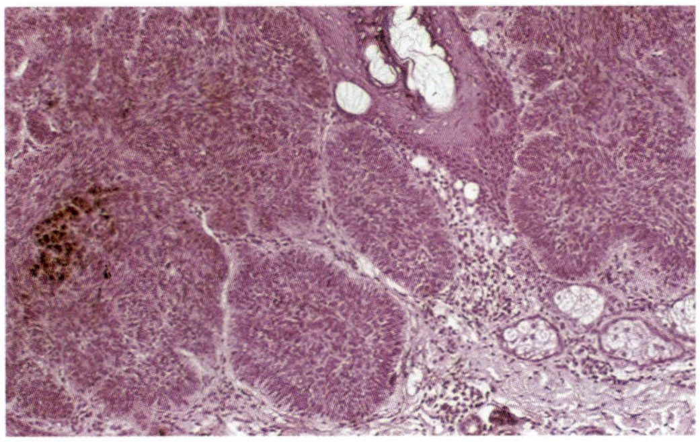

B

그림 18-17. **기저세포암종**

A. 궤양을 동반한 기저세포암종이 귀주위에 발생하였다.

B. 증식된 상피세포는 이형성을 나타내는 기저세포로 되어있고 세포소 주변에 기저세포의 울타리 모양의 배열이 특징임. H&E

(3) 편평세포암종(squamous cell carcinoma)

기저세포암종 다음으로 흔한 피부의 악성 종양으로 특히 햇빛(자외선)에 노출된 부위의 피부에서 다발한다. 광선과 각화증에 동반된 편평세포암종은 국소에 침윤하며 전이는 드물게 일어난다(1%). 광선각화증과 관련성이 특히 높아 얼굴이나 노출부위에서 많이 발생하며 특히 백인에서 흔하다. 만성 궤양성염증, 화상반흔과 관련되어 발생하기도 한다. 기저세포암종에 비하여 전이를 잘한다(20~30%).

편평세포암종은 얕은 궤양과 함께 주변은 약간 융기되지만, 초기에는 홍반성 판으로 관찰된다. 종양세포는 크고 다각형이며 각질형성이 세포질에서 관찰되는 편평세포의 특성과 악성 세포의 형태 특징이 관찰된다. 간질 내로의 침윤이 관찰된다. 암종의 완전한 절제술이 치료방법이다.

3) 피부부속기 종양(skin adnexal tumors)

대개 양성 종양으로 털, 땀샘, 기름샘 등의 부속기로부터 종양의 분화에 따라 나눈다(표 18-4). 털에서는 모낭종, 모상피종, 모기질종 등이 있고 땀샘에서는 에크린 선단 나선종(eccrine acrospiroma) 또는 투명세포 땀샘종(clear cell hidradenoma), 땀구멍종(poroma), 에크린 나선종, 유두상 땀샘종, 기름샘에서는 기름샘종 등이 있다. 양성 종양이므로 대개는 무통성결절로 나타나고 수술로 절제하면 된다. 대단히 드물게 악성 종양도 나타날 수 있으며 다른 악성 종양과 같이 침투성 성장과 전이도 나타난다.

표 18-4. 피부 부속기종양의 분류

종양	분화(기원)	호발부위
모낭종(trichofolliculoma)	털(hair)	얼굴, 단발성
모상피종	털	얼굴, 흔히 다발성
모기질종	털	전신, 소아에서 호발
에크린땀샘종	에크린	하측안검, 흔히 다발성
유두상땀샘종	아포크린	얼굴, 두피(기름샘모반과 대부분 동반됨)
투명세포땀샘종 또는 에크린선단나선종 (eccrine acrospiroma)	에크린	전신
땀구멍종(poroma)	에크린	발, 손, 주로 노령층
에크린나선종(eccrine spiradenoma)	에크린	전신
유두상땀샘종(hidradenoma papilliferum)	아포크린	여성외음부
cylindroma	아포크린	두피, 흔히 다발성
기름샘모반	기름샘	두피, 얼굴, 선천성
기름샘종	기름샘	드뭄

4) 멜라닌세포 종양(melanocyte tumors)

(1) 모반세포성 모반(nevocellular nevus)

태생기에 신경능에서 상피로 이동하는 도중에 정지된 멜라닌 세포의 집단에서 모반(nevus)이 발생하며 어릴 때 나타나는 질환의 일반 명칭이다. 모반세포성 모반은 멜라닌 세포성 모반(melanocytic nevus)이라 부르기도 하며 대개 출생직후 보다는 소아기에 나타나고 사춘기를 지나면 성장이 정지되는 대단히 흔한 종양이다. 따라서 진성 종양이라기 보다는 과오종으로 보는 견해도 있다.

육안적으로 색소를 갖는 편평한 구진, 유두종, 혹은 유경성(pedunculated) 병변으로 관찰되며 병리조직학적으로는 멜라닌세포성 모반세포(nevus cell)로 구성되어 있다. 진피내에서 관찰되면 진피내모반(intradermal nevus), 상피진피 경계부에 관찰되면 경계모반(junctional nevus), 진피와 상피에 동시에 관찰되면 복합모반(compound nevus)이라고 한다. 그 외에 색소성 모반 주위에 백반증이 나타나는 것을 달무리모반(halo nevus)이라고 하며 이 경우 림프구의 침윤이 진피내 모반세포 주변에서 관찰된다.

멜라닌 세포성 모반의 상호 관련성을 보면 초기에는 멜라닌세포의 증식으로 인하여 경계모반 모양의 증식이 관찰되나 계속 증식하면 복합모반이나 진피모반이 된다. 그 후 진피모반은 모반세포들이 점차 신경조직과 유사한 형태로 변화되어 색소침착이 소실되므로 그 변화가 현저하면 신경모반(neural nevus)이라고 한다. 모반에서 악성 흑색종이 드물게 발생할 수도 있고 모반은 나이가 들어감에 따라 노화하므로 다양한 형태로 변형된다.

(2) 선천성 멜라닌세포성 모반(congenital melanocytic nevus)

태어날 때 나타나는 멜라닌세포성 모반으로 비교적 드물다. 색소침착이 있고 모발이 흔히 있으며 신체 어느 부위에도 발생할 수 있다. 대단히 커서 거세포모반이나 다수의 모반이 발생할 수도 있다. 복합모반으로 나타나고 시간이 경과되면서 신경분화를 많이 보이며 모반세포가 진피 깊숙이 관찰될 뿐만 아니라 피부부속기관 즉 땀샘과 모반부위에서도 관찰되는 것이 특징이다. 악성 종양으로 변형이 될 수도 있다.

(3) 청색모반(blue nevus)

흔히 1 cm 미만의 작고 경계가 분명한 청색 결절로 진피내에는 경계가 불분명한 멜라닌 색소를 함유한 수지상 멜라닌 세포의 증식이 관찰된다. 대단히 드물게는 악성도 있으나 대부분은 양성이다.

(4) 이형성 모반(dysplastic nevus)

처음에는 보통염색체 우성유전으로 유전하여 몸에 다수의 이형성 모반을 갖고 있다가 후에 악성흑색종을 일으키는 경우를 이형성 모반 증후군(dysplastic nevus syndrome)이라고 하여 좁은 의미로 사용하였으나 최근에는 상피세포의 이형성을 동반하는 경우에도 사용된다. 직경이 6~10 mm의 정도로 다발성이고 세포자체와 형태의 이형성이 관찰된다. 병리조직학적 특징은 상피의 모반세포의 이형성, 주위 세포소와의 융합, 기저세포의 불규칙성, 흑자성 증식, 층판상의 진피섬유화 등이다. 세포의 이형성 정도가 심할수록 암종으로의 이행 위험도 크다.

(5) 악성 흑색종(malignant melanoma)

악성 흑색종은 상피의 멜라닌 세포에서 악성화된 종양(그림 18-18)으로 대부분은 새로 발생하는 것으로 알려져 있으나 악성흑색점(lentigo maligna), 이형성 모반, 선천성 거대 색소성 모반, 모반세포

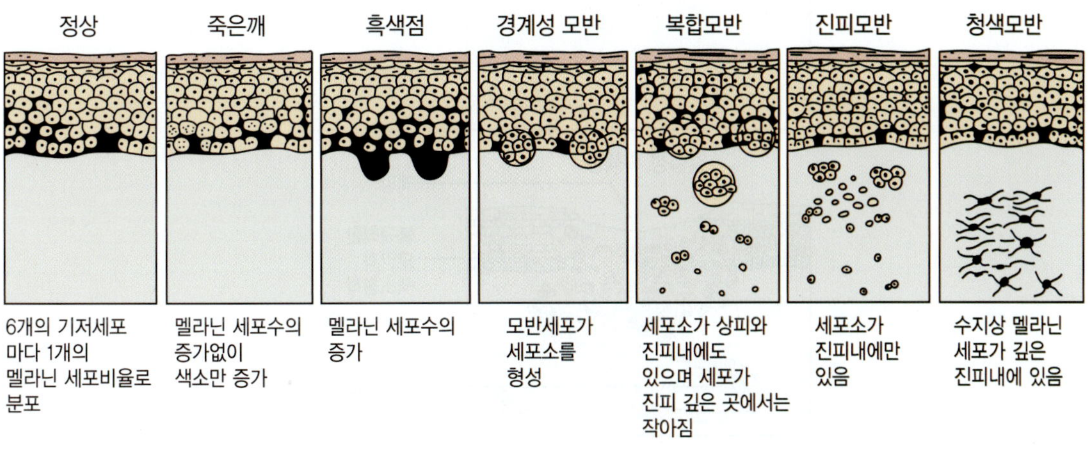

그림 18-18. 모반세포성 모반. 정상 멜라닌세포는 기저층에 있다. 여러 가지 색소성 질환의 모식도임

성 모반 등에서도 발생될 수 있다. 대부분 피부에서 발생하나 눈의 맥락막(choroid), 구강, 비점막, 식도, 기관지, 질, 항문이나 직장점막에서도 발생한다. 서양인에서는 흔히 발생하나 동양인에서는 그 빈도가 현저히 적어 피부색이 다른 인종간의 차이가 가장 현저한 종양 중에 하나이다.

세포학적으로 비정형인 멜라닌 세포의 증식이 있고 옆으로, 위로, 아래로 침투하며 성장한다. 악성 흑색점흑색종, 표층확장성 흑색종, 결정성 흑색종, 선단형 흑색점흑색종 등으로 분류하고 있으며(그림 18-19) 이들 중 동양계에 많은 것은 선단흑색점흑색종(acral lentiginous melanoma)과 결절형으로 대부분은 다리 특히 발에 많이 발생한다. 임상적으로 악성화되면 색소성 결절이 급속히 성장하며 출혈과 궤양이 일어난다. 악성화의 초기 임상 소견은 색깔과 크기의 변화가 있고 멜라닌 암세포가 옆으로 성장한다. 그러나 후에는 진피내로 침투하기 시작하며 전이를 일으키게 된다. 따라서 옆으로 퍼지는 것 즉 수평성장(radial growth)보다 수직으로(깊이) 자라는 것 즉 수직성장(vertical growth)의 정도가 예후와 직결된다(그림 18-20). 전이는 림프관과 혈액을 통해 조기에 일어난다.

악성흑색점(lentigo maligna)는 허친슨 주근깨(Hutchinson's freckle)라고 하며, 나이든 사람에서 햇빛에 노출된 부위 특히 얼굴에서 흔히 발생한다. 육안적으로 색소성 반이 나타나는데 그 반의 색깔이 다양하고 크기는 점차 커진다.

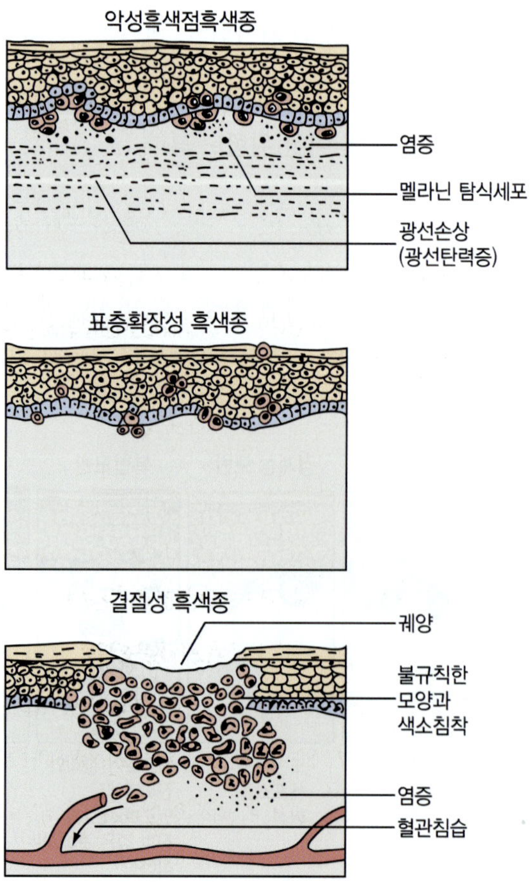

그림 18-19. 악성 흑색종의 병리조직학적 분류

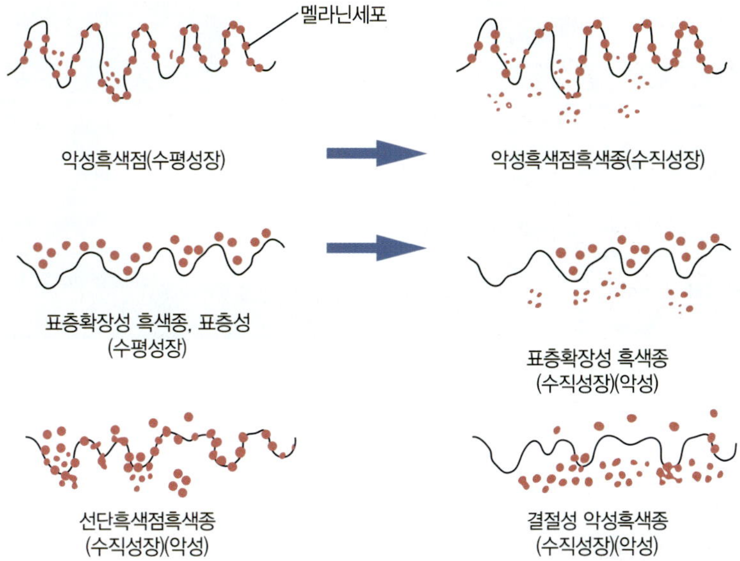

그림 18-20. 악성 흑색종의 병리조직 소견의 모식도
수평성장 : 상피내로 악성 멜라닌세포가 퍼져 나가는 것
수직성장 : 진피내로 악성 멜라닌세포가 침투해 나가는 것. 따라서 수직성장이 있어야 악성 흑색종이 됨

조직내에서 기저세포에 이형성 변화를 갖는 멜라닌 세포의 수가 고도로 증가하며 진피로 침투하기까지는 약 10~15년의 기간이 걸린다. 진피내로 침투하면 크기가 커지며, 결절이 반(patch)내에서 발생한다. 진피내로 침투하면 악성 흑색점흑색종(lentigo maligna melanoma)이라고 한다.

표층확장성 흑색종(superficial spreading melanoma)은 햇빛과 상관없이 발생하며 몸통에 다발한다. 다양한 색소침착이 있고 다소 융기된 상태이며 진피내로 침투하면 궤양과 출혈이 발생한다. 진피로 침투하는데 수개월 정도 소요된다. 크고 비정형(이형성)인 멜라닌세포소가 다발병소성으로 상피내에 퍼져있어 유방의 파제트병과 유사한 형태 소견을 관찰할 수 있다.

멜라닌색소를 가진 악성 종양세포가 존재함으로(그림 18-21) 전자현미경을 통해 멜라노좀(melanosome)을 찾아내고 면역조직화학적으로 S-100단백, HMB-45 등을 염색하여 진단한다.

선단흑색점흑색종(acral lentiginous melanoma)은 동양에서 다발하고 주로 다리 특히 발에 많이 발생한다. 병리조직학적으로 검버섯과 유사한 성장패턴을 보이고 사지 끝(발)에 발생함으로 선단흑색점흑색종이라고 한다. 따라서 기저세포를 연하여 종양세포의 증식이 있고 진피내로 침투하는 모습도 동시에 관찰된다(그림 18-22, 23).

결절성 흑색종(nodular melanoma)은 주로 수직형의 성장을 보이는 악성 흑색종이며 융기형으로 상피위로 솟아오르며 진피내로 침투한다(그림 18-24).

예후는 침투깊이가 중요하며(그림 18-25), Clark 수준과 브레스로(Breslow)법으로 평가하고 있다. 과립층으로부터 암세포 깊이까지 수직으로 잰 후 수치로 직접 나타내는 브레스로(Breslow)를 예후의 측정에 더 적합한 것으로 알려져 있다.

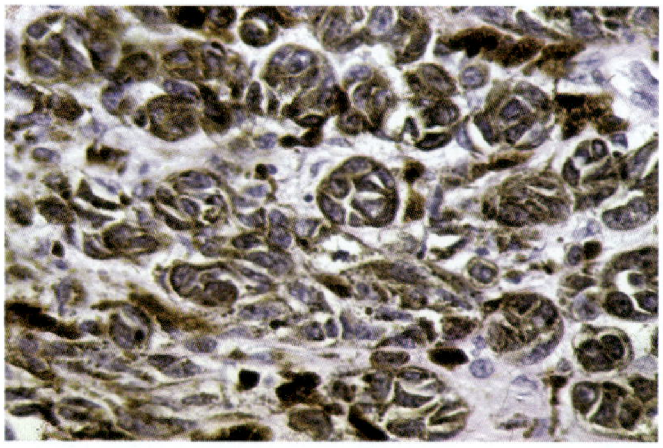

그림 18-21. 악성 흑색종. 악성도가 높은 핵을 가진 악성 흑색종세포가 풍부한 과립상의 멜라닌색소를 갖고 있음. 면역조직화학염색

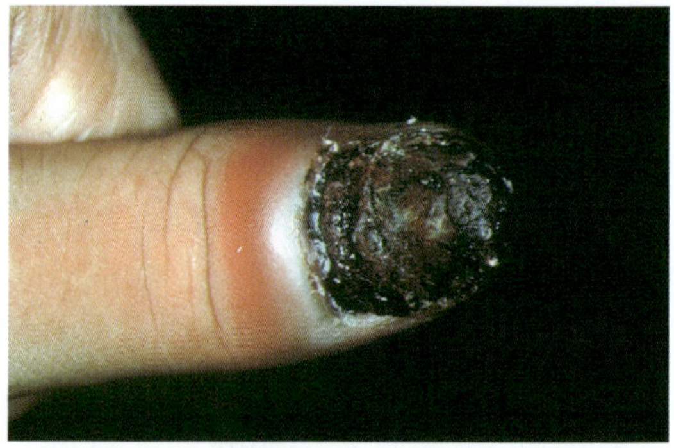

그림 18-22. 악성 흑색종. 악성 흑색종이 손톱에서 발생하여 손톱이 흑색으로 변하며 파괴되고 있다. 선단흑색점흑색종에 해당함

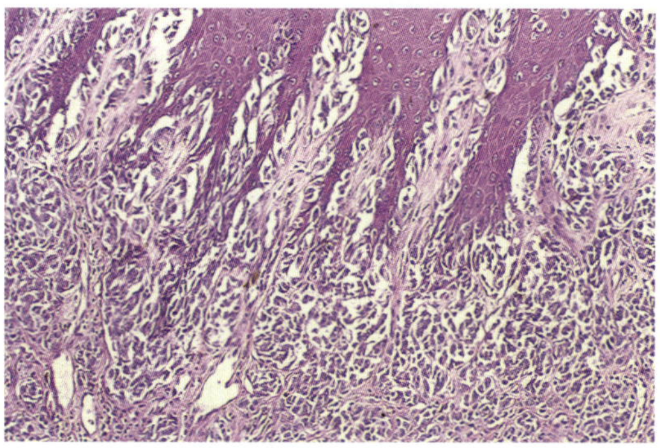

그림 18-23. 선단흑색점흑색종. 진피내로 악성 멜라닌세포의 침투가 일어나고 있고 특히 상피의 기저층을 따라서 악성세포의 증식이 있는 것이 특징임. H&E

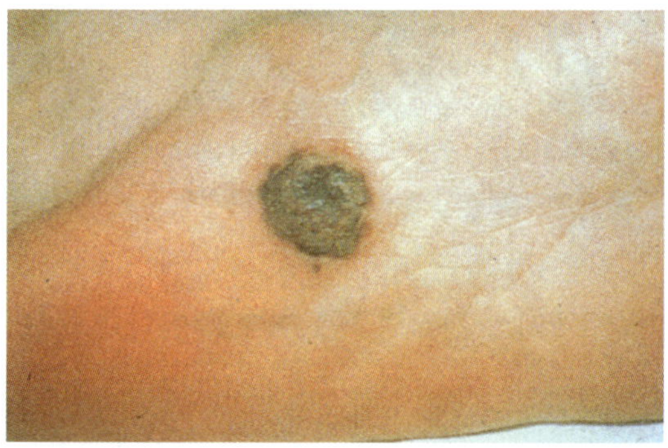

그림 18-24. 악성흑색종. 발바닥에 결절성 악성흑색종괴와 우측으로 전이된 결절이 관찰됨

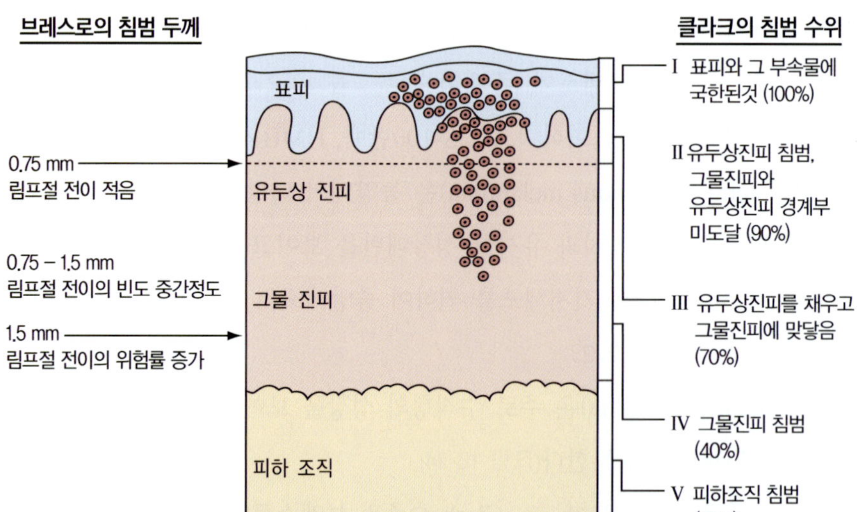

그림 18-25. 악성 흑색종의 수직침투 정도를 기준으로 예후를 결정하는 두 가지 방법을 도시하고 있다. 좌측은 브레스로(Breslow)법에 의한 침투 두께이며, 과립층에서 침윤된 종괴하단까지의 실측치로 나타낸다. 우측은 클라크(Clark)법에 의한 침투수준이며, 피부의 조직 구조를 중심으로 분류하고 있다. 괄호안의 수치는 5년 생존율임

클라크법(Clark level)은 조직의 구조 기준으로 깊이를 표시하고 침투 깊이에 따라 I-V까지 나눈다. 예후는 임상병기로 결정하며 림프절 전이가 있으면 예후는 더 나쁘다. 혈행성 전이가 있으면 5년 생존율은 10% 미만이다. 예후는 조직 유형보다는 침투 정도가 좌우한다.

5) 메르켈세포 암종(Merkel cell carcinoma)

기저층과 진피내에 존재하는 신경내분비 세포중에 하나인 메르켈세포에서 기원한다. 메켈세포암종은 신경내분비암종(neuroendocrine carcinoma)에 속하는 것으로 대개 40대 이후에 발생하며 결절성 피부 병변을 만든다. 머리와 사지에 다발하고 종양세포는 세포질이 거의 없는 작은 세포(소세포)로 구성되어 있고 핵은 농염되어 있다.

전자현미경으로 신경내분비과립을 발견할 수 있고 신경내분비표지자인 nonspecific enolase(NSE)나 chromogranin 항체를 이용한 면역조직화학법으로 증명할 수 있으며, 케라틴 20에 점모양으로 핵주변에 양성 반응을 나타낸다. 림프절 및 원격전이가 50% 예에서 발견된다.

10. 진피의 비상피성 종양들

1) 진피섬유종(dermatofibroma)

비교적 흔한 종양으로 단단하고 서서히 성장하는 갈색구진 또는 결절성 진피종양이다. 진피의 종괴는 섬유모세포, 조직구, 콜라겐 섬유가 여러 비율로 섞여 있어서 다양한 형태로 나타난다. 진피섬유종의 기원이 조직구로 알려져 있어 섬유조직구종(fibrous histiocytoma)이라고도 하며, CD68에 양성이다. 종양 내에는 혈철소가 다수 나타나기도 함으로 가끔 멜라닌색소와 감별이 필요할 때도 있다(그림 18-26). 종양은 팽창 성장하여 피하층까지 내려가기도 하며, 상피의 증식이 동반되고 기저세포에 멜라닌 색소의 증가가 특징이므로 육안적으로는 색소성 모반으로 진단되는 경우도 있다. 절제수술로 완치되나 재발도 잘되는 편이다.

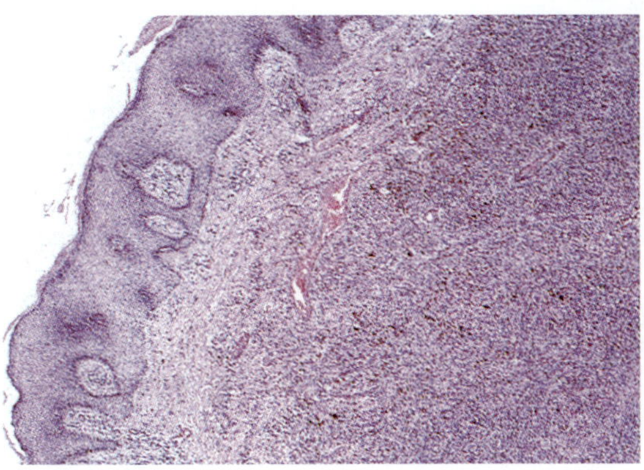

그림 18-26. **진피섬유종.** 상피의 가시세포층과 기저층의 멜라닌색소의 증가, 진피내에 섬유모세포의 증식과 갈색의 혈철소 침착 등이 관찰됨

2) 비정형 섬유황색종(atypical fibroxanthoma)

나이든 사람에서 태양에 노출되는 부위 특히 머리, 목부위에 다발하는 결절성 병변이며 대개는 단발성이고 작은 결절로 나타난다. 조직구와 섬유모세포의 증식이 현저하고 세포의 비정형성, 다형성이 심한 황색종세포(xanthoma cell)와 괴기한(bizarre) 다핵거대세포와 많은 유사분열상이 관찰된다(그림 18-27). 악성 종양같이 보이기는 하나 원격전이는 거의 없으므로 병변을 절제하여 치료한다. 연부조직에서 기원하는 악성 섬유조직구증과 유사하나 진피에서 발생되는 경우는 예후가 좋으므로 비정형 섬유황색종이라고 진단하기도 한다.

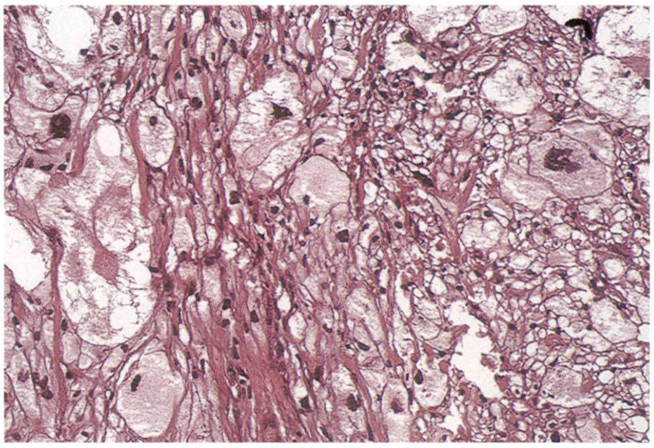

그림 18-27. **비정형 섬유황색종.** 투명한 세포질을 갖고 있는 다형성이 심한 세포들(황색종세포)과 방추형 세포로 구성되어 있음. H&E

3) 융기성 피부섬유육종(dermatofibrosarcoma protuberans)

융기성 피부섬유육종은 서서히 성장하는 결절성 피부종괴로 크기가 서서히 커져 종괴표면에 궤양도 발생한다. 이 종양은 진피에서 주변조직으로 국소 침투하며 피하지방층으로 침윤한다(그림 18-25). 고도의 세포성 종양이며 섬유모세포 모양의 방추형세포의 증식이 현저하고 세포의 비정형성 변화와 유사분열도 관찰된다.

상피세포는 변화가 없거나 위축된다. 종양세포는 소용돌이형의 방추세포의 배열과 그 중심에 모

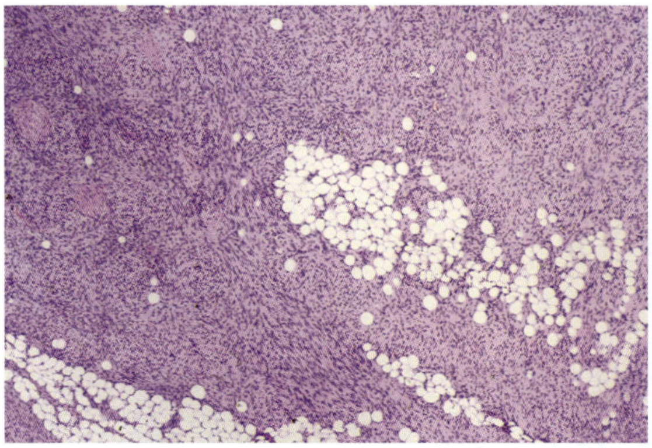

그림 18-28. **융기성 피부섬유육종.** 피하지방층으로 침윤한 세포성분이 많은 저악성종양임. H&E

세혈관이 있는 것이 진단에 중요하다(그림 18-28). 수술 후 재발이 잘되므로 완전한 절제술이 필요하다. 그러나 전이는 드물다. 진피섬유종과의 감별진단은 면역조직화학염색을 통해 이루어지며 특히 CD34에 대한 양성이 중요한 결과이다.

11. 악성 림프종(malignant lymphoma)

악성 림프종은 피부에서 원발종양으로 발생할 수 있으며 전이성 림프종도 있다. 악성 림프종의 15~20%는 피부에 전이되고 피부 림프종은 T-세포 기원이 많다.

1) 균상식육종(mycosis fungoides)

피부의 원발성 T 세포 림프종중 대표적인 종양으로 종양세포는 T 세포(T 보조세포의 표현형)로 구성되어 있으며 핵은 농염되고 불규칙하며 소엽으로 나누어져 있다. 핵모양은 뇌의 회전과 유사한 것이 특징이다. 임상적으로는 홍반기(macular stage), 판기(plaque stage), 종양기(tumor stage) 등 3 단계로 나누고 있다.

홍반기에서는 가려움증을 동반한 홍반성, 비늘성 반이 관찰된다. 종양세포는 진피 혈관 주변부에 침윤하고 있으며 상피로도 침윤하여 모여 있어 이를 포트리에 미세농양(Pautrier microabscess)이라고 한다. 실제는 농양이 아니고 암세포의 상피내 침윤부분이다(그림 19-29).

판기에서는 비교적 주위와 경계가 분명하고 단단한 홍반성 판으로 나타나며 병리조직학적으로 상부 진피내에서 띠모양의 림프구 침윤이 관찰된다. 림프종이 좀더 진행된 상태이다.

종양기에서는 진피내 림프구의 다량 침윤으로 검붉은 궤양성 종괴를 형성한다. 이 시기에는 림프절과 원격 장기 침범이 70% 정도에서 발생하며 예후가 나쁘다.

세자리 증후군(Sezary syndrome)은 종양기 균상식육종의 백혈병상태로 전신에 피부홍반이 나타

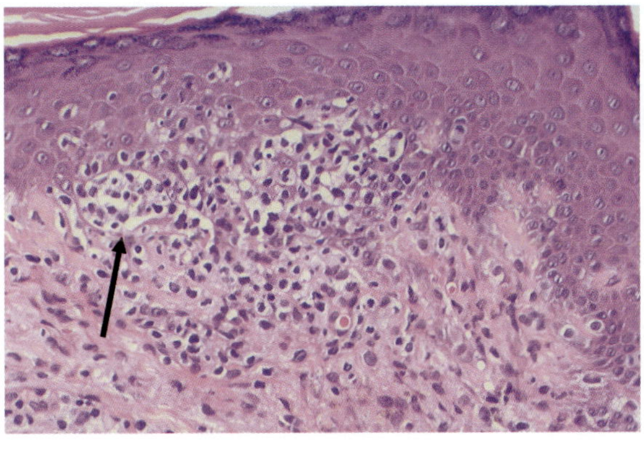

그림 18-29. 균상식육종. 피부에서 가장 흔한 T 세포 림프종이며 포트리에 미세농양(화살표)이 진단에 중요함. H&E

나고 심한 가려움증을 동반하는 것이 특징이다. 병리조직학적으로 균상식육종의 홍반기와 유사하며 전신에 나타나고 균상식육종세포 소위 세자리 세포(Sezary cell)가 말초혈액에 나타난다.

12. 비만세포 질환(mast cell diseases)

비만세포는 초염기성 과립을 갖고 있고 톨루이딘블루(toluidine blue)나 김자(Giemsa)염색에서 세포질 과립의 이염성(metachromasia)이 특징이며 관련 질환에서는 진피에 비만세포(mast cell)의 증식이 특징이다. 비만세포는 히스타민이나 세로토닌과 같은 혈관활성 물질을 분비하므로 두드러기(팽진, urticaria)와 화끈거림(flushing, 작열감)이 나타난다. 대개 진피내 혈관주변부터의 침윤으로 시작되며, 색소성 담마진,고립성 비만세포종, 전신성 비만세포종 3가지 임상유형이 있다.

색소성 담마진(urticaria pigmentosa)은 비만세포질환의 50%를 차지하고 피부에 나타나며 소아에서 흔한 양성 질환이다. 다수의 적갈색의 반과 구진이 전신으로 나타나며 홍반부위의 피부를 긁었을 때 팽진이 그 자리에 나타나는 다리어 징후(Darier's sign)가 진단에 중요하다. 진피내에는 다수의 비만세포의 침윤이 관찰되며, 이들 세포는 다각형이거나 둥글고 세포질은 비교적 투명하며 많은 과립이 특징이다(그림 19-30).

고립성 비만세포종(solitary mastocytoma)은 드문 양성 질환으로 출생직후에 잘 나타나고 피부에 종괴가 존재한다. 전신성 비만세포증(systemic mastocytosis)은 드문 악성 질환으로 악성 림프종과 유사하고 피부, 뼈속질, 간, 지라, 림프절 등에 비만세포의 침윤이 동반된다.

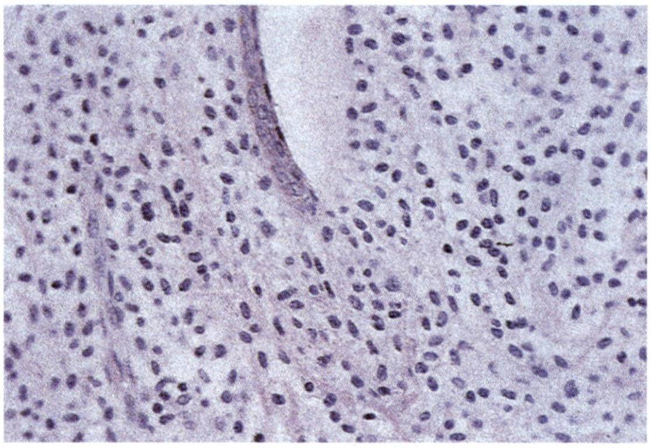

그림 18-30. 색소성 담마진. 진피내에 다수의 비만세포의 침윤이 관찰됨. H&E

Chapter 19

근골격 질환 (Musculoskeletal diseases)

1. 뼈질환

근육뼈대계는 뼈, 관절, 근육 등으로 구성되고 이중 뼈는 인체에서 치아 다음으로 단단한 조직으로 지주로서 근육의 부착부가 되며 뼈내로서 체형을 만들고 조혈작용을 한다. 뇌와 심폐를 보호하는 단순한 물리적인 역할뿐만 아니라, 인체 칼슘의 99%, 인의 90%를 저장함으로써 칼슘과 광물질 대사에도 중요한 역할을 하고 있다. 관절은 뼈를 잇는 이음매로써의 역할을 가지고 있지만, 그 관절 표면을 덮고 있는 연골부분의 표면은 윤활성이 풍부하고 놀라운 내구성을 가지고 있다.

근육뼈대 질환은 다른 장기의 병변과 비교해 외관상의 형태와 운동의 이상이 나타남으로 비교적 질병을 파악하기 쉽다. 스포츠와 그에 따른 외상이나 특정 운동에 수반하여 일어나기 쉬운 장애이기도 하지만, 고령화 사회가 진행되어 가고 있으므로 퇴행성 관절염, 뼈엉성증(골다공증, osteoporosis)을 비롯한 노인성 병변이 문제가 되고 있다.

1) 정상구조(normal structures)

뼈(bone)는 그 형상의 차이에 의해 위팔뼈, 넙다리뼈 등의 긴뼈, 손가락뼈 등의 짧은뼈, 볼기뼈(엉덩뼈)와 같은 납작뼈, 척추와 같은 불규칙뼈로 구분된다. 긴뼈는 뼈몸통(diaphysis), 뼈몸통끝(metaphysis), 뼈끝(epiphysis), 뼈끝연골로 구별되고(그림 19-1), 각 질병마다 특유한 호발 부위가 있다. 뼈끝연골(epiphyseal cartilage)은 성인이 되면 소멸되어 뼈조직으로 바뀐다. 뼈의 조직학적 구조 중 가장 기본조직은 동심원구조의 뼈단위(osteon) 또는 하버스계(haversian system)로 이 뼈단위(osteon)는 층판성뼈, 뼈세포, 혈관 등을 포함하고 있다(그림 19-2).

뼈조직은 아교섬유와 무코단백 특히 오스테오넥틴(osteonectin)과 오스테오칼신(osteocalcin) 등으로 이루어지는 단백 기질의 바탕위에 칼슘과 인을 포함하는 히드록시아파타이트(hydroxyapappite, 수산화인회석)가 침착하여 만들어진 단단한 조직이다. 뼈도 다른 조직과 마찬가지로 흡수와 재건을 반복하고 끊임없이 변화된다. 뼈의 형성에는 뼈모세포, 뼈의 파괴 및 흡수에는 뼈피괴세포가 관여한다(그림 19-3). 이 파괴와 형성의 과정은 다양한 인자, 특히 부갑상샘 호르몬(PTH), 칼시토닌, 여성 호르몬 등의 호르몬의 균형과 칼슘과 비타민 D 등의 체내로의 섭취 등의 영향을 받는다.

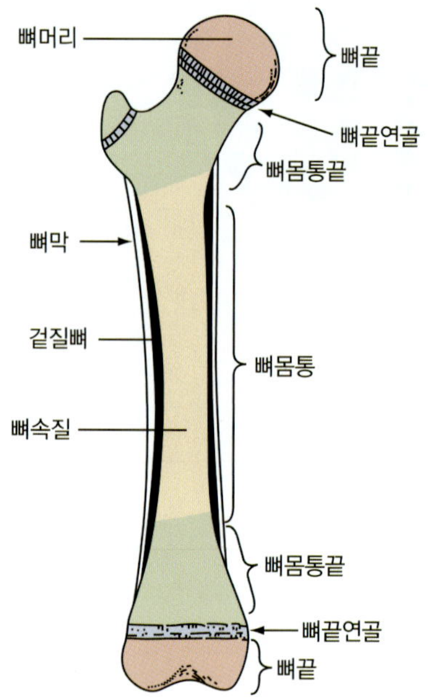

그림 19-1. 긴뼈(넙다리뼈)의 구조와 해부학적 명칭

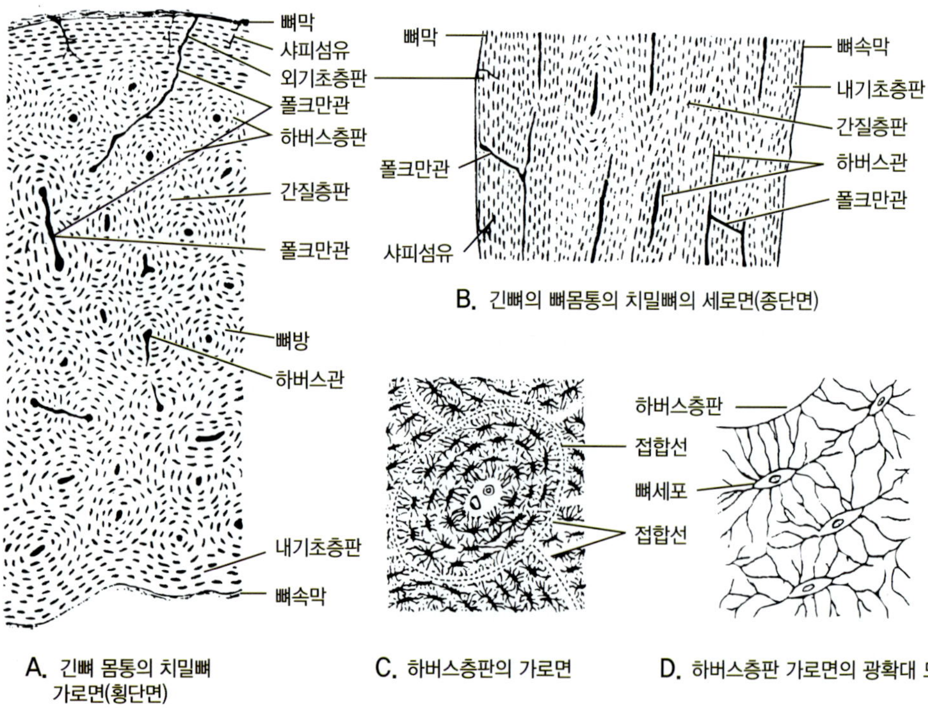

그림 19-2. 긴뼈의 몸통(long-bone diaphysis)단면의 조직학적 모식도

A, B: 층판뼈(lamellan bone)은 하버스계(haversian system), 내외 기초층판(outer and inner circumferential lamellae)과 간질층판(interstitial lamellae) 등으로 구성된다. 하버스계는 각 간질층판에서 아교섬유의 다발이 방향을 달리하며 배열하고 있다. C, D: 하버스계에는 층판구조, 중심의 모세혈관, 다수의 뼈모세포가 많은 돌기로 서로 동심원적 배열로 연결되어 있음을 보여줌

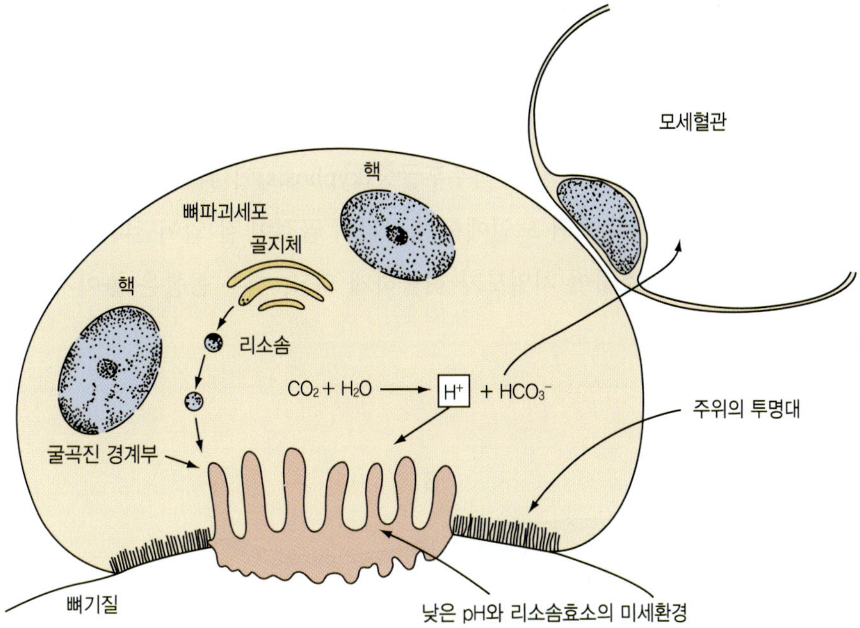

그림 19-3. 뼈파괴세포의 작용기전
골지체 내의 리소솜 효소와 생산된 수소이온은 뼈기질과 뼈파괴세포가 접촉하여 생긴 미세공간(환경)으로 분비된다. 이 공간의 산성화는 뼈로부터 인산 칼슘을 용해시키며 리소솜 내 가수분해 효소(hydrolase)의 활성을 증가시킨다. 그 결과 뼈기질 단백이 제거되며 용해된 뼈의 구성물질은 뼈파괴세포 내로 들어오고 그 후 혈중으로 들어가게 됨

2) 대사 장애(metabolic disorders)

(1) 뼈희박화(bone rarefaction)

뼈는 체중 부하와 외부로부터 운동자극을 받아 강화되지만, 그 자극이 가해지지 않으면 폐용성 뼈희박화(뼈감소증, osteopenia)가 나타나며, 뼈기질내의 칼슘이 빠져나가는 상태가 일어난다. 원인에는 뼈기질 결핍에 의한 뼈엉성증(뼈다공증, 뼈조송증), 칼슘 침착이 부족한 뼈연화증, 부갑상샘기능항진에 의한 낭성 섬유낭성 뼈염(osteitis fibrosa cystica) 등으로 구분할 수 있다. 콩팥질환에 의한 콩팥성 뼈이영양증(renal osteodystrophy)도 있다.

(2) 뼈엉성증(뼈다공증, osteoporosis)

뼈의 기질(matrix)과 인이나 칼슘을 함유하는 염(salts)의 비율은 정상이지만 전체 뼈용량이 감소해 가는 상태로 대부분은 50세 이후의 고령자 특히 폐경 후의 여성에서 관찰된다. 부신겉질 스테로이드 장기 투여시나, 갑상샘기능항진증, 쿠싱(Cushing)증후군 등 호르몬의 균형이 무너졌을 때 이차성으로 일어나는 경우도 있다. 육체적 운동량의 감소, 영양상태의 결핍, 비타민 결핍(비타민 C) 등도 원인이 될 수 있다. 일부의 환자에서는 혈중 칼슘의 균형이 다소 깨져 있으나 혈중 칼슘, 인산, 알칼리 포스파타제는 정상범위를 보인다. 칼슘을 공급하면 뼈엉성증을 좀 서서히 일으킬 수는 있으

나 그 진행을 막을 수는 없다. 뼈엉성증 환자의 뼈용량이 현저히 감소하며 특히 뼈잔기둥(trabecular bone)이 감소하고 얇아진 것 외에는 정상적이다. 그 결과 강도가 약해진 뼈는 전체적으로 약하고 골절되기 쉽다. 몸의 무게를 지탱하는 뼈는 척추의 몸통과 넙다리뼈의 머리이기 때문에 척추가 압박을 받아 변형되고 등과 허리가 구부러지는 척추후굴증(kyphosis)이 되어 노인 특유의 체형이 된다. 또는 넙다리뼈 머리에 뼈엉성증이 오면 노인에서 넙다리뼈 골절이 잘 일어난다.

뼈엉성증에서는 뼈용량은 감소하여 치밀도가 허술하게 되고, 척추 몸통은 높이가 줄어들고, 중앙은 함몰된다(그림 19-4).

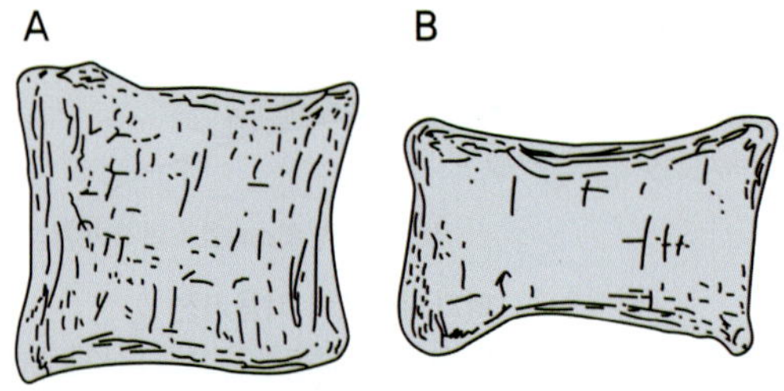

그림 19-4. 척추 몸통의 정상(A)과 뼈엉성증(뼈다공증, 뼈조송증)(B)의 단면(육안상의 모식도). 오른쪽에는 뼈잔기둥의 감소(뼈용량의 감소)가 현저하고 오목하게 변형되고 있음

(3) 구루병(rickets)과 뼈연화증(osteomalacia)

비타민 D는 음식물을 통하여 흡수되거나 햇빛의 작용에 의해서 체내에서 합성되어 간에 25-OH-비타민 D로 저장되며 그 후 콩팥에서 수산화되며 주활성물질인 1, 25-OH-비타민 D가 된다. 비타민 D의 작용은 주로 소화관으로부터의 칼슘과 인의 흡수에 관여하여 뼈의 석회화를 촉진한다(그림 19-5). 비타민 D의 결핍이 있으면 혈중의 칼슘과 인의 저하가 일어나고 성장기에 비타민 D가 부족하면 혈중 칼슘량이 저하되어 그 결과 칼슘이 부족하여 뼈끝연골의 뼈되기가 불충분하게 되고, 연골 기질이나 풋뼈(osteoid, 뼈에 아직 칼슘이 침착되어 있지 않은 상태)상태로 남아있는 부분이 많아 뼈가 단단하게 되지 못한다. 뼈는 부드럽기 때문에 다리는 O형 다리, X형 다리로 변형되고 척추는 구부러져서 척추후굴증(kyphosis) 또는 척추후만(curving)을 초래하여 소위 곱추가 되며, 이를 구루병이라고 한다.

구루병의 성인형은 뼈연화증으로 뼈로부터 칼슘이 빠져나가 뼈잔기둥의 기질에 칼슘이 부족하므로 뼈의 강도가 약해지며 칼슘이 부족한 풋뼈 기질(osteoid matrix)이 된다. 또한 소화관 질환시에도 비타민 D의 장관으로의 흡수 장애가 있으면 뼈연화증이 일어나는 경우가 있다.

이외에도 콩팥부전에 의해 칼슘, 인의 대사장애를 일으키고 뼈성장 장애를 보게 되는 경우가 있으며 이를 콩팥성 구루병이라고 한다. 이 경우는 일반적으로 비타민 D을 투여하더라도 그다지 개선되지 않는 것이 특징이다.

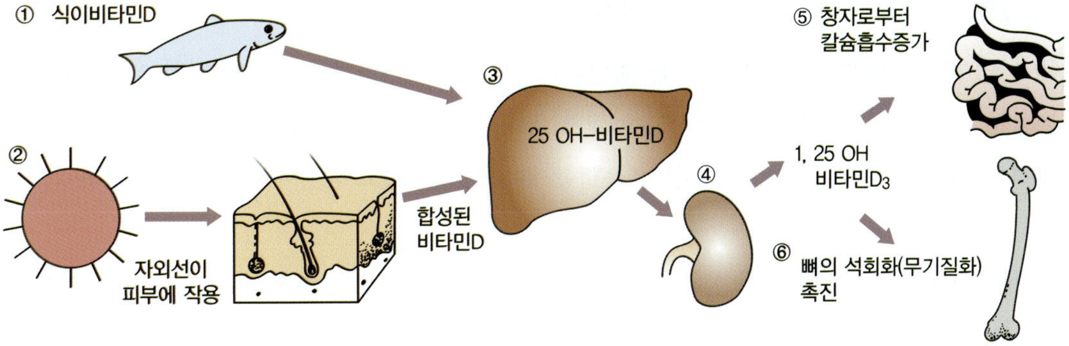

그림 19-5. 비타민D의 대사. 일부의 비타민D는 음식물로 부터 온다①. 예를들면 생선과 생선기름. 그러나 대부분은 피부에서 7-hydrocholesterol에 작용하는 자외선에 의해 만들어진다②. 음식물이나 합성된 비타민D는 간에서 수산화(hydroxylation)되어③, 25-OH-비타민D를 만든다. 그리고 이것은 콩팥에서 수산화되어 주활성물질인 1, 25 OH 비타민D가 되어 작은창자⑤에서 칼슘을 흡수한다. 그리고 뼈기질 내 칼슘침착(무기질화)을 촉진함⑥

칼슘부족에 의한 뼈연화증이 일어난 뼈조직은 탈회를 하지 않고 표본을 만들어 염색하면 풋뼈가 석회화가 완전하게 되어 있지 않음을 알 수 있다. 즉 뼈잔기둥의 주변부는 석회화가 이루어지지 않고 있고 중앙부만 석회화가 된 것이 특징이며 이점이 뼈엉성증과 다르다. 혈중 칼슘치가 감소하며 뼈의 동통과 변형이 온다. 척추몸통은 가운데가 함몰하여 오목렌즈처럼 된다. X-선상 긴뼈의 변형, 뼈밀도의 감소, 거짓골절선(pseudofracture line)이 관찰되며, 치료는 비타민 D를 공급하면 된다.

(4) 부갑상샘기능항진증(hyperparathyroidism), 섬유낭성 뼈염(osteitis fibrosa cystica)

부갑상샘 샘종이나 과형성으로 부갑상샘호르몬이 과잉으로 분비되면, 부갑상샘호르몬기능항진증을 일으키고 뼈파괴세포를 활성화시켜 뼈잔기둥의 칼슘을 혈중으로 이동시키고, 속발성 고칼슘혈증 즉 혈중 칼슘의 상승 및 혈중 인의 저하 상태를 일으킨다. 뼈파괴세포가 많아지고 뼈는 흡수되어 결국 뼈조직은 얇아지고 뼈속질은 섬유조직과 낭포로 치환되는(그림 19-6) 섬유낭성 뼈염이 발생한다. 뼈조직은 거대세포종양과 비슷한 모양을 보이며, 국소적일 때는 결절성 갈색 종괴로 관찰되어 일명 갈색종(brown tumor)이라고 한다. 이 경우에도 뼈는 병적 골절을 일으키기 쉬워진다. 임상적으로 특별한 증상이 대부분은 없으나. 드물게 뼈동통, 골절, 낭포 등이 관찰되며 부갑상샘기능 항진증이 치료되면 뼈 병변도 치유된다.

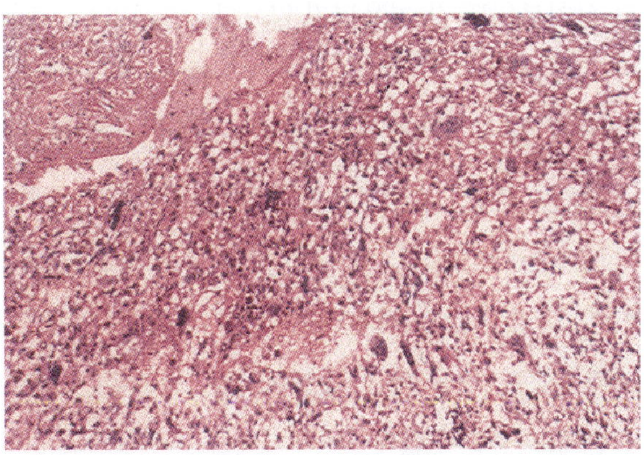

그림 19-6. 섬유낭성 뼈염. 부갑상샘호르몬의 과잉분비로 인하여 칼슘이 혈중으로 이동하므로 뼈조직이 소실되며 다수의 뼈파괴세포가 관찰됨. H&E

(5) 변형성 뼈염(osteitis deformans; 파제트병, Paget disease)

40세 이상에서 발생하는 비교적 드문 질병으로 하나 또는 여러 뼈조직을 침범할 수 있으며 흔히 침범하는 뼈는 볼기뼈, 머리뼈, 척추뼈, 어깨뼈, 넙다리뼈, 엉덩뼈, 위팔뼈, 턱뼈 등이다. 미국에는 비교적 흔하나 동양에는 비교적 드물며, 특별한 임상증세는 없고 남자에서 여자보다 약간 더 다발한다.

원인불명으로 뼈에서 뼈의 생성과 파괴가 동시에 일어나 과도로도 자를 수 있을 정도로 부드러우며, 그로인해 뼈는 주변의 힘을 지탱할 수 없어 변형이 일어난다. 이 질병은 뼈파괴세포에 의한 불규칙한 뼈의 흡수가 일어나는 흡수기, 뼈모세포에 의한 보상성 신생 뼈형성을 하는 보상성 형성기, 뼈모세포의 기능이 뼈파괴세포의 기능을 능가하여 뼈가 대단히 두꺼워지는 경화기 등 3단계로 나눌 수 있다. 병리조직학적으로 뼈에서는 불규칙한 모자이크상의 접합선이 나타나고 때로는 두꺼워진 뼈에 심한 혈관의 증가로 동정맥루(arteriovenous fistula) 현상이 생겨 후에 심부전증을 초래할 수도 있으며, 드물게 뼈육종으로 발전하게 되는 경우(2~5%)도 있다.

임상적으로는 초기에 증상이 없으나 나중에는 병변부의 뼈에서 동통이 나타난다. 결과적으로 뼈가 대단히 두꺼워지므로 머리가 커지고, 척추만곡 이상, 활처럼 휜 정강뼈와 넙다리뼈 등이 관찰된다. 또한 뼈를 지나는 신경을 압박하여 신경통도 유발한다. 혈중 칼슘과 인, 부갑상샘호르몬은 정상이지만, 뼈를 만드는데 관여하는 알칼리 포스파타아제 활성은 상승한다.

(6) 뼈형성 부전증(osteogenesis imperfecta)

보통염색체 우성으로 유전되는 질병으로 섬유모세포의 아교섬유 합성장애로 인하여 전신의 결합조직 및 뼈모세포에서 합성된 뼈기질의 뼈되기과정에 장애가 나타나고 얇고 가는 부러지기 쉬운 뼈밖에 생기지 않는다. 그래서 취약뼈 질환(brittle bone disease)이라고도 한다. 전신의 결합조직의 이상으로 관절이 약해지고 피부가 얇아지며, 청색공막과 탈장이 잘 관찰된다. 뼈는 골절이 잘 일어나고 상처부위도 잘 치유되지 않는다.

(7) 연골 발육부전증(연골무형성증, achondroplasia)

비교적 흔한 질환으로 보통염색체 우성으로 나타나고 키가 자라지 않아 난쟁이가 된다. 즉 긴뼈(long tubular bone)의 뼈끝연골의 증식과 뼈되기 장애로 뼈의 길이 성장이 장애를 받게 되어 발생한다. 그러나 막속 뼈되기는 정상적으로 이루어진다. 결과적으로 연골발육 부전증에 의한 난쟁이는 머리, 척추, 얼굴 뼈는 정상이지만, 팔다리는 짧으나 앉은 키와 전체적인 건강과 지능은 정상이며 수명에도 지장이 없다.

(8) 대사성 뼈질환의 검사소견

여러 가지 대사성 뼈질환의 감별을 위한 검사로는 혈중의 칼슘, 인, 알칼리 포스파타제, 부갑상샘 호르몬치를 측정하여 비교함으로서 도움을 받을 수 있으며 방사선소견, 뼈밀도 측정 등이 중요한 검사이다(표 19-1).

표 19-1. 대사성 뼈질환의 검사 소견

	혈중 칼슘	혈중 인	alk. Pase	부갑상샘 호르몬
뼈엉성증(골다공증)	정상	정상	정상	정상
뼈연화증 (구루병)	감소	감소 (증가*)	증가	정상 (증가)
일차성부갑상샘 기능항진증	증가	감소	정상, 증가	증가
콩팥부전증에 의한 뼈질환 이차성 부갑상샘기능 항진증에 의함	정상, 감소	증가	증가	증가
융해성 뼈종양	정상, 증가	정상, 증가	정상, 증가	정상
파제트병	정상	정상	증가	정상

* 뼈연화증 시 혈중 인은 이차적인 부갑상샘호르몬의 증가로 인하여 증가할 수도있음
alk. Pase : 알칼리 포스파타제

3) 무균성 뼈괴사(aseptic necrosis of bone)

무균성 뼈괴사는 허혈에 의해서 일어나는 뼈괴사성 병변이나 대부분 원인이 명확하지 않다.

(1) 뼈끝병증(epiphyseopathy)

뼈끝(epiphysis)에 나타나는 비세균성의 괴사에서 혈액순환 장애로 인한 질병은 총칭해서 뼈끝병증이라고 한다. 10세대에 보이는 무릎부 정강뼈의 허혈성 괴사인 오스굿 · 슈래터병(Osgood-Schlatter disease)과 유아의 넙다리뼈와 머리에서 발생하는 허혈성 괴사인 페르테스병(Perthes disease) 등이 있다.

(2) 특발성 넙다리뼈 머리괴사(idiopathic aseptic necrosis of femoral head)

원인을 잘 모르는 성인의 넙다리뼈 머리의 특발성 무균성 뼈괴사이며(그림 19-7), 부신 겉질 스테로이드의 장기 투여자, 알코올 상용자에게 볼 수 있지만, 발생 원인이 불명료한 경우가 대부분이다.

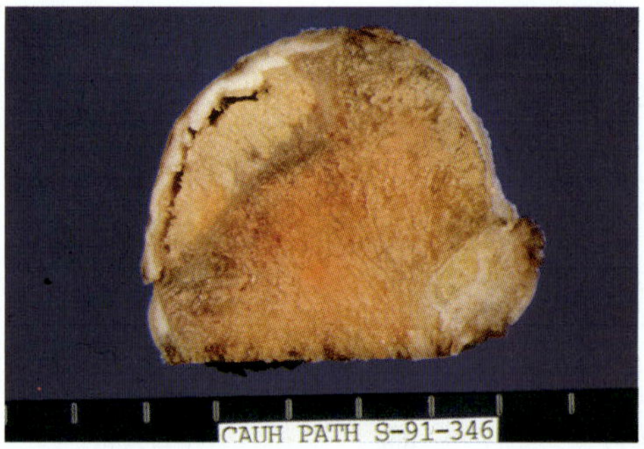

그림 19-7. **특발성 넙다리뼈괴사.** 넙다리뼈의 절단면으로 왼쪽 윗부분에 흰색의 괴사부가 관찰됨

4) 골절(fracture)

뼈가 견딜 수 없는 외력이 가해진 결과로 인하여 부러진 상태를 골절이라 정의하며, 이것을 외상성 골절(traumatic fracture)이라고 한다. 단순히 금이 간 경우와 뼈가 여러 조각으로 부러진 경우도 있다.

골절의 치유는 일반적으로 2차성 골절 치유의 형태를 거친다(그림 19-8 A). 치유과정의 처음은 일반 외상과 동일하여 조직 결손부와 출혈소(혈종)가 육아조직으로 바뀌고 그곳에 결합 조직이 증식한다. 그 부위에 뼈모세포가 증식하고 뼈의 기질을 분비하여 거짓뼈(callus)를 만든다(그림 19-8 B). 뼈바깥부의 거짓뼈는 바깥거짓뼈, 내부의 거짓뼈는 안쪽거짓뼈라고 한다. 이 거짓뼈에 칼슘이 침착하면 초기단계의 뼈인 초기뼈(woven bone)가 된다. 임상적으로는 가골이 형성될 때 골절부를 움직이지 않도록 고정해 둘 필요가 있다. 골절의 치료에 부목(splinter)을 대는 이유는 골절부위를 가능한 한 원래의 형태로 조정하고 고정해 두기 위한 수단이다.

일반적으로 골절부위는 우선은 과잉의 거짓뼈를 형성한 뒤, 뼈파괴세포, 뼈모세포가 관여하여 자가 교정을 일으켜서 뼈가 재형성(remodelling)되고 점차 원래의 형태를 갖추게 된다. 골절의 치유과정은 일반조직에서 창상의 치유과정과 거의 비슷하다. 단지 뼈조직이 발생하며 차후에 재형성이라는 과정을 거쳐 원래의 모습으로 돌아갈 수 있다는 것이 골절치유만의 특징이다(표 19-2). 골절부가 유합하면 뼈에 알맞은 정도의 부하를 걸고 재활을 위한 물리치료를 실시할 필요가 있다.

전신의 영양 불량 상태와 국소의 순환장애가 있을 때에는 골절은 쉽게 치유되지 않는다. 또한 국소가 감염되어 화농이 일어났을 때나, 가골 형성 시기의 고정이 나쁠 때에도 골절 치유는 불충분하게 된다. 그 결과 골절부는 영원히 유합되지 않고 흔들거리는 상태가 되며 이를 거짓관절(위관절, pseudoarthrosis) 상태 또는 불유합(nonunion)이라 한다. 이는 골절이 늦게 치유되는 지연유합(delayed union) 상태가 된다. 골절부가 외부(체표)의 창상과 통해 있을 경우를 복잡 골절 또는 개방성 골절, 그렇지 않은 경우를 단순 골절 또는 폐쇄성 골절이라고 한다.

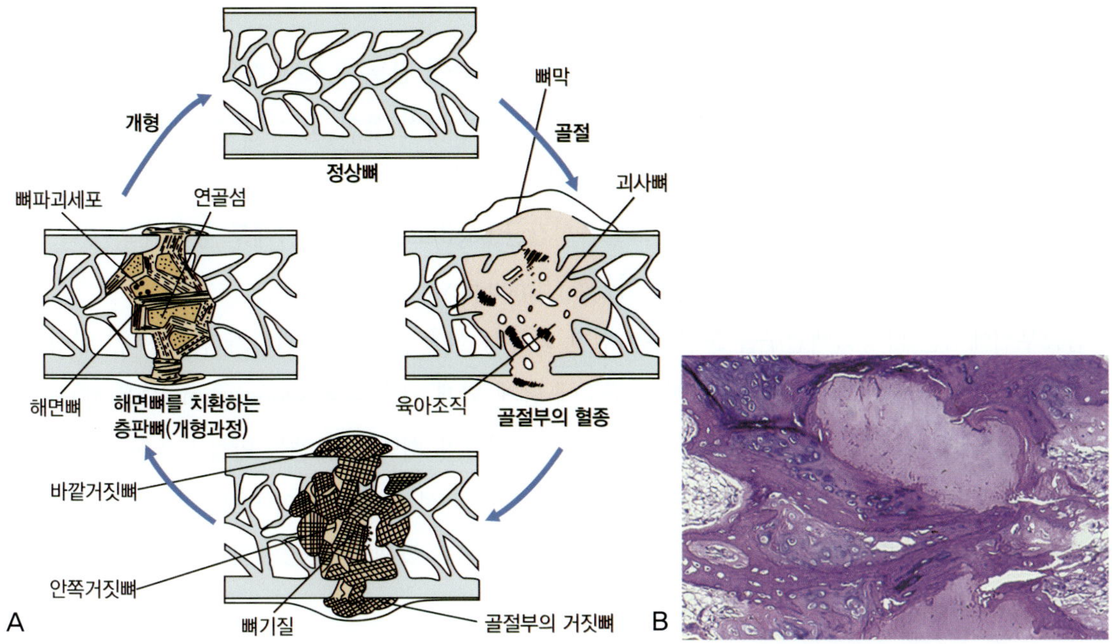

그림 19-8. 골절의 치유(A). 골절부위의 혈종은 치유를 위한 기본구조(골격)를 만들어 준다. 혈종은 내외 거짓뼈(calllus, external or internal)에 의해 대치되고 그 후 층판뼈(lamellar bone), 정상적 해면뼈를 형성하는 뼈조직으로 재형성(remodel)됨
골절 부위의 거짓뼈(B). 중앙에 연골조직이 있고 그 주변부에는 새로 생긴 신생뼈가 초기뼈(woven bone) 형태로 관찰됨

표 19-2. 창상과 골절치유과정의 비교

기간	창상	골절	기간
	조직손상	골절, 출혈(혈종)	
	↓	↓	
	혈관반응, 삼출, 괴사	혈관반응, 삼출, 괴사	
1~3일	↓	↓	5일~1주
	삼출물 응고	응괴형성	
5일~1주	↓	↓	
	↓	↓	
1~2주	육아조직	풋뼈조직	2~수주
	↓	↓	
2주~수주	반흔조직	거짓뼈	수주
	↓	↓	
수개월	수축	개형	수개월

창상의 치유와 골절의 치유과정은 유사하나 골절에는 재형성(remodelling)이 일어나 정상 구조로 돌아갈 수 있으나 창상은 반흔으로 계속 남아 있는 점이 다르다. 풋뼈조직(osteoid tissue), 거짓뼈(callus)

5) 뼈속질염(osteomyelitis, 골수염)

뼈의 염증은 주로 뼈속질에서 발생하므로 뼈속질염이라고 한다.

(1) 화농성 뼈속질염(suppurative osteomyelitis)

대부분의 급성 화농성 뼈속질염은 혈행성으로 세균이 뼈에 침투해 오는 경우와 개방 골절의 발생시 밖에서 직접 세균이 침입하는 경우가 있다. 저항력이 약한 유아 또는 외상 특히 좌상에 의해 국소적으로 혈액 순환이 나쁜 경우에 일어나기 쉽다. 원인균은 그람양성구균, 특히 황색 포도알균(*Staphylococcus aureus*)이 가장 많지만, 그람음성간균(bacillus)에 의한 사례도 증가하고 있다. 호발 부위는 혈액의 흐름이 완만해지기 쉬운 뼈몸통끝(metaphysis)이다.

염증부위에서는 다형핵백혈구를 포함하는 심한 화농성 삼출물과 뼈의 괴사가 관찰된다. 일정 크기 이상의 괴사된 뼈는 흡수되지 않고 뼈의 내부에 남게 되게 되는 부골(sequestrum, 죽은 뼈)도 보인다. 치료를 하지 않고 있으면 농이 주변조직으로 퍼져나가 뼈막하 농양을 만들거나 관절로 퍼져 화농성 관절염이나 뼈속질 전체로 퍼지게 된다. 일반적인 만성 염증과 같이 발열, 호중구의 말초혈액내 증가, 세균(분리율, 70%) 등이 존재하고 초기에 수술 후 항생제 치료가 필요하며 10% 미만에서 만성으로 진행된다.

만성 뼈속질염은 단순히 뼈가 자극되어 뼈의 경화만을 나타내는 경화성 뼈속질염, 농양이 뼈의 내부에 국한되어 농이 외부로 흘러나오지 않는 브로디 농양(Brodie abscess)으로 나타난다. 어느 것이나 숙주의 저항력이 강할 때 일어나며 만성 뼈속질염이 지속되면 피부로 농양의 누공이 형성되고 피부에 궤양이 생긴다. 지속적인 자극으로 인해 궤양부위에 편평세포암종이 발생할 수도 있다.

(2) 결핵성 뼈속질염(tuberculous osteomyelitis)

주로 폐나 림프절의 결핵 병소에서 결핵균이 혈행성으로 전파되어 일어나며 대개는 서서히 진행한다. 콩팥결핵과 같이 장기 결핵의 일종으로 척추뼈가 호발 부위이며 이것을 척추 카리에스 또는 포트병(Pott's disease)이라고도 한다.

소아에서는 가슴등뼈, 성인은 허리등뼈에서 호발하며 이외 사지 긴뼈의 뼈끝, 뼈몸통끝에도 잘 일어난다. 혈행성 화농성 뼈속질염과 마찬가지로 소아에게 일어나기 쉽지만, 성인에게서도 발생할 수 있으나 빈도는 낮은 편이다.

결핵균이 뼈에 감염되면 뼈속질 내 해면뼈의 파괴 및 흡수가 일어나고 건락 괴사를 동반한 육아종(결핵형 결절)이 나타난다. 결핵에서는 이 과정에서 뼈형성은 잘 일어나지 않으며 농양으로 인해 겉질뼈(cortical bone)가 파괴되고 피부로 염증이 파급된다. 이로 인해 피부에 괴사가 일어나고 만성 염증을 동반한 난치성 누공을 형성하기도 한다. 척추 결핵의 경우 상하의 척추 몸통에 의해 눌려서 납작하게 되고 외력에 의해서 변형되며, 척추후만증(kyphosis)을 보이는 곱추가 된다. 척추의 카리에스의 농양에서 농이 조직사이를 흘러서 다른 곳에서 유주농양(migrating abscess)을 형성하게 된다. 즉 머리뼈에서는 후인두농양(postlaryngeal abscess)을, 허리등뼈에서는 허리근육부농양(psoas abscess)을 형성한다.

결핵성 농양은 주위부의 작열감이 뚜렷하지 않은 화농성 염증으로 냉농양 또는 한랭농양(cold abscess)이라고 하며, 관절연골 파괴를 동반한 관절염, 척추와 신경압박에 의한 사지의 마비를 일으키는 경우도 있다.

6) 종양유사 병변(tumor-like lesion) (그림 19-9)

(1) 섬유성 뼈이형성증(fibrous dysplasia)

뼈의 내부에 국한해서 섬유성 조직(섬유모세포와 아교섬유)과 불규칙배열을 하고 있는 섬세한 해면뼈가 혼재되어 있는 병변으로 뼈속질에서 팽창성으로 천천히 성장하며, 넙다리뼈, 정강뼈, 갈비뼈, 턱뼈 등에서 호발한다. 일반적으로 10대에서 발생하지만 성인이 되면 사라지는 경향이 있다. 유형에는 단발형(monostotic type)와 다수의 뼈에 생기는 다발형(polyostotic type)인 경우가 있으며,

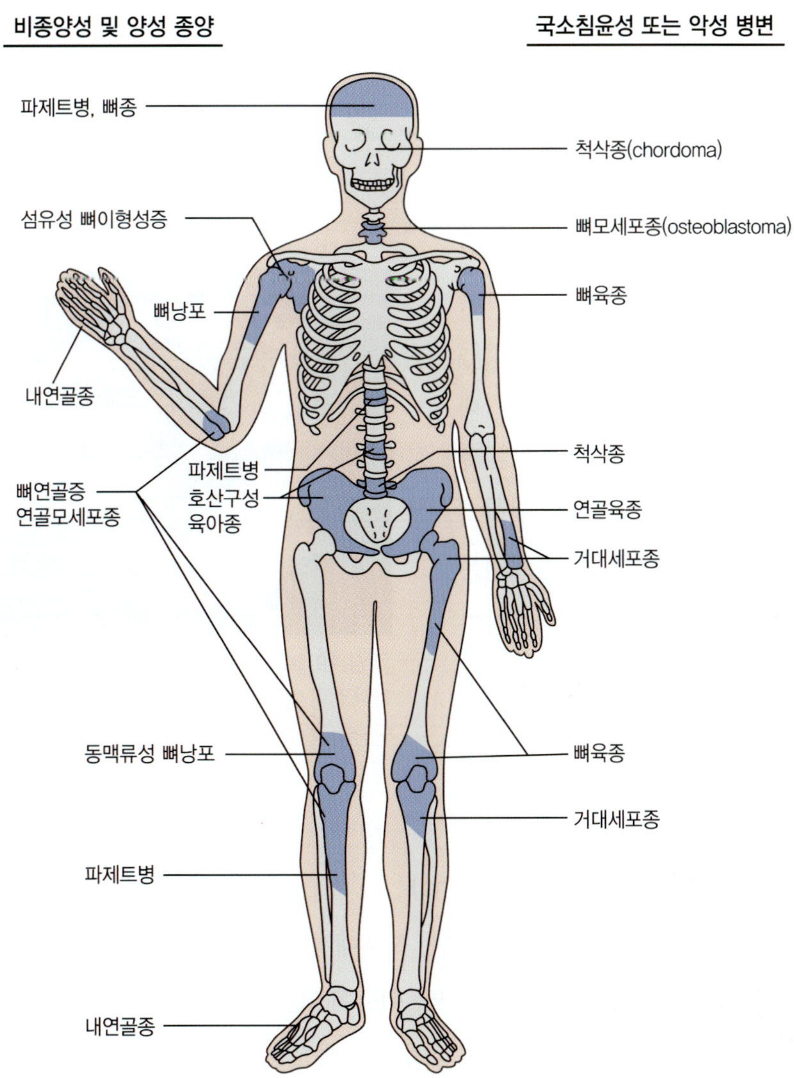

그림 19-9. 종양유사 질환과 양성 및 악성 뼈질환의 호발부위

흔히 발생하는 것은 단발형이다. 어느 뼈에서든지 발생할 수 있으며 다리뼈, 머리뼈, 턱뼈, 갈비뼈에서 흔히 발생하고 뼈에 동통, 변형, 병적골절 등이 잘 발생한다. 다발성은 드물며, 병변부의 피부의 얼룩반점 즉 밀크 커피색 모양 피부 색소 반점(cafe au lait spot)과 성적 조숙이 나타나기도 한다. 이를 알브라이트 증후군(Albright syndrome) 이라고 한다.

(2) 단발성 뼈낭포(solitary bone cyst, unicameral bone cyst)

대개 단발성으로 발생하는 비교적 드문 질병이지만 20대 이전의 유소년기에 위팔뼈, 넙다리뼈의 뼈몸통끝(metaphysis)에 호발하고 뼈속질 내에 공동을 형성한다. 내강은 결합조직으로 구성되어 있고 뼈파괴세포와 같은 거대세포의 침윤이 관찰되며 내강에는 황색체액이 존재한다. 원인은 알 수 없지만 발육상의 결함에 의해 발생하는 것으로 생각되며 환자 자신도 모르고 지내다가 환부에서 병적 골절이 일어난 후 X-선상으로 비로소 종양의 존재를 알게 되는 경우가 흔하다.

(3) 동맥류성 뼈낭포(aneurysmal bone cyst)

10~20세에 흔히 비대칭성으로 확장되는 비교적 큰 긴뼈에 생기는 병변으로 넙다리뼈, 척추 등에 호발하며 갑자기 크기가 증가하여 악성종양을 의심하게 한다. 크고 파괴적인 병변을 일으켜 해면뼈 및 겉질뼈 모두 파괴되며 뼈를 풍선처럼 한쪽으로 비대칭적으로 팽창시킨다(그림 19-10). 혈액을 주 내용물로 하는 낭포가 출현하는 경우가 대부분이며 낭포 주변에는 많은 거대세포의 침윤이 관찰되므로 뼈의 거대세포종(giant cell tumor)과 감별해야 한다. 임상적으로 동통과 종괴를 동반하고 X-선에서는 비대칭성의 방사선 투과성을 보인다. 다른 뼈종양에 동반되어 2차적으로 발생하는 경우도 많아 일차적인 질환을 찾아내는 것도 중요하다.

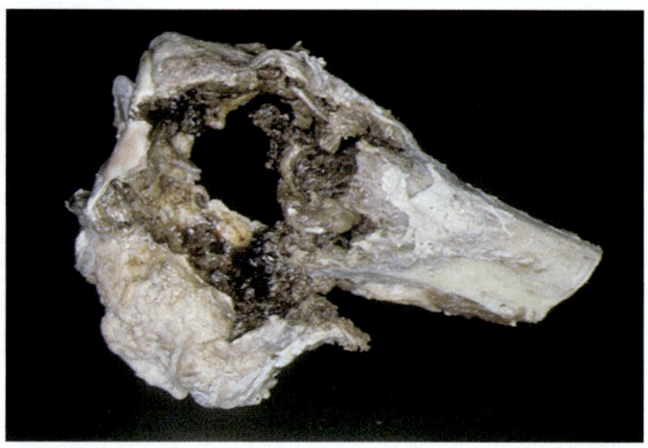

그림 19-10. 동맥류성 뼈낭포. 넙다리뼈의 뼈몸통끝에 발생하여 심한 뼈용해를 일으키고 비대칭성의 확장을 일으키며 그 내부에는 혈액을 함유하고 있다.

(4) 호산구성 육아종(eosinophilic granuloma)

비교적 성인에서 대부분의 뼈에서 발생하지만, 척추에서 발생할 경우 척추 몸통이 압박에 의해 편평하게 된다. 단발성으로 호발부위는 머리뼈, 턱, 위팔뼈, 갈비뼈, 넙다리뼈 등이다. 뼈속질 내에 랑게르한스 세포, 호산구, 거대세포, 포말세포, 섬유화가 관찰될 수 있다. 예후가 좋아 단순 소파술만으로도 치료가 가능하다.

7) 뼈종양(bone tumor)

연령이나 호발부위가 감별진단에 도움이 되며(그림 19-9), 가장 흔한 뼈종양은 전이성 암종으로 원발부위는 유방, 콩팥, 갑상샘, 폐, 전립샘 등이다. 중요한 원발성 종양은 뼈육종과 연골육종이다(표 19-3).

표 19-3. 골종양의 분류

종양	생물학적 행동	호발연령	호발부위	발생부위	조직학적 특성
뼈모세포기원					
뼈종	양성	40~50	머리뼈, 얼굴뼈	편평뼈	치밀하고, 성숙한 층판성 뼈
풋뼈 뼈종	양성	10~30	넙다리뼈, 정강이, 위팔뼈, 손과 발, 척추	뼈몸통끝의 겉질	중심부에 혈관, 풋뼈 기질이 풍부하며 경계가 명확하고 그 주변은 경화성 뼈조직으로 둘러싸임(황소눈), 2cm 이하
뼈모세포종	양성, 드물게 침윤성	10~30	척추, 정강이, 넙다리뼈, 위팔뼈, 골반, 갈비뼈	뼈몸통끝의 뼈속질	풋뼈 뼈종과 유사하나 좀 더 병소가 큼(2cm 이상)
뼈육종	악성, 5년 생존 20%	10~25	넙다리뼈, 정강이, 위팔뼈, 골반, 턱뼈	뼈몸통끝의 뼈속질	세포증식이 감함, 다형성, 비정형적인 뼈모세포의 증식, 다수의 유사분열, 풋뼈 기질이 출현, 침윤성
뼈막바깥(parosteal) 뼈육종	악성, 5년 생존 80%	30~60	넙다리뼈, 정강이, 위팔뼈	뼈막바깥 표면	방추형세포와 풋뼈 조직을 만드는 뼈모세포가 번갈아 존재하며 분화도가 좋음
연골모세포기원					
연골종	양성	10~40	손, 발, 갈비뼈	뼈몸통	분화도가 좋은 유리질 연골
뼈연골종	양성	10~30	넙다리뼈, 정강이, 위팔뼈, 골반	뼈몸통끝의 피질	뼈와 연골조직이 함께 돌출됨
연골모세포종	양성	10~25	넙다리뼈, 위팔뼈, 정강이, 골반, 어깨뼈, 발	뼈끝	균일한 작고 둥근 연골모세포와 거대세포, 세포성 부위의 출현
연골육종	악성, 5년생존 30% (I, II 등급)–90% I 등급)	30~60	골반, 갈비뼈, 넙다리뼈, 척추, 위팔뼈	뼈몸통와 뼈몸통끝	악성 연골세포의 증식, 분화도를 달리함(등급 I-III)
기원불명					
거대세포종양	양성	20~40	넙다리뼈, 정강뼈(경골), 노뼈	뼈몸통끝와 뼈끝	작은 방추형세포와 다수의 뼈파괴세포유사 거대세포 출현
유잉육종	악성, 5년생존 25%	5~20	넙다리뼈, 정강이, 위팔뼈, 골반, 갈비뼈, 코뼈	뼈몸통	미분화성 작고 둥근세포의 증식과 다수의 유사분열

(1) 연골성 종양(chondral tumors)

① 연골종(chondroma)

비교적 흔한 양성 종양으로 뼈몸통(diaphysis) 속질에 발생하는 경우는 내연골종(enchondroma)이라고 한다. 연골종은 단발성 또는 다발성(30%)으로 대부분의 뼈에서 발생하지만, 갈비뼈와 긴뼈에서는 드물게 발생한다. 일반적으로 젊은 층에서 많이 발생하고 손가락과 발가락 뼈에서 많이 관찰된다(그림 19-11). 육안적으로 유백색의 반투명한 종괴로, 속질 내에서 팽창성 성장을 하므로 뼈겉질의 두께는 얇아진다. 병리조직학적으로 정상과 유사한 연골 조직으로 구성되어 있으며 소엽상의 세포수가 적은 유리질 연골(hyaline cartilage)로 구성되어 있다. 신체의 특별히 한 쪽에 발생하는 다발성인 내연골종증을 올리에병(Ollier disease)이라 하며 보통염색체 우성으로 유전된다. 연골종과 혈관종이 병발하는 마프치 증후군(Maffucci syndrome)도 있다.

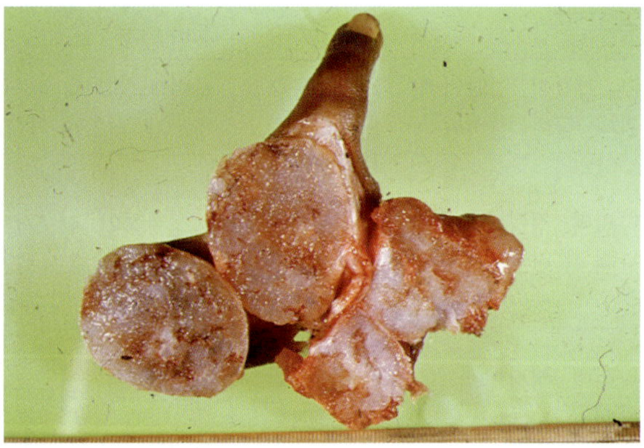

그림 19-11. 연골종. 손가락뼈에서 발생한 연골종으로 할단면상 회백색연골이 관찰됨

② 뼈연골종(exostosis, 외뼈증)

돌출된 뼈조직에 연골이 덮여있는 뼈연골종(osteochondroma)은 양성 뼈종양 중 가장 흔한 질환으로 대부분 젊은 층에서 긴뼈(넙다리뼈 하단, 엉덩뼈 상단, 위팔뼈, 엉덩이뼈)의 뼈몸통끝에 호발하고 뼈겉질 밖으로 튀어나오며 외층이 유리질 연골로 덮여있는 뼈병변이다. 전체 뼈종양의 약 30%나 차지하는 양성 종양이다. 대부분은 단발성이지만 일부는 다발성으로 나타난다. 다발성의 경우는 대개 보통염색체 우성으로 유전되고 드물게 악성으로 진행하는 경우가 있다. 단발성인 경우는 악성으로 거의 진행되지 않지만 다발성인 경우에는 연골육종이 10% 정도에서 발생한다.

③ 연골육종(chondrosarcoma)

연골의 악성 종양으로 원발성 악성 뼈종양중 20%를 차지하며 남녀비는 2:1이다. 중년 이후에 주로 발병하고 골반뼈, 어깨뼈, 갈비뼈, 엉덩뼈, 척추에서 호발한다. 일부는 다발성 뼈연골종증(multiple osteochondromatosis)과 내연골종증(enchondromatosis)에서 이차적으로 발생할 수도 있으며 뼈육종에 비해 발육은 완만하고 전이의 빈도도 낮지만 난치성이다.

육안적으로 크고 주변을 소엽상으로 침윤하는 백색의 광택있는 종괴이다(그림 19-12). 병리조직학적으로 정상인 연골 조직의 구조를 잃어버리고 다형성을 나타내며(그림 19-13) 악성 연골세포는 연골 기질내 세포밀도와 세포의 비정형성이 나타난다. 유사분열상은 많지 않으나 석회화는 흔히 관찰된다. 전이는 혈행성으로 비교적 늦은 편이다. 방사선 치료에 저항하며 1등급(Grade I)의 5년 생존율은 90%, 3등급(Grade III)의 5년 생존율은 30~40% 정도이다.

④ 기타 연골성 종양(other chondral tumors)

연골모세포종(chondroblastoma)은 비교적 드문 양성종양으로 코드만종양(Codman's tumor)이라고도 하며 20세 미만의 젊은 층에서 발생한다. 남녀비는 2:1 정도로 남자에서 호발한다. 넙다리뼈 하단, 엉덩뼈상단, 위팔뼈 상단에서 주로 관찰되고 뼈끝(epiphysis)에서 발생한다. X-선상 경계가 비교적 좋은 뼈 용해성의 방사선 투과성 병소가 나타나며 눈발 모양으로 석회화가 다발병소성으로 나타난다. 병리조직학적으로는 작고 균일한 둥근세포(연골세포)와 거대세포로 구성된 연골세포의 증식이 있다. 세포밀도가 높은 종양이어서 악성종양과 혼동할 수도 있다. 연골을 형성하는 부위가 대개 존재하며 발생부위가 중요한 감별점이 되기도 한다.

연골점액양섬유종(chondromyxoid fibroma)은 드문 종양으로 30대 이하에서 정강뼈의 상단에 잘 생기며 뼈끝(epiphysis)을 침범하지는 않는다. 종양은 단단하고 엽상 구조를 나타내며 점액변성을 일으킨 간질조직의 증식이 동반된다. 완전 제거를 못하면 국소적 재발을 일으킨다(25%).

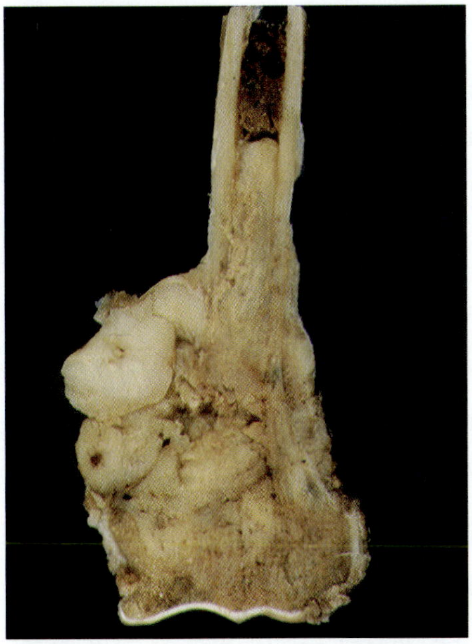

그림 19-12. 연골육종. 연백색의 광택있는 연골의 큰 종괴를 이루며 넙다리뼈의 주변부로 침윤하고 있음

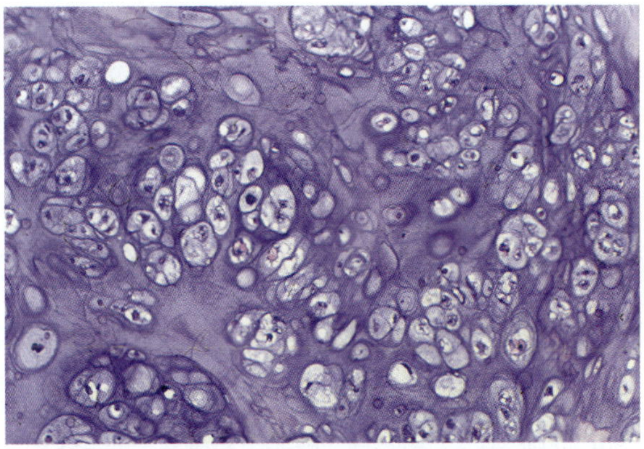

그림 19-13. 연골육종. 연골세포의 핵의 농염, 다형성과 이형성증이 관찰된다. 분화도가 아주 좋은 연골육종임. H&E

(2) 뼈 종양(bony tumors)

① 뼈종(osteoma)

뼈로만 구성된 비교적 드문 단발성의 양성 종양으로 가드너 증후군(Gardner syndrome), 일명 가족성 큰창자 선종성 용종증에서 잘 발생된다. 육안적으로는 경계가 비교적 뚜렷하고 병리조직학적으로 정상 뼈조직의 과형성을 관찰할 수 있다. 머리뼈나 얼굴뼈에서 잘 발생한다.

② 풋뼈 뼈종(osteoid osteoma)

넙다리뼈, 엉덩뼈, 위팔뼈의 뼈겉질에서 호발하는 비교적 드문 뼈종양이며 10~30세에 호발한다. 특히 밤에 발생하는 심한 뼈동통(통증)이 특징이며, X-선상 경계가 명확한 방사선 투과증가 병소(직경 1.5cm 이내)가 나타나고 그 주변부는 경화된 뼈조직이 형성된다. 마치 황소의 눈(bull's eye)과 같은 모양을 나타내는 것이 특징이다. 육안적으로 중심부는 적색의 연부조직으로 주변부는 치밀한 경화성 뼈조직으로 구성되어 있다. 병리조직학적으로 중심부의 핵(nidus)에서 현저한 혈관증식과 뼈모세포의 증식이 관찰된다.

③ 뼈모세포종(osteoblastoma)

척추에서 호발하는 비교적 드문 뼈종양으로 10~30세에 다발한다. 환자는 동통을 호소하고 X-선상 불규칙한 용해성 병변이 나타나며 병리조직학적으로 뼈모세포와 심한 혈관증식이 같이 동반되어 관찰된다. 비록 양성이지만 국소침윤성 종양으로 자주 재발하므로 뼈육종과 감별진단이 필요하다.

④ 뼈육종(osteosarcoma)

긴뼈의 뼈몸통끝(metaphysis)에 뼈속질 내에서 다발하는 대표적인 뼈의 악성 종양으로 뼈종양 중 약 10%를 차지한다. 10~25세의 청소년은 긴뼈(넙다리뼈 하단, 엉덩뼈 상단, 위팔뼈 상단)에서 발생하고 60대의 경우는 뼈유래의 파제트병(Paget disease)인 변형성뼈염(osteitis deformans)에서 유래한다. 육안적으로 출혈과 괴사를 동반하고 뼈파괴의 경향이 현저한 경우와 불규칙한 뼈형성을 나타내는 경우가 있다. 종괴에 의해 뼈속질을 파괴되고 뼈막을 밀어 올려 이차적인 뼈형성이 생기게 되는데 모양이 삼각형이어서 이를 코드만삼각(Codman's triangle)이라고 한다. 또한 뼈의 장축에 수직방향으로 선상의 뼈형성이 일어나 햇살이 비치는 모습(sun burst appearance)을 나타내기도 한다.

병리조직학적으로는 악성 뼈모세포(osteoblast), 역형성(anaplasia), 다수의 유사분열, 풋뼈(osteoid)의 형성 등이 특징이다(그림 19-14). 종양은 뼈의 속질강과 주변 연부조직으로 침투하고 조기에 혈행성으로 폐전이를 일으키기 쉽다. 혈청 알칼리 포스파타제 활성의 상승은 뼈의 신생이 활발할 때에 볼 수 있는데, 뼈육종시에도 상승하는 경향이 있다. 혈관의 증식이 많은 경우(혈관확장형, telangiectatic), 연골의 증식이 많은 경우(연골모세포형, chondroblastic type), 뼈조직이 거의 없

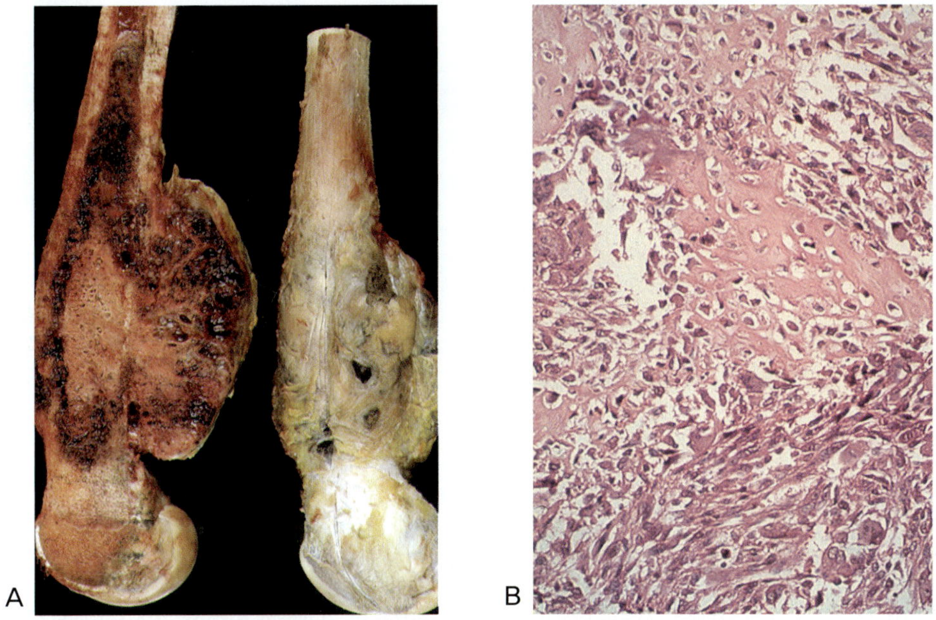

그림 19-14. 뼈육종의 육안소견(A)과 병리조직학적 소견(B). A. 육안소견상 뼈막을 들어올리면서 뼈주변조직으로 침윤하고 있으며 햇살 모습의 성장양상과 풋뼈조직을 만들고 있음
B. 악성 뼈모세포와 중앙에 호산성물질로 보이는 풋뼈 기질의 관찰이 진단에 중요함. H&E

고 섬유모세포의 증식으로 구성된 경우(섬유모세포형, fibroblastic type) 등으로 분류된다. 수술요법만으로는 25~30%의 5년 생존율을 나타내나 수술과 방사선 치료와 화학요법 병용치료가 효과적이어서 5년 생존율도 60%로 증가한다. 뼈육종의 변형이라고 할 수 있는 뼈막 주위유래의 뼈막주위 뼈육종(parosteal osteosarcoma)은 분화도가 비교적 좋아 5년 생존율이 80%나 된다.

(3) 기타 뼈유래 종양(other bone-induced tumors)

그 밖에 뼈원발성 양성 종양으로는 거대세포종, 악성 종양으로써는 섬유육종, 지방육종, 혈관육종 외에 악성 섬유성 조직구종, 뼈속질종, 척삭종, 유잉육종, 악성 림프종 등이 있다.

① 거대세포종(giant cell tumor)

20~40세의 긴뼈(넙다리뼈 하단, 엉덩뼈 상단, 자뼈 하단, 위팔뼈 상단)의 뼈끝(epiphysis)에서 발생하는 양성 종양으로 다핵거세포가 출현하는 것이 특징적이다. 종괴는 팽창성 성장을 하고 방사선상 투명한 종괴 내 비누방울 같은 모양이 특징적이다. 육안적으로 출혈과 낭포를 동반한 회백색의 연부조직으로 구성되어 있고 병리조직학적으로 유래를 잘 알 수 없는 방추형 세포의 증식과 뼈파괴세포(osteoclast)와 유사한 거대세포의 집단적 출현이 관찰된다(그림 19-15). 종양 조직 내에 뼈의 신생은 보이지 않는다. 이 종양은 양성이지만, 수술 후 재발이 잘 된다(50%). 드물게 이형성이 강한 경우도 있으며 약 10%에서는 전이도 일으켜 악성종양으로서의 성격을 나타내는 증례도 있다.

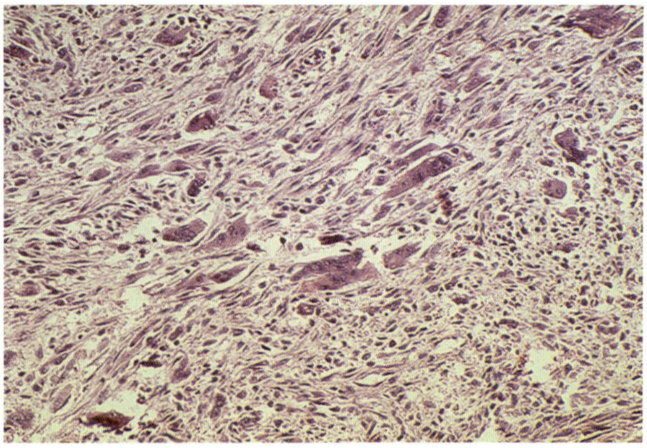

그림 19-15. **거대세포종.** 종양 조직은 방추형의 세포와 뼈파괴세포와 유사한 다핵의 거대세포가 혼재하고 있음. H&E

② 유잉육종(Ewing's sarcoma)

소아와 젊은 사람(5~30세)에게 다발하는 드문 악성 종양으로 빠르게 침윤성 성장을 하며 남녀성비는 2:1이다. 원시 신경외배엽 기원종양(primitive neuroectodermal tumor, PNET)과 같이 분류되기도 한다. 주로 긴뼈(long bone), 갈비뼈, 골반, 척추 등에서 발생하여 뼈속질과 겉질을 파괴하고 주변 연부조직까지 침윤한다. X-선상 뼈끝(diaphysis)의 뼈파괴가 현저히 관찰된다. 종양세포는 작은 원형 또는 타원형으로 시트모양으로 증식하고 핵은 농염되어 있으며 세포질은 거의 없다. 유사분열상도 많다. 종양세포에는 당이 많이 함유하고 있어 PAS염색과 CD99염색이 진단에 도움이 된다. 유잉육종은 악성도가 높은 종양으로 조기에 전이하며 5년 생존율은 10% 정도이다.

(4) 전이성 뼈종양(metastatic bony tumors)

뼈속질의 백혈병과 전이성 암종이 가장 많으며 이중 암종은 혈행성으로 전이되어 뼈속질내에서 증식하는 경우가 많다. 뼈전이가 흔한 종양은 성인에서는 폐암, 전립샘암, 유방암, 갑상샘암, 콩팥암, 위암, 큰창자암 순이며 소아에서는 신경모세포종(neuroblastoma)이 흔하다. 암전이는 어느 뼈에서도 일어날 수는 있지만, 척추에서 가장 많이 발견된다. 일반적으로는 암전이소에서 암세포의 증식과 함께 뼈는 파괴되지만, 전립샘암이나 때때로 유방암 등에서는 전이소와 그 주위에 골경화가 동반되는 경우도 있다.

2. 관절 질환(articular diseases)

1) 정상구조

관절(joint)은 뼈와 뼈의 가동성을 유지시켜 주기위한 연결 부위로 유리 연골인 관절 연골로 싸여있고 그것이 관절낭(joint sac)으로 둘러싸여 있으며 관절낭에는 윤활유와 같은 관절액(활막액)이 들어있다(그림 19-16). 관절에서 발생하는 질환도 타 장기와 같이 외상성, 감염성, 면역성, 대사성, 퇴행성 기원의 다양한 질병이 생길 수 있다(그림 19-16).

2) 염좌와 탈구(sprain and dislocation)

관절이 운동을 비정상적으로 강한 힘을 받아 무리하게 신전이 일어나는 경우 인대가 늘어나고 관절낭이 손상을 입어 흔히 삐었다고 하는 상태가 염좌(sprain, distorsion)이며, 관절낭이 파괴되거나 관절낭이 느슨해져서 뼈의 머리가 관절낭을 이탈한 상태가 탈구(dislocation)이다.

(1) 선천성 엉덩관절 탈구(congenital dislocation of hip)

볼기뼈 절구(비구, acetabulum)의 형성이 선천성으로 약하여 넙다리뼈 머리에 미치는 힘을 지탱하지 못하여 일어난다. 여성에서 호발하며 가족력이 있다. 몸무게가 넙다리뼈에 실리면 넙다리뼈 머리부분이 엉덩관절 내에서 고정되지 않고 위바깥쪽(상외방향)으로 밀리면서 탈구가 일어난다. 태어나서 곧 교정되지 않으면 넙다리뼈의 목부분이 잘못 발육하게 되어 절뚝거리거나 오리걸음(waddling gait)을 하게 된다.

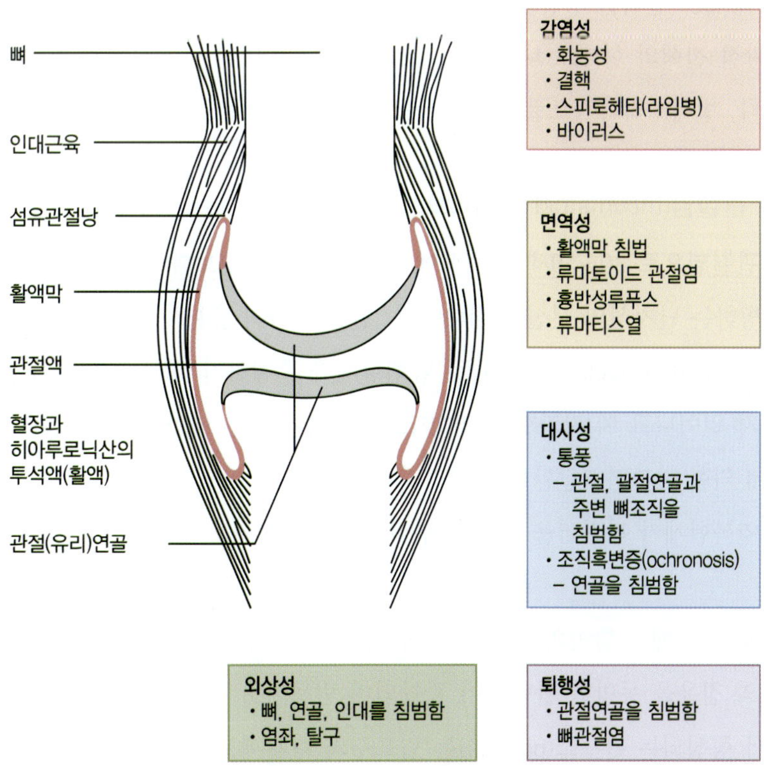

그림 19-16. 관절의 구조와 주요 관절질환. 염좌 : sprain, 탈구 : dislocation, 히아루로닉산 : hyaluronic acid

3) 구축과 융합(contracture and ankylosis)

관절낭이나 관절 주위 조직의 변화 즉 관절 주변조직의 섬유화와 주변 근육의 반흔에 의한 이차적인 수축과 같은 변화 때문에 관절의 가동 범위가 나빠진 경우를 구축(contracture)이라 하며, 관절 내에서 연골판이 파괴되어 뼈와 뼈가 맞닿게 되면 뼈와 뼈는 서로 붙게 된다. 이와 같이 두개의 다른 뼈가 서로 접합해 버린 상태를 융합 혹은 관절강직(ankylosis)이라고 한다.

4) 관절염(arthritis)

(1) 화농성 관절염(suppurative arthritis)

관절은 타박, 염좌 등의 자극에 의해 염증을 유발할 수 있지만, 혈행성의 세균감염으로도 화농성 관절염을 일으키는 일이 있으며 일부는 급성 뼈속질염의 합병증으로도 발병한다. 흔한 원인균은 황색포도알균(*Staphylococcus aureus*)이다. 호발부위는 엉덩관절(hip joint)과 무릎관절이다. 주요 증상으로는 심한 동통, 발적, 종창, 국소적 발열, 운동의 제한 등이 나타나며 활액막낭속에는 화농성 삼출물로 차 있다.

(2) 결핵성 관절염(tuberculous arthritis)

장기 결핵의 한 형태로 결핵균이 활막을 침범하는 경우에 발생하고 점차 연골이나 뼈를 침범하며 최종적으로는 뼈관절 결핵의 형태로 나타난다. 호발부위는 엉덩관절과 무릎관절이며, 해당 관절은 붓고 통증을 느낀다. 병리조직학적으로 건락괴사를 동반한 육아종성 염증이 특징이다.

(3) 류마토이드 관절염(rheumatoid arthritis)

만성 비화농성 관절염으로 30~50세의 여성에서 호발하고 남성보다 약 2~3배 많으며 전인구의 약 1~3%에서 발병하는 난치성의 전신성 질환이다. 원인은 아직 충분하게 밝혀지지 않지만, 혈중에 류마토이드 인자(rheumatoid factor)나 때때로 항핵항체가 존재하기 때문에 감염이 계기가 되어 자기 조직의 항원화가 일어나고 이 자가항원(변성 IgG)과 이에 대한 자가 항체(대부분 IgM 항체), 즉 류마토이드 인자에 의한 자가면역질환으로 알려져 있다. 류마토이드 인자는 환자의 약 90%에서 확인되고 있으며 면역복합체가 관절염을 일으킨 부위에서 발견되기도 한다. 염증이 심하면 보체 혈청치도 감소한다.

병리조직학적으로 관절에는 활막의 융모상 증식 비후, 피브리노이드 변성, 림프구 및 형질세포의 침윤, 큰포식세포의 침윤을 동반한 활막염이 관찰되며 림프여포 형성도 흔한 소견이다(그림 19-17). 염증이 진행되면서 형성되는 판누스(pannus)는 림프구와 형질세포 침윤을 동반한 육아조직이며 관절 연골과 연골직하부 뼈조직과 관절주변의 인대를 파괴대치하게 된다(그림 19-18). 결국 관절은 본래의 형태와 기능을 잃게 되고 관절은 섬유화되고 변형되어 운동장애, 탈구나 강직을 초래한다(그림

19-19). 그로인해 관절 사용이 감소하여 뼈와 근육의 위축이 일어나게 된다. 또한 전신에 혈관염을 일으키거나 심장, 폐, 신경의 장애를 일으킨다(그림 19-20). 류마토이드 관절염은 대개 천천히 진행되나 자가면역성이므로 경과가 매우 나쁜 것이 일반적이다.

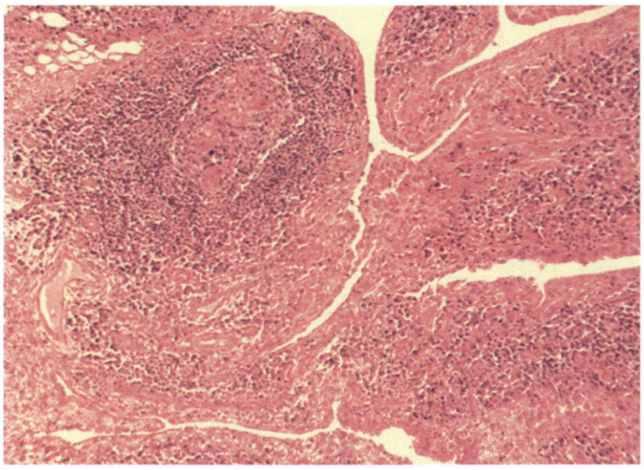

그림 19-17. 류마토이드 관절염에서 보이는 활막염소견. 활막은 융모상의 증식을 나타내고, 표층에 있는 활막 세포의 다층화와 배중심을 형성하는 림프구 및 염증성 세포의 침윤이 두드러짐. H&E

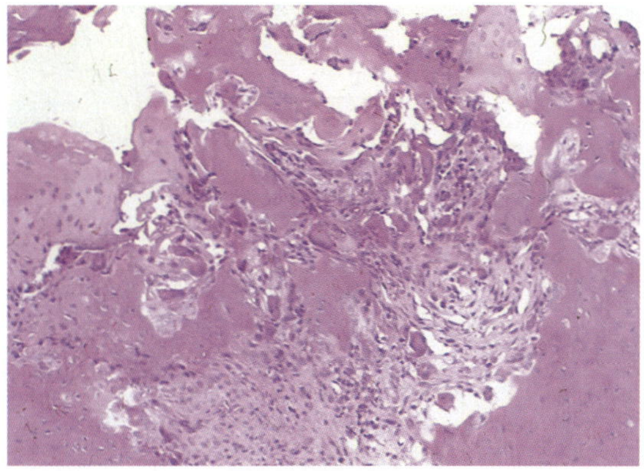

그림 19-18. 류마토이드 관절염. 만성 류마토이드 관절염에 의하여 심한 연골 및 뼈조직의 파괴가 일어남. H&E

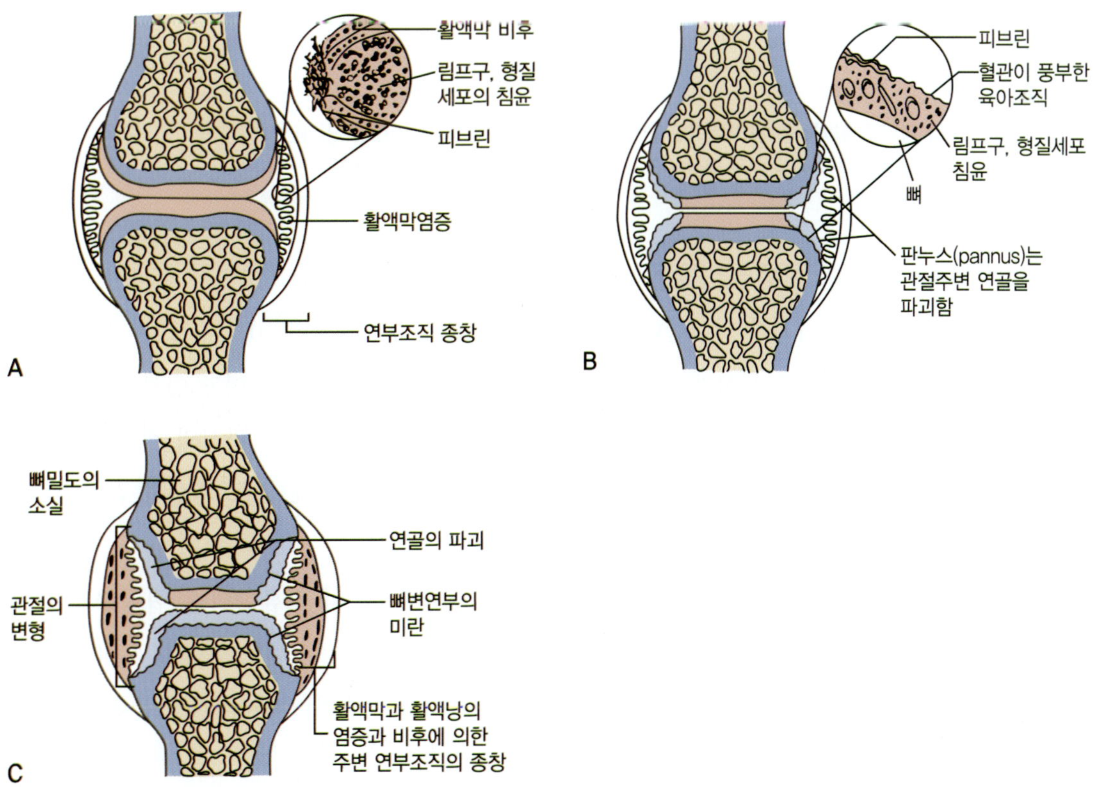

그림 19-19. 류마토이드 관절염의 모식도. A. 초기변화로 염증 반응이 일어남 B. 중기변화로 판누스의 형성과 연골파괴 시작 C. 말기변화로 연골의 파괴와 융합

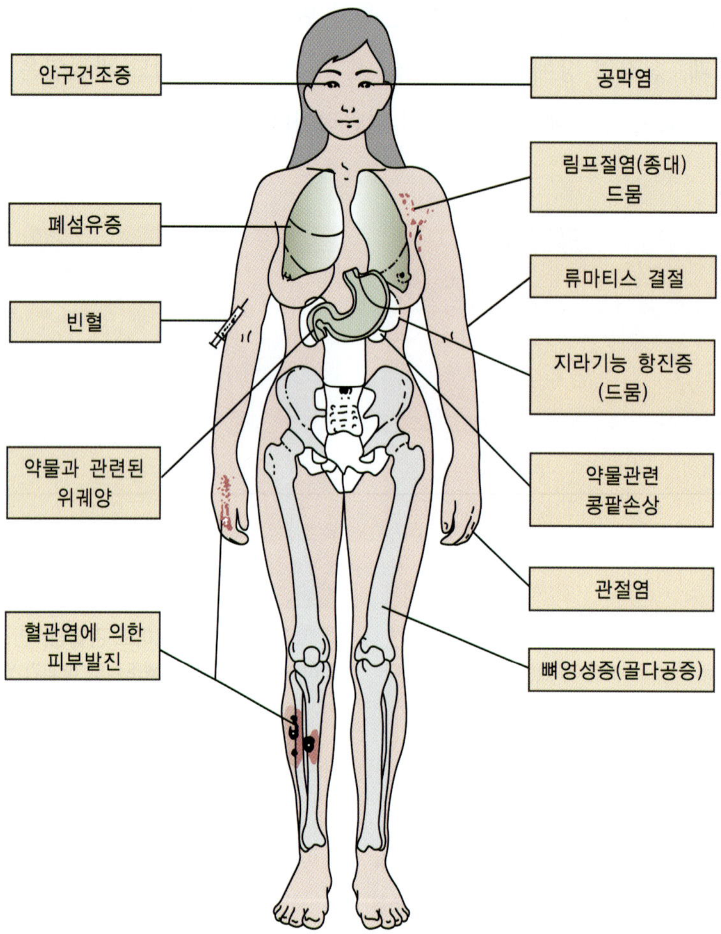

그림 19-20. 여러 장기를 침범하는 류마토이드 관절염. 전신성 자기면역질환이므로 일차로 다양한 장기에 조직 손상을 일으킬 수 있을 뿐만 아니라 치료과정 중에 치료 약물에 의해 이차적으로 손상을 받을 수도 있음

10~20%는 완치되지만 대부분은 만성으로 진행되고 재발과 회복을 반복하면서 서서히 진행하며 결국에는 관절의 변형과 파괴가 일어난다. 이렇게 10년 정도가 경과되면 10% 정도는 심하게 관절 손상이 일어나 관절의 기능을 못하게 된다. 예후가 나쁜 요인은 높은 류마토이드 인자, 류마토이드 결절의 존재, 30세 이전의 발병 등을 들수 있다. 류마토이드 관절염과 같은 관절의 질병은 펠티 증후군(Felty syndrome), 스틸병(Still disease)과 전신성 홍반성 루푸스, 쉐그렌증후군과 같은 결합조직 질환에서 관찰된다.

임상적으로 다른 관절질환과의 감별이 어려운 경우가 있으며, 미국 류마티즘 협회(American Rheumatism Association)에서는 임상증상을 중심으로 진단 기준을 설정하고 있다(표 19-4). 임상증상은 대칭성으로 작은 관절(손과 발)에 주로 나타나며, 특히 몸쪽손가락뼈사이관절(근위지간관절, proximal interphalangeal joint)에 잘 나타난다.

표 19-4. 만성 류마토이드 관절염의 임상적 진단 기준(미국 류마티스 학회와 유럽 류마티스 학회 공동, ACR/EULAR 2010 criteria)

대상(누가 검사를 받아야 하나? : 아래의 환자
임상적으로 명확한 활막염(부종)이 있는 관절이 적어도 1개 이상(새로 내원한 환자를 분류하기 위한 기준임)
다른 질환으로 잘 설명되지 않는 활막염(감별 질환은 SLE, psoriatic gastritis, gout 등이며 환자마다 다를 수 있음)

류마토이드 관절염 분류기준	점수
A. 관절 침범(이학적 검사 상 부족과 압통으로 평가, 영상 검사로 활막염 확인 가능, 먼쪽손가락관절(원위지관절, distal interphalangeal joint), 엄지 손가락 손목손허리관절[수근중수관절, carpometacarpal joints)과 제1 발허리발가락관절(중족지관절, metatarsophalangeal joint) 제외]	
1 큰 관절(어깨, 팔꿈치, 엉덩이관절, 무릎관절, 발목관절	0
2~10 큰 관절들	1
1-3 작은 관절들[큰 관절 침범에 상관없이, 손허리손가락관절(metacarpophalangeal joint, 중수지관절), 몸쪽동쪽손가락관절(근위지관절, proximal interphalangeal joint) 2-5 발허리발가락관절(중족지관절, metatarsophalangeal joint), 엄지손가락손가락관절(지간 관절, nterphalangeal joint), 손목관절(radiocarpal joint) 중]	2
2-10 작은 관절들(큰 관절 침범에 상관없이)	3
>10 관절들(적어도 1개 이상 작은 관절을 포함)	5
B. 혈청검사(분류되기 위해 적어도 1개 이상의 검사 결과가 필요함)	
RF 음성이고 anti-CCP Ab 음성(정상의 위쪽 한계값과 같거나 낮으면 음성)	0
RF 저역가 양성 또는 anti-CCP Ab 저역가 양성(정상의 위쪽 한계값보다 크지만 3배 이하)	2
RF 고역가 양성 또는 anti-CCP Ab 고역가 양성(정상의 위쪽 한계값보다 3배 초과)	3
C. 급성 반응 물질[분류되기 위해 적어도 1개 이상의 검사 결과가 필요, 정사/비정상은 각 지역 기준에 따름. CRP (C-reactive protein), ESR (erythrocyte sedimentation rate)]	
CRP 정상이고 ESR 정상	0
CRP 비정상 또는 ESR 비정상	1
D. 증상 기간(환자가 호소하는 관절의 활막염 증상 또는 증후에 따름)	
6주 미만	0
6주 이상	1

A-D 범주의 점수를 합산, RA 환자로 분류되려면 총 10점 중 6점 이상을 만족해야 함(환자가 6점 미만으로 RA로 분류되지 않더라도 나중에 재평가, 시간 경과 후 누적된 소견에 따라 기준을 만족할 수 있음)

5) 대사성 관절염(metabolic arthritis)

(1) 통풍성 관절염(gouty arthritis)

통풍(gout)환자는 요산의 대사 이상으로 인해 요산이 혈중에 증가하여 과요산혈증을 초래하고 그로 인해 요산이 관절 연골, 활막, 관절 주위 조직에 침착함으로써 화학적 및 이물성 염증 반응이 급성 또는 만성 염증으로 진행되어 통풍성 관절염을 일으키게 된다(그림 19-21). 통풍은 성인 남성에서 다발하고 심한 국소적 통증이 엄지발가락에 호발한다. 혈청 중의 요산 값과 요중의 요산 값이 높아지는 것이 특징이다.

1차 통풍은 노인에서 발병하고 가족력이 있으나 과요산혈증을 일으키고 있는 요산대사 이상을 정확히 못 밝히는 경우도 많다. 알려진 원인으로는 기능저하와 자가단절(self-mutilation)을 특징으로 하는 레쉬나이한 증후군(Lesch-Nyhan syndrome)으로 선천적인 HGPRT(hypoxanthine guanine phosphoribosyl transferase) 효소의 부족에 의해 요산생성이 과도하게 되어 체내에 요산축적과 통풍을 일으킨다(그림 19-22).

반면 2차 통풍은 DNA를 구성하는 퓨린(purine)의 대사 즉, 조직이나 세포의 괴사로 인하여 핵이 많이 파괴되는 경우에 요산이 혈중에 증가함으로 발생한다. 백혈병 치료시에 다량의 백혈구의 괴사가 일어나므로 통풍이 잘 발생하며 급성과 만성으로 나눈다.

급성 통풍성 관절염은 요산염이 활액막에 침착하여 급성 염증이 유발하는 것으로 85%는 엄지발가락의 발허리발가락관절(중족지관절, metatarsophalangeal joint)에 나타난다. 요산염은 급성 염증 및 이물반응을 유발하고 침상(needle shape)의 결정체가 해당 관절조직에서 관찰되며 특히 100% 알코올에 고정했을 때 잘 관찰된다.

반면 만성 통풍성 관절염은 요산염이 조직 내 오래 침착하여 발생하며 무정형의 커다란 흰색 요산결정을 포함하고 있는 종괴(통풍결절, tophus)가 존재한다. 통풍결절은 귀나 발의 작은 관절 주변에 주로 나타나며 병리조직학적으로 무구조(amorphous)의 백색의 요산 결정체 덩어리와 그 주변의 이물거대세포와 큰포식세포의 침윤이 관찰된다. 만성 염증과 관절의 변형을 초래하는 것이 특징이다.

(2) 조직흑(갈)변증(ochronosis)

단백질의 선천성대사이상인 알캅톤뇨증(alkaptonuria)시에 관절 내에 호모겐티신산(homogentisic acid)이 축적하는 질환으로 특히 연골조직내에 축적되어 흑색 또는 갈색으로 색조가 변한다. 연골조직은 변성 및 소실이 일어나며 관절병증이 발생한다.

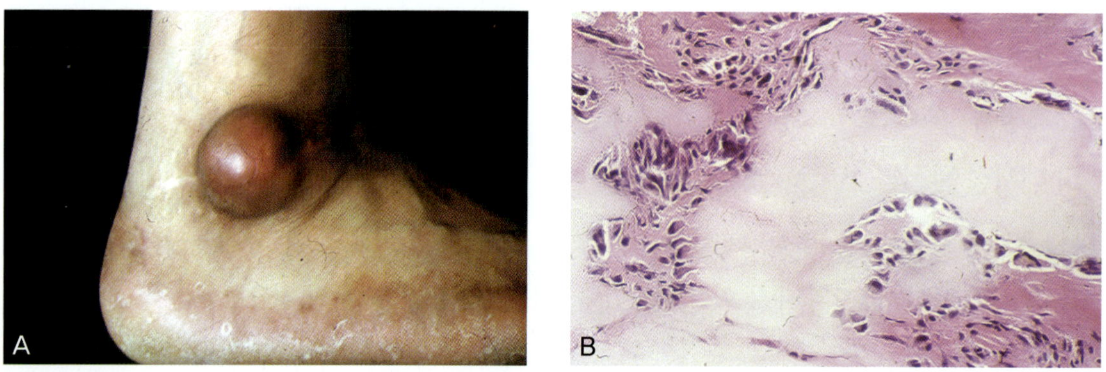

그림 19-21. **통풍.** A. 발목에 붉은색의 둥근결절이 관찰되고 있다. B. 병리조직학적으로 해당부위에 요산이 침착되어 있고 그 주위에는 이물형 거대세포의 침윤이 관찰됨. H&E

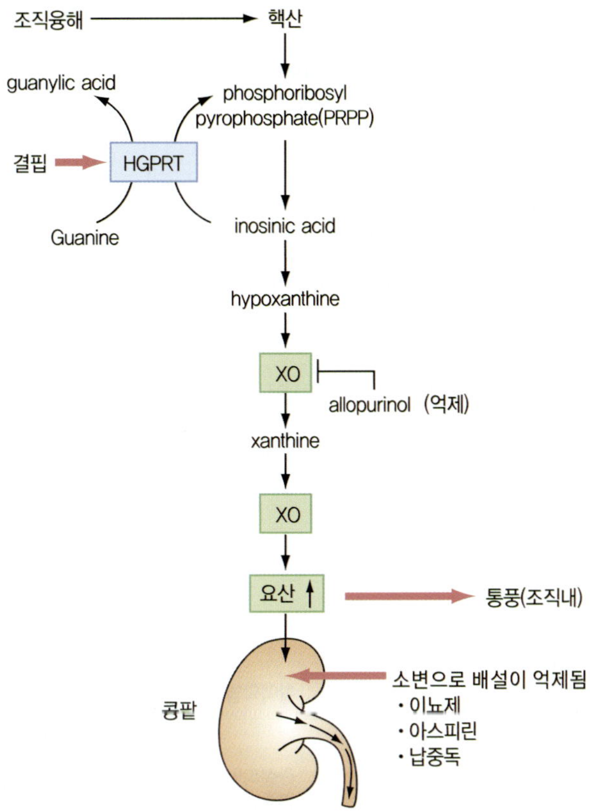

그림 19-22. **통풍의 기전(Lesch-Nyhan 증후군).** 대사과정에서 나타난 핵산에서부터 요산이 합성된다. 일차성 통풍은 X-염색체로 유전되는 hypoxanthine guanine phosphori-bosyl transferase (HGPRT)의 결핍 또는 5-phosphoribosyl-1-pyrophosphate (PRPP)의 과잉활성이다. 이차성 통풍은 융해의 증가(종양의 치료, 특히 백혈병)로 인하여 과량의 핵산이 방출되거나 요산의 소변 내 배설이 억제되는 경우에 발생한다. Xanthine oxidase(XO)는 allopurinol에 의해 활성이 억제되므로 치료약으로 사용됨

6) 퇴행성 질환(regressive diseases)

(1) 뼈관절염(osteoarthritis)

50세 이후에 약 90%에서 발생하는 노인성 변화인 퇴행성 관절염으로 관절 연골의 변성과 파괴의 결과, 운동 시 통증과 운동 장애를 호소하게 되는 가장 흔한 만성 퇴행성 질환이다. 주로 척추, 무릎관절, 엉덩관절 등 하중이 걸리는 관절에 국한하여 발생한다. 관절은 변형되어 적합성이 나빠지고 변형과 파괴가 진행되므로 임상적으로 관절통, 관절이 붙거나 뻣뻣해짐(경직)이 있다. 그러나 급성 염증의 소견은 없다. 1차적인 변화로 관절 연골표면이 분절되고 얇아지며, 표면은 거칠어지고 황색조를 띤다. 점차 진행되면 관절연골이 소실되어 아래의 뼈조직이 노출되는 상아질화(eburnation)가 일어난다.

노출된 뼈조직에는 섬유화, 뼈화, 낭성변화 등이 나타나고 연골의 소실로 인해 새로운 뼈 생성이 증가하게 되어 연골과 뼈의 경계부에서 뼈엳으로 결절, 일명 헤베르덴 결절(Heberden node)이 형성되거나 또는 뼈가시(골극, osteophyte)라 하는 돌기가 튀어나온다. 그러나 염증성 세포침윤은 없다.

헤베르덴 결절은 퇴행성 뼈관절의 변화로 먼쪽손가락관절(원위지절관절, distal phalangeal joint)에 발생하는 뼈관절염의 특수한 형태로 일종의 뼈가시에 의해 형성된 피하결절을 말한다(그림 19-23).

(2) 변형성 척추증(spondylosis deformans)

엉치엉덩관절(천장관절, sacroiliac joint)에 다발하고 등이 아프고 관절부위가 뻣뻣해지는 질환으로 강직성 척추염(ankylosing spondylitis)이라고도 한다. 척추사이원반은 나이가 들어감에 따라 변성되어지고 탄력성을 잃어버리게 됨에 따라 하중이 척추의 몸통에 걸리고 뼈가시의 형성이 촉진된다. 이로 인해 척추의 몸통은 높이를 낮아지고 근처의 가장자리에 뼈가시가 출현한다. 척추 몸통과 척추옆 인대의 석회화가 일어나며 X-선상 대나무 형태의 척추영상을 볼 수 있다.

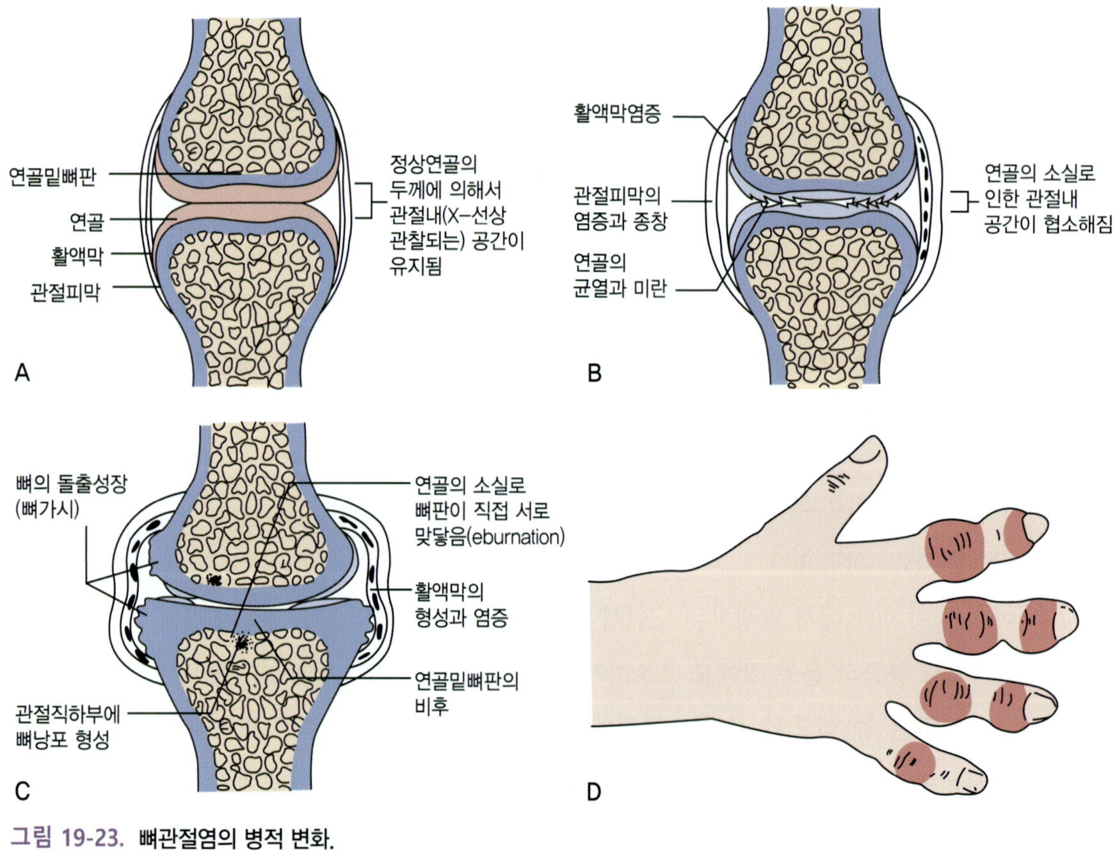

그림 19-23. 뼈관절염의 병적 변화.

A. 정상적인 관절에서 X-선상 관찰되는 뼈사이의 거리는 관절연골의 두께로 유지되고 있다.

B. 초기단계의 뼈관절염의 변화는 관절연골의 손상이다. 관절연골의 손상이 심해지면 X-선상 뼈사이의 거리가 좁아지게 된다. 동시에 활액막의 염증과 비후가 동반된다.

C. 시간이 오래되면 손상된 양측 뼈사이의 오랜 마찰로 인하여 연골하 뼈판이 두꺼워지게 되고 일부는 연골이 없어지고 뼈와 뼈 표면이 접촉하게 된다. 이것을 상아질화(eburnation)라고 한다. 또 뼈의 불규칙한 증식으로 인하여 관절 주변부에는 뼈가시(osteophytes, 골극)가 생긴다. 활액막은 염증에 의해 두꺼워지고, 관절사용이 줄어들면서 근육의 위축도 동반된다.

D. 손의 뼈관절염에서 손가락뼈관절에 뼈가시가 형성되어 작은 결절같이 튀어나오게 되는데 이것을 헤베르덴결절(Heberden's node)이라고 함

(3) 신경병성 관절증(neuropathic joint)

3기 매독의 척수매독(척수로, tabes dorsalis), 나병, 척수공동증(syringomyelia), 당뇨병 등으로 지각 신경 마비가 있는 환자에서 신경장애로 인하여 발생하는 질환으로 관절의 종창, 관절내 삼출액의 저류, 뼈연골의 고도의 파괴 등이 나타나며 이를 일명 사르코관절(Charcot joint)이라고도 한다. 환자는 거의 동통을 호소하지 않고, 보호 반사작용이 소실되므로 무리한 보행 하중이 지속됨에 따라 더욱 관절의 파괴가 진행되게 된다. 무릎관절이 호발부위이다.

7) 종양 및 유종양성 병변(tumors and tumor-like diseases)

(1) 색소성 융모 결절성 활막염(pigmented villonodular synovitis)

관절의 활막이 결절성 또는 미만성으로 비후되거나 종창이 일어나는 질환으로 관절내 출혈이 동반되는 경우가 흔하여 육안적으로는 비후되고 종창된 활막의 표면이 황색조를 띠지만, 내출혈과 혈철소침착으로 인해 암갈색조를 띠는 경우도 있다. 이와 같은 형태학적인 특징으로 인해 색소성 융모 결절성 활막염이라고 부르게 되었다. 병리조직학적으로는 활액막세포의 증식, 림프구, 형질세포, 혈철소를 탐식한 큰포시세포, 거대세포출현으로 뼈의 기대세포종과 유시한 소견을 나타내고 큰포식세포의 변형인 세포질이 투명한 포말(거품)세포도 출현한다. 활액낭(포)과 힘줄집(건초)에도 발생하는 것으로 증식성이 강한 염증성 병변은 수술로 제거가 필요하다.

(2) 활막연골종증(synovial chondromatosis)

활액막(특히 무릎관절)의 연골화생이 다발성으로 발생하는 질환으로 원인은 분명치 않으며 연골은 결절형태로 관절내에도 나타나고 뼈되기도 일어날 수 있다. 관절 내에 형성되어 유리하고 있는 연골조각(괴)을 유리체(loose bodies)라고 한다. 임상증상은 관절통, 종창, 운동장애와 퇴행성 관절염이 나타날 수 있다.

(3) 결절종(canglion)

관절피막(capsule) 또는 힘줄집의 결합조직에서 변성이 일어나며 점액이 모여 낭포를 만드는 흔한 퇴행성 낭성 병변으로 병리조직학적으로 낭성 구조물 내에는 점액이 가득 차있고 내면에 상피세포는 없다. 임상적으로 불룩하게 관절 주변에 튀어나오기는 하나 관절기능에 큰 장애를 주지는 않으며, 특히 피아니스트, 타이피스트의 손 등에 잘 생긴다(그림 19-24).

(4) 힘줄집의 거대세포종양(giant cell tumor of tendon sheath)

활액막과 힘줄집(건초)에서 발생하는 결절 형태로 나타나는 양성 종양으로 무릎에서는 관절 활액낭속에서도 생길 수도 있다. 손과 발의 힘줄집에서 호발하고 충실성 종괴로 나타난다. 병리조직학

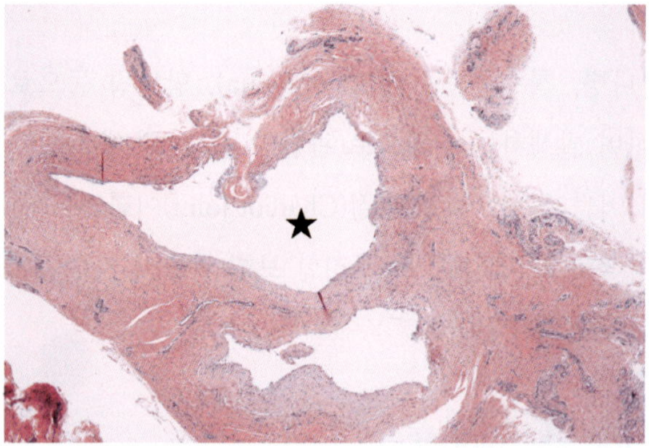

그림 19-24. **결절종.** 손목을 많이 사용하는 사람의 손등에 호발하는 낭성 유종양성 질환으로 결합조직내에 점액변성으로 인하여 낭포(별표)를 만드는 것이 특징임. H&E

적으로 포말성의 큰포식세포, 거대세포의 침윤과 섬유모세포의 증식이 관찰되며 연부조직에서 발생되는 양성 섬유조직구종(benign fibrous histiocytoma)과 기원이나 형태학적 소견과 유사하다.

(5) 활막육종(synovial sarcoma)

원시 간엽성조직 유래의 드문 악성 종양으로 관절 주변 조직에서 주로 발생하지만 반드시 관절과의 연관성이 있는 것은 아니다. 힘줄집이나 점액낭(활액낭, bursa)에서 발생하기도 한다. 종양은 선상구조이며 상피분화세포는 각질을 함유하고 있다. 병리조직학적으로 섬유육종모양의 방추형 세포와 선상피모양 선세포가 혼재하는 이상성(biphasic)을 보이는 것과, 섬유육종 세포만이 두드러지는 단상성(monophasic)인 경우가 있다. 이상성으로 나타나면 진단은 용이하나 단상성으로 발생하면 섬유육종, 악성 신경집종과 같은 방추형세포종양과 감별이 반드시 필요하며 케라틴 염색(양성)이 진단에 도움이 된다. 전자현미경상으로 부착반 모양(desmosome-like)구조가 관찰된다. 이 종양은 악성도가 비교적 높은 육종이며 5년 생존율은 약 50%이다.

3. 뼈대근과 힘줄끈 질환(diseases of skeletal muscle and chorda tendineae)

1) 정상구조(normal structures)

제대로운동(불수의운동, involuntary movements)을 하는 내장의 근육은 심근을 제외하고는 민무늬근으로 이루어지는데 반하여, 맘대로운동(수의운동, voluntary movements)에 관계하는 뼈대근은 가로무늬근이다.

뼈대근(skeletal muscle)은 근육섬유와 그 사이에 있는 약간의 결합 조직으로 구성되어 있다. 근육섬유는 다핵의 큰 세포로 길이 10 cm 이상이 되는 것도 있지만, 그 표면에는 폭 약 3 μm의 특유한 가로무늬 구조가 존재하고 있다(그림 19-25).

뼈대 근섬유는 I형(적색근)과 II형(백색근)으로 구분되고 인체에서는 1개의 근섬유다발 안에 양자가 혼재하고 있다. I형은 지속적 수축을 하고, II형은 급속한 수축을 하지만 피로하기 쉽다(그림 19-26).

2) 근육위축(muscular atrophy)

근육은 운동 부족시 위축이 일어나고 이를 불용성 또는 폐용성 위축(disuse atrophy)이라고 한다. 또한 급성 또는 만성적인 혈액의 순환 장애에 의해 위축이나 괴사를 일으키는 경우도 있다.

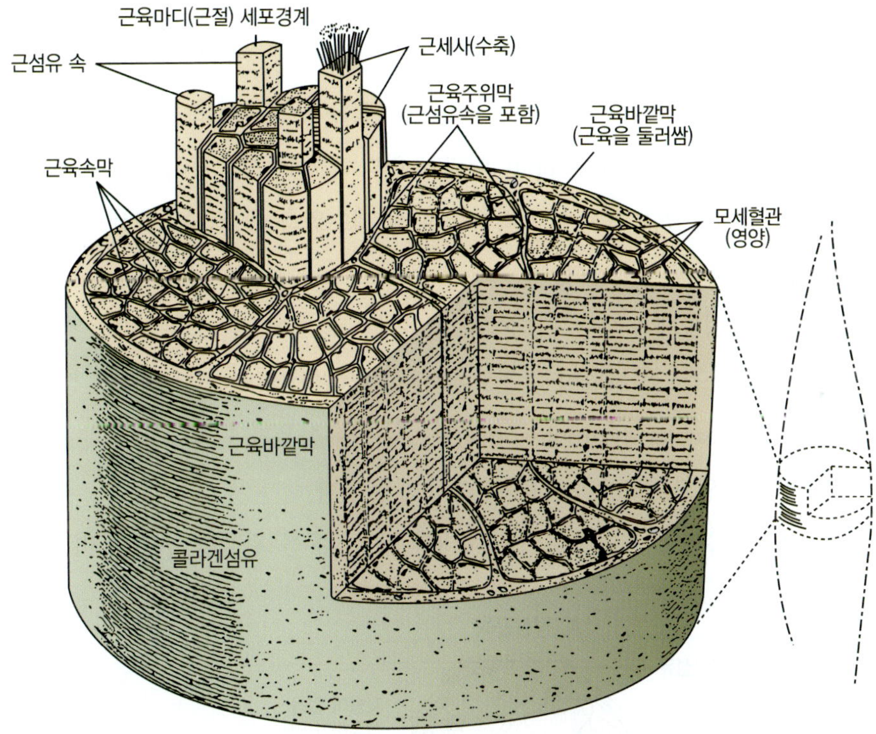

그림 19-25. **뼈대근의 구조와 기능.** 우측의 모식도에 나타낸 부위를 우측에 확대한 것이다. 근육속막(endomysium), 근육주위(다발)막(perimysium), 근육바깥막(epimysium)을 뚜렷이 표시하였음

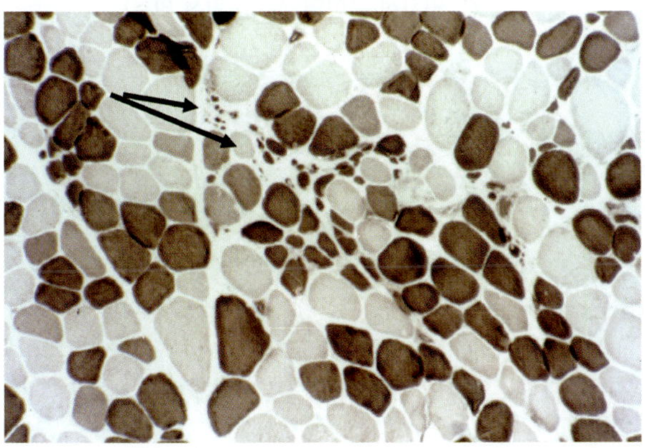

그림 19-26. **제II형 근육섬유의 위축.** 근육이형성환자 근육에서 ATPase염색으로 나타난 제II형 근육섬유의 위축(화살표)이 관찰된다. ATPase 염색에 의하여 근육형의 분류를 할 수 있다. 제 I 형은 서서히 반응하고, 피로가 늦게 오는 근육섬유로 pH 4.2 ATPase에 강양성, NADH-TR과 SDH에 강양성이며 미토콘드리아와 미오글로빈이 풍부하고 붉은 색을 나타내는 근육이다. 제 II 형은 신속히 반응하고 피로가 빨리 오는 근육섬유로 pH 9.4 ATPase에 강양성, NADH-TR과 SDH에 약양성이며 근육미세섬유가 풍부하고 흰색을 나타내는 근육섬유임. pH 9.4 ATPase 염색

근육의 위축은 근육을 지배하는 척수나 말초 신경 장애에 의해 일어나는 신경원성 근육위축(neurogenic atrophy) 또는 탈신경성 위축(denervation atrophy)과, 근육 자체의 장애로 일어나는 근원성 위축(myogenic atrophy)으로 구분된다(그림 19-27).

신경원성 근육위축은 신경장애에 의하여 이차로 근육위축이 일어나고 해당 신경지배 영역의 근육섬유 다발이 한데 모여서 그룹위축을 일으킨다. 이러한 신경의 군지배가 일어나기전 초기단계에서는 간헐적인 위축 근육섬유 즉, 각지고 작아진 근육섬유(angulated small fiber)가 특징적으로 보이며 이들은 정상적인 근육섬유 사이에서 관찰할 수 있다.

정상적으로 근육섬유는 제1형과 제2형으로 나뉘어져 섞여 있으며 신경에 의해서 지배되고 있다. 그러나 신경 일부가 절단 또는 마비되면 그 주변의 신경이 절단된 근육섬유를 지배하게 되어 살아있는 신경이 그 주변의 근육섬유를 모두 지배하게 된다(그림 19-28). 이러한 현상이 있은 후 그 신경의 절단이 일어나면 같은 신경에 의해 지배받는 모든 근육섬유가 동시에 그룹으로 근육섬유의 위축이 일어나게 되며 이를 군위축(grouped atrophy)이라고 한다(그림 19-29). 이러한 군위축은 신경원성 위축의 중요한 진단적 가치가 있으며 소아마비나 진행성 척수위축 등 척수앞뿔세포를 침범하는 질환이나 외상성 신경손상에 의해 일어난다.

근원성 근육위축은 신경장애가 없는 상태에서 일차적으로 일어나는 근육위축으로 일정한 경향을 나타내지 않고, 불규칙적으로 일어나며 근전도에서는 저전위상태이다. 대표적인 질병은 진행성 근이영양증(progressive muscular dystrophy, PMD)으로 근육섬유가 근육다발과 무관하게 여기저기 진행성으로 변성 위축을 일으키고 근력 저하를 초래하게 된다.

근육위축이 일어난 섬유옆에는 대상성으로 비대한 근육섬유를 관찰할 수 있으며 근육섬유간에는

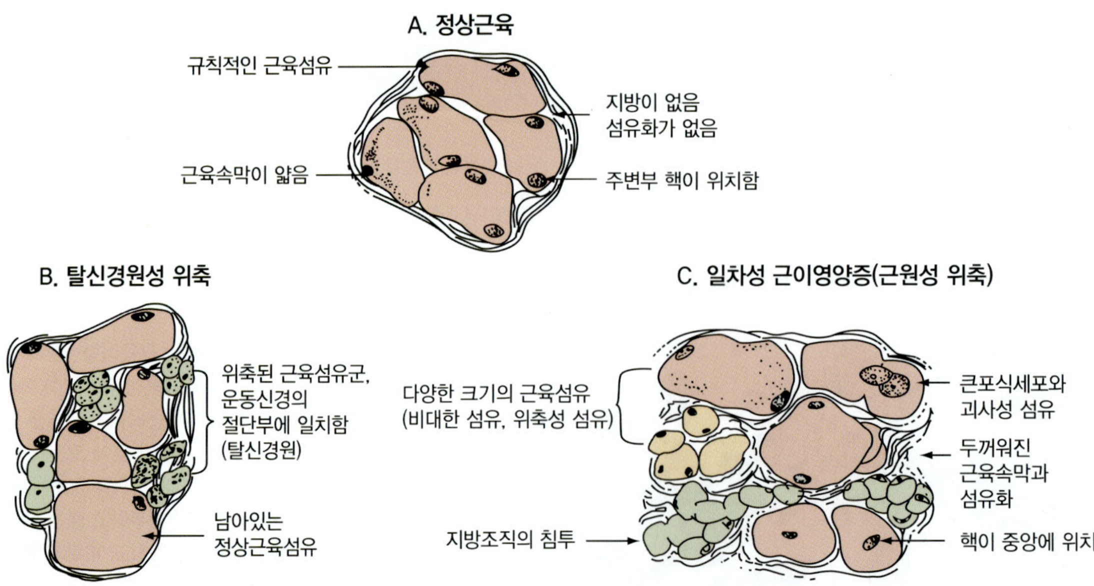

그림 19-27. 여러 근질환에서의 조직 변화. A. 정상근육, B. 탈신경성 위축은 동일한 운동신경분포 단위가 함께 위축된다. C. 일차성 근병증이며 크기의 다양성과 국소적인 퇴행성 변화가 특징임

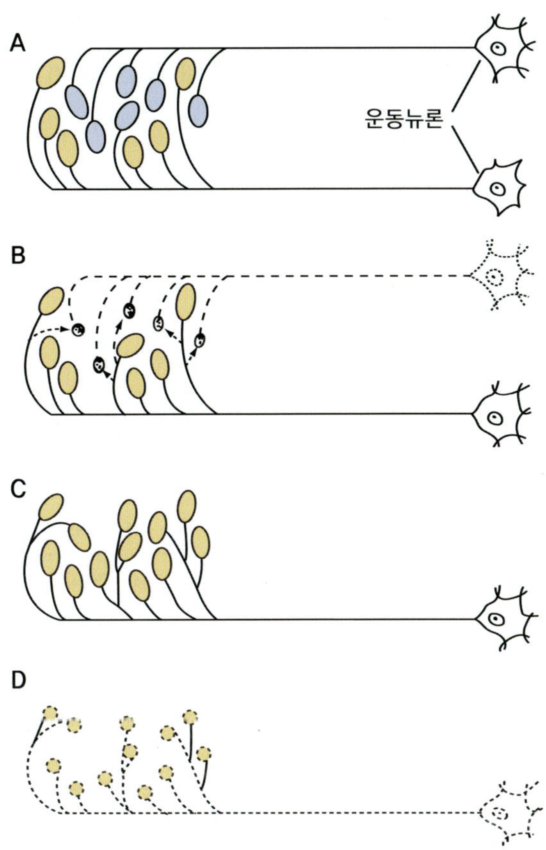

그림 19-28. 탈신경원에 의한 뼈대근의 신경분포 변화
A. 정상에서는 두개운동 신경이 모자이크형으로 분포한다. 근육의 유형은 지배하는 신경에 좌우한다.
B. 한 개의 운동신경이 손상을 입으면 같은 신경에 지배받는 근육이 모두 위축된다.
C. 위축된 근육은 주변의 살아 있는 신경으로부터 재 지배를 받게 되어 근육의 유형이 변화하게 된다. 이러한 기전으로 같은 성질의 근육이 군 또는 집단(group)을 이루게 된다. 그 결과 정상적인 모자이크형의 배열이 소실된다.
D. 이렇게 변화된 이후에 또 운동신경이 손상받으면 신경의 지배를 받는 근의 군위축(grouped atrophy)이 일어나는 기전이기도 하다.

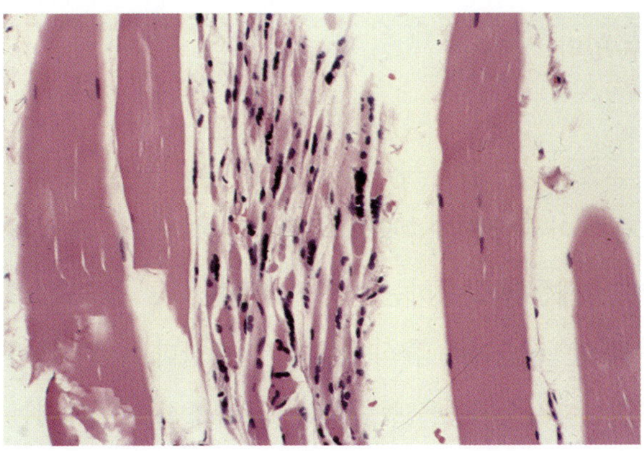

그림 19-29. 뼈대근의 군위축. 중앙에 근육이 집단으로 근육섬유의 크기가 현저히 감소된 군위축이 관찰됨. H&E

지방 조직이 나타나서 육안적으로는 마치 근육이 비대되어진 것처럼 보이는 경우도 있다. 이 경우는 근육섬유의 비대가 아닌 지방세포의 침윤으로 일어난 비대이므로 거짓비대(pseudohypertrophy)라고 한다. 질병의 진행됨에 따라 체력이 저하되고 이로 인해 보행이나 호흡이 곤란하게 된다. 생화학적으로는 요중 크레아티닌의 상승, 혈청 크레아티닌 포스포키나제(creatinine phosphokinase)의 상승 등을 볼 수 있다. 진행성 근이영양증은 임상적으로 그 발현 양식, 부위, 연령, 유전 관계 등에 의해 몇 가지 유형으로 나누어지고 있다(표 19-5).

표 19-5. 근이영양증의 분류

유형분류	빈도	유전 방식	임상증상	시작하는 나이	처음에 침범당하는 근육
뒤센(Duchenne)형	흔함	XR	심하여 사망	0~12세	골반, 다리
베커(Becker)형	드묾	XR	경도	10~70세	골반, 다리
안면어깨위팔형	다소 드묾	AD	경도	10~20세	얼굴, 어깨
지대형	드묾	AR	증등도	다양함	골반, 어깨
원위형	대단히 드묾	AD	다양함	성인	손, 발
근긴장형	드묾	AD	다양함, 서서히 진행함	대개 성인	얼굴, 혀, 사지

XP : 보통염색체 열성, AD : 보통염색체 우성, AR : 보통염색체 열성

3) 뼈되기 근염(골화성 근염, myositis ossificans)

근육 조직 내 염증 치유 과정시 뼈가 형성되는 경우를 뼈되기 근염이라고 한다. 근육 내 심한 손상을 입은 후에 흔히 발생하며, 화생에 의한 뼈조직의 형성이므로 이것을 뼈되기 근염이라 한다. 뼈육종과 혼동을 일으킬 수도 있으나 뼈되기 근염에서는 지역적 패턴을 보이는 것이 특징이다. 장기간 반복된 가벼운 자극에 의해서도 근육조직 내에 뼈가 형성되기도 한다. 예를 들어 승마를 계속하고 있으면 넓적다리 내 전근에 소위 승마뼈가 생길 수 있다.

4) 중증 근무력증(myasthenia gravis)

자가항체 즉 항아세틸콜린 수용체 단백 IgG 항체가 아세틸콜린 수용체와 결합하여 신경근 종말판 접합부에 있는 아세틸콜린의 수용체결합을 방해하기 때문에 발생하는 자가면역질환(그림 19-30)으로 신경근 종말판의 기능적 이상이 생겨 근육이 약해지는 질환이며 휴식에 의해 회복한다. 이와 관련하여 대다수의 증례에서 가슴샘의 과형성, 일부에서는 가슴샘종을 동반하나, 근육조직 자체에서는 형태 변화가 거의 관찰되지 않는다.

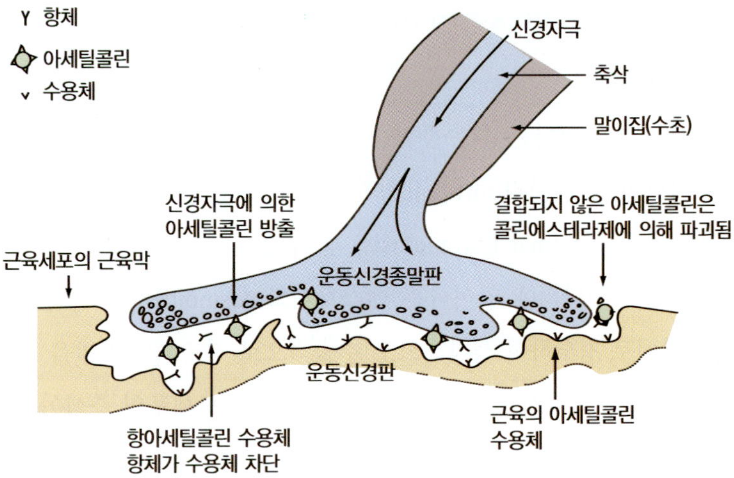

그림 19-30. **중증근무력증의 기전.** 아세틸콜린의 방출이 정상적으로 이루어지더라도 수용체의 파괴로 인하여 운동신경판으로 신경자극이 전달되지 못함

5) 힘줄염(건초염, tendosynovitis)

힘줄(tendon)이나 윤활집(활액막초, sy-novial sheath)의 염증으로 손가락을 혹사한 뒤 손가락 굴근의 힘줄이 비후해서 힘줄의 활동 장해를 일으키고 그 결과 손가락의 굴신(굽히고 펴는 운동)운동이 곤란하게 된다. 이 상태를 협착성 힘줄염 또는 용수철 손가락이라고도 일컬어진다.

6) 다발근염(polymyositis)

전신성 자가면역 질환의 하나로 주 증상은 근무력증, 동통 등이며, 근육조직에는 혈관주변으로 현저한 림프구와 큰포식세포의 침윤, 유리질 변성, 피브리노이드 변성 등이 존재한다(그림 19-31). 심하면 근육조직 전체에 근육섬유의 괴사와 섬유화, 단핵구의 침윤이 일어나며 눈 주변에 홍반과 같이 피부발진을 동반하는 경우는 피부근염(dermatomyositis)이라고 한다.

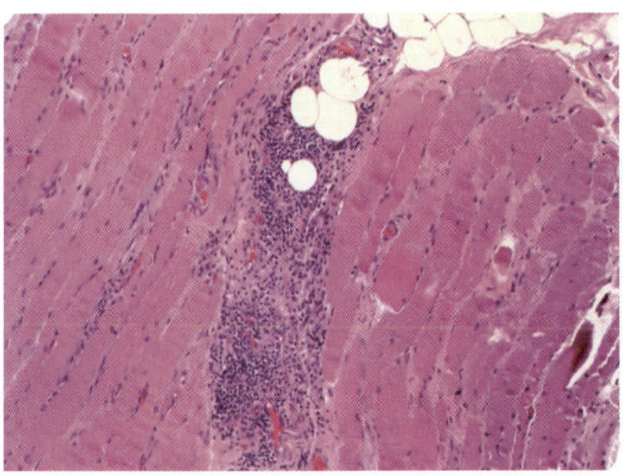

그림 19-31. **다발성 근염.** 근막 주변의 혈관 주변으로 심한 림프구의 침윤과 그 근처 근육의 국소성 근위축이 관찰됨. H&E

7) 종양 및 유종양성 질환(tumors and tumor-like diseases)

(1) 섬유종증(fibromatosis)

근육이나 널힘줄(건막)에 일어나는 섬유증식증으로 목빗근(흉쇄유돌근, sternocleiodomastoid muscle)에 발생하는 선천성 근성 사경(torticollis)과 손바닥 널힘줄에 발생하여 손가락의 굴곡 구축을 일으키는 손바닥 섬유종증(palmar fibromatosis) 등이 있으며 조직학적으로 성숙한 섬유세포와 아교섬유가 풍부하다. 배나 팔다리에 일어나는 데스모이드(desmoid)처럼 극히 단단한 섬유증식을 나타내고 주변 뼈대근사이로 침투하여 성장하므로 수술적으로 적출해도 재발을 반복하는 악성에 가까운 섬유종증도 있다. 병리조직학적으로 근육을 침윤하는 섬유모세포의 증식이 관찰된다.

(2) 뼈대근육종(rhabdomyosarcoma)

가로무늬근 유래의 악성 종양으로 급속히 성장하고 조기에 소속 림프절의 전이나 혈행성 폐전이를 일으킨다. 병리조직학적으로 크게 4가지 즉, 배아형, 포도형(소위 보트리오이드(botryoid)형), 다형세포형, 선포형 등으로 분류한다.

세포의 이형성 및 다형성이 심하여 HE 염색 표본만으로는, 지방육종, 신경원성 육종(악성 슈반종), 악성 섬유성 조직구종 등과 구별이 곤란한 경우도 있다. 붉은 세포질을 갖는 큰 종양세포(그림 19-32)와 가로무늬(cross striation)를 종양세포에서 찾는 것이 진단에 중요하다. 그 외에도 면역조직화학적으로 미오글로빈(myoglobin) 혹은 데스민염색이 양성이고 전자현미경상에서 근육미세사를 발견하는 것도 진단에 중요하다. 소아의 연부 악성 종양 중에서는 빈도가 높은 것 중의 하나이며, 포도형은 소아의 여성생식기 특히 질에서 호발한다.

(3) 악성 섬유조직구종(Malignant fibrous histiocytoma)

섬유 육종모양의 부분과 조직구종양의 부분이 혼재하여 다양한 조직상을 나타내는 간엽성 기원의 악성 종양으로 주로 팔다리의 근육이나 결합 조직 등 연부 조직에 출현하는데 뼈에서도 발생할 수도

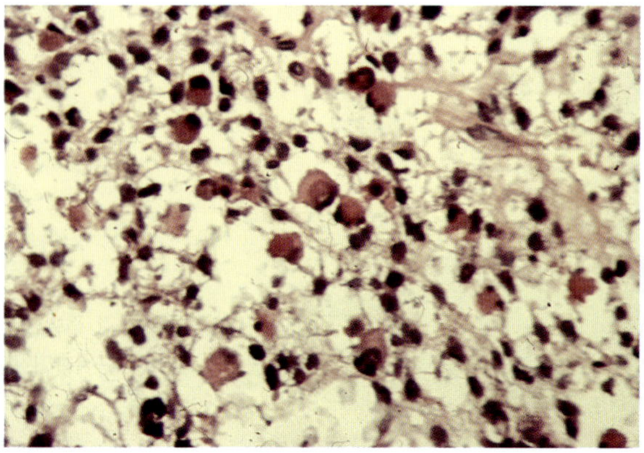

그림 19-32. 뼈대근육종. 세포질이 호산성이며 풍부한 악성 뼈대근세포가 관찰되는 것이 특징임. H&E

있다. 이 종양은 뼈대근육종, 지방육종, 신경육종, 섬유육종 등과 감별진단이 꼭 필요하다. 종양세포는 면역조직학적으로 CD68과 lysozyme에 양성을 보이는 조직구기원이며 조직구가 섬유모세포로 변형이 가능하다는 것이 알려져 있어 섬유육종(fibrosarcoma)의 변형으로 보고 있다. 연부조직육종의 20~30%를 차지한다.

육안적으로 회백색의 다엽성으로 주변조직에 침윤되고 피막은 없으나 주변과의 경계는 비교적 좋은 편이다. 병리조직학적으로 심한 섬유세포의 증식과 다형성, 포말세포의 출현, 다수의 유사분열상, 진기한(bizarre) 세포, 거대종양세포 등이 관찰되고 방추형세포는 소용돌이 모양(storiform pattern)의 배열을 하고 있다. 이 종양의 5년 생존율은 약 50% 정도이다.

Chapter 20

신경 질환 (Diseases of nervous systems)

1. 뇌의 순환장애(circulatory disturbance of brain)

뇌의 구조는 극히 복잡하고 그 기능도 부위에 따라 다르기 때문에 신경 증상의 해석에는 우선 뇌의 기능과 해부학 지식이 가장 중요한 장기리고 할 수 있다. 실질의 신경세포인 뉴우런의 대부분은 매우 긴 축삭 돌기(axon)를 가지기 때문에 현미경시야에서는 전체 구조를 파악할 수 없다. 이와 같은 점에서 신경계는 특이한 조직이라고 할 수 있고 신경병리학(neuropathology)은 병리학 중에서 하나의 독립된 분야를 만들고 있다.

일반적으로 신경계 질환은 병변의 위치와 신경증상이 일치되므로 정확한 진단을 위하여 병변의 발생 부위에 관한 상세한 기재도 필요하다. 최근에는 전산단층촬영이나 자기공명장치 등의 출현으로 머리뼈 내 뇌병변의 위치 파악과 진단에 중요한 역할을 하고 있다.

뇌의 임상증상 중 가장 중요한 것은 의식 상실이라고 할 수 있으며 이러한 증상을 일으킬 수 있는 원인들은 다양하지만 가장 빈도가 높은 것은 순환장애라고 할 수 있다. 뇌 순환장애에 있어 주요 뇌동맥의 정상 관류역이 어떻게 되어 있는가를 미리 파악해 두는 것이 중요하다.

뇌혈관 질환의 원인과 분류는 크게 허혈성과 출혈성으로 나눈다(그림 20-1). 중요 원인과 기전은 대부분 동맥경화와 고혈압이 관련되어 있다(그림 20-2). 뇌의 순환장애에 의한 질환 중에서 뇌부종과 뇌졸중은 특히 빈도가 높고 이중 뇌졸중[일명 뇌혈관사고(cerebrovascular accident, CVA)]은 전체 뇌질환으로 인한 사망 요인 중에서도 상위를 차지한다. 일과성 뇌허혈성 발작(transient ischemic attack)과 같이 완전히 회복 가능한 질환도 있지만, 대부분은 기능적인 후유증을 동반한다.

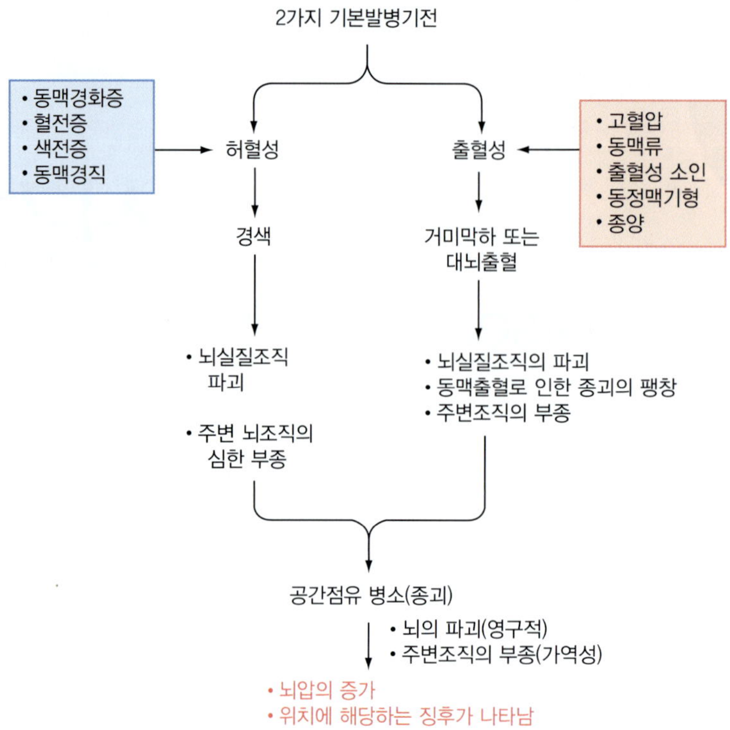

그림 20-1. 2가지 중요한 뇌혈관사고의 원인과 기전

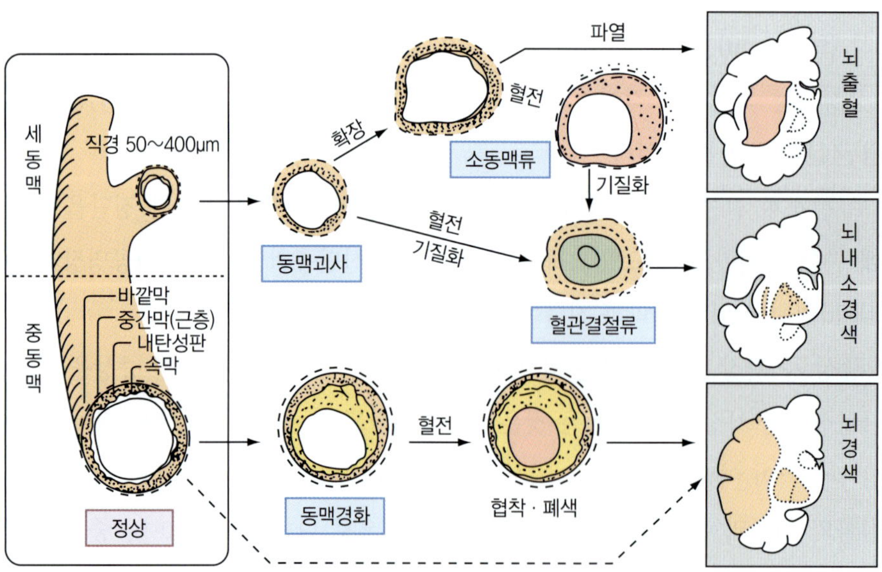

그림 20-2. 뇌동맥 병변과 뇌혈관사고의 기전(모식도)

1) 뇌졸중(stroke, 뇌혈관 사고 cerebrovascular accident)

외상에 의하지 않고 순수하게 뇌의 순환 장애로 인해 정신.신경 증상이 급속히 출현한 상태를 뇌혈관 사고(CVA) 또는 뇌졸중이라고 한다. 뇌졸중은 그중에서도 특히 운동마비와 의식장애를 수반하는 중증형을 가리키나 이 2가지 용어는 동의어로써 사용되고 있다. 뇌졸중의 대표적인 원인 질환으로서는 뇌출혈, 거미막(지주막)밑 출혈, 뇌혈전증과 뇌경색이 있다. 뇌경색을 동반한 뇌혈전증이 약 90%를 차지한다. 또한 선진국에서는 가장 많은 사망 원인도 된다. 뇌혈관 사고는 뇌혈전증과 경색, 머리안(두개강) 내 출혈, 고혈압성 뇌출혈 등으로 분류한다.

(1) 출혈성 뇌졸중(hemorrhagic stroke)

① 뇌출혈(brain hemorrhage)

뇌졸중의 10%를 차지하는 뇌출혈은 뇌조직 내의 혈관 병변에 의해 일어나는 출혈로 대부분(80% 이상)은 고혈압성이며 선조체(corpus striatum) 주변의 소동맥 병변에 의해 발생한다. 전형적인 뇌출혈, 특히 기저핵부 출혈의 증상은 돌발하는 두통, 구토, 신경장애, 안저의 유두부종, 의식장애, 공동편시(양쪽 눈이 같은 방향으로 편위하는 상태), 편마비(한쪽의 상.하지의 마비) 등이며, 사망률도 높다.

출혈이 가장 많이 일어나는 부위는 대뇌 기저핵(55%), 즉 피각(putamen, 조가비핵)(그림 20-3), 전장(claustrum), 시상핵(thalamic nucleus) 등을 포함하는 부분으로 외측 선조체동맥(lenticulostriate arteries)의 영역에 해당된다. 동맥의 미세 동맥류가 터지는 것이 대부분이며 고혈압 환자의 70% 정도에서 다발성의 미세 동맥류가 발견된다. 이 경우는 출혈에 의해 내피(internal capsule) 즉 수의운동신경의 섬유 다발이 침범당하기 때문에 출혈소의 반대쪽의 편마비가 일어난다. 기저핵부 이외에서도 시상(10%), 다리뇌(10%), 소뇌(10%) 등의 출혈도 비교적 자주 볼 수 있다. 심하면 뇌실 내로 출혈되어 거미막하 출혈도 관찰된다. 혈종은 한정된 머리안 내 압력을 높이는 원인이다.

고혈압성 뇌출혈은 뇌내 소동맥의 파열에 의한 것이지만, 정상인의 소동맥이 고혈압의 직접 영향

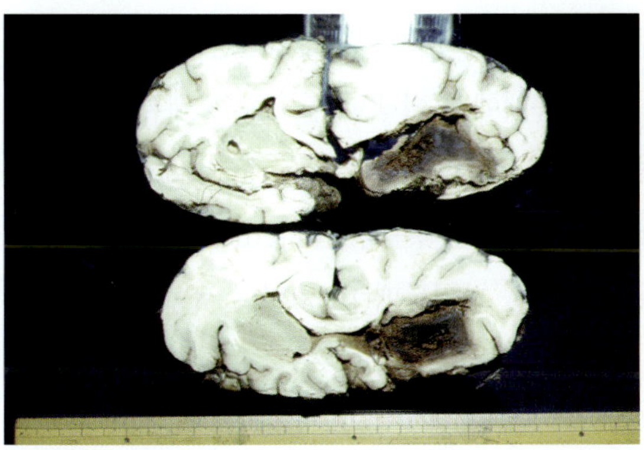

그림 20-3. **뇌출혈.** 기저핵부(조가비핵)의 대출혈이 발생하여 큰 혈종괴를 이루고 있고 출혈에 의하여 전방 · 후방 모두 측뇌실벽이 깨어지고 있으며 뇌실 내로도 출혈이 연결되고 있음

으로 쉽게 파열되지는 않으므로, 몇 가지의 혈관 병변이 있어야 한다. 대부분은 세동맥의 혈관의 섬유소모양 괴사 또는 중간막 근층의 괴사가 관찰된다. 이것은 직경 50~400μm 정도의 뇌내 세동맥에 잘 일어난다. 뇌내 세동맥가지에 장기간 고혈압이 작용하면 주로 중간막이 손상되며 그 부위는 혈압에 약하여 확장되어 세동맥류가 되는 경우가 많다. 이것이 파열되면 뇌출혈을 일으키며 혈전형성이 생기면 혈관을 폐색하게 된다. 그 결과 허혈성괴사가 일어나고 뇌내 실질에는 작은경색소(직경 3~15mm)를 만들기도 한다. 급성 괴사성 동맥염, 과민성 동맥염, 동정맥 기형 등으로 출혈되는 경우도 있을 수 있다.

세동맥으로부터의 출혈이 큰 혈종으로까지 발전하는 과정으로 우선 동맥의 파열이 어딘가 1개소에 일어나면, 혈관벽의 연축(경련) → 혈류의 완만화 → 혈전형성이라는 일련의 현상이 일어나고 국소의 산소 결핍 결과 모세혈관의 장애에 의한 부종과 출혈이 혈종을 만든다. 출혈은 뇌실질을 출혈기점을 중심으로 분리시키며 혈종에 의한 주변 조직의 압박이 일어나는 종괴 영향(mass effect)을 나타낸다. 출혈이 크면 뇌실 내로의 출혈도 일어난다.

뇌출혈소는 1~2주일 지나면 가장자리에는 용혈이 진행되고 CT상으로는 주변이 희미해진다. 병리조직학적으로는 혈종과 뇌조직과의 경계부에 큰포식세포가 다수 출현한다. 1개월 이상 지나면 혈종은 육안으로도 약간 갈색이 되고 그 후는 혈종의 용해가 진행됨에 따라, 결합조직이 출현한다. 한편, 주위의 뇌조직으로부터는 신경아교섬유(glial fiber)의 증식이 일어난다. 수개월, 수년 지나면, 작은 출혈소의 경우는 틈새모양의 반흔이 되지만, 큰 경우는 투명액을 포함하는 뇌열공(lacuna) 형태로 되며 남는다. 또 대뇌회전 반구 내 백질이 심한 동맥경화로 인하여 소실되며 축삭과 말이집도 동시에 불규칙하게 소실되기도 하는데, 이것을 겉질밑 백질뇌병증(subcortical leukoencephalopathy)이라고 한다. 이때 임상적으로는 두통, 구토, 경련, 망막출현, 혼수상태가 된다. 그러므로 고혈압성 뇌혈관사고에서는 고혈압성 뇌출혈, 동맥경화성 뇌혈관질환, 뇌열공, 겉질밑 뇌백질병증 등과 같은 여러 종류의 뇌질환이 포함된다.

② 거미막하출혈(subarachnoid hemorrhage)

거미막밑공간, 즉 뇌의 표면의 거미막공간 내에 원발성으로 출혈이 일어나는 것(그림 21-4)으로 원인은 동맥류의 파열이나 동정맥기형에 의해 발생한다. 동맥류는 선천성(딸기형), 동맥경화형, 진균형으로 나누며 이중 95%는 윌리스환(Willis circle)내 뇌동맥에서 발생한 딸기형 동맥류의 파열에 의한다. 뇌저부의 굵은 혈관의 분기부에 호발하고 발생 빈도는 앞교통동맥(anterior communicating artery, 30%), 뒤교통통맥(posterior communicating artery)과 안쪽목동맥(internal carotid artery)의 교차부(30%), 중간대뇌동맥(middle cerebral artery, 10%), 기저동맥(10%)의 순서이며 다발성도 10~20%를 차지한다(그림 20-5).

임상적으로는 격렬한 두통이 있고 대개는 구토, 목쪽 통증을 동반하며 의식을 잃어버리는 경우도

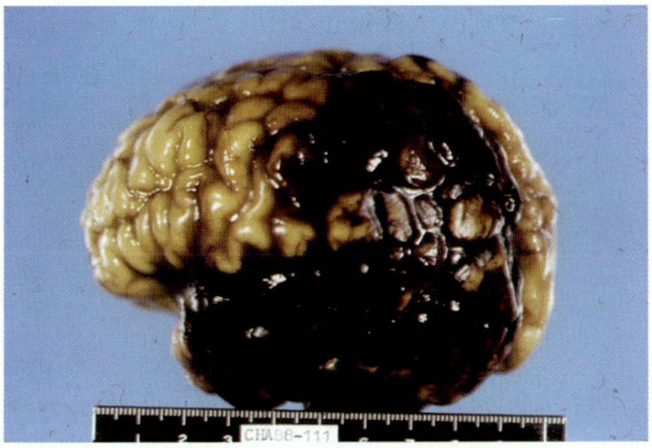

그림 20-4. **거미막밑 출혈.** 뇌동맥 낭상동맥류 파열에 의한 대량의 지주막밑 출혈임

있다. 발병초기에는 사지마비 증상은 거의 나타나지 않으나 뇌막자극 증상인 두통, 목 강직, 구토 등이 있다. 뇌압이 상승하므로 눈바닥(안저)에 유두부종이 일어나고 망막에 출혈이 관찰된다. 뇌척수액에도 출혈이 존재한다. 심하면 급사하는 경우가 많으나 회복해도 재발을 잘한다. 평균 발병 연령도 뇌출혈보다는 젊다. 출혈의 원인이 되는 낭모양(딸기형) 동맥류는 대체로 동맥벽에 선천성으로 중간막 근층이나 탄성판이 없어 혈액의 압력에 영향을 받아 늘어나게 되어 파열될 수도 있다.

동맥 파열에 의한 출혈은 대부분 거미막밑 출혈이지만, 뇌내에도 출혈이 일어나고 뇌실 내로 신행되는 경우도 있다. 또한, 거미막밑공간에 대량의 혈액이 나올 경우에는 혈관 연축이 속발하고 2차 허혈성 뇌장애를 초래하는 것이 알려져 있다. 동맥류가 파열되지 않고 크기가 점차 커져서 제3뇌신경을 압박하여 마비시킬 수도 있다. 특히 뒤교통동맥류일 때에 잘 일어난다.

(2) 정맥굴 혈전 정맥염(sinus thrombophlebitis)과 정맥폐색(vein obstruction)

뇌정맥과 정맥동의 폐색은 드물게 뇌혈관사고(뇌졸중)의 원인이 될 수 있다. 위시상 정맥굴(superior sagittal sinus)의 혈전정맥염은 만성질환을 앓거나 영양상태가 나쁠 경우에 혈전증이 생기며 그 주변 양측 뇌반구 조직의 부종, 출혈 및 경색증이 일어난다. 뇌피질 정맥의 혈전정맥염은 출산 후 여성에서 발생할 수 있고 심하면 뇌 경색증이 올 수 있다. 갈렌정맥의 혈전증도 시상부위나 심부 백질에 출혈성 경색을 유발할 수 있다. 해면정맥굴(cavernous sinus)의 혈전정맥염은 얼굴이나 눈확(안와)의 염증으로부터 파급되어 일어난다. 가쪽정맥굴(lateral sinus)의 혈전동맥염은 만성 중이염의 합병증으로 생길 수 있다.

(3) 저산소성 뇌병증(hypoxic encephalopathy)

뇌손상의 원인 중 가장 흔하며 동맥경화에 의한 허혈, 심한 빈혈, 일산화탄소 중독, 저혈당 등 저산소증을 일으킬 수 있는 수많은 원인들이 모두 뇌세포에 손상을 일으킬 수 있으며 이를 저산소성 뇌병증이라고 한다. 가장 손상이 잘 되는 세포는 푸르킨에(Purkinje)세포, 해마의 솜머부위(Sommer's sector)와 피라미드신경세포(pyramidal neuron)이다. 형태 변화는 손상받은 신경세포질이 호산성으로 염색되며 핵응축이 일어난다. 이것을 붉은 신경세포(red neuron)라고 하며 저산소증이 계속되면 세포는 죽게 된다. 대뇌피질의 피라미드세포가 저산소증에 가장 약해 신경세포가 선택적으로 죽게 되면 선상괴사(linear necrosis)를 일으키게 된다. 좀 더 심해지면 주요 뇌혈관 분지 영역의 경계부에 허혈에 의한 경색이 오는데 이것을 분수계성경색(watershed infart)이라고 한다.

(4) 뇌경색증(cerebral infarction)

본래 뇌에 혈액을 공급하는 동맥계의 일부가 동맥경화나 색전증에 의해서 혈관내강이 좁아지거나 폐색됨으로써 그 관류역의 뇌조직이 괴사에 빠지는 것이나, 뇌 실질 세포는 산소결핍에 특히 민감하기 때문에 뇌동맥이 완전히 폐색되지 않아도(압박, 협착 등) 국소의 뇌혈류량이 일정 이하(70% 미만)가 되면 그 유역 내에 괴사가 일어날 수 있다. 발생 원인은 뇌동맥경화증을 동반한 혈전증과 뇌색전증, 기타로 나눌 수 있다.

① 뇌동맥경화증과 혈전증(cerebral arteriosclerosis and thrombosis)

뇌혈전증은 대부분이 죽종 형성에 의한 뇌동맥경화에 속발하는 혈전형성으로 발병된다. 비교적 큰 동맥을 침범하며 특히 목동맥(carotid artery)의 분지와 구부러진 부위에서 호발한다. 윌리스환(Willis circle)의 시작 직전 부위가 막혀도 윌리스환이 온전하면 다른 방향에서 혈액공급은 받을 수 있으므로 경색은 일어나지 않으나 윌리스환 이하 분지에서의 혈전증 또는 폐색은 뇌경색을 수반하게 된다. 윌리스환중 동맥경화의 호발부위는 중간대뇌동맥(middle cerebral artery), 속목동맥(내경동맥, internal carotid artery), 뒤대뇌동맥(posterior cerebral artery) 기시부이다(그림 20-5). 주요 뇌동맥 즉 앞대뇌동맥, 중간대뇌동맥, 뒤대뇌동맥과 척추뇌저동맥(vertebrobasilar artery)의 폐쇄 후 발생되는 국소의 경색부위와 그에 따른 임상증상은 위치에 따라 다르다(표 20-1).

② 뇌색전증(cerebral embolism)

발생원인은 대개 심근경색에서 발생한 벽혈전의 색전증, 심내막염에서 발생한 판막 사마귀(혹)모양(vegetation)의 색전증이 있으며, 그외 심장판막의 인공판막 대치술 후, 승모판 협착증, 심방세동과 같은 심장질환 또는 대동맥궁, 윌리스환, 목동맥 등의 큰 동맥의 경화도 원인이 된다. 이와 같은 기초 질환을 가지고 있는 것이 보통이지만 뇌색전증은 전구 증상없이 돌발적으로 출현하는 경우가 많다.

③ 기타 원인

결절성 다발성 동맥염, 거대세포동맥염 같은 전신 혈관염과 뇌정맥의 폐색이나 DIC와 같은 응고상태가 항진된 상태에서도 뇌경색증이 일어날 수 있다.

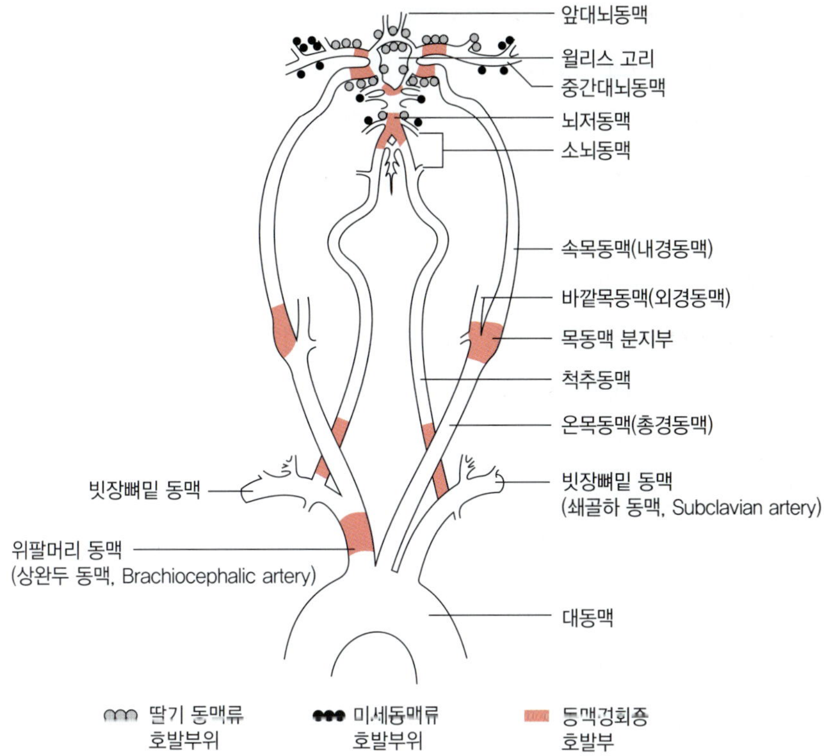

그림 20-5. 대뇌혈관의 동맥경화증. 딸기동맥류(berry aneurysms)와 미세동맥류(microa–neurysms)의 분포

뇌경색후 가장 초기에 관찰되는 소견은 약 6시간 경과 후부터 뇌가 약간 연화되고 회색질과 백질의 경계부가 불명확하게 된다(그림 20-6). 병리조직학적으로는 신경핵의 농축, 세포질의 호산성화, 액화 등이 관찰된다. 이 시기를 지나면 괴사기(2~3일째)로 진행되어 경색부위가 약간 팽창하지만, 응고괴사 즉 뇌연화가 일어나는데 주위와의 경계는 명확하지 않다. 액화된 괴사세포와 포말성 큰포식세포(gitter cell)가 경계부에서 관찰된다. 전단면이 보이는 모양에 따라 빈혈성 경색과 출혈성 경색(10~20%)으로 나누어지기도 하는데, 후자는 주로 색전에 의한 경우에 볼 수 있다. 그것은 2차

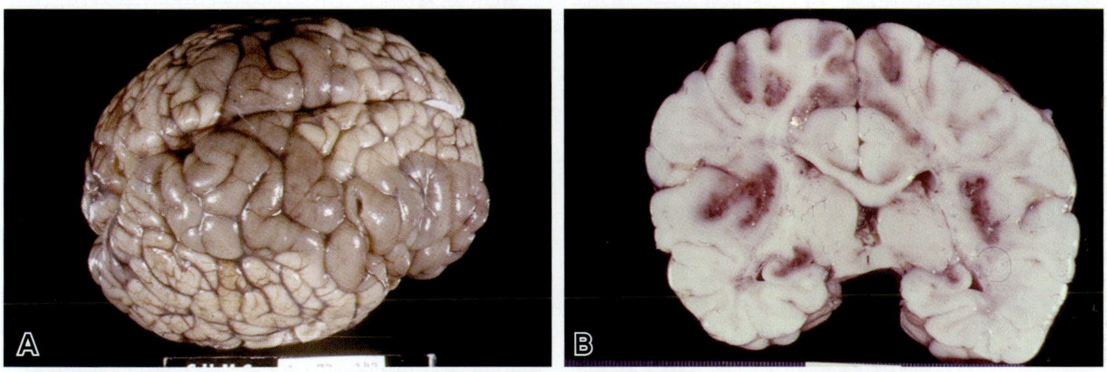

그림 20-6. 뇌경색의 육안소견. A. 이마엽과 마루엽내의 급성 경색소, 뇌이랑(뇌회, gyrus)이 색조가 변해있으며 부종으로 종창되어 있음이 관찰된다. B. A의 단면사진으로 병변의 파급은 왼중간대뇌동맥의 1분기의 관류역에 해당됨

미소 출혈이 그 부위에 추가되어 육안으로 적색으로 보이기 때문이다.

액화.흡수기(3주후)는 경색으로 인한 괴사조직이 흡수되는 시기로 다수의 큰포식세포가 나타나 괴사 산물을 제거하여 흡수가 일어난다(그림 20-7). 그 결과 신경세포는 사라지고 새로 만들어진 모세혈관만 남는다. 주변에는 신경아교섬유의 증식으로 반응성 신경아교증(reactive gliosis)이 일어난다. 이후 반흔.낭포기(수개월~1년 이후)에는 신경아교 섬유의 증식(신경아교증이라고 함)에 의한 반흔으로 수축하거나, 큰 조직 결손부에 맑은 체액을 갖는 낭포의 형태가 된다. 전산단층촬영상으로는 주위와 경계가 분명한 저흡수역으로서 나타나는데, 부검하면 대개 조직액이 유출하여 국소적으로 빈낭포 모양 즉 열공(lacuna)이 형성되어 있다.

표 20-1. 주요 뇌동맥 폐색 후의 국소 현상

폐색된 동맥	경색 부위	임상증상
앞대뇌동맥	앞쪽 뇌 운동과 감각피질(다리부위)	혼돈, 지남력상실 반대편약함 : 다리가 현저함, 대뇌피질형의 감각상실 : 다리가 현저함
중간대뇌동맥	대뇌반구의 옆머리 뇌 표면 언어중추(만약 지배측 뇌인 경우) 시간로부챗살(시방선, optic radiation)	반대편마비, 얼굴>다리; 반대편 대뇌피질형 감각상실 표현성 실어증 반맹증(hemianopsia)
뒤대뇌동맥	뒤쪽 뇌	피질형의 시력상실
척추뇌저동맥	소뇌 뇌줄기	의도성 손떨림, 부조화, 저긴장증 반대편 마비와 감각마비, 동측성 뇌신경마비

(5) 일과성 허혈발작(transient ischemic attack)

원인은 혈관이나 콜레스테롤 색전증에 의해서 일어나며 색전의 기원은 목동맥, 대동맥의 동맥경화에 궤양이 합병됐을 경우이다. 일과성 허혈발작은 갑작스러운 뇌신경 장애를 일으킨 후 말이집에서 수분간 지속되었다가 24시간내에 완전 회복되는 것이 특징이다. 이 질환에서 발작(공격)횟수는

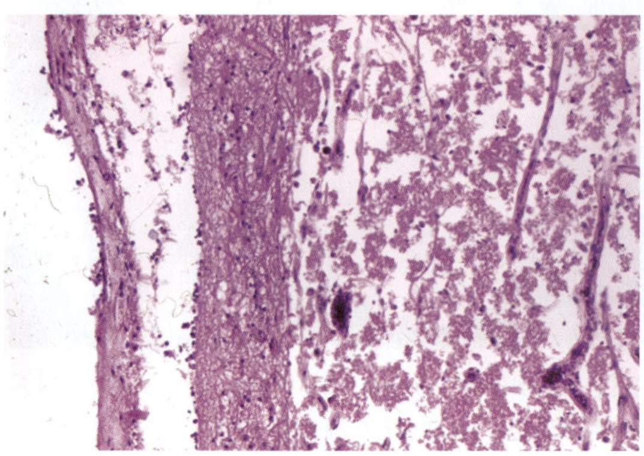

그림 20-7. **뇌경색의 액화흡수기.** 경색부위의 뇌실질조직이 액화되고 흡수되어 뇌조직은 연화되며 빈낭포가 형성되는 것이 오른뇌에서 관찰됨. H&E

하루에도 몇 번 또는 수개월에 한번 등으로 예측하기 어렵고, 망막중심동맥(안저동맥)에서 색전이 발견될 수도 있다. 30% 정도는 5년 내에 뇌경색증이 뒤따르는 것으로 되어 있다. 또한 30% 정도의 뇌경색증 환자는 상기 질환의 병력을 갖고 있다. 치료는 혈관수술이나, 아스피린 치료, 항응고치료 등을 할 수 있다.

임상적으로 갑작스러운 신경계 기능이 소실되며 소실된 기능은 괴사부위의 고유기능과 일치한다. 임상증상의 시작은 돌발적이나 뇌출혈만큼 폭발적이지는 않으며 대개는 신경장애가 서서히 진행한다. 뇌색전증에 의한 뇌경색 보다는 혈전증에 의한 경색이 그 과정이 좀 더 완만하다. 주변 뇌조직의 부종이 동반되므로 뇌압이 상승하기도 하지만 예후는 비교적 좋은 편이다.

2. 뇌압의 상승

머리안 내압이 증가하는 원인은 다양하나 수두증, 공간점유병소, 뇌부종 등으로 크게 나눌 수 있으며(표 20-2), 머리안 내압의 증가로 인하여 신체 주요 장기에 장애를 일으키게 된다(그림 20-8).

표 20-2. 뇌압(머리안 내압) 증가의 원인

원인	
수두증(hydrocephalus)	표 20-3 참고
공간점유병소 출혈, 혈종	바깥 뇌경질막, 경질막밑, 거미막밑, 뇌실질
경색	국소 부종과 출혈
종양	일차성, 이차성(종괴영향과 국소 부종)
감염	농양(종괴영향과 국소부종)
뇌부종 세포독성	무산소증의 원인, 저혈당증
혈관성	고혈압성뇌병증, 종양 또는 농양과 관련된 혈관의 이상, 중독증(납중독), 요독증
감염	뇌수막염, 뇌염
외상	
만성폐질환에서의 이산화탄소압 증가	

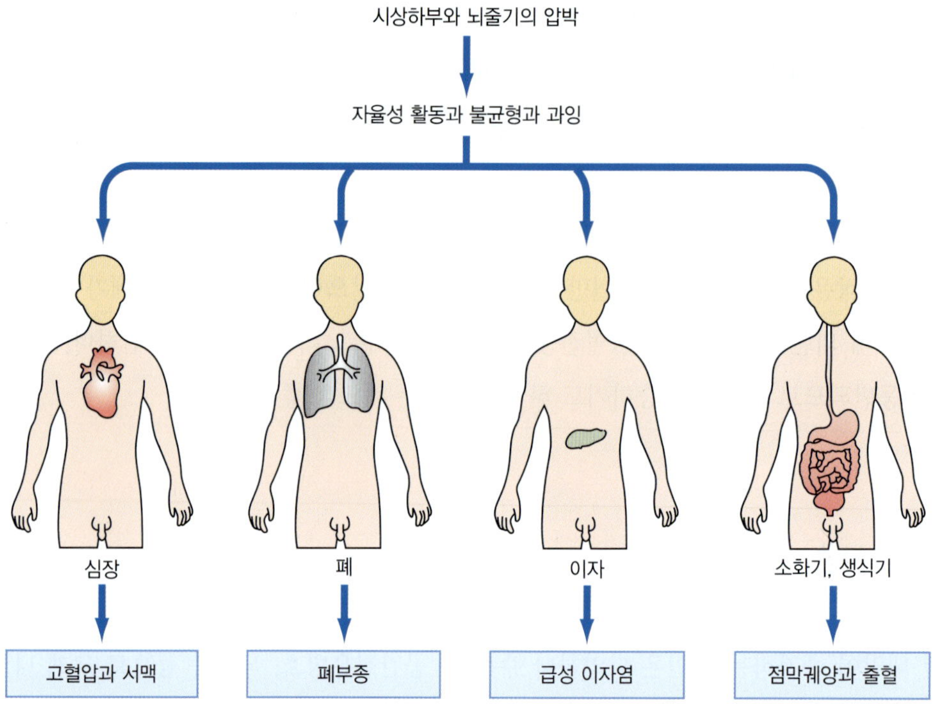

그림 20-8. 머리안 내압 증가의 전신 영향. 머리안 내압의 증가시 시상하부와 뇌줄기를 압박하게 되면 내부장기의 자율운동에 이상이 생겨 심폐기, 소화기 및 생식기 등 전신 증상이 나타남

1) 뇌부종(cerebral edema)

뇌조직 내에 과량의 수분이 증가한 상태로 독립된 질환이라고 할 수는 없으나 머리내압을 높이는 중요한 병증의 하나이다. 단순한 혈관 확장과 수액의 통과 장애로 인하여 뇌실계가 확대되는 수두증과는 구별된다. 발생원인은 혈관원성, 세포독성, 간질성 등으로 나뉜다. 뇌혈관장애, 외상, 부종, 염증 등에 속발하는 보통의 뇌부종은 대부분이 혈관원성으로 혈장 성분의 누출에 의한다. 혈관 또는 맥관원성에 의한 뇌부종이 일어나는 원인은 혈액내에 삼투압을 조절하는 기전의 균형이 파괴되거나 림프관에 의한 순환이 없기 때문이다.

세포독성에 의한 부종은 허혈이 심할 경우에 신경세포나 신경아교세포의 세포질내에 수분함량이 증가하는 것으로 중추신경계의 각종 염증이나 혈류장애가 있을 때 흔히 일어난다. 간질성 뇌부종은 여러 원인에 의해서 뇌실막세포가 손상되어 뇌척수액이 뇌간질내로 이동하여 발생한다. 뇌부종이 발생하면 육안적으로 뇌이랑이 평탄해지고 뇌고랑이 얕아진다.

병리조직학적으로 세포내에 수포성 변성이 관찰될 수 있다. 어떤 종류의 중독성 반응에서는 세포독성에 의한 세포내 부종이 생기며 별아교세포의 종창과 말이집의 팽창이 주요 소견이다. 보통 뇌부종은 회백질보다 백질쪽이 두드러지고 오래 계속되면 말이집이 심하게 손상된다.

2) 수두증(hydrocephalus)

뇌척수액(CSF)의 생산 및 순환하는 경로에 이상이 생겨 뇌척수액이 뇌실 거미막밑공간에 많이 모여 있는 상태로 뇌압이 상승한다. 뇌척수액의 정상 경로는 가쪽뇌실(lateral ventricle)과 제3뇌실에 있는 맥락막얼기(choroid plexus)에서 생산되며 가쪽뇌실 → 뇌실사이구멍(interventricular foramen) 또는 몬로 구멍(foramen of Monro) → 제3뇌실 → 대뇌소관(중뇌수도, cerebral aqueduct) → 제4뇌실 → 루스카공, 마겐디공을 통과하여 거미막밑공간으로 들어간 후 거미막과립(arachnoidal granulation)에서 흡수되어 혈액내로 이동하여 들어간다(그림 20-9).

수두증의 원인은 선천성과 후천성으로 나눌 수 있으며 분류에는 해부학적 분류와 기능적 분류가 있다. 해부학적 분류는 크게 뇌속의 뇌척수액 통로의 폐색유무에 따라 비교통성(폐색성)과 교통성 수두증으로 나눈다(표 20-3). 비교통성(폐색성) 수두증은 뇌실계의 폐쇄로 인하여 뇌척수액의 흐름을 막아 수두증이 발생하는 경우이고 교통성(비폐색성) 수두증은 뇌실계에 이상이 없고 지주막밑강이나 뇌척수액 흡수장애로 인하여 수두증이 발생하는 경우이다.

기능에 따라 고압성과 저압성 수두증으로 분류한다. 고압성 수두증은 뇌척수액 흐름이 막혀서 발생하는 것으로 뇌가 봉합되기 전에는 머리뼈가 늘어나며 머리가 커지나 뇌가 봉합된 후에는 뇌압이 높아지게 된다. 저압성 수두증은 드물게 발생하는 것으로 뇌척수액의 흐름은 정상이나 서서히 뇌척수액의 양이 늘어나는 경우에 나타나며 뇌의 위축이나 치매에서 관찰된다.

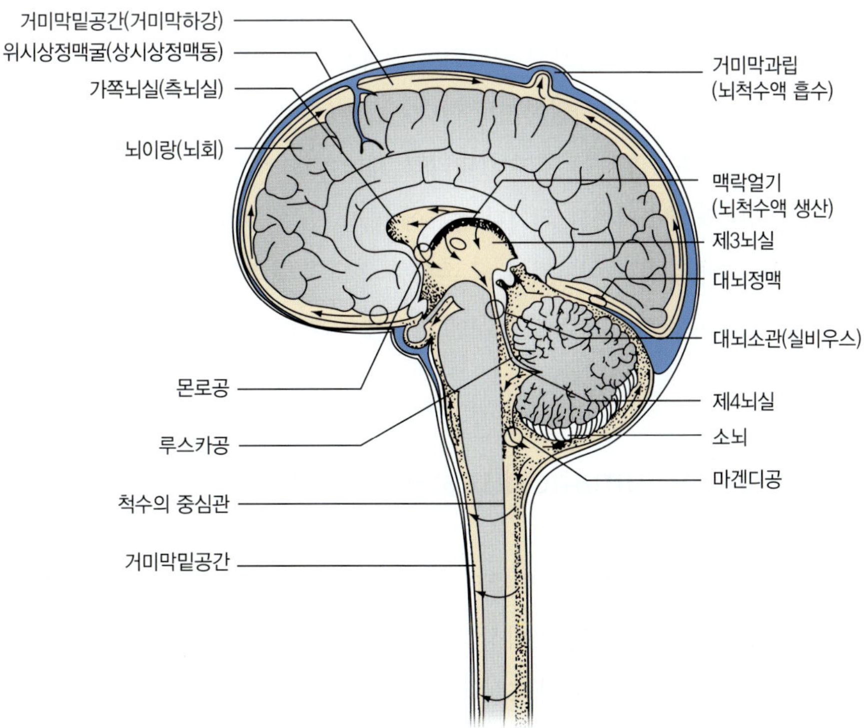

그림 20-9. 뇌척수액(cerebrospinal fluid)의 생산, 순환 및 흡수

표 20-3. 수두증의 원인과 분류

비교통성수두증* (폐색성)	선천성 대뇌소관(aqueduct)의 협착과 폐쇄 댄디-워커(Dandy-Walker) 증후군 후천성 대뇌소관과 제3뇌실의 협착과 폐쇄를 일으킨 종양, 낭종 대뇌소관의 만성염증과 신경아교증(gliosis) 제4뇌실 출구의 폐쇄 뇌기저의 뇌척수액 흐름을 막는 거미막밑에 기질화된 혈종 뇌기저를 침범한 기질화된 뇌수막염
교통성 수두증**	맥락막얼기(유두종(분비증가) 아놀드-키아리 기형 뇌척수액의 흡수 장애 경질막굴(dural sinus)의 혈전 거미막밑의 기질화된 혈종 뇌수막염의 기질화? 거미막과립의 결함?

* 비교통성(noncommunicating), ** 교통성(communicating)

3) 뇌헤르니아(탈뇌, cerebral hernia)

뇌전체는 한정된 용적의 머리안 내에 존재하기 때문에 이곳에 혈종, 종양, 수두증 등 어떠한 점거성 또는 종창성의 병변이 생기면, 쉽게 뇌압이 높아지고 수두증과 함께 뇌조직의 일부가 경질막으로 나눠진 본래의 장소에서 이웃의 공간으로 탈출하는 경우가 발생한다. 이를 뇌헤르니아 또는 탈뇌라고 한다. 뇌의 어느 부분이 빠져 나오는가에 따라 띠모양 헤르니아, 갈고리 헤르니아(소뇌천막절흔 헤르니아), 소뇌편도헤르니아 등으로 구별되며 결과적으로 커노한 절흔(Kernohan notch)과 속발성 다리뇌(pons)출혈이 발생하여 사망하기도 한다.

뇌헤르니아를 일으키는 주요 부위는 대뇌낫(대뇌겸, falx cerebri), 소뇌천막(tentorium), 대후두공(foramen magnum)이며 뇌헤르니아의 위치나 종류에 따라 영향 받는 부위가 다르고 임상소견도 다르다(그림 20-10). 헤르니아로 인한 이차적인 뇌 손상중 숨뇌의 압박, 출혈 및 괴사로 인하여 의식과 호흡 상태의 악화를 초래하는 경우가 많기 때문에 임상에서 중요하다.

3. 뇌의 외상성 질환(traumatic diseases of brain)

뇌의 외상(trauma)은 청장년층의 사망의 주요한 원인이다. 뇌 자체의 손상중에서 흔한 것은 뇌타박상(뇌좌상, cerebral contusion)이다. 타박상의 경우는 머리뼈 골절은 없으므로 뇌가 외부에 노출되지는 않으나 뇌출혈과 괴사가 일어난다. 그 외에 머리안내 출혈, 머리뼈 골절과 총창 등이 있다.

뇌의 외상성 질환의 원인은 총탄에 의한 외상인 관통상과 둔기에 의한 비미사일 손상이며 이중 후

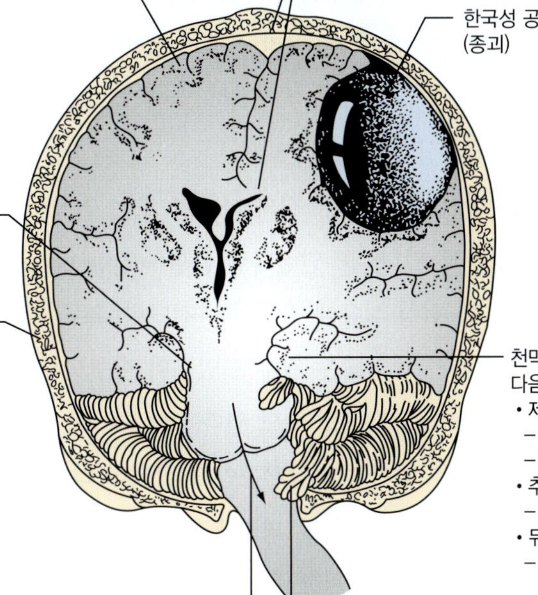

그림 20-10. **뇌헤르니아와 그에 따른 임상증상.** 오른쪽 천막위쪽(supratentorial compartment)의 큰 종괴로 인하여 증가된 머리안 내압의 영향으로 뇌헤르니아가 발생하고 헤르니아부위에 따라 다른 임상증상이 나타남

자의 경우가 대부분이다. 일반으로 외상에 의한 뇌손상은 일차 손상과 이차 손상으로 나눌 수 있다. 일차 손상으로는 뇌타박상, 열창과 같은 국소 손상, 미만성의 축삭 손상 등이 있다. 이차 손상은 머리안에 혈종, 부종, 대뇌헤르니아, 뇌경색, 감염 등이다. 주요한 후유증은 경력발작, 외상후성 치매 등이 있다(그림 20-11).

1) 머리뼈 골절(skull fracture)

머리부위의 외상 시 잘 발생하며 부위에 따라 원개부 골절과 머리뼈 바닥골절로 나누는 경우가 있다. 후자는 뇌신경 마비를 초래하기 쉬우며, 피부의 개방성 손상을 수반하는 개방성 골절은 2차 감염을 일으키기 쉽다.

2) 뇌타박상(cerebral contusion)

뇌실질, 특히 뇌이랑의 표면의 손상으로써 점상 출혈, 괴사 등을 볼 수 있다. 원인은 외상에 의해 뇌표면의 작은 혈관이 파열되고 뇌출혈과 괴사가 발생한다. 혈관이 파열되는 정도와 힘은 머리뼈와 그 속에 뇌척수액에 떠있는 뇌실질의 운동방향과 힘의 정도에 따라 다르다.

외력이 가해진 부위의 손상을 직격타격(coup, 쿠)이라고 하고 그 반대측의 손상을 반대타격(반대쿠, counter coup)이라 부른다(그림 20-11). 머리 골절이 동반된 경우는 같은 측에 많으나, 움직이고 있는 머리가 정지물에 충돌한 경우 예를 들어 포장도로에 쓰러져서 머리를 부딪친 경우에는, 특히 반대타격에 의한 반대편의 뇌손상이 두드러진다.

외력에 의한 원발성 뇌손상으로써는 회백질의 타박상 또는 열상이 일어나며 심하면 회백질밑 백질까지 손상이 일어나는 경우도 있다. 또 연질막밑 출혈(subpia hemorrhage)도 일어날 수 있다. 한편, 뇌심부의 손상으로써는 긴 신경 섬유에 가해지는 전단력(shear force, 어긋나는 힘)에 의해 뇌줄기 부위와 뇌량 부위에서 섬유가 절단되는 경우도 있으며 어긋남의 힘에 의한 뇌내 출혈도 일어날 수 있다. 후유증으로 경련발작의 근원이 될 수도 있다(그림 20-11).

뇌진탕(cerebral concussion)은 뇌기능이 잠시동안 소실되어 의식 및 반사소실이 발생하는 경우이다. 뇌외상 직후에 나타나지만 뇌는 육안 및 병리조직학적으로 이상이 발견되지 않는 점이 뇌타박상과 구별점이다. 드물게 의식소실의 기간이 좀 길 수도 있으나 대개는 정상으로 회복한다. 뇌열상(cerebral laceration)은 뇌실질 조직이 찢어지는(균열) 경우이며 급성 출혈이 지주막밑이나 경질막밑에 발생하고 뇌신경 장애와 높은 사망율을 보인다. 열상(tearing)은 뇌막이 찢어지는 것으로 바닥머리뼈 골절에 동반되며 뇌막의 찢어진 부위를 통하여 코나 귀로 뇌척수액이 흘러나온다. 척수손상(spinal cord injury)은 목이나 척추에 심한 힘을 갑자기 받아서 일어나며 목의 편타성(whiplash) 손상에서 잘 관찰된다. 이때 척추 골절, 탈골 등이 잘 일어나고 자동차 사고에서 흔하며 자동차 의자에서 목받침이 꼭 필요한 이유도 여기에 있다. 척수 손상도 뇌에서와 같이 진탕, 타박상, 열창 등이 있을 수 있다. 목뼈의 척수손상이면 사지마비, 등뼈의 척수 손상이면 하지마비가 온다.

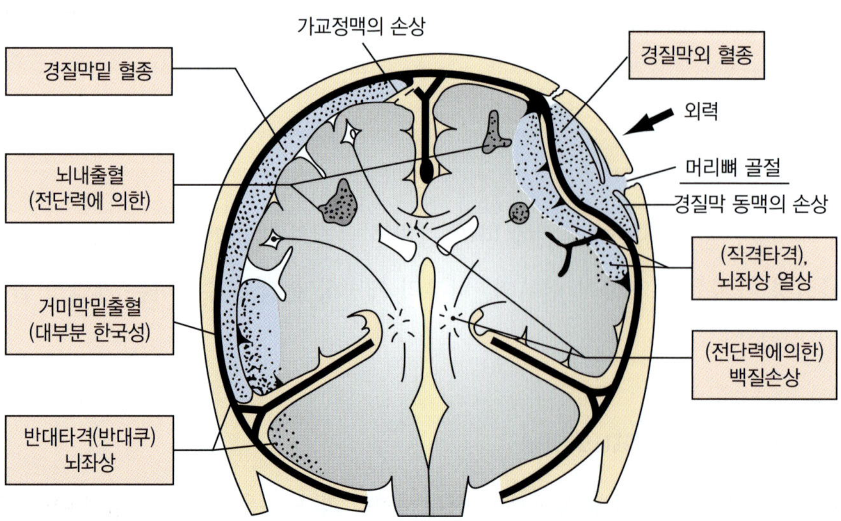

그림 20-11. 외상에 의한 머리내 변화. 반대타격(반대쿠)에 의한 뇌손상, 여러 부위의 출혈, 심부 백질의 손상 등에 주의

4. 머리안내 출혈(hemorrhage of intracranial cavity)

원인에 따라 외상성과 자발성으로 나눌 수 있고 외상성은 경질막외 혈종과 경질막밑 혈종이 있으며 자발성은 거미막밑 출혈과 대뇌출혈이 있다(그림 20-12).

1) 경질막외 혈종(epidural / extradural hematoma)

혈액이 머리뼈와 경질막사이에 쌓이는 것으로 대부분(90%)은 골절과 동반된 중간뇌막동맥(중경막동맥, middle meningeal artery)의 손상에 의한 급성 동맥성 출혈이며 일부는 정맥성 출혈이다(그림 20-11, 12). 비관통성 머리뼈 외상에 의한 흔한 합병증 중의 하나이며 관자뼈의 골절 시에 발생되는 경우가 제일 흔하다. 동맥출혈에 의한 경우는 정맥에 의한 경우보다 임상경과가 더 급하다. 임상적으로는 머리뼈의 외상 병력과 뇌진탕 증세가 있고 의식을 잃기 전 잠깐 동안 의식이 분명한 시기 즉 명료기(lucid interval)가 있는 것이 특징이다. 주요 임상소견은 뇌압 상승과 두통, 구토, 의식변화, 눈바닥(안저)의 유두부종 등이다. 이때 관자(temporal) 헤르니아가 일어나면 동공확대, 추체로(pyramidal tract) 압박 등이 나타나며 치료를 조기에 못하면 사망할 수도 있다.

2) 경질막밑 혈종(subdural hematoma)

경질막과 거미막사이에 생기는 혈종으로 급성으로부터 만성(2~3주 이후)까지 경과하며 출혈의 주요 원인은 가교정맥, 즉 뇌피질에서 위시상정맥굴(superior sagittal sinus)로 가는 정맥이 손상되거나, 뇌타박상에 의한 뇌표면의 혈관이 파열되는 것이다(그림 20-12). 경질막밑에 출혈을 초래하는 질환 중에서 만성 경질막밑 혈종은 약간 특이한 형태이다. 즉, 노년의 남성에게 다발하고 흔히 양측성이며, 외상과의 관계가 분명하지 않은 경우도 있다. 혈종은 육아조직으로 된 피막으로 싸여 있으면서 신생 혈관으로부터의 출혈이 되풀이되고, 삼투압의 차이로 거미막밑의 뇌척수액으로 부터 수분을 흡수하여 저류되므로 혈종이 점차 커지기도 한다. 임상적으로 서서히 증가하는 뇌압박에 의해 두통, 구토, 눈바닥의 유두부종, 정신 증상을 초래하는 경우가 있으므로 주의가 필요하다.

5. 뇌·신경계의 감염증(infectious diseases of nervous systems)

염증이 주로 어디에 생기는가에 따라 뇌수막염(meningitis), 뇌염(encephalitis), 척수염(myelitis) 등으로 구분하며, 뇌염과 척수염이 합병하는 경우를 뇌척수염이라고 한다. 뇌신경계 감염원으로는 바이러스 감염이 중요하다.

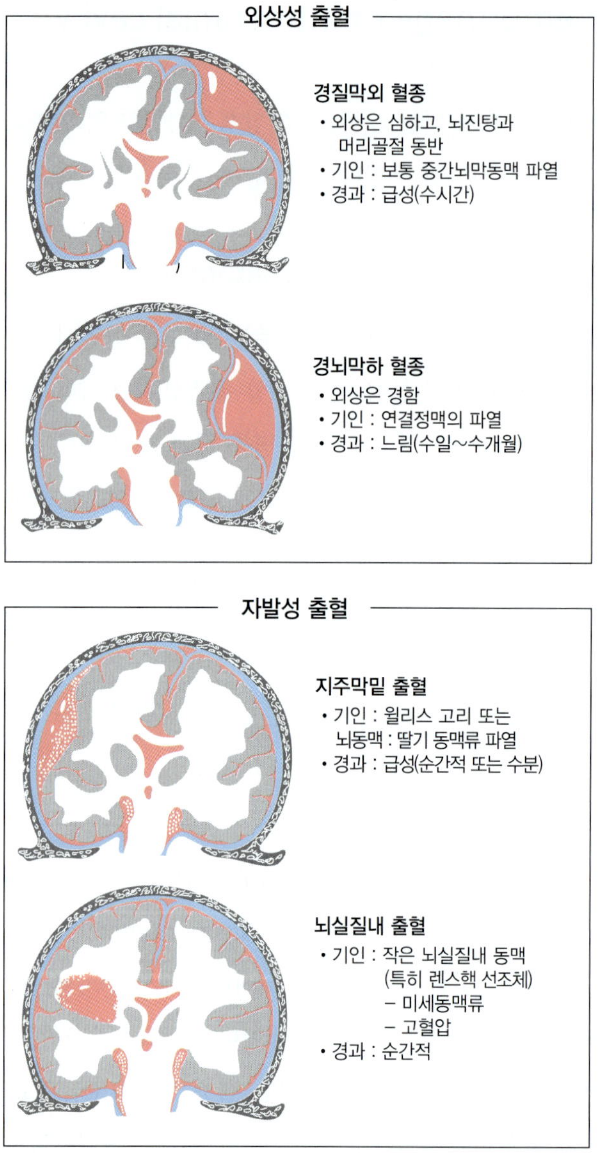

그림 20-12. 머리안내 출혈의 흔한 유형. 경질막외와 경질막밑 혈종은 외상에 의해 흔히 발생하는 반면에 지주막밑과 뇌내 출혈은 혈관 파괴로 발생하는 경우가 많음

1) 바이러스 감염증(viral diseases)

바이러스에 의한 신경계 감염에 의한 질환에는 일본뇌염(Japanese encephalitis), 헤르페스뇌염(herpes simp1ex encephalitis), 소아마비(infantile paralysis), 프리온감염증(prion diseases), 후천성면역결핍증(AIDS) 등이 대표적이다. 일본뇌염은 모기에 의해 매개되는 바이러스성 뇌염으로 최근에는 일본에는 적게 발생하나 오히려 동남아시아쪽에 많이 발생한다. 국내에서는 늦은 여름철에 호발하며 일단 걸리면 후유증이 많아 주의를 필요한다.

임상적으로 고열, 두통, 경련, 의식장애 등의 뇌증상을 초래한다. 일본뇌염의 병소는 주로 시상과 중간뇌의 회백질, 대뇌 피질에 발생하며 병리조직학적으로는 신경세포의 괴사와 변성, 아교세포의 증식, 혈관 주위에 림프구 침윤이 특징이다.

헤르페스뇌염은 주로 관자엽과 이마엽 아래쪽에 출혈.괴사를 수반하는 급성 뇌염이며, 근래 증가하고 있다. 발진 후 2주 정도로 급성으로 발병하고 신경세포의 괴사와 혈관염이 관찰된다. 임상 증상은 다양하므로 뇌종양, 뇌출혈, 뇌농양 등으로 혼동하기 쉽다. 후유증으로는 기억상실이 있다.

소아마비(급성 전각회백척수염, acute anterior poliomyelitis)는 감기 증상, 위장 증상, 뇌막 자극 증상 등으로 발병하고, 팔과 다리의 뼈대근의 이완성 마비를 초래한다. 척수의 앞뿔을 중심으로 하는 회색질부에 염증성의 변화를 볼 수 있으며 운동신경세포의 괴사와 소실에 의해 사지근육의 운동마비가 일어난다. 생백신의 보급에 의해 그 발생 빈도가 격감하였다.

프리온질환은 프리온(prion) 단백에 의한 감염증으로 변형크로이츠펠트 · 야코브병(v-Creutzfeldt Jakob disease)이 대표 질환이다. 소의 광우병과 관련이 있는 것으로 알려지고 있다. 대뇌 회백질의 신경세포와 축삭에 공포가 생겨 마치 스폰지 형태를 보인다고 해서 해면형 뇌증(spongiform encephalopathy)이라고도 한다.

성인의 후천성면역결핍증(AIDS)에는 치매의 합병이 많다는 것이 알려지고 있으며 에이즈 바이러스(HIV)의 뇌감염에 따른 것이다. 주로 대뇌 백질과 기저핵이 손상되며, 그 외에도 면역기능이 저하되므로 여러 가지의 뇌감염증을 유발할 수 있다.

2) 세균감염증(bacterial infections)

화농성 세균에 의한 뇌수막 염증을 화농성 뇌수막염(purulent meningitis)이라고 하며, 외상이나 수술 후의 감염, 코곁굴염과 가운데귀염 등으로부터 파급되는 것 외에 심내막염으로부터 세균이 패혈성 혈전증에 의하여 혈행성으로 발생하기도 한다. 뇌수막염으로 형성된 화농성 삼출액은 거미막밑공간 특히 뇌고랑(뇌구)이나 뇌바닥(뇌저부)으로 확산되기도 한다. 뇌농양의 농이 뇌실내로 유출되면 뇌실 염증과 함께 염증후 발생되는 섬유화에 의하여 이차 폐색성 수두증을 일으키게 된다. 뇌내의 한국성 화농성 병변으로써는 뇌농양(brain abscess)이 있다. 이 병변을 일으키는 세균은 다양하며 뇌수막염을 일으키는 기전과 유사하다. 만성기에는 두꺼운 결합조직성의 피막이 출현하고 농양을 감싼다(그림 20-13). 한편, 결핵성 뇌수막염(tuberculous meningitis)에서는 뇌바닥을 중심으로 건락괴사를 동반하는 육아종성 염증을 볼 수 있다.

3) 신경매독(neurosyphilis)

10년 이상이나 오랜 잠복기 후에 발병하는 매독성의 신경 병변으로 이전에는 진행성 마비(progressive paralysis)와 척수로(tabes dorsalis)가 특징적이였다. 병변은 대뇌 회백질, 특히 이마엽과 관자엽에 주로 나타나고 신경 세포의 감소과 별아교세포(astroglia)의 증식으로 인해 회백질 본래

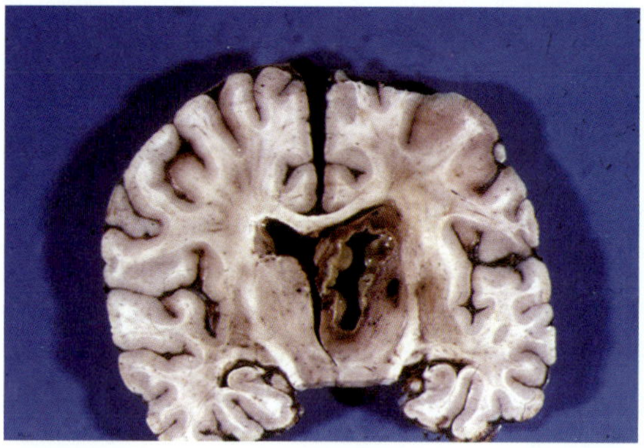

그림 20-13. **뇌농양(육안소견).** 시상의 깊은 곳에 경계가 뚜렷한 공동성 농양이 존재한다. 두꺼운 결합 조직의 막에 싸여져 있음

의 층구조가 없어진다. 미세아교세포의 증식도 특징이다. 척수로는 서서히 나타나는 다리의 전격적인 동통이 특징이고 그 외 힘줄 반사의 소멸, 동공 이상, 실조성 보행, 지각 이상 등이 관찰된다. 척수후각(posterior column)과 말초감각신경의 변성이 주된 소견이다.

4) 그 외 감염증(other infections)

진균에 의해 발생하는 크립토코쿠스증(cryptococcosis)은 뇌바닥을 중심으로 뇌수막뇌염을 일으키는 경우가 있다. 대부분은 우선 폐에 병소를 만들고 혈행성으로 뇌에 전파된다. 면역이 억제된 상태에서는 칸디다, 아스페르길루스에 의한 뇌수막염도 일어날 수도 있다.

원충으로는 임신 후기의 톡소프라즈마(toxoplasma)감염에 의해 신생아의 수두증, 맥락망막염(chorioretinitis) 등이 발생될 수 있다.

6. 탈수초 질환(demyelinating diseases)

수초가 변성 혹은 소실하는 질환으로 그 자체는 신경계의 다양한 질환과 함께 비교적 일어나기 쉬운 질병이다. 넓은 의미에서는 효소계의 이상에 의한 수초 형성 장애를 포함하기도 하지만, 일반적으로 백질이영양증(leukodystrophy)으로써 구별된다. 좁은 의미의 탈수초 질환은 알레르기, 자가면역, 바이러스 감염 등이 관련된다. 병리조직학적으로 선택적 탈수초에 비하여 축삭의 상대적 보존과 염증소견이 존재하여야 한다.

1) 다발성 경화증(multiple sclerosis)

중추신경의 백질 내에 다발성 국소성 탈수초판(multiple focal demyelinating plaque)을 형성하는 원인 불명의 만성 질환으로 탈수초 질환의 가장 흔한 대표적인 질환이다. 탈수초판은 육안적으로 탈수초와 신경아교세포의 증식에 의한 불규칙하고 경계가 뚜렷한 회색 병소 부분이다. 호발부위는 시신경, 뇌실주변, 소뇌, 간뇌, 척수 등이다.

병리조직학으로 탈수초 현상과 유지된 축삭(axons)의 뒤엉킴, 림프구 침윤 등이 존재하는 탈수초판을 관찰할 수 있다. 아시아에서는 드물고 유럽 특히 스칸디나비아에 많고 청장년층에 호발하며, 남여 성별간 차이는 없다. 지역 특성을 갖고 발생하고 인종차가 없으며 이민 2세에서도 빈도가 증가한다는 역학 근거에서 이는 바이러스가 관여할 수도 있다는 가능성을 보여준다. 운동마비, 눈 증상, 지각 이상 또는 마비 등은 초기에 나타나고 다채로운 신경 증상의 재발과 회복을 수년간 되풀이 하는 것이 특징이다. 증상은 탈수초화가 일어나는 부위에 따라 다르고 시력감퇴, 소뇌 기능이상, 이상감각, 근력약화, 척수기능 이상이며 이러한 증상이 다양하게 섞여서 나타나는 것이 또 특징이다. 척수액에 림프구 증가, 단백증가, 면역글로블린 증가 등이 관찰되며 과민성 면역반응도 관련성이 있음을 알 수 있다.

2) 면역학적 손상에 의한 탈수초 질환(demyelinating diseases by immunological damages)

(1) 급성 파종성 뇌척수염(acute disseminated encephalomyelitis)

발병기전은 수초(myelin)단백에 대한 T-세포 면역반응으로 발생하며 그 외에 바이러스 감염 후 발생하기도 하는데 이 경우를 후감염성 뇌척수염(postinfectious encephalomyelitis)이라고 한다. 천연두, 광견병, 백일해 등에 대한 예방주사 맞은 후에 발생한다. 뇌나 척수의 백질 내에 심한 급성 탈수초가 관찰되며 사망률이 높다.

(2) 길랑바레증후군(Guillian-Barre syndrome)

말초 신경에 드물게 발생하는 질환으로 대부분 바이러스 감염 후에 발생한다. 병리조직학적으로 다발성의 중추 신경과 척추 신경에 급성 탈수초가 관찰되고 다발성 신경근병증이 나타나며 뇌척수액에서는 세포-단백 해리(cell-protein dissociation: 세포수는 정상범위인데 단백량은 대단히 증가하는 현상)현상이 나타난다. 임상적으로 주로 다리 내맘대로근(수의근) 마비가 나타나고 감각계는 거의 정상범위이다. 마비는 1~4주 지속하고 서서히 수개월에 걸쳐 개선된다. 치료는 대증적이며 심한 경우나 호흡 근육의 마비가 올 때는 혈장을 바꿔 주는 것도 도움이 된다.

7. 신경퇴행(변성)성 질환(neurodegenerative diseases)

뇌 또는 척수의 어떤 영역의 신경세포가 생리 노화보다 이른 시기에 위축되어 없어지는 원인 불명의 질병이며 일정한 전도로가 선택적으로 침범당하는 경우를 계통 위축이라 한다. 유전성이 높은 것도 있다. 침범당하는 부위에 따라 ① 대뇌피질 변성(cerebrocortical degeneration), ② 추체외로 변성(extra-pyramidal degeneration, 피질밑 기저신경핵이 침범당하는 경우), ③ 척수소뇌 변성(spinocerebellar degeneration), ④ 운동신경원 질환(motor neuron diseases) 등으로 구분하나, 분류가 어려운 것도 있다.

1) 대뇌피질 변성(cerebrocortical degeneration)

고령화 사회기 되면서 노년성 치매가 중요한 사회문제로 대두되고 있으나 아직도 예방이나 치료법이 알려지지 않고 있어 특별한 개인적인 해결책이 없다. 이 퇴행성 질환은 노인에게 대단히 흔한 질병이며 치매증의 50%는 알츠하이머에 의한 것이다.

(1) 알츠하이머병(Alzheimer disease)

노년치매 중에 가장 흔한 질환으로 초로기 이후의 진행성 치매 중에는 뇌혈관 장애에 의한 것도 있으나 이것은 여기에 속하지 않는다. 아직 정확한 원인은 모르지만 베타아밀로이드단백(β-amyloid protein) 유전자 이상, 타우단백, 아세틸콜린 합성장애, 알루미늄 혈중치 증가 등과 관련되어 있는 것으로 알려져 있다.

주로 50대 이후에 많이 발생하고 기억력 저하, 지남력 장애 등으로 시작되어 서서히 10~20년간 진행한다. 주로 대뇌 피질, 특히 이마엽, 관자엽, 마루엽의 미만성 위축이 오며 기저핵의 위축도 발생할 수도 있다. 대뇌피질의 위축은 이마엽이 가장 심하다. 병리조직학적으로는 신경세포의 소실과 무질서한 배열, 다수의 노인판(senile plaque), 은친화판[(argyrophilic plaque 즉 베타아밀로이드단백 주변에 150μm의 퇴행성 변화를 일으킨 신경돌기가 둘러싸고 있는 구조와 신경원섬유 엉킴(neurofibrillary tangle)]이 관찰된다(그림 20-14 A, B).

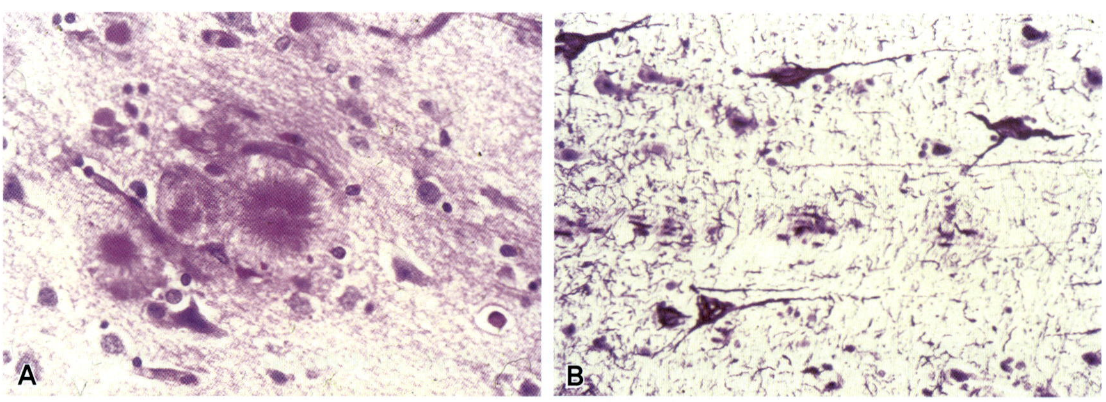

그림 20-14. **알츠하이머병.** A. 노인판. 아미로이드 단백을 중심으로 신경돌기가 둘러싸고 있다. B. 알츠하이머 신경원섬유 엉킴. 신경 원섬유가 굵어지고 철사줄 모양으로 보인다. 노인판은 노인성 변화로 매우 고령이 되면, 정상이라도 해마부위 등에 한하여 볼 수 있는 경우도 있으나, 알츠하이머형에서는 이들의 변화가 보다 심하고 광범위하게 출현함[A: PAS염색, B: 보디안염색(Bodian stain)]

(2) 픽스병(Pick's disease)

초로성 치매(presenile dementia)를 일으키는 아주 드믄 질환으로 40~65세에 호발하며 원인불명이다. 임상증상은 알츠하이머병과 비슷하다. 병리조직학적으로 신경원섬유 엉킴(neurofibrillary tangle)이 관찰되나 노인판은 없다. 변성된 신경세포는 원형의 호산성 세포질 내 봉입체 소위 픽크소체(Pick body)가 관찰된다.

2) 기저핵의 변성(degeneration of basal nucleus)

(1) 파킨슨병(Parkinson's disease)

70세 이상에서 5% 정도의 노인에서 발병하는 흔한 질병으로써 일명 진전성 마비(paralysis agitans)라고도 하며 원인을 모르는 특발형(idiopathic type)이다. 뇌줄기 특히 중간뇌의 흑질(substantia nigra)의 색소를 가지는 신경세포의 변성이 일어난다. 정상 멜라닌 색소의 형성에 관여하는 도파민(dopamin)의 합성이 잘 되지 않아서 신경기능의 이상이 온다고 추측되고 있다. 병리조직학적으로 흑질과 다른 기저핵에 신경아교세포증(gliosis)과 색소있는 신경세포의 소실이 관찰된다. 루위소체(Lewy body)라고 하는 원형의 호산성 세포질 내 봉입체가 관찰된다.

임상적으로 50대에 발생하여 서서히 진행하고 근육의 경직, 휴식시의 손떨림, 천천히 움직임 등이 나타난다. 가속 보행(festinating gait)이라는 독특한 걸음걸이가 나타난다. 레보도파로 치료하면 상당히 효과가 있다. 파킨슨의 기타유형은 특발형의 파킨슨병과 같다. 원인은 다양하며 후뇌염 파킨슨병, 허혈성 질환(동맥경화증), 윌슨병(기저핵에 구리침착), 일산화탄소 중독 또는 망간 중독(일산화탄소나 망간중독으로 기저핵 파괴), 약물(phenothiazine, reserpine) 등 기저핵 손상을 초래하는 경우에도 파킨슨병이 올 수 있다. 흑질-선조체계의 변성으로 경련이나 특유의 자세 이상을 초래하는 파킨슨병도 있다. 척수-소뇌계의 변성으로 소아기에 다리의 운동 실조와 뼈의 변화가 일어나는 프리드라이히 실조증(Fridereich ataxia)이 있다(그림 20-16).

(2) 헌팅톤(Huntington) 무도병

보통염색체 우성으로 유전되는 드문 질환이며 유전자의 표현이 늦게 나타난다. 꼬리핵(caudate nucleus)과 조가비핵(putamen)의 위축과 신경세포의 소실, 대뇌피질 특히 이마엽의 위축이 동반되는 것이 특징이다. 어른에서 나타나며(20~50세), 우울증, 치매, 무도병 등이 나타난다. 이병은 10~20년 동안 서서히 지속적으로 진행한다.

3) 척수소뇌 변성(spinocerebellar degeneration)

보통염색체 열성으로 유전되는 드문 질환으로 프리드라이히 실조증(Fridereich ataxia)과 올리브교 소뇌변성(olivopontocerebellar degeneration)이 있다.

프리드라이히 실조증은 척수 소뇌변성증(spinocerebellar degeneration) 즉 척수소뇌로(spinocerebellar tract), 등쪽기둥(후주, posterior columns), 추체로(pyramidal tract), 말초신경의 퇴행성 변화가 특징(그림 20-16)인 반면에 올리브교 소뇌변성(olivopontocerebellar degeneration)은 소뇌피질, 소뇌핵, 올리브핵, 다리뇌(pons)의 신경세포의 퇴행성 변화가 특징이다.

4) 운동신경원성 질환(motor neuronal diseases)

우리 몸의 운동계는 추체로(pyramidal tract)라고도 하는데 상부와 하부의 운동 뉴론(motor neuron)으로 분류하고 있다(그림 20-15). 운동 신경원성 질환은 운동신경계를 지배하는 신경계 질환으로 상부와 하부 운동뉴론의 변성이 특징이다. 50세 이상에서 산발적으로 드물게 발병하며 운동신경 장애만 나타나는 것이 특징이다. 병변의 위치에 따라 임상형태 변형이 4가지가 있다.

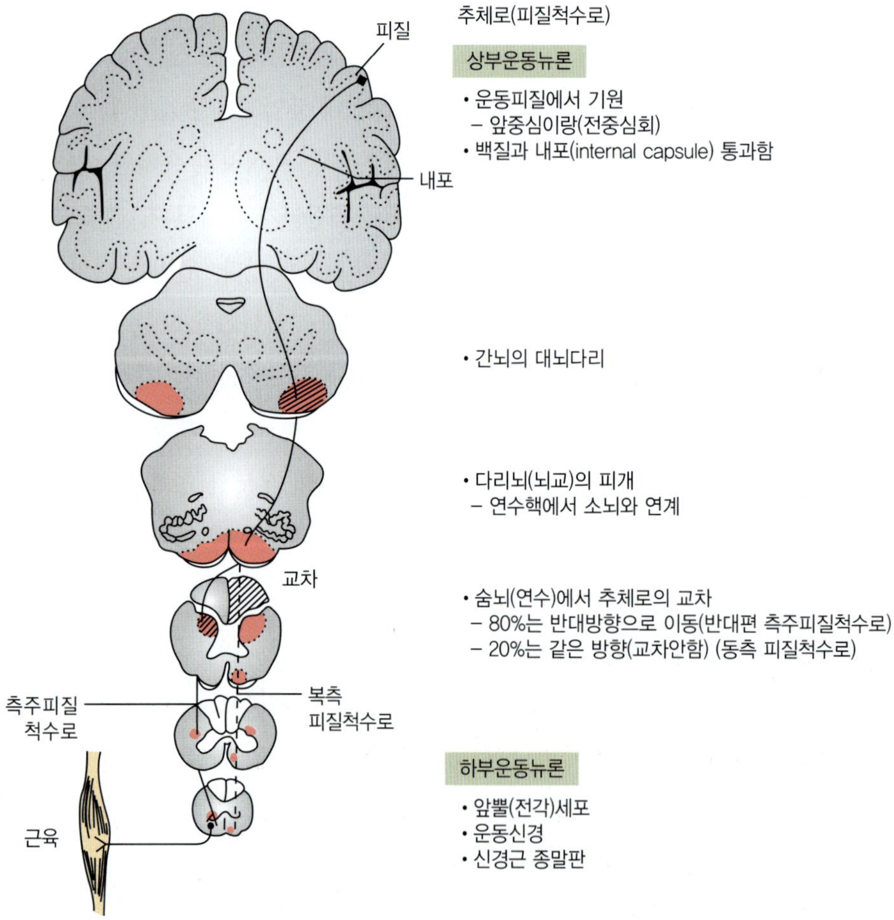

그림 20-15. **운동신경계(피질척수로 또는 추체로).** 신체의 주요한 운동신경은 숨뇌 위치에서 교차함

(1) 근위축성 측삭 경화증(amyotrophic lateral sclerosis)

운동 신경 질환의 하나로써 중년 이후에 대부분은 손가락의 운동 장애로 시작되고 추체로와 척수 앞뿔 세포의 변성이 두드러지는 근위축성 측삭 경화증은 척수의 피질척수로(corticospinal tract)변성이 특징이다. 임상적으로 다리의 상부 운동신경(upper motor neuron)의 마비가 오고 근위축이 일어난다(그림 20-16).

(2) 진행성 근위축(progressive muscular atrophy)

앞뿔 운동신경핵(anterior horn motor nuclei)의 변성이 나타나면 다리의 하부 운동신경의 마비가 온다. 그 결과 운동신경지배를 받고 있는 근육에 진행성 근위축이 일어난다(그림 20-16).

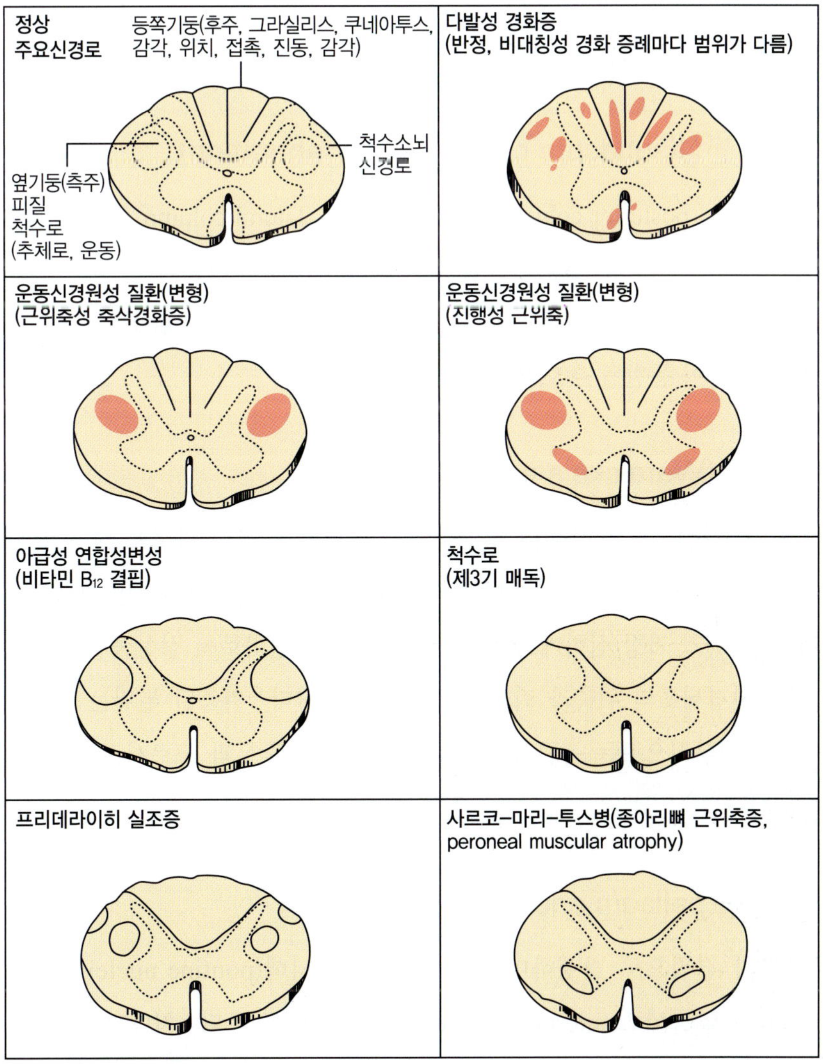

그림 20-16. **여러 가지 신경질환을 일으키는 척수의 절단면.** 다발성경화, 운동신경원성 질환, 프리데라이히 실조증, 아급성 연합성 변성, 척수로, 종아리뼈근 위축 등의 척수 내 변성부위의 전형적인 분포를 보여주고 있음

(3) 진행성 숨뇌마비(progressive bulbar palsy)

숨뇌의 운동핵의 변성 또는 병변에 의하여 이차 하부 운동신경의 마비가 온다. 턱, 혀, 인후 근육의 진행성 마비가 나타난다.

(4) 가성 숨뇌마비(pseudobulbar palsy)

진성의 숨뇌 병변에 의하지는 않으나 외관상으로는 숨뇌 병변과 같은 증상이 나타나는 마비를 말한다. 턱, 혀, 인후근육의 마비가 오는 양측 상부 운동신경의 마비가 나타난다. 이 질환들은 서서히 진행하고 질병 시작 1~6년 후 사망하게 된다. 그 외에 다발성 경화증과 사르코-마리-투스병(Charcot-Marie-Tooth disease) 등도 있다(그림 20-16).

8. 영양결핍 질환(nutrient-deficiency diseases)

1) 아급성 연합성 변성(subacute combined degeneration)

척수의 등쪽기둥(후주, posterior column)과 옆기둥(측주, lateral column)의 신경섬유의 탈수초가 동시에 일어나는 질환이며 비타민 B_{12}의 결핍으로 발생한다. 등쪽기둥의 병변은 위치와 진동감각, 반사능의 소실이 오고 옆기둥의 병변은 상부 운동신경마비를 일으킨다. 말초신경병과 시각신경병증(optic neuropathy)도 같이 동반될 수도 있다(그림 20-16).

2) 베르니케 뇌병증(Wernicke's encephalopathy)

티아민(thiamin, B_1)결핍으로 발생되며 영양상태가 나쁘거나 만성 알코올 중독자에게서 흔히 관찰된다. 간뇌의 제3뇌실 직하부와 도관 주변부(periaqueductal region)에서 변성이 일어나며 유두모양체(mammillary body)가 가장 심하게 변성이 온다. 초기의 변화로써 점상출혈과 모세혈관의 증식이 일어나고 그 후 신경세포의 위축과 퇴행성 변화가 일어난다. 위축된 부위는 혈철소의 침착으로 갈색으로 변색된다. 임상적으로는 눈근육의 마비, 안구진탕, 혼돈과 코르사코프 정신증(Korsakoff psychosis)등이 나타난다.

3) 펠라그라 뇌병증(pellagra encephalopathy)

니코틴 아마이드의 결핍으로 발생하며 대뇌피질, 다리뇌핵(pontine nuclei), 뇌신경핵(cranial nerve nuclei), 척수의 앞뿔세포(anterior horn cell) 등에 변성이 온다. 치매가 가장 흔한 임상증상이다.

9. 대사이상 질환(metabolic disturbance diseases)

대사성 질환중에는 현저한 신경 장애를 수반하는 것이 적지 않으며, 특별히 특정 효소의 결손 또는 기능 불완전으로 인하여 대사되어야 할 물질이 세포 내에 이상 축적되는 질환을 축적질환이라 한다. 신경계에서는 지질이나 점액다당류, 글리코겐이 리소솜에 축적되는 경우가 있다(표 20-4). 일반적으로 지질 축적으로 인해 신경세포는 극도로 팽창하고 결국은 붕괴된다. 신경계의 지질증에는 테이 · 삭스병(Tay-Sachs disease), 니만 피크병(Niemann-Pick disease), 이염색성 백질이영양병증(metachromatic leukoencephalopathy) 등이 있고, 유전성 무코 다당증으로서는 헐러병(Hurler disease), 그 외 글리코겐 축적질환인 폼페병(Pompe's disease) 등이 있다.

신생아 시기에 심한 용혈로 인한 고빌리루빈 혈증으로 빌리루빈이 뇌의 기저핵에 침착하며 신경핵을 파괴하는 핵황달(kernicterus)도 이 범주에 속한다고 할 수 있다. 구리대사 이상으로써는 윌슨병(Wilson disease)이 유명하며 구리가 간세포 내의 리소솜 내와 뇌의 기저핵 특히 렌즈핵(lenticular nuclei)에 침착하여 신경핵의 파괴가 일어난다. 추체외로 증상인 근육의 무수의 운동과 경직성 운동이 주로 나타난다.

표 20-4. 중추신경계를 침범하는 리소솜내 축적질환

질환명	관련 질환	결핍효소
스핑고리피도시스	테이삭스병	Hexosamidase A
	니만피크병	Sphingomyelinase
	이염색성 백질이영양증	Arylsulphatase A
점액다당류증	헐러병	α-L-iduronidase
글리코겐축적증	폼페병	Acid maltase

10. 중독성 질환(poisoning diseases)

과거부터 다양한 독물에 의한 신경계의 장애를 초래하는 질환이 보고되어 왔으며, 특히 화학 공업의 발달과 함께 증가해 왔으나 안전에 대한 중요성이 강조됨에 따라 점점 줄어들고 있는 추세지만 나라에 따라 발생정도는 다르다.

1) 일산화탄소 중독(carbon monoxide poisoning)

연탄가스중독으로 더욱 잘 알려진 있으며 중추신경계에 심한 저산소성 병변을 초래한다. 대뇌 백질의 미만성 탈수초, 대뇌의 창백핵(담창구, glolus pallidus)의 대칭성 괴사 등을 초래한다. 독성의 기원은 일산화탄소(CO) 그 자체의 조직 독성보다는 CO가 헤모글로빈과 결합함으로써 일어나는 저산소증의 영향이 크다.

2) 유기수은중독(미나마타병, Minamata disease)

공장 폐수 중의 메틸 수은으로 오염된 어패류의 섭취에 의해 1950년대 후반에 일본의 미나마타만 주변에 사는 주민에게 중대한 신경병증이 다발하여 조사해 본 결과 수은중독임이 알려졌고 이를 미나마타병이라고 하였다. 기본증상은 구심성 시야 협착, 난청, 지각 장애(마비감), 운동 실조, 구음 장애 등이다. 뇌병변은 대뇌와 소뇌의 피질 장애가 주된 것이다.

11. 뇌종양(brain tumors)

일반적으로 머리 내에 생기는 모든 종양과 이와 유사한 병변을 합쳐 뇌종양이라 하며 그 종류는 극히 많다. 신경계 세포 중 신경관에서 기원한 신경아교세포를 구성하고 있는 세포는 중추신경계에는 별아교세포, 희돌기아교세포, 뇌실막세포, 미세아교세포 등이다(그림 20-17). 말초신경계는 희돌기아교세포에 해당하는 것이 말이집세포(슈반세포)이다(표 20-4).

1) 신경계 종양(neurogenic tumors)

뇌와 척수의 종양은 원발성인 것과 전이성인 것이 있다. 뇌암은 성인에서 암으로 사망하는 사람의 약 2%를 차지하고 있으며 소아에서는 백혈병과 악성 림프종 다음으로 흔한 종양이다. 머리내 종양

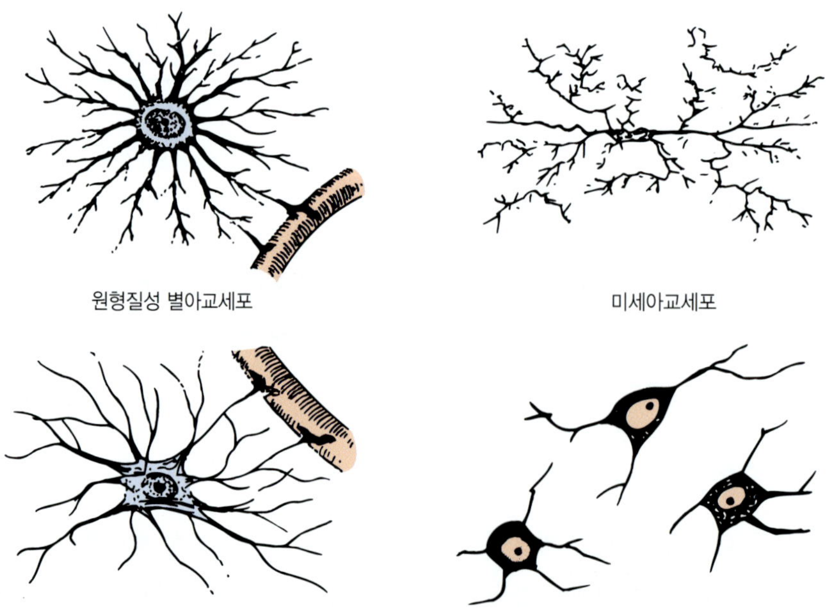

그림 20-17. 도은 염색에 의해 관찰되는 신경아교세포의 모식도. 별아교세포의 세포질의 끝이 혈관벽에 발처럼 붙어 있으며 혈관벽을 덮음

의 65%가 신경아교세포종(glioma), 10%가 뇌수막종, 10%가 청신경초종(acoustic neuroma), 5%가 속질모세포종(medulloblastoma), 10%는 기타 종양이다. 최근 AIDS의 증가로 뇌의 악성 림프종이 증가하고 있다. 주요 뇌종양의 종류와 빈도를 성인과 소아로 나누어 그림 20-18에 표시되어 있다.

2) 분류(classification)

뇌종양은 종양의 조직 기원, 머리뼈내의 위치, 생물학적 특성을 따라 분류하고 있다.

(1) 조직기원에 따른 분류

신경세포기원, 신경아교세포 또는 아교세포기원, 뇌막섬유세포기원 등으로 나눌 수 있다(표 20-5). 일반적이며 가장 흔한 뇌종양의 분류는 뇌종양의 유래(기원)에 따라 크게 3군으로 나누고 있다(표 20-5).

1군 : 신경조직 유래종양으로 본래의 신경 조직에서 유래하는 종양

2군 : 머리내 원발성 종양으로 1군 이외의 것

3군 : 태생기 잔유물 기원 종양

4군 : 전이성 종양, 머리안 외에서 전이한 종양

(2) 위치에 따른 분류

머리안을 크게 천막위(supratentorial)와 천막아래(infratentorial)로 나눈다. 소아에서 원발종양의 70%는 천막아래(infratentorial)이고 어른에서는 70%가 천막위(supratentorial)이다(그림 20-18, 표 20-6).

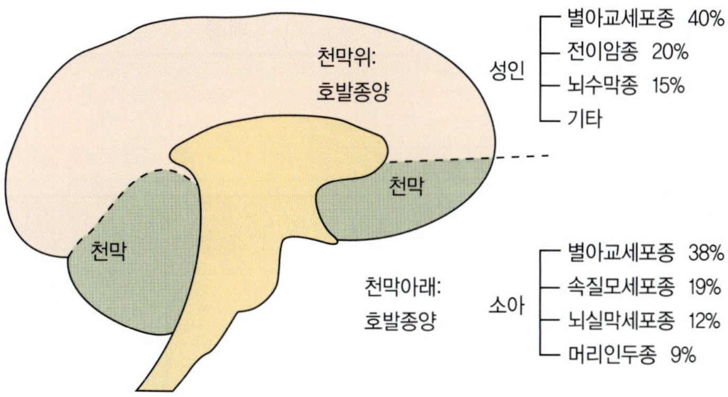

그림 20-18. 성인 및 소아에서의 높은 빈도의 주요 종양의 분류 및 분포

표 20-5. 신경계 종양의 기원에 근거한 분류

세포기원	종양
신경관(neural tube) 유래세포	
아교세포	아교세포종
별아교세포	별아교세포종
	아교모세포종
희돌기아교세포	희돌기아교세포종
뇌실막세포	뇌실막세포종
	맥락총유두종
신경세포	속질모세포종
신경 및 아교세포의 혼합	신경절아교세포종
솔방울세포	솔방울세포종
	솔방울모세포종
신경능(neural crest)유래세포	
말이집세포	신경초종
	신경섬유종
거미막세포	뇌수막종
기타세포	
결합조직세포	육종
림프구	악성림프종
혈관세포	혈관모세포종
뇌하수체세포	뇌하수체샘종
발생기 잔재물	머리인두종
외배엽기원세포	유피낭종
	상피낭종
	척삭종
척삭 잔재물	기형종
배세포(생식세포)	배세포종
멜라닌세포	악성흑색종
지방세포	지방종
전이암종	폐암종
	유방암, 소화기암종
뼈종양(머리뼈과 척추)	뼈종

표 20-6. 신경계 종양의 발생부위와 연령에 따른 분류

부위	소아	성인
천막위부위	30%	70%
	드뭄	아교세포종
대뇌이랑		뇌수막종
		전이암종
터어키안상부	머리인두종	뇌하수체샘종
	유년성 별아교세포종	머리인두종
		아교세포종

솔방울샘 (송과샘)	솔바울모세포종 배세포암종 (기형종)	솔방울세포종 배세포암종 (배세포종)
천막아래(뒤머리뼈 우묵) 중앙부	70% 속질모세포종 뇌실막세포종	30% 뇌줄기 아교세포종
소뇌이랑	약년성 별아교세포종	전이암종 혈관모세포종
소뇌교각	유상피낭종	슈반세포종 (청신경종) 뇌수막종
척수 경질막외	드뭄 뼈종양	흔함 전이암종 뼈종양
경질막내 척수외	드뭄	신경섬유종 신경초종 뇌수막종
척수내	뇌실막세포종	뇌실막세포종 별아교세포종

(3) 생물학적 특성에 따른 분류

양성과 악성 종양으로 나눌 수 있다. 머리안 내 종양의 가장 중요한 악성도 기준은 침윤성 및 파괴성 성장 형태이다. 종양의 악성도와 성장 속도는 비례한다. 속질모세포종과 아교모세포종은 고도의 악성 종양이다. 고도의 악성 종양도 일반적으로 머리안 외로 전이하지 않는다. 그러나 악성 뇌종양은 뇌척수액의 흐름을 따라 척수로 전이를 할 수 있으며 특히 속질모세포종, 아교모세포종 등이 해당된다. 악성 머리안내 종양의 대부분은 수술 후 재발한다. 뇌수막종, 머리인두종(craniopharyngioma)과 기타 양성 종양도 재발을 할 수 있다. 또 종양의 발생부위가 증상이나 예후와 밀접한 관계를 가진다.

머리안 내 종양은 다음과 같은 병리 및 임상소견을 나타낸다. 모든 팽창성 성장을 하는 종양은 주변의 신경조직을 압박하므로 주변 신경의 기능이 손상되나 이 압박을 풀어주면 신경기능이 많이 회복된다. 그러나 침윤성 악성 종양은 주변의 신경조직을 파괴하므로 주변의 신경변화는 비가역이다. 또 침투 부위는 혈액 순환도 좋지 못하므로 악성도가 높을수록 이차성 대뇌 부종의 발생정도가 심하다. 또 머리안 내의 압력도 상승시키며 주변의 신경조직을 자극시켜 경련발작을 일으키기도 한다. 뇌실계 통로의 폐쇄로 인하여 수두증이 발생하며 특히 뒷머리뼈 우묵(후두와, posterior fossa)종양에서 잘 나타난다. 머리안 내 종양이 뇌압을 증가시키는 기전 및 원인은 종양자체의 종괴 부피의 증가로 인한 것이며 대뇌의 순환장애나 세포독성에 의한 부종, 수두증 등이 나타난다. 뇌 종양으로 인한 특징적인 임상증상은 두통, 구토, 안저의 유두부종(papilledema) 등이다.

3) 신경조직 유래종양(tumors induced by nervous tissues)

1군, 즉 본래의 신경 조직에 유래하는 모든 종양을 포함한다. 뇌종양의 40% 정도를 차지하며 종양 세포가 뇌의 조직 발생상의 어느 세포에 유사한가에 따라 종양명이 달라진다.

(1) 별아교세포종(astrocytoma)

전체 신경아교세포종(glioma)의 25~35%를 차지하는 종양으로 주로 성인에서 생기며 대뇌에서의 발생이 가장 흔하다. 대뇌 백질(white matter)내 별아교세포에서 기원하고 세포의 밀도 및 분화도에 따라 종양의 조직 등급을 나누고 있다. 면역조직화학염색으로 아교섬유관련단백(GFAP)에 대하여 강한 양성반응을 나타내는 것이 특징이다. 이 종양에는 저등급 별아교세포종(low grade astrocytoma), 역형성 별아교세포종(anaplastic astrocytoma), 아교모세포종(glioblastoma), 소낭성 별아교세포종(microcystic astrocytoma) 등이 속한다.

저등급 별아교세포종은 침윤형이지만 서서히 성장하는 종양으로 단단하고 경계가 불명확한 종괴이다. 병리조직학적으로 세포수가 약간 증가되어 있으며, 별아교세포는 비정형성이 심하지 않고 괴사, 내피세포 증식과 유사분열도 없다. 저악성 종양으로 서서히 성장하여 5~10년 후에 사망한다.

역형성 별아교세포종는 대뇌반구에 흰색의 침윤성 종괴를 만들며 좀더 빨리 성장하여 이형성이 현저한 종양이다. 병리조직학적으로 좀 더 세포의 수가 많아지고 세포의 다형성의 증가, 신생혈관의 출혈과 혈관내피세포의 증식, 유사분열수의 증가 등이 관찰된다. 구성세포가 대부분 별아교세포로 되어있고 세포의 다형성과 이형성이 심하다. 대체로 1~5년 내에 사망한다.

아교모세포종(그림 20-19)은 가장 흔한 종류의 별아교세포종(30%)으로 다양한 세포구성과 형태 특징을 나타내는 악성 종양이다. 뇌에서 발생하는 종양 중 가장 악성도가 높으며 빨리 성장한다. 육안적으로 큰 침윤성 종괴로 중심에 괴사를 흔히 동반하며 중앙부(midline)를 통과하여 반대측에도 종

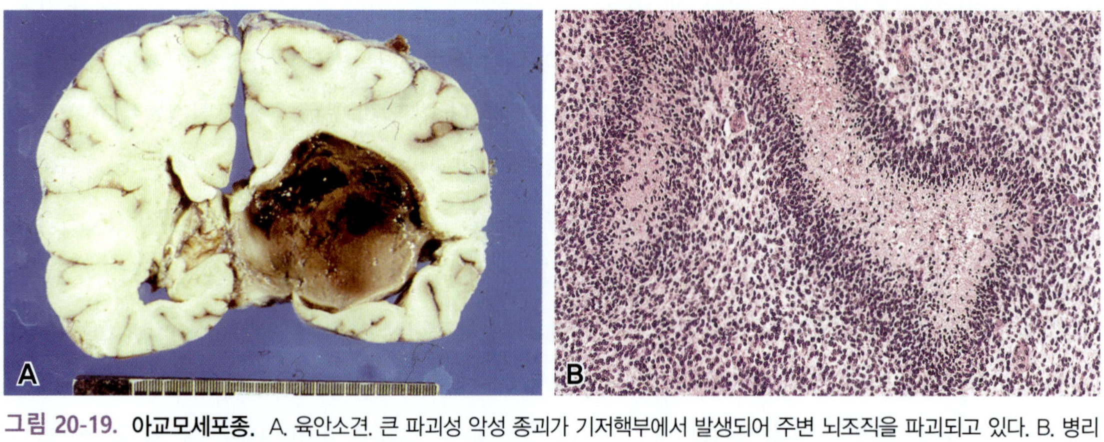

그림 20-19. 아교모세포종. A. 육안소견. 큰 파괴성 악성 종괴가 기저핵부에서 발생되어 주변 뇌조직을 파괴되고 있다. B. 병리조직학적 소견. 중앙부위에 종양세포의 괴사가 있으며 이를 둘러싸고 있는 종양 세포의 핵이 울타리배열을 하고 있다. 이를 "거짓울타리배열 괴사"라 부르며 아교모세포종의 특징임. H&E

괴를 만들므로 소위 나비 모양의 종양(butterfly tumor)이라고도 한다. 병리조직학적으로 고도의 다형성 별아교세포로 구성되어 있고 많은 유사분열상이 관찰된다. 암조직의 괴사와 혈관 및 내피세포의 증식이 가장 중요한 진단소견이다. 이 종양은 고도의 악성종양으로 평균 수명이 1년 정도이다.

소낭성 별아교세포종은 소아와 사춘기 아이들에게 호발하는 종양이며 시상하부와 소뇌에서 다발한다. 그래서 일명 약년성 털모양 별아교세포종(juvenile pilocytic astrocytoma)이라고도 한다. 10세 이하의 소아의 경우는 이 종양이 전체 머리안 내의 종양의 25%를 차지한다. 육안적으로 경계가 잘 되어있고 낭성 구조를 이룬다. 병리조직학적으로 세포수가 많고 균일하게 섬유모양 별아교세포(fibrillary astrocyte)로 구성되어 있다. 낭성 구조와 로젠탈 섬유(Rosenthal fiber)가 특징적으로 로젠탈 섬유는 변성된 별아교세포 섬유이며 세포질은 호산성으로 염색된다. 양성 종양이며 대개는 수술로 완치된다.

(2) 희돌기아교세포종(oligodendroglioma)

전체 신경아교세포종의 5% 정도로 적은 편이지만, 성인(30~50세)의 대뇌에서는 생기기 쉽다. 육안적으로 주위와 경계가 명확한 종양으로 성장하며 75%는 사종체같은 석회화가 X-선으로 확인된다. 병리조직학적으로 작고 균일한 희돌기아교세포로 구성되어 있고 양성인 경우에는 유사분열이 거의 없다. 희돌기아교세포는 다각형의 세포로서 핵주위의 세포질이 투명하고 중심핵이 중앙에 있어 계란 후라이와 유사한 모양으로 보이는 것이 특징이다(그림 20-20). 서서히 성장하는 종양이며 재발은 잘하지만 예후는 비교적 좋은 편이다.

(3) 뇌실막세포종(ependymoma)

신경아교세포종의 10% 정도로 소아에서 비교적 많다. 척수의 백질내 종양의 60%를 차지하며 뇌에서는 뇌실계통, 특히 제4뇌실이 호발 부위(60%)이다(그림 20-21). 육안적으로 비교적 경계가 명확하고 적갈색의 결절성 종괴이며 서서히 자라지만 척수액을 따라서 퍼져나갈 수 있다. 병리조직학적으로 세포수가 많고 작은 다각형의 세포로 구성되며 가성 로제트(pseudorosette) 또는 뇌실막관

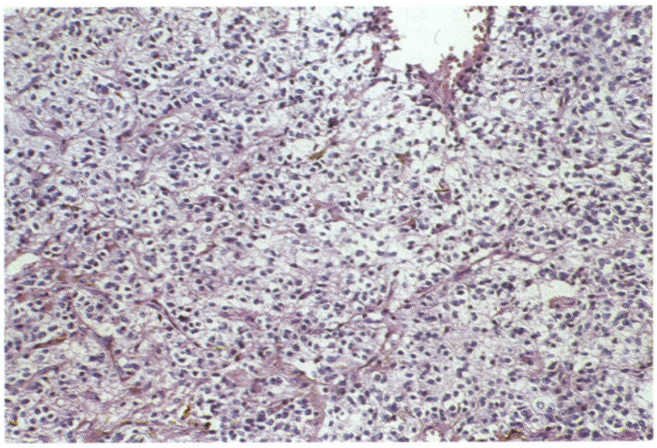

그림 20-20. **희돌기아교세포종.** 핵주변이 투명하여 삶은 계란과 유사함. H&E

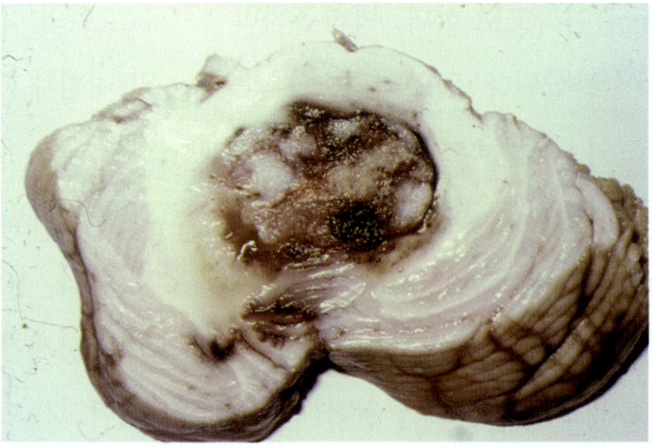

그림 20-21. **뇌실막세포종.** 뇌실내에서 발생한 뇌실막세포종이 제4뇌실에서 관찰됨

(ependymal tubule)을 형성하는 진성 로제트도 관찰된다. 완전히 잘 절제하면 치유될 수도 있다. 척수에서는 종말끈(film terminale)에 생기는 특수형에 마미(cauda equina) 종양으로 나타나는 점액유두모양 뇌실막세포종(myxopapillary ependymoma)이 발생하기도 한다.

(4) 맥락총 유두종(choroid plexus papilloma)

소아의 뇌실에서 발견되는 비교적 드문 종양으로 병리조직학적으로 양성의 입방형세포로 구성된 유두상 종괴이며 혈관이 풍부하다. 드물게는 주변으로 침투하는 악성 종양으로 맥락총 암종(choroid plexus carcinoma)도 발견된다. 많은 양의 뇌척수액(CSF)을 생산하여 교통성 수두증을 만들기도 한다.

(5) 콜로이드질 낭포(교질낭, colloid cyst)

제3뇌실에서 생기고 단방성의 낭포로서 입방형 세포로 피복되어 있으며 젤라틴과 같은 내용물을 속에 담고 있다. 이 낭포가 커지면 몬로구멍(foramen Monroe)을 막아서 폐쇄성 수두증(obstructive hydrocephalus, 교통성 수두증과는 달리 뇌척수액의 통로의 일부분이 막힌 상태의 수두증)을 일으킬 수도 있다.

(6) 속질모세포종(medulloblastoma)

소아(특히 남아)의 소뇌 정중 부근에 호발하는 악성 종양으로 원시성 신경상피세포(primitive neuroectodermal cell)에서 기원한다. 신경아교세포종의 6% 정도이며 10세 이하의 소아의 머리안내 종양의 25%를 차지한다. 육안적으로 회백색의 종괴로 소뇌를 침투하며 성장한다. 병리조직학적으로 세포수가 많고 작은 원시모세포로 구성되어 있으며 핵은 농염되고 세포질은 거의 없다. 고도의 악성 종양으로 뇌척수액을 따라서 척수까지 전이를 잘한다. 따라서 방사선 조사할 때 소뇌뿐만 아니라 척수 모든 부위에 걸쳐서 같이 치료를 해야만 한다. 이 종양은 방사선 감수성은 높지만 재발하기 쉽다.

4) 머리뼈 내 기타 뇌종양(other brain tumors in cranium)

머리뼈 내 원발성 종양으로 1군 이외의 것이 모두 포함된다(2군). 이 분류에 속하는 종양으로는 뇌수막종(meningioma), 신경초종(schwannoma, neurilemmoma, neurinoma), 뇌하수체 샘종(pituitary adenoma) 등이 있는데 이들 중 뇌수막종은 신경아교세포종과 함께 머리뼈 내 종양의 대표적인 종양이다.

(1) 뇌수막종(meningioma)

에스트로겐 수용체가 종양세포에서 발현하기 때문에 여자(특히 중년)에서 많이 발생한다. 경질막(dura mater)에서 기원하는 종양으로 단단하고 피막에 싸여 있으며 팽창성 성장을 하므로 주변 뇌조직을 압박한다. 호발 부위는 시상옆 부위(parasagittal area)와 나비뼈 모서리(sphenoid ridge)이다. 또 흔히 종양을 덮고 있는 머리뼈의 비대(두꺼워짐)가 관찰된다. 드물게는 악성 뇌수막종이 발생할 수 있으며 이때는 뇌실질 조직으로 침투한다. 병리조직학적으로 뇌수막세포(meningothelial cell)의 시트(sheets) 또는 소용돌이 모양이 관찰되고 세포들은 균일하고 세포학적으로는 양성으로 보인다. 드물게는 세포가 비정형으로 나타나기도 한다. 모래종체(사종체, psammoma body, 둥글고 나이테 모양의 층판상의 석회화 소체)가 흔하다(그림 20-22 A, B). 임상적으로 뇌수막종은 양성 종양이지만 경질막과 머리뼈를 흔히 침범하므로 절제술 후에도 재발을 잘한다. 임상 증상은 뇌수막종이 발생하는 장소에 따라 다르다. 이 종괴가 적출이 가능한 부위에 있는 경우에는 수술 후 결과가 매우 좋다.

(2) 신경초종(Schwannoma)

가장 흔한 머리뼈 내의 말초신경계 양성 종양은 8차 뇌신경(청신경) 신경초종(acoustic neuroma)이며 이것은 소뇌다리뇌각(소뇌 교각부, cerebellopontine angle)에 호발한다.

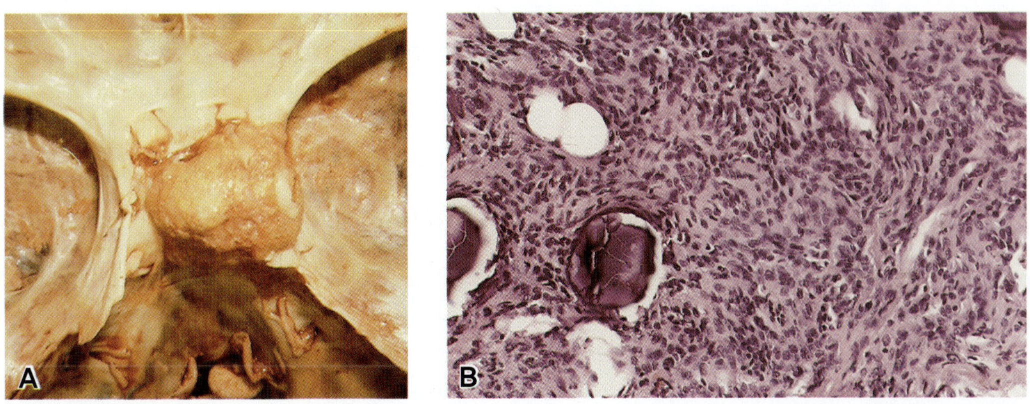

그림 20-22. 뇌수막종. A. 뇌수막종, 머리뼈 바닥(Meningioma, skull base). 오른쪽 나비뼈에 접한 부위와 말안장 부위에 원형의 종괴가 경질막에 단단히 유착되어 있다. B. 뇌수막세포성 뇌수막종, 뇌(Meningothelial meningioma, brain). 뇌수막세포로 된 종양세포들이 증식되어 있고 가끔 모래종체(석회화)가 관찰된다. 이러한 형의 뇌수막종을 뇌수막세포형 뇌수막종이라 함. H&E

신경섬유종과 신경초종은 흔히 척수신경뿌리(nerve root)에서도 발생하여 척수를 압박하기도 한다.

(3) 소뇌의 혈관모세포종(hemangioblastoma)

드물게 발견되는 양성종양으로 폰히펠-린다우병(von Hippel-Lindau disease)과 동반되는 경우가 많다. 주변과 경계가 명확한 종양이며 낭성 또는 충실성 요소를 모두 갖고 있다. 병리조직학적으로 모세혈관의 증식이 많이 있으면서 혈관사이에는 지방축적된 세포질을 갖는 세포들이 존재하는 것이 특징이다. 임상적으로 어른에서 소뇌의 기능이상이나 수두증과 함께 발견된다. 치료는 수술로 종양을 절제하는 것이다.

(4) 악성 림프종(malignant lymphoma)

뇌의 원발성 악성 림프종은 대단히 드물다. 그러나 면역기능이 낮은 AIDS환자와 콩팥이식을 받은 사람에서는 빈도가 증가하고 있다. 대뇌반구의 깊은 부위에서 생기며 대개는 다발성이다. 대부분 고도의 B형 림프종이고 혈관주변으로 종양세포가 침윤하는 것이 특징이다.

(5) 솔방울샘(송과선) 종양(pineal tumors)

솔방울샘부위에는 솔방울샘세포(pineocyte)와 배세포(germ cell)기원의 종양이 있다. 솔방울샘세포 유래의 종양인 솔방울샘세포종(pineocytoma)은 어른에서 호발하는 양성 또는 저악성 종양이다. 그러나 솔방울샘모세포종(pineoblastoma)은 속질모세포종과 비슷하며 어린아이에서 호발하는 고도의 악성종양이다. 배세포 유래 중 흔한 종양은 배세포종(germinoma)과 기형종이 있다. 배세포종은 뇌줄기 정중부에서 호발하므로 간뇌의 등쪽을 압박하여 눈의 움직임에 장애를 일으키며 또 폐쇄성 수두증을 일으킬 수도 있다.

5) 태생잔유물 기원 종양(tumors from neonatal remnants)

(1) 머리인두종(craniopharyngioma)

발생학적으로 라트케낭(Rathke's pouch)에서 유래되는 종양으로 뇌하수체의 기원이 되는 전장(foregut)의 상피성 잔유물에서 기인한다. 대개는 어린아이에서 발생하며 호발부위는 안장위(suprasellar)부위이다. 육안적으로 낭성 및 충실성 조직으로 구성되어 있고 주변조직으로 약간 침투성을 보이고 있어 완전히 적출하기가 쉽지 않다.

병리조직학적으로 낭포는 중층 편평상피로 피복되어 있고 그 내부에는 콜레스테롤이 많은 지질성분으로 차 있으며 석회화도 관찰된다. 이 종양은 주변조직을 압박하며 성장하는데, 특히 뇌하수체를 압박하면 뇌하수체 기능저하가 올 수 있다.

시신경교차(optic chiasm)를 압박하면 시야의 결함인 양쪽 관자부위 반맹증(bitemporal hemianopsia)이 나타난다. 제3뇌실을 압박하면 수두증도 올 수 있다. 수술을 해도 잘 재발한다.

(2) 유표피낭종(epidermoid cyst)

피부에서 발생하는 것과 같고 태생기 상피 잔유물에서 유래한다. 호발 부위는 소뇌다리뇌각, 말안장부위(안상, suprasellar area), 허리뼈부위이다. 양성낭포로 중층 편평상피로 피복되어 있으며 내부는 케라틴(각질)으로 차 있다.

(3) 척삭종(chordoma)

척삭(notochorda) 잔유물에서 발생하며 머리뼈와 척추에 호발하는 종양이다. 호발부위는 엉치꼬리뼈부위(천미골부, sacrococcygeal region)이지만 머리뼈 내에서는 경사대(clivus)와 말안장부위이다. 전자에서는 마미(cauda equina)를 압박하고 후자는 뇌하수체를 압박한다.

육안적으로 엽상의 종괴으로 절단면은 젤라틴 모양을 보인다. 병리조직학적으로 거품모양의 공포를 세포질에 갖고 있는 큰 거품세포(physalipherous cell)가 특징이다. 이 종양은 서서히 성장하나 악성 종양이며 수술로 완전 절제는 힘들므로 재발을 잘한다.

6) 전이성 뇌종양(metastatic brain tumors)

일반적으로 뇌에서 경계가 분명한 덩어리를 만들고 그 주위의 뇌조직에 부종을 수반하는 일이 많으므로 CT에서 발견되기 쉽다. 그러나 때로는 덩어리 모양이 되지 않고 암세포가 연질뇌척수막(연수막, leptomeninges)의 표면을 덮듯이 확산되는 경우도 있다. 이것은 뇌수막암종증(meningial carcinomatosis) 또는 뇌연막 전이암이라 불리우는데 이는 급성 백혈병의 특징이다. 뇌로의 전이암으로서 빈도가 높은 암종은 폐암, 유방암, 피부의 악성 흑색종, 소화관암(위, 큰창자암), 콩팥세포암, 전립샘암, 융모상피암 등이다.

12. 선천성 기형(congenital abnormality)

1) 아놀드 키아리 기형(Arnold-Chiari abnormality)

비교적 흔히 관찰되는 소뇌, 뇌줄기, 척수가 관련되는 선천성 복합 기형이므로 뇌수막척수류(meningomyelocele)가 흔히 동반된다. 이 기형의 결과 대부분 교통성 수두증을 일으키는데 발생기전은 아직 명확하지 않다.

2) 댄디 워커 기형(Dandy-Wallker abnormality)

아놀드 키아리 기형 다음으로 흔히 발생되는 중요한 기형중에 하나이다. 소뇌반구(hemisphere)는 정상 크기이나 소뇌(충부, vermis)는 저형성되거나 무형성 상태이다. 제4뇌실이 심하게 확장되어 있어 낭성구조로 변형된다. 폐색성(비교통성) 수두증을 일으키며 뇌량(corpus callosum)의 무형성을 동반하기도 한다.

3) 척수이분증(spina bifida)

잠재성 척수이분증(spina bifida occulta)은 비교적 흔한 신경관의 개방 기형으로 대부분 증상이 없고 피부가 결손부를 덮고 있으므로 X-선 사진으로 비로소 발견되는 경우가 대부분이다. 그러나 만일 피부와 누공형성이 되어 있으면 외부와 노출되어 있어 외부로부터 감염이 될 수 있고 그 후 뇌수막염을 일으키게 된다. 그 외 뇌수막류(meningocele), 뇌수막척수류(meningomyelocele), 개방성 척수이분증(spina bifida aperta) 등이 발생되기도 한다. 뇌수막류에서는 신경 결함은 없으나 뇌수막척수류는 다리의 힘이 약해지고 방광이나 곧창자 기능의 이상이 동반되기도 한다. 이 경우에도 뇌수막염이나 수두증의 위험이 있다.

13. 말초신경(peripheral nerves)

1) 정상구조(normal structures)

말초신경은 척수의 앞뿔세포로 부터의 원위부에서 신체말단까지 분포되어 있는 신경계를 말한다 (그림 20-23).

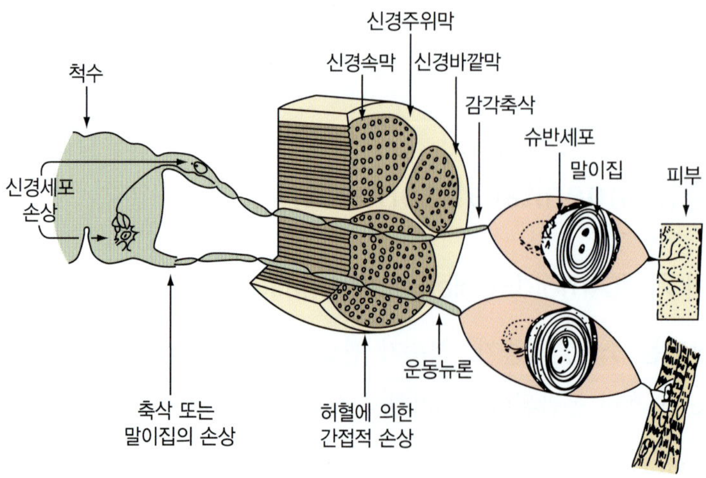

그림 20-23. **말초신경의 모식도.** 중추신경계와 말초신경계의 연결은 척수반사로의 역할을 함

2) 손상 및 변성(damages and degeneration)

신경의 손상 중 가장 흔한 것은 절단에 의한 손상이다. 신경이 신경돌기 중간에서 절단되면 절단부위 이하의 신경에서는 월러변성(Wallerian degeneration)이 생긴다. 즉 축삭의 변성과 탈수초화가 발생하게 된다. 그러나 절단상부에서는 슈반세포의 증식이 신속히 일어나며 이하의 신경돌기와 연결이 된다. 일단 신경돌기가 서로 연결이 되면 축삭(axon)이 자라서 완전히 회복된다. 절단부가 연결되지 못하여 발생할 수 있는 합병증은 기능회복의 실패, 이상기능 감각신경이 운동신경과 연결되는 경우, 슈반세포의 국소 종양성 증식으로 형성되는 외상성 신경종(traumatic neuroma) 등이 있다.

3) 말초신경병증(염)(peripheral neuropathy or neuritis)

말초 신경염을 일으키는 원인은 유전성, 허혈성, 독성, 대사성, 감염성, 암성 등 매우 다양하다. 말초 신경염의 임상 증상은 무감각, 이상감각, 작열감(burning sensation) 등이 있다.

4) 종양(tumors)

말초 신경계 종양의 대표적인 양성종양으로는 신경초종(neurilemmoma) 또는 말이집세포종(슈반종, schwannoma), 신경섬유종(neurofibroma)이 있고 악성으로는 악성슈반종이 있다.

(1) 신경초종(neurilemmoma)

서서히 성장하는 슈반세포기원의 양성종양으로 굵은 신경 특히 제 8뇌신경(청신경), 척수신경의 감각신경뿌리에 호발한다. 연부조직에서는 뒤가슴세로칸(후종격, posterior mediastinum), 후복막(retroperitoneum), 머리목부위(두경부), 사지 등이 호발부위이다. 폰레클링하우젠병(Von Recklinghausen disease)에 동반되면 다발성으로 발생하기도 한다. 육안적으로 경계가 명확한 종괴를 만들며 신경을 압박하게 되어 자극성 또는 마비성의 감각이상이 일어난다. 병리조직학적으로 종양조직은 피막에 둘러싸여 있고 노란색조를 띠며(그림 20-24 A), 출혈이나 낭성변성을 관찰할 수 있다. 종양세포의 울타리모양 배열(palisading arrangement)이 특징이며 이중 소용돌이 구조를 베로케이소체(Verocay body)라고 한다(그림 20-24 B). 종양조직은 안토니형(Antoni type) A와 B로 구별하고 있다. A형은 베로케이소체가 많은 것이 특징이고 B형은 점액성이고 출혈과 낭성변성이 심한 것이 특징이다. 오래되면 다형성 세포가 나타나기도 한다. 이 두 형태 모두 악성으로의 전환은 알려져 있지 않다.

(2) 신경섬유종(neurofibroma)

서서히 성장하는 양성종양이나 섬유초종과는 성장하는 모양이 다르다. 그 이유는 신경초종은 신경피막에서 기원하나 신경섬유종은 신경내부의 축삭과 말이집세포, 신경 주변의 섬유모세포에서 기

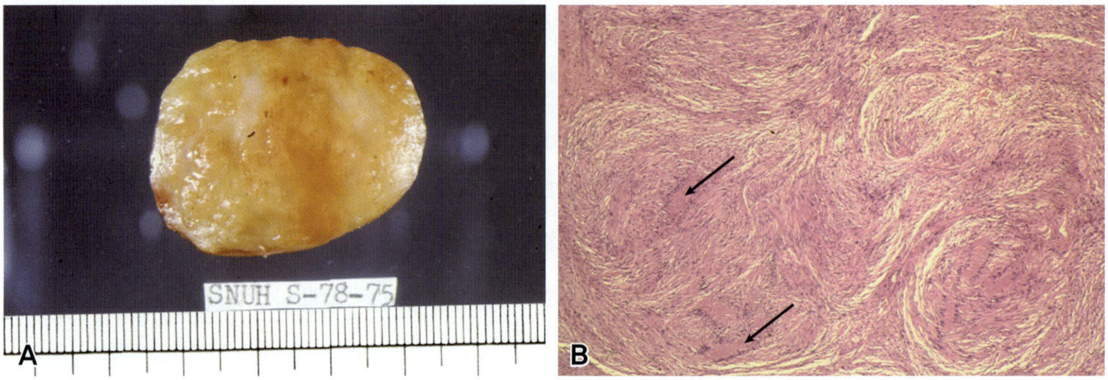

그림 20-24. **신경초종.** A. 주위와 경계가 명확한 피막을 갖는 종괴이며 황색을 띤다. B. 방추형 슈반세포의 증식과 울타리 같은 핵의 배열사이에 세포가 없는 호산성 부위 즉 베로케이 소체(화살표)가 관찰됨. H&E

원한다(그림 20-25). 호발부위는 섬유초종과 유사하나 조직에서 피막이 분명치 않고 베로케이소체(Verocay body)가 없으며 종괴내에 축삭이나 신경 섬유가 포함되어 있는 것이 다르다. 가끔 악성화되기도 한다.

(3) 악성 신경초종(악성 슈반종, malignant schwannoma)

신경섬유기원 악성 종양으로 뼈나 가로무늬근육같은 다양한 성분을 가질 수 있으나 주로 섬유육종과 유사한 병리조직학적 소견을 나타낸다. 신경섬유종증을 갖고 있는 사람에서 호발하며 예후는 나쁘다. 이 종양을 악성말초신경초종(malignant peripheral nerve sheath tumor)이라고도 한다.

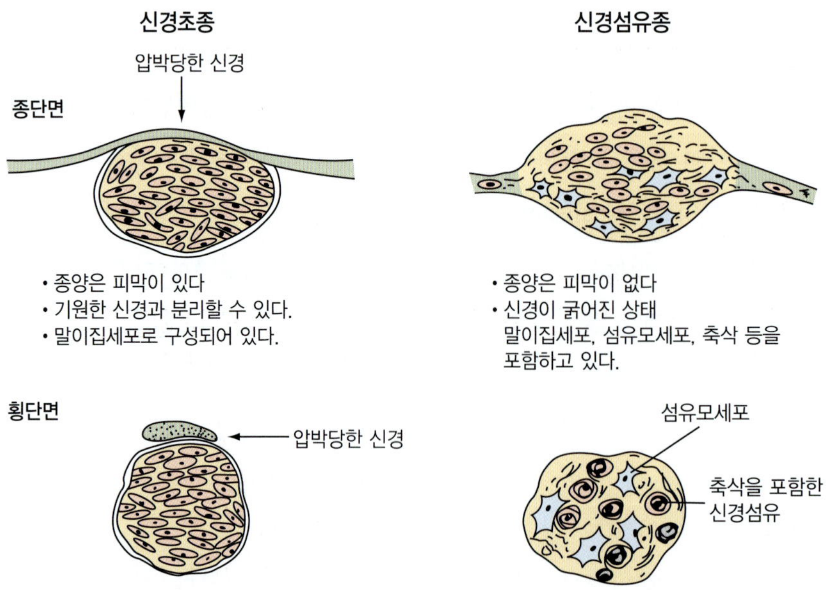

그림 20-25. **신경초종(A)과 신경섬유종(B)의 차이.** 신경초종은 피막에 둘러싸인 종양으로 말이집세포로 구성되어 있으며 신경을 압박한다. 반면 신경섬유종은 여러 종류의 신경의 구성세포의 과오종성 증식이므로 해당 신경을 팽창시킴

찾아보기

국문색인 >>>

ㄱ

ㄴ

ㄷ

ㅂ

ㅈ

ㅊ

ㅍ

ㅎ

기타 >>>

영문색인 >>>

A

B

C

D

E

F

G

H

I

J

K

L

M

N

O

P

R

S

U

V

W

X

Y

Z

기초병리학
(3판)

2014년 3월 10일 1판 발행
2019년 2월 27일 2판 발행
2020년 2월 27일 2판 2쇄 발행
2021년 1월 15일 3판 발행
2022년 1월 30일 3판 2쇄 발행
2023년 8월 5일 3판 3쇄 발행
2024년 7월 25일 3판 4쇄 발행

정가 40,000원

저 자: 한국임상병리학과 조직·세포학교수회
발 행 자: 최 병 진
발 행 처: 도서출판 고려의학
(02880) 서울시 성북구 성북로 9길 1 보문빌딩 3층
Tel. 765-0333 , 0337
Fax. 743-2288

ISBN 979-11-89210-45-8
등록번호 : 제 1-519호 1978. 6. 29.